实用医学统计学与SAS应用

主编 张明芝 李红美 吕大兵

Practical Medical Statistics and SAS Application

（第2版）

苏州大学出版社
Soochow University Press

图书在版编目(CIP)数据

实用医学统计学与 SAS 应用 / 张明芝,李红美,吕大兵主编. —2 版. —苏州:苏州大学出版社,2022.9
ISBN 978-7-5672-4041-4

Ⅰ.①实… Ⅱ.①张…②李…③吕… Ⅲ.①医学统计-应用软件-高等学校-教材 Ⅳ.①R195.1-39

中国版本图书馆 CIP 数据核字(2022)第 144244 号

书　　名:实用医学统计学与 SAS 应用(第 2 版)
　　　　　Shiyong Yixue Tongjixue Yu SAS Yingyong(Di-er Ban)
主　　编:张明芝　李红美　吕大兵
责任编辑:吴　钰
助理编辑:张亚丽
装帧设计:吴　钰
出版发行:苏州大学出版社(Soochow University Press)
社　　址:苏州市十梓街 1 号　邮编:215006
印　　装:苏州工业园区美柯乐制版印务有限责任公司
网　　址:www.sudapress.com
邮　　箱:sdcbs@ suda.edu.cn
邮购热线:0512-67480030
销售热线:0512-67481020
开　　本:889 mm×1 194 mm　1/16　印张:35.25　字数:1 042 千
版　　次:2022 年 9 月第 2 版
印　　次:2022 年 9 月第 1 次印刷
书　　号:ISBN 978-7-5672-4041-4
定　　价:88.00 元

凡购本社图书发现印装错误,请与本社联系调换。服务热线:0512-67481020

《实用医学统计学与 SAS 应用》(第2版)

编 写 组

主　　编：张明芝　李红美　吕大兵

副 主 编：尹洁云　斐育芳　汤在祥

主　　审：沈月平

编　　者：柯朝甫(苏州大学)

　　　　　李红美(苏州大学)

　　　　　陆　艳(苏州市疾病预防控制中心)

　　　　　吕大兵(苏州大学)

　　　　　裴育芳(苏州大学)

　　　　　沈月平(苏州大学)

　　　　　汤在祥(苏州大学)

　　　　　尹洁云(苏州大学)

　　　　　张明芝(苏州大学)

前　言

　　统计学是一门既古老又崭新的学科。"All judgements are, in their rationale, statistics."统计学的发展与人类生产实践紧密相连。随着医学卫生大数据和人工智能时代的来临，医学统计学作为工具学科指导公共卫生和临床科研与实践显得越来越重要。培养未来的公共卫生、临床医学和基础医学创新人才，统计思维和统计方法的掌握必不可少。

　　时光荏苒，在苏州大学2020年教材培育项目的支持下，由苏州大学苏州医学院公共卫生学院流行病与卫生统计学系张明芝教授、李红美副教授和吕大兵教授主编的《实用医学统计学与SAS应用》（第2版），经过1年多的编撰，凝聚教研室同仁的辛勤付出，终于付梓，与广大读者见面，这无疑是教研室标志性的教学成果，可喜可贺！衷心感谢为这本教材出版付出心血的所有同仁、研究生及苏州大学出版社的编辑。

　　编写本教材的指导思想是：紧跟医学统计学最新发展趋势，以提高教学质量为目标，以增加新知识、新方法、新技术为重点，以满足生物医学科研工作实际需求为前提，融合编者多年的教学经验，编写一本适合医学院校各层次、各专业学生学习需要的兼具先进性和实用性的教材。

　　本教材在第1版的基础上，除了章节的结构做了调整并融入了新的数据统计成果之外，还更新了例题，选用了新的研究案例并认真审核了数据的适用条件、结果的可解释性；同时，也更正了第1版教材中出现的错误，使新版教材内容更严谨，篇章结构更合理，阅读性更强。

　　本教材内容分为两大部分：基础医学统计学方法和高级医学统计学方法。基础医学统计学方法包括绪论、数据管理与SAS软件简介、数值变量资料及分类变量资料的统计描述、统计图表、基本分布、实验研究设计、观察性研究设计、参数估计与假设检验的基本思想、t检验、方差分析、秩和检验、χ^2检验、直线回归与相关分析和生命统计，高级医学统计学方法包括协方差分析、多重线性回归与相关分析、Logistic回归分析、生存分析、聚类分析、判别分析、主成分分析和Meta分析。

　　本教材的最大特色是：不但介绍了SAS统计软件的基础知识，为书中每道例题配备了SAS程序及运行结果解释，还将《实用医学统计学与SAS应用》基础篇及《高级医学统计学与SAS应用》教学视频成功上线"中国大学MOOC"在线学习平台，作为配套线上资源，这无疑有助于广大读者进一步学习和理解这本教材。

　　教材编写无疑是非常严肃的学术活动，尽管所有编者尽心尽力，但是由于水平有限，书中难免有不尽如人意的地方和错误之处，诚恳希望各位读者提出宝贵意见，我们在此表示诚挚的谢意。

沈月平

2022年3月于苏州独墅湖畔

目　录

第一章 绪 论

第一节 统计学的产生和发展

统计学的产生与统计实践活动是密不可分的,统计作为一种社会实践活动,在我国已有四五千年的历史。例如,在原始社会,人们按氏族或部落居住在一起打猎、捕鱼,分配食物时常需要算算有多少人、有多少食物才能进行分配;我国夏禹时代就有了人口数据的记载;为了赋税、徭役的需要,我国历代都有田亩和户口的记录。

在西方,统计学起源于 2000 多年前的古希腊亚里士多德生活的时代。随着西方科学技术和文明的进步,在 300 多年的历史里,统计学作为一门学科得到了长足的发展。统计学的发展过程大致分成三个阶段:17 世纪到 18 世纪中叶的古典统计学时期,18 世纪中叶到 19 世纪末叶的近代统计学时期,20 世纪至今的现代统计学时期。

一、古典统计学时期

17 世纪至 18 世纪中叶是古典统计学时期,在这一时期,统计学理论初步形成了一定的学术派别,主要有政治算术学派和国势学派。

(一)政治算术学派

17 世纪,政治算术学派在英国诞生,这里的"政治"是指政治经济学,"算术"是指统计方法,其代表人物之一是威廉·配第(William Petty,1623—1687)。William Petty 在 1671—1676 年间完成了《政治算术》一书,并在该书中写道:"本书不用比较级、最高级进行思辨或议论,而是用数字来表达自己想说的问题,借以考察在自然中有可见的根据的原因。"该书标志着统计学的诞生。在这本书中,William Petty 利用实际资料,运用数字、重量和尺度等统计方法,对英国、法国和荷兰三国的国情、国力进行了系统的数量对比分析,为统计学的形成和发展奠定了方法论基础。因此,马克思曾说:"William Petty 是政治经济学之父,他在某种程度上也是统计学的创始人。"

政治算术学派的另一个代表人物是约翰·格朗特(John Graunt,1620—1674)。John Graunt 以 1604 年伦敦教会每周发表一次的《死亡公报》为研究资料,于 1662 年发表了名为《关于死亡公报的自然和政治观察》的论著。在论著中,他分析了 60 年来伦敦居民死亡的原因及人口变动的关系,首次提出通过大量观察可以发现新生儿性别比例具有稳定性和不同死因的比例等人口规律,并且编制了世界上第一张"死亡率"统计表,对死亡率与人口寿命进行了分析,该项成果在当时的学术界获得很高的评价。

政治算术学派主张用大量观察和数据分析等方法对社会经济现象进行研究,为统计学的发展开辟了广阔的前景。但遗憾的是,该学派的学者都没有使用"统计学"这个名称,他们的著作有统计学之实,却无统计学之名。

(二)国势学派

国势学派诞生于 18 世纪的德国,该学派由于主要以文字记述国家的显著事项,所以又被称为记述学派。哥特弗里德·阿亨瓦尔(Gottfried Achenwall,1719—1772)和赫尔曼·康林(Hermann Conring,1606—1681)是国势学派的代表人物,他们以叙述国家显著事项和国家政策关系为内容在德国大学开设了"国势学"课程,主要讲授政治活动家应具备的知识。Gottfried Achenwall 在其主要著作《近代欧洲各国国势学概论》中讲述了"一国或多数国家的显著事项",主要用对比分析的方法研究了国家组织、领土、人口、资源财富和国情国力,比较了各国实力的强弱。Gottfried Achenwall 在 1749 年首次使用统计学来代替国势学,认为统计学是关于各国基本制度的学问,是一个国家显著事项的整体。

二、近代统计学时期

18 世纪中叶到 19 世纪末叶是近代统计学时期,在这一时期,各学派的主要学术观点已成型,并且形成了两个主要学派,即数理统计学派和社会统计学派。

(一)数理统计学派

数理统计学派以 19 世纪中叶的阿道夫·凯特勒(Adolphe Quetelet,1796—1874)为代表,他把概率论引进统计学,进而形成数理统计学派。在学科性质上,Adolphe Quetelet 认为,统计学是一门既研究社会现象又研究自然现象的方法论科学。在当时,这一思想已属突破性的创举,让统计学在科学化的道路上跨进了一大步,为数理统计学的形成与发展奠定了基础。

19 世纪中叶到 20 世纪中叶,数理统计学得到迅速发展,英国生物学家弗朗西斯·高尔顿(Francis Galton,1822—1911)提出并阐述了相关的概念,英国统计学家卡尔·皮尔逊(Karl Pearson,1857—1936)提出了标准差、卡方检验等方法,英国统计学家威廉·戈塞(W. S. Gosset,1876—1937)建立了"小样本理论",英国统计学家罗纳德·艾尔默·费歇尔(R. A. Fisher,1890—1960)在样本相关系数的分布、方差分析、实验设计等方面的研究中做出了重要贡献。到了 20 世纪中期,数理统计学逐渐发展成为一门完整的学科,统计学也逐渐从描述性统计转变为推断性统计。

(二)社会统计学派

社会统计学派诞生于 19 世纪后半叶,创始人是德国的尼克斯(K. G. A. Knies,1821—1898),主要代表人物有恩格尔(C. I. E. Engel,1821—1896)、梅尔(C. G. V. Mager,1841—1925)等人,他们认为统计学是一门社会科学,是研究社会现象变动原因和规律的实质性科学,以此同数理统计学派相对立。

社会统计学派认为,统计学研究总体而非个别现象,并且认为由于社会现象的复杂性和整体性,必须对总体进行大量观察和分析,研究其内在联系,才能揭示现象的内在规律。这是社会统计学派的"实质性科学"的显著特点。社会统计学派和数理统计学派的对立点建立在对"质"和"量"的争论上。社会统计学派强调在统计研究中必须以事物的"质"为前提并认识事物"质"的重要性,而数理统计学派则侧重计"量"不计"质"的方法论。19 世纪中叶,马克思主义统计理论诞生。俄国十月革命胜利后,列宁十分重视统计在社会主义管理中的作用,著有《统计学和社会学》一文。列宁被称为"社会主义统计学的奠基者",他在发展马克思列宁主义统计学方面做出了许多重要贡献。

三、现代统计学时期

20 世纪至今是现代统计学时期,这一时期的主要特征是描述性统计学已转向推断性统计学。英、法、美等国在统计学研究方面成果丰富,名家辈出。作为生物统计学派的奠基人,英国人类学家 F. Galton 除了将正态分布理论应用到人类遗传和进化问题中,还提出了相关、回归的概念,并给出了计算相关与回归系数的明确公式。卡尔·皮尔森(Karl Pearson)是公认的现代统计学之父,他对统计学的学术研究贡献巨大,他初步建立了系统的数据分析统计学方法,例如,提出描述生物变异程度的指标标准差、卡方检验方法、拟合优度检验,发展了相关和回归指标的计算方法。1908 年,戈斯特(W. S. Gosset)以 Student 为笔名发表了著名的关于小样本抽样误差理论分布的文章,丰富了抽样分布理论,开创了小样本抽样统计推断新纪元,为统计推断奠定了基础。

R. A. Fisher(1890—1962)被认为是 20 世纪贡献最大的统计学家,他建立了随机化实验设计和方差分析等理论方法,特别是他提出的实验设计的三项原则——重复(replication)、随机化(randomization)和对照(control),为研究获得有效的实验数据以及统计分析方法的应用提供了前提和保证。此外,Fisher 创立的检验理论和估计理论等统计理论体系(假设检验)使推断统计学成为数理统计的主流,他还提出了极大似然估计量的概念,其迅速成为了估计参数的重要方法。美国统计学家内曼(J. Neyman,1894—1981)的最大贡献在于使统计学建立在严格的数学基础上,例如,提出"区间估计",在数学上完善了"假设检验"和"区间估计"的理论体系。美国学者瓦尔德(A. Wald,1902—1950)提出了决策理论和序贯抽样方法。美国统计学家弗兰克·威尔克森(Frank Wilcoxon,1892—1965)发展了一系列的非参数的统计方法,开辟了统计学的新领域。

美国的大学自 1950 年开始把统计学设为独立的学系,1955 年开始颁授统计学的高级学位。从 20 世纪 50 年代起,统计学受计算机、信息论等现代科学技术的影响,新的研究领域层出不穷,如生存分析方法、多元回归、广义线性模型、EM 算法(expectation maximization algorithm)、贝叶斯理论和时间序列分析等。据美国学者估计,现代统计学是以指数式增长的速度发展的,新的研究分支不断增加,统计应用领域不断扩展。统计方法在各学科领域的应用又进一步促进了统计方法研究的深入和发展。

统计学在我国的发展也经历了一个曲折的过程。中国最早的统计活动出现在原始社会末期,结绳刻契为我国统计的萌芽。随着社会经济的发展和社会变革,春秋战国时期统计思想十分活跃,并产生了最初的统计分析。《尚书·禹贡》中的九州表是我国学术界公认的最早的统计史料。中国的统计学学科发展始于 1902 年,当时的《钦定京师大学堂章程》规定,商科大学开设统计学课程。1903 年,我国最早的统计学教材《统计讲义录》正式出版。中华人民共和国建立后到改革开放之初,因为受到当时政治环境的影响,统计学界全盘学习苏联社会经济统计内容,批判英美数理统计内容,此举割裂了统计理论与应用,在一定程度上阻碍了统计学的发展,特别是统计学理论的研究。20 世纪 40 年代,中国数理统计学理论研究开始取得突破,该时期著名的统计学家许宝騄教授(1910—1970),他在 Neyman-Pearson 理论、参数估计理论等方面取得了卓越成就。著名的遗传学家、生物统计学家李景均教授(1912—2003)1948 年出版了《群体遗传学》,此书在学术界影响较大。20 世纪中叶,李光荫教授、许世瑾教授、薛仲三教授和郭祖超教授是我国卫生统计学的奠基人。改革开放后,我国统计学迎来了前所未有的机遇,国际统计学的舞台上涌现出一批著名的华人学者。2011 年 2 月,国务院学位委员会通过了新修订的《学位授予和人才培养学科目录(2011 年)》,统计学因此上升为一级学科,设在理学学科门类下。

第二节　医学统计学发展简史

早在法国大革命时期,法国数学家拉普拉斯(Pierre Simon Laplace,1749—1827)就在其《概率分析理论》一书中提出:"医疗是概率论(probability theory)应用的重要领域。随着观察次数的增多,有效的观察方法就会充分地显现出来。"随后,以循证医学早期奠基人之一的法国医生皮埃尔·路易斯(Pierre Charles Alexandre Louis,1787—1872)、英国医生威廉·法尔(William Farr,1807—1883)以及法国精神病学家菲利普·皮内尔(Philippe Pinel,1745—1826)等为代表的研究者开始认识到统计学在医学研究中的重要性,他们摒弃了以往利用经验下结论的惯例,采用了一些实质性的数据证据。例如,Pinel 宣称,只有应用概率计算,医学才能成为一门真正的科学;Louis 强调,用数据表达疗效和"或多或少""罕见"之类用词的区别是

"真理与谬误的区别"。Louis 采用精确的数据评价了当时流行的放血疗法治疗伤寒的有效性,发现 52 例重伤寒患者中,39 例患者经放血治疗后平均生存时间为 25.5 天,其余未采用放血治疗的患者的平均生存时间为 28 天,Louis 因此明确宣布放血疗法不是治疗伤寒的有效手段。

英国统计学家 Karl Pearson 开创了统计方法学,并且进行了推广,让大家逐渐接受数据的统计分析能解答植物、动物和人类生命研究中的许多问题。Pearson 将统计学学科从描述性统计学改变为推断性统计学。1894 年,Pearson 开设了第一门统计学理论的高级课程,使伦敦大学成为 1920 年之前唯一进行现代统计学教育的场所。1901 年,Pearson 和 Galton、韦尔顿(Weldon)一起创办了现如今世界上最权威的生物统计学杂志——《生物统计》(Biometrika)。1911 年,Pearson 又创建了世界上第一个应用统计系,当时 Pearson 的主要研究方向是相关分析和卡方拟合优度检验,1906 年,英国皇家学会的杂志却拒绝登载其论文,因为主编不了解相关系数的生物学意义。当时,医学专业人员按是否认为统计论证有用分成两部分:一部分是坚持相信个人经验,认为统计学没有用的临床人员;另一部分是确信存在一门"临床科学",并且接受统计学是使观察结果更加客观的方法,但并不觉得统计结果能成为"科学"证据的生理学家或细菌学家。

梅杰·格林伍德(Major Greenwood,1880—1949)是第一个响应 Pearson 提出的医学专业迫切需要新统计方法的观点并意识到统计学重要性的人。Major Greenwood 在与细菌学家阿姆洛斯·莱特(Almroth Wright,1861—1947)辩论疫苗疗法的有效性时,提出了功能误差和数学误差之间的区别。前者考虑的是测量技术的误差,后者则认为由于数据是总体的一部份因而会引起推断误差。Major Greenwood 指出 Almroth Wright 的结果包含了数学误差,此观点得到医学界的注意。1903 年,Major Greenwood 成为 Lister 预防医学研究所创建的第一个统计系的负责人。Pearson 通过培养 Major Greenwood,创造了医学统计学家这样的一个角色,即既懂医学结果又懂统计方法的研究者。

雷蒙德·佩尔(Raymond Pearl,1879—1940)在美国的地位与 Major Greenwood 在英国的地位相当。1918 年,Pearl 担任约翰·霍普金斯(Johns Hopkins)公共卫生学院的生物统计学教授以及医院的统计学家。1921 年,Pearl 在《约翰·霍普金斯医院通报》(Johns Hopkins Hospital Bulletin)的一篇文章中提到,现代医院产生的数据,必须有统计学专家参与分析,以确保医学研究科学化。

1937 年,《柳叶刀》(The Lancet)杂志的编辑们认为有必要向医生们解释统计学技术,便邀请 Major Greenwood 的学生之一奥斯汀·布莱德福·希尔(Austin Bradford Hill,1897—1991)撰写了一系列关于在医学中正确使用统计学方法的文章,这些文章后来以《医学统计学原理》(Principles of Medical Statistics)一书的形式出版,该书系统地介绍了医学统计学方法。

英国人是首先在医学临床试验中运用统计学方法的。1946 年,英国临床医学研究理事会开始进行第一项具有随机化对照组的关于利用链霉素治疗肺结核的临床试验,研究者从多个中心搜集病人,并将其随机地分到链霉素加卧床休息和单纯卧床休息两个处理组中,结果发现链霉素组病人的各方面都有较好的改善。随后在 1954 年,美国人实施了人类历史上规模最大、花费最多,旨在评价索尔克(Salk)疫苗预防脊髓灰质炎效果的一项临床试验。当时约有 180 万名儿童参与,直接花费超过 500 万美元,最后约有四分之一的参与者得到随机化处理。这项实验最终证实了索尔克疫苗可以很好地预防脊髓灰质炎。

从 20 世纪二三十年代开始,中国老一辈医学统计学家袁贻瑾、许世瑾、薛仲三等就开展了生命统计研究工作。1948 年,原中央大学医学院郭祖超教授所编的《医学与生物统计方法》一书正式出版,该书是第一本主要基于中国自己的医学资料来系统介绍医学统计学方法的专著,被认为是我国医学统计学界的开山之作,标志着医学统计学学科在我国开始系统地建立。中国医学统计学的发展也经历了一个曲折的过程,新中国成立之前,虽然有学者把统计方法与理论应用到医学领域,但受历史条件所限,研究队伍规模小,涉及范围比较狭窄,研究工作的深度不够。新中国成立初期,高等医药院校仿照苏联模式开设保健组织学课程,其中会介绍一些统计学知识,但内容很少。1964 年,保健组织学停讲,仅保留其中的卫生统计学作为单独的课程。当时,各高等医学院校开始成立卫生统计学教研组,卫生统计学学科有了一定发展,但随后十年的"文化大革命",使卫生统计事业的发展受到了极大的阻碍。改革开放后,医学统计学在"大统计学"长足发展的基础上逐渐蓬勃发展起来。

第三节 医学统计学的定义与内容

一、统计学的来源

统计学是一门有着浓厚历史文化的学科。"统计学"一词最早来源于亚里士多德"城邦纪要"时期中的现代拉丁文"statisticum collegium"(国会)。到了 16 世纪,意大利语用"statista"来称呼和政府相关的政治家;接着,Gottfried Achenwall 开始使用"statistik"一词来表示对国家资料进行分析的学问;1785 年,法语中出现"statistique"一词,翻译为"统计";1807 年,丹麦语也引入"statistik"作为统计的名称。如今使用的"statistics"(统计学),依然保留了最初"state"(城邦)这个词根。

《韦氏词典》(webster's dictionaries)上对统计学的定义是"A science dealing with the collection, analysis, interpretation, and presentation of masses of numerical data"。国际《流行病学词典》(John M. Last, *A Dictionary of Epidemiology*)对统计学的定义是"The science and art of dealing with variation in data through collection, classification, and analysis in such a way as to obtain reliable results"。总之,统计学是一门处理数据中变异性的科学与艺术,内容包括收集、整理、分析、解释和表达数据,以获得可靠的结果。

二、医学统计学的概念

统计学就是透过具有偶然性的现象来揭示医学问题的规律性,以对不确定的数据做出科学推断,是认识客观世界的重要工具。因此,统计学和医学的结合是必然的,它们的结合催生了医学统计学。医学统计学(medical statistics)是运用概率论与数理统计学的基本原理与方法,结合医学实际,研究医学科研及卫生工作中有关数据的设计、搜集、整理、分析和推断,从而发现医学现象的内在规律,用以指导医学理论和实践的一门学科。20 世纪中期以后,医学统计学逐渐形成一门学科,其在医学研究中的作用也越来越重要。现在,生物医学实验、临床试验、流行病学调查等都需要统计学家的合作,医学科研基金的申请也要求有统计学家参与合作。我国 2020 年发布的《药品注册管理办法》规定,新药的临床试验必须全程有统计人员参与。

国内统计学有医学统计学、卫生统计学(health statistics)与生物统计学(biostatistics)的不同名称,它们是统计学原理和方法在相互关联的不同学科领域的应用,三者之间因各有侧重而有所区别,但并无显著界限。医学统计学侧重于临床医学、基础医学、口腔医学等学科的非公共卫生方面的研究应用。卫生统计学更侧重于把统计理论、方法应用于居民健康状况、医疗卫生实践、卫生事业管理等医学与公共卫生学方面的研究应用。我国统计学界通常把进行生命科学实验研究的设计、取样、分析以及资料整理与推论的学科称为生物统计学,国际上更普遍使用生物统计学的名称来统称生命科学研究、临床医学研究和预防医学研究中的统计学内容。事实上,我国医学统计学工作者与国际统计界学者交流时,统一使用 biostatistics 这个名称。

三、医学统计学的地位和作用

随着科学技术的不断进步,互联网和信息技术高速发展,人类社会认识世界、改造世界的步伐明显加快。大数据(big data)时代的到来,使数据证据(evidence)在科学研究中的重要性日益凸显。美国统计学家威廉·爱德华兹·戴明(William Edwards Deming)曾经说过:"我们相信上帝,其他的请用数据说话(In

God we trust, all others bring data)。"如何在医学研究中获得有效的数据证据是医学统计学所要解决的主要问题。英国人口学家 Francis Galton 曾这样评价统计学："Statistics are the only tools by which an opening may be cut through the formidable thicket of difficulties that bars the path of those who pursue the Science of Man"。也有学者认为，统计学的"证据"是说明医学研究结果是否科学的重要证据之一。

医学统计学在整个医学科学研究中有着至关重要的地位和作用，但是这一点并非一开始就被人们所认识。对于统计学在医学中的作用，过去长期存在争议，一个典型的观点是统计数据信息对治疗过程的贡献微乎其微，因为医生通常关注个体治疗，而患者之间总是存在个体差异。医生对个体治疗方案的选择和判断，在一定程度上是基于对疾病性质的认识和思考，从而确定个体化的治疗方案。这看似有一些道理，但仔细思考，医生实际上也是"统计学家"，只是他们自身并未意识到这一点。医生接受的医学教育或总结自己临床实践经验的过程就是对于各种患者的诊断、治疗和预后的统计信息的积累，而医生做出的临床诊断则是对每个患者进行分类，并在此基础上做出最佳决策。

对于从事临床医学、预防医学、基础医学及其他生物医学学科的工作者来说，除了掌握专业知识外，医学统计学这门工具学科也能有助于解决相关实践工作中所遇到的问题。例如，如何有一个好的科研设计？如何记录或描述人类疾病的分布特征？如何研究影响疾病发生发展的相关因素和机理？如何发现和验证新的临床治疗药物或治疗技术的疗效和副作用？如何将研究成果向大众进行科学地呈现和传播？

一位医生向著名医学期刊 British Medical Journal 前主编理查德·斯密特（Richard Smith）声称，该期刊已不再像是医学期刊，因为上面几乎全是统计数字，此事从一个侧面反映统计学已渗透到医学的方方面面。事实上，统计学在医学中扮演的角色越来越重要，例如，为了解一个城市居民高血压的患病现状，通常的做法是在这个城市调查一部分个体，利用这一部分个体的高血压患病状况来反映整个城市的患病状况。那么如何在这个城市选取这一部分个体？需要选取多少人进行调查？如何保证搜集到的资料是准确的？如何评价结果的准确性？如何描述这部分人的高血压患病状况？如何从选取的人群推论到整个城市人群？对于这种推论的正确性抱有多大信心？统计学可以回答上述全部问题。

人类医学发展史上运用统计学知识解决医学领域问题的事例数不胜数，其中最著名的案例就是反应停（thalidomide）与短肢畸形（complete phocomelia）的关系研究。

1960 年前后，在西欧诸多国家，特别是德国与英国等国，新生儿患短肢畸形的数量明显增加，其临床特点是四肢多处缺损，故称为"短肢畸形"或"海豹肢畸形"，还可发生无耳、无眼、缺肾、心脏畸形等。此事当时引起医学界的广泛关注。一些学者根据全球多个国家的医院或门诊记录对本病做了一些描述性研究。有资料表明，1959 年以前很少有本病的记录，但从 1959 年开始有较多的记录，1960 年明显增加，德国、英国、美国、加拿大、日本、比利时等国家均有发生。

短时间内许多国家新生儿畸形的数量异常增加，这是一个不正常的现象，意味着人类的生殖细胞或胚胎发育正受到外界环境中某种致畸物的威胁。1961 年 12 月，澳大利亚新南威尔士一名医生麦克布莱德（W. G. McBride）在著名的医学期刊 Lancet 的读者来信中提出，新生儿短肢畸形与孕妇服用反应停有关。在当时，反应停被认为是安全的止吐剂，可以防止妊娠呕吐，被广泛使用。随后，伦茨（W. Lenz）等通过收集不同国家反应停销售量与新生儿短肢畸形的资料做相关分析后发现，反应停销售量与新生儿短肢畸形有统计学意义的关联（$r_s = 0.881$，$P = 0.004$）（表 1-1）。

反应停的销售量与新生儿短肢畸形在时间分布上也有密切联系。图 1-1 显示，反应停从 1959 年开始在市场上销售，1960 年销售量迅速上升。1960 年底至 1961 年初，新生儿短肢畸形数量迅速增多。令人惊奇的是，这两个曲线正好相隔大约 3 个季度，这在医学上也可以解释，即这些病例的母亲在怀孕 1 个月左右时正好有较强烈的妊娠反应，因而服用此药，而从服药到分娩正好相差约 9 个月。

威克（H. Weicker）等在 1962 年报告了关于反应停暴露与新生儿短肢畸形风险关系的病例对照研究结果：畸形儿的母亲服用反应停史为 68.0%，而对照组只有 2.2%，两者之间的联系强度比值比（odds ratio，OR）达到了 93.5，有高度统计学意义（$\chi^2 = 69.40$，$P < 0.0001$）（表 1-2）。

　　研究人员通过大量的数据收集和统计分析证实,反应停是新生儿短肢畸形的罪魁祸首。这件关于药物导致出生畸形的重大公共卫生事件的发生,促使不少国家建立了先天性畸形监测系统,强化了临床新药进入市场的准入制度,即新药需要经过临床试验证明其安全性和有效性。这充分说明了医学统计学对医学科研发展的作用是巨大的。

　　现在,统计学在医学中的应用具有科学权威性,被视为比个别的意见更高级,更具客观性和真实性。目前,医学统计已经成为临床医学、预防医学和基础医学专业学生的必修课,人们已逐步认识到统计学在医学和公共卫生科学中的极端重要性,医学研究者也愈来愈重视统计学方法的应用,统计学的思维和方法已经渗透到医学研究和卫生研究决策之中,医学统计学正日益彰显出蓬勃的生命力和广阔的应用空间。

表1-1　不同国家反应停销售量与短肢畸形的关系*

国家	反应停销售量/kg	短肢畸形例数/个
奥地利	207	8
比利时	258	26
英国	5769	349
荷兰	140	25
挪威	60	11
葡萄牙	37	2
瑞士	113	6
联邦德国	30099	5000

*$r_s = 0.881$, $P = 0.004$

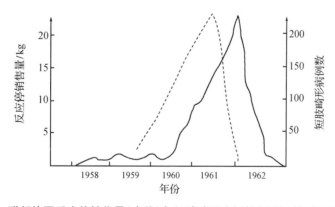

图1-1　联邦德国反应停销售量(虚线)与短肢畸形病例数(实线)的时间分布曲线

表1-2　反应停与短肢畸形关系的病例对照研究（Weicker H,1962）*

服用反应停史	畸形儿母亲/%	对照/%	合计
有	34(68.0)	2(2.2)	36
无	16(32.0)	88(97.8)	104
合计	50	90	140

*$\chi^2 = 69.40$, $P < 0.0001$

第四节　医学统计学的基本概念

一、观察单位

观察单位（observation unit）又称研究个体或研究对象，是科学研究工作中最基本的单位。数据的获得来自每个研究对象或观察单位。在进行科研设计和数据收集时，要根据研究目的确定研究对象或最基本的观察单位。研究目的不同，观察单位或数据收集的载体相异，它可以指一个人、一只动物、一个家庭、一个社区或一个国家，也可以指一种器官、一种组织、一个细胞等。例如，研究儿童、青少年学生的近视率时，观察单位是每个学生；研究家庭的年收入时，观察单位就是每个家庭；研究乳腺癌肿瘤组织、癌旁组织及正常组织 P53 基因的突变率时，观察单位则是每个研究对象的某个组织。

二、同质和变异

通俗地讲，同质（homogeneity）是指根据研究目的所确定的性质相同的人或事物。物以类聚，人以群分。而从科研设计的角度来说，同质是指规定研究对象在某些性质上相同或者指对研究指标有影响的主要因素相同。例如，在研究 2015 年某地 7 岁男童身高这项调查中，我们规定了相同年龄、性别、地区和调查年份，这些因素也是影响儿童身高的重要因素。在科学研究中，要求研究对象同质也是为了最大限度地控制混杂因子的影响，减少研究偏倚，使研究结果更接近于真实情况。

变异（variablity）是指即使规定了同质的对象，测量值或观察结果也不尽相同。在前述的例子中，尽管我们规定了年龄、性别、地区和调查年份相同，但由于每个儿童的遗传背景、营养、生长环境等因素不尽相同，因此他们的身高参差不齐。变异是生物学研究领域中普遍存在的现象，可以说没有变异就没有统计学的存在。古人云："一母生九子，九子各不同。"探索变异数据或现象背后的原因不仅是统计学这门学科的主要任务，也是医学工作者的使命。遗传、环境、社会心理因素都在错综复杂地影响着每个个体的健康和生命质量。例如，不同个体感染结核杆菌后所导致的结局各不相同；同一种病理类型的肿瘤，相同的病期，相同的年龄、性别，用同一种抗肿瘤疗法，患者的生存时间却大不相同。其背后的原因是什么？这些都值得我们去探索和追根求源。

从哲学角度讲，同质指的是矛盾的普遍性，而变异则是指矛盾的特殊性。世界上没有两片完全相同的叶子。医学科学研究者既要从纷繁复杂的变异现象中去总结普遍性的规律，也要充分考虑每个研究个体与众不同的特性，辩证和客观地理解同质和变异。统计学的任务就是在变异的背景上描述同一总体的同质性，揭示不同总体的异质性（heterogeneity）。

三、总体和样本

总体（population）是指根据研究目的所确定的同质观察单位或观察值的集合。当我们试图就某个总体下结论时，这个总体便称为目标总体（target population）。资料常来源于目标总体的一个部分，称为研究总体（study population）。总体可分成无限总体和有限总体两类。无限总体（indefinite population）是指不限制研究的时间、地点等因素，其所包含的观察单位是无限的，如成年人的血压。有限总体（definite population）是指限制了时间、地点等时空因素，研究对象的数目是有限、可数的。即使是有限总体，其所包含的观察单位也是巨大的，我们不大可能对总体中的每个观察单位逐一进行研究，这样也是不切实际的。例如，研究某个兵工厂所生产弹药的质量时，我们往往采取抽样研究（sampling study），即从总体中随机抽取部分观察单位组成样本，然后由样本信息推断总体信息（图 1-2）。从总体的全部观察单位中随机抽取的部分观察单位(某项特征的观测值)的集合叫做样本(sample)。样本中所含的观察单位数叫样本含量(sample size)(或样本量、样本大小),一般用 n 表示。抽样研究是医学统计学的核心思想,其关键步骤是所抽取的样本要具有代表性。一句西方谚语说得很好:You do not have to eat the whole ox to know that the meat is tough!

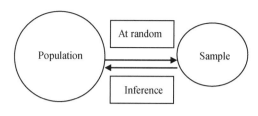

图1-2 抽样研究示意图

四、参数和统计量

参数(parameter)是相对于总体的特征值,又称为总体参数,是由总体中全部观察值计算出来的特征值,是固定的常数,但往往未知(如总体均数 μ、总体率 π、总体标准差 σ 等);而统计量(statistic)是相对于样本的特征值,又称为样本统计量,是由样本的每一个观察单位计算出来的特征值,其值因每次抽样样本的不同而相异,但可知(如样本均数 $\bar{x}$、样本率 p 等)。

五、变量和资料类型

总体或样本所对应的观察单位的某项特征(或指标)称为变量(variable),变量的观测值或观察值称为变量值,多个变量值汇总构成资料(data)。资料可分为以下几种类型。

(一)数值变量资料

数值变量(numerical variable)资料又称定量资料或计量资料,是指用定量的方法对每个观察单位的某项定量指标测得对应的数据,一般有度量衡单位,如空腹血糖(mmol/L)、体重(kg)、血压(kPa)等资料。

数值变量资料按其变量取值是否连续,又可分为连续型变量资料和离散型变量资料。变量的取值在整数之间可插入小数的资料称为连续型变量资料,即取值范围是连续不间断的,如年龄、身高、体重、资金等资料。变量只能取整数值的资料称为离散型变量资料,即变量的取值范围是间断不连续的,如家庭人口数、工厂数、机器台数等资料。

(二)分类变量资料

分类变量(categorical variable)资料又称定性资料或计数资料,是指将全体观察单位按照某种性质或者特征进行分组,然后再分别清点各组观察单位个数的数据。例如,调查某地某时的男、女人口数;治疗一批患者,其治疗结果为有效、无效的人数。

分类变量资料又包含二分类变量资料与多分类变量资料。

1. 二分类变量资料

二分类变量资料是指观察单位某项定性特征(或指标)分为两种不同性质或类别的资料。例如,性别按男、女分类,某样本中各个观察单位性别的取值为男或女;肺癌病人治疗 2 年后的结局有生存和死亡两类,某样本中各个肺癌病人治疗 2 年后结局的取值为生存或死亡;某种医学检验的结果分为阳性和阴性;等等。上述男和女的取值、生存和死亡的取值、阳性结果和阴性结果的取值均属于二分类变量资料。二分类变量资料不包含等级资料。

2. 多分类变量资料

多分类变量资料是指观察单位某项定性特征(或指标)的取值有多种不同性质或类别的资料。多分类变量资料又可分为多分类有序变量资料和多分类无序变量资料。

(1)多分类有序变量资料

多分类有序变量资料是按观察单位某项特征(或指标)的不同程度(或等级)分组的多分类变量资料,其分类往往有等级强弱关系,也称等级资料或半定量资料(semi-quantity data)。例如,某血清反应根据反应强度分为 -、±、+、++、+++、++++ 六个等级,各等级的计数称为多分类有序变量资料。一般来说,等级资料的等级划分界限不是很清楚,人为因素较多。

（2）多分类无序变量资料

多分类无序变量资料观察单位的某项特征（或指标）在各组间是无序的,不反映等级关系,其分类界限非常清楚。例如,ABO 血型资料分为 A、B、AB、O 四组,四组间无等级关系。

当然,资料类型的划分不是绝对的,它们之间是可以相互转化的。定量资料可以转化为定性资料（计数资料或等级资料）,定性资料也可以转化为定量资料。例如,健康调查简表 SF-36 中把健康状况分为"非常好""较好""一般""差""非常差"五个等级,应划归为等级资料,但若将这五个等级数量化,分别将它们赋值为 5、4、3、2、1,就转化为定量资料了。不同的资料类型要用不同的统计方法进行处理。

六、频率与概率

一个试验（如某种治疗、医学检验、医学观察、医学调查、实验室实验等）有两种对立的结果:事件 A（试验结果可能出现的某种现象）发生或不发生。一次随机试验,事件 A 发生或不发生完全是偶然的,但观察大量试验,事件 A 的发生会呈现规律性的结果,此种试验称为随机试验,此种事件称为随机事件。

（一）频率

将随机试验重复 n 次,n 次试验中随机事件 A 共发生 m 次,则 $\frac{m}{n}$ 表示随机事件 A 发生的频率（relative frequency）。

（二）概率

随机事件发生的可能性大小称为概率（probability）,记作 P。

1. 概率的统计定义

当试验次数 n 趋向于无穷大时,频率 $\frac{m}{n}$ 的极限值为概率,即 $P = \lim\limits_{n \to \infty} \frac{m}{n}$。在实际中,当 n 很大（大样本）时,往往用频率近似估计概率。

2. 概率的古典定义

一个随机试验,有 n 种可能的结果,其中有利于事件 A 发生的结果数为 m,则事件 A 发生的概率为 $\frac{m}{n}$。例如,随机事件为抛掷一枚质量分布均匀的硬币,有两种等可能的结果:硬币落下时数字朝上或数字朝下。事件 A 定义为硬币落下时数字朝上,有利于数字朝上的可能的结果数为 1,则抛掷一枚硬币出现数字朝上的概率为 $\frac{m}{n} = \frac{1}{2} = 0.5$。

由以上概率的两个定义可看出,$0 \leqslant P \leqslant 1$。当 $P = 0$ 时,称为不可能事件;当 $P = 1$ 时,称为必然事件;当 P 很小时,称为小概率事件（rare event）,例如,$P \leqslant 0.05$ 或 $P \leqslant 0.01$ 的随机事件,试验 100 次,平均发生次数不超过 5 次或 1 次,一般认为是几乎不会发生的事件。利用概率推断原理,一般认为小概率事件（$P \leqslant 0.05$ 或 $P \leqslant 0.01$）在一次抽样中是不发生的。

七、误差

任何周密设计的科学研究,都不可能没有误差。医学科学研究中的误差通常指测量值与真值之差,包括系统误差（systematic error）和随机误差（random error）。随机误差是指一类不恒定的、随机变化的误差,往往使测量值无方向性地围绕着某一数值波动。随机误差又分为随机测量误差（random measurement error）和抽样误差（sampling error）。抽样误差是统计学研究和处理的重要内容。

1. 系统误差

系统误差是指在重复性条件下,对同一被测量对象进行多次测量所得结果的平均值与真值之差。它具有重复性、单向性、可测性的特点,即在相同的条件下,重复测定时系统误差会重复出现,使测定结果系统地偏高或偏低,其数值大小也有一定的规律。大多数系统误差可以通过周密的研究设计和调查过程中严格的质量控制措施得以解决。系统误差的出现常见于以下几种情况:① 由于观测者个人感官和运动器官的反应或习惯不同而产生的操作误差。② 由于所使用的试剂不纯而引起的测定结果与实际结果之间的偏差。③ 由于实验条件不能达到测量所依据的理论公式所规定的要求,或者是实验方法本身不完善而带来的误差。④ 由于仪器本身的缺陷或没有按规定条件使用仪器而造成的误差,如仪器零点不准、仪器未调整好、外界环境对测量仪器的影响等所产生的误差。

2. 随机测量误差

随机测量误差是指由于非人为的偶然因素,对同一观察单位进行多次测量,结果有时偏大有时偏小的情况。随机测量误差不完全一样,没有固定的大小和方向。虽然随机测量误差是不可避免的,但可以控制在一定的范围内,也可以通过多次测量计算取平均值的方法使其减小。

3. 抽样误差

总体中每个个体之间存在变异,在抽样研究中,样本统计量与总体参数不可能完全相同,即使是从同一总体中随机抽取的多个例数相同的样本,其样本统计量也不相等。这种由个体变异引起的,随机抽样所造成的样本统计量与总体参数之间的差异,以及各样本统计量之间的差异称为抽样误差。抽样误差是客观存在且不可避免的,但它有一定的规律性,可以通过统计方法来估计其大小,也可以通过增大样本量使其减小。

第五节　统计工作的基本步骤

统计工作可分为四个步骤:统计设计(design)、资料收集(collection of data)、资料整理(data sorting)和资料分析(analysis of data)。

一、统计设计

统计或医学科研工作是一个比较复杂的系统工程,在正式实施这项工作之前,要有详细的规划和设计,即资料收集、整理和分析的全过程的设想和安排。英国著名统计学家、现代统计学的奠基人之一Fisher 曾指出,统计学方面的设计是医药卫生科研设计不可或缺的部分。科学的设计是决定一项科研工作成败的关键。如果统计设计存在明显缺陷,即使统计方法再高深,所得的结论也是不可靠的。所以有的学者提出,学习医学统计学不仅仅是学会数据的处理分析,同时应该掌握这门学科中所蕴含的许多科学的科研设计思想。

非常遗憾的是,即使在今天,仍有许多研究人员并不真正重视科研设计中所蕴含的统计设计元素,如随机化、对照、样本量的大小、正确的统计方法选择等问题,往往都是等数据收集完成,遇到具体困难了,才去咨询统计专业人员。Fisher 曾指出,做完实验才找统计学家无异于请他做尸体解剖,他能做的全部事情就是告诉你这实验“死”于什么原因。对 Fisher 而言,统计分析和统计设计只是同一件事情的两个不同侧面,这两者是医学科研研究所必需的。没有科学严谨的统计设计,数据的收集以及分析常常是没有价值的。因此,研究之前一定要查阅大量文献,必要时咨询统计学专家,做好周密的设计。

统计设计的主要内容包括:① 通过文献回顾,明确研究目的和假说。② 确定研究总体、研究对象、观测指标。③ 确定资料的收集方式与获取途径。④ 确定控制误差、保证数据质量的方法。⑤ 确定电子数据的录入、存储方法。⑥ 确定资料的整理和汇总方法。⑦ 确定统计分析的指标和方法。

二、资料收集

（一）统计资料的来源

统计资料主要有三个来源：① 统计报表，如死因报表、法定传染病报表、职业病报表、医院工作报表等，这些报表由管理部门统一设计、逐级上报。有些地区还建立了恶性肿瘤发病报告制度，这为肿瘤疾病的监测和预防积累了重要的基础资料。② 经常性工作记录，如卫生监测记录、健康检查记录、门诊病历、住院病历等。③ 专项实验或专题调查，如某个基因多态位点与肺癌发病风险关系的研究。当现有的资料不能解决实际的科学假设时，需要专门收集相关的人群或实验资料。

（二）统计资料的要求

1. 完整、正确和及时

完整是指调查项目填写完整，无空缺项。正确是指填写的内容准确无误，保证资料的真实性。及时是指在规定的时间内完成资料的收集。

2. 足够的样本量

原始数据要有足够的数量才能反映事物的规律性。常见的样本量确定方法有：① 根据研究目的确定样本量。例如，制定参考值范围要求样本量至少百例，观察药物疗效要求样本量至少十例。② 根据主要观察指标的变量类型确定样本量。例如，分类变量的样本数量应多于数值变量。③ 根据允许误差计算样本量。

3. 代表性和可比性

代表性是指所选样本资料要能代表总体，保证代表性的方法是样本资料的收集要遵循随机化的原则。可比性是指在统计比较时，对比的各组之间，除观察问题或实验因素不同外，其他条件都要求尽量一致，保证可比性的方法是样本资料的收集要做到随机化分配。

三、资料整理

资料整理也称数据处理，任务是清理原始数据，使其系统化和条理化，以便进一步计算指标和分析。医学数据的统计处理涉及医学专业知识、统计专业知识、处理数据的经验和技巧，是一门高深的艺术。根据科学设计得到的数据，在使用之前必须进行统计学处理才有意义。在资料整理过程中，原始数据的录入、数据的管理、统计软件的使用都是必须重视的关键环节。随着计算机软件（如 Epidata、Excel、Foxpro、Access 等）在数据处理中的广泛运用，现代的数据处理技术流程一般包括调查表的双遍编码、双人双遍录入、双遍核查、逻辑校对，其目的是保证收集的资料能比较准确地录入到数据库中，这也是数据处理过程中的质量控制措施。

资料在整理的过程中，还可以按照其性质和数量特征进行分组，从而更好地反映事物的特点。常用的分组方法有按性质分组和按数量分组两种。

1. 按性质分组

按性质分组是指按事物的性质或类型分组，多适用于分类变量。例如，病人按性别、职业、文化程度等进行分组，疗效按无效、显效、好转和治愈进行分组。

2. 按数量分组

按数量分组是指按测定值的大小进行分组，多适用于数值变量。具体分几组合适，需要根据研究目的来确定。例如，高血压多发于老年人，在高血压的年龄分组中，应把老年组分得更细。

四、资料分析

资料收集完成后，最后的工作是资料分析。资料分析包括统计描述和统计推断。

1. 统计描述

统计描述是指采用统计图、统计表或计算相关的统计指标对一个特定群体的某种现象或分布特征进行简单的描述。统计描述又可分为图表法描述和数值法描述。图表法描述是指用不同的图表从不同的维度描述数据,常用的有直方图、点图、数据透视表等。数值法描述是指用不同的数值从不同的维度描述数据,常用的有集中趋势分析、离散趋势分析等。

2. 统计推断

统计推断是指在对样本数据进行描述的基础上,利用一定的方法根据样本资料的信息推断总体信息的过程,常用的方法有参数估计和假设检验。需要注意的是,随机抽样得到的样本资料既要做统计描述,也要做统计推断,而总体资料只做统计描述即可。

第六节　学习医学统计学应注意的问题

英国统计学家、计算机学会主席罗纳德·费希尔(Frank Yates)曾经这样忠告生物研究者:"It is depressing to find how much good biological work is in danger of being wasted through incompetent and misleading of numerical results."如今,医学统计学是医学专业学生的专业基础课,是医学生需要掌握的必备知识,是医学科研工作不可缺少的重要工具,学好该课程可为其他专业课程的学习打下必要的统计学基础,为毕业后从事卫生及相关领域的研究和实际工作提供分析问题、解决问题的统计思维与方法。

一、如何学习医学统计学

很多人一提到医学统计学就会联想到一堆数据,接着头脑就开始发晕,这是一种错误联想。医学统计学不同于数学,它更侧重于应用而不是理论。在计算机技术发达的今天,我们已经不需要手工计算各种公式,只要选定了方法,具体计算过程交给统计软件即可。因此,学习医学统计学一定要以理解为主,不要死记硬背。刚开始学习的时候,学习者可以试着理解各种方法的应用条件、使用范围等,然后在实际中慢慢摸索,时间久了就会逐渐得心应手,将各种方法烂熟于心,面对各种数据时随机应变,最终以简单的方法得出合理的结论。为此,学习医学统计学这门课程,有以下五点需要注意。

(一) 重点应放在医学统计学基本概念和基本原理的理解和掌握上

对于任何一门学科来说,其基本概念和基本原理都是整个学科体系的基石,统计学当然也不例外。只有深刻理解和掌握这些基本概念和基本原理,才能举一反三,运用这些原理和方法解决卫生实践中的实际问题。

(二) 重点应放在基本统计方法的适用条件、用途及注意事项的理解和掌握上

一般的卫生工作者并不需要深究统计公式的推导过程和死记硬背统计概念与公式,因此学习重点应放在基本统计方法的适用条件、用途及注意事项的理解和掌握上,即一些基本统计方法在资料具备什么条件下可用、用来解决什么问题、使用时应注意什么问题(包括统计分析结果如何正确解释与表达)等内容的理解和掌握。

(三) 重点应放在与实际专业问题的紧密结合上

医学统计学作为一门应用学科,其理论和方法不能脱离专业背景,在学习时必须紧密结合专业实际案例,将方法的选择、结果的解释放在实际案例中。此外,还要充分运用数据库和统计软件解决数据录入、资料处理、结果解释等问题。只有这样才能够真正学好、用好医学统计学这门学科,并用它来解决实际医学问题。

(四)重点应放在统计思维的培养上

英国著名科幻作家赫伯特·乔治·威尔斯(Herbert George Wells)曾经提出:"对于每一位追求效率的公民而言,统计思维总有一天会和读写能力一样重要。"统计思维是指统计学独特的逻辑思维方法,即从不确定性(概率)的角度来思考问题,分析医学研究的结果。生物体的变异是普遍存在的,根据样本的特征推断总体特征时,抽样误差是不可避免的,但具有规律性,这是统计推断的理论基础。在开始学习医学统计学时,学习者就要牢固树立起变异、抽样误差、统计结论等具有不确定性的观念,同时还需要注意,学习医学统计学不仅仅是学习如何进行数据统计的技术,更重要的是要学会利用统计思维进行医学科研设计以及合理解释统计结果。

(五)重点应放在保证原始数据的真实性上

在大数据来临的时代,在用数据说话的今天,医学统计学技术非常重要,但在收集、整理和处理科研数据时,一定要在尊重原始数据的基础上获得可信的结果,要培养学术诚信的优良品德,不能为一己私利或文章的发表而篡改或伪造数据。

二、医学统计学常见的应用误区

近几十年来,国内外经常有学者对公开发表的医学论文中的统计学错误进行调查,然而出现错误的频率并未随时间下降。粗略地估计,70%左右的文章有统计学错误,其中约 70% 的错误出在基础的统计方法上。在我国,许多核心期刊中论文的统计学错误率约为 40%,而其他类别期刊中论文的统计学错误率约为 80%。因此,为避免一些初级的统计学错误,我们在实际应用过程中应该注意以下几点常见误区。

(一)研究目的大而全

很多研究者都很珍惜做科研的机会,总想在每次研究中尽可能多地收集资料,尽可能多地实现研究目的。这种想法是好的,但并不切实际。《卧虎藏龙》中有句台词:"把手握紧,里面什么也没有;把手松开,你拥有的是一切。"从事一项研究,研究人员的精力和可使用的物力都是有限的,如果追求的目的太多,反而什么目标也实现不了。一般情况下,研究设计的目的不宜太多,最好在设计时仔细论证,明确研究目的,每次研究目标以不超过 3 个为宜。

(二)方法一味追求新颖

不少人认为用的统计学方法越新颖,越能体现出研究的水平,其实不然。统计方法绝无优劣之分,只有合适与否。运用简单的统计方法实现复杂数据的分析,化繁为简,返璞归真,这才是数据分析的至高境界。一味追求方法的新颖性,反而脱离了初始目标,变得迷途忘返。

(三)统计方法盲目套用

不少医学工作者在用到统计学方法时,不是去请教统计学家,而是先从网上搜索一篇跟自己数据类似的文章,然后照葫芦画瓢式地进行分析,浑然不理会文章中的方法是否正确、是否适合自己的研究。目前,国内医学杂志中不少文章都存在统计学误用现象,这样照搬方法的后果就是错误的统计学方法一直被误用。这不仅是个人的悲哀,更是科学的悲哀。

小　结

(1)该章介绍了统计学发展过程的三个阶段,分别是古典统计学时期、近代统计学时期和现代统计学时期,并简要介绍了各个时期的代表学派和代表人物,例如,存在于近代统计学时期的代表学派是以

Adolphe Quetelet 为代表的数理统计学派。

（2）该章介绍了国内外医学统计学的开端和发展，统计思维在医学中的逐步演变，以及最后形成医学统计学这门学科的历程。

（3）医学统计学就是运用概率论与数理统计学的原理与方法，结合医学实际，研究医学科研及卫生工作中有关数据的设计、搜集、整理、分析和推断，从而发现医学现象的内在规律，用以指导医学理论和实践的一门学科。目前，医学统计学已经成为临床医学、预防医学和基础医学专业学生的必修课，人们已逐步认识到统计学在医学中的极端重要性，医学研究者也愈来愈重视统计学方法的应用。

（4）医学统计学中的基本概念包括观察单位、同质和变异、总体和样本、参数和统计量、变量和资料、频率与概率、误差等，它们是学习医学统计学的重要基础。

（5）观察单位又称研究个体或研究对象，是医学科学研究工作中最基本的单位。

（6）同质是指根据研究目的所确定的性质相同的人或事物，但是即使规定了同质的对象，其测量值或观察结果也不尽相同，同质的研究对象的测量值的差异称为变异。

（7）同质观察单位或其观察值的集合就是总体，从总体的全部观察单位中随机抽取的部分观察单位的集合叫做样本。

（8）由总体中全部观察单位计算出来的特征值叫做参数，是固定的常数，但往往未知；由样本的每一个观察单位计算出来的特征值称为统计量，其值因每次抽样样本的不同而异，是可知的。

（9）总体或样本所对应的观察单位的某项特征称为变量，对变量的观测值称为变量值，多个变量值汇总就构成了资料。资料可分为两种类型：数值变量资料和分类变量资料。分类变量资料又包含二分类变量资料与多分类变量资料，多分类变量资料根据其观察单位某项定性特征的取值为多种不同性质或类别，又可分为多分类有序变量资料及多分类无序变量资料。

（10）将随机试验重复 n 次，n 次试验中随机事件 A 共发生 m 次，则 $\frac{m}{n}$ 表示随机事件 A 发生的频率；若 n 趋向于无穷大，则随机事件 A 发生的频率趋向于 A 发生的概率。

（11）医学科学研究中的误差通常指测量值与真值之差，包括系统误差和随机误差。随机误差又分为随机测量误差和抽样误差。抽样误差是统计学研究和处理的重要内容。

（12）统计工作一般分为统计设计、资料收集、资料整理、资料分析四个步骤。每一个步骤的工作质量都会影响最终结论的准确性，其中统计设计是四个步骤中最为关键的一步，是资料收集、整理和分析的全过程的设想和安排。

（13）学习医学统计学的主要目的是培养统计学的逻辑思维，包括掌握基本统计方法的概念和用途，能够紧密结合实际并将其运用到实际生活中，能够准确解读科研论文的统计结论，能够借助统计软件分析数据并正确解释和表达研究结果。

练　习　题

一、单项选择题

1. 观察单位为研究中的（　　）。
   A. 样本　　　　　　　B. 研究对象　　　　　　C. 影响因素　　　　　　D. 个体

2. 欲了解某市某年所有三级甲等医院的病床数，该市每个三级甲等医院就是一个（　　）。
   A. 有限总体　　　　B. 观察单位　　　　　C. 观察值　　　　　　D. 无限总体

3. 统计学中所说的总体是指（　　）。

A. 任意想象的研究对象的全体　　　　　B. 根据研究目的确定的研究对象的全体

C. 根据地区划分的研究对象的全体　　　D. 根据时间划分的研究对象的全体

4. 在确定统计总体时,必须注意的是(　　)。

A. 构成总体的单位必须是同质的　　　　B. 构成总体的单位不能有差异

C. 构成总体的单位必须是不相干的　　　D. 构成总体的单位必须是异质的

5. 下列属于无限总体的是(　　)。

A. 池塘中所养的金鱼　　　　　　　　　B. 某市所有快餐店数

C. 全国男性总人数　　　　　　　　　　D. 工业中连续大量生产的产品

6. 某市的一位研究人员希望估计该市某大学一年级新生平均每个月的生活费,为此他观察了 300 名新生,发现他们每个月平均生活费是 1500 元。该研究人员感兴趣的总体是(　　)。

A. 该大学的所有学生　　　　　　　　　B. 该大学所有一年级新生

C. 样本中的 300 名新生　　　　　　　　D. 该市所有大学生

7. 统计学中的样本是指(　　)。

A. 随意抽取的总体中任意部分

B. 有意识地选择总体中的典型部分

C. 依照研究者要求选取总体中有意义的一部分

D. 依照随机原则抽取总体中有代表性的部分

8. 国势学派对统计学的主要贡献是(　　)。

A. 引入了概率论　　　　　　　　　　　B. 提出了"统计学"这一名词

C. 为统计学的形成和发展奠定了基础　　D. 证明了小样本理论

9. 数理统计学派的代表人物是(　　)。

A. William Petty　　　　　　　　　　　B. Adolphe Quetelet

C. Hermann Conring　　　　　　　　　　D. John Graunt

10. 抽样研究的目的是(　　)。

A. 研究样本统计量　　　　　　　　　　B. 由样本统计量推断总体参数

C. 研究总体统计量　　　　　　　　　　D. 研究误差

11. 关于随机抽样,下列说法正确的是(　　)。

A. 随意抽取个体

B. 为确保样本具有更好的代表性,样本量应越大越好

C. 抽样时应使得总体中的每一个个体都有同等的机会被抽中

D. 研究者在抽样时应精心挑选个体,以使样本更能代表总体

12. 对某市大学生的一项抽样调查表明,70% 的大学生愿意接受研究生教育。该叙述是(　　)的结果。

A. 统计描述　　　　　B. 试验　　　　　C. 统计推断　　　　　D. 分类变量

13. 最近发表的一份报告称,由 2000 台同类型手机组成的一个样本表明,外国新手机的价格明显高于本国生产的新手机。这是一个(　　)的例子。

A. 统计描述　　　　　B. 随机样本　　　　C. 统计推断　　　　　D. 总体

14. 参数是指(　　)。

A. 参与个体数　　　　　　　　　　　　B. 总体中的观察单位数

C. 样本的统计指标　　　　　　　　　　D. 总体的统计指标

15. 某研究小组为了估计全国初中生的平均身高,从 18 个城市选取了 80 所中学进行调查。在该项研究中,研究者感兴趣的变量是(　　)。

A. 18 个城市的中学数   B. 80 所中学的学生数

C. 全国的初中学生数   D. 全国初中学生的身高

16. 下列变量属于连续型变量的是( )。

    A. 某市大型纺织厂的个数   B. 某市大型纺织厂的职工人数

    C. 某市大型纺织厂的年利润额   D. 某市大型纺织厂的设备台数

17. 对某样品进行测量时,由于测量仪器事先未校正,造成测量结果普遍偏高,这种误差属于( )。

    A. 系统误差   B. 随机测量误差   C. 抽样误差   D. 随机误差

18. 在某地进行的 35 岁以上成年人高血压普查的过程中,将 1566 名研究对象的血压按收缩压 $\geqslant 140$ mmHg 或舒张压 $\geqslant 90$ mmHg 定义为高血压,其余的则定义为血压正常。结果显示共有 436 名高血压患者、1130 名血压正常者。该资料属于( )。

    A. 数值变量资料   B. 等级资料   C. 定量资料   D. 分类变量资料

19. 血清学滴度资料属于( )。

    A. 分类变量资料   B. 等级资料   C. 数值变量资料   D. 计数资料

20. 统计资料的类型包括( )。

    A. 频数分布资料和等级分类资料   B. 多项分类资料和二项分类资料

    C. 正态分布资料和偏态分布资料   D. 数值变量资料和分类变量资料

二、问答题

1. 什么是抽样研究?为什么在医学科研中绝大部分研究都是抽样研究?

2. 统计资料可分为哪几种类型?举例说明不同类型的资料之间是如何转换的。

3. 请详细说明统计工作分为哪几个步骤。

4. 什么是随机事件?举例说明小概率事件的含义。

5. 医学统计学与其他统计学有什么区别和联系?

6. 统计学中常见的三类误差是什么?应采取什么措施与方法加以控制?

7. 某年级甲班和乙班各有女生 60 人,从两个班各抽取 10 人测量身高,并分别求平均值。如果甲班的平均身高大于乙班,能否推出甲班全体同学的平均身高大于乙班?为什么?

8. 统计描述和统计推断的区别和联系分别有哪些?

9. "数字"和"数据"有何质的区别?大数据时代如何发挥统计的作用?

10. 请查阅有关资料,总结英国著名统计学家 Karl Pearson 的成长史和他对统计学学科的主要学术贡献。

(沈月平)

第二章 数据管理与 SAS 软件简介

数据(data)是指对客观事物的性质、状态以及相互关系等进行记录并鉴别的符号或这些符号的组合。随着科学技术的不断进步,互联网和信息技术的高速发展,各领域的数据量呈现指数级的增长。在当今数据技术(data technology,DT)时代背景的驱动下,数据已由早期的资源变为了现在的资产,其所蕴含的巨大价值已经成为普遍共识。大数据研究专家维克托·迈尔·舍恩伯格(Viktor Mayer-Schönberger)博士曾经说过:"世界的本质是数据。"

生物医学有别于其他学科的一个巨大特点是:研究对象在不同种群、类别和个体之间的生命特征中存在着千差万别的变异。在当前医疗行业信息化的深入发展、物联网智能设备的广泛普及以及医疗机构规模和数量的高速增长下,科学家已经能从这些千差万别的变异中获取数量惊人的数据,使医疗卫生行业也处在了大数据的时代浪潮中。医疗卫生实践在产生数据的同时,数据也在指导着医疗卫生实践,例如,数据能在模型预测、疗效评价和疾病预警监测等方面提供支持。因此,如果能对海量的医疗卫生数据进行有效的管理,并从中提取有用的信息和知识,将有助于充分释放医疗卫生数据在临床诊疗、药品研发和疾病防治等方面的价值。然而,对生物医学数据进行管理的过程需要同时运用医学专业、统计学专业以及处理数据的规范和技巧等多个方面的知识,才能获取其蕴藏的丰富信息。而且,在数据管理的过程中,原始数据的采集和录入、数据的核查和质量控制、统计方法的合理选择,都是必须把控的核心环节。

第一节 数据管理

一、原始数据的存储形式

采集到的调查数据必须以一种特定的形式,即类似表 2-1 的二维结构数据集(关系型数据集)进行存储。其中,每一行表示一条观测(observation)或一个记录(record);每一列称为一个变量(variable),用以表示观察变量、指标或属性。表 2-1 存储的原始数据就是一个由 100 条观测和 10 个变量组成的数据集。

表 2-1 某地中老年群体的一般人口学及慢性病的调查资料

社区编号	个体编号	年龄	性别	教育程度	户口	高血压	糖尿病	脑卒中	血脂异常
0101041	01010410101	46	女	文盲	农村	无	有	无	无
0101041	01010410102	48	男	文盲	农村	无	无	无	无
0101041	01010410201	56	女	文盲	农村	无	无	无	有
⋮	⋮	⋮	⋮	⋮	⋮	⋮	⋮	⋮	⋮
0101041	01010422602	59	男	大学	城市	有	有	无	无

原始数据集中的变量根据用途不同,可分为标识变量和分析变量。标识变量是数据管理过程中必不可少的内容,是用于进行数据核查和数据合并的工具变量;分析变量作为数据集中的主要内容,用来表示观察指标的结果以及指示分组。在表 2-1 中,"个体编号"和"社区编号"为标识变量,其余 8 个变量为分析变量。

二、原始数据的录入

原始数据的计算机录入是数据管理中极其重要的一个环节。调查数据通常需要录入到计算机后才能进行接下来的统计分析、报告撰写以及其他处理。须知,如果在数据录入阶段发生错误,那么使用任何高深和先进的统计方法都无法得出正确结论。因此,在数据录入过程中,须采取有效措施提高录入质量,以保证资料的完整、准确和可靠。

在设计数据录入的策略时,应考虑便于录入、便于转换、便于核查和便于分析的原则。便于录入是指在录入的过程中采取一定策略以降低录入的难度和工作量,例如,对字符型变量的可能取值进行相应的编码(图 2-1 是表 2-1 原始数据录入的 SAS 数据文件形式,该文件的性别变量将"男"编码为 1,"女"编码为 2),以及在某些变量间设置跳转功能以节约录入时间。便于转换是指在设置录入数据的结构时应考虑不同软件对字符和字节的相应要求,例如,有的软件要求变量名不得超过 8 个字节,而有的软件则没有任何限制;有些统计软件无法识别中文字符。因此,建议使用英文命名且不超过 8 个字符,以便在不同软件中对数据集进行转换,但可对其中的变量设置中文标签以方便查阅(如图 2-1 中的数据标签形式)。便于核查是指录入的数据变量一定要包括标识变量,以方便进行数据的查找和校核。便于分析是指首先把该项调查研究的全部内容都录入到一个总的数据文件中,之后再根据研究目的和需求将其整理成子数据集,这样可以大大减少分析的工作量和时间。

	社区编号	个体编号	年龄	性别	教育程度	户口	高血压	糖尿病	脑卒中	血脂异常
1	0101041	01010410101	46	2	1	1	0	1	0	0
2	0101041	01010410102	48	1	1	1	0	0	0	0
3	0101041	01010410201	56	2	1	1	0	0	0	1
4	0101041	01010410202	59	1	1	1	1	0	0	0
5	0101041	01010410301	47	1	1	1	0	0	0	0
6	0101041	01010410302	46	2	1	1	0	0	0	0
7	0101041	01010410401	60	1	1	1	0	0	0	0
8	0101041	01010410402	.	2	1	1	.	.	.	.
9	0101041	01010410501	66	2	1	1	0	0	0	0
10	0101041	01010410502	67	1	1	1	1	0	0	0
11	0101041	01010410601	80	2	1	1	0	0	0	0
12	0101041	01010410602	77	1	1	1	0	0	0	0
13	0101041	010104107002	.	2	1	1	.	.	.	.
14	0101041	01010410701	79	1	1	1	1	0	0	0
15	0101041	01010410801	55	2	1	1	0	0	0	0
16	0101041	01010410802	59	1	1	1	0	0	0	0
17	0101041	01010410901	45	1	1	1	0	0	0	0
18	0101041	01010410902	45	2	1	1	0	0	0	0
19	0101041	01010411001	56	2	1	1	0	0	0	0
20	0101041	01010411002	64	1	1	1	1	0	0	0
21	0101041	01010411101	57	1	1	1	0	0	0	0
22	0101041	01010411201	51	1	1	1	0	0	0	0
23	0101041	01010411202	54	2	1	1	1	0	0	0
24	0101041	01010411301	48	1	1	1	0	0	0	0
25	0101041	01010411302	47	2	1	1	1	0	0	0
26	0101041	01010411401	55	2	1	1	0	0	0	0
27	0101041	01010411402	61	1	1	1	0	0	0	0
28	0101041	01010411501	49	1	1	1	0	0	0	0
29	0101041	01010411502	45	2	1	1	0	0	0	0
30	0101041	01010411601	53	1	1	1	0	0	0	0
31	0101041	01010411602	56	2	1	1	0	0	0	0
32	0101041	01010411701	57	2	1	1	0	0	0	0
33	0101041	01010411702	66	1	1	1	0	0	1	0
34	0101041	01010411801	53	1	1	1	0	0	0	0
35	0101041	01010411802	51	2	1	1	0	0	0	0
36	0101041	010104119002	.	2	1	1	.	.	.	.
37	0101041	01010411901	57	1	1	1	0	0	0	0

图 2-1 表 2-1 原始数据的 SAS 数据文件格式

目前,录入的数据文件类型主要包括:① 数据库文件,如 dBASE、FoxBASE、Epidata、Lotus 等;② Excel 文件;③ 文本文件,如 Word 文件、WPS 文件等;④ 统计分析软件的数据文件,如 SAS 数据文件、SPSS 数据文件、Stata 数据文件等。原始数据集大多都可通过上述文件类型进行存储并实现相互转换。

三、数据核查

数据录入前,须针对收集到的原始数据是否符合调查问卷的要求和目的,各调查变量间是否存在逻辑错误以及是否有重复和缺漏等情况进行仔细核对,对错误处应尽可能向调查对象展开重新调查并加以纠正。数据录入后,须对录入的数据进行仔细核查,以保证数据的真实性和准确性。

数据核查的一项主要任务是对录入数据的准确性进行检查。数据核查的第一步是检查录入变量的具体值和该变量的编码是否一致,即进行逻辑性核查。例如,在图 2-1 中,变量"性别"的"男"编码为 1,"女"编码为 2,当利用 SAS 或 SPSS 等软件进行简单的统计描述后,若变量"性别"的最大值为 10 或最小值为 0,则该数据必定录入错误。之后,可利用软件的查找功能找到问题数据,并通过该问题数据的标识变量找到原始调查表加以纠正。数据核查的第二步是进行数据核对,主要通过人工核对和计算机核对等方式进行。人工核对是指将每份原始数据与已录入的数据进行逐一校对,并对不一致的地方加以订正。该方法难度不高,适用于核查小样本资料,但当数据量很大时就会相当麻烦,在实际工作中往往难以办到。因此,在面对大样本资料时,推荐使用计算机核对的方式,该方式可直接利用现成的数据库管理软件(如 Epidata 软件)和统计软件(如 SAS 软件)来完成,操作简便且工作效率高。例如,在核对大样本资料时,可让两个录入员分别录入同一份资料,然后利用 Epidata 软件的核查功能对两人录入的数据文件进行比较并报告不一致的结果,之后再核对原始调查表加以纠正。此外,还可以在软件中编写自动核对的程序。例如,在 Epidata 软件的 check 文件中设置数值允许范围及允许值,当录入错误数值时则无法录入。

四、离群值的识别与处理

在调查所得到的一系列数据中,若出现个别数据与群体数据相差较远,那么这些数据称为离群值(outlier)或极端值(extreme value)。当前大多数统计软件都可实现对离群值的识别。例如,SPSS 和 SAS 等统计软件可通过绘制数据的直方图或箱式图发现单变量离群值,也可通过计算马氏距离判别多变量离群值。此外,SAS 软件还可通过编写宏程序、修改相应参数实现对离群值的查找,详细介绍请参阅相关参考文献。

初学者在遇到离群值时多倾向随意舍弃以降低分析难度。然而,离群值的随意取舍会对分析结论产生很大的影响。当不清楚离群值产生的原因时,不应简单将其删除,必须谨慎对待并分析其中原因。如果确认某异常值存在逻辑错误,并且查找的原始数据也是一样的结果且无法纠正,那么对于该类数据可直接删除。例如,若发现某一个体的血压值为"999",查找原始记录也是如此,而且无法找到该调查对象的联系方式以进行重新测量,那么只能删除该数据。若无法判断异常值是否存在逻辑错误,建议将该数据在剔除前后各做一次分析并比较分析结果(也称敏感性分析)。如果结果并不矛盾,则无须剔除该数据;若结果矛盾又必须剔除该数据,那么应给出合理解释并分析产生不一致结果的原因。

五、缺失值的识别与处理

在二维数据集中,一行表示一条观测,一列表示一个变量,若行列交叉处无记录则被定义为缺失值(missing data)。缺失值是数据收集和管理过程中无法避免的问题,如实验研究中出现实验动物的死亡,观察性研究中出现研究对象的失访和不依从等,都会造成数据的缺失。此外,缺失值的存在不仅会影响分析结论的准确性和可靠性,还会降低统计效能。因此,在数据管理过程中,应对调查数据中的缺失值给予有效识别和恰当处理。

在对缺失值进行处理前,应首先明确数据缺失的方式。当缺失现象发生纯属偶然且与本身和其他变量的取值无关时,称为完全随机缺失(missing completely at random, Mcar)。当完全随机缺失的数据比例较小时,可直接剔除该部分数据以进行完全对象分析(complete subject analysis)。然而,完全随机缺失在实际工作中并不多见,且直接剔除有缺失值的整条记录的方法会导致部分信息的丢失。当缺失现象的发生与其他变量有关时,属于随机缺失(missing at random,Mar);当缺失现象的发生不仅与其他变量有关,还与自身取值有关时,属于非随机缺失(missing at non-random,Manr)。面对这两种缺失情况,如果简单采取直接删除的方式,不仅会导致信息丢失而降低资料的代表性,还会影响统计结论的准确性。因此,需要采用其他统计方法来对缺失值进行估计,包括均数替代法(mean substitution)、回归估计法(regression)、先验法(prior knowledge)、期望最大化法(expectation maximization,Em)和多重填补法(multiple imputation,Mi)等。目前,上述缺失值填补方法均可通过常见的统计软件包完成,例如,SAS 的 proc mi 和 proc mianalyze 过程以及 R 语言的 mice 包均可实现多重填补法。这里仅做简要介绍,如感兴趣可查阅相关专著和文献。

另外,在遇到样本含量较小、数据缺失比例较大等情况时,即使对缺失数据进行了填补,但仍建议对缺失值填补以后的数据集和删除全部缺失值后形成的完整数据集进行敏感性分析。当分析结果差别较大时,应分析可能原因,并考虑是否同时报道这两种结果。

六、统计方法的选择

统计方法的选择主要根据研究目的、设计类型、变量类型、数据分布特征、对比组数和样本量等方面进行综合判断。

首先,研究目的是选择统计分析方法时需要最先考虑的问题。例如,若希望比较组间结局的差异,需要采用 t 检验、χ^2 检验等假设检验的方法;若希望分析两变量间的相互关系,需要采用相关和回归的方法;若希望研究暴露与结局之间的关联强度,需要通过 Logistic 回归或生存分析计算比值比(odds ratio,OR)或风险比(hazard ratio,HR)。其次,我们应根据研究的设计类型和资料类型选择相应的统计分析方法。例如,若希望比较完全随机设计中两个或三个连续型变量的差异,应使用 t 检验或方差分析;若希望比较配对设计中两个分类变量的差异,只能使用配对 χ^2 检验。另外,应特别注意考虑数据的分布特征以选择合适的统计方法。例如,当计量资料不服从某种特定的分布形式(如正态分布)时,一般不能使用参数检验而只能使用非参数检验。又如,若希望分析两变量间的相关关系,需要同时检验变量是否满足正态性和线性关系,以确定选择简单线性相关还是秩相关。最后,在选择统计方法时需要仔细考虑样本量问题。例如,在样本含量较小时,分析四格表资料需要采用校正 χ^2 检验或 Fisher 确切概率法。又如,均数比较问题在小样本时需要采用 t 检验,而在大样本时可选择使用 z 检验做近似检验。

总之,对于一个给定的资料,如能遵循上述要点进行综合判断,选择恰当的统计方法并非难事。但是,在具体的科研工作中,我们所遇到的问题可能并非如此简单。因此,实际工作中须结合研究目的、专业知识以及所要分析的内容进行具体分析和综合研判,有时甚至需要综合多种统计分析方法加以应用。

第二节　数据库与数据管理软件

面对海量的医疗卫生数据,必须通过计算机进行统计分析才能获取其内在价值。而统计分析工作的基础就是将研究获得的原始数据录入计算机并构建数据库。关于数据库的基本结构已在上一节中做过介绍,本节主要介绍可以通过哪些软件对数据进行有效管理。常用的数据管理软件有 Epidata、FoxBASE 等数据库管理软件,SAS、SPSS 等统计软件以及 EDC(electric data capture system)等针对特定数据来源而开发的数据管理系统。

一、Epidata 数据管理软件

Epidata 软件是由丹麦的非盈利组织 Epidata Association 于 2000 年研发的一款开源的数据录入与数据管理软件。该软件以其小巧实用、操作便捷、功能齐全和免费获取等特点,一经发布便迅速取得了众多公

共卫生、临床医学和管理学等领域研究者的青睐。该软件的当前版本为 2006 年发布的 Epidata 3.1,同时发布的还有成熟的汉化版,该版本可直接从 Epidata 官网(http://www. epidata. dk/download. php)免费下载安装。

当前广泛使用的 Epidata 3.1 数据管理软件包括 Epidata entry 和 Epidata analysis 两个模块。Epidata entry 模块的主要功能是建立数据库并进行质量控制,而 Epidata analysis 模块主要用来进行简单的统计分析,并对 Epidata entry 模块的数据整理和数据核查功能进行一定补充。一个典型的 Epidata 数据库主要包括调查表文件(QES 文件)、数据库文件(REC 文件)和核查文件(CHK 文件),并依次使用 QES、REC 和 CHK 代表其文件扩展名。数据库建立的基本步骤是:首先,通过文本设计数据库结构(QES 文件);然后,将其转化为录入界面(REC 文件);最后,通过设置严格的录入条件(CHK 文件)进行质量控制。

Epidata 软件作为目前使用最广泛的数据管理软件,具有获取和运行便捷、数据录入直观、数据建库高效、数据核查功能强大以及数据库兼容性强等特点。① Epidata 软件的汉化版及汉化帮助手册均可从 Epidata 官网上免费获取,并可通过下载 setup. exe 或直接拷贝等方式在计算机中安装和运行。② 数据录入直观是指该软件具有友好的可视化数据录入界面,该界面与书面调查表形式一致,可在一定程度上降低录入难度并减少录入错误。③ 数据建库高效是指 CHK 文件具有独特的数据属性设置,它可以通过定义字段的属性以及设置变量间的跳转来提高录入的效率以及减少最终数据库修改和整理的工作量。④ Epidata 软件强大的数据核查功能体现在其拥有数据双录入的实时检验及一致性检验等功能,该功能可有效减少数据录入的错误。⑤ Epidata 软件不仅可以输出多种格式的文件,如 Stata、SAS、dBase 以及文本文件,还可以直接读入 dBase、文本以及 Stata 等格式的数据文件,展现了较好的兼容性,因此可供多种数据管理和统计分析软件使用。然而,Epidata 软件也存在一定的局限性。例如,该软件虽然可以提高录入质量,但仍需要对纸质的调查内容进行人工输入,降低了整体工作的效率。此外,该软件的系统安全性低,任何人均可登录数据库,且修改数据时无痕迹,因此可能会对数据的真实性产生影响。

二、SPSS 统计软件

SPSS 是当今世界上使用最广泛且最具权威性的统计分析软件之一。该软件最早由美国斯坦福大学的三位研究生于 1968 年开发成功,并在 1992 年成功推出 Windows 操作系统的 4.0 版本。随着操作系统的升级和新的统计分析模块的研发,SPSS 已更新至目前的 26.0 版本。

SPSS 主要有三大窗口,即数据编辑窗口(Data Editor)、结果输出窗口(Viewer)和程序编辑窗口(Syntax Editor)。利用 SPSS 软件进行数据管理,主要通过数据编辑窗口以及主菜单的 Data 和 Transform 实现。数据编辑窗口主要用来进行数据文件的建立,它由数据窗口(Data View)和变量窗口(Variable View)组成,两个窗口可切换单独显示。其中,数据窗口用来显示和编辑变量的具体值;变量窗口用来定义、显示和编辑变量特征,包括变量名(Name)、变量类型(Type)、变量宽度(Width)和变量标签(Label)等;主菜单 Data 主要用来完成各种数据的整理,图 2-2 展示了 Data 菜单的全部内容;Transform 菜单主要用来对原始数据进行适当转换,因为在实际工作中,很多原始数据难以满足数据分析的全部要求。相对于 Epidata 等数据库管理软件来说,SPSS 具有更加强大的数据转换功能,该功能不仅可以进行简单的变量变换和产生新变量,还可以完成复杂的统计函数运算以及逻辑运算,图 2-3 展示了 Transform 菜单的全部内容。

SPSS 与 SAS、Stata 等编程软件最主要的不同就是,SPSS 采用基于菜单和对话框的操作方式,它的大多数操作仅需要点击鼠标即可完成。因此,SPSS 对于非统计专业人员或不会编程的人员来说,比较容易掌握。此外,SPSS 不仅可以直接调用 SPSS(. sav)、Excel(. xls)、dBASE(. dbf)、ASCⅡ(. dat, . txt)等各类数据或数据库文件,还可以直接将数据存储为 SPSS(. sav)、Excel(. xls)、dBASE(. dbf)、ASCⅡ(. dat, . txt)等数据文件形式,因此具有很强的兼容性。然而,SPSS 在进行数据管理时最大的缺陷是它仅能对单个数据集进行操作,难以同时对多个数据集进行处理。此外,SPSS 的数据文件最多可处理 4096 个变量,因此

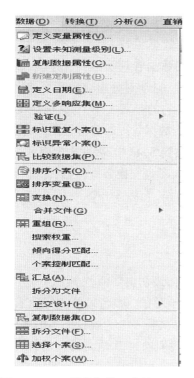 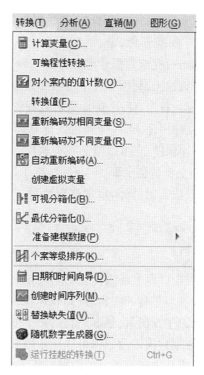

图 2-2　SPSS 的数据整理菜单（Data）　　　图 2-3　SPSS 的数据转换菜单（Transform）

可能难以对高维组学数据进行有效管理。

三、SAS 统计软件

SAS（Statistical Analysis System）是当今国际上最权威的数据分析系统，也是非常强大的数据管理软件，能以任何可能的方式来管理数据。SAS 这种强大的数据管理能力体现在它可以轻易地将 SPSS（. sav）、Stata（. dta）、Excel（. xls）、ASCⅡ（. dat）等数据文件转换成 SAS 数据集，并可以同时对多个数据集进行子集选择、更新、合并、拆分等操作。不同于 SPSS，SAS 可以处理的变量多达 32768 个，电脑硬盘空间所允许的最大数量的观测条数 SAS 都可以处理，因此其在面对高维组学数据进行了管理时也可以做到游刃有余。最后，SAS 提供了结构化查询语言（SQL）过程，通过该过程我们可以轻易地在 SAS 程序中使用 SQL 语句创建、读取以及修改 SAS 数据集。SAS 由于其功能强大而且可以编程，所以很受用户的欢迎，然而，SAS 也因此是最难掌握的软件之一。使用 SAS 时，我们需要编写 SAS 程序才能完成数据管理工作，如果一个程序出现错误，将会导致运行失败，而且找到并改正这个错误对于初学者来说是较为困难的。关于 SAS 的详细介绍，我们将在下一节中具体展开。

四、Stata 统计软件

Stata 软件是 Stata 公司于 1985 年推出的一款小巧的统计软件。随着运行能力的提升和新的统计功能模块的补充，目前 Stata 软件已更新至 17.0 版本。Stata 软件由于易学易用、运行速度快以及兼具数据管理、统计分析、绘图、矩阵运算和程序语言等多种功能，在社科和医学等领域中得到了广泛应用，并与 SPSS、SAS 并称为三大权威统计软件。正版 Stata 软件共推出了 4 个不同的版本，即多核处理器版（Stata/MP）、特别版（Stata/SE）、标准版（Stata/IC）和学生版（Small Stata）。Stata/MP 版本特别适合在多核处理器计算机上运行。Stata/IC 版本在单核处理器计算机上运行最快。上述 2 个版本最多可处理 32767 个变量。Stata/SE 版本对处理器没有特别要求，但最多只能处理 2047 个变量。Small Stata 版本特别适用于教学，但运行速度较慢，且最多仅能使用 99 个变量。

Stata 软件主要由 5 个窗口组成，分别是命令输入窗口（Command）、结果输出窗口（Results）、命令回顾窗口（Review）、变量窗口（Variables）和数据集属性窗口（Properties）。Stata 软件主要通过变量窗口和数据集属性窗口进行数据管理，此外还可通过 Window 菜单下的数据编辑（Data Editor）和变量特征编辑（Variables Manager）完成数据管理工作。Stata 软件具有丰富的数据管理功能，包括读入数据、资料转换、行列转换、数据集加工、利用字符串函数和数值函数生成新变量、自动对分组变量哑变量化以及自动对字符型变量赋值等。首先，使用 Stata 进行数据管理的最大亮点是它的小巧实用，与其他动辄几 G 甚至几十G 内存的统计软件相比，Stata 压缩包仅有 16.5M，因此其在进行数据管理时非常轻便。其次，Stata 不同于SPSS、SAS 等统计软件，它可以复制其他软件的数据并直接粘贴到 Stata 中，因此大大降低了数据导入的难度。最后，Stata 是将数据全部读入内存，当计算全部完成后再与磁盘交换数据，因此在进行数据管理和运行分析时速度极快。但是，Stata 每次仅能对一个数据集进行操作，无法像 SAS 一样可以同时处理多个数据文件。

五、R 语言

R 语言是当今世界上最流行且功能最齐全的统计编程语言，最初由新西兰奥克兰大学的罗斯·伊哈卡（Ross Ihaka）和罗伯特·杰特曼（Robert Gentleman）于 1997 年发布。顾名思义，R 语言首先是一门计算机编程语言，来源于 S 语言，是 S 语言的一个变种；但是，R 语言又是一个为统计而生的软件，因为数据管理、数据分析、数据建模以及数据可视化才是 R 语言的舞台。我们通过 R 语言囊括的各式各样的数据分析技术，可以完成几乎所有类型的数据分析工作；我们通过 R 语言提供的大量开箱即用的 R 软件包，可以实现横跨各种领域、数量惊人的新功能；我们通过 R 语言顶尖水准的绘图功能，哪怕是再复杂的数据可视化也可以精美呈现。已经拥有十八年 R 语言编程经验的教授兼 Coursera 在线平台培训师罗杰·彭（Roger Peng）指出："R 语言已经成为统计领域最具人气的语言选项"。目前，R 语言由其核心团队继续开发，但全球的用户都可为其贡献新的 R 软件包以继续丰富其功能。不同于 SAS、SPSS、Stata 等统计软件，R 语言免费开源，使用者可直接从 R 语言官网 CRAN（http://cran. r-project. org）免费下载。

R 语言不仅是一个功能强大的统计分析软件，还是进行数据管理的一个很好的选择。首先，R 语言可以通过函数轻松地导入多个数据源的数据，包括文本文件、数据库文件和其他统计软件的数据文件。例如，readLines( )、read. table( )等函数可以导入文本数据，foreign 包的 read. spss( )可以导入 SPSS 软件的sav 格式数据，foreign 包的 read. dta( )可以导入 Stata 软件的 dta 格式数据，等等。其次，R 语言可以利用丰富多样的数学、统计和字符处理函数对数值型变量和字符型变量进行处理并衍生出新的变量。此外，作为一门编程语言，R 语言还可以通过控制流语句实现对数据集的整体处理，大大减少数据管理时间，提高工作效率。最后，R 语言提供了众多对数据集进行整合和重塑的方法，如使用 reshape2 包中的 melt( )和dcast( )函数将数据集重塑成你想要的任何形状。作为抛砖引玉，这里介绍的数据管理功能只是 R 语言这个百宝箱的冰山一角，还有更多的内容等待读者去探索。在此需要指出的是，虽然 R 语言有着无法忽视的众多优点，但是它的学习曲线十分陡峭，因此若想熟练掌握并非一件易事。

六、EDC 系统

上述常规的数据库管理软件和统计分析软件，在设计开发数据管理功能时并未考虑不同来源医学数据的相应特点。例如，临床试验是新药研发、病因探索的核心方法，而临床试验数据质量是保证临床试验结果科学、真实的基础，规范化的临床试验数据采集和管理工作是保证临床试验质量和水平的重要条件。然而，以前管理临床试验数据的基本步骤都是先通过纸质病历报告表（case report form，CRF）进行数据采集，再录入计算机进行后续的数据清洗和统计分析工作。这种数据管理方式不仅安全性低，在进行数据修改时由于没有记录对数据的真实性和准确性会产生影响，还会显著降低临床试验的工作效率。鉴于此，科研人员开发了新的数据采集和管理工具，即 EDC 系统。EDC 系统在进行临床试验数据管理时具备以下优点：首先，数据采集方便，它不仅支持直接将原始数据录入该系统，还可以通过病例 ID 和检查日期等信息直接导入病人的人口学资料和实验室检查资料,因此不仅减轻了临床研究者录入数据的工作量,还提高了临床试验数据采集的质量。其次,该系统使用方便,即 EDC 系统可直接通过浏览器进行访问而无须安装客户端;而且,采集的数据可以直接导出为 SAS、SPSS、Excel 等文件格式,并配有标准化的变量命名与编码,因此为实现临床试验数据的标准化以及不同项目间数据的互通共享提供了可能。再次,和其他数据管理软件一样,EDC 系统也同样具有逻辑核查功能。在以往使用纸质 CRF 收集原始数据时,数据核查均在试验结束后才进行;然而,当研究时间较长时,如有些实验间隔数年,研究者便难以回忆起当时的数据问题。相反,EDC 系统开发了实时核查功能,它可以在数据录入的同时自动完成核查工作,这样不仅可以及时发现错误并纠正,还可以导出这些逻辑错误以供后续分析和总结。最后,也是 EDC 系统与其他数据管理软件最大的一点不同,就是 EDC 具有溯源功能。溯源功能是指数据一旦进入系统便不能随意更改,如果确须更改则必须经过管理员的审核,且会留下稽查痕迹。由于在医学研究中有时只须改动少量敏感数据就能“点石成金”,因此,杜绝因极少数人的学术不端行为而出现的数据造假,是目前国家管控的重点,也是日常数据管理的关键环节之一。EDC 系统的溯源功能将尽可能地避免任意修改研究数据的可能,从而在很大程度上保证研究数据的真实性和可靠性。需要强调的是,虽然 EDC 系统在管理临床试验数据时具有很高的效率,但它终究是针对特定数据来源而设计的系统,因此它的使用范围会在一定程度上受到限制。

第三节　SAS 软件简介

SAS 全称为 Statistics Analysis System,是一个功能非常强大的集数据管理、处理和统计分析的信息决策系统。SAS 涵盖了统计分析、运筹决策支持、数据存储和数据挖掘等诸多领域,被誉为国际上最权威的数据分析软件系统,堪称统计软件界的巨无霸。

SAS 由美国北卡罗来纳州立大学的巴尔(A. J. Barr)和古德奈特(J. H. Goodnight)于 1966 年开始研制,并于 1976 年正式推出。经过 40 多年的发展,SAS 已经推出 SAS 9.4 版。本节主要介绍 Windows 操作系统下的 SAS 9.4 版。

一、SAS 的基本知识

(一) SAS 概况

SAS 是世界领先的信息系统和大型规模化的集成应用软件系统,它具有使用灵活方便、功能齐全、编程能力强、数据处理和统计分析融为一体、扩展性强、适用性强和应用面广等特点。然而,SAS 最大的特点还是在于它是由多个功能模块组合而成的软件系统。完整的 SAS 包括 50 多个模块,各模块具有相对独立的功能范围,我们常用的模块有 BASE、GRAPH、STAT、INSIGHT、ASSIST、ANALYST 等,它们执行基本数据处理、绘图、统计分析、数据探索、可视化数据处理等功能;但各个模块之间又互相联系。其中,BASE 模块是 SAS 的核心,承担着数据输入、整理、转换、计算和输出等各种数据处理功能。而且,BASE 模块提供了快速而全面的数据库操作命令,并内嵌 SQL 语言,可以满足绝大多数用户的数据管理需求。另外,BASE 模块还是 SAS 的中央调度室,除可单独存在外,也可与其他产品或模块共同构成一个完整的系统。表 2-2 列出的是医学统计学中常用的几个 SAS 模块。更详细的模块介绍可查阅 SAS 官方网站。

表 2-2　医学统计学中常用的 SAS 模块

模块名称	功能简介
BASE	提供强大的数据管理和描述功能,也可调用其他 SAS 产品,并具有强化的 Web 功能
STAT	统计分析模块,覆盖了所有的数理统计分析方法,是国际统计分析领域的标准软件
ADX	实验设计模块,可进行成组、配伍、拉丁方以及正交等各种复杂的试验设计,并计算样本量,估计检验效能
GRAPH	绘图模块,可将数据及其包含着的深层次信息以多种图形生动地呈现出来。SAS/GRAPH 提供了一个全屏幕的编辑器;提供多种设备驱动程序,支持多种格式的图形交换文件
PH-Clinical	结合美国食品药品监督管理局(FDA)标准,为制药、生物工艺学提供专门的临床数据管理系统
EM	数据挖掘模块,提供了诸如决策树和神经网络等机器学习方法

此外,SAS 还针对不同用户群开发了几种图形操作界面(表 2-3)。这些图形操作界面各有特点,使用时非常方便,由于国内介绍它们的文献不多,且并不是 SAS 推广的重点,因此还不为绝大多数人所了解。

表 2-3　SAS 的几种常用图形操作界面

界面名称	特　点
ANALYST	类似资源管理器的图形操作界面,和 SPSS 的操作方式较为类似,同时可用于帮助学习 SAS 语句
INSIGHT	可视化的数据探索工具,采用交互式图形操作界面。将统计方法与交互式图形显示融合在一起,为用户提供一种全新的统计分析的环境。适用于对数据进行探索性分析,在数据诊断和曲线拟合上非常方便
ASSIST	较为全面综合的图形界面操作,包括 SAS 在数据管理、统计分析、绘图等方面的功能
LAB	半自动化的图形操作界面,包括了常规的统计分析和绘图功能,自动生成常用的各种统计分析结果,有助于初学者快速熟悉地掌握如何使用 SAS

(二) SAS 运行环境

SAS 9.4 目前支持的操作系统平台包括 z/OS、UNIX、Linux 以及 Windows。其中,主流的 Windows 7、Windows 8 以及 Windows 10 等操作系统都能完成安装。目前没有苹果电脑 MacOS 系统相应的 SAS 版本,如果想在苹果电脑上使用 SAS,这里提供三种策略:① 虚拟机软件 + Windows + SAS;② 虚拟机软件 + SAS 的大学版本;③ 免费在线云端版本 SODA。关于各操作系统与其兼容的 SAS 版本可查阅 SAS 官方网站(http://support. sas. com/supportos/list)。

(三) SAS 9.4 的安装、启动和退出

1. 安装

SAS 的安装盘一般包括 SAS Setup Disk、Software Disk1、Software Disk2、Software Disk3、Software Disk4、Software Disk5、SAS Shared Components,附带一张高密度的授权软盘。插入安装盘,可从光盘的根目录中找到 setup 安装程序;运行后,在 SAS 安装界面上(图 2-4)进一步选择语言,随后按照 SAS 安装程序提供的信息逐步进行安装。

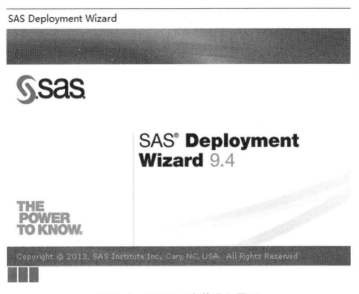

图 2-4　SAS 9.4 安装进入界面

2. 启动

SAS 可以通过以下两种方法启动:① 快捷方法。SAS 9.4 安装成功后,会自动在系统开始菜单的列表中创建 SAS 启动的快捷方式,此外还可以在桌面上建立"sas.exe"的快捷方式,之后双击快捷方式即可启动程序。② 命令方式。SAS 9.4 安装成功后,可以在资源管理器中直接找到 sas.exe,双击启动 SAS 系统就可以打开 SAS 9.4,进入 SAS 的显示管理系统(图 2-5)。

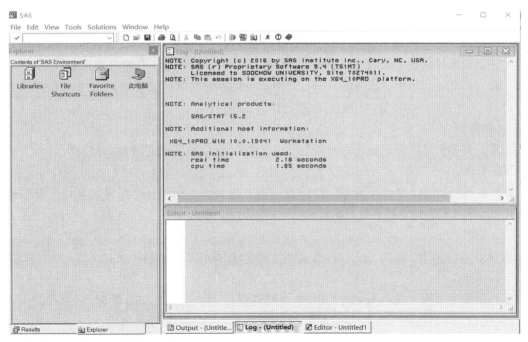

图 2-5　SAS 9.4 版显示管理系统

3. 退出

数据管理及统计分析完成后,可退出 SAS 系统。退出可通过以下两种方法:① 菜单操作。点击图 2-5 右上角的"✖",SAS 系统显示一个对话框"确定要结束该 SAS 会话吗?",点击"确定",SAS 系统即可退出。② 命令操作。在命令框中键入"bye"或"endsas",按回车键,即可直接退出 SAS 系统而不会出现上述的对话框。

（四）SAS 的显示管理系统

SAS 启动后就进入 SAS 的显示管理系统(display management system，DMS)(图 2-5)。在 DMS 中可以进行 SAS 程序的编辑、运行、存储、调用、结果输出及打印等过程。

1. 显示管理系统的窗口

SAS 在启动时会默认打开 5 个窗口(图 2-5)，即增强型程序编辑器(Enhanced Editor)窗口、日志(log)窗口、结果输出(output)窗口、资源管理器(explorer)窗口、结果(results)窗口。其中，前 3 个为常用窗口；后 2 个相当于索引或目录树窗口，主要起辅助作用。这里主要介绍前 3 个窗口的主要功能。

（1）增强型程序编辑器(enhanced editor)窗口。

该窗口的主要功能是编辑 SAS 程序语言，并将程序语句提交系统执行。在 enhanced editor 框变蓝时，该窗口处于激活状态，可在其中编辑程序。此外，增强型编辑窗口对不同语句自动赋予不同的颜色，以便发现错误。程序根据输入的语句或数据自动赋予深蓝、浅蓝、棕色、红色以及黄底黑字。具体来说，深蓝色表示数据步/程序步开始，浅蓝色表示关键字，棕色表示字符串，黄底黑字表示数据区，红色表示可能的错误等。

增强型编辑窗口的内容一般保存为 SAS 程序格式(SAS files)，扩展名为".sas"。

（2）日志(log)窗口。

日志窗口主要用来显示程序运行后的有关信息，一般显示四种颜色字体：① 黑色，程序行，以系统给出的顺序行号 1,2,3…开始，忠实记录了执行过的每一条语句。② 蓝色，起"提示"作用，以 NOTE 开始，提供系统或程序运行的一些常规信息。③ 绿色，起"警告"作用，以 WARNING 开始，一般提示的是小错误，SAS 大多会自动纠正并继续运行；有时表示软件执照即将到期。④ 红色，提示程序出现"错误"，以 ERROR 开始。当出现该信息时，说明程序出现错误，用户须仔细阅读随后的错误说明并根据提示修改程序。

日志窗口的内容在保存时被存为扩展名为".log"的纯文本文件(log files)。

（3）结果输出(output)窗口。

结果输出窗口在 SAS 启动后即被打开，但是被增强型程序编辑窗口和 log 窗口所覆盖，只有运行了某个程序后才会自动地移到显示的前端，从而被显示出来。结果输出窗口中的内容是分页显示的，每一页上方均显示相应的标题和结果生成时的日期与时间。当结果输出非常长时，为了能够方便地查阅某一部分结果，可以利用结果(results)窗口中的目录树进行快速定位。

2. 下拉式菜单

图 2-5 左上方可见显示管理系统中有 8 个下拉式菜单，它们可完成多种命令和操作。

（1）File 菜单。

File 菜单主要用于文件的读入、存储、打印等。其中的 import 和 export 可完成其他常见数据格式如 Excel、DEBASE 等与 SAS 特定格式数据的转换(后文将详细介绍)。

（2）Edit 菜单。

文本编辑菜单，有撤销、剪切、复制、粘贴、选定、清空、查找以及替换等功能。

（3）View 菜单。

窗口属性菜单主要用于显示不同的窗口，上半部提供了 5 个主要窗口的图标，下半部提供了资源管理器、结果索引窗口等图标。

（4）Tools 菜单。

工具菜单主要用于图形、报表等的编辑，以及通过 Options 子菜单对 SAS 的一些外观进行设定。点击该菜单，可以改变增强型程序编辑窗口、日志窗口和输出窗口的字体和大小，操作分别如下。

① 选中增强型程序编辑窗口→Tools→Options→Enhanced Editor→Size。

② 选中日记窗口或输出窗口→Tools→Options→Fonts→对话框中选字型/大小。

（5）Run 菜单。

运行菜单主要用于对 SAS 程序运行的控制，可以直接运行，也可选择部分程序运行。

（6）Solutions 菜单。

该菜单提供了各种可以调用的模块,这些模块大都需要另行购买,用户只需要在其中加以选择,就可以进入相应的模块界面。

（7）Windows 菜单。

安排窗口的菜单,主要用于各个窗口的排列以及大小调整等。

（8）Help 菜单。

帮助菜单提供了有关 SAS 软件的具体内容及使用方法等各方面的详细介绍,其中还包括模块 SAS 程序的范例,对于提高 SAS 编程技巧很有帮助。

（五）SAS 程序的初步编写

SAS 程序的编写是在增强型编辑器窗口中进行的,下面通过一个简单的实例来说明 SAS 程序的基本结构。

1. 实例

实例 1:已知 10 名高血压患者的收缩压和舒张压值(mmHg)(表 2-4)。试计算其均数。

表 2-4　10 名高血压患者的收缩压及舒张压值

编号	1	2	3	4	5	6	7	8	9	10
舒张压/mmHg	92	91	95	98	100	99	88	97	95	86
收缩压/mmHg	150	161	181	191	200	190	156	173	186	145

```
data example2_1;
input sbp dbp@@;
cards;
92 150 91 161 95 181 98 191 100 200
99 190 88 156 97 173 95 186 86 145
;
proc univariate data = example2_1; var sbp dbp;
run;
```
数据步　　过程步

2. 程序结构

一个完整的 SAS 程序主要包括两部分:第一部分是数据步(data step),主要用于数据输入;第二部分是过程步(proc step),主要用来对已有数据进行分析。关键词 data 是数据步开始的标志,表示要建立一个数据集。data 后面的"example2_1"是数据集的名称,名称可由编写者自行决定,但必须由字母或下划线起始;长度可以是 1 至 32 个字符;名称可包括英文字母、下划线和数字,但不能有中文以及%、#、! 等特殊字符。

Input 语句表示要输入变量名称,变量名称可自行指定,如上述程序中的"sbp"和"dbp"。如果输入的变量类型是数值型,则依次输入变量名即可;如果输入的变量类型是字符型,则必须在变量名后加"$"符号,以此告诉 SAS 这是一个字符型变量。上述程序中的"sbp"和"dbp"均是数值型变量,因此无须在变量名后加"$"。cards 语句主要用来连接变量和数据。在 input 语句已经输入变量名的前提下,cards 语句就是用来提示其后输入的具体数值是与变量名一一对应的。

Proc 语句是过程步开始的标志,表示从这里开始就要调用 SAS 中的统计分析命令对已存在的数据集进行处理。如上述程序中的"proc univariate"就表示要分别对 example2_1 数据集中的"sbp"和"dbp"两个变量进行单变量描述性统计,其内容包括均数、全距、四分位数间距、标准差、方差、变异系数等。请注意,数据步和过程步均以 run 结束,它是一个完整的 SAS 程序的结束语,不能缺少。

3. SAS 程序的语法规则

SAS 程序由语句组成,每个语句以关键词开始,以英文状态下的分号";"作为结束符。同一行中可以有多个语句,中间用分号相隔;一个语句也可以分几行编写,但中间不能有分号。需要特别注意的是,数据输入完成后,必须另起一行加入";",其表示数据输入结束,不允许直接加在最后一个数据的后面,否则程序将报错。另外,SAS 不区分大小写,因此可按照自己的习惯进行输入。

4. 程序运行

程序编好后,可提交程序,让 SAS 运行。运行可通过如下方法:① 点击工具栏中的小人标志 $\textit{大}$(最常用);② 在执行指令的文本框中键入"Submit",按回车键;③ 点击主菜单中的"run",再点击"submit";④ 直接用功能键"F8"。

5. 程序修改

如果 Log 日记中出现程序错误(红字),或者 output 窗中无想要的结果出现,表示程序出现错误,需要进行修改。

6. 程序保存

与 Word 文件一样,SAS 程序同样也可以保存,保存方法有以下几种:① 通过"File"下拉菜单中"Save as"将程序保存在目标子目录中;② 在命令框中键入"file '文件夹名\文件名'",如"file 'd:\sas\example2_1.sas'";③ 除了程序文件可以保存外,日志窗口和结果的内容均可以用"File"下拉菜单中的"Save as"保存,一般它们的保存格式分别选用"Log files"和"List files",文件的后缀名分别为".log"和".lst"。以".log"和"lst"为后缀的 SAS 文件能在 Word 中打开和编辑。一般当 SAS 的输出结果较多时,我们需要在 Word 中对结果进行编辑然后打印。

7. 程序调用

如果要用到以前的 SAS 程序,或者所用程序与以前的 SAS 程序类似,我们可以调用以前的 SAS 程序,并在原来的基础上修改 SAS 程序。调用方法有以下两种:① 通过"File"下拉菜单中"Open"将目标程序打开(首选);② 在命令框中键入"infile 'd:\SAS 程序文件名.sas'",该命令表示将 d:\目录下的文件名为 program1.sas 的 SAS 程序调入到编辑窗口中。

二、SAS 数据集的建立

由于 SAS 中的各种过程只能对 SAS 数据集中的数据进行处理,所以如何将数据转换成 SAS 数据集是 SAS 进行统计分析的基础。建立数据集须在数据步中完成,无论是原始数据,还是存放在其他类型数据文件中的数据,都必须转换成 SAS 系统可以识别的 SAS 数据集,才能被 SAS 过程处理。一般来说,SAS 过程步比较简单,但是在数据步中有很多操作,比如,对数据进行输入、整理、排序、产生衍生变量或产生新的 SAS 数据集都体现了编程的艺术,而 SAS 编程的复杂性也体现在数据步中。

(一) 用 INPUT 和 CARDS 语句创建数据集

实例 2:从某地 2015 年的中老年群体健康调查资料中获得的 10 名中老年居民腰围(cm)的测量结果如下,试求均数和标准差。

79　　93　　86　　92　　86　　89　　96　　92　　88　　82

首先建立 SAS 数据集,程序如下:

```
data example2_2;
input wc@@;
cards;
79 93 86 92 86 89 96 92 88 82
;
run;
```

程序中的第一行为"data example2_2;",代表数据步的开始,要求 SAS 系统建立一个文件名为 example2_2 的数据集。"input wc @@;"表示程序将把数据输入给变量 wc;"@@"符号指示 SAS 继续读取本行数据,直到数据读取完毕,亦即所谓的横行输入;"cards;"(或"datalines;")语句指示数据开始输入,其后是数据行,数据行必须另起一行,数据之间用空格隔开,数据输入完成后接着另起一行键入";";"run;"表示将上列程序交付 SAS 系统执行。

建立数据集后,可以使用"proc print data = example2_2;run;"看一看是否有这样的数据集,以及该数据集的结构如何,如变量有几个,变量名是什么,有多少条观测,等等。这些信息可从另一个侧面验证数据集是否建立成功。从 output 窗口中可以看到该数据集的结构和内容。

前述程序所建立的文件名为 example2_2 的数据集是一个临时数据集,系统会自动将其存放在 work 逻辑库中,数据集的后缀名为". sd2"(通过 Explorer 可以看到该文件)。但是 work 逻辑库是一个临时逻辑库,SAS 系统关闭后该数据集会自动从系统中删除。如果想长期保存数据集,需要建立永久型数据逻辑库。程序如下:

```
Libname 逻辑库名'数据集存放的路径';
data 逻辑库名. 数据集名;
```

逻辑库名的命名规则与 SAS 变量名的命名规则一致。逻辑库名后的路径就是待分析 SAS 数据集将要存放的路径,假如我们将数据集永久地存放到"d:\stat\"下,库名就这样具体定义"libname abc 'd:\stat\'"。注意,库名后的路径指向一定要用单引号将它们包含在其中。

上面的数据步可改成:

```
libname abc 'd:\stat\';
data abc. example2_2;
input wc @@ ;
cards;
79  93  86  92  86  89  96  92  88  82
;
run;
```

这样产生的数据集 abc. example2_2 就是一个永久数据集,并存放在永久数据逻辑库 abc 中,即使关闭 SAS,再重新打开,我们还可以发现它(通过 Explorer 可以看到该文件在 abc 的子目录里)。不过,启动 SAS 系统后,再调用它时,"libname abc 'd:\stat\';"这行语句不能少。

(二) 将 Excel 文件中的数据转换成 SAS 数据集

如前文所言,如需通过 SAS 进行数据管理和统计分析,必须将原始数据集转换成 SAS 系统认识的数据集文件。很多临床医生或其他医学科研人员,喜欢用 Excel 输入数据(表 2-5)。如何将资料输入 Excel 中,又如何将它们转化成 SAS 数据集,操作步骤如下。

表 2-5　6 例高血压病人的资料

患者编号	病案号	性别	年龄	收缩压值	服药情况
1	004757	男	62	141	无
2	007950	女	51	132	无
3	008510	男	75	175	无
4	011093	男	69	161	无
5	017555	女	88	152	有
6	119253	男	46	180	有

① Excel 输入数据格式(表 2-6)。变量名用英文,命名格式同 SAS 变量名,且普遍列在第一行。为方便录入,每个记录相应的值建议用阿拉伯数字输入,例如,性别的输入方式为,男取 1,女取 2;当然,也可以输入字符型变量,例如,男取 M,女取 F,但字符型变量处理比较麻烦,一般建议不用(名字除外)。

表 2-6　6 例高血压病人资料 Excel 输入形式

id	caseid	sex	age	sbp	medication
1	004757	1	62	141	0
2	007950	2	51	132	0
3	008510	1	75	175	0
4	011093	1	69	161	0
5	017555	2	88	152	1
6	119253	1	46	180	1

② 将变量名和变量值输入好以后另存为 Excel 文件,文件格式为 Microsoft 工作簿。

③ 使用导入向导。在 SAS file 下拉菜单中点击 import→调入相应的 Excel 数据→在下拉菜单中点击 Microsoft Excel 97 or 2000(*. xls)→next→browse→找出要引入的 Excel 文件位置→打开→next→在 library 复选框中默认的是 work(临时逻辑库),也可选事前定义好的永久性逻辑库(如 abc)→在 MEMBER 空白框中给新的 SAS 数据集取名(如 example2_2)→finish。这样一个新的 SAS 数据集就已产生,本例中永久数据集名为 abc. example2_2。

(三) 用 infile 和 input 语句将文本格式数据转换成 SAS 数据集

当数据输入到 Word 和记事本并以文本格式保存后,可利用 infile 和 input 语句将纯文本数据转换成 SAS 数据集。

如前述 10 例中老年居民腰围测量值资料,我们可以用 Word 将这些数据输入成如下格式(注意:不输入变量名,至于具体哪个数值属于哪个变量,用户必须自己清楚)。

79　93　86　92　86　89　96　92　88　82

然后以文本格式将其存在 d:\子目录下,文件名为 aa. txt。

利用 SAS 数据步导入数据,建立库名为"abc"的永久性 SAS 数据集,程序如下:

```
libname abc 'd:\stat\';
data abc. aa;
infile 'd:\stat\aa. txt';
input wc @@ ;
run;
```

上述程序中第三行语句"infile 'd:\stat\aa. txt';"表示将调用 d:\文件夹中的 aa. txt 文件,并将其中的数据保存到永久数据集 abc. aa 中,注意路径和文件名必须用单引号括起来。而且文件名的后缀名"txt"不能省略。infile 语句必须在 data 语句的后面,在 input 语句的前面。由于纯文本文件中没有变量名称,所以第四行的语句就是定义数据集中的变量名,而且变量名的次序必须和纯文本文件中的数据值的次序相对应。

(四) 将数据库文件(*. dbf)转化成 SAS 数据集

在大型的医学科研工作特别是流行病调查课题中获得的原始数据,具有变量多和样本量大的特点,因此使用 Excel 建立数据库会对数据管理带来诸多的不便。在这种情况下,科研人员通常使用 dBASE Ⅱ/Ⅲ/Ⅳ、FoxBASE、Foxpro、Epi info、Epidata 等专用的数据管理软件输入数据。值得一提的是,使用 Epi info、Epidata 软件建立的数据库可以用该软件的 export 菜单,直接将数据库转化为 SAS 数据集。这里主要介绍将 *. dbf 数据转化为 SAS 数据集的常规办法。

1. 用 import 将 *. dbf 数据转化为 SAS 数据集(首选,交互式点击,无须编程)

在 SAS file 下拉菜单中点击 import,调入相应的 *. dbf 数据文件,在下拉菜单中点击 dBASE File(*. DBF)→next→browse→要引入的 *. dbf 数据文件→打开→next→在 library 复选框中默认的是 work(临时逻辑库),也可选事前定义好的永久性逻辑库(如 abc)→在 MEMBER 空白框中给新的 SAS 数据集取名(如 aa)→finish。这样一个新的 SAS 数据集就已产生,本例中永久数据集名为 abc. aa。

2. 用 SAS 中的 DBF 过程将 *. dbf 数据转化为 SAS 数据集(次选)

首先,用 filename 语句定义一个逻辑名,指定 *. dbf 文件所在的路径以及该数据库的名称(包括后缀名. dbf)为"filename abc1 'd:\stat\bb. dbf';";然后,用 proc dbf 语句将 d:\目录下的 bb. dbf 文件转化成名为 bb 的 SAS 临时数据集"proc dbf db3 = abc1 out = bb;",如果定义了永久逻辑库 abc,那么上句中的 out = bb 改成 out = abc. bb,即将该数据集转化成 SAS 永久数据集。

如果将放在 d:\子目录下的 SAS 永久数据集文件 abc. bb 转化成 bb1. dbf 文件并放在该目录下,则程序如下:

```
libname abc 'd:\stat\';
filename abc1 'd: stat\bb1. dbf';
proc dbf db3 = abc1  data = abc. bb;
run;
```

三、SAS 数据集的加工

在将各种格式的数据文件转换成 SAS 数据集后,需要根据研究目的和分析计划对 SAS 数据集进行各种操作,包括 SAS 数据集的子集化、SAS 数据库集的横向合并和纵向合并等。下面我们将分别进行介绍。

(一) SAS 数据集的子集化

根据分析需要,原 SAS 数据集的观测或变量减少的过程称为 SAS 数据集的子集化。

1. 观测子集化

在上述关于高血压病人的资料中(表 2-6),我们产生了一个永久性 SAS 数据集 abc. example2_2,如果我们只要病人为男性的资料,观测数必然会减少。在 SAS 数据步中产生只含男性资料记录子集的程序如下:

```
libname abc 'd:\stat\';
data abc. male
set abc. example2_2;
if sex = 1;
proc print;
run;
```

程序"set abc. example2_2"是对 abc. example2_2 数据集的拷贝,但后面加了一个条件"if sex = 1",表示只将 abc. example2_2 中对男性的观测导入数据集 abc. male。我们常把"if <条件>"语句叫作子集化。if 语句与 set 语句配合可将满足指定条件的观测写入新的 SAS 子数据集。

如果对年龄超过 50 岁的病例资料单独组成一个子集,以上程序如何修改呢? 请读者思考。

2. 利用 set 语句的记录选择项"OBS ="和"FIRSTOBS ="

在 SET 语句的数据集名称后指定选项 OBS = n,n 表示观测数,表示从第 1 号观测到第 n 号观测都将被拷贝到新的数据集中。将 abc. example2_2 中前 3 个观测拷贝到新的数据集 abc. example2_2_1 中的程序如下:

```
libname abc 'd:\stat\';
data abc. example2_2_1;
set abc. example2_2(obs = 3);
proc print;
run;
```

如果想从数据集中间的观测开始提取数据以生成新的数据集,可以用 FIRSTOBS = n 来指示开始提取的观测号。将 abc. example2_2 中第 3 至最后的记录拷贝到新数据集 abc. example2_2_2 中并将新数据集打印显示的程序如下:

```
libname abc 'd:\stat\';
data abc.example2_2_2;
set abc.example2_2 (firstobs = 3);
proc print;
run;
```

3. 变量子集化 DROP 和 KEEP 语句

DROP、KEEP 语句可在数据集进行拷贝时,用于剔除或保留变量,使新的数据集只含有研究目的所需的变量。如我们要从 abc.example2_2 数据集中生成一个新的数据集 abc.example2_2_3,只含有变量 sex、age、sbp,程序如下:

```
libname abc 'd:\stat\';
data abc.example2_2_3;
set abc.example2_2;
keep sex age sbp;
proc print;
run;
```

或用 drop 语句,程序如下:

```
libname abc 'd:\stat\';
data abc.example2_2_3;
data abc.example2_2;
drop id caseid medication;
proc print;
run;
```

如果在新数据集中既要保持这 3 个变量,又要取前 3 个观测,程序如何编写呢? 请读者思考。

(二) SAS 数据库集的纵向合并

SET 语句能够将两个及以上的 SAS 数据集纵向合并成新的数据集。如下图所示,数据集 A 中有 2 条记录,数据集 B 中有 2 条记录,A、B 两个数据集中则有 4 条记录。在数据集合并的过程中,同名变量会被自动合并,如果有不同名的变量,SAS 会在缺少相应数值的位置自动以缺失值代替。set 语句可以同时纵向连接多个数据集,只要将需要进行纵向合并的数据集名称依次在语句中列出,中间用空格分隔即可。

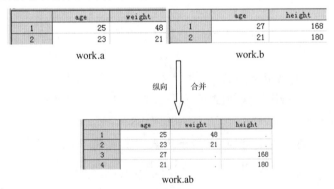

现有一个 SAS 数据集 abc.example2_3,其格式如下:

id	caseid	sex	age	sbp
7	00759	2	62	143
8	06910	2	61	154
9	12003	1	89	189
10	38550	1	41	138
11	79183	2	71	161
12	99910	2	90	141

现将数据集 abc. example2_2 和 abc. example2_3 纵向合并成 12 个记录的数据集 abc. example2_23,程序如下:

```
libname abc 'd:\stat\';
data abc. example2_23;
set example2_2 example2_3;
proc print;
run;
```

（三）SAS 数据库集的横向合并

SAS 数据步可以利用 merge 语句对两个及以上的 SAS 数据集进行横向合并。

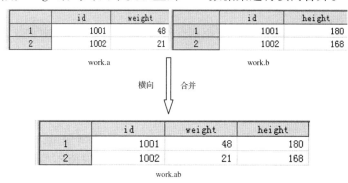

当 work. a 和 work. b 两个数据集的标识变量 id 排列完全一一对应时,我们可以用 merge 语句直接将两个数据集进行横向合并,具体程序如下:

```
data ab;
merge a b;
proc print;
run;
```

但是,在实际工作中,当需要对两个及以上的数据集进行横向合并时,往往需要通过数据集之间的联系变量(关键变量)才能完成。当其中一个数据集观测的排列顺序与要合并的数据集不一致时,必须先将合并的数据集按联系变量排序,然后才能进行合并。

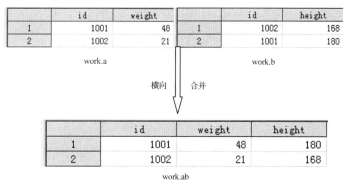

程序如下:

```
proc sort data = a; by id; run;
proc sort data = b; by id; run;
data ab;
merge a b; by id;
proc print;
run;
```

四、SAS 系统中的变量、表达式、SAS 函数

当我们在 SAS 中成功地创建数据集并根据研究和分析目的对 SAS 数据集进行相应的处理后,我们就可以对 SAS 数据集的本身以及数据集中的变量进行处理了。同其他高级语言一样,SAS 也有相应的运算符和函数。在编程的过程中,我们可以利用这些运算符和函数进行运算以及产生新的变量。

(一) SAS 变量

SAS 变量的命名规则与数据集的命名规则相同。但是,在 SAS 数据集中,我们可以使用中文变量标签做进一步说明,只是其长度要求限制在 256 个字符内。SAS 变量的基本类型为字符型(character)和数值型(numeric)。下面我们分别进行介绍。

1. 字符型变量

字符型变量的取值可以是任何的字符串,包括空格、各种符号、字符和中文等,如"xyz""早上好"等。

2. 数值型变量

数值型变量的赋值内容为数值。当出现较大($>10^9$)或较小($<10^{-9}$)的数值时,系统会自动使用科学记数法进行表示。

3. 缺失值

当观测的某变量值未知时,SAS 会将其记为缺失值。对于数值型变量,缺失值用小数点"."表示;对于字符型变量,缺失值用空字符表示。SAS 在进行统计分析时,缺失值不参加运算。在大型的科学研究中,某些观测的变量值可能会因各种原因而缺失。在建立数据库时,为方便进行数据管理,可将缺失的变量值记为不会出现的数值,如"9""99""999"等,然后在数据库清理时,统一用条件语句将其定义为缺失值。

(二) SAS 表达式

在 SAS 的过程步中,我们可以通过 SAS 表达式对变量进行赋值,或经过数学运算产生新的变量。

1. SAS 的常数表达式

(1) 数值常数表达式:如 x = 1.23,y = -5,z = 0.5E - 10。

(2) 字符常数表达式:如 x = 'TOME'。

2. SAS 的算术表达式

例如,y = a + b,y = a * b,等等。

(三) SAS 运算符

通过运算符,我们可以构建上述表达式。SAS 中常用的运算符见表 2-7。

表 2-7　SAS 运算符

运算符	含义	运算符	含义
+	加	> =	大于等于
-	减	< =	小于等于
*	乘	^ =	不等于
/	除	^ <	不小于
**	乘方	^ >	不大于
( )	括号	&	逻辑与
>	大于	|	逻辑或
<	小于	^	逻辑非
=	等于	—	—

在一个算术表达式中,计算的优先顺序是括号、乘方、乘或除、加或减。

（四）SAS 函数

SAS 可以通过系统中现有的函数进行运算以产生新的变量。SAS 函数主要有 11 类共 110 多个函数关键词。在这里,我们将常见的函数列出以供读者参考(表 2-8)。

表 2-8　SAS 常用函数

函数类型	函数表达式	含　义
算术函数	ABS(X)	X 的绝对值
	DIM(X)	数组中的元素数
	MAX(X,Y,…)	X,Y…中的最大值
	MIN(X,Y,…)	X,Y…中的最小值
	SQRT(X)	X 的平方根
截取函数	INT(X)	X 的整数(小数舍去)
	ROUND(X)	X 的四舍五入整数
数学函数	EXP(X)	e 的 X 次方
	LOG(X)	以 e 为底的 X 对数
	LOG2(X)	以 2 为底的 X 对数
	LOG10(X)	以 10 为底的 X 对数
三角函数	SIN(X)	正弦函数,X 为弧度
	COS(X)	余弦函数,X 为弧度
	TAN(X)	正切函数,X 为弧度
	ARSIN(X)	反正弦函数,结果为弧度
	ARCOS(X)	反余弦函数,结果为弧度
	ATAN(X)	反正切函数,结果为弧度
概率分布函数	POISSON(λ, n)	Poisson 分布概率值
	PROBBNML(π, n, r)	二项分布概率值
	PROBCHI(x, df)	卡方分布概率值
	PROBNORM(x)	标准正态分布概率值
	PROBT(x, df)	t 分布概率值
随机函数	RANNOR(seed)	产生服从标准正态分布的随机数
	RANUNI(seed)	产生服从均匀分布 0~1 区间的随机数
字符函数	SUBSTR(s, p, n)	从字符串 s 中第 p 个字符开始抽取 n 个字符的子串

五、SAS 数据步的控制流介绍

如前文所述,SAS 本身就具有自己的语言。通过探索 SAS 控制程序流程中的多种方式,包括循环和条件执行语句,我们可以通过编写几条简单的代码来完成非常繁琐的数据处理工作,从而提高工作效率。这里给大家介绍几个常用的 SAS 数据步的控制语句。

（一）IF-THEN ELSE 语句

该语句在数据步中可起到条件执行的作用。IF-THEN 语句可以单独使用,但是 THEN 之后只能写一个操作语句。在条件执行结构中,该操作语句仅在满足指定条件时才可执行。

```
If age >65 then agegp1 =2;
```

该句表示,如果年龄变量 age >65,新的变量 agegp1 =2;如果年龄 age ≤65,那么 agegp1 =1,这种情况如何编程呢?

为了简化编程语句,这里可以将 IF-THEN 语句和 ELSE 一起使用。

```
If age >65 then agegp1 =2; else agegp1 =1;
```

下面编制程序,将 abc. example2_2 中的内容(含有 age 变量)拷贝给 abc. example2_4,同时在 abc. example2_4 中产生一个新变量 agegp,规定如果年龄 age <60,则 agegp =1;如果 60≤age <80,则 agegp = 2;如果 age≥80,则 agegp =3。

```
libname abc 'd:\stat\';
data abc. example2_4
set abc. example2_2;
if age <60 then agegp =1;   if 60 <= age <80 then agegp =2;   if age >=80 then agegp =3;
proc print;
run;
```

或者用以下语句表示。

```
libname abc 'd:\stat\';
data abc. example2_4;
set abc. example2_2;
if age <60 then agegp =1;   else if 60 <= age <80 then agegp =2;   else agegp =3;
proc print;
run;
```

(二) DO-END 语句

由于 IF-THEN ELSE 语句一般只能执行一条命令。当程序需要重复做同样一件事时,我们可以使用循环语句如 DO-END 语句来执行。例如,如何求从 1 一直加到 100 的结果,可见下列程序。

```
data a;
y =0;
do x =1 to 100;
y =y +x;
output;
end;
proc print;
run;
```

上述程序的意思是,建立一个临时数据集 a,数据集 a 中的变量 y =0,表示对 y 进行赋值;do…end 是从 1 到 100 循环累加,共做 100 次。output 的功能比较多,在这里是将每一次累加的结果都放到数据集 a 中。如果不加 output,系统只将最后的累加结果放到数据集中。

与其他语言一样,DO-END 语句也可嵌套使用。请见表 2-9 所示,该资料是等级资料,列变量单项有序,设计的目的是比较 3 种药物的疗效是否有差别,统计方法应使用 CMH 行均分检验。

表 2-9　3 种药物疗效的观察效果

疗效	药物		
	A	B	C
治愈	15	4	1
显效	49	9	15
好转	31	50	45
无效	5	22	24

首先,我们要建立 SAS 数据集。在该数据集中,共有 3 个变量需要输入,分别是行变量 r、列变量 c 以及每一行和每一列相交的变量值。上表中数据有 4 行 3 列共 12 个数据。我们可以这样编制 data 数据步输入程序。

```
data a; input r c n;
cards;
1 1 15   1 2 4   1 3 1   2 1 49   2 2 9   2 3 15   3 1 31   3 2 50   3 3 45   4 1 5   4 2 22
4 3 24
;
proc print;
run;
```

上述程序需要输入很多数值,这样会降低工作效率。因此,该程序编写可以用 DO-END 双嵌套语句进行简化。在编写程序时,请千万注意程序中的 output 不能少,否则数据集中只有最后一个记录。

```
data a;
do r = 1 to 4;
do c = 1 to 3;
input n @@ ; output; end; end;
cards;
15    4    1  .  49    9    15    31    50    45    5    22    24
;
proc print;
run;
```

六、SAS 过程步统计功能简介

SAS 数据步的最终目的是为 SAS 系统进行相应的统计分析做准备的。SAS 的许多统计功能都是通过过程步来体现的。本小节结合本书所讲的统计方法,将相应过程步的功能简要列成表格(表 2-10),以便读者查阅。本书各章节的内容都配有相应的 SAS 程序,每个过程的详细选项请参照有关 SAS 书籍。

一般来讲,SAS 过程步语法结构大体如下:

PROC 过程名 < DATA = 数据集名 > < 选项 >;

该过程的专用语句描述 < 相关语句选项 >;

< VAR 变量序列 >;

< WHERE 记录选择条件表达式… >;

< BY 变量序列 >;

Run。

表 2-10　SAS 中常用过程步简介

过程步名	功　能
SORT	将指定的数据集按指定变量排序
PRINT	将数据集中的数据列表输出
GCHART	绘出高分辨率的统计图
UNIVARIATE	对指定的数值变量进行详细的统计描述
MEANS	对指定的数值变量进行简单的统计描述
FREQ	对指定的分类变量进行详细的统计描述,加上 TABLES 选项可进行卡方检验
NPAR1WAY	进行非参数检验
TTEST	进行两样本 t 检验
ANOVA	进行方差分析

过程步名	功 能
GLM	拟合一般线性模型
REG	拟合多重线性模型,包括两变量的线性回归模型
CORR	进行指定变量间的相关分析,包括两变量的线性相关分析
LOGISTIC	拟合 Logistic 回归模型
LIFETEST	进行生存数据的生存率估计和 Log-rank 检验
PHREG	拟合 Cox 比例风险模型

上面介绍了 SAS 程序的基本语法结构。由于 SAS 程序非常复杂,在实际使用中需要进行不断地修改和调试。在 SAS 程序的调试中,程序报错是非常常见的现象,因此,当程序出现错误时,应首先查看 SAS 日志以发现错误所在行的位置。许多初学者总是忽略 SAS 日志而直接查看输出结果,这样做可以理解,但这种做法很危险,因为程序正常运行并不意味着结果就是正确的,有时很多输出结果看似正确,但实际上并非如此。及早发现错误的唯一方法就是检查 SAS 日志。

小　结

(1)数据管理是进行一切统计分析的基础和前提,它包括原始数据的采集和录入、数据核查、离群值和缺失值的识别处理以及统计方法的正确选择。

(2)录入原始数据时,应同时遵循便于录入、便于转换、便于核查和便于分析的原则。

(3)原始数据在录入后应以数据文件的形式进行存储。目前常用的数据文件类型包括:数据库文件、Excel 文件、文本文件和统计分析软件的数据文件。

(4)异常值和缺失值在原始数据集中并不少见。在进行统计分析时,我们不能为了降低分析难度而简单将其剔除。相反,应仔细分析这些异常值和缺失值产生的原因,甚至进行重新调查并加以订正。对于无法找到调查对象以开展重新测量的情况,可采用统计方法对缺失值进行填补。目前常用的填补方法包括均数替代法、回归估计法、先验法、期望最大化法和多重填补法等。此外,还可将缺失值和异常值在剔除前后各做一次分析并比较分析结果,以探究这些缺失值和异常值对研究结果的影响。

(5)统计方法的选择主要根据研究目的和数据类型进行确定。不同研究目的的采用的统计方法并不一样。研究目的主要包括三类,即:差异性研究可选用 t 检验或 χ^2 检验,相关性分析可选用相关分析,影响性分析可选用 Logistic 回归或 Cox 回归。此外,我们还要根据数据类型进一步确定方法,定量资料可选用 t 检验、线性相关、线性回归等,分类资料可选用 χ^2 检验、Logistic 回归等。

(6)对数据进行有效管理,必须借助数据管理软件。目前常用的数据管理软件包括数据库管理软件如 Epidata,统计软件如 SAS,以及针对特定数据来源而开发的数据管理系统如 EDC 电子信息管理系统。

(7)SAS 程序是 SAS 实现数据管理、统计分析、数据探索和数据可视化等功能的主要工具。一个完整的 SAS 程序主要包括数据步和过程步,分别用来建立 SAS 数据集和对已有数据进行分析。SAS 的显示管理系统包括增强型程序编辑器窗口、日志窗口、结果输出窗口、资源管理器窗口和结果窗口。通过 SAS 的显示管理系统,我们可以完成 SAS 程序的编辑、运行、存储和调用等操作。

(8)SAS 数据集的加工包括 SAS 数据集的子集化、SAS 数据库集的横向合并和 SAS 数据库集的纵向合并。

(9)利用 SAS 完成统计分析主要通过过程步来体现。在 SAS 中,不同的统计方法对应不同的命令。

只要选定统计方法,便可通过相应的过程步命令辅以相应的选项实现统计结果的输出。

练 习 题

1. SAS 显示管理系统一般分为什么? 主要功能是什么?
2. 一个完整的 SAS 程序由什么组成?
3. 现有两个文件,内容如下。

A 文件				B 文件		
ID	身高/cm	体重/kg	年龄/岁	ID	性别	专业
0001	187	83	23	0001	男	放射医学
0012	156	48	22	0012	女	预防医学
0035	193	90	19	0035	男	麻醉学
0046	167	60	24	0046	男	影像医学
0057	158	50	18	0057	女	临床医学
0068	170	70	25	0068	男	口腔医学
				0110	男	卫生管理

要求:(1)根据 A、B 文件分别建立数据集。(2)打印身高在 175 cm 以上同学的年龄、性别、体重和所学专业。

4. 某医生测量了 10 名糖尿病患者及 12 名正常人的血清总胆固醇含量(mmol/L),整理的结果如表 2-11 所示。

表 2-11　两组人群的血清总胆固醇含量

No.	正常人群/(mmol/L)	糖尿病人群/(mmol/L)
1	2.93	4.25
2	3.50	4.36
3	3.21	4.00
4	4.00	3.99
5	4.01	5.36
6	5.03	4.78
7	3.90	4.27
8	2.82	5.54
9	4.16	4.47
10	3.48	5.21
11	3.63	—
12	3.30	—

请根据上面的数据建立恰当的 SAS 数据集并写出 SAS 程序。

5. 利用随机区组设计研究不同温度对家兔血糖浓度的影响,某研究者进行了如下实验:将 24 只家兔按同窝别配成 6 个区组,每个区组 4 只,分别随机分配到温度为 15 ℃、20 ℃、25 ℃、30 ℃ 的 4 个处理组中,测量家兔的血糖浓度值(mmol/L),资料如表 2-12 所示。请根据获得的数据建立恰当的 SAS 数据集并写出 SAS 程序。

表 2-12　4 种温度下家兔的血糖浓度值(mmol/L)

窝别	温度/℃			
	15	20	25	30
1	82.22	82.30	90.14	112.76
2	110.10	83.17	100.78	140.62
3	100.15	110.30	120.55	120.49
4	74.20	82.43	100.66	110.31
5	80.57	97.90	115.76	103.56
6	102.77	81.20	90.30	138.54

6. 某公司推出一种治疗颈椎病的治疗仪,为评价其疗效,进行多中心的随机对照试验。共选择两家医院,每家医院 60 例研究对象,试验组和对照组各 30 例。以颈痛疗效作为主要疗效指标,根据缓解程度分为有效和无效。治疗 20 天后各中心每组的疗效情况见表 2-13,请根据获得的数据建立恰当的 SAS 数据集并写出 SAS 程序。

表 2-13　两种治疗仪治疗颈椎病的疗效情况

医院	组别	无效	有效	合计
中心 1	对照组	8	22	30
	试验组	4	26	30
	合计	12	48	60
中心 2	对照组	11	19	30
	试验组	9	21	30
	合计	20	40	60

(沈月平)

第三章　数值变量资料的统计描述

数值变量资料(numerical variable data)又称定量资料(quantitative data)或计量资料,它是通过测量每个观察单位某项指标值大小得到的资料,一般有度量衡单位。根据其变量取值的特点,可分为离散型数值变量资料和连续型数值变量资料。离散型数值变量资料是指变量取值可以一一列举,为不连续的资料。例如,已婚育龄妇女现有子女数(个)、正常人每分钟脉搏跳动次数等。连续型数值变量资料是指变量取值不能一一列举,在某个区间内为连续性变化的资料。例如,以人为观察单位,每个人的身高(cm)、体重(kg)和血糖(mmol/L)等。不同类型数值变量资料的统计描述方法有所不同。

医学实际工作中得到的资料往往很多,为了发现其内在的规律性,须借助适当的统计方法加以描述。统计描述的方法有两大类,一类是用统计图或者统计表,另一类是用统计指标。本章第一节介绍频数分布表及频数分布图,第二、三节分别介绍常用于描述数值变量资料集中趋势和离散程度的统计指标。

第一节　频数分布表和频数分布图

频数分布表(frequency distribution table)简称频数表,常用于样本含量较大资料的统计描述,可清楚地显示数据分布的形态及范围。不同类型的定量资料可以制作不同分组形式的频数表。频数分布图(frequency distribution diagram)是用图示的方法描述频数分布的特点,其用途与频数分布表类似,比频数分布表更直观、形象。

一、离散型数值变量资料的频数分布

例 3-1　某学者为了解某市小学生饮食状况,收集了 823 名小学生一周摄入奶及奶制品的次数,该823 名小学生一周摄入奶及奶制品的次数如下:5,7,4,0,2,3,6,9,5,1,…,4,1。请对该资料制作频数分布表。

离散型数值变量资料的频数表编制较为简单,以变量的每一个取值作为分组标志,清点每一取值下的人数,即频数[见表 3-1 第(2)列]。各组频数除以总频数得到的比值称为频率[见表 3-1 第(3)列];每组累计频数是该组及以前各组频数之和[见表 3-1 第(4)例],从表 3-1 中可以看出,第一组累计频数等于该组频数,最后一组累计频数等于总频数;累计频数除以总频数所得的比值称为累计频率[见表 3-1 第(5)列]。

表 3-1　823 名小学生一周摄入奶及奶制品次数的频数表

摄入次数 （1）	频数 f （2）	频率/% （3）	累计频数 （4）	累计频率/% （5）
0	5	0.61	5	0.61
1	33	4.01	38	4.62
2	12	1.46	50	6.08
3	52	6.32	102	12.39
4	81	9.84	183	22.24
5	270	32.81	453	55.04
6	127	15.43	580	70.47
7	188	22.84	768	93.32
8	37	4.50	805	97.81
9	15	1.82	820	99.64
10	3	0.36	823	100.00
合计	823	100.00	—	—

离散型数值变量的取值是非连续性的,这类资料的频数分布应绘制直条图,根据表 3-1 资料绘制的直条图如图 3-1 所示。

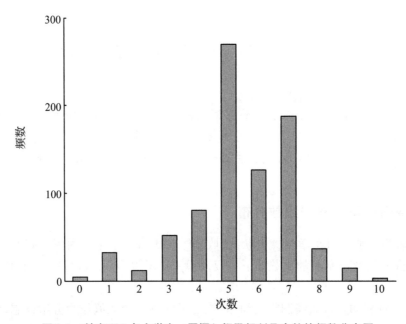

图 3-1　某市 823 名小学生一周摄入奶及奶制品次数的频数分布图

二、连续型数值变量资料的频数分布

（一）频数表的编制

例 3-2　某农村 112 名 7 岁正常男童胸围(cm)测量结果如下,请编制频数表。

51.6	54.1	51.3	56.6	51.2	55.4	60.3	58.3
54.0	56.9	55.5	57.7	55.9	57.4	55.2	55.1
57.7	55.5	57.4	53.5	56.3	54.0	57.5	55.4

58.3	55.4	55.9	53.3	54.1	55.9	57.2	56.1
55.3	57.7	56.0	58.6	57.6	56.0	58.1	49.1
51.3	53.8	50.5	53.8	56.8	56.0	54.5	51.7
57.3	54.8	58.1	56.5	51.3	50.2	55.5	53.6
52.1	55.3	58.3	53.5	53.1	56.8	54.5	56.1
54.8	54.7	56.2	53.7	52.4	58.1	59.6	56.7
54.8	57.1	54.4	53.7	54.1	59.0	54.4	55.7
55.1	55.9	56.6	56.4	51.7	53.3	56.7	51.9
51.4	54.6	56.1	58.0	54.2	53.8	55.3	54.5
56.1	61.8	56.7	52.7	52.4	51.4	53.5	56.6
59.5	56.8	58.1	59.0	53.1	54.2	54.0	54.7

1. 求全距

全距(range,R)又称为极差,是指观察值中的最大值与最小值之差。本例中最大值为 61.8 cm,最小值为 49.1 cm,故全距 $R = 61.8 - 49.1 = 12.7$ cm。

2. 确定组数和组距

(1)确定组数

编制频数表的目的是简化资料,从而显示出数据的分布规律,因此组数不宜太多,也不宜过少。组数可根据观察单位样本含量的大小及研究目的进行确定,一般设 8~15 组。样本含量较小时,组数可以相对较少。例如,观察单位个数 n 在 50 以下时,可分 5~8 组;随着 n 的增加,分组数量适当增加。样本含量较大时,一般取 10 组左右。应用时应根据实际情况,灵活确定组数。本例 n 为 112,拟分成 10 组。

(2)确定组距

组距为各组的上、下限之差。各组组距可以相等,也可以不等。为了整理方便,组距一般根据四舍五入的原则取整。等距分组时,组距 = R/组数。本例组距 = 12.7/10 = 1.27 cm,四舍五入取 1.3 cm 为组距。

3. 确定各组段的上下限

确定每组的起点和终点,每个组的起点称为该组的下限,终点称为该组的上限。每个组的上限就等于该组段的下限加组距。第一组段应包括全部观察值中的最小值,一般以略小于或等于最小值的整数为第一组的下限;最后一组应包括最大值。需要注意的是,为了使各组段不重叠,各个组段只包括本组段的下限,但不包括本组段的上限,即每个组段都相当于一个半开半闭区间。如在频数表 3-2 的第 1 列,"49.0 ~"组段包括胸围在 49.0 cm 及以上但是又不足 50.3 cm 的观察值。除了最后一组需要同时写出其下限和上限外,其余组段只需写出下限。

4. 归组计数,列出频数表

划分组段后,统计各组段内的观察值个数,即频数[见表 3-2 第(2)列],将各组段与相应的频数列入表中即得到频数表(表 3-2)。

表 3-2 112 名 7 岁正常男童胸围频数表

胸围/cm (1)	频数 f (2)	频率/% (3)	累计频数 (4)	累计频率/% (5)
49.0 ~	2	1.79	2	1.79
50.3 ~	7	6.25	9	8.04
51.6 ~	8	7.14	17	15.18
52.9 ~	19	16.96	36	32.14
54.2 ~	22	19.64	58	51.79
55.5 ~	25	22.32	83	74.11
56.8 ~	15	13.39	98	87.50
58.1 ~	10	8.93	108	96.43
59.4 ~	3	2.68	111	99.11
60.7 ~ 62.0	1	0.89	112	100.00
合计	112	100.00	—	—

(二) 频数表的用途

1. 揭示频数分布的特征

频数分布有两个特征:集中趋势(central of tendency)和离散趋势(tendency of dispersion)。由表 3-2 可见,112 名健康正常男童的频数向中间集中,即胸围值中等水平者居多,这反映了数据的集中趋势;而高于或低于平均胸围值的人数逐渐减少,反映了数据的离散趋势,即变异程度。对于数值变量资料,可从集中趋势和离散趋势两个方面来描述其分布特征。

2. 确定频数分布类型

频数分布类型有两种:对称分布和偏态分布。对称分布是指集中位置在中间,左、右两侧频数基本对称的分布[如表 3-2 的第(1)、(2)列所示]。偏态分布是指集中位置偏向一侧,频数分布不对称。若集中位置偏向数值小的一侧,少数数据偏向数值大的一侧,称为正偏态;若集中位置偏向数值大的一侧,少数数据偏向数值小的一侧,称为负偏态。对于数值变量资料,应当根据其频数分布类型选择适当的统计指标及统计方法进行统计分析。

3. 便于发现一些特大或特小的值

如果频数表的两端连续出现几个组段的频数为 0 后,又出现一些特大或特小值,则须检查数据的正确性,以纠正错误的数据。

(三) 频数图

连续型数值变量资料的频数分布图为直方图,用直方的面积大小表示频数的多少,用直方面积占总面积的比例表示频率大小。绘图时以横轴表示观察变量(或者组中值),以纵轴表示频数或频率,根据例 3-2 的资料绘制的直方图如图 3-2 所示。由图 3-2 可见,某农村 112 名 7 岁健康正常男童的胸围值基本呈对称分布。

频数分布图的用途与频数分布表相似,其在表达频数分布的特征和类型时更加形象、直观,在描述统计中经常被使用。

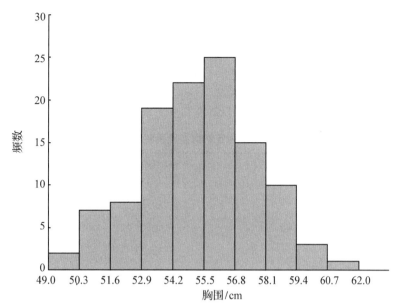

图 3-2 某农村 112 名 7 岁正常男童胸围的频数分布图

第二节 集中趋势的描述

频数分布表和频数分布图使我们对数据分布有了一个整体的认识,但是较为笼统。此外,若数据例数太少会难以判断分布形态。因此,有必要采用具体统计指标定量地描述数据分布的特征。定量描述数据分布首先需要量化的是数据的集中趋势(tendency of central),亦称平均数,其表示一组同质定量资料的平均水平或大多数观测值所在的中心位置。常用的平均数有算术均数、几何均数、中位数、众数及调和均数。在医学统计学中前三种最为常用。

一、算术均数

算术均数(arithmetic mean)简称均数(mean),是一组同质数据相加除以观察值的个数所得的商。在统计学中,总体均数用希腊字母 μ 表示,样本均数用 $\bar{x}$ 表示。

(一)计算方法

1. 直接法

直接法用于样本含量较少时,其计算公式如下:

$$\bar{x} = \frac{x_1 + x_2 + x_3 \cdots + x_n}{n} = \frac{\sum x}{n} \tag{3-1}$$

式中,$x_1, x_2, x_3, \cdots, x_n$ 为观察值;n 为样本含量;$\sum$ 读作 sigma,为求和符号。$\sum x$ 为各变量值的总和。

例 3-3 某医院测定了 10 名健康女大学生的血清总蛋白含量(g/L):71.3,73.8,69.8,76.0,72.4,82.5,79.5,69.7,71.2,73.5。试求其算术均数。

$$\bar{x} = \frac{71.3 + 73.8 + \cdots + 71.2 + 73.5}{10} = 73.97(\text{g/L})$$

2. 加权法

当资料已整理成频数表时,可用每个组段的组中值 M_i 作为该组段中各个观察值的估计值,进而乘以

该组段的频数 f_i，最后将乘积和再除以观察值的总个数。组中值 = （下限 + 上限）/2。加权法计算均数的公式如下：

$$\bar{x} = \frac{\sum f_i M_i}{\sum f_i} = \frac{\sum f_i M_i}{n} \tag{3-2}$$

例3-4 根据表3-2中的资料，用加权法求112名7岁正常男童胸围的均数，结果见表3-3。

表3-3　112名7岁正常男童胸围的均数计算表

胸围/cm （1）	频数（f_i） （2）	组中值（M_i） （3）	$f_i M_i$ （4）
49.0 ~	2	49.65	99.30
50.3 ~	7	50.95	356.65
51.6 ~	8	52.25	418.00
52.9 ~	19	53.55	1017.45
54.2 ~	22	54.85	1206.70
55.5 ~	25	56.15	1403.75
56.8 ~	15	57.45	861.75
58.1 ~	10	58.75	587.50
59.4 ~	3	60.05	180.15
60.7 ~ 62.0	1	61.35	61.35
合计	112（$\sum f_i$）	—	6192.60

将表3-3中有关数据代入公式（3-2）得：

$$\bar{x} = \frac{6192.6}{112} = 55.29\,(\text{cm})$$

因此，利用加权法计算得到该农村112名7岁正常男童胸围的平均水平为55.29 cm，这是一个近似值，与基于例3-2的原始数据计算得到的均数55.13 cm稍有差异。在可以获得原始的个体数据时，应基于个体数据计算均数的大小，不需要用频数分布表数据求其近似值。

（二）应用

均数易受到极端值的影响，因此它适于描述对称分布或近似正态分布资料的集中趋势。此时，算数均数位于分布的中心，既描述了集中趋势，又描述了该数据的平均水平。

二、几何均数

现实中很多变量的数据并不呈对称分布。例如，抗体滴度数据往往呈现偏态分布，故不宜采用均数反映其平均水平。几何均数（geometric mean）用 G 表示，是 n 个观察值的乘积开 n 次方根。

（一）计算方法

1. 直接法

直接法用于样本含量较少时，其计算公式如下：

$$G = \sqrt[n]{x_1 \cdot x_2 \cdots x_n} \tag{3-3}$$

写成对数形式为：

$$G = \lg^{-1}\left(\frac{\sum \lg x}{n}\right) \tag{3-4}$$

例3-5 某地10例微丝蚴血症者治疗后7年用间接荧光抗体试验测其抗体滴度,其中1例为1:10,2例为1:20,4例为1:40,2例为1:80,1例为1:160。试求其几何均数。

计算几何均数时,先用分母进行计算,然后再取倒数。

$$G = \sqrt[10]{10 \times 20 \times 20 \times 40 \times 40 \times 40 \times 40 \times 80 \times 80 \times 160} = 40$$

或

$$G = \lg^{-1}\left(\frac{\lg 10 + \lg 20 + \lg 20 + \lg 40 + \lg 40 + \lg 40 + \lg 40 + \lg 80 + \lg 80 + \lg 160}{10}\right) = 40$$

因此,该10例患者治疗后7年平均抗体滴度为1:40。

2. 加权法

对于频数表资料,同样可以利用组中值 M_i 来估计对应组段中各个观察值的大小,再用公式(3-5)计算几何均数。

$$G = \lg^{-1}\left(\frac{\sum f_i \lg x_i}{\sum f_i}\right) \tag{3-5}$$

例3-6 某医院对150名职工的乙肝抗体滴度进行了检测,结果见表3-4。试求其平均抗体滴度。

表3-4 150名职工的乙肝抗体滴度计算表

抗体滴度 (1)	频数(f_i) (2)	滴度倒数(M_i) (3)	$\lg M_i$ (4)	$f_i \cdot \lg M_i$ (5)
1:10	69	10	1	69
1:100	45	100	2	90
1:1000	24	1000	3	72
1:10000	12	10000	4	48
合计	150	—	—	279

按公式(3-5)计算几何均数如下:

$$G = \lg^{-1}\left(\frac{279}{150}\right) = 72.44$$

因此,这150名职工的乙肝平均抗体滴度为1:72.44。

(二)应用

几何均数适用于下列条件:① 观察值呈倍数关系,如血清抗体滴度。② 观察值频数呈明显偏态分布,但经过对数变换后呈正态分布或近似正态分布的资料,如细菌计数等。

计算几何均数须注意以下几点:① 观察值不能有等于0的数据出现,如果数据中有个别值为0,可在其变换为对数之前,将所有观察值 x 均加上一常数 k,使 $x+k>0$,用 $x+k$ 作为变量值代入公式进行计算,最后把计算结果减去 k,还原为原变量。② 如果全部观察值为负数,计算时可把负号去掉,最后得出结果后再加上负号。③ 同一组数据计算几何均数及算数均数,几何均数总是小于算数均数。

三、中位数和百分位数

(一)中位数

中位数(median)用 M 表示,是指将一组观察值按从小到大的顺序排列后,位于中间位置的观察值。中位数将全部观察值平均分成两部分,一部分数据比 M 大,另一部分数据比 M 小。

1. 计算方法

(1)直接法。

此方法适用于观察单位的例数较少时。将观察值按照从小到大的顺序排列,根据 n 为奇数还是偶数,选择公式(3-6)或公式(3-7)。

当 n 为奇数时:
$$M = x_{\left(\frac{n+1}{2}\right)}$$
(3-6)

当 n 为偶数时:
$$M = \frac{1}{2}\left[x_{\frac{n}{2}} + x_{\left(\frac{n}{2}+1\right)}\right]$$
(3-7)

式中,x_i 是有序数列中的第 i 个数据。

例 3-7 某研究机构收集了 7 位学生的身高(m):1. 61,1. 65,1. 67,1. 74,1. 79,1. 82,1. 84。试求其中位数。

本例 n 为奇数,按公式(3-6)计算如下:
$$M = x_{\frac{7+1}{2}} = x_4 = 1. 74(\text{m})$$

因此,这 7 位学生的身高中位数为 1. 74 m。

例 3-8 现测得某社区 10 名成年男性的体重(kg)分别为:50. 5,55. 3,58. 1,63. 2,65. 9,69. 8,70. 2,71. 6,75. 4,80. 0。试求其中位数。

本例 n 为偶数,按公式(3-7)计算如下:
$$M = \frac{1}{2}\left[x_{\frac{10}{2}} + x_{\left(\frac{10}{2}+1\right)}\right] = \frac{1}{2}(x_5 + x_6) = \frac{1}{2}(65. 9 + 69. 8) = 67. 85(\text{kg})$$

因此,这 10 名成年男性的体重中位数为 67. 85 kg。

(2)频数表法。

对于频数分布表数据,M 的计算公式如下:
$$M = L + \frac{i}{f_M}\left(n \times 50\% - \sum f_L\right)$$
(3-8)

式中,n 为总例数,L 为中位数所在组段的下限,i 为中位数所在组段的组距,f_M 为中位数所在组段的频数,$\sum f_L$ 为小于 L 的各组段的累计频数。

例 3-9 某研究人员测定了 100 名社区居民的血红蛋白含量(g/L),测定结果见表 3-5。试用频数表法求其中位数。

表 3-5　100 名社区居民的血红蛋白含量测定结果

血红蛋白含量/(g/L) (1)	频数(f) (2)	频率/% (3)	累计频数 (4)	累计频率/% (5)
99 ~	1	1. 00	1	1. 00
106 ~	1	1. 00	2	2. 00
113 ~	7	7. 00	9	9. 00
120 ~	17	17. 00	26	26. 00
127 ~	25	25. 00	51	51. 00
134 ~	25	25. 00	76	76. 00
141 ~	11	11. 00	87	87. 00
148 ~	5	5. 00	92	92. 00
155 ~	5	5. 00	97	97. 00
162 ~ 169	3	3. 00	100	100. 00
合计	100	100. 00	—	—

用频数表法求中位数,首先要找出中位数所在组段。本例 n 为偶数,确定中位数所在组段时,通过计算累计频数或者累计频率进行确定,即累计频数为略大于 $n/2$($100/2 = 50$)或者累计频率为略大于 50%

的组段。由表 3-5 第(1)、(4)列可见,中位数的位置在"127~"这一组段,按公式(3-8)计算如下:

$$M = 127 + \frac{7}{25}(100 \times 0.5 - 26) = 133.72(\text{g/L})$$

2. 应用

中位数可用于各种分布的资料,实际工作中主要用于偏态分布、一端或两端无确切值、分布不明确的资料。

（二）百分位数

将观察值从小到大排序后,等分成 100 份,位于第 x 百分位置上的数值称为第 x 百分位数,记为 P_x。一个百分位数 P_x 将全部数据分为两个部分,理论上有 $x\%$ 的数据比 P_x 小,有 $(100-x)\%$ 的数据比 P_x 大,故百分位数是一个位置指标。例如,P_{25} 表示资料在 P_{25} 位置左侧的累计频数占总数的 25%,右侧的占 75%。中位数是一个特殊的百分位数,即第 50 个百分位数,记作 P_{50}。P_{25}、P_{50}、P_{75} 这三个常用的百分位数将全部观察值均分为四等份,通常又称为四分位数,P_{25} 为下四分位数,记作 Q_L;P_{75} 为上四分位数,记作 Q_U。

1. 计算方法

$$P_x = L + \frac{i}{f_i}(n \cdot x\% - \sum f_L) \tag{3-9}$$

式中,L 为 P_x 所在组段的下限,i 为 P_x 所在组段的组距,f_i 为 P_x 所在组段的频数,$\sum f_L$ 为小于 L 的各组段的累计频数。

例 3-10 计算例 3-9 资料的 P_{25}、P_{75}、P_{90} 等百分位数的数值。

利用公式(3-9),分别计算如下:

$$P_{25} = 120 + \frac{7}{17}(100 \times 25\% - 9) = 126.59(\text{g/L})$$

$$P_{75} = 134 + \frac{7}{25}(100 \times 75\% - 51) = 140.72(\text{g/L})$$

$$P_{90} = 148 + \frac{7}{5}(100 \times 90\% - 87) = 152.20(\text{g/L})$$

2. 应用

百分位数用于描述一组数据某一百分位置的水平,单个或多个百分位数结合应用,如 P_{75} 与 P_{25} 之差常用于描述数据的离散程度。百分位数常用于确定非正态分布资料的医学参考值范围。

第三节　离散趋势的描述

在描述数值变量资料时,要从数值变量资料的两个重要特征入手,一个是平均水平(集中趋势),另一个是变异程度(离散趋势),只有将这两者结合起来才能全面反映资料的分布规律。为了说明这个问题,请看下例。

例 3-11 A、B、C 三组实验对象的血清 Mg^{2+} 含量(mmol/L)的检测结果如下:

A 组	1.35	1.40	1.45	1.50	1.55	1.60	1.65
B 组	1.20	1.30	1.40	1.50	1.60	1.70	1.80
C 组	1.00	1.20	1.35	1.50	1.65	1.80	2.00

如果从平均水平来看,三组资料的均数相同,都是 1.50 mmol/L,然而这三组数据间参差不齐的程度

(即变异)是不同的。因此,仅用均数来描述资料是不全面的,必须考虑离散趋势。描述离散趋势的常用指标有极差、四分位数间距、方差、标准差及变异系数。

一、极差

极差(range, R)亦称全距,即一组观察值中最大值与最小值之差。极差大,说明变异度大;反之,说明变异度小。例 3-11 中三组资料的极差分别为:

$$R_A = 1.65 - 1.35 = 0.30(\text{mmol/L})$$

$$R_B = 1.80 - 1.20 = 0.60(\text{mmol/L})$$

$$R_C = 2.00 - 1.00 = 1.00(\text{mmol/L})$$

A、B、C 三组资料的极差依次增大,说明 C 组数据的变异度最大,A 组数据的变异度最小。

极差可用于反映各种分布资料的变异程度,简单明了,但也存在缺点,极差仅涉及最大值和最小值,没有考虑组内其他数据的变异程度,个别远离群体的极端值在很大程度上会影响极差,因此,极差往往不能充分反映一组数据的实际离散程度。此外,极差和样本例数相关,样本量越大,得到较大或较小值的可能性越大,因而极差就可能越大。因此,如果两数据之间样本量相差过大,不宜用极差来比较其变异程度。

二、四分位数间距

四分位数间距(inter-quartile range, IQR)是指上四分位数 Q_U 与下四分位数 Q_L 之差,即

$$IQR = Q_U - Q_L \tag{3-10}$$

例 3-12 计算例 3-9 中 100 名社区居民的血红蛋白含量的四分位数间距。

$$IQR = Q_U - Q_L = P_{75} - P_{25} = 140.72 - 126.59 = 14.13(\text{g/L})$$

四分位数间距常用于描述偏态分布、两端无确切值或分布不明确资料的离散程度,其值越大,表示观察值分布的离散程度越大;反之越小。四分位数间距与极差相比,相对比较稳定,但它只反映了居于中间 50% 数据的变异情况,仍未考虑到每个观察值的变异情况,不能代表全部观察值的离散程度。

三、方差

为了考虑全部观察值的变异程度,可用总体中每一观察值 x 与总体均数 μ 之差 $(x-\mu)$ 来反映资料的离散程度。因 $\sum(x-\mu) = 0$,不能反映离散程度的大小,故用离均差平方和(sum of squares),即 $\sum(x-\mu)^2$ 来反映变异程度的大小。为了消除观察值个数对离均差平方和的影响,便于在观察值数目不等时进行比较,用离均差平方和除以观察值个数 N,即得到总体方差(variance)。

总体方差用 σ^2 表示,计算公式如下:

$$\sigma^2 = \frac{\sum(x-\mu)^2}{N} \tag{3-11}$$

方差越大,说明观察值变异程度越大;反之,说明观察值变异程度越小。

在实际工作中,常采用随机抽样,得到的是样本均数 $\bar{x}$,总体均数 μ 未知,只能用样本均数 $\bar{x}$ 作为 μ 的点估计值,因此常用样本方差估计总体方差。样本方差用 s^2 表示,计算公式如下:

$$s^2 = \frac{\sum(x-\bar{x})^2}{n-1} = \frac{\sum x^2 - (\sum x)^2/n}{n-1} \tag{3-12}$$

式中,用 $n-1$ 而不用 n 作为分母,是因为统计学家发现,如果用 n 代替 N,计算出的 s^2 总是比 σ^2 偏小。英国统计学家威廉·戈塞(W. S. Gosset)提出用 $n-1$ 代替 n 进行校正。$n-1$ 是自由度(degree of freedom),记为 ν,自由度在以后将经常用到。

例3-13　例3-3中10名健康女大学生的血清总蛋白含量(g/L)分别是:71.3,73.8,69.8,76.0,72.4,82.5,79.5,69.7,71.2,73.5。根据公式计算求得:$\bar{x} = 73.97(g/L)$,$\sum x = 739.7(g/L)$,$\sum x^2 = 54876.21(g/L)^2$,试求其样本方差。

$$s^2 = \frac{(71.3 - 73.97)^2 + (73.8 - 73.97)^2 + \cdots + (73.5 - 73.97)^2}{10 - 1} = 17.84(g/L)^2$$

或

$$s^2 = \frac{54876.21 - (739.7)^2/10}{10 - 1} = 17.84(g/L)^2$$

方差是描述对称分布特别是正态分布或近似正态分布资料离散程度的常用指标。

四、标准差

方差的单位是观察变量单位的平方,在实际应用中有不方便之处,将方差开方后可得到标准差(standard deviation,SD)。标准差与变量值的单位相同,是在统计工作中常用来表达变异程度的指标。总体标准差用 σ 表示,计算公式如下:

$$\sigma = \sqrt{\frac{\sum (x - \mu)^2}{N}} \tag{3-13}$$

在实际工作中,总体均数 μ 不易得到,常用样本均数 $\bar{x}$ 作为总体均数 μ 的估计值,用样本标准差 s 作为总体标准差 σ 的估计值。样本标准差 s 的计算方法如下:

(1) 直接法:
$$s = \sqrt{\frac{\sum (x - \bar{x})^2}{n - 1}} = \sqrt{\frac{\sum x^2 - (\sum x)^2/n}{n - 1}} \tag{3-14}$$

(2) 加权法:
$$s = \sqrt{\frac{\sum f_i M_i^2 - (\sum f_i M_i)^2 / \sum f_i}{\sum f_i - 1}} \tag{3-15}$$

加权法用于频数表资料。式(3-15)中,M_i 为各组段的组中值,f_i 为各组段的频数。

例3-14　试计算例3-11中三组实验对象血清 Mg^{2+} 含量(mmol/L)的样本标准差,并比较其变异程度。利用公式(3-14)计算如下:

A 组实验对象血清 Mg^{2+} 含量(mmol/L)的样本标准差为:

$$\sum x^2 = 15.82, \sum x = 10.5, s_A = \sqrt{\frac{15.82 - (10.5)^2/7}{7 - 1}} = 0.11(mmol/L)$$

B 组实验对象血清 Mg^{2+} 含量(mmol/L)的样本标准差为:

$$\sum x^2 = 16.03, \sum x = 10.5, s_B = \sqrt{\frac{16.03 - (10.5)^2/7}{7 - 1}} = 0.22(mmol/L)$$

C 组实验对象血清 Mg^{2+} 含量(mmol/L)的样本标准差为:

$$\sum x^2 = 16.475, \sum x = 10.5, s_C = \sqrt{\frac{16.475 - (10.5)^2/7}{7 - 1}} = 0.35(mmol/L)$$

C 组标准差大于 B 组和 A 组,说明 A、B、C 三组实验对象血清 Mg^{2+} 含量的变异程度依次增大。

例3-15　用加权法计算表3-2资料中某农村112名7岁正常男童胸围(cm)的标准差。

表 3-6　112 名 7 岁正常男童胸围的标准差计算表

胸围/cm (1)	频数(f) (2)	组中值 (3)	$f_i M_i$ (4)	$f_i M_i^2$ (5)
49.0 ~	2	49.65	99.30	4930.245
50.3 ~	7	50.95	356.65	18171.3175
51.6 ~	8	52.25	418.00	21840.5
52.9 ~	19	53.55	1017.45	54484.4475
54.2 ~	22	54.85	1206.70	66187.495
55.5 ~	25	56.15	1403.75	78820.5625
56.8 ~	15	57.45	861.75	49507.5375
58.1 ~	10	58.75	587.50	34515.625
59.4 ~	3	60.05	180.15	10818.0075
60.7 ~ 62.0	1	61.35	61.35	3763.8225
合计	112 ($\sum f_i$)	—	6192.6 ($\sum f_i x_i$)	343039.56

由表 3-6 可得，$\sum f_i = 112$，$\sum f_i x_i = 6192.6$，$\sum f_i x_i^2 = 343039.56$，标准差计算如下：

$$s = \sqrt{\frac{343039.56 - 6192.6^2/112}{112-1}} = 2.41(\text{cm})$$

标准差的主要意义及用途：① 描述正态分布定量资料的离散程度，标准差越大，说明资料的变异程度越大；② 用于计算变异系数；③ 用于计算标准误；④ 结合均数及正态分布的规律计算参考值范围。

五、变异系数

变异系数（coefficient of variation，CV）亦称离散系数，常用于比较测量单位不同或均数相差悬殊的几组资料的离散程度。计算公式如下：

$$CV = \frac{s}{\bar{x}} \times 100\% \tag{3-16}$$

CV 是无量纲的指标，是一个相对值。CV 值越大，表示资料的离散程度越大。

（一）度量衡单位不同的资料间的比较

例 3-16 有研究人员对 20 名患者进行了体格检查，测得他们身高的均数和标准差分别为 168.6 cm 和 7.2 cm，测得他们体重的均数和标准差分别为 52.3 kg 和 5.9 kg，比较身高与体重的离散程度。

身高：$CV = \dfrac{7.2}{168.6} \times 100\% = 4.27\%$

体重：$CV = \dfrac{5.9}{52.3} \times 100\% = 11.28\%$

因此，该 20 名患者体重的变异程度大于身高的变异程度。

（二）均数相差悬殊的资料间的比较

例 3-17 某研究人员分别测量了 10 名健康成年男性与 10 名学龄前儿童的体重（kg），成年男性体重的平均值和标准差分别为 68.2 kg 和 7 kg，学龄前儿童体重的平均值和标准差分别为 23.6 kg 和 3.3 kg。试比较成年男性体重和学龄前儿童体重的离散程度。

因为成年男性和学龄前儿童的体重平均值相差较大，应该计算变异系数来比较其体重的变异程度。

成年男性体重：$CV = \dfrac{7}{68.2} \times 100\% = 10.26\%$

学龄前儿童体重：$CV = \dfrac{3.3}{23.6} \times 100\% = 13.98\%$

由此可见，成年男性体重比学龄前儿童体重的变异程度小。

第四节　数值变量资料统计描述的 SAS 软件实现

1．绘制频数分布表和频数分布图

绘制例 3-1 资料频数分布表和频数分布图的 SAS 程序如下：

```
data li3_1;
input x f @@;
cards;
0   5   1   33   2   12   3   52   4   81   5   270   6   127   7   188   8   37   9   15   10   3
;
proc freq;tables x;weight f;
run;
proc gchart;
vbar x/freq = f space = 4 width = 4 midpoints = 0 to 10 by 1 axis = 0 to 300 by 100 minor = 0 noframe;
run;
```

绘制例 3-2 资料频数分布表和频数分布图的 SAS 程序如下：

```
data li3_2;input x @@;i = 1.3;x1 = i * int((x − 49)/i) + 49;
cards;
51.6 54.1 51.3 56.6 51.2 55.4 60.3 58.3 54.0 56.9 55.5 57.7 55.9 57.4 55.2 55.1 57.7 55.5 57.4 53.5 56.3 54.0
57.5 55.4 58.3 55.4 55.9 53.3 54.1 55.9 57.2 56.1 55.3 57.7 56.0 58.6 57.6 56.0 58.1 49.1 51.3 53.8 50.5 53.8
56.8 56.0 54.5 51.7 57.3 54.8 58.1 56.5 51.3 50.2 55.5 53.6 52.1 55.3 58.3 53.5 53.1 56.8 54.5 56.1 54.8 54.7
56.2 53.7 52.4 58.1 59.6 56.7 54.8 57.1 54.4 53.7 54.1 59.0 54.4 55.7 55.1 55.9 56.6 56.4 51.7 53.3 56.7 51.9
51.4 54.6 56.1 58.0 54.2 53.8 55.3 54.5 56.1 61.8 56.7 52.7 52.4 51.4 53.5 56.6 59.5 56.8 58.1 59.0 53.1 54.2
54.0 54.7
;
proc freq;tables x1; run;proc gchart;
vbar x1/ discrete type = freq space = 0 width = 8 midpoints = 49 to 62 by 1.3 axis = 0 to 30 by 5 minor = 0 noframe; run;
```

2．计算算数均数和标准差

根据例 3-4 资料，计算算数均数和标准差的 SAS 程序如下：

```
data li3_4;input x f;cards;
49.65 2   50.95 7   52.25 8   53.55 19   54.85   22   56.15 25   57.45 15   58.75 10   60.05 3 61.35 1
;
proc means;   freq f;   var x;   run;
```

3．计算几何均数

根据例 3-6 资料，计算几何均数的 SAS 程序如下：

```
data li3_6;input x f;x1 = log10(x);
cards;
10   69   100   45 1000   24 10000   12
;
proc means; freq f; var x1;output out = outmean mean = logmean;
proc print data = outmean;
data geomean;set outmean;g = 10 * * logmean;
proc print data = geomean;var g;run;
```

4. 计算中位数和四分位数间距

根据例 3-9 资料,计算中位数和四分位数间距的 SAS 程序如下:

```
data li3_9; input x @@ ;
cards;
 99.00   121.00   131.00   134.00   138.00 111.00   122.00   131.00   134.00   139.00
114.00   122.00   131.00   134.00   139.00 114.00   123.00   132.00   134.00   140.00
114.00   123.00   132.00   128.00   140.00 114.00   123.00   132.00   135.00   140.00
119.00   124.00   132.00   136.00   141.00 119.00   124.00   133.00   136.00   141.00
119.00   124.00   133.00   136.00   141.00 120.00   124.00   133.00   136.00   142.00
124.00   128.00   136.00   143.00   152.00 125.00   128.00   136.00   143.00   152.00
125.00   128.00   137.00   144.00   155.00 126.00   128.00   137.00   145.00   155.00
126.00   128.00   138.00   146.00   155.00 126.00   129.00   138.00   146.00   157.00
127.00   129.00   138.00   147.00   159.00 127.00   129.00   138.00   149.00   162.00
127.00   131.00   138.00   150.00   163.00 127.00   131.00   138.00   151.00   165.00
;
proc univariate; var x;run;
```

小　结

(1) 对于数值型资料,可以先绘制频数分布表、频数分布图,以初步了解其分布特征,如大致的集中、离散趋势和是否为对称分布。

(2) 描述定量数据的分布特征时,需要同时报告其集中位置和变异程度。反映集中位置的主要指标包括均数、几何均数、中位数等。均数计算简便,便于理解,主要用于描述不含离群值的对称分布数据的平均水平。中位数可用于描述对称分布和偏态分布数据的平均水平,尤其是当数据中有离群值、含不确定值,数据呈偏态分布或分布类型未知时,均宜采用中位数来描述数据的集中位置。几何均数常用于描述存在少数偏大的极端值的正偏态分布或近似倍数关系数据的集中位置。

(3) 描述定量数据变异程度的指标主要包括极差、四分位数间距、方差、标准差、变异系数等。全距只能粗略表示数据的变异程度。标准差常与均数结合使用。四分位数间距常与中位数结合使用。变异系数主要用于度量单位不同的两个变量变异程度的比较,或者度量单位相同但均数相差悬殊的几组数据变异程度的比较。

练　习　题

一、单项选择题

1. 以下指标中(　　)可用来描述正态分布变量资料的离散程度。

　　A. 算术平均数　　　　B. 几何平均数　　　　C. 方差　　　　　D. 中位数

2. 偏态分布资料宜用(　　)描述其离散趋势的程度。

　　A. 算术平均数　　　　B. 中位数　　　　　C. 四分位数间距　　　D. 方差

3. 用均数和标准差可全面描述(　　)资料的分布特征。

　　A. 正态分布　　　　　B. 偏态分布　　　　C. 对称分布　　　　D. 任何计量资料分布

4. ( )可用于比较身高与体重的变异度。

    A. 方差   B. 标准差   C. 变异系数   D. 极差

5. 已知某疾病患者 10 人的潜伏期分别为:6,13,5,9,12,10,8,11,8,>20。其潜伏期的平均水平为
( )。

    A. 9 天   B. 9.5 天   C. 10 天   D. 11 天

6. 在服从正态分布条件下,样本标准差 s 的值( )。

    A. 与总体均数的大小有关   B. 与观察例数无关

    C. 与样本均数的大小有关   D. 与个体的变异程度有关

7. 各观察值均加(或减)同一个不等于 0 的常数后,( )。

    A. 均数不变,标准差不一定变   B. 均数不变,标准差变

    C. 均数变,标准差不变   D. 均数变,标准差也变

8. 各观察值同乘以一个不等于 0 或 1 的常数后,( )不变。

    A. 均数   B. 标准差   C. 中位数   D. 变异系数

9. ( )分布的资料,均数等于中位数。

    A. 对称   B. 左偏态   C. 右偏态   D. 对数正态

10. 变异系数 CV 的数值( )

    A. 一定大于 1   B. 一定小于 1

    C. 可大于 1,也可小于 1   D. 一定比 s 小

二、计算题

1. 某疾控中心测得大气中 SO_2 的浓度,用两种计量单位表示:

    mg/m^3:   1   2   3   4   5

    $\mu g/m^3$:   1000   2000   3000   4000   5000

分别计算几何均数 G 及标准差 $s_{\lg x}$,发现两种不同计量单位的 $s_{\lg x}$ 相等,试解释其原因。

2. 表 3-7 是某学校 100 个 7 岁男童身高(cm)的资料。

表 3-7 某学校 100 个 7 岁男童身高(cm)

127.20	122.10	127.80	121.50	126.90	127.30	127.70	126.90	125.60	123.50
124.10	121.50	120.90	142.00	123.30	127.80	128.90	125.60	133.20	127.30
132.10	132.00	124.40	130.20	129.30	124.50	126.80	127.90	123.90	132.00
135.30	118.50	132.40	122.20	130.00	115.40	132.20	133.70	121.20	133.20
121.30	128.40	127.10	124.40	124.60	117.00	131.20	120.90	125.40	128.00
124.30	123.00	127.90	136.00	126.10	117.60	127.20	126.60	128.70	128.60
114.50	127.60	134.10	122.00	125.70	125.00	119.60	122.40	126.80	121.90
127.50	130.00	127.80	121.00	129.30	123.80	127.60	121.40	121.70	123.50
119.40	129.70	125.50	120.70	124.00	125.40	130.50	116.10	129.20	121.90
128.80	124.00	132.80	128.80	128.90	135.90	126.40	125.40	127.60	119.20

(1)编制该资料的频数表并绘制直方图,简述其分布特征。

(2)计算适当的描述集中趋势和离散趋势的统计指标。

3. 某医院在药敏试验中,测得 12 例患者中环丙沙星对葡萄球菌的最低抑制浓度(mg/L)分别为 0.25000,0.03125,0.06250,0.06250,0.03125,0.03125,0.03125,0.25000,0.50000,0.50000,1.00000,1.00000。试计算此 12 例患者中环丙沙星对葡萄球菌平均最低抑制浓度。

4. 某地 60 人接种疫苗后血清抗体滴度如下,试求平均滴度。

抗体滴度	1:4	1:8	1:16	1:32	1:64	1:128
例数	5	10	9	12	13	11

5. 某医生测量了某地 200 名儿童晨尿尿胆原水平(μmol/L),结果如下:

尿胆原值	0.1 ~	0.4 ~	0.7 ~	1.0 ~	1.3 ~	1.6 ~	1.9 ~	2.2 ~
频数	10	25	38	56	36	20	12	3

请选择适当的描述 200 名儿童晨尿尿胆原水平集中趋势和离散趋势的统计指标,并计算结果。

6. 某研究人员测定了 100 名社区居民的血红蛋白含量(g/L),测定结果见表 3-8。试用频数表法求其中位数 M 和 P_{95}。

表 3-8　100 名社区居民的血红蛋白含量测定结果

血红蛋白含量/(g/L)	频数(f)	频率/%	累计频数	累计频率/%
99 ~	1	1.00	1	1.00
106 ~	1	1.00	2	2.00
113 ~	7	7.00	9	9.00
120 ~	17	17.00	26	26.00
127 ~	25	25.00	51	51.00
134 ~	25	25.00	76	76.00
141 ~	11	11.00	87	87.00
148 ~	5	5.00	92	92.00
155 ~	5	5.00	97	97.00
162 ~ 169	3	3.00	100	100.00
合计	100	100.00	—	—

(尹洁云)

第四章　分类变量资料的统计描述

在医学研究中,清点分类资料得到的数据被称为绝对数,如某年某地区因患甲型 H1N1 流感而死亡的人数。绝对数是研究某客观事物或某现象本质的基本信息,但不便于其之间进行比较。例如,某年某月甲小学学生手足口病发病人数为 50 人,而同期乙小学学生发病人数为 40 人,但是不能据此认为甲小学的学生手足口病发病情况比乙小学严重,因为该年两个小学的学生人数不一定相等。因此,应根据绝对数提供的资料计算相应的相对数指标,以便进行统计学描述及比较。

第一节　常用相对数

医学研究中常用于描述分类资料的相对数包括率、构成比及相对比等统计指标,这些指标都是由两个有联系的指标之比组成,故称为相对数(relative number)。

一、率

率(rate)是说明某现象发生的频率或强度的指标,其公式为:

$$率 = \frac{某段时间内实际发生某现象的观察单位数}{同时期内可能发生某现象的观察单位数} \times k \tag{4-1}$$

式中,k 为比例基数,可以是 100% ,也可以是 1000‰、100000/10 万。k 的选择可根据习惯用法决定,如计算恶性肿瘤的死亡率时常选择 k 为 100000/10 万。如无习惯用法,可根据实际情况选择合适的 k,使得率保留 1~2 位整数。

例 4-1　某市 2021 年平均人口数为 4984531 人,其中男性年中平均人口数为 2819075 人,因恶性肿瘤而死亡的有 11549 人;女性平均人口数为 2165456 人,因恶性肿瘤而死亡的有 8058 人。试分析该市 2021 年男性和女性因恶性肿瘤死亡的严重程度。

男性:$\frac{11549}{2819075} \times 100000/10$ 万 $= 409.67/10$ 万

女性:$\frac{8058}{2165456} \times 100000/10$ 万 $= 372.12/10$ 万

二、构成比

构成比(proportion)表示事物内部各组成部分所占的比重,常以百分数表示,因此又称百分比。构成比的公式如下:

$$构成比 = \frac{该事物内部某一组成部分的观察单位数}{某事物内部各组成部分的观察单位总数} \times 100\% \tag{4-2}$$

事物内部某部分的构成比越大,说明事物内部该部分的频数越多。

例 4-2 某医院统计了 2020 年第四季度门诊接诊的患者年龄构成,数据见表 4-1。

表 4-1　2020 年第四季度门诊接诊的患者年龄构成

年龄段 (1)	人数 (2)	构成比/% (3)
0 ~	5466	4.14
10 ~	8464	6.42
20 ~	10216	7.75
30 ~	16121	12.22
40 ~	20078	15.22
50 ~	15785	11.97
60 ~	25420	19.27
70 ~	19705	14.94
80 ~	9042	6.86
90 ~	1523	1.15
100 ~	65	0.05
合计	131885	100.00

表 4-1 描述了该医院 2020 年第四季度门诊接诊的患者年龄构成,并且从表 4-1 可以看出,该医院门诊接诊的患者中"60 ~"年龄段所占比例最大,"100 ~"年龄段所占比例最小。

构成比具有以下特点:① 某事物内部各个组成部分构成比之和一定为 100% 或 1,即各个分子的总和等于分母。若由于四舍五入造成合计不等于 100%,应进行调整,使其等于 100%。② 构成比中某一部分构成比减少时,其他部分的构成比必然会相应增大。

三、相对比

相对比(ratio)是两个有关的指标之比,即:

$$相对比 = \frac{甲指标}{乙指标}(\times 100\%) \tag{4-3}$$

甲、乙两个指标可以是绝对数,也可以是相对数。甲、乙两个指标可以性质相同,如新生儿性别比 = (男性新生儿数/女性新生儿数)×100%;也可以性质不同,如医院的床位数与医护人员数之比(该相对比可以反映卫生资源的配置情况)。

例 4-3 例 4-1 中某市 2021 年男性因恶性肿瘤死亡的人数为 11549 人,女性因恶性肿瘤死亡的人数为 8058 人,则男性因恶性肿瘤死亡人数与女性因恶性肿瘤死亡人数之比为 11549/8058 = 1.43,说明男性因恶性肿瘤死亡的人数是女性的 1.43 倍。

第二节　应用相对数须注意的问题

一、计算相对数时应有足够的观察单位数

计算相对数时观察单位数不能太少,即分母不能太小。如果观察单位数太少,计算的相对数会不稳定。例如,某人用自行研制的中药治疗 3 例乙型病毒性肝炎病人,如果 2 人达到临床治愈的标准,则该方

法的治愈率为 67%;如果 1 人治愈,则治愈率为 33%。由 67% 至 33% 的波动幅度较大,但实际上只有 1 例的变化。因此,观察单位数较少时,最好用绝对数表示,若必须用率表示,应列出总体率的置信区间。

二、分析时不能以构成比代替率

构成比只能说明事物内部各组成部分所占的比重,并不能说明某现象发生的强度或频率大小。

例 4-4 某医生统计了该院各科室 2021 年 9 月份的住院病人数及病死人数,并根据病死人数计算了各科室的死亡构成比,结果见表 4-2 所示。试问:能否据此认为外科病人的病死情况最严重? 为什么?

表 4-2 某医院 2021 年 9 月各科室住院病人数及死亡人数

科室 (1)	病人数 (2)	病死人数 (3)	死亡构成比/% (4)	病死率/‰ (5)
内科	423	38	23.46	89.83
外科	896	59	36.42	65.85
肿瘤科	155	53	32.72	341.94
妇产科	401	11	6.79	27.43
皮肤科	74	1	0.62	13.51
眼科	51	0	0.00	0.00
儿科	134	0	0.00	0.00
合计	2134	162	100.00	75.91

表 4-2 第(4)列的百分比,说明在 162 个死亡病例中各科室所占的比重。外科的病死人数最多,其死亡构成比最大,但这并不说明外科病人的病死情况最严重。如要比较各科室中哪一科室的病死情况最严重,应计算各科室的病死率这一频率指标,即用第(3)列的病死人数除以第(2)列的病人数得到第(5)列的病死率。由第(5)列可知,肿瘤科病人的病死率最高。

有些相对数,既是率,又是构成比。例如,某医院某年出院病人 15643 人,其中痊愈 11901 人,好转 3028 人,无效 333 人,死亡 381 人,由此可以计算出治愈率、好转率、无效率与死亡率,这几个相对数实质上是结构指标,但习惯上称为率,使用时应注意区别。

三、正确计算合计率或平均率

当观察单位数不等的几个率计算合计率或平均率时,不能简单地把各组率相加求其平均值。

例 4-5 某机构收集了 2020 年西南部 4 所城市某呼吸道疾病的发病率(表 4-3)。

表 4-3 2020 年西南部 4 所城市某呼吸道疾病的发病情况

城市	人口数	发病数	发病率/(1/10 万)
A	4561456	4535	99.42
B	6165426	5165	83.77
C	1949263	3055	156.73
D	7894265	6319	80.05

如果计算各城市的平均发病率为:

$$p = \frac{99.42 + 83.77 + 156.73 + 80.05}{4} \times 100000/10\ \text{万} = 104.99/10\ \text{万},该结果是否正确?$$

因为各城市的人口数不等,在计算平均率时应该用发病数的合计除以人口数的合计,这样得到的率才是正确的,即:

$$p = \frac{4535 + 5165 + 3055 + 6319}{4561456 + 6165426 + 1949263 + 7894265} \times 100000/10\ 万 = 92.73/10\ 万。$$

四、注意相对数的可比性

相对数进行比较时，除了要对比的因素之外，其余的影响因素应尽可能相同或相近，以确保资料的可比性。比较相对数时应注意：研究方法、观察时间以及地区、周围环境和民族等因素应相同或相近；观察对象的内部构成应相同，例如，比较两个地区某种疾病的发病率，当两组资料的年龄、性别构成不同时，应按年龄和性别分组进行比较，或采用标准化方法对率标化后再进行比较（见本章第三节）。

五、样本率或构成比的比较应做假设检验

样本率或构成比也有抽样误差，因此不能直接根据样本率或构成比的差别得出结论，而须进行样本率或构成比差别比较的假设检验。

第三节　标准化法

例 4-6　某研究人员统计了 2021 年甲、乙两个医院治疗某呼吸道疾病的治愈率，资料见表 4-4。试问：哪个医院的治愈率更高？

表 4-4　甲、乙两医院某呼吸道疾病的治愈率比较

轻重程度	甲医院			乙医院		
	病例数	治愈数	治愈率/%	病例数	治愈数	治愈率/%
轻型	153	133	86.93	55	46	83.64
重型	980	500	51.02	12	4	33.33
合计	1133	633	55.87	67	50	74.64

由表 4-4 可知，甲医院不管是轻型还是重型，治愈率均高于乙医院，但是总治愈率却低于乙医院，即分组比较结果与总结果之间存在矛盾。其原因为不同类型病人的治愈率不同，甲医院收治的病人中重型所占比重较大，而乙医院收治的病人中轻型占比较大，因此两个医院病人的治愈率不具有可比性。

正确的分析方法有两种：① 分层比较，即按照不同的轻重程度，分别比较两个医院的治愈率；② 计算标准化率，消除轻重程度在两个医院病人中因所占比例不同而造成的影响。

一、标准化的意义与基本思想

标准化法（standardization method）就是在一个指定的标准构成条件下进行率的对比的方法。两组率进行比较时，若其他影响因素如年龄、性别、病情等在两组间的构成不同，并足以影响结论，则不能直接比较，通常需要采用率的标准化法消除其他影响，才可使两个率具有可比性。

标准化法的基本思想是在共同的"标准"上进行两组或者多组指标的比较，即将所比较的两组或多组资料，按照选定的某个统一标准构成计算得到理论的或预期的率，再做比较。经过标准化处理得到的率被称为标准化率（standardized rate）或调整率（adjusted rate）。例如，比较两类人群的出生率、死亡率、患病率和病死率等时，常要考虑人群性别、年龄构成的标准化；试验组和对照组治愈率的比较，常要考虑两组病情轻重、病程长短的标准化；等等。标准化率不能反映各组的实际发病或死亡等水平，只能反映相对于标准组的情况。

二、标准化率的计算

（一）选择方法

常用的标准化方法有直接法和间接法两种。直接法要求被观察人群内部各层观察例数足够多,并且各层阳性事件数或阳性率已知;否则,只能选用间接法计算。

（二）选择标准组

根据研究目的选择具有代表性的、内部构成较稳定的较大人群。例如,可选择世界的、全国的、全省的、本地区的有关资料作为标准,也可采用对比组资料内部各相应小组的观察单位数之和作为标准,或从两组中任选一组(一般选择例数较多组)的内部构成数据作为标准。

（三）选择公式计算标准化率

1. 直接标准化法

已知被标化组的各层阳性事件率时,宜采用直接法计算标准化率。

（1）已知标准组年龄别人口数时,标准化率 p' 的计算公式为:

$$p' = \frac{\sum N_i p_i}{N} \tag{4-4}$$

（2）已知标准组年龄别人口构成比时,标准化率 p' 的计算公式为:

$$p' = \sum \left(\frac{N_i}{N}\right) p_i \tag{4-5}$$

例 4-6 资料已有两个医院的分层治愈率,选择直接法计算标准化率,把甲、乙两个医院的治疗病例数合并,作为标准病例数 N_i,采用公式(4-4)计算的结果如表 4-5 所示。

表 4-5　直接法计算两医院的标准化率

轻重程度 （1）	标准组 病例数 N_i （2）	甲医院		乙医院	
		原治愈率/% p_i （3）	预期治愈人数 $N_i p_i$ （4）	原治愈率/% p_i （5）	预期治愈人数 $N_i p_i$ （6）
轻型	208	86.93	180.81	83.64	173.96
重型	992	51.02	506.12	33.33	330.67
合计	1200	—	686.93	—	504.63

甲医院标准化治愈率: $p' = (686.93/1200) \times 100\% = 57.24\%$

乙医院标准化治愈率: $p' = (504.63/1200) \times 100\% = 42.05\%$

由标准化率可知,甲医院标准化治愈率高于乙医院,这是消除了两院内部构成不同对原治愈率影响的结果。

2. 间接法计算标准化率

当被标化组的各层事件阳性数或阳性率未知,可采用间接标准化法。间接标准化法必须有标准组的各层事件阳性率,计算公式为:

$$p' = P \cdot \frac{r}{\sum n_i P_i} \tag{4-6}$$

式中,P 为标准组的事件发生总率;r 为被标化组的实际发生人数; $\sum n_i P_i$ 是根据标准组的事件发生率推算出的被标化组的预期发生人数; $\dfrac{r}{\sum n_i P_i}$ 是被标化组的实际发生人数与预期发生人数之比,称为标准化比。如果要计算标化死亡率,$\dfrac{r}{\sum n_i P_i}$ 则被称为标准化死亡比(standardized mortality ratio,SMR)。若 $SMR > 1$,表示被标化人群的死亡率高于标准组;若 $SMR < 1$,表示被标化人群的死亡率低于标准组。

例 4-7 某市男性人口数 8565641 人,2021 年该市男性因心脏病死亡 1065 人,心脏病死亡率为 $\dfrac{1065}{8565641} \times 100000/10$ 万 $= 12.43/10$ 万,而该市所在省份的男性心脏病死亡率为 18.65/10 万。试问:该市男性心脏病死亡率是否低于该市所在省份的一般男性人群的心脏病死亡率?

要回答上述问题,必须分清该市男性心脏病总死亡率低于其所在省份男性心脏病死亡率是否是由于该市男性人口的年龄构成造成的。因为人群年龄越小,心脏病死亡率越低,如果该市男性人口中年轻人的比重大于所在省份的年轻男性人口比重,则也会导致该市男性心脏病死亡率低于其所在省份的男性心脏病死亡率。

本例采用间接法计算标准化率,已知该市男性年龄别人口以及该市所在省份的男性心脏病年龄别死亡率,数据见表 4-6 中第(2)、(3)列。

表 4-6 某市男性人口年龄构成及其所在省份男性心脏病死亡率(1/10 万)

年龄组 (1)	全市男性人口数 (2)	所在省份男性心脏病死亡率 (3)	预期心脏病死亡人数 (4) = (2) × (3)
0 ~	3210924	0.0	0.00
30 ~	1298943	1.2	15.59
40 ~	1165546	8.5	99.07
50 ~	981561	10.2	100.12
60 ~	706526	35.4	250.11
70 ~	846511	49.3	417.33
80 ~	346578	28.2	97.73
90 ~	9052	16.4	1.48
合计	8565641	18.65	1597.49

选用该市所在省份男性人口的心脏病死亡率作为标准,计算该市男性的预期心脏病死亡人数,见表 4-6 中第(4)列,它是假定该市男性心脏病死亡率与所在省份的男性心脏病死亡率相同时,该市男性应该有的心脏病死亡人数。

该市男性的心脏病标化死亡比:$SMR = \dfrac{\text{实际死亡人数}}{\text{预期死亡人数}} = \dfrac{1065}{1597.49} = 0.667$

该市男性的心脏病标准化率:$p' = p \times SMR = 18.65/10$ 万 $\times 0.667 = 12.44/10$ 万

即扣除了男性年龄别人口构成的影响后,该市男性心脏病标准化死亡率为 12.44/10 万,低于所在省份的男性心脏病死亡率 18.65/10 万。

间接法标准化率常用于将某个特殊人群与标准死亡率的人群进行比较。例如,将锡矿工人的肺癌死亡情况与当地人群进行比较,以判断职业性危害等。

(四)应用标准化法的注意事项

(1)计算标准化率的目的是为了消除如年龄等混杂因素在各组内部构成不同的影响,从而达到可比性。标准化率的大小受选择方法、标准的影响,同一份资料用不同的方法和标准计算得到的标准化率虽然不同,但比较的结论应该一致。因此,标准化率反映的是相对水平,仅在比较时选用,而用未标化的率反映实际水平。报告统计结果时,最好一起报告原率、标准化法所选用的方法、标准及标准化率。

(2)如果计算的标准化率是样本指标值,样本标准化率与总体标准化参照之间会存在抽样误差。若要比较其代表的总体标准化率是否相同,需要做假设检验,进行假设检验的方法可参照有关统计学专著。

（3）在已知被标化组各层事件的发生率时,宜采用直接法计算标准化率;若只有总的事件发生数和各分层人口数而缺乏各层事件发生率,则宜用间接法。在应用间接法计算标准化率时应注意,由于计算预期事件发生人数时用到了被标化组的各层人口数,计算出的标准化率与被标准化组的人口构成有关,因而两类人口年龄构成不同的人群的间接法标准化率一般不能互相比较大小。

（4）如果两个对比组中各层所对应的率有明显交叉,不宜采用标准化法,应直接分层进行比较。

第四节　动态数列及其分析指标

动态数列(dynamic series)是按时间顺序排列起来的一系列统计指标,包括绝对数、相对数和平均数,可用来说明某事物在时间上的变化和发展趋势。动态数列的常用分析指标有绝对增长量、发展速度与增长速度、平均发展速度与平均增长速度。

设动态数列为 a_0, a_1, a_2, $\cdots$, a_n, 分别对应于 $0,1,2,\cdots,n$ 个时期某个统计指标的值。

例 4-8 某省 2011—2021 年乙肝疫苗接种率(%)的统计数据见表 4-7,试做动态分析。

表 4-7　某省 2011—2021 年乙肝疫苗接种率的动态变化

年份 (1)	接种率/% (2)	符号 (3)	绝对增长量		发展速度/%		增长速度/%	
			累计 (4)	逐年 (5)	定基比 (6)	环比 (7)	定基比 (8)	环比 (9)
2011	52	a_0	—	—	—	—	—	—
2012	58	a_1	6	6	111.5	111.5	11.5	11.5
2013	63	a_2	11	5	121.2	108.6	21.2	8.6
2014	70	a_3	18	7	134.6	111.1	34.6	11.1
2015	68	a_4	16	-2	130.8	97.1	30.8	-2.9
2016	73	a_5	21	5	140.4	107.4	40.4	7.4
2017	77	a_6	25	4	148.1	105.5	48.1	5.5
2018	80	a_7	28	3	153.8	103.9	53.8	3.9
2019	83	a_8	31	3	159.6	103.8	59.6	3.8
2020	90	a_9	38	7	173.1	108.4	73.1	8.4
2021	95	a_{10}	43	5	182.7	105.6	82.7	5.6

一、绝对增长量

绝对增长量是指两个不同时期或时点的指标数值相比较所增加的数量,说明某事物在一定时期所增加的绝对数值。

1. 累积绝对增长量

各个时期或时点的指标数值都与第一个时期比较,计算所得的增长量称为累积增长量。

$$累积绝对增长量 = a_i - a_0 \tag{4-7}$$

例如,2012 年与 2011 年相比,接种率增加了 6 个百分点;2013 年与 2011 年相比,接种率增加了 11 个百分点。以此类推,每年累积绝对增长量见表 4-7 第(4)列。

2. 逐年绝对增长量

各个时期或时点的指标数值与其前一个时期比较,计算所得的增长量称为逐年增长量。

$$逐年绝对增长量 = a_i - a_{i-1} \tag{4-8}$$

例如，2012 年与 2011 年相比，接种率增加了 6 个百分点；2021 年与 2020 年相比，接种率增加了 5 个百分点。以此类推，逐年绝对增长量见表 4-7 第（5）列。

二、发展速度与增长速度

发展速度是指在不同时期或时点的指标数值的变化情况，说明事物在一定时期发展的速度变化。增长速度是指各个时期或时点的指标数值和某个时期的指标数值相比，增长了多少倍。

1. 定基比发展速度与增长速度

表 4-7 中以 2011 年的接种率为基数，其他各年的接种率相当于 2011 年的倍数，称为定基发展速度，即各时期指标与基期指标之比。

$$定基比发展速度 = \frac{a_i}{a_0} \tag{4-9}$$

$$定基比增长速度 = 定基比发展速度 - 1 = \frac{a_i}{a_0} - 1 \tag{4-10}$$

例如，2012 年接种率是 58%，是 2011 年的 1.115 倍；而 2013 年是 2011 年的 1.212 倍。以此类推，计算每年的定基比发展速度，结果见表 4-7 第（6）列。按照公式（4-10）计算定基比增长速度，结果见表 4-7 第（8）列。

2. 环比发展速度与增长速度

各时期或时点的指标数值相当于前一个时期指标数值的倍数，称为环比发展速度，即某一时期指标与其上一时期指标之比。

$$环比发展速度 = \frac{a_i}{a_{i-1}} \tag{4-11}$$

$$环比增长速度 = 环比发展速度 - 1 = \frac{a_i}{a_{i-1}} - 1 \tag{4-12}$$

例如，2012 年接种率是 2011 年的 1.115 倍，2013 年是 2012 年的 1.086 倍。以此类推，计算每年的环比发展速度，结果见表 4-7 第（7）列。环比增长速度的结果见表 4-7 第（9）列。

三、平均发展速度与平均增长速度

平均发展速度是指某事物在一定时期的平均速度变化。平均增长速度是指某事物在一定时期逐年平均增长的速度。其计算公式分别为：

$$平均发展速度 = \sqrt[n]{\frac{a_n}{a_0}} \tag{4-13}$$

$$平均增长速度 = 平均发展速度 - 1 = \sqrt[n]{\frac{a_n}{a_0}} - 1 \tag{4-14}$$

对表 4-7 资料计算平均发展速度与平均增长速度：

$$平均发展速度 = \sqrt[n]{\frac{a_n}{a_0}} = \sqrt[10]{\frac{95}{52}} = 1.062$$

$$平均增长速度 = \sqrt[n]{\frac{a_n}{a_0}} - 1 = 1.062 - 1 = 0.062$$

通过表 4-7 的分析可知，该省 2011 年乙肝疫苗接种率为 52%，至 2021 年达到 95%，疫苗接种率增加 43 个百分点。2021 年的乙肝疫苗接种率是 2011 年的 182.7%，对于 2011 年的接种率而言增加了 82.7%。该省 2011—2021 年乙肝疫苗接种率平均每年是前一年的 1.062 倍，接种率相对前一年而言平均每年增长 6.2% 。

　　动态数列指标的分析不仅有助于研究者总结过去,而且可以根据平均发展速度等指标,预测未来某事物发生的情况,在疾病监测与控制中常用以说明随时间变化的趋势。

小　结

　　(1) 常用于描述分类资料的相对数包括率、构成比及相对比。

　　(2) 动态数列可计算其相应的指标,如累计绝对增长量与逐年绝对增长量,定基发展速度与定基增长速度,环比发展速度与环比增长速度,平均发展速度和平均增长速度。

　　(3) 比较不同时期或者不同地区的指标时,如果影响比较指标的其他因素在两组或者多组间分布不均衡,则需要将其标准化后再进行比较。标准化率反映的是相对水平,仅在比较时选用。

练 习 题

一、单项选择题

1. 某地某医院某年肿瘤住院病人中,肺癌患者占 15.16% ,则(　　　)。

　　A. 15.16% 说明该地区是肺癌的高发区

　　B. 15.16% 说明该地区的肿瘤患者中以肺癌为多

　　C. 15.16% 说明该院收治的肿瘤患者中以肺癌为多

　　D. 15.16% 说明该医院对肺癌的治疗比较有效

2. 定基比与环比指标是(　　　)。

　　A. 构成比　　　　　　B. 相对比　　　　　　C. 率　　　　　　　　D. 平均数

3. 一项新的治疗方法可以延长病人的生命但是不能治愈该病,则(　　　)。

　　A. 该病的患病率增加　　　　　　　　B. 该病的患病率减少

　　C. 该病的发病率增加　　　　　　　　D. 该病的发病率减少

4. 某病患者 120 人,其中男性 114 人,女性 6 人,分别占 95% 与 5% ,则结论为(　　　)。

　　A. 该病男性易得　　　　　　　　　　B. 该病女性易得

　　C. 可以根据该资料计算出两性别的患病率　　D. 男性患者构成比大

5. 从甲、乙两地全人口中计算得到肺癌死亡率分别为 58/10 万和 65/10 万,下列说法合适的是(　　　)。

　　A. 对两地的死亡率差别做假设检验,然后得出两地肺癌死亡率是否有差别的结论

　　B. 乙地人群暴露于肺癌的吸烟和环境污染等危险因素的比例一定高于甲地

　　C. 应该分性别对两地的死亡率按年龄标准化后再做比较

　　D. 应该根据两地人口学资料对死亡率进行标准化,而后再进行统计学检验

6. 一个国家某死因顺位提前,那么一定有(　　　)。

　　A. 该死因死亡人数增加　　　　　　　B. 该死因别死亡率增加

　　C. 该死因死因构成比增加　　　　　　D. 该死因别病死率增加

7. 经调查得甲、乙两地的冠心病粗死亡率均为 56/10 万,按年龄构成标化后,甲地冠心病标化死亡率为 68/10 万,乙地为 45/10 万,由此可认为(　　　)。

A. 甲地冠心病的诊断较乙地准确　　　B. 甲地年龄别人口构成较乙地年轻

C. 甲地年轻人患冠心病较乙地多　　　D. 乙地年龄别人口构成较甲地年轻

8. 某地区某种疾病在某年的发病人数为 a_0，以后历年为 $a_1, a_2, \cdots, a_n$，则该病发病人数的年平均增长速度为（　　）。

A. $\dfrac{a_0 + a_1 + \cdots + a_n}{n+1}$

B. $\sqrt[n+1]{a_0 a_1 \cdots a_n}$

C. $\sqrt[n]{\dfrac{a_n}{a_0}} - 1$

D. $\sqrt[n]{\dfrac{a_n}{a_0}}$

二、计算分析题

1. 某地 2020 年 6 月 30 日女性人口为 3697600 人，女性人口中因心血管疾病死亡 12310 人，其中冠心病死亡 368 人。欲反映该地女性人口冠心病死亡强度与冠心病死亡在心血管疾病死亡中所占比重，应计算什么指标？请计算出这些指标。

2. 某地某医院 2010—2020 年呼吸内科的日均门诊量统计数据见表 4-8，试做动态分析并填写下列表格。

表 4-8　某地某医院 2010—2020 年呼吸内科门诊量的动态变化

年份	日门诊人次	绝对增长量		发展速度/%		增长速度/%	
		累计	逐年	定基比	环比	定基比	环比
2010	45	—	—	—	—	—	—
2011	50						
2012	56						
2013	68						
2014	70						
2015	98						
2016	92						
2017	72						
2018	76						
2019	87						
2020	88						

（尹洁云）

第五章　基本分布

第一节　随机变量及其分布

一、随机变量

自然界和日常生活中的各种现象可分为两类:必然现象和随机现象。

必然现象也称确定性现象。例如,标准大气压下,将水加热到100℃,水必然沸腾;同性电荷相斥,异性电荷相吸;等等。这种在一定条件下出现确定结果的现象称为必然现象。

随机现象也称不确定现象,指在相同条件下重复试验可得到不同结果的现象。例如,在相同的条件下,向上抛一枚质地均匀的硬币,其结果可能是正面朝上,也可能是反面朝上;一个盒子中有 10 个相同的球,分别是 4 个白球和 6 个黑球,搅匀后从中任摸取一球,摸出的可能是白球,也可能是黑球;吸烟者在一生中可能患肺癌,也可能不患肺癌;等等。具有变异特性的生物医学现象一般都是随机现象。

对随机现象进行观测和试验,事前并不能确定这次试验的结果是什么。例如,同批医护人员用同种疗法治疗某病病人,假设有治愈、好转、无效和死亡 4 种不同的可能结果,对于具体一个病人治疗后究竟出现何种效果,事先无法肯定。随机试验所得到的每一种可能的结果,称为随机事件。数学上可用一个变量,如 x 来描述,称为随机变量。相应于每一个可能结果,变量 x 都赋予一个确定值,如上述 4 种治疗结果可用随机变量 x 描述如下。

治愈:$x=1$;好转:$x=2$;无效:$x=3$;死亡:$x=4$。

虽然随机事件的结果在事前是不确定的,但是有规律可循,即随机变量的每一取值一般都有确定的概率,如 $P(治愈)=P(x=1)=0.60$ 等。因此,每一随机变量都有一定的概率分布,其分布的类型有两种,即离散型分布和连续型分布。

(一)离散型随机变量

随机变量 x 只能取有限可列个数值或无限可列个数值,则 x 定义为离散型随机变量。它的一切可能取值为 $x_1,x_2,\cdots x_n,\cdots$ 的概率密度函数记为:

$$P=P(x_i),i=1,2,3,\cdots$$

则有 $\sum P(x_i)=1$。

例如,用小白鼠进行某药物的急性毒性试验时,假定死亡率为 0.6,则将 4 个小白鼠进行该药物毒性试验,小白鼠死亡数为随机变量 x 的概率为:

x_i	0	1	2	3	4
$P(x_i)$	0.0256	0.1536	0.3456	0.3456	0.1296

随机变量 x 取值不大于 k 的概率,即 $x \leqslant k$ 的累计概率 $P(x \leqslant k) = \sum_{i=0}^{k} P(x_i)$,定义为离散型随机变量的分布函数。

上例中,小白鼠死亡数不大于 2 的累计概率为:

$$P(x \leqslant 2) = P(0) + P(1) + P(2) = 0.5248$$

(二) 连续型随机变量

如果变量可以在某个区间内取任一实数,即变量的取值可以是连续的,该随机变量称为连续型随机变量。例如,某地某年正常成年男子的身高,由于其可能取值不能一一列举出来,而是在实数轴上的某一确定区间内连续分布,因此称之为连续分布型随机变量,简称连续型随机变量。

此时,随机变量 x 的分布函数 $F(x)$ 为:

$$F(x) = \int_{-\infty}^{x} f(x)\,dx \tag{5-1}$$

非负函数 $f(x)$ 称为随机变量 x 的概率密度函数,简称概率密度。$f(x)$ 表示随机变量 x 在取值 x 附近单位长度上的概率(图 5-1)。

连续型随机变量概率密度函数的性质如下:

(1) 对于任意 x,$f(x) \geqslant 0$;

(2) $\int_{-\infty}^{\infty} f(x)\,dx = 1$;

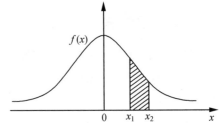

(3) $P(a \leqslant x \leqslant b) = F(b) - F(a) = \int_{a}^{b} f(x)\,dx$;

图 5-1 连续型随机变量的概率密度函数

(4) 如 $f(x)$ 在 x 处连续,则 $f(x) = F'(x)$。

一般说来,数值变量资料多属连续型随机变量,分类变量多属离散型随机变量。本章重点讨论三种最常用的随机变量的概率分布,即正态分布、二项分布及 Possion 分布,并介绍一些统计量的分布,如样本均数的分布及 t 分布。

第二节　正态分布

一、正态分布的概念

某一年龄组男(或女)童的身高为连续型随机变量。例如,我们研究某地某年 12 岁男童身高(cm)的分布规律,先随机抽取一个样本含量为 120 例的样本,将 120 例男童身高的观察值编制成频数分布表,如表 5-1 所示。

表 5-1　某地某年 120 名 12 岁男童身高(cm)的频数分布

组段 x (1)	频数 f (2)	频率 (3)
125 ~	1	0.01
129 ~	4	0.03
133 ~	9	0.08
137 ~	28	0.23
141 ~	35	0.29
145 ~	27	0.23
149 ~	11	0.09
153 ~	4	0.03
157 ~ 161	1	0.01
合计	120	1.00

根据表中第(1)和第(3)列的数据可绘制直方图,图中所取组距相等,直条面积反映了该组段频率的大小,如图 5-2(a)所示。可以设想,若观察例数逐渐增多,组距逐渐变小、变窄,组数不断增加,则直方图顶端连线会逐渐接近一条光滑曲线,如图 5-2(b)、图 5-2(c)及图 5-2(d)所示。

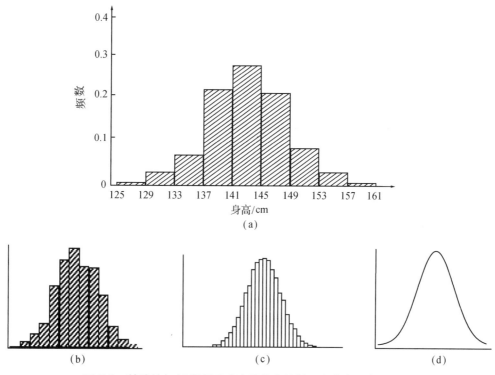

图 5-2　某地某年 12 岁男童身高的分布接近正态分布示意图

图 5-2(d)所示的曲线称为频率曲线,略呈钟型,两侧低,中间高,左右对称,近似于概率分布中的正态分布。频率的总和为 1,故正态分布曲线下横轴上的面积也应为 1。

正态分布(normal distribution)又称高斯分布,最早是由德国数学家高斯(C. F. Gauss,1777—1855)发现的,是一种非常重要的连续型分布。

正态分布的概率密度函数(也称为正态分布曲线方程)为:

$$f(x) = \frac{1}{\sigma\sqrt{2\pi}} e^{-(1/2)[(x-\mu)/\sigma]^2}, \quad -\infty < x < +\infty \tag{5-2}$$

式中,μ 为总体均数,σ 为总体标准差,$\pi = 3.14159$(圆周率),$e = 2.71828$(自然对数的底),x 为随机变量,则称随机变量 x 服从参数为 μ 和 σ^2 的正态分布,记作 $x \sim N(\mu, \sigma^2)$。由此可见,只要已知 μ 和 σ 两个参数,即可绘出正态分布曲线图。

二、正态分布曲线的特点

正态分布曲线具有下列特性:

(1)正态分布曲线只有一个峰值,位于 $x = \mu$ 处,其值为 $f(\mu) = \dfrac{1}{\sigma\sqrt{2\pi}}$。$x$ 离 μ 越远,$f(x)$ 值越小。正态分布曲线在 $x = \mu \pm \sigma$ 处有拐点。

(2)正态分布曲线以 $x = \mu$ 为对称轴左右对称。

(3)正态分布曲线有两个参数,即位置参数 μ 和形态参数 σ。μ 决定正态分布曲线在 x 轴上的集中位置,称为位置参数。若 σ 保持不变,改变 μ 的值,则正态分布曲线沿 x 轴左右平行移动,其形状保持不变。μ 增大,则曲线沿横轴向右移动;μ 减小,则曲线沿横轴向左移动。σ 决定正态分布曲线的形状。若 μ 保持不变,σ 愈大,数据分布愈分散,曲线愈"矮胖"(平坦);反之,σ 愈小,数据分布愈集中,曲线也就愈"高瘦"(陡峭),如图 5-3 所示。

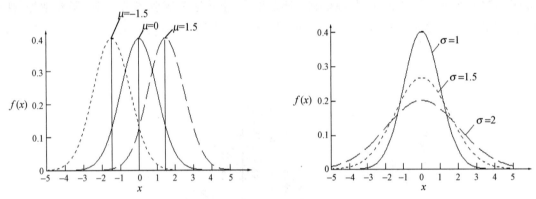

图 5-3　正态分布曲线的位置、形状与 μ、σ 的关系示意图

二、正态分布曲线下面积分布规律

(一)标准正态变换

正态分布的两个参数,若有 $\mu = 0$ 和 $\sigma = 1$,这样的正态分布称为标准正态分布。任意一个正态分布变量 $x \sim N(\mu, \sigma)$,均可通过变量变换 $z = \dfrac{x - \mu}{\sigma}$ 得到一个新的随机变量 z。可以证明,z 的均数为 0,标准差为 1,则 z 服从标准正态分布,记为 $z \sim N(0,1)$,而 z 变换称作标准正态变换(图 5-4)。

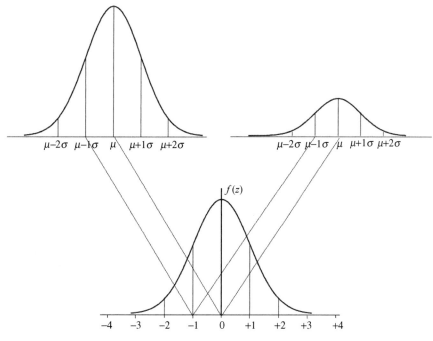

图5-4 标准正态变换示意图

标准正态分布的概率密度函数为：

$$f(z) = \frac{1}{\sigma\sqrt{2\pi}} e^{-z^2/2}, \quad -\infty < z < +\infty \tag{5-3}$$

概率分布函数为：

$$\Phi(z) = \frac{1}{\sigma\sqrt{2\pi}} \int_{-\infty}^{z} e^{-z^2/2} dz, \quad -\infty < z < +\infty \tag{5-4}$$

统计学家编制了标准正态分布曲线下面积分布表（附录附表1），因为正态分布的对称性，表中只给出 z 取负值的情况。当 $z > 0$ 时，可按公式 $\Phi(z) = 1 - \Phi(-z)$ 求得。

z 在区间 (z_1, z_2) 取值的公式为：

$$P(z_1 < z < z_2) = \Phi(z_2) - \Phi(z_1) \tag{5-5}$$

标准正态分布曲线下面积关系如图5-5所示。

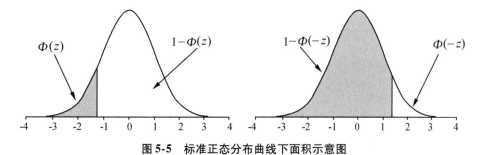

图5-5 标准正态分布曲线下面积示意图

（二）正态分布曲线下面积分布规律

实际工作中，经常需要了解正态分布曲线下横轴上一定区间的面积占总面积的比例，用以估计该区间的例数占总例数的百分比，或变量值落在该区间的概率。正态分布曲线下一定区间的面积可通过公式（5-6）求得，即

$$F(x) = \frac{1}{\sigma\sqrt{2\pi}} \int_{-\infty}^{x} e^{\frac{1}{2}\left(\frac{x-\mu}{\sigma}\right)^2} dx \tag{5-6}$$

式中，$F(x)$ 为正态变量 x 的累计分布函数，即横轴尺度自 $-\infty$ 到 x 的面积。但对应于不同的正态分布参数 μ 和 σ，会形成不同位置、不同形状的正态分布曲线，在 (x_1, x_2) 范围内面积也不同。因此，为了应用方便，若计算正态分布曲线下任意 (x_1, x_2) 范围内的面积，可先做标准 z 变换，再借助标准正态分布表求得。

例 5-1 已知 2020 年 6 月从某社区随机抽取 180 名健康成年女性，得到其血清尿酸值的均数 $\bar{x} = 298.6 \ \mu mol/L$，标准差 $s = 56.5 \ \mu mol/L$。(1)试估计该地健康成年女性血清尿酸值在 409.34 μmol/L 以上者占该地健康成年女性总数的比例；(2)试计算血清尿酸值介于 230 ~ 360 μmol/L 者占该地健康成年女性总数的比例。

本例 $n = 180$，为大样本资料，可用样本均数 $\bar{x}$ 和样本标准差 s 作为总体均数 μ 和总体标准差 σ 的近似估计，进行标准化变换。

(1) $z = \dfrac{x - \mu}{\sigma} \approx \dfrac{x - \bar{x}}{s} = \dfrac{409.34 - 298.6}{56.5} = 1.96$

因为 $P(z \geq 1.96) = P(z \leq -1.96) = \Phi(-1.96)$，查附录附表 1 得 $\Phi(-1.96) = 0.025$，所以 $P(z \geq 1.96) = 0.025 = 2.5\%$。因此，该地健康成年女性血清尿酸值在 409.34 μmol/L 以上者占该地健康成年女性总数的 2.5%。

(2) $z_1 = \dfrac{x_1 - \bar{x}}{s} = \dfrac{230 - 298.6}{56.5} = -1.21$

$z_2 = \dfrac{x_2 - \bar{x}}{s} = \dfrac{360 - 298.6}{56.5} = 1.09$

查附录附表 1 得：

$\Phi(z_1) = \Phi(-1.21) = 0.1131$

$\Phi(z_2) = 1 - \Phi(-z_2) = 1 - \Phi(-1.09) = 1 - 0.1379 = 0.8621$

$P(z_1 < z < z_2) = \Phi(z_2) - \Phi(z_1) = 0.8621 - 0.1131 = 0.749$

因此，血清尿酸值介于 230 ~ 360 μmol/L 者占该地健康成年女性总数的比例约为 74.9%。

常用的不同 x 取值下正态分布曲线及 z 取值下标准正态分布曲线下面积的分布规律见表 5-2。

表 5-2　正态分布和标准正态分布曲线下面积分布规律

正态分布	标准正态分布	面积
$\mu - 1\sigma \sim \mu + 1\sigma$	$-1 \sim +1$	68.27%
$\mu - 1.645\sigma \sim \mu + 1.645\sigma$	$-1.645 \sim +1.645$	90.00%
$\mu - 1.96\sigma \sim \mu + 1.96\sigma$	$-1.96 \sim +1.96$	95.00%
$\mu - 2.58\sigma \sim \mu + 2.58\sigma$	$-2.58 \sim +2.58$	99.00%

三、正态分布的应用

(一) 制定医学参考值范围

正常人的解剖、生理、生化等各种指标不仅因人而异，且同一人的指标还会随着其机体内外环境和时间的改变而改变，因此有必要确定其波动范围。医学参考值范围(medical reference range)简称参考值范围，是指大多数"正常人"的解剖、生理、生化等各种指标测量值的波动范围。所谓"正常人"，不是指绝对的"健康人"，而是指排除了影响所研究指标的疾病和有关因素的同质人群。例如，研究某市成年人血铅值的参考值范围，应选取已留住该市一年以上，无明显肝肾疾病，无铅作业或接触史的成年人作为研究的正常人的总体。

1. 医学参考值范围的主要用途

(1)划分指标正常与异常的界限，如作为诊断指标。

(2)反映人群某项指标的动态变化，如某地不同时期发汞值的参考值范围可反映环境污染的变化或环境保护的效果。

2．确定医学参考值范围应遵循的主要原则

（1）抽取足够多例数的正常人作为样本。因为参考值范围是根据样本数据估计的，样本分布愈接近总体，分布愈好，所得结果愈可靠，故抽取的样本容量要足够大。一般每个亚组应在100例以上，如被研究的指标影响因素较多，数据变异大，样本容量还要再大一些，如150～200例。

（2）控制测量误差。测量的方法、仪器、试剂、精密度以及操作的熟练程度都要统一，以便将测量误差控制在一定范围之内。

（3）确定是否需要分组确定参考值范围。原则上，当组间差别明显且具有生物医学意义时，应分组确定参考值范围。例如，按照性别或年龄分别制定参考值范围，否则以合并确定参考值范围为宜。制定红细胞数的参考值范围时，应按照性别分组，分别制定男性及女性的参考值范围；而白细胞数则不需要分男女制定参考值范围。

考察组间是否有差别，最简便有效的方法是绘制频数分布表和直方图，并比较各组的分布范围、高峰位置、分布趋势等是否相同或相近。如相近，则合并；如差别明显，则分组进行参考值范围的制定。

（4）决定取双侧还是取单侧。取双侧或单侧参考值范围要根据指标的实际用途而定。例如，红细胞数和白细胞数这样的指标过高或过低均应视为异常，则应取双侧，参考值范围要确定下限和上限；指标仅过高或过低才视为异常，则应取单侧，如肺活量仅过低为异常应取单侧下限，尿铅值仅过高为异常应取单侧上限。

（5）选定合适的百分界限。医学参考值范围是指绝大多数正常人的观察值应在的范围。此处所谓"绝大多数"习惯上指80%、90%、95%或99%，以95%最为常用。实际应用中要根据使用参考值范围的目的来确定合适的界限。若目的是减少误诊，则取较高的百分界限，如95%或99%；反之，若为了减少漏诊，则取较低的百分界限，如80%或90%。

（6）根据资料的分布特征选择恰当的计算方法。具体应根据资料的分布类型、样本容量的大小及研究目的和要求，选用适当的方法来确定医学参考值范围的界值，即上限和（或）下限。

3．制定医学参考值范围的方法

（1）正态分布法。

当资料经检验是服从或近似服从正态分布时，可利用前面介绍的正态分布曲线下面积分布规律来确定医学参考值范围（表5-3）。

双侧参考值范围公式为：

$$\bar{x} \pm z_{\alpha/2}s \tag{5-7}$$

过高视为异常的单侧参考值范围公式为：

$$\bar{x} + z_{\alpha}s \tag{5-8}$$

过低视为异常的单侧参考值范围公式为：

$$\bar{x} - z_{\alpha}s \tag{5-9}$$

表5-3　正态近似法常用医学参考值范围

医学参考值范围/%	双侧	单侧	
		只有下限	只有上限
80	$\bar{x} \pm 1.282s$	$\bar{x} - 0.842s$	$\bar{x} + 0.842s$
90	$\bar{x} \pm 1.645s$	$\bar{x} - 1.282s$	$\bar{x} + 1.282s$
95	$\bar{x} \pm 1.960s$	$\bar{x} - 1.645s$	$\bar{x} + 1.645s$
99	$\bar{x} \pm 2.576s$	$\bar{x} - 2.326s$	$\bar{x} + 2.326s$

例5-2　某地调查了200名正常成年人，得到其空腹血糖均数 $\bar{x} = 5.00$ mmol/L，标准差 $s = 0.56$ mmol/L。

试根据该样本估计该地正常成年人空腹血糖值的 95% 参考值范围。

因空腹血糖值过高和过低均属异常,应估计双侧参考值范围。

下限为: $\bar{x} - 1.96s = 5.00 - 1.96 \times 0.56 = 3.90$(mmol/L)

上限为: $\bar{x} + 1.96s = 5.00 + 1.96 \times 0.56 = 6.10$(mmol/L)

该地正常成年人空腹血糖值的 95% 参考值范围为 3.90～6.10 mmol/L,超出此范围者则视为异常。

(2)百分位数法。

当资料偏离正态分布较大,且不能用变量变换使其近似服从正态分布时,显然不能再用公式(5-7)～(5-9)确定其医学参考值范围。此时常用百分位数法来估计医学参考值范围的界值,即根据有关样本,计算给定百分范围所对应的百分位数(表 5-4)。

表 5-4 常用医学参考值范围对应的百分位数 P_x

医学参考值	单 侧		双 侧	
范围/%	下限	上限	下限	上限
80	P_{20}	P_{80}	P_{10}	P_{90}
90	P_{10}	P_{90}	P_5	P_{95}
95	P_5	P_{95}	$P_{2.5}$	$P_{97.5}$
99	P_1	P_{99}	$P_{0.5}$	$P_{99.5}$

特别要强调的是,采用百分位数法确定参考值范围,样本容量要比正态分布法更多一些,一般不应少于 150 例。因为当样本容量较小时,分布不稳定,尤其是两端的分布很不稳定,所以计算出来的百分位数不太可靠,如 $P_{2.5}$、$P_{97.5}$ 等。

百分位数法的优点主要是可用于任何分布乃至分布不明的资料。自然也可以应用于正态分布资料,只是此时利用公式(5-7)～(5-9)计算更为简便,故多选用公式(5-7)～(5-9)确定正态分布资料的参考值范围。

例 5-3 某研究者在某地随机抽取 930 名正常学龄前儿童,测其头发中锌含量(μg/g)并绘制频数分布表(表 5-5)。试根据该样本估计该地正常学龄前儿童头发中锌含量的 95% 参考值范围。

表 5-5 某地正常学龄前儿童头发中锌含量的频数分布

组段/(μg/g)	频数	频率/%	累计频数	累计频率/%
12 ～	6	0.65	6	0.65
20 ～	12	1.29	18	1.94
28 ～	20	2.15	38	4.09
36 ～	33	3.55	71	7.63
44 ～	40	4.30	111	11.94
52 ～	58	6.24	169	18.17
60 ～	91	9.78	260	27.96
68 ～	115	12.37	375	40.32
76 ～	124	13.33	499	53.66
84 ～	138	14.84	637	68.49
92 ～	118	12.69	755	81.18
100 ～	104	11.18	859	92.37
108 ～116	71	7.63	930	100.00

该地正常学龄前儿童头发中锌的含量呈偏态分布,并且过高及过低均为异常,故利用百分位数法分

别计算 $P_{2.5}$ 及 $P_{97.5}$ 得到医学参考值范围。由表 5-5 可知，$P_{2.5}$ 位于"28～"组段内，$P_{97.5}$ 位于"108～116"组段内，根据百分位数的计算公式可得：

$$P_{2.5} = 28 + \frac{8}{20}(930 \times 0.025 - 18) = 30.1(\mu g/g)$$

$$P_{97.5} = 108 + \frac{8}{71}(930 \times 0.975 - 859) = 113.4(\mu g/g)$$

据此可认为，该地正常学龄前儿童头发中锌含量的 95% 参考值范围为 30.1～113.4 $\mu g/g$。

确定医学参考值范围的方法很多，如容许区间法、K 因子法、特定分布法等，这里不一一介绍，有兴趣的读者可参考有关文献。

（二）统计质量控制（statistical quality control）

一般情况下，实验中的测量误差服从正态分布，为了控制实验中的测量误差，可用 $\bar{x} \pm 2s$（约包含 95% 的个体观察值）作为上、下警戒值，以 $\bar{x} \pm 3s$（约包含 99.73% 的个体观察值）作为上、下控制值。若测定的数值超出上、下警戒值，则发出警报；若超出上、下控制值，则提示实验或工作中可能存在着某种非随机的系统偏差，需要停止实验或工作流程，予以检测，从而达到控制质量的目的。

（三）正态分布是许多统计方法的理论基础

很多统计推断都是在正态分布条件下进行的，并且一些重要的分布可以通过正态分布导出，在此基础上，研究人员建立了许多统计分析方法，如 t 检验、方差分析等。在一定条件下，许多分布可近似于正态分布，如二项分布、Poisson 分布等。

第三节　t 分布

一、抽样误差和样本均数分布

（一）抽样误差

抽样研究的目的就是用样本信息来推断总体特征，即统计推断。在总体中随机抽样，由于个体间存在差异并且样本仅仅是总体的一部分，由抽得的样本计算出的统计学指标不太可能恰好等于总体的统计学指标，因此通过样本推断总体时会有误差。这种由个体差异产生、随机抽样造成的样本统计量（statistic）与总体参数（parameter）间的差异，称为抽样误差（sampling error）。同理，若在同一总体中随机抽取若干个样本，这若干个样本的统计量之间也不同，它们之间的差异也称为抽样误差。由于生物个体的变异性客观存在，抽样误差是不可避免的，但抽样误差的分布具有一定的规律性，因而是可以估计并加以控制的。如何估计和控制抽样误差是统计推断中十分重要的问题。

（二）样本均数分布

根据抽样误差的理论，对于数值变量资料，若在总体中随机抽样，样本均数与总体均数间的差异以及同一总体中各样本均数间的差异，称为样本均数的抽样误差。现通过例 5-4 说明样本均数的分布规律及其抽样误差的大小。

例 5-4　若某市 2020 年年满 18 周岁女生的身高是服从均数 $\mu = 160.5$ cm、标准差 $\sigma = 5.2$ cm 的正态分布。从该正态分布 $N(160.5, 5.2^2)$ 总体中重复随机抽样 100 次，每次抽取一个样本含量 $n = 20$ 的样本，得到每个样本的均数 $\bar{x}_j$、标准差 s_j 和标准误 $s_{\bar{x}_j}$，结果见表 5-6。

表 5-6 在 $N(160.5, 5.2^2)$ 总体中随机抽取 100 个样本的 $\bar{x}_j$、s_j 和 $s_{\bar{x}_j}$

样本号	$\bar{x}_j$	s_j	$s_{\bar{x}_j}$	样本号	$\bar{x}_j$	s_j	$s_{\bar{x}_j}$	样本号	$\bar{x}_j$	s_j	$s_{\bar{x}_j}$
1	160.24	4.73	1.06	35	159.67	4.95	1.11	68	159.32	5.12	1.15
2	160.52	4.75	1.06	36	160.61	3.81	0.85	69	162.40	6.96	1.56
3	159.98	4.81	1.08	37	161.47	5.98	1.34	70	160.57	3.59	0.80
4	160.72	3.86	0.86	38	160.27	5.69	1.27	71	159.40	5.73	1.28
5	159.34	6.87	1.54	39	159.43	5.36	1.20	72	161.32	4.27	0.95
6	158.07	5.33	1.19	40	161.52	6.15	1.37	73	161.78	5.45	1.22
7	162.36	4.58	1.02	41	159.96	6.94	1.55	74	163.45	5.57	1.25
8	159.19	4.74	1.06	42	160.49	5.44	1.22	75	159.72	5.06	1.13
9	160.72	5.28	1.18	43	161.31	6.30	1.41	76	160.58	4.86	1.09
10	161.39	5.14	1.15	44	160.23	4.77	1.07	77	160.44	6.01	1.34
11	158.79	6.15	1.37	45	161.22	4.96	1.11	78	160.72	4.99	1.11
12	159.44	5.66	1.26	46	159.98	4.94	1.10	79	158.94	5.48	1.22
13	159.48	5.34	1.19	47	160.28	4.62	1.03	80	159.70	4.28	0.96
14	161.55	6.13	1.37	48	159.84	4.72	1.06	81	159.06	5.87	1.31
15	160.38	5.64	1.26	49	161.25	4.35	0.97	82	160.90	4.61	1.03
16	159.64	4.95	1.11	50	160.09	5.58	1.25	83	161.30	3.80	0.85
17	160.56	4.19	0.94	51	161.73	5.30	1.18	84	158.74	3.81	0.85
18	160.09	6.37	1.43	52	161.29	4.64	1.04	85	160.88	5.96	1.33
19	161.80	6.01	1.34	53	159.74	3.92	0.88	86	159.97	3.45	0.77
20	161.84	5.68	1.27	54	161.01	4.42	0.99	87	159.12	5.58	1.25
21	158.65	6.99	1.56	55	159.36	4.29	0.96	88	161.08	6.27	1.40
22	161.16	3.93	0.88	56	160.00	5.33	1.19	89	159.61	5.06	1.13
23	160.21	4.58	1.02	57	159.69	3.74	0.84	90	161.84	4.10	0.92
24	159.33	5.18	1.16	58	158.69	5.69	1.27	91	160.29	4.30	0.96
25	160.59	4.75	1.06	59	160.16	4.97	1.11	92	161.00	4.90	1.10
26	163.18	4.99	1.12	60	160.74	5.87	1.31	93	161.12	5.02	1.12
27	160.59	4.75	1.06	61	160.55	6.80	1.52	94	161.02	5.46	1.22
28	159.25	4.06	0.91	62	158.91	4.42	0.99	95	161.04	6.46	1.45
29	160.52	4.94	1.10	63	159.56	5.42	1.21	96	161.16	3.94	0.88
30	159.23	6.38	1.43	64	159.57	4.84	1.08	97	159.47	6.24	1.40
31	162.49	4.57	1.02	65	160.94	6.09	1.36	98	160.14	4.93	1.10
32	161.44	4.73	1.06	66	162.91	5.03	1.12	99	160.40	5.59	1.25
33	160.08	5.85	1.31	67	159.43	5.26	1.18	100	159.81	3.73	0.84
34	160.81	4.94	1.10	—	—	—	—	—	—	—	—

将上述 100 个样本均数看成新变量值,可绘制频数分布图(图 5-6),观察其分布特点。

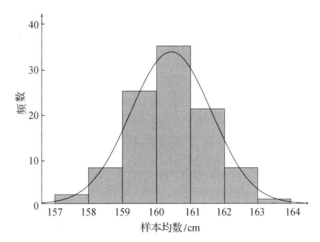

图 5-6　从正态分布总体 $N(160.5, 5.2^2)$ 随机抽样所得样本均数频数分布图

从图 5-6 可以看出,在同一正态分布总体中重复随机抽样,所得样本均数的分布具有如下特点: ① 各样本均数一般不等于总体均数; ② 各样本均数间存在差异; ③ 样本均数的分布很有规律,围绕着总体均数(160.5 cm)呈中间多、两边少、左右基本对称的特点,也服从正态分布;④ 样本均数间相差较小,其变异程度较原变量大大缩小。可以算得这 100 个样本均数的均数为 160.43 cm、标准差为 1.18 cm。

由上述分布特点可知,样本均数 $\bar{x}_j$ 的总体均数近似等于原总体均数 μ,而样本均数的标准差则比原变量值标准差小。样本统计量的标准差通常称为标准误(standard error,SE),故样本均数的标准差也称均数的标准误(standard error of mean,SEM)。均数的标准误反映样本均数间的离散程度,也反映样本均数与相应总体均数间的差异,因而说明了均数抽样误差的大小。理论上可证明均数的标准误计算公式为:

$$\sigma_{\bar{x}} = \frac{\sigma}{\sqrt{n}} \tag{5-10}$$

从正态分布 $N(\mu, \sigma^2)$ 的总体中独立随机抽取样本容量为 n 的样本,所得样本均数 $\bar{x}$ 这一统计量也服从正态分布,其总体均数仍为 μ,标准差则为 $\sigma_{\bar{x}}$,即统计量 $\bar{x}$ 服从 $N(\mu, \sigma_{\bar{x}}^2)$ 分布。

进一步对样本均数进行正态分布标准化,$z = \dfrac{\bar{x} - \mu}{\sigma / \sqrt{n}}$。$z$ 服从 $N(0,1)$ 标准正态分布。可见,样本均数 $\bar{x}$ 的分布离散程度与总体标准差 σ 和样本容量 n 有关,且与 $\sqrt{n}$ 成反比。n 愈大,$\bar{x}$ 这一统计量分布愈显集中。

在实际应用中,由于总体标准差 σ 常常未知,而用样本标准差 s 进行估计,因此均数标准误的估计值为:

$$s_{\bar{x}} = \frac{s}{\sqrt{n}} \tag{5-11}$$

由公式(5-10)和(5-11)可知,均数标准误的大小与标准差的大小成正比,而与样本例数 n 的平方根成反比。在实际应用中,若标准差固定不变,可通过增加样本含量来减小均数的标准误,从而降低抽样误差。

数理统计理论证明,在非正态分布总体中进行类似的抽样,当样本含量足够大时(如 $n > 50$),其样本均数也近似服从正态分布,且样本均数的总体均数等于原总体的均数,样本均数的标准误是原总体标准差的 $\dfrac{1}{\sqrt{n}}$。

二、t 分布

(一)t 分布的概念

由样本均数的分布可知,从正态分布 $N(\mu, \sigma^2)$ 总体中随机抽样得到的样本均数 $\bar{x}$ 也服从正态分布,

记为 $\bar{x} \sim N(\mu, \sigma_{\bar{x}}^2)$ 分布。对正态分布 $\bar{x}$ 做 $z = \dfrac{\bar{x} - \mu}{\sigma / \sqrt{n}}$ 变换，z 服从 $N(0,1)$ 标准正态分布。

在实际工作中，$\sigma_{\bar{x}}$ 常常是未知的，要用 $s_{\bar{x}}$ 来代替，因此对 $\bar{x}$ 进行的变换不再是 z 变换，而是 t 变换：

$$t = \frac{\bar{x} - \mu}{s_{\bar{x}}} \tag{5-12}$$

英国统计学家 W. S. Gosset 于 1908 年以笔名"Student"发表了一篇论文，证明 t 统计量服从 $\nu = n - 1$ 的 t 分布。t 分布在小样本资料统计推断中有重要的意义，它是总体均数的区间估计及假设检验的理论基础。

(二) t 分布的图形与特征

从例 5-4 的 18 岁女生身高这一正态分布的总体中分别做样本含量为 5 和 50 的随机抽样，各重复 1000 次，分别得到 1000 个均数和 1000 个均数的标准误，然后分别按公式(5-12)进行 t 变换，将 t 值绘制成频数分布图(图 5-7)。由图 5-7 可见，不同样本含量的 t 分布的形态不同，与 $n = 50$ 的分布图相比，$n = 5$ 的分布图峰值较低，分布范围较宽，两侧尾部面积较大。

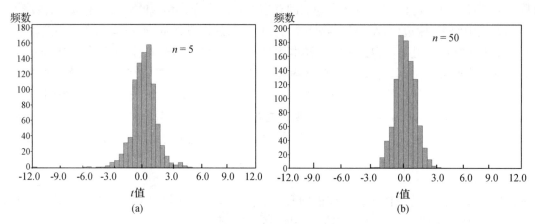

图 5-7 不同样本含量时 t 值的频数分布图

t 值的分布与自由度 ν 有关，t 分布只有一个参数，即 ν。图 5-8 给出自由度 ν 分别为 1、5 和 ∞ 的 t 分布。

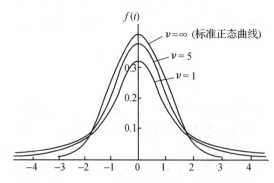

图 5-8 不同自由度下的 t 分布曲线

由图 5-8 可见，t 分布曲线有如下特点：① 单峰分布，以 0 为中心，左右对称。② ν 越小，t 值分布越离散，曲线峰部越矮且尾部翘得越高；随着 ν 增大，t 值的分布趋于集中，峰部高且尾部下垂。③ 当 ν 增大为 ∞ 时，t 分布即标准正态分布，故标准正态分布是 t 分布的特例。

由于 t 分布为一簇曲线，t 分布曲线下某一确定区间的面积并非一确定值，而是随着自由度 ν 的不同而不同。为方便应用，统计学家编制了不同自由度下的 t 界值表。t 界值表中横标目为自由度 ν，纵标目为概率 α(即事先指定的 P 值)，且有双侧和单侧之分。表中数据表示当 ν 和 α 确定时，对应的 t 临界值。

本书中用 $t_{\alpha/2,\nu}$ 表示对应于双侧概率的 t 临界值,用 $t_{\alpha,\nu}$ 表示对应于单侧概率的 t 临界值。因为 t 分布以 $t = 0$ 为对称轴对称分布,故附表 2 中只列出了正值。

对于单侧临界值 $t_{\alpha,\nu}$,$P(t \leqslant -t_{\alpha,\nu}) = \alpha$ 或者 $P(t \geqslant t_{\alpha,\nu}) = \alpha$,如图 5-9(a)和(b)中阴影所示;对于双侧临界值 $t_{\alpha/2,\nu}$,$P(t \leqslant -t_{\alpha/2,\nu}) + P(t \geqslant t_{\alpha/2,\nu}) = \alpha$,如图 5-9(c)中阴影所示。

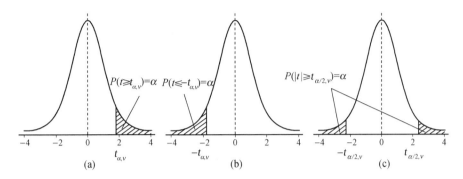

图 5-9 单、双侧 t 分布示意图

例如,当单侧概率 $\alpha = 0.05$,自由度 $\nu = 20$,查附表 2 得单侧 $t_{0.05,20} = 1.726$,则有 $P(t \leqslant -1.726) = 0.05$ 或 $P(t \geqslant 1.726) = 0.05$。

而双侧 $\alpha = 0.05$,查附表 2 得 $t_{0.05/2,20} = 2.086$,则有 $P(t \leqslant -2.086) + P(t \geqslant 2.086) = 0.05$,即 $P(-2.086 < t < 2.086) = 1 - 0.05 = 0.95$。

以上分析可参照附表 2 右上角图形进行分析。

第四节 二项分布

一、二项分布概念

在医学领域中,有一些随机事件是只具有两种互斥结果的离散型随机事件,称为二项分类变量(dichotomous variable)。例如,病人治疗结果的有效与无效,某种化验结果的阳性与阴性,等等。二项分布(binomial distribution)就是对这类只具有两种互斥结果的离散型随机事件的规律性进行描述的一种概率分布。以 A 表示两类事件中我们所感兴趣的事件,A 事件发生称为"成功",不发生称为"失败"。相应的这类试验被称为"成-败型"试验或 Bernoulli 试验。

例 5-5 胰岛素增敏剂罗格列酮对 2 型糖尿病的血糖控制(空腹血糖低于 6.1 mmol/L)率为 51%($\pi = 51\%$),分别求 1 人服用该药、2 人服用该药、3 人服用该药的结果及其概率分布。

(1)1 人服药的结果。

血糖控制的概率为 $\pi = 51\%$ 或未控制的概率为 $1 - \pi = 49\%$。这两种结果之和的概率为 $\pi + (1 - \pi)$,每种结果发生的概率为该二项式展开式中的各项。

(2)2 人服药的结果。

2 人服药的结果如表 5-7 所示:

表 5-7　工人服用罗格列酮的结果与发生概率

血糖控制人数 x	试验结果	试验结果概率	概率取值
2	甲、乙均控制	$\pi\pi$	0.2601
1	甲控制,乙未控制	$\pi(1-\pi)$	0.2499
	乙控制,甲未控制	$(1-\pi)\pi$	0.2499
0	甲、乙均未控制	$(1-\pi)(1-\pi)$	0.2401

以上各种结果之和的概率为 $\pi^2+2\pi(1-\pi)+(1-\pi)^2=[\pi+(1-\pi)]^2$，每种结果发生的概率为该二项式展开式中的各项。

（3）3 人服药的结果。

3 人服药的结果如表 5-8 所示。

表 5-8　3 人服用罗格列酮的结果及其发生概率

血糖控制人数 x	试验结果			试验结果概率	x 取值概率的通用表达式 $P(x=k)=C_3^k\pi^k(1-\pi)^{3-k}$
	甲	乙	丙		
0	未控制	未控制	未控制	$(1-\pi)(1-\pi)(1-\pi)$	$P(x=0)=C_3^0\pi^0(1-\pi)^3$
1	控制	未控制	未控制	$\pi(1-\pi)(1-\pi)$	$P(x=1)=C_3^1\pi^1(1-\pi)^2$
	未控制	控制	未控制	$(1-\pi)\pi(1-\pi)$	
	未控制	未控制	控制	$(1-\pi)(1-\pi)\pi$	
2	控制	控制	未控制	$\pi\pi(1-\pi)$	$P(x=2)=C_3^2\pi^2(1-\pi)^1$
	控制	未控制	控制	$\pi(1-\pi)\pi$	
	控制	控制	未控制	$(1-\pi)\pi\pi$	
3	控制	控制	控制	$\pi\pi\pi$	$P(x=3)=C_3^3\pi^3(1-\pi)^0$

注：表中 $k=0,1,2,3$。

以上各种结果之和的概率为 $[\pi+(1-\pi)]^3$，每种结果发生的概率为该二项式展开式中的各项。因此，由例 5-5 可知，构成 Bernoulli 试验序列的 n 次试验中事件 A 出现的次数为 x 的概率是：

$$P(x=k)=C_n^k\pi^k(1-\pi)^{n-k},k=0,1,2,\cdots,n \tag{5-13}$$

式中，$C_n^k=\dfrac{n!}{k!(n-k)!}$ 为从 n 个元素中抽取 k 个元素的组合数。因为 $C_n^k\pi^k(1-\pi)^{n-k}$ 是二项式 $[\pi+(1-\pi)]^n$ 展开式中的各项，故称此分布为二项分布。当 n 和 π 不同时，二项分布的概率是不同的，所以说，n 和 π 是二项分布的两个重要参数。如果随机变量 x 服从以 n 和 π 为参数的二项分布，则记作 $x\sim B(n,\pi)$。

二、二项分布的条件

做 n 次 Bernoulli 试验所得结果按次序排列起来称为 Bernoulli 试验序列，该序列必须满足下列三个条件。

（1）各观察单位只能具有相互对立的一种结果（A 或非 A），如阳性或阴性、生存或死亡等，属于两分类资料。

（2）试验的条件不变，每次试验结果 A 事件发生的概率为常数 π，其对立结果的概率为 $1-\pi$，实际工作中要求 π 是从大量观察中获得的比较稳定的数值。

（3）n 次试验在相同条件下进行，且各观察单位的观察结果相互独立，即每个观察单位的观察结果不会影响到其他观察单位的结果。例如，要求疾病无传染性、无家族性等。

三、二项分布的概率计算

为使计算方便,由公式(5-13)可以推导出计算二项分布概率的递推公式:

$$P(x = k+1) = P(x = k) \times \frac{\pi}{1-\pi} \times \frac{n-k}{k+1} \tag{5-14}$$

例如,已知 $P(x = 3)$,由递推公式可方便地求出 $P(x = 4) = P(x = 3+1)$ 的值,比直接用公式(5-13)计算要方便得多。特别是计算二项分布累计概率时,优点更为明显。

例如,求最多发生 k 例,即 $x \leqslant k$ 的累计概率为:

$$P(x \leqslant k) = \sum_{i=0}^{k} P(x = i) \tag{5-15}$$

或求最少发生 k 例,即 $x \geqslant k$ 的累计概率为:

$$P(x \geqslant k) = \sum_{i=k}^{n} P(x = i) \tag{5-16}$$

计算二项分布概率的递推公式(5-14)还可以用来证明:当 $n\pi$ 为整数时,二项分布在 $x = n\pi$ 处取得最大值;当 $n\pi$ 不是整数时,则在相应的 $x = [n\pi]$ 或 $x = [n\pi] + 1$ 处取得最大值。其中 $[n\pi]$ 表示对 $n\pi$ 取整数。

例5-6 据报道,服用抗心律失常药普萘洛尔有6%的人会出现胃肠道反应。为考察某药厂产品质量,随机抽取5人服用此药,试求:

(1)3人有反应的概率。

(2)最多2人有反应的概率。

(3)有人有反应的概率。

这相当于独立重复试验5次的 Bernoulli 试验,$\pi = 0.06$,出现胃肠道反应的人数 x 服从二项分布 B(5,0.06)。

(1)3人有反应的概率为:

$$P(x = 3) = C_5^3 (0.06)^3 (1-0.06)^{5-3} = \frac{5!}{3! \ (5-3)!} \times 0.000216 \times 0.8836 = 0.0019$$

(2)最多2人有反应的概率为:

$$P(x \leqslant 2) = \sum_{k=0}^{2} C_5^k (0.06)^k (1-0.06)^{5-k}$$

当 $k = 0$,按式(5-13)计算 $P(x = 0) = C_5^0 \times 0.06^0 \times (1-0.06)^5 = 0.7339$。

利用递推公式(5-14)可得:

$$P(x = 1 = 0+1) = P(x = 0) \times \frac{0.06}{1-0.06} \times \frac{5}{1} = 0.7339 \times 0.3191 = 0.2342$$

$$P(x = 2 = 1+1) = P(x = 1) \times \frac{0.06}{1-0.06} \times \frac{5-1}{1+1} = 0.2342 \times 0.1277 = 0.0299$$

因此,$P(x \leqslant 2) = 0.7339 + 0.2342 + 0.0299 = 0.998$。

(3)有人有反应的概率为:

$$P(x \geqslant 1) = 1 - P(x = 0) = 1 - 0.7339 = 0.2661$$

四、二项分布的性质

1. 二项分布的均数和方差

若 $x \sim B(n,\pi)$,则有:

x 的均数为:

$$\mu_x = n\pi \tag{5-17}$$

x 的方差为：
$$\sigma_x^2 = n\pi(1 - \pi)$$ (5-18)

x 的标准差为：
$$\sigma_x = \sqrt{n\pi(1 - \pi)}$$ (5-19)

2. 二项分布的正态近似性

若已知 n 和 π 两参数,可根据公式(5-13)计算不同 x 取值的概率 $P(x)$。以 x 为横坐标,以可能取值的概率 $P(x)$ 为纵坐标,可绘制出二项分布的图(图 5-10)。

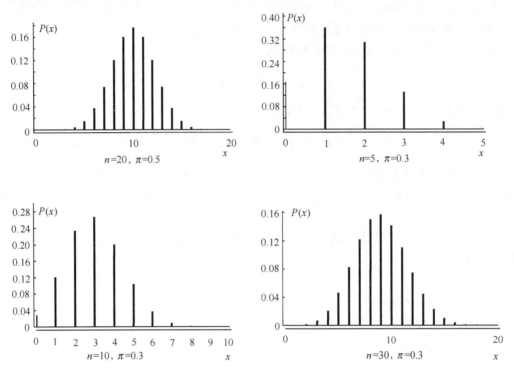

图 5-10　二项分布示意图

由图 5-10 可以发现,二项分布的位置和形状仅由 n 和 π 两参数来决定。当 $\pi = 0.5$ 时,图形对称;当 $\pi \neq 0.5$ 时,图形呈偏态分布,但随着 n 增大,图形趋于对称。

概率论中的中心极限定理证明:当 n 足够大,且 π 不接近于 0 也不接近于 1 时,二项分布 $B(n, \pi)$ 近似于正态分布 $N[n\pi, n\pi(1 - \pi)]$。二项分布的正态近似拓宽了其应用范围,应用十分方便。

3. 样本率的分布及其抽样误差

从一总体率为 π 的总体中重复抽取样本容量为 n 的样本,抽出的样本率 p 与总体率 π 间的差异以及各样本率间的差别,为样本率的抽样误差。样本率的分布规律与其抽样误差的大小可通过例 5-7 来说明。

例 5-7　若在一个非透明容器中装入黄、白两色球,除颜色外,球的其他特性完全相同,其中黄球所占比例 $\pi = 50\%$。从容器中随机摸出 60 只球($n = 60$),然后将球放回容器,搅匀后再摸。重复这样的实验 100 次,得到每次摸出黄球所占比例(样本率 p_i)的分布情况见表 5-9。

表 5-9　在 $\pi = 50\%$ 总体中随机抽取的 100 个样本率的频数分布表($n = 60$)

黄球出现数	黄球出现比例/%	样本频数	样本频率/%
23	38.33	2	2.00
24	40.00	3	3.00
25	41.67	4	4.00
26	43.33	5	5.00
27	45.00	7	7.00

黄球出现数	黄球出现比例/%	样本频数	样本频率/%
28	46.67	10	10.00
29	48.33	10	10.00
30	50.00	16	16.00
31	51.67	11	11.00
32	53.33	10	10.00
33	55.00	8	8.00
34	56.67	6	6.00
35	58.33	4	4.00
36	60.00	2	2.00
37	61.67	1	1.00
38	63.33	1	1.00
合计	—	100	100.00

从表5-9可以看出,在同一总体中重复抽样,样本率的分布类似于样本均数的分布规律,围绕着总体率(50%)左右基本对称,近似正态分布。实际上,当样本含量 n 较大,总体率 π 既不接近 0 也不接近 1 时,样本率 p_i 近似正态分布 $N(\pi, \sigma_p^2)$。这里,σ_p 称为样本率的标准误,它反映了样本率之间的差异,也反映了样本率与相应总体率之间的差别,说明了样本率抽样误差的大小。

当总体率 π 已知时,样本率的标准误为:

$$\sigma_P = \frac{\sigma_x}{n} = \sqrt{\frac{\pi(1-\pi)}{n}} \tag{5-20}$$

实际工作中,总体概率 π 通常是未知的,常用样本频率 p 进行点估计,得到率的标准误的估计值为:

$$s_p = \sqrt{\frac{p(1-p)}{n}} \tag{5-21}$$

由公式(5-20)和(5-21)可以看出,样本率的标准误与样本含量 n 的平方根成反比。因此,可以通过增加样本含量来减小率的标准误,降低抽样误差。

例5-8　从某社区随机抽取成年居民 1000 人,高血压患病人数为 295 人,试求样本率的标准误 s_p。

本例中,$n = 1000, x = 295, p = 295/1000 = 0.295$

$$s_p = \sqrt{\frac{0.295(1-0.295)}{1000}} = 0.0144 = 1.44\%$$

第五节　Possion 分布

一、Possion 分布的概念

泊松分布(poisson distribution, Possion 分布)也是一种典型的离散型随机变量的分布,主要用于描述事件出现概率很小而样本含量或试验次数很大的随机变量的概率分布。医药卫生领域经常会遇到 Possion 分布,例如,研究细菌在单位容积或单位面积内的计数分布,某些无传染性罕见疾病患病人数的分布,放射性物质单位时间内放射次数,野外单位空间中某种昆虫的数目,等等。理论上,可以证明 Possion

分布是二项分布的一个特例,是二项分布当 n 很大而 π 很小时的一种极限分布。由二项分布的概率函数可推导出 Possion 分布的概率函数为:

$$P(x=k) = \frac{e^{-\lambda}\lambda^k}{k!}, \ k=0,1,2,\cdots,\infty \tag{5-22}$$

显然,有 $P(x=k) \geqslant 0$,$\sum_{k=0}^{\infty} P(x=k) = 1$。式中,$e$ 为自然对数的底,$\lambda > 0$ 为 Possion 分布的参数。我们称随机变量服从以 λ 为参数的 Possion 分布,记作 $x \sim P(\lambda)$。

二、Possion 分布的概率计算

由公式(5-22)可以推导出 Possion 分布概率计算的递推公式:

$$P(x=k+1) = \frac{\lambda}{k+1}P(x=k), k=0,1,2,\cdots,\infty \tag{5-23}$$

由递推公式还可证明,当 λ 为整数时,Possion 分布在 $x=\lambda$ 处取最大值;当 λ 不是整数时,Possion 分布在 $x=[\lambda]$ 处取最大值。$[\lambda]$ 表示对 λ 取整数值。

例 5-9 若随机变量 x 服从 $\lambda=3.6$ 的 Possion 分布,即 $x \sim P(3.6)$,则 x 的取值概率可计算如下:

$$P(x=0) = \frac{3.6^0}{0!}e^{-3.6} = 0.0273$$

用递推公式进行计算如下:

$$P(x=1) = P(x=0+1) = \frac{3.6}{1} \times P(x=0) = 0.0983$$

$$P(x=2) = \frac{3.6}{2} \times P(x=1) = 0.1770$$

$$P(x=3) = \frac{3.6}{3} \times P(x=2) = 0.2124$$

$$P(x=4) = \frac{3.6}{4} \times P(x=3) = 0.1912$$

$$\cdots$$

三、Possion 分布的性质

(一) Possion 分布的均数和方差

由计算 Possion 分布概率的公式(5-22)可知,Possion 分布只有一个参数 λ,这个参数既是 Possion 分布的总体均数,也是其总体方差,即:

$$\mu = \sigma^2 = \lambda \tag{5-24}$$

例 5-10 设某湖中平均每毫升湖水中有 8 个细菌,从该湖中随机抽取 1 mL 水中的细菌数 x 服从 $\lambda=8$ 为参数的 Possion 分布,即:

$$P(x=k) = \frac{8^k}{k!}e^{-8}, k=0,1,2,\cdots,\infty$$

如从湖中抽取无数个 1 mL 水,显然每个 1 mL 水中的细菌数 x 各不相同,且抽样前无法知道 x 的数值,即 x 是随机变量。但可以知道,x 的均数和方差均等于参数 $\lambda=8$。

总体均数等于总体方差是 Possion 分布的一大特征。

(二) Possion 分布的可加性

随机变量 $x_1, x_2, \cdots, x_k$ 相互独立,分别服从参数为 $\lambda_1, \lambda_2, \cdots, \lambda_k$ 的 Possion 分布,则 $x = \sum_{i=1}^{k} x_i$ 也服从

Possion 分布,参数 $\lambda = \lambda_1 + \lambda_2 + \cdots + \lambda_k$。

例 5-11 已知某放射性物质每半小时放射脉冲数服从 Possion 分布,3 次测量结果分别为 35、33 和 34,那么 90 分钟放射脉冲数也呈 Possion 分布,且参数 $\lambda = 35 + 33 + 34 = 102$,即可以认为 $x = x_1 + x_2 + x_3$ 服从 $P(102)$ Possion 分布。

（三）Possion 分布的正态近似

若已知参数 λ,可按式(5-22)计算不同 x 取值的概率。以 x 为横坐标,以可能取值的概率 P 为纵坐标,可绘制出 Possion 分布的图形(图 5-11)。

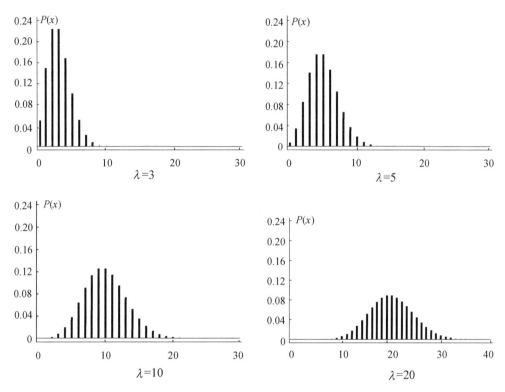

图 5-11 Possion 分布示意图

由图 5-11 可以发现,随着参数 λ 的增大,Possion 分布的对称性愈来愈好。数理统计证明,当 λ 足够大时,Possion 分布趋向于正态分布。所以,只要 λ 相当大(如 $\lambda \geqslant 20$),即可认为 Possion 分布近似于正态分布。利用 Possion 分布的正态近似可以更方便地解决不少 Possion 分布的统计推断问题。

（四）二项分布的 Possion 分布近似

设 $x \sim B(n, \pi)$,当 π 很小,$n \rightarrow \infty$ 且 $n\pi = \lambda$ 保持不变时,可以证明 x 的极限分布是以 λ 为参数的 Possion 分布。注意计算二项分布概率的公式(5-13),这个公式的计算是比较复杂的。当 n 很大且 π 很小时,可以利用二项分布的 Possion 分布近似性来计算 Possion 分布的概率代替二项分布概率的计算。

例 5-12 根据以往经验,新生儿染色体异常的概率为 1%,试分别用二项分布和 Possion 分布原理求 100 名新生儿中发生 x 例染色体异常的概率。

（1）按二项分布原理计算。

将 $n = 100$,$\pi = 0.01$ 代入式(5-13),得:

$$P(x) = \frac{100!}{x!(100-x)!}(0.01)^x (0.99)^{(100-x)}$$

计算结果见表 5-10 第(1)、(2)列。

（2）按 Possion 分布原理计算。

本例 $\lambda = n\pi = 100 \times 0.01 = 1$,代入公式(5-22)和递推公式(5-23),得:

$$P(0) = e^{-\lambda} = 0.36788$$

$$P(1) = P(0+1) = \frac{\lambda}{0+1}P(0) = 0.36788$$

$$P(2) = P(1+1) = \frac{\lambda}{1+1}P(1) = 0.18394$$

计算结果见表 5-10 第(1)、(3)列。

由表 5-10 可知,当 π 很小且 n 很大时,同一资料用二项分布原理计算和用 Possion 分布原理计算的结果是十分接近的。当然,用 Possion 分布计算要比用二项分布计算简便得多。

表 5-10　例 5-12 中 $P(x)$ 的计算结果

x (1)	$P(x)$	
	二项分布 (2)	Possion 分布 (3)
0	0.3660	0.3679
1	0.3697	0.3679
2	0.1849	0.1839
3	0.0610	0.0613
4	0.0149	0.0153
5	0.0029	0.0031
6	0.0005	0.0005
7	0.0001	0.0001
8	0.0000	0.0000
合计	1.0000	1.0000

四、服从 Possion 分布的条件

服从 Possion 分布的条件有以下三个。

(1) 平稳性,即 x 的取值与观察单位的位置无关,只与观察单位的大小有关。在任意时间、区间内,事件发生 k 次($k \geq 0$)的概率只依赖于区间长度而与区间端点无关。

(2) 独立增量性(即无后效性),即在某个观察单位上,x 的取值与前面各观察单位上的 x 取值独立。

(3) 普通性,即在充分小的观察单位上,x 的取值最多为 1。

小　结

(1) 正态分布与标准正态分布是计量资料最常见且重要的分布。正态分布有两个重要的参数,即位置参数 μ 和形态参数 σ。实际工作中,经常利用正态分布曲线下的面积分布规律估计曲线下某一区间的例数占总例数的百分比,或者进行医学参考值范围的估计,或者进行实验质量控制。同时,正态分布是许多统计方法的理论基础,例如,t 检验、方差分析等统计推断都是在正态分布条件下进行的;在一定条件下,许多分布如二项分布、Possion 分布等可近似于正态分布,二项分布、Possion 分布的正态近似性拓宽了

二项分布、Possion 分布的应用范围。

（2）在同一总体中重复随机抽样,抽得各样本均数(率)间以及样本均数(率)与总体均数(率)间的差异为抽样误差。反映均数抽样误差大小的指标为均数的标准误,其理论值为 $\sigma_x = \dfrac{\sigma}{\sqrt{n}}$,样本估计值为 $s_{\bar{x}} = \dfrac{s}{\sqrt{n}}$;反映率抽样误差大小的指标为率的标准误,其理论值为 $\sigma_P = \sqrt{\dfrac{\pi(1-\pi)}{n}}$,样本估计值为 $s_P = \sqrt{\dfrac{P(1-P)}{n}}$。注意均数标准误与原变量标准差之间的区别。

（3）若随机变量 x 服从正态分布 $N(\mu,\sigma^2)$,则在其总体中随机抽样所得样本均数 $\bar{x}$ 服从正态分布 $N(\mu,\sigma_{\bar{x}}^2)$,统计量 $t = \dfrac{\bar{x}-\mu}{s_{\bar{x}}}$ 服从自由度 $\nu = n-1$ 的 t 分布。t 分布是以 0 为中心,左右对称,由自由度 ν 决定其形状的一簇曲线。当 ν 趋于 ∞ 时,t 分布趋于标准正态分布。

（4）二项分布就是对服从 Bernoulli 试验序列的离散型随机事件的规律性进行描述的一种概率分布。根据二项分布,可以对率进行参数估计及假设检验。Possion 分布是用于描述观察单位内某稀有事件发生次数分布规律的一种分布,Possion 分布有一重要的特征为均数等于方差。Possion 分布可以看作是二项分布的极限,即如果 $x \sim B(n,\pi)$,若 π 很小,而 n 很大时,可以认为 x 近似服从 $\lambda = n\pi$ 的 Possion 分布。二项分布的 Possion 分布近似性将较难计算的二项分布转化为 Possion 分布进行处理。

练 习 题

一、单项选择题

1. 正态分布的两个参数为 μ 与 σ,( )对应的正态分布曲线越陡峭。
   A. μ 越大   B. μ 越小   C. σ 越大   D. σ 越小

2. 正态分布曲线下,横轴上 $\mu - 2.58\sigma \sim \mu + 1.96\sigma$ 范围内的面积为( )。
   A. 95%   B. 97%   C. 97.5%   D. 45%

3. 关于医学参考值范围,下列说法正确的是( )。
   A. 对服从正态分布的资料计算 95% 的医学参考值范围,其公式一定是 $\bar{x} \pm 1.96s$
   B. 某项指标超出正常值范围的人一定是异常或不正常的
   C. 如果某指标在性别间的差别有统计学意义和实际意义,则无法确定其医学参考值范围
   D. 医学参考值范围是指绝大多数"正常人"的生理、生化等指标的波动范围

4. 关于 t 分布的图形,下述叙述中错误的是( )。
   A. 当自由度 ν 趋于 ∞ 时,t 分布趋于标准正态分布
   B. 无论自由度 ν 为多少,t 分布曲线下的面积为 1
   C. t 分布是一条以 ν 为中心左右对称的曲线
   D. t 分布是一簇曲线,故临界值因自由度的不同而不同

5. ( )的均数等于方差。
   A. 正态分布   B. 二项分布   C. 对称分布   D. Poisson 分布

6. 二项分布 $B(n,p)$ 的概率分布图在哪种条件下为对称分布。( )
   A. $n = 50$ B. $p = 0.5$ C. $np = 1$ D. $p = 1$

7. 已知某高校学生近视眼的患病率为 50%,从该校随机抽取 3 个学生,其中 2 个学生患近视眼的概率为(   )。

    A. 0.125   B. 0.375   C. 0.25   D. 0.5

二、计算分析题

1. 已知正常成年人眼内压近似服从正态分布。为了确定正常成年人眼内压的医学参考值范围,抽取某地正常成年人 200 人,测得其算术均数为 16.0 mmHg,标准差为 3.0 mmHg。试估计该地正常成年人眼内压的 95% 参考值范围。

2. 某地白血病的发病率为 0.0001,现检查 2 万人,试求没有发现白血病患者的概率和发现白血病患者不超过 2 人的概率。

3. 某车间经检测每升空气中平均约有 35 颗粉尘,请估计该车间每升空气中有大于 50 颗粉尘的概率。

(李红美)

第六章　实验研究设计

科学研究是通过观察和实验,进行资料收集、整理和分析,以解决实际或理论问题,即提出问题并解决问题的过程。在研究之前,研究者须对所从事的学科领域非常熟悉,根据已有知识,提出问题(idea)或研究假设(hypothesis),做好计划,即研究设计。

研究设计通常包括专业设计和统计设计两个方面。专业设计包括选题、提出假设、确定研究对象和研究方法,而选题和研究假设应该在充分阅读国内外文献的基础上确定,以确保其具有研究意义。统计设计主要是从统计角度考虑设计的科学性,包括确定设计类型(如完全随机化设计、配对设计或随机化区组设计)、估算样本大小、设立对照组、资料分析方法等。

根据研究者是否人为地设置处理因素,即是否给予干预措施,可将医学研究分为实验研究(experimental study)和观察研究(observational study)。实验研究是指研究者根据研究目的对受试对象(包括人、动物等)施加处理因素,观察其效应的一种研究。实验设计(experimental design)就是对实验研究所做的计划,包括数据收集、整理、分析全过程的安排。通常将满足条件的实验对象随机分配到两组或多组中去,观察比较不同处理因素(或水平)的结果(后称实验效应)。在实验中,实验结果除受处理因素的影响外,还受到许多非处理因素的干扰,有的可以人为控制,有的不能控制。因此,要得到一个可靠的结论,必须有科学、周密的实验设计。

本章主要介绍实验设计的特点及分类、基本要素、基本原则、样本含量估算、常用的实验设计方法、临床试验设计以及随机分组和样本含量估算的 SAS 软件实现。

第一节　实验研究的特点及分类

一、实验研究的特点

幼儿在托儿所易感染消化道和呼吸道疾病,而良好的卫生习惯(如经常洗手)可以预防此类疾病的发生。为研究用手卫生预防此类疾病的效果,荷兰研究者将某区内 71 家托儿所随机分为两组,一组为实验组,包括 36 家托儿所,按照用手卫生指南进行培训,并提供手纸、香皂、消毒液、洗手液等物品进行干预;另一组为对照组,包括 35 家托儿所,采用一般的教育方式。然后观察幼儿和教师在用手卫生方面的依从性,以及其后 6 个月内幼儿腹泻和感冒发生率。如果实验组幼儿有良好的用手卫生习惯,而且腹泻和感冒的发生率低于对照组,进一步通过统计检验排除抽样误差引起的差别($P < 0.05$),研究者就可以认为用手卫生的干预措施对预防幼儿感染此类疾病具有预防作用。这一研究是具有实验性质的研究,有以下四项特征。

(1)处理因素(也称干预因素,如本例中有关用手卫生的干预措施,包括教育培训和提供清洗、消毒用品等),可根据研究目的不同人为设置。

（2）受试对象可以随机分配到各组中去。本例中以托儿所为单位进行随机分组,因此托儿所的幼儿可随机分配到实验组或对照组。

（3）研究过程中除了处理因素不同外,其他干扰因素能够在一定程度上控制齐同。在本例中,分组主要是通过随机化方法来实现的,托儿所间差异愈小,实验组和对照组间齐同性就愈高。

（4）若各组间研究结果有差别,并且该差别经统计检验后排除抽样误差的可能性,则可以认为这个差别是由处理因素所致,在时间上由因到果,其因果联系较为直接。

二、实验研究的分类

（一）按研究对象分类

长期以来存在一种误解,即实验研究是在实验室内进行的研究,研究对象必定是动物。在此要强调的是,符合上述四项特征的研究便是实验性质的研究。例如,临床上用氢氧化钾治疗儿童感染触染性软疣,危重病人用茶树油沐浴预防感染金黄色葡萄球菌耐药株,在自来水中加微量的氟预防社区龋齿,在食盐中加微量的碘防治人群中单纯性甲状腺肿,等等,均符合实验性研究的四项特征。但是,将人作为医学试验对象,必须符合医学伦理学,确保人的健康不受损害,并在设计上要求更为严格、周密和规范。根据研究对象不同,实验研究一般可分四种类型。

1. 实验室实验

实验室实验的受试对象是动物、植物或来自人的血液、尿或粪等标本。这在基础医学如分子生物学、免疫学、毒理学、环境卫生学、分子流行病学、遗传学、生理学等学科中已广泛应用。研究者可主动施加干预措施(因素),干扰因素应较易控制,各种条件在组间应容易达到均衡、齐同。

2. 临床试验

临床试验的受试对象是患者或志愿者。合成新药上市之前必须经过临床试验的验证,或者与几种药物的疗效进行比较。临床试验研究对象是人,相比于动物实验,研究者不可能任意采取严格的控制措施,使试验条件在组间保持高度齐同。人有思维、复杂心理,且受环境影响较大,研究结果容易产生偏性,因此,要严格执行临床试验规则,包括试验方案注册、伦理审查等,才能取得可信的结论。

3. 社区试验

社区试验的受试对象是未患所研究疾病的整个社区的正常人群,是一种群体试验,也可叫作社区干预试验。社区试验必须在当地政府和卫生行政部门的许可和支持下进行,如食盐中加碘、托儿所的用手卫生(此处托儿所可作为一个特殊的社区)等,一般来说,社区试验的样本量大,产生的抽样误差很小。

4. 现场试验

现场试验的受试对象是未患所研究疾病的个体(健康人),如正在实施的流感疫苗研究。

（二）按处理因素个数、处理水平数和是否考虑交互作用分类

在实验设计中,处理因素往往不止一个,处理因素的水平也各有不同,处理因素之间还可能存在着交互作用。因此,简单的设计方法远远不能满足研究要求。

（1）单因素设计,包括完全随机设计、配对设计(配对因素作为要控制的因素,而不作为研究因素)。

（2）两因素设计,包括配对设计(配对因素作为研究因素)、配伍组设计等。

（3）三因素设计,包括拉丁方设计、裂区设计等。

（4）多因素多水平设计,包括析因设计、正交设计、均匀设计等。

（5）考虑交互作用的设计,包括析因设计、正交设计等。

第二节　实验设计的基本要素

从实验研究特点上划分,实验研究包括三个基本要素,即处理因素、受试对象和实验效应,这三者在实验研究中缺一不可。

一、处理因素

自然界中对动物和人类产生影响的因素众多,人为地让这些因素单独或联合对动物和人体发生作用,实际上就是使它们成为一种处理因素(study factor or treatment)。严格意义上来说,处理因素是根据研究目的而确定欲施加或欲观察的,并能引起受试对象产生直接或间接效应的某个特定因素。在性质上,处理因素可以是生物的(如细菌、病毒、寄生虫、生物制品等)、化学的(如药物、激素、食品添加剂、食品防腐剂、毒物等)或物理的(如声、光、电、热、磁等)。因素在实验中所处的状态或不同的等级,称为因素的水平(level),亦称处理水平,如感染虫数、药物剂量、温度高低、时间长短等。传统的实验目标是单因素的,即除了某特定处理因素在各比较组间有差别外,其他因素即非处理因素保持齐同、一致。

处理因素不止一个的实验为多因素实验,这样不同因素间和同一因素的不同水平间,就形成了处理因素的多样性,可采用多因素处理的实验设计。例如,析因实验设计是由 Fisher(英国著名统计学家)在 20 世纪 30 年代创建并发展起来的实验设计方法,这种实验处理方法不仅使实验误差减到最小限度,而且使得到的实验信息扩展到因素间或水平间的交互作用(interaction),即多因素的研究设计提高了实验研究的深度和广度。

确定了处理因素后,需要注意以下两点。

(1)处理因素需要标准化,以确保处理因素在整个实验过程中始终保持不变。例如,应用某种药物时,要求固定为某药厂的产品,批号、剂量都应一致;在评价手术疗效时,要求手术操作者的熟练程度自始至终保持恒定。否则,处理因素没有进行标准化,必然对实验结果产生影响。

(2)分清处理因素与非处理因素。处理因素通常取决于研究者,是根据研究目的而确定的,对受试对象主动施加的外界干预。非处理因素通常取决于受试对象自身,主要指不能人为改变的,可能对实验结果有影响的因素。非处理因素在实验组和对照组中分布不均匀,会导致处理因素与实验效应之间的联系被扭曲。因此,要通过排除、平衡或标准化的方法来控制非处理因素,以突出处理因素的主要作用,使处理因素的效应得以显现。例如,在研究药物控制高血压的实验中,降压药物是处理因素,合理调配的膳食变化是非处理因素。只有在排除或合并考虑非处理因素的干扰下,才能科学评价药物降血压的效果。

二、受试对象

受试对象(study subject)是处理因素作用的客体,主要根据研究目的来确定,其在选择上的认真、严格、正确与否,会直接影响到实验研究的结果。受试对象的种类是人、动物或植物,也可以是某个器官、组织或细胞等生物材料,医学实验研究中常见的受试对象是动物和人。

(一) 动物

与临床试验相比,动物作为受试对象的实验研究具有许多独特的优点。

(1)实验条件可以严格控制。

(2)处理因素可以有害或可能有害。

(3)可以直接获取反映处理因素效应的样本资料。

(4)实验动物比人类传代快,可以培育基因型明确的品系或有各种遗传缺陷的特殊品系动物(如裸鼠、高癌率鼠等），以用于遗传、免疫或肿瘤研究。

（5）实验动物在饲养、管理上比较经济。

（二）人

动物实验虽然具有许多优点，但是动物实验结果不一定与人体情况完全相符，并且有些疾病是人类独有的，最终的研究结论仍然需要通过以人作为受试对象的临床观察或临床试验才能阐明。

1. 病人作为受试对象

首先，应该有明确的诊断标准（diagnositic criteria）、纳入标准（inclusion criteria）和排除标准（exclusion criteria）。一般采用公认的国际疾病分类标准或全国性学术会议规定的诊断标准作为标准化的尺度来选择受试对象，因为这些标准具有权威性，且与同类研究结果有可比性。如果某种疾病没有公认的诊断标准，研究者可以自行拟定标准，但应尽量采用客观指标。纳入标准是指根据研究目的，在制定诊断标准的基础上制定适合的入选标准，即符合诊断标准且具备入组条件的具体规定。研究对象符合诊断标准时也未必能成为受试对象，如对药物有不良反应、年龄过小、有合并症者等均不能成为受试对象。因此，实验设计还应该制定不能入选的具体规定，即排除标准。

病人有门诊病人和住院病人，他们在研究中各有优缺点。住院病人在试验中容易维持恒定，便于医生观察、检查和记录，个人信息和病史资料完整，易达到一定的精确度；门诊病人依从性相对较低、病历记录粗糙，难以达到所规定的精确度。但是，门诊病人在数量上远多于住院病人。根据实际情况，通常初步、简单的试验在门诊病人中进行，较为细微和深入的试验应该在住院病人中进行。

2. 正常人作为受试对象

在研究某种新药在人体内的生理、毒理作用及药物代谢动力学时，应以正常人作为受试对象。在考察疫苗预防接种效果和副反应时，更应接种于健康人体内。将正常人作为受试对象时，必须注意以下两点：① 事先向受试者讲清试验方法和目的，获得其同意；② 保证受试者的健康不受损害，试验绝对安全。

3. 志愿受试者

志愿受试者可以是病人或正常人，他们愿意参加试验，清楚地知道试验的内容。其主要缺点是，志愿受试者大多有强烈的"偏因性"，即他们了解研究者所期望的某种结果或反应，会下意识地按其意图去回答问题，甚至在发生不良反应或副作用时，他们的耐受性会比普通人更好。因此，偏因性志愿者可能会使处理因素（新药或新疗法）的副作用灵敏度下降，相对应地使实验效应的灵敏度升高。

4. 受试对象"脱落"问题

受试者在试验过程中因某种原因没有按计划进行到终点，失去联络或观察，称为受试者"脱落"。脱落的原因是多样的，有些受试者可能因病情加重而去寻求别的疗法或转别的医院，有的可能死亡，这些脱落病例应归入"无效"一类；有些受试者可能因感到病情减轻或是迁徙异地而终止试验，这种脱落称为自然脱落，不能归入"无效"类。因此，对脱落者应该进一步搞清其脱落原因，以进行正确处理。

（三）受试对象的两个基本条件

1. 对处理因素反应敏感

例如，临床上研究某药物对高血压的疗效试验，宜选用 Ⅱ 期高血压病患者作为研究对象。因为 Ⅰ 期高血压病患者血压波动范围较大，而 Ⅲ 期高血压病患者对药物不够敏感。

2. 对处理因素反应稳定

受试对象个体间差异应控制在一定范围内。例如，在动物实验中，动物的选择应注意种系、品系、年龄、性别、体重、窝别和营养状况等；对于临床试验的受试对象病人，应注意诊断的正确性、病人的依从性如何，有无其他合并症，以及其他可能的混杂因素，如性别、年龄、病情、病程等方面的一致性；社区试验和现场试验的受试对象主要是正常人，研究者应注意其性别、年龄、民族、职业、文化程度、经济状况和行为活动方式等有无明显差异。

三、实验效应

处理因素作用于受试对象后产生的反应或结局称为实验效应(experimental effect),可以由观察指标来反映。如果指标选择不当,未能准确体现处理因素的作用,实验结果就缺乏科学性。因此,选择恰当的观察指标是关系研究成功的重要环节。选择观察指标时,应当考虑以下三个方面。

(一) 主观性和客观性

实验效应可以表现在主、客观等两个方面,因此可以通过主观指标和客观指标来表达。主观指标是受试者的感觉或研究者的主观判断结果,由受试者亲身感觉到的症状或一种状态,也称"主诉"。例如,疼痛、发热、头昏、乏力、麻木、心慌、胸闷、恶心等,对此不同患者可能有夸大或缩小现象,研究者应事先作出合理和统一的判断。选择时尽可能用客观指标,少用及慎用主观指标。当然,有的主观指标也越来越得到重视和应用,如生存质量指标就在大量研究中得到广泛的应用。客观指标包括定量指标、定性指标及等级指标,医学研究中效果的判断主要依靠客观指标,但主观指标有重要的参考价值。

(二) 灵敏性和特异性

在选择指标时,也应考虑指标的特异性和灵敏性。指标的选择应具有较高的检出真阳性的能力(灵敏度高)。例如,在研究某药治疗缺铁性贫血的效果时,血清铁蛋白就是一个灵敏度高的指标。同时,指标也要有较高的鉴别真阴性的能力(特异度高)。例如,甲胎蛋白(AFP)对于原发性肝癌就是特异性较高的指标。

(三) 准确度和精密度

在选择指标时,还应同时考虑指标的精确性问题,即准确度和精密度。准确度指观察值与真值的接近程度,也称研究(测定)结果的真实性(authenticity)、有效度(validity),不真实的东西是无效的。精密度是指用同一方法(或仪器)对同一标本进行多次测定后计算一个平均值,然后比较各个测定值与平均值接近的程度,其差值属于随机误差,用标准差或变异系数来表示其大小,尤其用变异系数意义更大。变异系数愈小,说明某方法的测定重现性愈好,愈可信。所以,精密度反映了可信度(reliability)。

"准确"和"精密"是两个不同的概念,对于同一种测定方法或研究结果,二者不一定平行。评价测量结果先看准确度,后看精密度,不准的结果毫无意义(即"无效");但是仅有准确度,没有精密度,其重现性很差,这种测量结果不可信任。可以这样说,信度(精密度)是效度(准确度)的基础(必要条件),但非充分条件。单有信度没有效度,就好像一架很精密的天平没有校正零点,称出的重量都是不准的。科学测量的结果是要求准确度和精密度二者结合,既真实又可信;若两者存在矛盾,则优先考虑准确度。

总之,确定的观察指标应当能灵敏而准确地反映处理因素的效应,经过对不同组间观察指标的比较,研究者能够回答研究假设所提出的问题。观察指标应当精选,不应列入与研究目的无关的指标,否则会影响研究结果。此外,指标的观察要避免偏倚(bias)。例如,研究者心理偏向阳性结果,医生常偏向新疗法组,而患者对新疗法持怀疑态度,等等。因此,为消除或最大限度地减少这种偏倚,在设计时常采用盲法(blinding method)。

第三节　实验设计的基本原则

实验研究的目的是了解处理因素作用于受试对象后所产生的实验效应,而这种实验效应通常是在非处理因素存在的同时产生的。因此,正确评价处理因素的效应,必须要控制和排除非处理因素的干扰作用,这是实验设计的基本任务。为此,在实验研究的设计中必须遵循对照、重复和随机这三大基本原则。

一、对照

对照(control)是指除了试验组外,同时设置一个或多个对照组进行实验,在比较的基础上观察试验组的效应情况。临床有很多疾病或症状,如感冒、慢性气管炎、腰背扭伤、关节酸痛和早期高血压等疾病,不经药物治疗也会自愈,或随着季节和情绪变化而缓解。给这些疾病患者用药而不设对照,将痊愈或好转的效果归功于药物治疗是不科学的,可以通过建立对照组来消除非药物因素的作用。因此,在实验研究中为显现处理因素的作用,应设置相应的对照,以消除非处理因素对实验结果的正面或负面影响,从而使处理因素的效应得以体现。而处理因素的效应大小,可以通过与对照组对比所得到的差别来显现。

设立对照应遵循均衡性(balance)原则,即指在设立对照时,除处理因素不同外,对照组和试验组的其他重要的、可控制的非处理因素应保持一致。根据实验的目的和内容,实验研究中常见的对照方式有以下六种。

(一) 空白对照

对照组不施加干预,即对照组的处理因素为"空白"。在某种可疑致癌物的动物诱癌实验中,设立与实验组动物在种属、窝别、性别和体重上相同或相近的动物作为空白对照组,以排除动物本身可能自发肿瘤的影响。在观察某种疫苗的预防接种效果时,接种组注入疫苗,对照组不接种疫苗。临床上考察某药疗效时,对照组使用无该药成分但外形与该药剂型相同的安慰剂(placebo),也属空白对照。设置安慰剂对照的目的在于消除研究者、受试对象等由心理因素导致的偏倚,还可消除疾病自然进程的影响,分离出试验药物所引起的真正效应,从而直接度量试验药物和安慰剂之间的差异。必须指出,在临床试验中,空白对照应在不违背伦理道德的前提下进行。空白对照不宜提倡,而且要慎用。

(二) 实验对照

对照组不施加要研究的处理因素,但施加某种与处理因素有关的实验因素。当处理因素的施加需要伴随其他因素,而这些因素可能影响实验结果时,应设立实验对照,以保证组间的均衡性。例如,在研究某种中药的空气灭菌作用时,实验组采用中药烟熏剂的形式,对照组应采用不加中药的单纯烟熏形式,此时若用空白对照,即使实验组有灭菌作用,也分不清是中药的作用还是烟熏的作用。

(三) 标准对照

对照组采用现有标准方法或常规方法,或不专门设立对照组,而以标准值或正常值作为对照。标准对照在临床试验中用得较多,因为很多情况下不给患者任何治疗是不道德的。例如,在新药临床试验中,对照组采用目前疗效明确的某种常用药物,试验组采用新药。

(四) 自身对照

自身对照通常有以下三种形式:① 实验与对照在同一个体身上进行。例如,高血压患者在用降压药物治疗前后分别测定血压值。② 同一份标本(如血、尿、痰或咽喉部分泌物)分成两份,分别用两种方法(或仪器)测定某生化物含量或两种培养基培养细菌的生长情况。③ 条件相同或相似的受试对象配成对子后,随机地将每对中的一个分配到实验组,另一个分配到对照组,这种设计也称配对比较,其统计学检验功效高于完全随机设计。

（五）相互对照

相互对照不专门设立对照组,而是各实验组之间互为对照。例如,比较几种不同药物治疗某种疾病的疗效,或是同一种药物的不同剂量间的疗效差别,不必另设对照组,各组间互相比较即可。

（六）文献对照

文献对照又称历史对照,不专门设立对照组,只是将过去的研究结果与本次研究结果做比较。例如,某癌症过去的病死率为 100%（治愈率为 0%）,若有某一新药连续治愈数例,即使未设对照组、没有排除其他非药物因素的影响,仍可认为它是一种特效的抗癌药。一般情况下,除了难以治疗的疾病外,一般不提倡用文献对照。同时应注意,因时间、地点的不同,条件差异很大,历史资料与现存资料可能存在一些不可比性问题。

二、重复

生物界普遍存在变异现象,由变异产生随机性。对某个随机事件来说,它的个别发生具有偶然性,它的大量实现具有必然性。在相同实验条件下进行多次实验或多次观察以提高实验的可靠性和科学性,称为重复（replication）,也即在实验设计中,实验组和对照组应有一定数量的受试对象。假设某病的病死率为 5%,如果观察该病患者 20 例,很难碰巧有 1 例死亡;若观察 100 例,死亡数也许会接近 5 例。观察样本的病人数（n）越多,样本的病死率就越接近 5%,即样本率与总体率之间的误差越小。同理,在数值变量测量中,样本量越大,样本均数（$\bar{x}$）与总体均数（μ）间的误差越小。在研究设计时,可考虑样本含量（n）的大小,以满足统计分析要求,当然也不是样本量越大越好。

广义来讲,重复包括以下三种类型。

（一）整个实验的重复

它确保了实验的重现性,从而提高实验的可靠性。不可重复的研究是没有科学性的。

（二）多个受试对象的重复

避免了把个别情况误认为普通情况,把偶然或巧合的现象当成必然的规律,把实验结果错误地推广到群体。通过一定数量的重复,使结论可信。换言之,要有足够的样本含量。

（三）同一受试对象的重复

对受试对象的多次重复,保证了观察结果的精密度。

从统计学的观点来看,重复最主要的作用是考虑变异的客观存在,估计随机误差的大小。只有重复试验才能估计多次实验结果之间的变异性（精密度）,重复次数或受试对象数量的增加可降低随机误差。

三、随机化

随机化（randomization）是采用随机的方式,使每个受试对象都有同等的机会被抽取或分配到试验组和对照组。随机化使难以控制的诸多非处理因素在各组中尽量保持一致。随机化的原则是由 Fisher 在创建实验设计理论的过程中首先提出的,它是科学研究中保证取得无偏估计的重要措施。随机化是对资料进行统计推断的前提,现有的各种统计分析方法均建立在随机化的基础之上。

随机不同于随便。例如,现有 10 只种系、年龄、体重相同或相近小白鼠,若要将其分成数目相等的两组,有研究者将 10 只小白鼠装入同一只笼中,闭眼伸手进笼子,顺手依次抓出 5 只小白鼠放进另外一笼作为一组,留在笼内的 5 只作为一组。在这个分组过程中,研究者虽无主观挑选,自认为做到了随机化,但其实这两组小白鼠在性情、反应、体力上可能存在明显的差别。存在偏性的组间比较是不科学的,因此其统计检验是无效的。

随机化方法包括最初的抽签、掷硬币和抓阄等原始方法,发展到随机数字表、随机排列表以及采用计算机软件产生的伪随机数。其操作有如下三种形式。

（一）随机抽样

随机抽样(random sampling)是指总体内每一个对象被抽入样本的概率相等,能保证抽得的样本对总体具有代表性,是总体的一个没有被歪曲(偏性)的缩影,使研究结果可以进行统计分析,其结论具有普遍意义。

（二）随机分组

随机分组(random allocation)是指在实验分组时,每个实验对象均有相同的概率或机会被分配到实验组和对照组,以保证组间的均衡性。实验组和对照组所用受试对象是同质的,但不管研究者如何努力,要使两组对象的各种条件(除处理因素不同)完全均衡是做不到的。应用随机分配方法使每个对象被分到各不同处理组的机会相等,可在一定程度上使两组或多组非处理因素达到平衡。例如,在上述 10 只小白鼠的分组中,先抓到的小白鼠的体质较弱、反应较迟钝,如事先根据掷硬币出现正面朝上放实验组、反面朝上放对照组来分组,最终两组中小白鼠的体质强弱等一系列特征一般会自动得到平衡。在有大量未知或不可控制的非处理因素存在的情况下,随机分组是保证各组在非处理因素分布方面尽量一致的一种统计学措施。

（三）随机顺序

随机顺序(random order)是指在实验中,每个受试对象接受处理的先后机会均等,从而平衡实验顺序的影响。一项新方法在实行之初,技术、步骤生疏,但随着时间的进展,其会越来越熟练。如果某一组或某因素的处理均在实验早期,而另一组或另一处理因素均安排在实验的后期,则两组间会存在差别。这时应使用随机顺序,使两组内每个研究对象接受处理的先后机会相等,顺序上均衡,误差就不存在了。

实验设计中常通过随机数(random number)来实现随机化。获得随机数的常用方法有两种:随机数字表和计算机(或计算器)的伪随机数(pseudo random number,PRN)。随机数字表常用于抽样研究和随机分组。如附录附表 18,表内数字互相独立,无论横行、纵行或斜行等各种顺序均是随机的。使用附录附表 18 时可从任一个数字开始,可查取单行、单列、双行、双列,也可多行、多列,方向可向上或向下,亦可向左或向右。伪随机数是由计算器或计算机产生的介于 0 和 1 之间均匀分布的数字,若要得到 0 ~ 99 之间的随机数,将每个数乘以 100,再取整即可。随着计算机的普及,目前普通推荐的方法是使用计算机进行随机化。应当注意的是,如果不同人将伪随机数发生器种子数(seed)设为一样的,他们产生的伪随机数便具有重现性,即完全一样,这就是伪随机数的可重现性。

第四节 实验研究中样本含量的估算

一、基本概念

（一）样本含量估算的意义

样本含量(sample size)又称样本量、样本大小,是指在科学研究中,研究的样本中所包含观察对象的数量。样本含量是实验设计和调查设计的一个重要问题,通过对样本中足够数量研究对象的观察,可估计实验研究中的实验误差或调查研究中的抽样误差。一般情况下,大样本得到的结论要比小样本得到的结论更为精确和可靠,但大样本意味着研究者要付出、投入更多,有时还会导致浪费;但样本量太小,容易把偶然性或巧合性的现象当作必然规律性现象,常因误差大而使结果不可靠。因此,在实验研究中,首先要考虑样本量的问题。

统计上讲的样本量估算是指最小样本需要量,即在保证研究结论具有一定可靠性的条件下,确定最少的研究对象个数。所谓估算是指大约计算出一个样本量大小的近似例数,因为影响样本量的因素较多,理论上不可能算出一个确切的数值。正确合理的样本量,能使研究者用较少的资源便可获得较可靠的结果。

（二）影响样本含量估算的因素

一般来说,不同的统计分析方法要求不同的样本含量,实验研究的统计分析方法主要是假设检验。假设检验所需样本含量取决于以下四方面的因素。

1. 统计检验的 I 类错误的概率(α)

I 类错误的概率又称检验水准,其大小是根据研究目的而定的。α 越小,所需样本含量越大。在 α 一定的情况下,根据研究目的决定双侧检验或单侧检验,双侧检验比单侧检验所用样本量大。

2. 统计检验的 II 类错误的概率(β)或检验功效($1-\beta$)

II 类错误的概率越小,检验功效越大,所需样本量也越大。参数估计的样本量估计中不涉及 β,假设检验的样本量估计中涉及 β,β 通常只取单侧。一般要求检验功效在 0.8 及以上,β 通常取 0.20、0.10 或 0.05。

3. 容许误差或差值(δ)

容许误差是指研究者主观要求的或客观实际存在的样本统计量与总体参数间或总体参数间的差值,一般通过查阅文献或预调查进行估计。比较的指标间差值越大,越易分辨,所需样本量就少;反之,比较的指标间差值越小,越难分辨,所需样本量就大。容许误差既可以用绝对误差来表示(如$|p-\pi|$),也可以用相对误差来表示(如$|p-\pi|/\pi$)。

4. 变异度(即标准差,σ)

变异度即离散程度,用标准差表示。变异度的大小直接影响样本的稳定性,σ 小,抽样误差小,所需样本量就小;反之,σ 大,抽样误差大,所需样本量就大。研究人员常根据预试验以及前人研究结果进行估计,如计量指标须对该指标的变异度进行估计。类似的,计数指标须对率进行估计。

观察指标为定量数据时所需样本量相对较小,为定性数据时所需样本量相对较大,为等级资料时所需样本量介于前两者之间。在研究设计中,凡能减少或校正各种误差的设计方法或措施均能提高实验效率,即减少样本含量。配对、配伍(随机化区组)设计较完全随机设计的均衡性好,所需样本量就较完全随机设计少。两组或多组数据比较时,各组例数相等较各组例数不等时所需样本量小,且实验效率高。在相关和回归分析中,相关程度越高,回归估计误差越小(即变异度越小),所需样本量就越小;反之,相关程度越低,则所需样本量越多。总之,在研究设计中,样本含量必须根据 σ、δ、α 和 β 等来估算,而这些参数(或近似值)可由预试验或查阅文献得到,而要提高实验效率,可通过合理选择指标和严格科学设计来实现。

二、常用实验设计的样本含量的估算

（一）样本均数与总体均数比较(或配对设计均数比较)

$$n = \left[\frac{(z_\alpha + z_\beta)\sigma}{\delta}\right]^2 + \frac{1}{2}z_\alpha^2 \tag{6-1}$$

式中,n 为所需样本含量,其中配对设计时 n 为对子数;σ 为研究指标的总体标准差;δ 为研究者提出的允许差值,$\delta = |\mu - \mu_0|$;z_α 和 z_β 分别为 I 类错误的概率 α 和 II 类错误的概率 β 相对应的 z 界值。

例6-1　正常成年女子心率的平均数为 75 次/分钟,标准差为 6.5 次/分钟。现有某种新型镇静药,假设要求服药后的心率降至小于或等于 72 次/分钟方可认为该药有镇静作用。如果 $\alpha = 0.05$(单侧),$\beta =$

0.10。试问:需要多少成年女子?

本例 $\mu_0 = 75$,$\sigma = 6.5$,$\mu = 72$,则 $\delta = 75 - 72 = 3$,单侧 $z_{0.05} = 1.645$,单侧 $z_{0.10} = 1.282$,代入公式(6-1)得:

$$n = \left[\frac{(1.645 + 1.282) \times 6.5}{3} \right]^2 + \frac{1}{2} \times 1.645^2 = 41.57 \approx 42$$

若例题中的 σ 未知,可以用预实验或既往研究得到的样本标准差 s 作为其估计值,代入公式。第一次计算时,用 z_α、z_β 值得到 $n_{(1)}$ 后,便用 $t_{\alpha, (n_1 - 1)}$、$t_{\beta, (n_1 - 1)}$ 代入算出 $n_{(2)}$,然后再以 $t_{\alpha, (n_2 - 1)}$ 和 $t_{\beta, (n_2 - 1)}$ 代入算出 $n_{(3)}$……如此反复迭代,直至前后两次得出的 n 十分相近,迭代结束。

(二) 两独立样本均数比较

两样本例数相等时,所需样本量最少,统计效率最高,按公式(6-2)计算,得:

$$n_1 = n_2 = 2 \left[\frac{(z_\alpha + z_\beta) \sigma}{\delta} \right]^2 + \frac{1}{4} z_\alpha^2 \tag{6-2}$$

式中,σ 为研究指标的标准差,$\delta = |\mu_1 - \mu_2|$ 为研究指标两总体均数的差值;n_1 和 n_2 分别为两样本所需含量;z_α 和 z_β 的意义同上。

例 6-2 现有某种新研发的用于治疗贫血的药品,假设要求病人在用药后至少平均提升血红蛋白含量 15 g/L,才能认为该药具有临床应用价值。病人血红蛋白含量测定值的标准差估计为 20 g/L,并且要求 $\alpha = 0.05$(单侧),$\beta = 0.10$。试问:两组各需治疗多少病例?

本例 $\sigma = 20$,$\delta = 15$,单侧 $z_{0.05} = 1.645$,单侧 $z_{0.10} = 1.282$,代入公式(6-2)得:

$$n_1 = n_2 = 2 \left[\frac{(1.645 + 1.282) \times 20}{15} \right]^2 + \frac{1}{4} \times 1.645^2 = 31.14 \approx 32 \text{(例)}$$

每组需要 32 例(两组合计 64 例)病例。若例题中的 σ 未知,只有样本 s,可用 s 代替 σ 代入公式,按上例迭代方法计算。

(三) 多个独立样本均数比较

$$n = \psi^2 \left(\sum s_i^2 / k \right) / \left[\sum (\bar{x}_i - \bar{x})^2 / (k - 1) \right] \tag{6-3}$$

式中,k 为比较的组数;$\bar{x}_i$ 分别为第 i 个样本的均数,作为各样本来自的总体的总体均数的估计值;各组 n_i 相等时,$\bar{x} = \dfrac{\sum \bar{x}_i}{k}$。$s_i$ 分别为第 i 个样本的标准差,用来估算总体标准差。此处样本含量的估算基于方差分析,理论上要求总体方差相等。因此,总体方差可以用合并方差估计,$\sigma^2 = \sum s_i^2 / k$。在实际应用中,为了方便计算,可以用最大的样本方差估计总体方差,得到较大的样本含量。在附录附表 19 中,在 $\alpha = 0.05$ 和 $\beta = 0.10$ 的条件下,自由度为 $\nu_1 = k - 1$,$\nu_2 = \infty$ 时,查对应的 ψ 值,将其代入公式求出 $n_{(1)}$,然后再以 $\nu_1 = k - 1$、$\nu_2 = k(n_{(1)} - 1)$ 查表的 ψ 值,代入计算……以此类推,直至前后两次所求的结果相差不大为止。

例 6-3 某医院拟比较三种药物治疗贫血患者的效果,预实验得出经治疗后血红蛋白量增加的均数分别为 16(g/L)、13(g/L)和 10(g/L),标准差分别为 9(g/L)、9(g/L)和 8(g/L)。若要求 $\alpha = 0.05$,$\beta = 0.10$,要检验出三组均数有统计学差异,请根据预实验的结果估算一下每组需要贫血患者的例数。

本例 $\bar{x} = \dfrac{\sum \bar{x}_i}{k} = \dfrac{16 + 13 + 10}{3} = 13$

$\sum s_i^2 = 9^2 + 9^2 + 8^2 = 226$

$\sum (x_i - \bar{x})^2 = \sum (16 - 13)^2 + (13 - 13)^2 + (10 - 13)^2 = 18$

自由度 $\nu_1 = k - 1 = 4 - 1 = 3$,$\nu_2 = \infty$ 时,查附录附表 19,得 $\psi = 2.17$。将上述有关数值代入公式(6-3)得:

$$n_{(1)} = \frac{2.52^2 (226/3)}{[18/(3-1)]} = 53.16 \approx 54 \qquad \nu_1 = 2, \nu_2 = k(n_i - 1) = 3(54 - 1) = 159$$

再查附录附表 19,得 $\psi = 2.55$,代入公式(6-3)得:

$$n_{(2)} = \frac{2.55^2 (226/3)}{[18/(3-1)]} = 54.42 \approx 55$$

此时,ν_1 不变,$\nu_2 = 3 \times (55-1) = 162$,在附录附表 19 中,$\nu_2 = 120$ 时,$\psi = 2.55$,下一档 $\nu_2 = 240$ 时,ψ 才为 2.53,自由度增加 120,ψ 值减少 0.02。所以,在 $\nu_1 = 2$,$\nu_2 = 120$,159 和 162 时,ψ 值均可取 2.55(相差微小),故不必再迭代下去了,可取每组观察例数 $n_i = 55$ 例,三组总例数为 $n = 3 \times 55 = 165$ 例。

如果用样本中最大方差估计总体方差,则自由度 $\nu_1 = k - 1 = 4 - 1 = 3$,$\nu_2 = \infty$ 时,

$$n_{(1)} = \frac{2.52^2 \times 9^2}{18/(3-1)} = 57.15 \approx 58$$

$\nu_1 = 2$,$\nu_2 = k(n_i - 1) = 3(58 - 1) = 171$ 时,

$$n_{(2)} = \frac{2.55^2 \times 9^2}{18/(3-1)} = 58.52 \approx 59$$

按照上述迭代方法,最终可取每组观察例数为 $n_i = 59$ 例,三组总例数为 $n = 3 \times 59 = 177$ 例。

(四)样本率与总体率比较

$$n = \pi_0 (1 - \pi_0) \left(\frac{z_\alpha + z_\beta}{\delta} \right)^2 \tag{6-4}$$

式中,n 为样本含量;π_0 为已知总体率;$\delta = \pi_1 - \pi_0$,π_1 为预期或新试验的总体率;z_α 和 z_β 分别为 I 类错误的概率 α 和 II 类错误的概率 β 相对应的 z 值。

例 6-4 已知某感染性疾病的传统方法的检出率为 45%,现有一种新检测方法,其检出率可达 68%,要求 $\alpha = 0.05$(单侧),$\beta = 0.10$。试问:至少需要检测多少例才能确认新方法优于传统方法?

本例 $\pi_0 = 0.45$,$\pi_1 = 0.68$,$\delta = \pi_1 - \pi_0 = 0.68 - 0.45 = 0.23$,$z_{0.05} = 1.645$,$z_{0.10} = 1.282$,将它们代入公式(6-4)得:

$$n = \left(\frac{1.645 + 1.282}{0.23} \right)^2 \times 0.45 \times (1 - 0.45) = 40.08 \approx 41(\text{例})$$

(五)两独立样本率比较

(1)样本率的分布近似正态分布。$0.30 < p < 0.70$ 时,样本率的分布近似正态分布。n 的估算公式有下述两个:

$$n = \frac{2(z_\alpha + z_\beta)^2 p_c q_c}{\delta^2} \tag{6-5}$$

$$n = \left(\frac{z_\alpha \sqrt{2 p_c q_c} + z_\beta \sqrt{p_1 q_1 + p_2 q_2}}{\delta} \right)^2 \tag{6-6}$$

式中,n_1 和 n_2 分别为两样本所需的样本含量,p_1 和 p_2 分别为两总体率的估计值,$p_c = \frac{p_1 + p_2}{2}$,$q_c = 1 - p_c$,$z_\alpha$ 和 z_β 的含义同前。

(2)样本率的分布为非正态分布。$p < 0.30$ 或 $p > 0.70$ 时,样本率的分布为非正态分布,须将样本率经过平方根反正弦转换后代入公式计算。公式如下:

$$n = \frac{1}{2} \left(\frac{z_\alpha + z_\beta}{\sin^{-1} \sqrt{p_1} - \sin^{-1} \sqrt{p_2}} \right)^2 \tag{6-7}$$

式中,n_1 和 n_2 分别为两样本所需的样本含量,p_1 和 p_2 分别为两总体率的估计值,z_α 和 z_β 的含义同前,角度单位为弧度。

例 6-5 欲了解甲、乙两地区居民中肠道寄生虫感染率是否有差异,估计甲地区感染率约为 25%,乙地区感染率约为 10%,要求 $\alpha = 0.05$,$\beta = 0.10$。试问:需要调查多少人?

本例用双侧检验,$z_{0.05/2} = 1.96$,$z_{0.10} = 1.282$,$p_1 = 0.25$,$p_2 = 0.10$,代入公式(6-7) 得:

$$n_1 = n_2 = \frac{1}{2}\left(\frac{1.96 + 1.282}{\arcsin\sqrt{0.25} - \arcsin\sqrt{0.10}}\right)^2 = 128.99 = 129$$

故甲、乙地区各需要调查 129 名,共需调查 258 名居民。

(3) 已知非暴露组(或全人群)中某病发生率及相对危险度(RR),或已知 RR 及病例组内对某危险因素的暴露率来估算队列研究或病例–对照研究时的样本含量的方法,请参阅流行病学专著。

(六) 配对 χ^2 检验

$$n = \frac{\left[z_\alpha\sqrt{2\bar{p}} + z_\beta\sqrt{2(p_1 - p)(p_2 - p)/\bar{p}}\right]^2}{(p_1 - p_2)^2} \tag{6-8}$$

式中,n 为配对的对子数;p_1 和 p_2 为两种测定方法(或两种类别)测定的总体阳性率的估计值;p 为两种测定方法的检测结果的一致阳性率;$\bar{p}$ 为两种处理的阳性率(p_1 与 p_2)分别与一致阳性率 p 的差值的平均数,即 $\bar{p} = \dfrac{p_1 + p_2 - 2p}{2}$,$z_\alpha$ 与 z_β 的意义同前。

例 6-6 拟比较甲、乙两种方法诊断某感染性疾病的效果。初步估计甲方法的阳性率 $p_1 = 70\%$,乙方法的阳性率 $p_2 = 50\%$,两种方法均为阳性的一致率 $p = 35\%$,要求 $\alpha = 0.05$(双侧),$\beta = 0.20$(单侧)。试问:需多少例被诊断者做试验?

由题意可得 $\bar{p} = (0.70 + 0.50 - 2 \times 0.35)/2 = 0.25$,$z_{0.05/2} = 1.96$,$z_{0.20} = 0.84$,将相关数据代入公式(6-8),得:

$$n = \frac{\left[1.96\sqrt{2 \times 0.25} + 0.84 \times \sqrt{2(0.70 - 0.35)(0.50 - 0.35)/0.25}\right]^2}{(0.70 - 0.50)^2} = 93.15 \approx 94$$

因此,需要 94 例被诊断者。

(七) 多个独立样本率比较

$$n = \frac{\lambda}{2(\arcsin\sqrt{P_{max}} - \arcsin\sqrt{P_{min}})^2} \tag{6-9}$$

式中,n 为 k 个样本中每个样本所需的观察例数;p_{max} 和 p_{min} 分别为最大的样本率和最小的样本率,当各个率的大小未知而仅知最大率与最小率的差值 δ 时,则取 $p_{max} = 0.5 + \dfrac{\delta}{2}$,$p_{min} = 0.5 - \dfrac{\delta}{2}$;$\lambda$ 可根据 α、β、$\nu = k - 1$,查附录附表 20 得到;角度单位为弧度。

例 6-7 某医生拟研究观察三种抗病毒药治疗新冠肺炎轻症患者的近期效果,初试甲药有效率为 45%,乙药为 25%,丙药为 30%,现以 $\alpha = 0.05$,$\beta = 0.10$ 的要求,欲得出三种药物间近期效果具有统计学意义的结论。试问:每组至少应观察多少例患者?

本例 $p_{max} = 0.45$,$p_{min} = 0.25$,$\alpha = 0.05$,$\beta = 0.10$,$\nu = 3 - 1 = 2$,查附录附表 20,得 $\lambda = 12.65$,代入公式(6-9)得:

$$n = 12.65/2(\sin^{-1}\sqrt{0.45} - \sin^{-1}\sqrt{0.25})^2 = 140.77 \approx 141(例)$$

因此,每组各需观察患者 141 例,三组共需 423 例。

(八) 直线相关分析

$$n = 4\left\{\frac{(z_{\alpha/2} + z_\beta)}{\ln[(1+r)/(1-r)]}\right\}^2 + 3 \tag{6-10}$$

式中,n 为样本含量,r 为总体相关系数 ρ 的估计值,$z_{\alpha/2}$ 和 z_β 的意义同上。

例 6-8 有文献报道,孕妇分娩前 B 超测量的胎儿腹围和分娩后新生儿体重间的直线相关系数 $r = 0.81$,要求以 $\alpha = 0.05$(双侧),$\beta = 0.10$ 的水平得出相关系数有统计学意义的结论,应该观察多少例孕妇?

$\alpha = 0.05, \beta = 0.10, z_{0.05/2} = 1.96$，单侧 $z_{0.10} = 1.282, r = 0.81$，将它们代入公式(6-10)得：

$$n = 4\left[(1.96 + 1.282)/\ln\left(\frac{1 + 0.81}{1 - 0.81}\right) \right]^2 + 3 = 11.27 = 12(\text{例})$$

因此，需要至少调查 12 例孕妇，才能得出有统计学意义的结论。

四、注意事项

(一)样本含量的估算

估算的样本含量只是一个估计值，不是一个确切数。本节列举了常用研究设计的样本含量的估算公式，其他一些设计如双因素方差分析、拉丁方和析因实验设计等样本含量的估计可参考有关书籍。研究者可根据客观条件进行探索，研究资源和条件允许可再进一步调整，直至达到所要求的目标。

(二)考虑其他因素

为减小抽样误差对样本含量的影响，有时偶然误差过大，难以控制时，可在估算的样本含量大小的基础上稍有增加。同时，考虑到受试对象的脱落，经常需要增加约20%的例数。

(三)有关阴性结果

近年来，有研究者提出，当试验结果得出 P 值大于 α(α 通常取 0.05)，结论为差别无统计学意义。例如，两组患病率比较，当 $P > 0.05$ 时，有 $\pi_1 = \pi_2$ 和 $\pi_1 \neq \pi_2$ 两种情形，只是由于样本量较小，随机误差较大，致使检验不出总体间差别，即统计学上的第 II 类错误的概率 β，这在临床药物疗效评价上尤为重要。因此，研究者已认识到对临床试验产生的"阴性"($P > 0.05$，H_0 不被否定)结论进行严格复核的必要性，更有一些国际医学杂志对假设检验出现 $P > 0.05$，即"阴性"结论时，要求附有 β 值做参考。

计算 z_β 的公式可从 n 估算公式中反推出来。例如，从两均数比较时 n 的估算公式中可推出：

$$z_\beta = \frac{\delta\sqrt{n}}{\sigma\sqrt{2}} - z_\alpha \tag{6-11}$$

从两样本率比较时 n 的估算公式中可推出：

$$z_\beta = \frac{\delta\sqrt{n}}{\sqrt{2p_c q_c}} - z_\alpha \tag{6-12}$$

类似，也可推导其他研究设计的 z_β 计算公式，具体可参考有关书籍。

例6-9 用新老两种降压药降低高血压患者血压的临床试验：两组患者例数相等，即 $n_1 = n_2 = 20$ 例，两药平均降压效果为 $\bar{x}_1 = 19.7$ kPa 和 $\bar{x}_2 = 18.7$ kPa，差值 $\delta = 1.0$ kPa(已达到临床意义)，两组方差齐性，$s_1 = s_2 = 1.8$ kPa。t 检验结果为 $t = 1.76, P > 0.05$，结论为两药疗效差异无统计学意义。试问：该检验结果的第 II 类错误的概率有多大？

将题目中已知的相应数据代入公式(6-11)得：

$$z_\beta = \frac{1.0\sqrt{20}}{1.8\sqrt{2}} - 1.96 = -0.2032 \approx -0.20$$

在标准正态分布曲线下，$z > 0$(直至 ∞，下同)时，右侧面积 $P < 0.50$；$z = 0$ 时，$P = 0.50$；$z < 0$ 时，右侧面积 $P > 0.50$，现在 $z_\beta = -0.20$，查表得(右侧面积)$\beta = 1 - 0.4207 = 0.5793$，第 II 类错误的概率太大。

例6-10 为比较新老两种防护服预防接触化学物过敏性皮炎发生的效果，抽取 60 名工人随机分为 2 组(每组 30 名)，试验结果为在新老防护服组内发生皮炎例数分别为 6 例和 11 例，经 z 检验得 $z = 1.43$，$0.15 < P < 0.20$，结论为两种防护服预防皮炎的效果无差别。试问，该结论是否可靠？若两种防护服效果确实有差别，而这次试验没有检验出这个差别的失误概率(β)有多大？

根据题意，$p_1 = \frac{6}{30} = 0.20$，$p_2 = \frac{11}{30} = 0.3667$，$\delta = p_1 - p_2 = 0.3667 - 0.20 = 0.1667$，$p_c = \frac{6 + 11}{30 + 30} = \frac{17}{60} =$

$0.2833, q_c = 1 - p_c = 0.7167$,将它们代入式(6-12)得:

$$z_\beta = \frac{\delta\sqrt{n}}{\sqrt{2p_c q_c}} - z_\alpha = \frac{0.1667\sqrt{30}}{\sqrt{2 \times 0.2833 \times 0.7167}} - 1.96 = -0.56$$

查 z 界值表得(右侧面积)$\beta = 1 - 0.2877 = 0.7123$,两种防护服的预防效果没有差别的结论并不可靠,第Ⅱ类错误的概率太大($\beta = 0.7123$),真实情况有差别,能鉴别出这个差别的把握度($1-\beta$)不到0.30。

以上两例 $\bar{x}_1 - \bar{x}_2$ 以及 $p_1 - p_2$ 的差值的方向与研究设计的愿望相符,即新药降压幅度比老药大以及穿了新防护服后皮炎发生率比穿老防护服低。$P > 0.05$ 是因为 n 太少,扩大 n 后可能会达到研究设计的目的(使 $P \leqslant 0.05$)。

(四) 样本含量的在线估算

有些在线网站只需要输入 σ、δ、α 和 β 等就可以给出样本量计算的值,简单方便。

第五节　常用的几种实验设计方法

研究过程中要突出处理因素的作用,消除非处理因素的干扰,必须遵循重复、对照和随机原则。如只采取重复原则,即各研究组均达到了一定数量的研究对象,但是这些研究对象是用什么方式从总体中抽出的,它们对总体的代表性如何? 作为对照组,研究对象是如何分配到该组中去的? 随便从总体中抽取一定数量的研究对象或随便分配等,这类问题隐藏着许多的不确定因素。此类问题均可以用随机化方法加以克服,达到各组均衡、齐同,使样本对总体有良好的代表性。不遵循随机化原则的研究结果,即使运用了统计学检验也是毫无意义的。本节讨论的几种常用实验设计方法就是随机化原则的具体体现。实验设计按处理因素多少可分为单因素实验设计和多因素实验设计。单因素实验设计考察单个因素的效应,有完全随机设计、配对设计、随机区组设计和交叉设计等;多因素实验设计同时考察多个因素的实验效应(单个因素的效应及因素间交互作用),有析因设计和正交设计等。

一、完全随机设计

完全随机设计(completely random design)是研究单因素的一种常见的实验设计方法,它是将受试对象随机分配到各组中进行实验或观察。各组样本量可以相等(平衡设计),也可以不相等(非平衡设计),样本量相等时检验功效较高。研究因素为两水平,研究对象随机分为两组,称为两组完全随机设计;研究因素为多水平,研究对象随机分为多组,称为多组完全随机设计。

完全随机设计的优点有:① 设计简单、易于实施;② 出现缺失值时,仍可进行统计分析。其缺点有:① 样本量较小时,因个体变异的客观存在,尽管受试对象完全随机分组,依旧会出现两组间不均衡的现象;② 与配对或随机区组设计相比,检验功效不高,且只能分析单因素。

(一) 受试对象分为两组

例6-11 现有同种系同性别 SD 大鼠14只,试将它们分成两组。

先将14只 SD 大鼠随机编号(见表6-1第1行),然后在随机数字表内(附录附表18)以任一行任一列作为起点,连续取14个两位数的随机数字,结果见表6-1第2行。假定从随机数字表第26行第1列开始向右连续取14个不重复的两位数随机数字(见表6-1第2行),将随机数字从小到大排序后取得序号 R(见表6-1第3行),并规定 $R = 1 \sim 7$ 者为实验组(A),$R = 8 \sim 14$ 者为对照组(B)。分组的结果见表6-1第4行。

表 6-1　14 只 SD 大鼠完全随机分组

编号	1	2	3	4	5	6	7	8	9	10	11	12	13	14
随机数字	16	90	82	66	59	83	62	64	11	12	67	19	00	71
序号(R)	4	14	12	9	6	13	7	8	2	3	10	5	1	11
分组结果	A	B	B	B	A	B	A	B	A	A	B	A	A	B

（二）受试对象分三组

例 6-12　试将 18 只 SD 大鼠随机分成三组。

先将 18 只 SD 大鼠随机（见表 6-2 第 1 行）编号，然后从随机数字表内（附录附表 18）任一行任一列作为起点，假定从第 33 行第 2 列开始，连续抄录不重复的 18 个随机二位数字，结果见表 6-2 第 2 行，将随机数字从小到大排序后取得序号 R（表 6-2 第 3 行）。事先规定：序号为 1~6 入甲组，7~12 入乙组，13~18 号入丙组。分组的结果见表 6-2 第 4 行。

表 6-2　18 只 SD 大鼠完全随机分组

编号	1	2	3	4	5	6	7	8	9	10	11	12	13	14	15	16	17	18
随机数字	80	55	11	81	3	39	60	27	51	90	76	6	29	35	57	93	38	24
序号(R)	15	11	3	16	1	9	13	5	10	17	14	2	6	7	12	18	8	4
分组结果	丙	乙	甲	丙	甲	乙	丙	甲	乙	丙	丙	甲	甲	乙	乙	丙	乙	甲

二、配对设计

配对设计（paired design）是将条件或性质（即非处理因素）十分相似的受试对象配成对子，再将每对中的两个受试对象随机分配到不同组。所谓对子也可以是同一受试对象处理前后或同一标本分成两份。配对设计可控制非处理因素（混杂因素）对试验结果的影响，同时使比较组间的均衡性增大，提高实验效率。动物实验常将窝别、种属、品系、性别和体重等作为配对条件，临床试验常将病情轻重、性别、年龄和职业等作为配对条件，具体选择哪种配对条件主要取决于研究目的和实际条件。

配对设计和完全随机设计相比，其主要优点是检验功效较高，所需样本量较小。其缺点是，配对中有一个受试对象数据缺失，该对将被舍弃；另外，配对失败或配对条件欠佳时，会降低效率。

例 6-13　现有 16 名受试对象已按一定条件配成 8 对，试将每一对随机分配到甲、乙两种处理组中。

将每一对中的受试者分别编为 1 号和 2 号，例如，第 1 对中的 1 号和 2 号分别为 1.1 和 1.2，第 2 对分别编为 2.1 和 2.2，以此类推。在随机数字表中任一行依次抄录"0~7"8 个不重复的随机数字，事先规定偶数时对子中的 1 号对象入甲组，另一对象入乙组；如是奇数，则对子中的 1 号对象入乙组，另一对象入甲组（反之亦可）。现任意指定随机数字表第 34 行第 6 列，抄录 8 个不重复的随机数字，结果如表 6-3 所示。

表 6-3　8 对受试对象随机分组

受试者	1.1	1.2	2.1	2.2	3.1	3.2	4.1	4.2	5.1	5.2	6.1	6.2	7.1	7.2	8.1	8.2
随机数字		7		3		0		5		1		4		2		6
分组结果	乙	甲	乙	甲	甲	乙	乙	甲	乙	甲	甲	乙	甲	乙	甲	乙

三、随机区组（配伍组）

随机区组设计（randomized block design）是将条件或性质（即非处理因素，又称区组因素）相似的受试对象配成一个区组，然后区组内每个受试对象再随机分到各个比较组即处理组，分别接受不同的处理。

配伍组设计与完全随机设计相比，其主要优点是检验功效较高，所需样本量较小；另外，在分析出处理因素的作用后,也可分析区组因素的影响。其缺点是,若同一区组内有受试对象的数据缺失,该区组的其他数据也无法利用。

例 6-14 现有 12 名慢性肾病患者,按性别、年龄和病情等特征分为三个区组(每组 4 名),区组内 4 名受试对象分别给予 A、B、C、D 四种治疗处理,请进行随机分组。

对每个区组的对象进行编号,区组 I 内编号为 1~4 号,区组 II 内编号为 5~8 号,区组 III 内编号为 9~12 号。从随机数字表中任一行任一列开始,如从随机数字表中的第 20 行第 5 列开始,依次读取不重复的两位数作为一个随机数录于每个区组对象的编号下(见表 6-4 第 3 行),在各区组内根据随机数的大小进行排序(R),各区组内序号为 1 的入 A 组,序号为 2 的入 B 组,序号为 3 的入 C 组,序号为 4 的入 D 组(见表 6-4 第 4 行)。随机区组分组的编号如下:A 组为 4、8、10 号,B 组为 3、6、12 号,C 组为 2、7、9 号,D 组为 1、5、11 号。

表 6-4 12 名慢性肾病患者配伍组设计

区组编号	I				II				III			
受试者编号	1	2	3	4	5	6	7	8	9	10	11	12
随机数字	93	32	43	50	27	89	87	19	20	15	37	0
序号(R)	4	1	2	3	2	4	3	1	3	2	4	1
分组结果	D	A	B	C	B	D	C	A	C	B	D	A

四、交叉设计

交叉设计(cross-over design)是指证受试对象按事先设计好的实验次序,在各个不同时期分别接受不同的处理,然后比较处理因素间效应差异的一种设计。它是一种特殊的自身对照设计,将自身比较和组间比较结合,在一定程度上控制个体差异和时间对研究(处理)因素的影响,效率较高。假设比较两种处理因素 A 和 B,将受试对象随机分为两组。一组受试对象在前期接受 A 处理,后期接受 B 处理,试验顺序为 A 到 B;另一组受试对象在前期接受 B 处理,后期接受 A 处理,试验顺序为 B 到 A,即两因素二阶段交叉设计模式(表 6-5)。

表 6-5 2×2 交叉设计模式

受试对象	前期		洗脱阶段		后期
第 1 组					
1	A 处理	->	无处理	->	B 处理
2	…		…		…
⋮	⋮		⋮		⋮
n_1	A 处理	->	无处理	->	B 处理
第 2 组					
1	B 处理	->	无处理	->	A 处理
2	…		…		…
⋮	⋮		⋮		⋮
n_2	B 处理	->	无处理	->	A 处理

在上述模式中,每个受试对象均接受 A、B 两种处理,平衡了个体间的差异;同时,A 和 B 两种处理因素在两个时间段都进行试验,平衡了时间顺序对实验效应的影响。

交叉设计的优点是:① 样本量较小;② 控制时间因素和个体差异对处理因素的影响,检验功效较高;

③ 每个受试对象既是试验,又是对照,考虑了每个受试对象的利益。其缺点是:① 处理时间过长,会延长实验周期,易致受试对象中断试验;② 如果受试对象在前期试验中发生状态改变(如死亡、痊愈),会直接影响后期试验;③ 如果受试对象退出,会造成该项后期数据缺失。

交叉设计的注意事项如下:① 前一种处理不能有剩余效应,两次处理之间应有一个洗脱期;② 试验中应采用盲法观察;③ 不适用于具有自愈倾向或病程较短的疾病;④ 适用于目前无特殊治疗而病情缓慢的慢性病,如支气管哮喘等。

五、拉丁方设计

随机区组设计用于可能影响处理因素效应的一个非处理因素变量的平衡,拉丁方设计可以看成是区组设计的扩展,即扩展到可以平衡两个非处理因素变量,以防止这些变量成为混淆因子,破坏研究的内部效度。

拉丁方(latin square)是一个含 P 行 P 列,把 P 个实验处理分配给 $P \times P$ 方格的管理方案。在实验设计中,首先根据处理因素(研究变量)的水平数确定两个非处理因素(额外变量)的水平数,然后利用两个额外变量的各个水平结合在一起构造一个拉丁方格,最后再将研究变量的不同处理平衡地安排在这个方格中,就构成了一个研究方案,其结果要保证自变量的每一个水平在拉丁方格的每一行和每一列都出现且只出现一次。很明显,研究变量的水平数或水平结合数、额外变量的水平数必须相等。拉丁方设计常被用于平衡实验安排的时空顺序,也可被用于平衡机体变量的影响。以下是拉丁方排列方阵举例。

4×4	5×5	6×6
A B C D	A B C D E	A B C D E F
B C D A	B A D E C	B A F E D C
C D A B	C D E B A	C D A B F E
D A B C	D E A C B	D F E A C B
	E C B A D	E C B F A D
		F E D C B A

有了以上所示的标准拉丁方实验设计方案之后,还可以进行随机化处理,即可以对其中的实验安排做随机的两行互换或两列互换,得到各种不同的拉丁方实验方案。

注意:应用拉丁方实验设计的前提是非处理因素与处理因素之间不能存在交互效应,两个非处理因素之间也不能存在交互效应。

拉丁方实验设计的优点是:① 在多数情况下,这种设计比完全随机和随机区组设计更加有效,它可以使研究者平衡并分离出两个非处理因素的影响,因而减小实验误差。② 通过对方格单元内误差与残差的 F 检验,可以检验非处理因素与处理因素是否有交互作用,以检验采用拉丁方设计是否合适。

拉丁方设计的缺点是:① 关于处理因素与非处理因素不存在交互作用的假设在很多情况下都难以保证,尤其当实验中含有多个研究因素的时候。因此,拉丁方实验设计在多因素研究中不常用。② 拉丁方实验设计要求每个非处理因素的水平数与实验处理数必须相等,这也在一定程度上限制了其使用。

六、析因设计

当研究因素间存在交互作用(interaction effect)时,可采用析因设计(factorial design)。交互作用是指两个或多个因素间的效应互不独立的情况,即当某一因素在各水平间变化时,另一(多)个因素在各水平的效应也相应地发生变化。两因素间的交互作用为一级交互作用,三因素的交互作用为二级交互作用,以此类推。析因设计是将两个或多个因素的各水平进行组合,对所有可能的组合都进行实验,从而探讨各因素不同水平间的差异,同时可以检验各因素间的交互作用。

在析因设计中,最常用的是 2×2(或 2^2)析因设计(即有 2 个研究因素,每个因素有 2 个水平)。表 6-6 为 2×2 析因设计,其中,因素 A 有 A_1、A_2 两个水平,因素 B 有 B_1、B_2 两个水平。

表 6-6 2×2 析因设计

因素 A	因素 B	
	B_1	B_2
A_1	$A_1 B_1$	$A_1 B_2$
A_2	$A_2 B_1$	$A_2 B_2$

析因设计的优点是:① 可探讨各因素不同水平的效应,同时可获得各因素间的交互效应;② 可通过比较各种实验组合,寻求最佳组合。

析因设计的缺点是:当因素个数多于 3 个时,组合数多。例如,当有 4 个因素时,每个因素有 3 个水平时,则处理组数是 81 种(3^4)。这样,实验工作量很大,统计分析复杂,众多交互作用效应的解释困难。

析因设计在均衡性方面的要求与完全随机设计一致,各处理组样本量应尽可能相同。设计中要考虑研究因素间的所有组合,全面试验,但当考虑因素较多时,处理组数会很大,工作量过大。若确实需要考虑多个因素,此时最佳的设计选择是正交设计,而不是析因设计。析因设计中处理组的随机化与完全随机设计相同。

七、正交设计

正交试验设计(orthogonal experimental design)也称正交设计,是研究多因素多水平的又一种设计方法,它根据正交性从全面试验中挑选出部分有代表性的点(组合)进行试验,这些有代表性的点具备了"均匀分散,齐整可比"的特点。正交设计是一种高效率、快速、经济的实验设计方法。

正交设计使用一套规范化的正交表和交互作用表来安排试验因素和水平。正交表的表达方式为 $L_{\text{试验数}}(\text{水平数}^{\text{因素数}})$,例如 $L_8(2^7)$,其中 L 为正交表,8 为试验次数,7 为最多能安排的因素个数,2 为每个因素的水平数(表 6-7)。

表 6-7 $L_8(2^7)$ 正交表

试验号	试验因素						
	1	2	3	4	5	6	7
1	1	1	1	1	1	1	1
2	1	1	1	2	2	2	2
3	1	2	2	1	1	2	2
4	1	2	2	2	2	1	1
5	2	1	2	1	2	1	2
6	2	1	2	2	1	2	1
7	2	2	1	1	2	2	1
8	2	2	1	2	1	1	2

从表 6-7 可以看出正交表的特点为:① 右侧每列都有 4 个"1"和 4 个"2",表示水平 1 和 2 在各列出现的次数完全相同,表现了它的正交性;② 任意两列,其横向的 4 种组合(1,1)、(1,2)、(2,1)、(2,2)各出现两次,说明对于任意两列,水平 1 与水平 2 的配置是均衡的。因此,在对比某列因素的不同水平间的效果差异时,由于其他列中各因素的各水平出现的次数都是相同的,也即排除了其他因素的干扰,使对比组间具有齐同可比性。

当因素间水平不同时,可以用混合型正交表。例如 $L_{16}(4^2 \times 2^9)$,它表示试验组数为 16,最多可以安排 11 个因素,其中 2 个因素 4 水平,9 个因素 2 水平。

常用的正交表种类如表 6-8 所示。

表 6-8　常用的正交表种类

水平	名　称
2	$L_4(2^3)$　$L_8(2^7)$　$L_{12}(2^{11})$　$L_{16}(2^{15})$　$L_{20}(2^{19})$　$L_{32}(2^{31})$　$L_{64}(2^{63})$
3	$L_9(3^4)$　$L_{18}(3^7)$　$L_{27}(3^{13})$　$L_{30}(3^{13})$　$L_{31}(3^{40})$
4	$L_{16}(4^5)$　$L_{32}(4^9)$　$L_{64}(4^{21})$
复合	$L_8(4 \times 2^4)$　$L_{12}(3 \times 2^3)$　$L_{12}(6 \times 2^2)$　$L_{16}(4 \times 2^{12})$　$L_{16}(4^2 \times 2^9)$　$L_{16}(4^3 \times 2^6)$

选择合适正交表的方法如下：① 确定试验因素。如果因素多，选出几种主要因素。② 确定每个因素水平。各因素水平可以相等，也可以不等，原则上主要因素的水平可以多些，次要因素的水平可以少些。③ 根据试验条件和专业知识决定试验次数。一般认为，试验次数愈多，其代表性愈好。④ 将正交表的每个试验号重复几次，以减少试验误差，提高精密度。

正交设计的优点是它对多因素各水平间所有或者部分组合进行试验，因此比析因设计更灵活。但是必须注意以下几点：① 正交设计之所以能明显地减少实验次数，是以牺牲分析因素间部分或大部分交互作用为代价的。只有部分或少部分因素间存在交互作用时，才可以考虑用正交设计。② 采用正交设计时，须注意将主效应安排在主效应列，一般不安排在交互作用列。只有从专业上判断因素间无交互作用时，才可以将主效应安排在交互作用列。

八、重复测量设计

重复测量设计（repeated measurement design）是指在给予一种或多种处理后，同一受试对象的同一观察指标在不同时间点上进行多次测量获得的指标观察值。该设计所需例数较少，在医学研究中广泛应用，通常包括以下几种形式：① 在试验条件相同的情况下，在同一总体中抽取多个试验单位或观察对象进行多次测量，其目的在于降低个体差异；② 将一个试验单位分成多份，在试验条件相同的情况下观察多次，目的是减少因操作所带来的误差；③ 在试验条件变动时，对同一个试验单位重复测量多次，其目的是比较试验条件不同时的差异。

由于这些在不同时间（或场合）中的观测资料都取自于同一受试对象，彼此间缺乏独立性，称为受试者内因素（within-subject factor），其不能在时间或空间上随机分配。在受试对象中，部分受试对象仅接受处理因素（如药物等）的某个水平，或仅具有某个特征（如性别等），此因素（或特征）称为受试者间因素（between-subject factor）。受试者间因素通常为感兴趣的研究因素。因此，对于重复测量资料而言，其分析重点在于如何分析观测指标在时间过程中的变化，以及这些变化与研究因素之间的相关性。

第六节　临床试验设计

一、概念

临床试验是以人体（病人或正常人）作为研究对象的医学实验研究，经过严密的研究设计将某种新药（或新疗法）在少数人中试用，以证实或揭示其对人体的疗效优劣、不良反应及药物在人体内的吸收、分布、代谢和排泄的一系列动力过程。其目的是确定试验药物的疗效与安全性，从而改进、提高疾病的治疗和预防效果。临床试验是以人体为研究对象的干预性研究，干预因素多是指药物，也包括其他处理，如手术、新的治疗设备、护理手段、宣传教育等。虽然许多药物或手术的疗效可以通过动物实验进行，但人与动物毕竟不同，因此临床试验不可替代。当然，一项临床试验首先是在取得了动物实验初步结论的基础上进行的。

（一）临床试验的特点

与动物实验相比,临床试验通常具有以下特点。

（1）临床试验必须考虑作为受试对象的人的安全及伦理道德问题,做到公正、透明(使受试者及其亲属或监护人知情)、尊重人格,遵守国内外有关科学机构、行政组织对临床试验所颁布的一系列文件、宣言和法规,力求使受试者最大限度受益和最小限度受损。

（2）临床试验无法做到像动物实验那样严格控制条件均衡,试验组与对照组较难达到动物实验中所要求的均衡、齐同,即使同一组内也不一定能达到很好的一致性,医生无法完全地支配或指挥病人的一切活动和行为,如病人对医嘱执行的依从性会出现差别等。

（3）人除了与动物一样具有生物和生理特征外,还受心理活动、社会因素、主观偏见及精神状态等因素的影响,试验结果可能出现偏性。

另外,临床试验不同于临床治疗,临床治疗是根据每一位患者的具体情况对症施治,没有统一的方案,目的只是将患者治愈,不必考虑样本例数的多少。而临床试验的目的是探索某种新药或新疗法是否安全、有效,必须有一个共同遵循的试验方案,对所有参与试验的受试对象均按同一方案进行处理和观察,不能因人而异。如果一次试验达不到需要观察的样本例数,需要长期积累,尤其是药物的不良反应,如其发生率都较低,需足够大的样本量才能观察到。

（二）新药临床试验的有关文件

为确定新药的安全性和有效性,针对临床试验的分期、方案设计、对象选择和研究随机化分组等问题,很多国家均制定了药物临床试验管理规范(good clinical practice, GCP)。我国于 1998 年正式成立了国家药品监督管理局(SDA),2003 年在国家药品监督管理局的基础上成立了国家食品药品监督管理局(SFDA)。为加强药品监督管理,我国先后颁布了《中华人民共和国药品管理法》《中华人民共和国药品管理法实施条例》《新药审批办法》《药品临床研究的若干规定》《药物临床试验质量管理规范》《药品注册管理办法》《药物临床试验的生物统计学指导原则》等。

（三）新药临床试验的分期

新药临床试验一般分为以下四期。

Ⅰ期临床试验,为新药临床研究的起始阶段。主要观察人体对于新药的耐受程度和药物代谢动力学,进行临床药理学及人体安全性的初步评价,为制定给药方案提供依据。常在志愿者身上进行,人数一般为 20～30 人。

Ⅱ期临床试验,为新药治疗作用的初步评价阶段。对新药的有效性和安全性做出初步评价,以及推荐Ⅲ期临床试验的给药剂量。试验人数一般不少于 100 人。

Ⅲ期临床试验,为新药治疗作用的确证评价阶段。进一步验证药物的有效性、安全性,为药物注册申请提供依据和材料。试验人数一般不少于 300 人。

Ⅳ期临床试验,为药品上市后应用研究阶段。在广泛使用的条件下,考察药品的远期疗效和罕见不良反应。试验人数一般不少于 2000 人。

二、临床试验设计的其他重要问题

临床试验设计除要遵循随机、对照和重复三个原则外,还要考虑到以人作为受试对象时所涉及的伦理道德、主观因素和地区分布特征等。

（一）伦理道德

在临床试验中,最为重要和必须保证的是不能给参加的受试对象带来不必要的痛苦、不舒服或失去自由。当然,在进行临床试验时,总会在某种程度上给病人带来一些不便,因此需要在追求医学研究目的和保障病人得到最好的医疗之间找到一个最佳平衡点,也就是必须考虑医学伦理道德的问题。临床试验必须符合《赫尔辛基宣言》和国际医学科学组织委员会颁布的《人体生物医学研究国际道德指南》的道德原则,即公正、尊重人格、力求使受试者最大限度受益和尽可能避免损害。参加临床试验的各方都必须充分了解和遵循这些原则,并遵守有关药品管理的法律法规。因此,临床试验必须得到有关药品监督管理部门或所在医疗机构伦理委员会的批准(伦理审查申请报告见 http://www.chictr.org.cn/),同时须得到受试对象或其亲属、监护人的知情同意(informed consent),知情同意书格式可参看中国临床试验注册中心网(http://www.chictr.org.cn/)。

（二）盲法

临床试验中产生偏倚是一个重要且普遍的问题,这是由有意识和无意识等诸多原因导致的,从受试对象分组、处理因素实施、实验效应观察,到最终的结果分析评估等各阶段都会发生偏倚,解决办法主要靠随机化措施。但是,当观察指标是受试者的主观感觉(如患者的症状改善与否)或研究者的主观判断(如医生先入为主的印象)时,随机化措施也无能为力。盲法(blinding)是纠正偏倚的一种重要措施,主要是为了避免研究者和(或)受试者的主观因素对试验结果评价的干扰。临床试验中有双盲(double-blind)、单盲(single-blind)和非盲(开放试验)等方式。

1. 双盲

双盲是指研究者和受试者在整个试验过程中都不知道受试者接受的是何种处理。当观察指标是一个受主观因素影响较大的变量,例如,《中国脑卒中临床神经功能缺损程度评分量表》中的条目得分是由调查者主观判定后给出的,这时必须使用双盲试验。对于客观的观察指标(如生化指标、血压测量值等),为了客观而准确地评价疗效,也应该使用双盲临床试验设计。在双盲临床试验中,盲态应自始至终地贯穿于整个试验过程,从产生随机数分组、编制试验盲底、试验处理的随机分配、病人入组后的治疗、研究者记录试验结果并做出疗效评价、试验过程的监察、数据管理直至统计分析等都必须保持盲态。

2. 单盲

单盲是指受试者不知道自己接受的是何种处理(具体用的是哪种药或治疗方法),而研究者是知道的。多数临床试验因风险较大,无法进行双盲试验,可采取单盲试验。

3. 非盲

非盲即不设盲的试验,研究者和受试者都知道具体治疗方案,如手术组与非手术组的比较。在非盲试验中,由于研究者或受试者对试验的信赖,或受试者对研究者的信任,在填写记录时某些受主观因素影响较大的指标值就可能出现先入为主的情况。例如,当研究者知道受试者所接受的是试验药物时,可能对受试者的治疗情况倍加关心,如增加检查的次数,甚至护理人员也会格外关心该受试者,这种行为可能会影响受试者的态度,从而不知不觉地影响观察指标的真实性。而当受试者知道自己所用的是对照药或安慰剂后,也会产生心理作用,妨碍或干扰与研究者在临床研究上的配合,造成偏倚。因此,即使在开放试验中,研究观察者和参与试验效应评价的研究人员最好能分开,分别由专人负责。当然,如能使参与评价的人员在分析评判过程中始终处于盲态,可以将偏倚控制到最低限度。

4. 安慰剂

在临床药物试验中,为了达到盲法,常使用安慰剂(placebo)。安慰剂是一种虚拟药物,其剂型、大小、重量、气味和口味等特征与研究药物基本一致,但不含研究药物的成分。它是临床试验中众多对照方法中的一种,类似空白对照,但是空白对照不给受试者任何处理,本质上属于"非盲",往往会影响试验结果的正确评价。用安慰剂(属盲法)对照能克服受试者、研究者和参与评价疗效及安全性的工作人员因心理因素造成的偏倚,最大限度地减少受试者和研究者的主观期望效应,避免对照组病人产生与受试组病人不同的心理作用和精神异常。同时,可通过直接比较试验药物组和安慰剂组来消除疾病自然进程(自愈趋势等)的影响,从而证实试验药物究竟有无疗效(包括副作用)。

盲法是使用安慰剂的基础,但是与空白对照一样,安慰剂对照也须注意伦理道德,绝不能延误患者的治疗。另外,盲法不同于临床试验中的"透明度",后者主要是让受试者明白这次临床试验的目的、意义以及可能会出现的结果。

（三）多中心临床试验

在临床试验中,为了使试验达到一定规模、研究病例分布广、样本代表性好,或者在短时间内获得足够的样本量,可以采用多中心临床试验,即由一个牵头单位的主要研究者总负责,多个单位的研究者合作,按同一试验方案同时进行临床试验。其缺点是:① 各单位的资料质量可能不一致,尤其是主要指标可能受主观因素影响时,须进行一致性检验;② 因涉及的人员多,事先须统一培训,牵头单位需要有较高的科研业务管理水平,每个参加单位须由一名研究者负责。

（四）临床试验的统计分析集

统计分析集是指在结果的统计分析时,哪些受试者(受试对象)应当包括在内,哪些受试者不应当包括在内。意向性分析(intention-to-treat,ITT)原则是指主要分析应包括所有经随机化分组的全部受试者。全分析集(full analysis set,FAS)是对意向性分析的最好接近,是以最小和合理的方式剔除受试者后的数据集。符合方案集(per protocol set,PPS)是指全分析集中更加符合试验方案的受试者子集,一般包括完成最小剂量的药物治疗、依从性好、完成主要疗效指标观察的受试者。安全性评价集(safety set,SS)是用于安全性评价的数据集,应包括所有随机化后至少接受一次治疗的受试者。通常在进行疗效分析时,与符合方案集比较,全分析集的结论相对保守。若两者结论一致,全分析集结果的可信性程度更高。

（五）临床试验的登记注册

中国临床试验注册要求:所有在人体中和采用取自人体的标本进行的研究,包括各种干预措施的疗效和安全性的有对照或无对照试验(如随机对照试验、病例-对照研究、队列研究及非对照研究)、预后研究、病因学研究和包括各种诊断技术、试剂、设备在内的诊断性试验,均须在中国临床试验注册中心(http://www.chictr.org.cn/)注册并公告。临床试验必须遵循国际标准,即 CONSORT statement(http://www.consort-statement.org/)。

三、诊断试验的评价指标

临床试验中受试对象(即病例)的确定和疗效评价必须依赖明确、可靠的诊断,受试者中不能有可疑病例,更不允许混入误诊病例,这就需要最佳的诊断标准,这里的"最佳"是指某个诊断指标或某几个联合诊断指标既灵敏又特异,诊断的正确与否直接影响临床试验结果。因此,对诊断指标进行一个科学的评价(即诊断试验)是临床医师选择和采用该指标的依据。

（一）诊断试验的研究设计

1. 金标准(gold standard)

临床试验的金标准是指当前医学界所公认的诊断某病最为正确、可靠的方法,如病原学检测、病理切片、外科手术、特殊影像学诊断或长期临床随访以后获得的肯定结果等。金标准选择不当会造成研究对象分类错误,从而影响诊断试验的正确评价。

2. 研究对象

病例组为经过金标准确诊为患某病的病人,最好包括典型与不典型病例,早、中、晚各期病例,轻、中、重各型病例,以及有无并发症的各种病例,这样,诊断试验可更具实用意义。对照组是经过金标准证实无该病的其他疾病的病人。

3. 操作人员盲法

操作人员盲法是指要求操作人员在不知道研究对象是有病还是无病的情况下,根据诊断指标来判断试验结果(阳性或阴性)的方法,最后将试验结果整理成四格表形式(表 6-9)。

表 6-9 某诊断试验结果

诊断试验结果	金标准		合计
	有病(D_+)	无病(D_-)	
阳性(T_+)	a(TP)	b(FP)	$a+b$(TP+FP)
阴性(T_-)	c(FN)	d(TN)	$c+d$(FN+TN)
合　计	$a+c$(TP+FN)	$b+d$(FP+TN)	n

注:TP 为真阳性(true positive),FP 为假阳性(false positive),FN 为假阴性(false negative),TN 为真阴性(true negative)。

(二) 诊断试验的评价指标

表 6-9 是一种四格表形式,有 a、b、c、d 四个基础数字,据此可以计算以下评价指标。

1. 灵敏度(sensitivity)

灵敏度是指实际有病且被试验判为阳性(即有病)的概率,其公式为:

$$S_e = P\left(\frac{T_+}{D_+}\right) = \frac{a}{a+c} \tag{6-13}$$

灵敏度的标准误为:

$$SE_{(se)} = \sqrt{\frac{ac}{(a+c)^3}} \tag{6-14}$$

2. 特异度(specificity)

特异度是指实际无病且被试验判为阴性(即无病)的概率,其公式为:

$$S_p = P\left(\frac{T_-}{D_-}\right) = \frac{d}{b+d} \tag{6-15}$$

特异度的标准误为:

$$SE_{(se)} = \sqrt{\frac{bd}{(b+d)^3}} \tag{6-16}$$

3. 误诊率

误诊率是指实际无病但被试验判为阳性(即有病)的概率(α),其公式为:

$$误诊率(\alpha) = P\left(\frac{T_+}{D_-}\right) = \frac{b}{b+d} \tag{6-17}$$

4. 漏诊率

漏诊率是指实际有病但被试验判为阴性(即无病)的概率(β),其公式为:

$$漏诊率(\beta) = P\left(\frac{T_-}{D_+}\right) = \frac{c}{a+c} \tag{6-18}$$

灵敏度 + 漏诊率 = $\frac{a}{a+c} + \frac{c}{a+c} = 1$,或灵敏度 = $1 - \beta$;特异度 + 误诊率 = $\frac{d}{b+d} + \frac{b}{b+d} = 1$,或特异度 = $1 - \alpha$。

因此,灵敏度增加,漏诊率就减少;特异度增加,误诊率就减少。反之亦然。已知 α 与 β 呈反比关系,那么灵敏度高的试验其特异度就低,反之亦然,二者很难兼顾,只有权衡。

5. 阳性预测值(positive predict value, PV_+)

阳性预测值是指试验诊断为阳性,实际确是病人的概率,其公式为:

$$PV_+ = \frac{TP}{TP+FP} = \frac{a}{a+b} \tag{6-19}$$

$$与之互补的假阳性率 = \frac{FP}{TP+FP} = \frac{b}{a+b} \tag{6-20}$$

6. 阴性预测值(negative predict value,PV_-)

阴性预测值是指试验诊断为阴性,实际确是无病者的概率,其公式为:

$$PV_- = \frac{TN}{FN + TN} = \frac{d}{c + d} \tag{6-21}$$

$$与之互补的假阴性率 = \frac{FN}{FN + TN} = \frac{c}{c + d} \tag{6-22}$$

阳性预测值(PV_+)、阴性预测值(PV_-)与灵敏度(S_e)、特异度(S_p)和患病率 $P\left(\dfrac{a+c}{n}\right)$ 之间,有如下关系:

$$PV_+ = \frac{P \times S_e}{P \times S_e + (1 - S_p) \times (1 - P)} \tag{6-23}$$

$$PV_- = \frac{S_p \times (1 - P)}{S_p(1 - P) + P(1 - S_e)} \tag{6-24}$$

7. 正确率(或符合率)

正确率是反映正确诊断有病与无病的能力,表示试验结果与实际情况符合的程度,其公式为:

$$正确率 = \frac{a + d}{n} \tag{6-25}$$

如两次结果完全一致,符合率 = 100%,最可信;如果两次结果完全不同,符合率 = 0。由于诸多偶然因素的影响,符合率常介于 100% 与 0 之间,因此可以通过 Kappa 值这个指标来衡量可信度。有关 Kappa 值的计算详见其他章节。

8. 尤登指数(Youden index,YI)

尤登指数是反映诊断试验真实性的综合指标,其公式为:

$$YI = S_e + S_p - 1 \tag{6-26}$$

YI 的取值在 $-1 \sim 1$ 之间,当 $YI \leqslant 0$ 时,说明该诊断试验无任何应用价值。

YI 的标准误为:

$$SE(YI) = \sqrt{\frac{ac}{(a + c)^3} + \frac{bd}{(b + d)^3}} \tag{6-27}$$

两个尤登指数比较的统计学检验,可用近似正态分布假设下的 z 检验:

$$H_0 : YI_1 = YI_2 ; H_1 : YI_1 \neq YI_2$$

$$z = \frac{YI_1 - YI_2}{\sqrt{SE^2(YI_1) + SE^2(YI_2)}} \tag{6-28}$$

9. 阳性似然比(positive likelihood ratio,LR_+)

阳性似然比为灵敏度与误诊率之比,其公式为:

$$LR_+ = \frac{a/(a + c)}{b/(b + d)} = \frac{S_e}{1 - S_p} \tag{6-29}$$

10. 阴性似然比(negative likelihood ratio,LR_-)

阴性似然比为漏诊率与特异度之比,其公式为:

$$LR_- = \frac{c/(a + c)}{d/(b + d)} = \frac{1 - S_e}{S_p} \tag{6-30}$$

LR_+ 与 LR_- 是评价诊断试验真实性的重要指标,它们反映了灵敏度和特异度两个方面的特性,受患病率(P)的影响小,较两个预测值(PV_+ 和 PV_-)稳定。

11. ROC 曲线

ROC 曲线即受试者工作特征曲线(receiver operating characteristic curve)。自 20 世纪 80 年代起,ROC

曲线广泛应用于医学诊断试验的评价。《美国生物统计百科全书》中关于 ROC 曲线的定义是:对于存在或可能存在混淆的两种条件或自然状态,需要受试者、专业诊断学工作者以及预测工作者做出精确判断或者准确决策的一种定量方法。

在诊断试验的评价研究中,ROC 曲线是以每一个检测结果作为可能的诊断界值,计算得到相应的真阳性率(即灵敏度)和假阳性率(即 1 - 特异度),以假阳性率为横坐标、以真阳性率为纵坐标绘制而成的曲线,曲线下面积的大小表明了诊断试验准确度的大小。ROC 曲线下面积指标因其不受患病率和诊断界值的影响,以及可对两个诊断试验的准确度进行综合比较,因而成为目前公认的标准评价指标,而且还被用来作为选择最佳诊断界值的方法。

(1) ROC 曲线下面积。

ROC 曲线下面积的取值范围为 0.5 ~ 1。完全无诊断价值的 ROC 曲线(称为 reference line)下面积为 0.5,理想的 ROC 曲线下面积为 1。一般认为,对于一个诊断试验,ROC 曲线下面积在 0.5 ~ 0.7 之间时诊断价值较低,在 0.7 ~ 0.9 之间时诊断价值中等,在 0.9 以上时诊断价值较高。

ROC 曲线作为诊断试验准确度的评价指标可理解为:所有可能特异度值的平均灵敏度,所有可能灵敏度值的平均特异度,随机选择的病例试验结果比随机选择的对照试验结果更有可能怀疑有病的概率。

(2) ROC 曲线下面积的估计。

ROC 曲线下面积的估计方法有参数法和非参数法,适用于诊断指标为连续性资料或等级资料的诊断试验准确度的评价。① 非参数法。根据实验结果直接计算绘制 ROC 曲线所需的工作点,由此绘制的 ROC 曲线称为经验 ROC 曲线,其曲线下面积可由梯形规则计算得到。Bamber 于 1975 年发现,经验 ROC 曲线下面积等价于患者组和非患者组实验结果秩和检验的 Wilcoxon Mann-Whitney 检验统计量,因而可由其统计量估计曲线下面积。若诊断试验检测结果相同值较多(如结果为有序资料的影像学检查)及样本量较小时,其结果常小于真实的面积值。然而,非参数法因其没有限制条件,适用于任何诊断试验 ROC 曲线下面积的估计,ROC 曲线下面积的计算可通过 SPSS、SAS 等统计软件实现。② 参数法。假设患者和非患者的实验结果均符合正态分布,根据试验结果拟合双正态模型,由模型拟合的 ROC 曲线称为拟合 ROC 曲线或光滑 ROC 曲线,该曲线可用两个参数表示,由两个参数可得到绘制光滑 ROC 曲线所需的工作点及曲线下面积的估计值。双正态模型的两个参数可由最大似然估计法得到。其应用条件为:患者与非患者的试验结果服从双正态分布,但这是 ROC 曲线的函数形式,而不是试验结果的基本分布,因为变量变换几乎可使任何试验结果转换为双正态分布,而且在样本量较大时,参数法与非参数法估计的 ROC 曲线下面积常常近似相等。ROC 曲线下面积的公式为:

$$A = \Phi\left(\frac{a}{\sqrt{1 + b^2}}\right) \tag{6-31}$$

式中,A 为 ROC 曲线下的面积,a、b 分别为双正态模型的两个参数,Φ 表示标准正态分布函数。参数法估计 ROC 曲线下面积可通过软件实现。其缺点是:当样本量较小时,或试验检测值及其变量变换值均远离参数法的应用条件时,结果可能会严重偏离真实值,此时应增大样本量或改用非参数法估计曲线下面积。

(三) 多指标联合的诊断试验

为了提高诊断方法的效率,可采用联合试验。常用的联合试验有平行试验和系列试验。

1. 平行试验

为了提高诊断方法的灵敏度,可同时用多个指标对其进行诊断,只要有一个指标的结果为阳性就判为患者。该方法可提高灵敏度,但是特异度会下降,误判率会增加。

2. 系列试验

为了提高诊断试验的特异度,可同时用多个指标对其进行诊断,只有所有指标的结果为阳性才能判为患者。该方法可提高特异度,但是灵敏度会下降,漏诊率会增加。

(四) 举例

例 6-15 为评价 CT 检查在胰腺癌诊断中的价值,某医院将经病理学检查(金标准)确诊的 55 例胰腺癌患者和 58 例非胰腺癌患者(胆管系统肿瘤及慢性胰腺炎等)列为研究对象,113 例研究对象均经过 CT 检查,结果如表 6-10 所示。请计算 CT 诊断胰腺癌的评价指标。

表 6-10 某医院 CT 诊断胰腺癌结果

CT 试验	病理学检查(金标准)		合计
	胰腺癌	非胰腺癌	
阳性	44	35	79
阴性	11	23	34
合计	55	58	113

根据上表数据可以算得以下一系列评价指标。

该医院疑似患者中胰腺癌患病率 $P = \dfrac{55}{113} = 48.67\%$。

CT 诊断胰腺癌的指标:灵敏度 $S_e = \dfrac{44}{55} = 80\%$,特异度 $S_P = \dfrac{23}{58} = 39.66\%$,阳性预测值 $PV_+ = \dfrac{44}{79} = 55.70\%$,阴性预测值 $PV_- = \dfrac{23}{34} = 67.65\%$。

用公式(6-23)计算阳性预测值为:

$$PV_+ = \frac{P \times S_e}{P \times S_e + (1 - S_p) \times (1 - P)} = \frac{48.67\% \times 80\%}{48.67\% \times 80\% + (1 - 39.66\%)(1 - 48.67\%)} = 55.70\%$$

用公式(6-24)计算阴性预测值为:

$$PV_- = \frac{S_P \times (1 - P)}{S_P(1 - P) + P(1 - S_e)} = \frac{39.66\% \times (1 - 48.67\%)}{39.66\% \times (1 - 48.67\%) + 48.67\% \times (1 - 80\%)} = 67.65\%$$

尤登指数为

$$YI = 80\% + 39.66\% - 1 = 19.66\%。$$

正确率 $= \dfrac{(44 + 23)}{113} = 59.29\%$。

阳性似然比 $LR_+ = \dfrac{80\%}{(1 - 39.66\%)} = 1.33$。

阴性似然比 $LR_- = \dfrac{(1 - 80\%)}{39.66\%} = 0.50$。

一般来说,预测值指标不稳定,受患病率高低的影响明显。临床医生关心的是,CT 诊断试验为阳性时,其为胰腺癌的可能性有多大? 或者 CT 诊断试验是阴性时,其无胰腺癌的可能性又有多大? 凭预测值进行推断时,必须结合本院内该病的患病率一起考虑。而似然比(LR)就很稳定,不受患病率的影响,$LR_+ = 1.33$ 的意思是 CT 诊断试验阳性者为胰腺癌的可能性为非胰腺癌者的 1.33 倍,$LR_- = 0.50$ 的意思是 CT 诊断试验阴性者为胰腺癌的可能性为非胰腺癌者的 50%。

例 6-16 乳腺癌是发生在乳腺上皮组织的恶性肿瘤,术后生存率与是否发生转移有关,其中腋下淋巴结转移是乳腺癌最常见、最早的转移途径。临床多以手术组织检查有无转移为主,并作为临床诊断的金标准,但是患者检查耐受性较差。彩色多普勒超声(简称彩超)是临床上常用的影像学检查方法,具有无创、操作简单及实时动态等特点。为探讨彩色多普勒超声在乳腺癌诊断中血流信号对有无转移的诊断效果,某医师选择乳腺癌患者 89 例作为研究对象,均经手术组织检查确诊有/无腋下淋巴结转移,手术确诊前均采用过彩超检查,结果详见表 6-11。

表 6-11 彩超血流信号诊断乳腺癌转移的灵敏度和特异度

彩超血流信号	乳腺癌转移		彩超血流信号水平值						
	是	非	≥3 级				≥2 级		
3 级	24	11	24	a	b	11	51		27
2 级	27	16	33	c	d	21		a	b
0～1 级	6	5					6	c	d	5
合计	57	32							
灵敏度	$a/(a+c)$		0.421				0.947		
特异度	$d/(b+d)$		0.656				0.156		
误诊率 = 1 - 特异度			0.344				0.844		

由上表中数据(灵敏度和误诊率的数值)可以画出图 6-1,曲线的坐标系以灵敏度作为纵坐标,误诊率作为横坐标构成。本例如按超声下血流信号程度进行诊断,其曲线下面积(AUC)为 0.549,95% CI 为 (0.434,0.664),包含 0.5。因此,按彩超血流信号诊断乳腺癌有无转移尚不具有诊断价值。

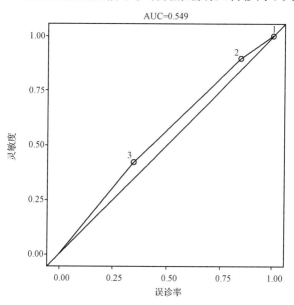

图 6-1 乳腺癌有无转移的彩超诊断 ROC 曲线

ROC 曲线也可用来比较两种或多种诊断试验的价值,ROC 曲线采用了共同的、容易解释的尺度,对诊断指标或系统的准确性提供了直观的视觉形象,同时反映了不同临界值(又称截断点)上灵敏度和特异度的变化规律,因而可以帮助临床医师对诊断指标做出最佳选择。

第七节 随机分组和样本含量估算的 SAS 软件实现

1. 样本均数与总体均数比较(或配对设计均数比较)

SAS 程序如下:

```
title Li6_1;
proc power; onesamplemeans    mean = 72 nullm = 75 ntotal = .    stddev = 6. 5 alpha = 0. 05
sides = 1 power = 0. 9; run;
```

运行结果如下:

Computed N Total	
Actual Power	N Total
0. 903	42

2. 两独立样本均数比较

SAS 程序如下:

```
title Li6_2;
proc power; twosamplemeans    meandiff = 15    stddev = 20    power = 0. 90    alpha = 0. 05
sides = 1 ntotal = . run;
```

运行结果如下:

Computed N Total	
Actual Power	N Total
0. 907	64

3. 多个独立样本均数比较

SAS 程序如下:

```
title Li6_3;
proc power; onewayanova   test = overall   groupmeans = 16 | 13 | 10    stddev = 8. 68   9
ntotal = .    power = 0. 9;    run;
```

用"stddev = 8. 68   9"指定总体标准差估计值分别为 $8.68(\sqrt{226/3})$ 和 9,进行样本含量的估算。

运行结果如下:

Fixed Scenario Elements	
Method	Exact
Group Means	16 13 10
Nominal Power	0. 9
Alpha	0. 05
Group Weights	1 1 1

Computed N Total			
Index	Std Dev	Actual Power	N Total
1	8.68	0.900	162
2	9.00	0.900	174

162 和 174 分别为总体标准差估计值为 8.68 和 9 时的三组总例数,与前面公式计算的结果略有差异。

4. 样本率与总体率比较

SAS 程序如下:

```
title Li6_4;
proc power; onesamplefreq   test = adjz   method = normal   nullproportion = 0.45   proportion = 0.68 sides = 1   ntotal = .
power = .9; run;
```

运行结果如下:

Computed N Total	
Actual Power	N Total
0.906	43

5. 两独立样本率比较

SAS 程序如下:

```
title Li6_5;
proc power; twosamplefreq   test = pchi   groupproportions = (0.25 0.1)   npergroup = .   power = .9;
run;
```

运行结果如下:

Computed N Per Group	
Actual Power	N Per Group
0.901	133

6. 配对样本率比较

SAS 程序如下:

```
title Li6_6;
proc power; pairedfreq   dist = normal   method = connor   pairedproportions = 0.70 | 0.50
corr = 0.35   npairs = .   power = .8; run;
```

运行结果如下:

Computed N Pairs	
Actual Power	N Pairs
0.805	65

7. 直线相关分析

SAS 程序如下:

```
title Li6_8;
proc power; onecorr   dist = fisherz   corr = 0.81   ntotal = .   power = .9; run;
```

运行结果如下:

	Computed N Total		
Actual Alpha	Actual Power	N Total	
0.0488	0.918	11	

8. 数值变量指标的检验功效

SAS 程序如下：

```
title Li6_9;
proc power;
twosamplemeans   test = diff   meandiff = 1.0   stddev = 1.8   npergroup = 20   power = . ; run;
```

运行结果如下：

Computed Power
Power
0.402

9. 分类变量指标的检验功效

SAS 程序如下：

```
title Li6_10;
proc power; twosamplefreq   test = pchi   groupproportions = (.2 .37)   npergroup = 30   power = . ; run;
```

运行结果如下：

Computed Power
Power
0.305

10. 完全随机设计中研究对象分为 2 组

SAS 程序如下：

```
title Li6_11;
proc plan seed = 16;
factors no = 14; treatments treat = 14 cyclic (1 1 1 1 1 1 1 2 2 2 2 2 2 2); output out = prg5-11; run;
proc print data = prg6-11; run;
```

SAS 结果如下：

no	treat
14 8 7 5 12 10 4 11 13 6 2 9 1 3	1 1 1 1 1 1 1 2 2 2 2 2 2 2

11. 完全随机设计中研究对象分为 3 组

SAS 程序如下：

```
title Li6_12;
proc plan seed = 80;   factors no = 18; treatments treat = 18 cyclic (1 1 1 1 1 1 2 2 2 2 2 2 3 3 3 3 3 3);
output out = prg6-12; run;
proc print data = prg6-12; run;
```

运行结果如下：

no	treat
15 12 18 1 4 13 2 6 3 7 5 9 14 11 17 10 16 8	1 1 1 1 1 1 2 2 2 2 2 2 3 3 3 3 3 3

12. 配对设计中研究对象随机分组

SAS 程序如下：

```
title Li6_13；
proc plan seed = 20210723；
factors pair = 8 ordered treat = 2；output out = li6_13；
data li6_13；
set li6_13；subject_id = _n_；alphabet = "AB"；group = substr(alphabet,treat,1)；
proc print label noobs；var subject_id pair group；run；
```

运行结果如下：

ubject_id	pair	group	Subject_id	pair	group	Subject_id	pair	group
1	1	A	7	4	B	13	7	A
2	1	B	8	4	A	14	7	B
3	2	A	9	5	A	15	8	A
4	2	B	10	5	B	16	8	B
5	3	A	11	6	B			
6	3	B	12	6	A			

13. 区组设计中研究对象随机分组

SAS 程序如下：

```
title Li6_14；
proc plan seed = 20210723；
factors block = 3 ordered treat = 4；output out = li6_14；
data li6_14；
set li6_14；subject_id = _n_；alphabet = "ABCD"；
group = substr(alphabet,treat,1)；proc print label noobs；
var subject_id block group；run；
```

运行结果如下：

ubject_id	block	group	Subject_id	block	group
1	1	B	7	2	D
2	1	A	8	2	C
3	1	C	9	3	B
4	1	D	10	3	A
5	2	B	11	3	D
6	2	A	12	3	C

小　结

（1）实验设计和调查设计的主要区别是研究者是否人为对研究对象施加干预措施和对研究对象进行随机化分组。

（2）实验设计的三个基本要素是处理因素、受试对象和实验效应。受试对象应对处理因素敏感，反应稳定，有明确的纳入和排除标准。研究中要突出处理因素的作用，尽可能保持在整个实验过程中处理因素的恒定不变。体现实验效应的指标要考虑客观性、精确性、灵敏性和特异性等。

（3）实验设计的基本原则：对照原则、随机化原则和重复原则。设立对照和贯彻随机化是使各组均衡可比的重要手段。重复的作用是降低实验中的随机误差。

（4）常用的实验设计方案有：完全随机设计、配对设计、配伍设计、交叉设计、析因设计和重复测量设计等。

（5）样本含量的估算反映了实验设计中的重复原则,其含义是在保证结论具有一定精度和检验效能的前提下,估计所需最少的样本例数。影响因素有：Ⅰ类错误的概率(α)、Ⅱ类错误的概率(β)、容许误差以及标准差或率。

（6）临床试验是以病人和健康人为研究对象,除遵循对照、随机和重复的原则外,还要考虑伦理和盲法的原则。诊断试验有一系列关于诊断方法的评价指标和 ROC 曲线。

练 习 题

一、单项选择题

1. 实验设计的三个要素是(　　)。

    A. 随机化、盲法、对照   B. 处理因素、受试对象、观察指标

    C. 受试对象、处理因素、实验效应   D. 齐同对比、均衡性、随机化

2. 实验设计的基本原则是(　　)。

    A. 对照、随机化、重复   B. 随机化、盲法、均衡

    C. 齐同、重复、随机化   D. 对照、齐同、盲法

3. 某医生采用胆宁片治疗慢性胆囊炎患者,选用治疗前后的胆红素水平作为疗效指标,这属于(　　)。

    A. 实验对照   B. 自身对照   C. 相互对照   D. 标准对照

4. 估计样本量时,所定的Ⅱ类误差愈小,则(　　)。

    A. 所需的样本量愈小   B. 所需的样本量愈大

    C. 不影响样本量大小   D. 样本量的估计愈准确

5. 3×4 析因设计表示(　　)。

    A. 有 3 个因素,每个因素有 5 个水平   B. 有 5 个因素,每个因素有 3 个水平

    C. 有 1 个因素,共 15 个水平   D. 有 2 个因素,分别有 3 个和 5 个水平

6. 正交设计模型 $L_{27}(3^{13})$ 表示实验安排(　　)。

    A. 实验次数 13,实验因素 3 个   B. 实验次数 27,实验因素 13 个

    C. 实验次数 13,各因素 3 个水平   D. 实验次数 27,各因素 3 个水平

7. 已知 A、B、C 都是三水平因素,且根据预实验可知 A×B、A×C 不可忽视。若希望实验次数尽可能少一些,设计时最好选择(　　)。

    A. 正交设计   B. 析因设计   C. 配伍组设计   D. 交叉设计

二、名词解释

1. 实验设计
2. 标准对照
3. 相互对照
4. 拉丁方设计
5. 安慰剂
6. 双盲

三、简答题

1. 研究设计中设立对照组的目的是什么? 有哪些对照方式?
2. 简述实验设计的基本原则。
3. 实验设计样本量估计的影响因素有哪些?

4. 简述析因设计与正交设计的联系与区别。

5. 医学研究中,用动物作为受试对象有哪些优缺点?

6. 完全随机设计与随机区组设计有何区别?

四、计算分析题

1. 某医师将 28 只大鼠按窝别、性别、月龄分成 6 个区组,每个区组有 4 只大鼠,每个区组中大鼠随机分到 A、B、C 及 D 4 个组,进行毒物实验。请对该实验进行随机化分组。

2. 比较甲、乙两药对某病的疗效,由以往资料可知,甲药有效率为 75%,乙药有效率为 90%,现须做进一步试验,要求在双侧 $\alpha = 0.05$,$\beta = 0.10$ 的水准上显示出两药有统计学意义的差别。试问:两组各需多少病例做疗效比较?

3. 某山区新生儿出生体重均数为 2950 g,标准差为 480 g,欲研究当地妇女在怀孕期间服用某药物是否会影响新生儿体重。据文献报道,服用此药后出生的新生儿体重要比一般新生儿轻 220 g。用单侧检验。请计算:(1) $\alpha = 0.05$,$\beta = 0.20$,两组样本含量相等时,每组至少需多少研究对象才能发现其有显著性差异?(2) 如果每组各有 60 例进行比较,用单侧检验($\alpha = 0.05$)时,检验功效($1 - \beta$)为多少?

4. 为评价 C 反应蛋白(CRP)在败血病患者中诊断菌血症的价值,某医院对急诊科收治的 342 例此类病人在入院时测定 CRP 水平(mg/L),浓度达 148 mg/L 及以上判为菌血症患者,同时,24 h 内采集血样进行细菌培养检测有无感染菌(金标准),CRP 检测和血样细菌培养分别由不同检验者负责进行,结果如表 6-12 所示。

表 6-12　某医院进行 CRP 试验诊断菌血症

CRP 试验	金标准		合计
	细菌培养阳性	细菌培养阴性	
阳性(≥148 mg/L)	29	60	89
阴性(<148 mg/L)	26	227	253
合计	55	287	342

请根据上表数据计算 CRP 检测方法的系列评价指标。

（吕大兵）

第七章　观察性研究设计

调查性质的研究又称观察性研究(observational study),意即只能客观地观察,不能人为施加干预措施。例如,在吸烟与肺癌关系的研究中,研究因素"吸烟"在研究对象中是客观存在的,只能通过调查对研究对象的吸烟情况客观地做记录,而不能将研究因素"吸烟"与"不吸烟"在研究对象间随机分配,即不能随机分配一组人吸烟,另一组人不吸烟,再观察两组肺癌发生的比例。这种研究与第六章实验研究的主要区别在于研究者对研究对象未施加处理因素,研究因素在自然环境状态下已经存在,不能被研究者所控制和随机分配到各组,研究者只能客观地记录反映研究对象结局(如疾病的发生)的某些指标,这种研究方法统称为观察性研究。调查研究(survey study)属于观察性研究。

第一节　调查研究的特点及类型

一、调查研究的特点

与实验研究的四个特征相比,调查研究的主要特点是:① 处理因素不能人为设置。例如,在肺癌与吸烟关系的研究中,不能人为建立吸烟组和不吸烟组,客观上就存在吸烟的人群和不吸烟的人群。② 研究对象不能随机分配到哪一组中去,只能在观察过程中客观地记录吸烟和不吸烟人群的健康状况。③ 研究过程中除了吸烟与否之外,别的干扰因素如性别、年龄、文化程度、经济收入及生活习惯等,在两组中无法保持均衡、齐同。④ 研究结果若有差别(如吸烟组肺癌发病率高于不吸烟组),即使排除了抽样误差,也不能轻易地下结论说吸烟是肺癌的病因。因为,一是两组间的干扰因素未能控制,无法确定肺癌是由吸烟引起的,还是与别的干扰因素有关;二是肺癌是多原因疾病,除吸烟外,机动车尾气、厨房煤气、油烟、垃圾燃烧物、遗传等也是可疑致病因素。一般情况下,调查研究的难度高于实验研究。

二、调查研究的类型

调查研究可根据研究目的、调查范围或调查时间进行分类,也常将这三个方面结合起来描述一项具体的调查研究。

(一) 根据研究目的分类

1. 描述性调查

描述性调查(descriptive survey)是最基本、最常用的一类观察性研究方法,主要描述疾病或健康状态在不同地区、不同时间及不同人群的分布情况。对某一事物不了解或在进行研究工作的开始阶段,往往先进行描述性调查,根据样本信息(如 $\bar{x}$、p 等)来反映总体的特征(如 μ、π 等)。例如,某地儿童生长发育的各种指标(身高、体重等),某病的发生、死亡频率以及在不同的人群间、空间(地区)、时间(俗称"三间")上的分布特征。在此基础上形成研究假设(hypothesis),明确下一步研究方向,也可初步提出防治对策。描述性研究难以评价疾病与因素之间的因果关系,即只能提出疾病的病因假设,不能确定疾病的病因。描述性研究的基本方法是通过在某研究人群中收集社会人口学特征资料、与疾病或健康相关的资料,按照地区、时间、人群特征计算疾病或健康状态的频率指标,如患病率、发病率、死亡率等。应用最多的描述性研究是横断面研究。

描述性研究包括现况研究、生态学研究、病例报告、病例系列分析、个案研究、历史资料分析、比例死亡比研究等,在此主要介绍生态学研究、个案研究。

(1)生态学研究(ecological study),是指在群体水平上研究某种因素与疾病之间的关系,以群体为观察和分析的单位,通过描述不同人群中某因素的暴露状况与疾病的频率,分析该暴露因素与疾病之间的关系。疾病测量的指标可以是发病率、死亡率等;暴露也可以用一定的指标来测量,例如,各个地区人群的烟草消耗量可以从烟草局等部门获得。

(2)个案研究又称个案调查(case survey),是指运用流行病学的原理和方法,根据调查目的选定群体中个别典型的人和事物在深度方面进行详细的调查,如到发病现场对新发病例的接触史、家属及周围人群的发病或健康状况以及与发病可能有关的环境因素进行调查,以达到查明所研究病例的发病原因和条件,防止再发生类似疾病,控制疫情扩散及消灭疫源地的目的。个案研究对象一般为传染病病人,但也可以是非传染病病人或病因未明的典型病例等。所谓"典型"即是同类事物特征的集中表现,对它进行调查研究并没有执行随机化抽样的原则,对总体无代表性,所以典型调查的结果不能用作统计推断。

2. 分析性调查

分析性调查(analytical study)是指在描述性调查的基础上,进一步探索为什么疾病的三间分布会存在差别,并找出形成差别的原因。分析性调查设计类似于实验设计,其目的是探索和验证病因假设,研究因素即原因属自变量,结果(疾病)属应变量,另有一些变量(干扰因素)既与自变量有关,也与应变量有关,流行病学上称为混杂变量(confounding variable),还有其他种种偏倚,一般设有对照组。分析性调查的主要任务是证实疾病的各种危险因素,估计其对疾病作用的大小,并提出可能的干预策略。由于在人群调查研究中无法做到像实验研究那样严格控制各种干扰因素,因此调查研究的难度远高于实验研究。常用的分析性研究方法有两种,即病例-对照研究和队列研究。

(二)根据调查范围分类

1. 全面调查

全面调查(overall survey)是指在特定时间内对根据研究目的所确定的总体一个不漏地进行调查,这是相对于典型调查的深度在广度上做全面的了解。限在较短时期内完成的全面调查称普查(census)。例如,某病患病率普查、全国每10年一次的人口普查等都是假定某时点断面上的实际情况,调查时间不宜拖长,因为有些情况会随着时间的变化而变化。普查主要是为了疾病的早期发现和诊断,如某单位女性的乳腺癌筛查;普查也可用于寻找某些疾病的全部病例,如在血吸虫病流行区,通过免疫学或病原学方法普查找出人群中该病的全部疑似病例,进行化疗,以控制传染源。

全面调查和普查无严格的区别。疾病普查的适用范围是:① 发病率较高,病程不太短的疾病;② 具有灵敏度和特异度均高的检测或诊断手段,且检测方法便于操作、易于接受,具备普遍实施的条件。从理论上讲,全面调查得到的是总体情况,可获得总体参数,不存在抽样误差。但是,通常总体数量庞大,操作时系统误差和过失误差的发生情况超过抽样调查,且全面调查的成本昂贵,除非十分必要,一般不大采用。

2. 抽样调查

抽样调查(sampling survey)是从总体中抽取一定数量的观察单位组成样本,然后依据样本资料的信息对总体进行研究。抽样调查与全面调查相比,观察例数较少,可大大节省人力、物力和时间,并可获得较为深入细致和准确的资料,大大减少了系统误差和过失误差,可达到事半功倍的效果。但是,抽样调查的设计、实施与资料分析均比普查要复杂,并且资料的重复或遗漏不易被发现。变异过大的研究对象和需要普查的疾病不适合用抽样调查;患病率太低的疾病也不适合抽样调查,因为需要很大的样本量。如果抽样比大于75%,可选择普查。若选择抽样调查,抽样必须随机化,样本量要足够大,且调查对象的分布要均匀,这样从样本获得的结果才可推论到整个群体。抽样调查可分为概率抽样调查和非概率抽样调查。

(1)概率抽样,是指在抽样过程中必须使总体中每一个个体都有已知的或可以计算的、非零的概率被抽中,然后根据样本信息来推断总体特征。抽样调查必须贯彻随机化原则,使样本对总体具有充分的代表性。抽样调查由于只观测总体中的一部分对象,数量有限,不仅节省人力、物力和时间,还可以对每一个对象观测得较全面且调查仔细,大大减少了系统误差和过失误差产生的机会。许多医学问题其实只能做抽样研究,因为许多场合的总体是无限总体。此外,普查工作的质量考核也是用抽样调查来进行的。通常所说的抽样调查多指概率抽样,即通过在总体中随机化抽取有代表性的部分观察单位组成样本进行调查,并通过样本信息推断总体特征。

(2)非概率抽样,是指每个个体在抽样中被抽中的概率是未知的和无法计算的。总体不明以及社会上的一些敏感问题、隐私问题的调查常用非概率抽样方法。典型调查(typical survey)属于非概率抽样,这种抽样方法大多用于社会科学研究,常常由于缺乏目标总体的全部成员名单,只能采用"偶遇抽样""识别(判断)抽样"形成"滚雪球样本"。非概率抽样的具体方法可参阅相关文献。

3. 典型调查

典型调查即前述的个案调查。

(三)根据调查时间分类

根据调查时间分类是指按被调查对象所经历某事件(疾病)的时间进行分类的方法,它可分为某时点上的瞬间横断面上的情况和时间纵向上的前后追溯两种。

1. 横断面调查

横断面调查(cross-sectional survey,又称现况调查)是指在根据调查目的确定的总体中,采用前述的普查、抽样调查或典型调查方法,收集特定时间内研究对象某现象或特征(如疾病、健康状态等)存在的状况和相关因素的资料,以描述研究对象某现象或特征当时存在的状况(如疾病的患病率等)。横断面调查属于描述性研究,常用于课题研究的初级阶段,对研究事物的基本情况进行了解,同时也可了解研究对象的某些特征(如年龄、性别等)与研究事物(如疾病、健康状态等)的联系,为发现问题和进一步深入研究打下基础。在结果分析时,疾病或健康状况与发现的某些因素或特征是在调查中同时得到的,即因与果是并存的,因此此方法不能得出有关因果关系的结论,只能提示因素与疾病之间是否存在关联,为病因研究提出初步线索或研究假设。

2. 纵向调查

纵向调查(longitudinal study)是指需要在时间坐标上进行前后追踪(溯)的调查,属于分析性调查或研究。按设计不同,纵向调查可分为队列研究和病例-对照研究。

(1)队列研究。队列(cohort)是指在流行病学研究中有共同经历或有共同状态的一群人。例如,一组出生队列有相同的出生年代或时期,一组吸烟队列有共同的吸烟经历。队列研究(cohort study)是在研究开始时根据人群对某可疑因素有无暴露(exposure,指研究对象接触某研究因素或具备某研究特征)分为两组,然后随着时间的进展,随访观察并记录两组人群中疾病或其他结局(outcome)的出现情况,比较两组人群某种疾病的结局(一般指发病或死亡),从而判断该因素与发病或死亡有无关联及关联大小的一种观察性研究方法。同时,队列研究中还应收集两组人群的人口学特征和社会经济状况等资料,以便分析这些因素对疾病发生的影响。队列研究的结果通常以表7-1的形式进行描述。

表7-1 队列研究结果

因素	结局		合计
	发病	未发病	
暴露	a	b	$a+b$
非暴露	c	d	$c+d$
合计	$a+c$	$b+d$	n

从表7-1可以看出，第一行是某可疑因素的暴露组，共 $a+b$ 人，某病发生人数为 a，发病率为 $p_1 = \frac{a}{a+b}$；第二行是非暴露组，共 $c+d$ 人，发病 c 人，发病率为 $p_0 = \frac{c}{c+d}$。p_1 相对于 p_0 的倍数，即相对危险度（relative risk，RR），公式如下：

$$RR = \frac{P_1}{P_0} = \frac{a/(a+b)}{c/(c+d)} = \frac{a(c+d)}{c(a+b)}$$

RR 可以衡量某暴露因素与疾病联系的强度，RR 越大，联系程度越密切，某因素作为病因或保护因素的说服力越强。队列研究是"由因到果"的研究，它所研究的暴露因素在研究开始前就已经存在，能明确提出暴露与疾病发生的时间先后关系，可以直接计算两组的发病率，由此算出相对危险度、归因危险度、人群归因危险度等指标，因果联系的说服力强。

队列研究可分为两大类，即前瞻性队列研究（prospective cohort study）和回顾性队列研究（retrospective cohort study）。前瞻性队列研究的观察起点是"现在"，即研究对象的确定与分组是根据研究开始时的状态确定的，研究的结局须随访观察一定时期才可得到。其最大的优点是，收集病因和结局（疾病）的资料不会受到回忆或者选择研究对象不当的影响而产生偏倚，有可能发现"一因多病"。其缺点是，观察人数规模庞大，耗时长久，花费人力、财力巨大，对于发病率低、潜伏期长的疾病更是如此；此外，在长期随访中，调查对象的"失访"现象不可避免，失访严重的资料会产生偏性。

回顾性队列研究的观察起点是"过去"，即研究对象是在过去某个时点进入队列的，研究对象的确定和分组是根据进入队列时这个时点对某因素的暴露与非暴露情况（如从过去的工种记录或职工健康体检）进行的，研究的结局在研究开始时已经发生，即研究的暴露与疾病均已发生。暴露到结局的方向仍然是前瞻性的，但是研究工作的性质是回顾性的（如果研究需要和条件许可，还可以继续随访到将来）。这种研究节省时间、人力和物力，但需要现成的记录，如果缺乏影响暴露与疾病关系的相关因素的资料，会影响暴露组与未暴露组的可比性。

（2）病例对照研究。病例对照研究（case-control study）是指选择一组患有某病的病人作为病例组，另一组不患有该病但具有可比性的对象作为对照组，让他（她）们回忆过去与某可疑因素接触（即暴露）情况，比较两组人群之间在疾病发生之前暴露水平有无差异，从而得出结局与暴露有无关联的推断（表7-2）。

表7-2 完全随机化设计的病例对照研究

因素	现状		合计
	患病	未患病	
有暴露	a	b	$a+b$
无暴露	c	d	$c+d$
合计	$a+c$	$b+d$	n

从表7-2可以看出，患病的病例组共 $a+c$ 人，其中 a 人对某因素有暴露，暴露比例为 $\frac{a}{a+c}$，非暴露比

例为 $\dfrac{c}{a+c}$，二者之比为 $\dfrac{a}{a+c} \Big/ \dfrac{c}{a+c} = \dfrac{a}{c}$，称为比数或优势（odds）。同样可算得未患病的对照组的优势或比数为 $\dfrac{b}{d}$。这种所谓的优势（或比数），表示各组对某因素暴露的强弱，将这两个优势（或比数）再比一次，就称为优势比（或比数比 odds ratio，OR）。其计算公式为：$OR = \dfrac{a/c}{b/d} = \dfrac{ad}{bc}$。如果 $OR > 1$，说明病例组的优势超过了对照组，某因素致病的可能性增加，是一种危险因素；$OR < 1$，说明某因素为保护因素；$OR = 1$，说明某因素与疾病无关联。经数理统计可以证明，当某病发病率较低时，$OR \approx RR$。

病例-对照研究是一种"由果推因"的观察性研究，在研究疾病与暴露因素的先后关系时，是先有结果，即已知研究对象患有某病或未患有某病，再追溯其可能有关的病因因素，故其又称回顾性研究（retrospective study），主要用于探索疾病的危险因素和病因，对临床医疗及各种基础研究中形成的病因假设进行初步验证。病例-对照研究的一个典型范例是海豹畸形儿的发生与孕妇服用药物"反应停"的关系研究。病例-对照研究还可进一步分为成组病例-对照研究和配对病例-对照研究两种。

病例-对照研究是分析流行病学研究方法中发展较快和应用广泛的方法，其优点是相对节省时间、人力、经费，容易组织实施，适用于罕见病（如肿瘤）或潜伏期较长疾病的病因研究，可同时获得与结局有关的多个病因因素的资料，往往是探索不明因素的有效途径。但是，该方法不适于研究人群中暴露比例很低的因素，因为这需要很大的样本量，实际工作中不容易做到；病例-对照研究有时难以判断暴露和疾病之间的时间先后关系，不能计算发病率，因此不能直观地进行因果联系；病例-对照研究容易产生偏倚，如选择偏倚、回忆偏倚、混杂偏倚等，最常见的是回忆偏倚；病例-对照研究对于对照组的挑选，要求较高，一旦对照组选不好，则研究结论亦不可信。

第二节　调查计划的制订

调查计划的制订是调查设计的主要内容，包括资料收集、整理和分析全过程，是调查研究取得真实、可靠结果的重要保证。与实验研究对比，调查研究不能人为设置处理因素，只能在具有不同特征（如吸烟与不吸烟、感染与不感染蠕虫等）的人群中客观地记录观察到的某种健康特征或现象；而研究对象和效应指标同样需要研究者根据研究目的做出正确选择。与实验设计最大的不同是，效应指标确定后，调查研究中大量且细致的工作是将效应指标转化为调查项目，而一系列的项目便可构成调查表，最后根据调查表展开调查工作，搜集资料，在完成这项调查研究的主要工作后，进行资料整理和分析。调查研究的目的是用尽可能少的人力、物力、财力和时间，获得符合专业和统计学要求的调查资料，得到预期的结论。

一、明确调查目的和观察指标

调查研究的目的可以概括为两类：一类是了解描述总体特征的参数，如某地居民血吸虫病的患病率；另一类是研究事物或现象之间的关系，以探求人群健康的有关因素或探索病因，如哮喘发生与蠕虫感染间的关系、高血压患病的相关因素和病因、电离辐射与癌症的关系等。

明确调查目的是调查研究各个环节中最关键的问题。调查目的一旦确定，就需要通过具体观察指标来体现、反映。调查目的是选定指标的依据，而调查指标又是目的的具体表现。描述性调查的指标较易确定，例如，儿童的生长发育状况调查，可选择身高、体重、头围、胸围和坐高等指标。分析性调查的指标须经过仔细研究确定，例如，在"低水平电离辐射对人群的随机效应（包括致癌和致畸）研究"中，电离辐射虽有致癌效应，其发病（或死亡）率均十分低，所需样本含量必然十分庞大，因此在设计中可考虑此效应（致癌、致畸）对全身健康的影响，比较全死因死亡率和期望寿命这类指标。总之，调查指标要精选，尽量用客观性强、灵敏度高、精确性好的指标,而且要突出重点,不要贪多求全。

二、确定研究对象

根据调查目的确定调查的总体和调查对象。例如,调查某地区血吸虫病的患病情况时,调查对象为调查期间该地区5～65岁的全部居民,这些调查对象形成研究的总体。确定调查对象应注意同质性,如上例中调查对象不包括年龄过小或过大的人群,因为5岁以下和65岁以上的人群很少有接触血吸虫疫水的机会。又如,为调查某市某年学龄前(1～7岁)儿童的生长发育状况,调查总体就是某年该市全部1～7岁的儿童,观察测量的单位就是每一个1～7岁的儿童。在低水平电离辐射对人群的随机效应研究中,低水平电离辐射的受照人群面广、量大,总体中可分居住在(放射性)高本底地区的居民、医疗受照人群和从事放射性工作的职业人群三大类。在第三类中,又分医院的放射科及同位素室医务工作者和核电生产以及铀矿的勘探、开发工作者两个层次。如研究目的是了解在不发生核事故的安全生产(即"低水平")条件下,核工业部部属厂矿职工的健康状况,则研究对象应是第三类中的第二个层次,即部属的全部企业职工。可以说,每一个具体的调查课题的研究对象应该是十分明确的。

三、确定调查方法

根据不同的调查目的确定调查方法。如果调查目的是了解总体特征,可用描述性调查方法,如现况研究;如果调查目的是研究疾病的病因,可采用分析性研究方法,如病例-对照研究或队列研究。

四、估计样本含量

样本含量(sample size)是指在保证抽样调查达到一定精度和检验效能的前提下所需确定的最少的样本例数。它充分反映了研究设计中的重复原则。样本含量过少,抽样误差大,用于推断总体的精度和准确度差,检验效能低,会使应有的差别不能显示出来;样本含量过多,虽然会降低抽样误差,但同时会造成不必要的人力、财力、物力的浪费,也会给调查的质量控制带来更多的困难。因此,在抽样设计中,样本含量的估计是必须考虑的关键问题。在观察性研究中,估计总体参数所需样本含量须具备的基本条件有三个,即可信度$(1-\alpha)$、允许误差(δ)、数值变量的总体标准差(σ)或分类变量的总体率(π),详见本章第三节。

五、制订调查表

根据调查指标确定调查项目,包括分析项目和备查项目。调查项目要精简,分析项目一个也不可少,备查项目不宜多。项目的定义要明确,描述要通俗易懂。下表是一份为收集血吸虫流行区居民有关血吸虫病背景资料而设计的个案调查表。

血吸虫病情况个案调查表

日期：＿＿＿＿＿＿＿＿＿（年/月/日）

姓名：＿＿＿＿＿＿＿＿＿

省号	行政村号	自然村号	户号	个人编号

回答人与该居民的关系：□　　（1）本人　（2）其他

1. 人口信息

性别 □　（1）男　（2）女　　　出生日期 □□□□/□□/□□　年/月/日

教育 □　（1）文盲　（2）小学　（3）中学　（4）大学及以上

职业 □　（1）农民　（2）渔民　（3）半农半渔　（4）商人　（5）教师/干部　（6）学生　（7）无职业者　（8）学龄前儿童　（9）其他

2. 血吸虫病病史

你是否患过

　　血吸虫病　　　□　　（1）是　（2）否　（3）不知道

　　晚期血吸虫病 □　　（1）是　（2）否　（3）不知道

　　急性血吸虫病 □　　（1）是　（2）否　（3）不知道

你治疗过多少次血吸虫病？□□次

最近两年治疗过血吸虫病吗？□　（1）是　（2）否　（3）不知道

最近两周是否

　　腹泻 □　（0）否　（1）1～5 次/两周　（2）＞5 次/两周　（3）不知道

　　乏力 □　（0）否　（1）1～5 次/两周　（2）＞5 次/两周　（3）不知道

　　发热 □　（0）否　（1）1～5 次/两周　（2）＞5 次/两周　（3）不知道

3. 其他疾病史

你是否患过乙肝？□　　（1）是　（2）否　（3）不知道

4. 居住史

你在本村居住了多少年？□□

你是否 1 年中在本村居住超过 6 个月？□　　（1）是　（2）否　（3）不知道

5. 疫水接触史

接触疫水的方式：方式 1 □　　　方式 2 □

　　（1）捕鱼　（2）放牧　（3）种田/打草　（4）洗衣服　（5）游泳/玩耍　（6）涉水/洗手　（7）其他

接触疫水的主要季节 □　　（1）春　（2）夏　（3）秋　（4）冬

接触疫水的频率 □　　（0）无　（1）＞1 次/周　（2）1 次/周～1 次/月　（3）1 次/月

（一）调查项目

1. 分析项目

分析项目直接由调查指标而来，如前述企业职工的癌症死亡率这一指标，需要查明死者的死亡原因，列出诊断结果（全死因）。如果调查对象死于癌症，应进一步列出诊断级别，作为诊断的可信度。为了计算各种死亡率，相应列出性别、年龄（死时周岁）、工种等，放射性工作者再按累计受照剂量标明。所有调查项目按提问先后的逻辑顺序编排成表格，制作调查表，供现场调查使用。统计学的原则应该是调查项目要做到少而精。

2. 备查项目

为了保证将分析项目填写得完整、正确，便于对其进行核对、更正或补充而设置的备查项目，通常不直接用于分析。例如，被调查者的姓名、工作单位、手机和电子邮箱等主要用于联系核实；出生年月可以用于计算实足年龄，以便于查询调查情况；工厂职工医院的体检表设有调查日期，可以算出历年的时点患病率,观察某病的动态变化;调查人签名可以明确调查者的责任,如表格上字迹模糊、潦草,可以找其本人核对和询问。

3. 其他项目

(1)调查表的前言:简明扼要地说明调查目的,希望取得被调查者的合作意向,对调查内容保密的承诺,以消除被调查者的顾虑。

(2)表底附注:标明某些易被曲解或有歧义的项目的解释和统一填写的标准。

（二）问卷形式

问卷基本上有提问和陈述两种形式。"提问"是指直接提出问题,要求调查对象如实回答;"陈述"是指要求调查对象在调查表上陈述对某一问题(或现象)的观点或态度。为了提高答案的可信度,有时对同一问题设置正、反两种说法,以考察回答的一致性。

绝大多数的调查表为提问形式,回答方式分为封闭式和开放式两种。

1. 封闭式

封闭式提问是指所提问题的可能答案全由研究设计者提供,调查对象只须做出选择(即选择题)。注意:不要使调查对象找不到适合自己的答案,如有多个答案适合时,要使调查对象能找到一个最佳答案。封闭式问题的优点是答案标准化、易于回答、节约时间、拒答率低、记录汇总方便;缺点是调查对象容易随意选答而失真,不能获得封闭答案以外的信息。

2. 开放式

开放式提问是指研究设计者不提供所提问题的答案,调查对象可以对问题不加限制地自由回答。开放式提问适用于因答案太多而无法全部列出或者研究设计者对答案一无所知的情况,多在预调查时采用。其优点是:能够调动被调查者的主观能动性,使调查者获取丰富的和事先未知的信息。其缺点是:健谈者容易离题,或有人因懒得动脑筋而拒答;花费的调查时间长,答案不统一,不易归纳、整理和分析,也不便相互比较。开放式问题在自然科学研究中较少采用,多见于社会科学调查中,如小组访谈等。

（三）提问原则

1. 简单明了,通俗易懂

尽量避免使用难懂的专业术语,宜采用大众化语言。

2. 避免模糊词语

口语中的频率词语"经常""偶然""一般""普遍""大约"等在调查表中使用时必须给以量化、界定,如问"你是否经常到医院看病?",可提供选择:(1)经常(每周1次或更多);(2)有时(每月1～3次);(3)很少(3个月1～2次);(4)偶然(半年1次或更少)。

3. 避免易误解的问题

例如,在移民流行病学调查中,关于"籍贯",有人理解为祖籍,有人理解为自己的出生地;在对婴儿喂养方式的调查中,对母乳喂养、人工喂养和混合喂养的分类方法要做详细说明;对"健康状况"一栏的填写如果不做说明,会出现"健康""还好""较好""一般""最近发热""偶有感冒"等词,这样就无法整理汇总。因此,容易误解的问题必须明确界定。

4. 避免诱导或强制

有时研究者会有意识地引导调查对象往某一方向回答问题。例如,在病例-对照研究中,探讨肺癌病因时,调查员有了"吸烟引起肺癌"的先入为主印象后,在询问调查对象时往往会有意无意地启发或诱导患者往曾经吸烟上回忆,希望获得肯定回答。因此,某些调查研究必须采用盲法。

5. 调查项目在调查表上的安排顺序

(1)首先要符合逻辑顺序。

(2)一般问题在前,特殊问题在后。

（3）易答问题在前，难题在后。

（4）敏感问题放在最后。

（四）医学伦理学、敏感性问题的处理

1. 医学伦理学问题

目前，世界各国在重视医学科学研究的同时，对人文社会科学、医学伦理学亦相当重视，因为医学科学的发展需要人文社会科学及伦理学。医学伦理学既具有其一般社会道德共性，又有着与医疗卫生工作直接联系的职业道德特点，是一种特殊的意识形态和特殊的意识道德。医学的发展和进步都直接或间接地决定医德观念的发展；反过来，医德观念又对医学发展给予很大影响。两者都以保障人类健康、促进社会发展为目标，这是人类共同的愿望与追求。

因此，在问卷设计和调查过程中，要高度关注医疗公正问题，要有维护调查对象权益，尤其是调查知情权的意识；要尊重调查对象的自主权，不能通过行政命令强迫其接受调查；要有保护调查对象隐私的措施和纪律。

2. 敏感性问题

敏感性问题包括对国家政策、社会规范、伦理道德的态度，经济收入、生活行为和个人隐私等问题。对这类问题一般有以下三种处理方式。

（1）对象转移法。例如，调查对婚外恋的态度问题时，可把原来"你对别人婚姻中出现第三者的看法如何？"这一问法改为"关于第三者介入别人婚姻中的行为，有些人认为这种行为不好，有些人认为无所谓。你同意哪种观点？"

（2）假定法。例如，调查对"开放三胎"计划生育政策的态度时，可以这样来问："假定我国人口政策不限制生育，你愿意有几个孩子？"

以上两个问题，一个是对社会道德规范的看法，另一个是涉及对国家基本政策的态度问题，采取转移法和假定法可以减轻调查对象的心理负担，获得对问题的如实回答。

（3）敏感问题发生率的调查技术。社会上存在的不良现象或个人财产等隐私问题较多，例如，未婚者人工流产、吸毒、考试作弊、不育夫妇领养孩子、工资收入等，都不想让别人知道，但可利用调查技巧估计出某敏感问题发生的频率。下面举例加以说明。

在调查时，先把规则向调查对象说明，调查结果不涉及个人隐私的曝光，但是回答问题一定要守约。设问题（A）为某一隐私问题，如"你曾吸过毒吗？"；问题（B）是与（A）无关的一般问题，如"你上过大学吗？"事先约定，任意从口袋里抽出一张人民币，号码末位是奇数者回答（A）题，是偶数者回答（B）题，但不必告诉调查人回答的是什么问题（钞票末位号码也不用告诉调查人，这样调查者完全不用担心自己隐私的泄露）。调查人数足够多时（一般需要千人以上的大样本，因为敏感问题的发生率极低），就能算出某现象发生的概率。原理如下：设末位数为奇数的概率为 P，当然抽中（A）的概率也是 P，这里设 $P=0.5$，则抽中（B）题的概率为 $1-P=0.5$，人群中对（A）题回答"是"的概率为 P_A；P_B 为（B）题回答"是"的概率，这个概率须另组织一次调查获得，当然也可参考现有数据（如某地人群中大学文化程度者占 26%）；P_{A+B} 为调查对象对（A）、（B）两题均回答"是"的概率。于是有调查中既抽到（A）题又回答"是"的概率为 $P \cdot P_A$，既抽到（B）题又回答"是"的概率为 $(1-P)P_B$。（A）、（B）两题原来并不互斥，由于人民币上末位数奇、偶是互斥的，所以 $P \cdot P_A$ 与 $(1-P)P_B$ 两概率亦互斥，所以有：

$P_{A+B}=P \cdot P_A+(1-P)P_B$，解出式中的 P_A，即是敏感事件的发生率。

$$P_A=\frac{P_{A+B}-(1-P)P_B}{P} \tag{7-1}$$

$$s_{P_A}=\sqrt{\frac{P_{A+B}(1-P_{A+B})}{nP^2}} \tag{7-2}$$

假设某次调查吸毒这一敏感问题时采用这种方法，对（A）、（B）两题回答"是"的率合计为 $P_{A+B}=$

18%,代入公式(7-1),解出此敏感事件发生的概率为:

$$P_A = \frac{0.18 - (1 - 0.5) \times 0.26}{0.5} = 0.10 (= 10\%)$$

假定调查了 $n = 2000$ 人,则率的标准误可代入公式(7-2)算得:

$$s_{P_A} = \sqrt{\frac{0.18 \times (1 - 0.18)}{2000 \times 0.5^2}} = 0.017$$

因此,某地吸毒事件的总体发生率为 $0.10 \pm 1.96 \times 0.017 = 0.067 \sim 0.133 = 6.7\% \sim 13.3\%$。

(五)调查表的考评

1. 信度考评

信度(reliability)即可靠性,指在相同条件下,采用同样方法对同一对象重复测量所得结果的稳定性和可靠性,也称精确度(precision)。信度本身与测量结果的正确与否无关,主要检验问卷测量本身是否稳定。信度分析就是对信度进行估计,主要采用相关分析,即计算两列变量的相关系数,用相关系数的大小表示信度的高低。常用信度分析方法有以下四种。

(1)重测信度(test-retest reliability):又称再测信度,指用同样的问卷对同一组调查对象在尽可能相同的情况下重复进行测量,用两次测定结果间的相关分析或差异的显著性检验方法来评价问卷信度高低。间隔时间没有严格规定,一般在 2 ~ 4 周之内。两次测定结果高度相关或者统计学检验发现无差异,则表示信度高。

(2)复本信度(equivalent-forms reliability):指让同一组被调查者在最短的时距内填答两份问卷的复本,计算两次结果的相关系数。两个复本除表述方式不同外,内容、格式、难度和对应题项的提问方法等方面完全一致。该法不受记忆效用的影响,对测量误差的相关性比重测法低,因此是检测信度的一种非常好的方法,但要设计出真正可互相替代的复本相当困难。

(3)折半信度(split-half reliability):指将调查项目分为两半,将全部题项按题号的奇偶或前后等方法分为尽可能相等的两半,分别记分,然后计算两半得分的相关系数,进而估计整个量表的信度。折半信度属于内在一致性系数,测量的是两半题项得分间的一致性,所以两半问题的内容性质、难易程度、题数等必须尽可能相当或一致。这种方法一般不适用于事实式问卷(如年龄与性别无法相比),常用于态度、意见式问卷的信度分析。进行折半信度分析时,如果量表中含有反意题项,应先将反意题项的得分做逆向处理,以保证各题项得分方向的一致性。然后再将全部题项分为两半,计算二者的相关系数,即折半信度系数。

(4)α信度系数:又称 Cronbach α 系数(Cronbach's alpha coefficient),是 Cronbach 于 1951 年提出的,是目前最常用的信度系数。其计算公式为:

$$\alpha = \frac{k}{k-1} \left(1 - \frac{\sum s_i^2}{s_T^2} \right) \tag{7-3}$$

式中,k 为量表中题项的总数,s_i^2 为第 i 题得分的题内方差,s_T^2 为全部题项总得分的方差。

α信度系数值界于 0 ~ 1 之间,α信度系数越接近 0 表示信度越低,越接近 1 表示信度越高。

α信度系数评价的是量表中各题项得分间的一致性,属于内在一致性系数。这种方法适用于态度、意见式问卷(量表)的信度分析。

2. 效度考评

效度(validity)是指测量的有效程度或正确性,即测量工具测出其所要测量特征的正确性程度。效度越高,则测量结果越能显示其所要测量的特征。常用于调查问卷效度考评的主要方法有以下几种。

(1)表面效度(face validity):是指测量方法或观测结果所要说明的问题符合专家和公众的共识的程度,即从题目表面是否容易看出出题人的意向和答案倾向。

(2)内容效度(content validity):又称吻合效度或一致性效度,是指所设计的题项能否代表要测量的内容或主题。统计分析主要采用单项与总和相关分析法,即计算每个题项的得分与题项总分的相关系数,根据相关系数是否显著来判断其是否有效。相关系数的显著性越高,则量表的内容效度越高。

(3) 效标效度(criterion validity):又称标准关联效度(criterion-related validity),是指用一个预选测量问卷和一个公认的效度高的问卷(标准问卷)同时测量同一对象,检验新问卷与标准问卷测量结果的相关性。统计分析主要采用两问卷测量得分的相关系数来表示。如果相关系数较大(如 $r > 0.75$ 且 $P < 0.05$),则认为标准关联效果佳。在实际调查问卷的效度分析中,选择或找到一个合适的公认问卷十分困难。

(4) 区分效度(differential validity):是指测量结果区别已知的两类不同人群(如患者和健康人)特征的能力,即分别调查两类不同人群,计算量表各因子的得分和总得分,再进行这两类人群得分差异的显著性检验。区分效度可了解测量结果是否具有区别不同人群的区分能力。

(5) 结构效度(construct validity):是指测量结果能测得理论上某种结构与测量值之间的对应程度。结构效度的评价通常没有金标准或专家意见可以参照,需要先收集一定量的实际调查数据,采用统计学的因子分析方法进行评价。

3. 可接受性评价

可接受性(acceptability)是指被调查者对调查表的接受程度。如果调查对象不愿意接受,再好的调查表也难以进行。调查表的可接受性与调查对象有很大关系。一般情况下,受教育程度较高、素质较高的对象会较容易配合调查员填写调查表,调查质量相对较高。

除此之外,调查表的可接受性还取决于以下因素:调查表简单,问题少且容易理解;调查表的内容被调查者所熟悉并认为有意义;完成调查表所需时间较短,在 5~30 min。临床上使用的调查表最好能在 15 min 内回答完,一般人群评价的调查表可稍长,但答卷时间不宜超过 30 min。

具体可通过接受率(调查表回收率)、调查表合格率(事先确定合格的标准,比如所有条目均有回答者)和填表所需平均时间等来评价。

4. 考评中的问题

(1) 考评的对象与范畴。在以上考评方法中,信度与效度的考评方法特别适合于各条目均有得分的调查表,如心理测量、态度测量、生存质量测量等标准化调查表。可对整个测定量表进行评价,也可对各个方面或领域评价,还可以对具体条目进行评价。如果是标准化测定量表,通常要分别进行总量表和各个领域的评价;而对于包括各种问题形式的一般调查问卷,很难进行整个调查表的信度、效度考评,一般只对某些条目或领域进行考评,根据问题的性质不同计算线性相关系数、二点相关系数、Kappa 系数等或直接计算两次回答的符合率等。

(2) 信度与效度的关系。相比而言,效度更为重要,一个效度很低的调查即使信度高也没有意义。因此,从最初编制调查表就应该注重提高效度,尽可能地收集各种效度证据。一般情况下,内容效度和结构效度必须考察,至于标准关联效度,则视情况而定,如不能找到恰当的校标,也可不做此项考评。信度高效度未必高,但信度低很难有高效度。因此,要尽可能地得到各种信度证据。通常,折半信度和内部一致性信度根据一次测量即可计算,原则上都要考评;若进行了重复测定,则重测信度也应考评。

六、确定资料收集的方式

资料的收集方式主要有观察法和访问法,二者可结合使用。

(一) 观察法

观察法是指由调查员对调查对象直接进行观察、检查,最后取得资料的方法。例如,在疾病调查中,医务工作者到现场对受检人员进行体检、化验或采集标本等收集原始资料。通过该法获得的调查资料真实、可靠,但成本一般较高。

（二）直接采访法

调查员对调查对象进行采访,常有以下两种形式。

1. 开座谈会

该形式多用于社会科学调查,了解群体的民意、观点倾向,不需要了解每个个体的情况。优点是省时省力,得到的信息资料丰富;缺点是观点有一边倒倾向,要么大家沉默不言,要么大家众口一词。医学研究较少采用该方式。

2. 个别调查

（1）访问调查:是调查员向调查对象做口头询问,将回答的内容填入调查表的一种调查形式。其优点是,有利于调查对象对问题的理解,与研究设计的要求保持一致,从而保证资料的准确性;应答率高,调查表中出现空格或填写"不详"的比例低。其缺点是需要大量的调查员,调查之前须对众多的调查员进行培训,成本较高。

（2）自填调查:指通过发放调查表,让调查对象自己填写问卷的一种调查形式。其优点是大大降低成本,节约经费;其缺点是调查对象对问题的理解可能会与研究设计的要求不一致,影响调查资料的质量,而且应答率偏低。

（三）间接采访法

调查进行之时调查对象不在或者由于工作调动、离退休迁徙他乡,可通过信件、电话或网上访问等方式对调查对象进行间接调查。间接采访的应答率大都很低,调查质量也不理想。

七、调查研究的组织措施

调查研究是一项复杂的社会性工作,涉及许多方面,所以组织措施必须考虑周密、准备充分,这是决定调查能否顺利进行的重要保证。在调查地区要动员宣传,取得地方行政领导的理解和支持以及群众的信任和配合。

（一）组织领导

对大的现场调查研究项目,要成立调查项目领导小组、技术指导小组,明确各项工作的负责人。为取得当地行政领导的理解和支持,调查项目领导小组成员中可考虑有当地行政领导人参加。如果有几家单位协作参加,则要选出牵头单位,明确分工,做好经费分配方案,协调好财务管理办法,明确调查成果、知识产权的归属和署名。

（二）宣传发动

在调查项目组全体成员、调查员、调查地区的协作单位人员、调查对象中进行广泛的动员宣传,充分调动全体成员的积极性,取得调查对象的信任和配合。

（三）时间进度

对整个调查研究项目的全过程,制订切实可行的统一时间进度表,严格按照时间进度表开展各项工作。当某一环节出现拖延情况时,应及时分析原因、设法补救和赶上进度。

（四）培训管理

对调查员的挑选及人数确定、对培训中预调查现场的安排等均须做出合理的计划,其中做好调查员的挑选和培训工作尤其重要。

1. 调查员的挑选

调查员是调查实施的具体执行者,是资料收集工作的主要承担者。因此,调查员自身素质的好坏会直接影响调查实施能否成功进行。

（1）调查员应诚实认真、勤奋负责、谦虚耐心,对调查工作有兴趣和具备一定的观察、辨别、表达和交往能力。此外,还应根据调查的具体内容、社区性质、被访对象的特点等挑选合适的调查员。

（2）调查员的性别、年龄、民族、职业等特征要符合调查的要求。当被访者为女性时,应尽量选择女性调查员;医学生做关于健康问题的调查则更轻松自如。从社区角度考虑,应挑选熟悉被访地区风俗习惯、文化传统的调查员,以便于开展工作。

（3）教育程度也很重要。一般来说,受教育程度较高的调查员,在理解问题、表达问题等方面的能力要强些,应用各种调查技巧的能力也强些。在调查复杂问题时,调查员的文化程度要高一些。

2. 调查员的培训

对调查员的培训一般应包括以下内容:

（1）宣讲调查目的、意义及培训与预调查的作用,以使调查员对该研究有一个整体性的认识。

（2）认真学习和详细解释调查表的项目与问题,让调查员统一理解每个问题;规范调查方法,统一调查用语;介绍一些基本的调查技术、访问技巧,提高调查员的现场调查技能。

（3）可采用比较常用的参与式、角色扮演等方法,使调查员有身临其境的感觉,以取得有效的培训结果。结束时应对出现的问题进行讨论,提出解决办法。如条件允许,可组织调查员进行小范围的实地调查,收集调查中出现的问题,供修改调查表和正式调查参考。

（4）建立监督、管理和相互联系的方法及规定,以保证正式调查工作的顺利开展。

（五）分工协调

一项调查研究,涉及单位、人员众多。对牵头单位及人员、协作单位及人员、调查现场有关单位及人员、调查项目领导小组及人员、技术指导小组及人员、一般研究成员、调查督导员、调查员等,经广泛征求意见和认真讨论,研究制订出合理明确、具体细致的分工协调方案,使参与人员各司其职,使调查工作奖惩有据。

（六）经费预算

调查研究项目的费用包括仪器设备购置,调查表格的印刷,调查员培训及劳务、交通,协作单位及调查现场有关单位的协作、差旅、会议、专家咨询、办公用品等费用,一定要有明确的预算。统筹兼顾,按财务规范合理使用经费。

（七）现场安排

调查现场的安排落实是调查研究人员,尤其是高校、科研单位的研究者普遍感到棘手的问题。特别是受市场经济、人员流动的影响,调查对象的配合较困难。调查项目组领导要花大力气和必要的经费联系落实好调查现场。技术指导组专家、现场调查的负责人,一定要亲自深入调查现场,按要求将调查对象落实好。

八、资料的整理与分析

收集到原始资料后,首先必须进行整理,使其系统化、条理化;进一步根据调查目的与收集资料的类型,选择合适的统计分析方法,以分析和解决实际问题或发现事物的本质和规律性。

（一）调查表的回收与核查

首先回收调查表;对于收回的表格要认真整理和记录,包括完成日期、收回日期及每天收回的问卷数量。

在编码录入调查表、建立数据库前,应先对调查表进行核查。调查表的核查主要包括完整性核查和逻辑核查。完整性核查主要是在调查现场由调查员对调查表的所有项目进行检查,核对填写是否有缺项,如有缺项,应立即补填或者重新访问被调查者,以填补缺项。逻辑核查主要检查逻辑上的矛盾,如性别、生育年龄、调查日期上的矛盾。有些逻辑核查可在数据录入后进行。

（二）数据编码

对每一个问题的所有可能的回答结果分配一个代码，以便录入、建库。在调查表设计时的编码为事前编码，编码要方便调查员和被调查者对调查问题的理解和回答。在收集数据后的编码为事后编码，主要针对调查表中的开放型调查项目及封闭型问题中的"其他"选项。针对不同类型的问题，采用的编码方式不同，如单项选择的问题、多项选择的问题、开放型问题编码是有区别的。

（三）数据的计算机录入和清理工作

录入软件有 Epidata、Excel、Foxpro 以及统计软件 SPSS 等，它们均可为数据录入提供便捷。为了保证资料的录入质量，数据录入时应对录入员进行必要的培训，并提供一份统一的录入说明书。可采用同一份资料由两人分别输入，然后比较两人录入的结果。对不一致的地方，核对原始调查表并进行纠正，或估计录入错误率的方法；也可根据调查项目间的逻辑关系编写程序进行逻辑查错，例如，女性不可能出现前列腺癌等。对数值变量的资料，可作简单的统计描述，编制频数表发现异常值，或做散点图发现异常分布点等。总之，数据的计算机录入是资料整理的一个重要环节，是进一步定量分析调查资料的前提，对调查资料在输入计算机阶段需要经常检查、反复核算，以确保资料的完整、准确和可靠。如果数据录入发生错误，往往会得出错误的结论。

（四）数据分组

根据研究目的和预期分析指标，进行分组整理。分组的原则是把同质的事物（观察单位）结合在一起，把不同质的事物分离出去，以便显示组内的共性和组间的差异，最后揭露出事物内部的规律性，即分组因素应是影响被调查对象最主要的、最本质的特征。分组有两种，即属性或类型分组与数量分组。类型分组是指按分组因素的性质或类别进行分组，适用于定性资料，如按职业、性别、地区、文化程度等分组。数量分组是按分组因素的数量大小来分组，如将观察单位按年龄、体重指数、吸烟量等分组，然后编制频数分布表，显示数值变量的变异程度及分布规律，然后计算数字特征（集中位置与离散程度）。

（五）数据汇总及初步分析计划

对调查对象资料进行整理，统计分布情况。在分析计划中应明确说明指标的定义，预期做哪些统计描述和统计推断，采用什么统计方法控制混杂因素等，最好列出统计分析表。

第三节　调查研究中样本含量的估算

除了全面调查，抽样调查必须事先估算调查所需的样本含量。分析性研究中样本含量的估算同实验设计，见第六章第四节。在观察性研究中，估计总体参数时所需样本含量的基本条件如下。

（1）可信度 $1-\alpha$。其值越大，可靠性越高，所需的样本含量也越大。通常情况下取 $\alpha=0.05$。

（2）总体标准差 σ 或总体率 π。其值主要通过预调查、前人经验、文献查阅等做出估计。一般情况下，总体标准差 σ 越小，所需样本含量越小。总体率越接近 0.5，所需样本含量越大。

（3）允许误差 δ。其是指研究者预计样本统计量与相应总体参数（总体均数或总体率）的最大差值控制的范围。

根据以上三个条件估计所需的样本含量，表示依据此样本大小调查所得的样本统计量，在估计总体参数时，二者之差不超过 δ 的概率为 $1-\alpha$。以下主要介绍单纯随机抽样中估计总体均数（数值变量）和总体率（分类变量）时样本含量的计算方法。

一、数值变量

如果是属于数值变量的调查,如欲了解总体均数,应事先通过预调查或者查阅参考文献,得到总体均数、变异程度以及本次调查的精确度要求,例如,Ⅰ类错误 α 大小,调查获得的样本均数 $\bar{x}$ 与总体均数 μ 的允许误差 δ 大小等。有了这些基本数据,代入公式(7-4)即可求出样本含量(n)。

$$n = \left(\frac{z_{\alpha/2}\sigma}{\delta}\right)^2 \tag{7-4}$$

式中,总体标准差 σ 未知时用样本标准差 s 代替;δ 为预计样本均数与总体均数之差的绝对值,即 $\delta = |\bar{x} - \mu|$。

$$n_c = \frac{n}{1 + n/N} \tag{7-5}$$

如果是有限总体抽样,还须用公式(7-5)对其进行校正。如果 $\frac{n}{N}$ 很小,比如小于 0.05,则可不做校正。

例7-1 大规模调查研究结果显示 50～70 岁男性居民的平均收缩压为 148 mmHg,标准差为 20 mmHg。现欲在苏州某社区男性居民中开展健康教育,进行行为和饮食干预,如果平均收缩压下降 5 mmHg,则认为有临床意义,取 $\alpha = 0.05$。试问:需要多少名居民?

已知 $\alpha = 0.05$,$z_{0.05/2} = 1.96$,$\sigma = 20$,$\delta = 5$,将它们代入公式(7-4)得:

$$n = \left(\frac{z_{0.05/2} \times \sigma}{\delta}\right)^2 = \left(\frac{1.96 \times 20}{5}\right)^2 = 61.46 \approx 61$$

二、分类变量

如果是属于分类变量的调查,欲了解总体率,按公式(7-6)求样本含量(n)。

$$n = \frac{z_{\alpha/2}^2 \pi(1 - \pi)}{\delta^2} \tag{7-6}$$

式中,π 为总体率。若对总体率一无所知,可设 $\pi = 0.5$,因为此时 $\pi(1 - \pi) = 0.5^2 = 0.25$,为最大,以免 n 过小。如是从有限总体中抽样,还须按公式(7-5)对其进行校正。

例7-2 在苏州某地的成年人中进行高血压患病情况调查。根据资料显示,成年人高血压的患病率约为 30%。若把容许误差规定为 1.5%,采用单纯随机抽样调查方法。试问:至少需要调查多少名成年人?

将已知数据及条件代入公式(7-6)得:

$$n = \frac{z_{0.05/2}^2 \times \pi(1 - \pi)}{\delta^2} = \frac{1.96^2 \times 0.3 \times (1 - 0.3)}{0.015^2} = 3585.5 \approx 3586$$

考虑到率的分布在 $\pi < 0.3$ 及 $\pi > 0.7$ 时不近似正态分布,则须对 π 做平方根反正弦(arcsin $\sqrt{\pi}$)变换,此时样本含量的估算公式为:

$$n = \left\{ z_{\alpha/2} / \arcsin\left[\frac{\delta}{\sqrt{\pi(1 - \pi)}}\right] \right\}^2 \tag{7-7}$$

式中,arcsin $\sqrt{\pi}$ 单位为弧度。arcsin $\sqrt{\pi}$ 单位为角度时,样本含量的估算公式为:

$$n = \left\{ 57.3 \times z_{\alpha/2} / \arcsin\left[\frac{\delta}{\sqrt{\pi(1 - \pi)}}\right] \right\}^2 \tag{7-8}$$

本例若用公式(7-7)或(7-8)计算得 $n = 3592$ 人,与用公式(7-6)计算的结果差 6 人。由于 $\frac{\delta}{\sqrt{\pi(1 - \pi)}}$ 的值都很小(一般 <0.3),再取 arcsin 变换后数值变化不大,所以以上计算结果极为相近,而以近似正态的方法计算更为方便。

例7-3　在苏州某区 10000 名成年人中进行高血压患者的调查。根据资料显示,成年人高血压的患病率约为 15%。若要求本次调查所得样本率与未知总体率相差不超过 3% 的可能性不大于 0.05,采用单纯随机抽样调查方法。试问:至少需要调查多少名成年人?

本例 $\alpha = 0.05$,故 $z_{0.05/2} = 1.96, \pi = 0.15, \delta = 0.03$,代入公式(7-6)得:

$$n = \frac{1.96^2 \times 0.15(1 - 0.15)}{0.03^2} = 544.23 \approx 544(\text{名})$$

因是有限总体,按公式(7-5)校正后,需要调查 516 名成年人。

第四节　常用的抽样方法

样本含量体现了研究设计中的重复原则,而研究对象抽取中的随机化体现了研究设计中的随机原则。调查研究不同于实验研究,即研究对象不能随机分配到各研究组中去,只能在具有各种不同特征的人群中按随机化原则,将研究对象抽取到样本中。总体内每一个观察单位被抽中的概率是相等的,并且可以计算此概率和抽样误差。从有限总体进行抽样,在计算抽样误差时应加以修正。

一、单纯随机抽样

单纯随机抽样(simple random sampling)也称简单随机抽样,是指从总体中以完全随机的方法抽取部分观察单位组成样本,即总体中每个观察单位都有同等的机会被抽到样本中。它是最简单、最基本的抽样方法,常作为其他抽样的基础。

（一）方法

先将调查总体的全部研究对象或观察单位统一编号,再用随机化方法(如依据随机数字表、计算机或计算器产生随机数字等)从中抽取部分观察对象,组成调查的样本。

例7-4　欲了解某社区(共 3000 人)某种疫苗的接种情况,拟用单纯随机抽样方法调查 200 人。具体操作如下:(1)将社区全体人员编号,从 0001 至 3000;(2)从附录附表 18 随机数字表中任一行和任一列开始向任一方向抄录 200 个不重复并且 ≤3000 的 4 位数,例如,从第 36 行第 1 列开始向右抄录,数据依次为 0526,9370,6022,3585,1513…(3)将这 200 个随机数所对应的居民抽出即可。如果这 200 人中有 60 人接种了该种疫苗,则疫苗接种率为 30%。

（二）抽样误差

抽样误差的计算公式如表 7-3 所示。

表 7-3　无限总体和有限总体均数或率的标准误计算公式

总体	均数的标准误	率的标准误
无限总体	$s_{\bar{x}} = \dfrac{s}{\sqrt{n}}$	$s_p = \sqrt{\dfrac{pq}{n}}$
有限总体	$s_{\bar{x}} = \dfrac{s}{\sqrt{n}} \times \sqrt{\left(1 - \dfrac{n}{N}\right)}$	$s_p = \sqrt{\dfrac{pq}{n}\left(1 - \dfrac{n}{N}\right)}$

注:式中 N 为总体例数,n 为样本例数。

本例的抽样误差计算如下:

$$s_p = \sqrt{\frac{pq}{n}\left(1 - \frac{n}{N}\right)} = \sqrt{\frac{0.3(1 - 0.3)}{200}\left(1 - \frac{200}{3000}\right)} = 0.031(3.1\%)$$

在实际工作中,如果 $\frac{n}{N} < 0.1$,$\left(1 - \frac{n}{N}\right) \approx 1.0$,可用无限总体公式计算,本例 $\frac{n}{N} = \frac{200}{3000} = 0.067 < 0.1$,所以,

$$s_p = \sqrt{\frac{pq}{n}} = 0.032$$

两者仅差 0.001(0.1%)。

(三)优缺点

优点是容易理解,操作简单,抽样误差计算简便。缺点是当总体中观察单位多且分布分散时,对所有观察单位一一编号很困难,不易实施。

(四)SAS 程序

```
proc plan seed = 2400;
factors n = 3000;/*抽样框总体观察值数为 3000*/
output out = aaa;
run;
data bbb;
set aaa;
if _n_ < 200;/*抽样样本数为 200*/
proc print;/*在结果输出窗口显示数据*/
run;
```

二、系统抽样

系统抽样(systematic sampling)又称机械抽样或等距抽样,是指将总体中全部研究对象,按照其已有的某种顺序(如证件号、住房号等)排列后,机械地每隔若干对象抽取一个观察单位所组成的样本。

(一)方法

事先将总体内全部观察单位按某一顺序号等距分隔成 n 个部分,每一部分内含 m 例观察单位。然后从第一部分开始,从中随机抽出一个,即第 i 号观察单位;依次在第二部分、第三部分直至第 n 部分内,抽出位于第 i 号的观察单位。所有抽出的第 i 号观察单位组成研究样本。

例 7-5 如要在 1000 名新生中抽取 200 人作为样本,其抽样间隔为 $\frac{1000}{200} = 5$。若随机抽取的第一个号为 2,则抽取的样本号依次为 2,7,12,17,22,27…

(二)优缺点

系统抽样操作简单,易得到一个按比例分配的样本。由于抽样的顺序号在总体分布中较均匀,一般情况下,系统抽样的误差小于单纯随机抽样的误差,可用单纯随机抽样计算标准误的公式计算系统抽样的抽样误差。但是,当抽样对象的某种特征在总体中的分布呈现有序或周期性趋势时,如果抽样的间隔恰好是其周期或周期的倍数,或呈单调上升(或下降)趋势时,则可能使样本结果产生明显的偏性。

三、分层抽样

分层抽样(stratified sampling)是指先按对观察指标影响大的某项特征(如年龄、性别、城乡等),将总体分成若干层次,目的是使指标的测定值在层内变异较小,层间变异较大。然后从每一层内用单纯随机抽样方法抽取一定数量的观察单位,组成样本。分层抽样也称为分类抽样。

例如,调查某流行区血吸虫病的感染率,已知年龄对感染率有影响,可以将该区居民按年龄分为不同的层,如 5～17 岁、18～30 岁、31～40 岁、41 岁～49 岁等几个层,再按各层比例确定随机抽样的数量。

(一)方法

先按某个特征将总体分成若干个互不重叠的层,然后从每一层内单纯随机抽取一定数量的观察单

位。对每一层中抽取的人数多少,可有以下两种考虑。

1. 按比例分层抽样

样本中各层次的例数 n_i 与样本总例数 n 的比例 $\dfrac{n_i}{n}$,与总体中该层例数 N_i 与总体内总例数 N 的比例 $\dfrac{N_i}{N}$ 相等,使样本对总体具有充分的代表性,即 $\dfrac{n_i}{n}=\dfrac{N_i}{N}$。于是有:

$$n_i = n \times \frac{N_i}{N} = N_i \frac{n}{N} \text{或} n_i = n \cdot W_i$$

上式中

$$W_i = \frac{N_i}{N} \tag{7-9}$$

2. 最优分配分层抽样

变异程度大的层内多抽一些观察单位,变异程度小的层内少抽一些观察单位,使样本所算得的变异程度为最小。设样本均数为 $\bar{x}$,标准差为 s,相应 i 层指标为 $\bar{x}_i$ 和 s_i;样本率为 p,率的标准误为 s_p,第 i 层的指标为 p_i 和 s_{p_i}。

$$n_i = n \times \frac{N_i s_i}{\sum N_i s_i} \tag{7-10}$$

$$n_i = n \times \frac{N_i \sqrt{p_i q_i}}{\sum N_i \sqrt{p_i q_i}} \tag{7-11}$$

例 7-6　在某县血吸虫流行区 12 万人口中采用血清学方法调查血吸虫的感染(包括既往感染)情况,因血吸虫感染与年龄有关,将年龄分为 A(6～25 岁)、B(26～45 岁)、C(46～65 岁)、D(66～85 岁)四个层次。样本含量要求达到 1000 人,现有两份资料:① 四个层次的人数 Ni;② 三年前血吸虫病的血清学总阳性率(p)及各层阳性率 p_i。试问:按比例抽样和最优分配抽样各层分别抽取多少人?

两种方法计算结果如表 7-4 所示。

表 7-4　某县某年血吸虫病免疫学阳性率的分层按比例抽样和最优分配抽样的人数

年龄	人口数 N_i	人口构成比 $W_i=N_i/N$	三年前阳性率 q_i	q_i	$\sqrt{p_i q_i}$	$N_i\sqrt{p_i q_i}$	$W_i'=\dfrac{N_i\sqrt{p_i q_i}}{\sum N_i\sqrt{p_i q_i}}$	按比例抽样 $n_i-n\cdot W_i$	最优分配抽样 $n_i=n\cdot W_i'$
A	25000	0.2083	0.40	0.60	0.4899	12248	0.2909	208	291
B	50000	0.4167	0.20	0.80	0.4000	20000	0.4750	417	475
C	35000	0.2917	0.04	0.96	0.196	6860	0.1629	292	163
D	10000	0.0833	0.10	0.90	0.3000	3000	0.0712	83	71
合计	120000	1.0000	0.187	0.813	—	42108	1.0000	1000	1000

由上表计算过程可知,按比例抽样明显较最优分配抽样方便。根据经验,层次间率的极差为 0.1～0.9,这两种抽样的效率(方差减小的程度)相差不大,只有当层间率都非常小(0.001～0.005)时,最优分配设计才明显优于按比例分配。

(二)抽样误差

1. 均数或率

有了各层的 $\bar{x}_i$ 或 p_i,则整个样本的 $\bar{x}$ 或 p 可用加权法计算,权数即表中的 W_i 或 W'。

$$\bar{x} = \sum W_i \bar{x}_i \quad \text{或} \quad \bar{x} = \sum W_i' \bar{x}_i \tag{7-12}$$

$$p = \sum W_i p_i \quad 或 \quad p = \sum W_i' p_i \tag{7-13}$$

在例 7-6 中,如按比例抽样,整个样本的率为:

$$p = \sum W_i p_i$$

$$= 0.2083 \times 0.40 + 0.4167 \times 0.20 + 0.2917 \times 0.04 + 0.0833 \times 0.10 = 0.186658 \approx 0.187(18.7\%)$$

如按最优分配抽样,整个样本的率为:

$$p = 0.2909 \times 0.40 + 0.4570 \times 0.20 + 0.1629 \times 0.04 + 0.0712 \times 0.10 = 0.224996 \approx 0.225(22.5\%)$$

2. 标准误

(1)按比例分层抽样的标准误计算公式如表 7-5 所示。

表 7-5　按比例分层抽样的标准误计算公式

总体	均数的标准误	公式	率的标准误	公式
无限总体	$s_{\bar{x}} = \sqrt{\dfrac{\sum s_i^2 N_i}{nN}}$	(7-14)	$s_p = \sqrt{\dfrac{\sum N_i p_i q_i}{Nn}}$	(7-15)
	$s_{\bar{x}} = \sqrt{\dfrac{\sum W_i s_i^2}{n}}$	(7-14′)	$s_p = \sqrt{\dfrac{\sum W_i p_i q_i}{n}}$	(7-15′)
有限总体	$s_{\bar{x}} = \sqrt{\dfrac{\sum s_i^2 N_i}{nN}\left(1 - \dfrac{n}{N}\right)}$	(7-16)	$s_p = \sqrt{\dfrac{\sum N_i p_i q_i}{Nn}\left(1 - \dfrac{n}{N}\right)}$	(7-17)
	$s_{\bar{x}} = \sqrt{\dfrac{\sum W_i s_i^2}{n}\left(1 - \dfrac{n}{N}\right)}$	(7-16′)	$s_p = \sqrt{\dfrac{\sum W_i p_i q_i}{n}\left(1 - \dfrac{n}{N}\right)}$	(7-17′)

(2)最优分配分层抽样的标准误如表 7-6 所示。

表 7-6　最优分配分层抽样的标准误计算公式

总体	均数标准误	公式	率的标准误	公式
无限总体	$s_{\bar{x}} = \sqrt{\sum\left[\left(\dfrac{N_i}{N}\right)^2 \dfrac{s_i^2}{n_i}\right]}$	(7-18)	$s_p = \sqrt{\sum\left[\left(\dfrac{N_i}{N}\right)^2 \dfrac{p_i q_i}{n_i}\right]}$	(7-19)
	$s_{\bar{x}} = \sqrt{\sum\left(\dfrac{W_i^2 s_i^2}{n_i}\right)}$	(7-18′)	$s_p = \sqrt{\sum\left(\dfrac{W_i^2 p_i q_i}{n_i}\right)}$	(7-19′)
有限总体	$s_{\bar{x}} = \sqrt{\sum\left[\left(\dfrac{N_i}{N}\right)^2 \dfrac{s_i^2}{n_i}\left(1 - \dfrac{n_i}{N_i}\right)\right]}$	(7-20)	$s_p = \sqrt{\sum\left[\left(\dfrac{N_i}{N}\right)^2 \dfrac{p_i q_i}{n_i}\left(1 - \dfrac{n_i}{N_i}\right)\right]}$	(7-21)
	$s_{\bar{x}} = \sqrt{\sum\left[\dfrac{W_i^2 s_i^2}{n_i}\left(1 - \dfrac{n_i}{N_i}\right)\right]}$	(7-20′)	$s_p = \sqrt{\sum\left[\dfrac{W_i^2 p_i q_i}{n_i}\left(1 - \dfrac{n_i}{N_i}\right)\right]}$	(7-21′)

计算例 7-6 中按比例和最优分配两种抽样调查的抽样误差,先列表算出公式中相应的数据(7-7)。

表 7-7　不同分层下阳性率的参数

年龄	总人数 N_i	构成比 W_i	样本人数 n_i	p_i	q_i	$p_i q_i$
A	25000	0.2083	291	0.40	0.60	0.2400
B	50000	0.4167	475	0.20	0.80	0.1600
C	35000	0.2917	163	0.04	0.96	0.0384
D	10000	0.0833	71	0.10	0.90	0.0900
合计	120000	1.0000	1000	0.187	—	—

由于样本人数 n_i 占总体人数 N_i 比例都很小(其中最大比例为 $\frac{291}{25000} = 0.012$),可以近似代入无限总体的公式。另外,用构成比(也可称各层次的权数)W_i 计算亦较直接用人数(N_i 和 N)代入方便得多。

如按比例抽样,其患病率标准误计算如下(用公式 7-15′):

$$s_p = \sqrt{\frac{(0.2083 \times 0.24 + 0.4167 \times 0.16 + 0.2917 \times 0.0384 + 0.0833 \times 0.09)}{1000}}$$

$$= 0.011635 \approx 0.0116(1.16\%)$$

如按最优分配抽样,其患病率标准误计算如下(用公式 7-19′):

$$s_p = \sqrt{\frac{0.2083^2 \times 0.24}{291} + \frac{0.4167^2 \times 0.16}{475} + \frac{0.2917^2 \times 0.0384}{163} + \frac{0.0833^2 \times 0.09}{71}}$$

$$= 0.011096 \approx 0.0111(1.11\%)$$

二者相差 0.0005,即最优分配抽样的误差仅较按比例抽样的误差小 0.05%,收效甚微。若按单纯随机抽样计算抽样误差,则 $s_p = \sqrt{\frac{pq}{n}} = \sqrt{\frac{0.187 \times (1 - 0.187)}{1000}} = 0.01233(1.23\%)$,较按比例抽样的误差大 0.07%,较最优分配抽样的误差大 0.12%。

(三)优缺点

分层抽样的优点是:① 减小抽样误差,分层后增加了层内的同质性,观察值的变异度减小,各层的抽样误差减小。在样本含量相同的情况下,它比单纯随机抽样、系统抽样和整群抽样的抽样误差都小,对总体指标估计值的精确度高。② 便于对不同层采用不同的抽样方法,各层可以独立进行分析,例如,某研究将居民分为城乡两层进行抽样,由于城市人口集中有门牌号,可用系统抽样方法;而农村人口分散,可以以乡为单位采用整群抽样。③ 可对不同层独立进行分析,而且可做层间比较分析。

分层抽样的缺点是操作麻烦,事先要对总体进行分层,并了解各层的人数及变异度。若无参考资料查阅,必须做预试调查。最优分配抽样操作尤为烦琐,除非各层次的率均小于 0.001 或至少都小于 0.05 可使抽样误差有较明显的减小,否则收效甚微,不如直接使用按比例分层抽样。

四、整群抽样

以上几种抽样方法都是直接从总体中抽取若干观察单位(个体)组成研究样本。当总体十分庞大时,不易得到总体内全部观察单位的名单,而群体单位(如社区、医院、学校或班级等)的范围清楚,可利用"群体"名单进行抽样。整群抽样(cluster sampling)是指将总体按某种与研究目的无关的特征分成若干"群"组,每个"群"包含若干观察单位,然后随机抽取其中部分"群",对抽中的"群"内的所有观察单位都进行调查。

(一)方法

假设某总体有 K 个群组,现从中随机抽样 k 个群组,对被抽到的群组内的全部观察单位进行调查。例如,一所规模宏大的学校,全校学生的名单十分冗长,可按年级或班级清晰列出学生名单,以班级为抽样单位(群体),然后将抽到的班级的全部学生作为样本。

(二)均数、率及其抽样误差

(1)各群内观察单位数 m_i 相等时。

$$\bar{x} = \frac{\sum x}{km} = \frac{\sum \bar{x}_i}{k} \tag{7-22}$$

式中,$\sum x$ 为数值变量值之和(下同)。

$$s_{\bar{x}} = \sqrt{\frac{\sum (\bar{x}_i - \bar{x})^2}{k(k-1)}\left(1 - \frac{k}{K}\right)} \tag{7-23}$$

式中,$\dfrac{k}{K} < 0.1$ 时可忽略不计(下同)。

$$p = \frac{\sum x}{km} = \frac{\sum p_i}{k} \tag{7-24}$$

式中,$\sum x$ 为阳性数之和(下同)。

$$s_p = \sqrt{\frac{\sum (p_i - p)^2}{k(k-1)} \left(1 - \frac{k}{K}\right)} \tag{7-25}$$

(2) 各群内观察单位数 m_i 不等时。

$$\bar{x} = \frac{\sum x}{\sum m_i} = \frac{\sum m_i x_i}{\sum m_i} \tag{7-26}$$

$$s_{\bar{x}} = \sqrt{\frac{\sum m_i^2 (\bar{x}_i - \bar{x})^2}{(\bar{m})^2 k(k-1)} \left(1 - \frac{k}{K}\right)} \tag{7-27}$$

式中,$\bar{m} = \dfrac{\sum m_i}{k}$。

$$p = \frac{\sum x}{\sum m_i} = \frac{\sum m_i p_i}{\sum m_i} \tag{7-28}$$

$$s_p = \sqrt{\frac{\sum m_i^2 (p_i - p)^2}{(\bar{m})^2 k(k-1)} \left(1 - \frac{k}{K}\right)} \tag{7-29}$$

例 7-7 某省疾控中心为调查某种疫苗的接种情况,对省内 60 个社区,每个社区 100 人进行调查。现随机抽取了 6 个社区调查研究疫苗的接种情况,每个社区的接种人数如下:43,45,37,38,39,42。请计算该省的疫苗接种率和标准误。

将调查得到的阳性数代入公式(7-24)得:

$$p = \sum \frac{x}{km} = (43 + 45 + 37 + 38 + 39 + 42)/(6 \times 100) = 244/600 = 0.41(41\%)$$

每个社区的阳性率 p_i 分别为:$p_1 = 43/100 = 0.43$,$p_2 = 45/100 = 0.45$,$\cdots$,$p_6 = 42/100 = 0.42$。将它们依次代入公式(7-25)得:

$$s_p = \sqrt{\frac{(0.43 - 0.41)^2 + (0.45 - 0.41)^2 + \cdots + (0.42 - 0.41)^2}{6(6-1)} \left(1 - \frac{6}{60}\right)}$$

$$= \sqrt{\frac{0.005}{30} \times 0.9} = 0.0122(1.22\%)$$

该社区 $N = km = 60 \times 100 = 6000$(人),如果作为单纯随机抽样,样本阳性率假定仍为 $p = 0.41$,则抽样误差为 $s_p = \sqrt{\dfrac{0.41(1 - 0.41)}{600} \times \left(1 - \dfrac{600}{6000}\right)} = 0.0190$,略大于整群抽样的 0.0122。整群抽样的抽样误差大小取决于 $|p_i - p|$ 的大小。群间 p_i 差别悬殊,s_p 就大;群间 p_i 接近,s_p 就小。

(三) 优缺点

整群抽样的优点是抽样和组织调查工作实施方便,省时、省力、省钱,能统一控制调查质量。其缺点是抽样误差较大,特别是抽样的"群"数太小,"群"间差异较大时,抽样误差较大。因此,在进行整群抽样时,应尽可能缩小"群"之间的差异,适当地多抽取一些"群"。一般情况下,四种抽样方法的抽样误差由大到小排列为:整群抽样 > 单纯随机抽样 > 系统抽样 > 分层抽样。

五、多阶段抽样

上述四种抽样方法均为单一阶段抽样,各自具有不同的特点和适用范围。实际工作中往往情况复杂,例如,总体非常大,观察单位很多,很难通过一次抽样产生有代表性的样本,所以可将多种抽样方法结合起来,灵活运用。将整个抽样过程分为若干阶段进行的抽样方法称为多阶段抽样(multiple stage sampling)。多阶段抽样可以充分利用各种抽样方法的优势,克服各自的不足,并能节省人力、物力,但在抽样之前要掌握各级调查单位的人口学资料和特征。例如,欲进行全省中学生白喉易感率的调查,通常做法可采取下列步骤:将全省各县、市编号(初级抽样单位),随机抽取若干县、市;将抽到的县、市的全部学校编号(二级抽样单位),随机抽取若干学校;抽到的学校再按班级编号(三级抽样单位),随机抽取若干班级。如果班级人数较多,再以个人为抽样单位(四级)进行抽样。以此类推,这样的抽样过程称多阶段抽样。实际工作中,不仅整群抽样使用多阶段抽样,多种抽样方法混合使用也十分常见。

第五节 调查研究中的质量控制

实验研究中存在随机误差和非随机误差,随机误差主要是抽样误差,而非随机误差有过失误差(错误)和系统误差。同样,在调查研究中也存在这些问题。抽样误差尽管是不可避免的,但可以通过增加样本含量来控制误差的大小。非随机误差中的过失误差(错误)是不允许出现的,一份调查数据中究竟有没有出现错误,须依靠所有研究人员在工作时的细心和责任心,包括在资料收集齐备后,运用专业逻辑检查、数据复核计算等方法寻找。最复杂的是系统误差即偏倚(bias),这是调查研究中影响质量的一个突出问题,是调查过程中由各种人为的或偶然的因素造成的,例如,设计方案不周密、测量仪器不精确、调查询问方法不恰当,等等。问题的产生涉及设计人员、调查人员和调查对象,贯穿调查设计、资料搜集、整理和分析的全过程,因此须防止偏倚的产生,一旦发现,应进行有效处理。有关偏倚(包括"混杂")的详细问题可参阅流行病学专著。

一、调查设计阶段

(1)强调严格的调查研究设计(见本章第二节)。

(2)遵循随机化和盲法。随机化原则是统计学推断和假设检验的基础,真正做到随机化可以避免许多偏性,这一原则贯穿本教材的始终。盲法不仅用于临床试验中,在调查研究中也同样需要。盲法是克服测量偏倚的有效手段,尤其涉及主观选项调查。例如,在调查员培训班中挑选医学专业者固然有许多好处,但有时往往由于先入为主的医学知识和经验,调查员在调查时有意识或无意识地诱导调查对象朝着某个目标回答问题,而调查对象如果知道某项研究目的也会迎合调查员的期望回答,于是出现偏倚。因此,在不伤害被调查者基本权益的前提下,也可不必让他们知道真正的科研假设或目的。

(3)强调各个比较组间的可比性,即除了研究因素外,其他各种影响因素应尽量齐同,保持均衡可比。如配对研究,将一个病例匹配一个或几个除了被研究因素特征不同外,其他特征均相同的对照(非病例)对象。配对方法能消除许多潜在的混杂偏倚。

(4)在条件允许的情况下,可进行小规模的预调查,以修订、完善设计方案和调查表。

二、资料收集、整理阶段

(1)严格选择和培训调查员。调查员是调查实施的具体执行者,是资料收集工作的主要承担者。因此,调查员自身素质的高低直接影响调查实施能否顺利进行,以及调查数据的信度和效度等。

（2）加强项目管理者的抽查监督。杜绝调查员弄虚作假、伪造填表的现象，这是对调查问卷的又一层监督和把控。

（3）对调查问卷的登记和编码，做到不重不漏，及时检查资料的完整性和正确性。

（4）数据"双机录入"，同时设计计算机程序，对录入数据做逻辑检查，以控制数据质量。

三、资料分析阶段

1. 分层分析

分层分析是常用的检验和控制偏倚的方法，对防止、消除混杂偏倚特别有效。

2. 率的标准化方法

如果年龄、病情轻重、某种职业的工龄等影响疾病发生率的众多特征在各个比较组内部的构成比有差别，则比较各组的总率（亦称"粗率"，如发病率、患病率或死亡率）时必有偏差。此时，应采用率的标准化方法以消除偏差。

3. 多变量分析

在疾病的发生或预后研究中，危险因素或预后因素对疾病的影响是非常复杂的，不但各因素对疾病的影响有强弱、大小之分，而且各个因素之间也可能相互影响，产生交互作用。分层方法只能平衡少数已知的混杂因素。20 世纪 60 年代，Cornfield 提出了 Logistic 回归模型，经过长期的应用和发展，目前已成为流行病学危险因素研究的主要方法。采用 Logistic 回归模型进行多变量分析，能够在复杂的关系中平衡或控制多个混杂因素的作用，筛选出主要的危险因素或预后因素并了解它们所起作用的大小，还可以分析各因素之间的交互作用。

在分析与时间有关的某种结局（即发生某一特定现象，如发病、死亡、康复等）变量时，可采用 Cox 回归模型。Cox 回归模型又称比例风险模型，英国统计学家 D. R. Cox 经过多年的研究工作，1972 年对该模型进行改进后使其理论和实用性大大提高。Cox 模型在应用时允许有"失访"或"终检"现象存在，自变量 x 可以是数值变量、有序变量或分类变量，并且能够分析它们的交互作用，还能估计相对危险度。

总之，调查研究的质量控制应贯穿计划设计、实施、结果分析与总结的各个环节。研究过程中的各个环节产生误差或偏倚，均可影响研究的精确性与真实性。因此，在设计中应根据已有知识，分析每个环节可能产生的误差或偏倚，充分估计可能出现的各种问题，制订详细的质量控制措施。

小　结

本章主要介绍了调查研究的特点及分类，以及调查计划的制订中常见的抽样方法和如何进行样本量的估计。具体内容如下。

（1）调查研究的主要特点是：① 处理因素不能人为设置；② 研究对象不能随机分组，只能在随访过程中客观地记录相应的情况；③ 研究过程中除了处理因素之外，别的干扰因素如性别、年龄、文化程度、经济收入及生活习惯等，在两组中无法保持均衡、齐同；④ 研究结果若有差别（如吸烟组肺癌发病率高于不吸烟组），即使排除了抽样误差，也不能轻易地下结论说吸烟是肺癌的病因。

（2）调查研究可根据研究目的、调查范围或调查时间进行分类，也常将这三个方面结合起来描述一项具体的调查研究。

（3）调查计划的制订是调查设计的主要内容，包括资料收集、整理和分析的全过程，是调查研究取得真实、可靠结果的重要保证。

（4）常见的抽样方法包括整群抽样、单纯随机抽样、系统抽样、分层抽样。一般情况下，以上四种抽样方法的抽样误差由大到小排列为:整群抽样 > 单纯随机抽样 > 系统抽样 > 分层抽样。

（5）除了全面调查,抽样调查必须事先估算调查所需的样本含量。对于不同类型的资料,须根据不同的条件,采取不同的方法来计算相应的样本量。

练 习 题

一、单项选择题

1. 观察性研究与实验性研究的主要区别在于(　　　)。
  A. 是否设立对照组　　　　　　　　　　　B. 是否以人为研究对象
  C. 是否对研究对象施加干预措施　　　　　D. 是否是抽样研究

2. 下列不属于观察性研究的方法是(　　　)。
  A. 临床试验　　　　B. 病例对照研究　　　　C. 队列研究　　　　D. 横断面调查

3. 下列属于描述性研究的方法是(　　　)。
  A. 横断面调查　　　　　　　　　　　　　B. 病例对照研究
  C. 前瞻性队列研究　　　　　　　　　　　D. 回顾性队列研究

4. 关于样本含量,下列说法正确的是(　　　)。
  A. 越大越好
  B. 时间、财力、人力等条件允许情况下的最大例数
  C. 普查最好,因为不存在抽样误差
  D. 在保证一定的精度和检验效能的前提下所需的最小例数

5. 在调查研究中,选择合适的调查方法主要取决于(　　　)。
  A. 工作方便　　　　　　　　　　　　　　B. 研究对象所能提供的信息
  C. 研究的目的和条件　　　　　　　　　　D. 研究者的主观愿望

6. 下列抽样方法中属于概率抽样的是(　　　)。
  A. 系统抽样　　　　B. 偶遇抽样　　　　C. 判断抽样　　　　D. 雪球抽样

7. 一般而言,下列抽样方法中抽样误差最大的是(　　　)。
  A. 单纯随机抽样　　　B. 整群抽样　　　C. 分层抽样　　　D. 系统抽样

8. 概率抽样是指(　　　)。
  A. 每个个体被抽中的概率是非零的
  B. 每个个体被抽中的概率是可计算的
  C. 每个个体被抽中的概率是非零、已知或可计算的
  D. 每个个体被抽中的概率是未知、非零的

9. 对某市儿童身体状况做调查,先按民族分群,然后从各群中进行随机抽样,则这种抽样方法是(　　　)。
  A. 分层抽样　　　　B. 整群抽样　　　　C. 单纯随机抽样　　　　D. 系统抽样

10. 分层抽样要求把总体分层,为了减少抽样误差,最好是(　　　)。
  A. 层内个体差异大,层间差异小
  B. 层内个体差异小,层间差异大
  C. 层内个体差异大,层间差异大
  D. 层内个体差异不要求,层间差异要小

二、名词解释

1. 现况调查
2. 个案研究
3. 病例对照研究
4. 队列研究

三、简答题

1. 调查设计与实验设计有什么共同点和不同点?
2. 请简述病例对照研究和队列研究的优缺点。
3. 常用的四种概率抽样方法是如何体现其随机性的? 简述各自的优缺点及其适用场合。
4. 设计一份高血压患病率的现况调查表。

四、计算分析题

1. 某医师欲研究 55 岁以上男子的收缩压(mmHg),以往调查资料显示收缩压标准差为 16 mmHg,本次调查要求其所得样本均数与未知的总体均数相差不超过 5 mmHg 的概率是 0.95。若采用单纯随机抽样,需要调查多少对象?

2. 某市妇幼保健院计划调查本市 28 岁女子的结婚比例,在前期预调查中了解到这个比例在 90% 左右,要求本次调查获得的样本比例与未知的总体率相差超过 2% 的概率小于 0.05。若做单纯随机抽样调查,需要多大的样本含量?

3. 某化工厂有在职职工 8000 人,拟采用单纯随机抽样调查该厂职工白细胞的平均水平,以了解该厂生产环境是否对白细胞数有影响。以往资料显示该厂职工白细胞总数的标准差为 0.85×10^9/L,现希望控制误差不超过 0.15×10^9/L,取 $\alpha = 0.05$。试问:需要调查多少人?

(汤在祥)

第八章　参数估计与假设检验的基本思想

参数估计和假设检验是统计推断的两个重要内容,本章将介绍总体均数和总体率的估计方法,以及假设检验的基本思想。

在医学研究中,我们往往需要了解或掌握总体的某个特征,而通常我们只能获取样本资料的信息,此时便需要采用统计学方法,用样本的信息推断总体的特征,即统计推断,也就是参数估计和假设检验两个内容。

参数估计是用样本统计量估计总体参数的方法。例如,在正态分布总体中,用样本均数 $\bar{x}$ 估计总体均数 μ;在二项分布总体中,用样本率 p 估计总体率 π;等等。

假设检验是根据一定假设条件由样本推断总体的一种方法。具体做法是:根据问题的需要对所研究的总体做某种假设,记作 H_0,在假设 H_0 成立时,根据抽样分布的特点,计算出相应检验统计量的值,并根据预先给定的显著性水平进行检验,做出拒绝或不拒绝假设 H_0 的判断。常用的假设检验方法有 z 检验、t 检验、χ^2 检验(卡方检验)、F 检验、秩和检验等。

第一节　正态分布总体均数的估计

参数估计(parameter estimation)包括点估计(point estimation)和区间估计(interval estimation)两种方法。

1. 点估计

点估计是一种较直接、简单的估计方法,是直接用样本统计量作为总体参数的点估计值,例如,用样本均数 $\bar{x}$ 作为总体均数 μ 的点估计值,用样本率 p 作为总体率 π 的点估计值,等等。点估计方法虽然简单、方便,但是没有考虑抽样误差,无法评价估计值和真值之间的差距,因此不推荐使用。

2. 区间估计

区间估计弥补了点估计的不足,利用样本统计量,考虑抽样误差的大小,在一定的可信度 $100(1-\alpha)\%$ 下估计总体参数所在的区间范围,得到的区间称为总体参数的置信区间或置信区间(confidence interval, CI)。$100(1-\alpha)\%$ 称为置信度(confidence level),也可表示为 $1-\alpha$。α 值一般取 0.05 或 0.01,故 $1-\alpha$ 为 0.95 或 0.99,总体参数 95% 和 99% 的置信区间常表示为 95% CI 和 99% CI。置信区间通常用两个置信限(confidence limit)表示,较小者称为置信下限(lower confidence limit, LCL),较大者称为置信上限(upper confidence limit, UCL)。

若样本来自正态分布总体,则对应的总体参数的估计就是正态总体均数的区间估计问题;若样本来自二项分布总体,则对应的就是总体率的估计。

一、总体均数置信区间的估计

根据正态总体样本均数的抽样分布的性质,我们可以得到不同条件下估计正态总体均数的置信区间的计算公式。

1. 正态分布法

当总体标准差 σ 已知时，$z = \dfrac{\bar{x} - \mu}{\sigma_{\bar{x}}}$ 服从标准正态分布，如图 8-1 所示。反复抽样得到的 z 值有 100

$(1 - \alpha)\%$ 的可能性落在 $(-z_{\alpha/2}, z_{\alpha/2})$ 区间，则有 $-z_{\alpha/2} < \dfrac{\bar{x} - \mu}{\sigma_{\bar{x}}} < z_{\alpha/2}$。

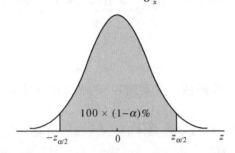

图 8-1 σ 已知时，正态总体样本均数的抽样分布

当通过抽样得到一个样本的信息时，便可以把总体均数 μ 作为一个未知的参数进行估计，则有：

$$\bar{x} - z_{\alpha/2} \cdot \sigma_{\bar{x}} < \mu < \bar{x} + z_{\alpha/2} \cdot \sigma_{\bar{x}} \tag{8-1}$$

公式(8-1)就是总体标准差 σ 已知时总体均数 $100(1 - \sigma)\%$ 置信区间的计算公式。当 $\alpha = 0.05$ 时，95% 置信区间的计算公式为：

$$\bar{x} - z_{0.05/2} \cdot \sigma_{\bar{x}} < \mu < \bar{x} + z_{0.05/2} \cdot \sigma_{\bar{x}}$$

例 8-1 已知某地新生儿出生体重的标准差 $\sigma = 360\,\mathrm{g}$，现调查该地某医院 2020 年产科新生儿的出生体重，共有 540 例，体重均数为 3300 g，标准差为 300 g。试估计该地新生儿出生体重总体均数的 95% 置信区间。

$$\bar{x} \pm z_{0.05/2} \cdot \sigma_{\bar{x}} = 3300 \pm 1.96 \times (360/\sqrt{540}) = (3270, 3330)\,\mathrm{g}$$

根据公式(8-1)，带入公式的是总体标准差 $z_{0.05/2} = 1.96$，可得该地新生儿出生体重总体均数的 95% 置信区间为 $(3270, 3330)\,\mathrm{g}$。

2. t 分布法

当总体标准差 σ 未知时，$t = \dfrac{\bar{x} - \mu}{s_{\bar{x}}}$ 服从自由度为 $n - 1$ 的 t 分布，如图 8-2 所示。多次抽样得到 t 值有 $100(1 - \alpha)\%$ 的可能性落在 $(-t_{\alpha/2, v}, t_{\alpha/2, v})$ 区间。

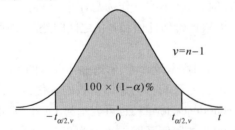

图 8-2 σ 未知时，正态总体样本均数的抽样分布

因为 $-t_{\alpha/2, v} < \dfrac{\bar{x} - \mu}{s_{\bar{x}}} < t_{\alpha/2, v}$，用样本信息估计总体均数的 $100(1 - \alpha)\%$ 置信区间的公式为：

$$\bar{x} - t_{\alpha/2, v} \cdot s_{\bar{x}} < \mu < \bar{x} + t_{\alpha/2, v} \cdot s_{\bar{x}} \tag{8-2}$$

估计总体均数的 95% 置信区间的公式为：

$$\bar{x} - t_{0.05/2, v} \cdot s_{\bar{x}} < \mu < \bar{x} + t_{0.05/2, v} \cdot s_{\bar{x}}$$

当 n 趋向于无穷大时，t 分布逼近标准正态分布。因此，当 n 足够大(一般 $n \geq 100$)时，可用标准正态分布的原理估计总体均数的置信区间。

$$\bar{x} - z_{\alpha/2} \cdot s_{\bar{x}} < \mu < \bar{x} + z_{\alpha/2} \cdot s_{\bar{x}}$$

用 z 界值计算置信区间是近似估计,比较方便,但是用 t 界值计算置信区间更加确切。

例 8-2　为了解苏州市 15 岁女中学生的身高,现随机抽取来自苏州市 6 所中学的 60 名 15 岁女中学生,测量她们的身高,得身高均数为 155 cm,标准差为 12 cm。试估计苏州市 15 岁女中学生身高均数的 95% 置信区间。

$$\bar{x} \pm t_{0.05/2,\nu} \cdot s_{\bar{x}} = 155 \pm t_{0.05/2,59} \times (12/\sqrt{60}) = (151.9, 158.1)$$

本例 $n = 60$,则 $\nu = n - 1 = 59$,查附录附表 2 的 t 界值表得 $t_{0.05/2,59} \approx t_{0.05/2,60} = 2.000$,因此计算得到苏州市 15 岁女中学生身高均数的 95% 置信区间为 $(151.9, 158.1)$ cm。

对于有原始数据的资料,可由"proc means alpha = 0.05 clm"语句得到均数的 95% 置信区间。

例 8-3　某大学心血管病流行病学课题组于 2019 年 6 月对常州市天宁区社区进行心血管病流行病学调查,现从调查的人群中随机抽取 400 人,获得血压、血脂等数据,计算得到收缩压的样本均数为 126 mmHg,样本标准差为 20 mmHg。试估计常州市天宁区居民收缩压总体均数的 95% 置信区间。

本例 $n = 400$,足够大,可以用近似标准正态分布的原理估计置信区间,即:

$$\bar{x} \pm z_{0.05/2} \cdot s_{\bar{x}} = 126 \pm 1.96 \times (20/\sqrt{400}) = (124, 128)$$

用 t 分布原理估计置信区间,则有:

$$\bar{x} \pm t_{0.05/2,\nu} \cdot s_{\bar{x}} = 126 \pm 1.965 \times (20/\sqrt{400}) = (124, 128)$$

这两个结果在只保留到个位水平时,是完全相同的。

由于 $t_{0.05/2,399} \approx t_{0.05/2,500} = 1.965 > z_{0.05/2} = 1.96$,因此用标准正态分布原理估计的置信区间的范围要小于 t 分布原理估计的置信区间范围。因此,当 n 足够大时,可以用 z 界值,也可以用 t 界值,但用 t 界值更确切。

因此,常州市天宁区居民收缩压总体均数的 95% 置信区间为 $(124, 128)$ mmHg。

二、置信区间的含义

总体均数的 95% 置信区间的实际含义是:如果从同一总体中重复抽取 100 份样本含量相同的独立样本,每份样本分别计算 1 个置信区间,在 100 个置信区间中,大约有 95 个置信区间包含了总体均数,有 5 个置信区间不包含总体均数。对于某一次估计的置信区间,置信度为 95%,那么总体均数有 95% 的可能被包含在计算得到的区间内。

三、置信区间的两要素

置信区间是用来估计总体参数区间范围的,包括准确度和精密度两个要素。准确度反映在可信度 $1 - \alpha$ 的大小上,即 $1 - \alpha$ 越接近 1,准确度越高,如 99% 置信区间比 95% 置信区间的准确度高;精密度反映在区间的宽度上,即区间越窄,精密度越好。因此,从置信度 $1 - \alpha$ 的角度看,99% 置信区间的准确度虽高于 95% 置信区间,但是 99% 置信区间的精密度却低于 95% 置信区间。在准确度固定的情况下,可通过增大样本含量提高精密度。

第二节　Poisson 分布总体均数的估计

由 Poisson 分布的样本资料估计相应的总体均数就是 Poisson 分布总体均数估计的问题。Poisson 分布总体均数的区间估计可用查表法或近似正态法,用查表法估计 Poisson 分布的置信区间的附录附表 4 是根据 Poisson 分布的原理制作而成的；Poisson 分布总体均数区间估计的近似正态法是根据 Poisson 分布在一定条件下近似正态分布推导得到的，适用于样本含量较大的研究。

一、查表法

查表法适用于样本均数 $x \leqslant 50$ 时的研究，用 x 查附录附表 4 决定总体均数 λ 的置信区间。

例 8-4　某个研究者在其实验过程中随机测得某个 100 cm² 的培养皿中菌落数为 4 个。试估计该种 100 cm² 的培养皿中菌落数总体均数的 95% 置信区间。

本例 $x = 4$，查附录附表 4，样本计数为 4 时，总体均数 λ 的 95% 的置信区间为 (1.09, 10.24)，即可认为该种 100 cm² 的培养皿中菌落数的总体均数在 1.09 到 10.24 之间。

二、正态近似法

当 $x \geqslant 20$ 时，Poisson 分布近似正态分布，可以利用正态分布的原理，按公式 (8-3) 求总体均数 λ 的 $1 - \alpha$ 置信区间。

$$x - z_{\alpha/2}\sqrt{x} < \lambda < x + z_{\alpha/2}\sqrt{x} \tag{8-3}$$

例 8-5　某市妇幼保健站于 2018 年在全市范围内开展了大规模的女性乳腺癌患病情况调查，现从调查的人群中随机抽取了 2 万名 25~50 岁妇女，其中乳腺癌患者 80 人。试估计该地 25~50 岁女性每 1 万人中乳腺癌患病人数的 95% 置信区间。

本例以 2 万人作为 Poisson 分布的观察单位，$x = 80 > 50$，按公式 (8-3) 计算每 2 万人中患病人数的 95% 置信区间为：

$$(80 - 1.96\sqrt{80}, 80 + 1.96\sqrt{80}) = (62.47, 97.53)$$

将每 2 万人患病人数的 95% 置信区间的上、下限分别除以 2，即可得到该地 25~50 岁女性每 1 万人乳腺癌患病人数的 95% 置信区间为 (31.235, 48.765)。

第三节　总体率的估计

对于分类资料，根据样本信息，也可以对总体率做出点估计和区间估计。我们用样本率 p 作为总体率 π 的点估计值。与总体均数的点估计同理，总体率的点估计亦未考虑抽样误差大小，而总体率的区间估计克服了点估计的缺点。

利用样本资料信息可估计二项分布总体率的 $100(1 - \alpha)\%$ 置信区间，α 一般取 0.05 或 0.01。总体率置信区间的估计也有两种方法：查表法和正态近似法。

一、查表法

对于小样本资料 $(n \leqslant 50)$，特别是当 p 非常接近 0 或 100% 时，用样本含量 n 和样本中阳性数 x 查附录附表 3，可得到总体率 π 的 95% 或 99% 置信区间。

例 8-6　某市某传染病医院于 2020 年 1 月至 2 月共收治新冠肺炎病人 18 例，其中死亡 2 例。试估计新冠肺炎病死率的 95% 置信区间。

本例 $n = 18 < 50$，$x = 2$，查附录附表 3，得到 95% 置信区间为 1%~35% $(1 - \alpha = 0.95)$，99% 置信区间为 1%~42% $(1 - \alpha = 0.99)$。

因此，新冠肺炎病死率的 95% 置信区间为 1%~35%。

二、正态近似法

当 n 足够大,且 p 和 $1-p$ 均不太小,如 np 和 $n(1-p)$ 均大于 5 时,样本率 p 的抽样分布逼近正态分布。此时,可根据正态分布的分布特征计算总体率的置信区间。

$$p - z_{0.05/2} \cdot s_p < \pi < p + z_{0.05/2} \cdot s_p \tag{8-4}$$

例 8-7　2019 年,在江苏省常州市天宁区开展的大规模心血管疾病的调查中,随机抽取 30 ~ 60 岁居民共 2000 人,其中 638 人患高血压。试估计 2019 年常州市天宁区 30 ~ 60 岁居民高血压患病率的 95% 置信区间。

本例 $n = 2000$, $x = 638$,则有 $p = 0.319$, $np = 638$, $n(1-p) = 1362$,因此可以用正态分布法估计率的 95% 置信区间。

$$p \pm 1.96 \cdot s_p = 0.319 \pm 1.96 \times \sqrt{0.319(1-0.319)/2000} = (0.299, 0.339)$$

即 2019 年常州市天宁区 30 ~ 60 岁居民高血压患病率的 95% 置信区间为 $(29.9\%, 33.9\%)$。

值得注意的是,在计算置信区间时,有可能遇到置信区间的下限小于 0%(即负值),或置信区间的上限大于 100% 的情形。此时,应相应地将置信区间的下限表达为 0%,上限表达为 100%。

第四节　假设检验的基本思想和步骤

假设检验(hypothesis testing)是统计推断的另一重要内容,本教材介绍的大部分内容都是假设检验的方法。

一、假设检验的基本思想

假设检验包括两个重要的原理:小概率事件原理和反证法原理。反证法的基本思想是:对证明的目的进行假设,在假设的前提下进行推导,若在推导过程中出现与某个已知条件有矛盾的情况,则拒绝假设;否则,接受假设。而假设检验是统计推断,没有明确的结论,因此,假设检验的反证法又不完全与一般证明题的反证法相同。假设检验的基本思想是:对推断的目的进行假设,假设检验中一般有两个假设,原假设 H_0 和备选假设 H_1,以原假设 H_0 为条件,利用抽样分布规律推导抽得现有样本以及更极端情况下的样本的概率,根据小概率事件原理判断在原假设的条件下抽得现有样本是否可能发生,如果不能发生,则原假设就是错误的假设,而备选假设是统计推断的结论;反之,没有理由拒绝原假设,统计推断的结论就是不拒绝原假设。下面通过举例介绍假设检验的基本思想。

例 8-8　据数据统计,一般男性健康新生儿的出生身长均数为 49 cm。今某院妇产科医生从该院 2020 年 1 ~ 12 月期间出生的新生儿中抽取 25 名男性健康新生儿,测得其出生身长的均数为 50 cm,标准差为 5 cm。试比较该医院 2020 年出生的男性健康新生儿的出生身长是否高于一般男性健康新生儿。

本例检验的目的是明确一个未知的正态分布的总体均数是否等于一个已知的正态分布的总体均数,原假设为该医院 2020 年出生的男性健康新生儿的出生身长与一般男性健康新生儿的出生身长相等($\mu = \mu_0$),备选假设为该医院 2020 年出生的男性健康新生儿的出生身长长于一般男性健康新生儿($\mu > \mu_0$)。原假设为统计推导的条件,因此一般原假设的内容为某个理论成立的条件,例如,要检验某资料是否来自正态总体,那么原假设为该资料来自正态总体,而不是该资料不是正态分布,因为在正态分布的条件下有一些分布规律,我们可以进行推导;如果原假设为该资料不是正态分布,那么不是正态分布就可能是其他分布,我们就不能按照特定分布的分布规律进行推导。如果要检验两个总体的均数是否相等,原假设为两个总体均数相等,这样就可以在两个总体均数相等的前提下进行推导,否则就无法利用原假设进行有效的推导。

本例在原假设 $\mu = \mu_0$ 的条件下,按照正态分布总体中样本均数的抽样分布规律,用适当的统计方法求出理论上从总体均数 $\mu = \mu_0$ 的正态总体中获得现有样本(含与总体参数偏离更大的样本)的概率,如本例依据 t 分布的规律通过查 t 分布界值表或统计软件确定概率 $P\left\{ |t| \geqslant \frac{|\bar{x} - \mu_0|}{s/\sqrt{n}} \right\}$,见图 8-3。如果此概率是小概率(如 $P \leqslant 0.05$),由小概率事件原理可认为,从总体均数 $\mu = \mu_0$ 的正态总体中一次抽得现有样本的事件一般是不会发生的,而实际上恰恰抽到了这样的一个现有样本,故没有理由认为实际所得的样本来自于总体均数 $\mu = \mu_0$ 的正态总体,因而拒绝原假设 $\mu = \mu_0$,接受备选假设 $\mu > \mu_0$,即该医院 2020 年出生的男性新生儿的出生身长长于一般男性健康新生儿;反之,则不拒绝原假设 $\mu = \mu_0$,即该医院 2020 年出生的男性健康新生儿的出生身长与一般男性健康新生儿无差别。

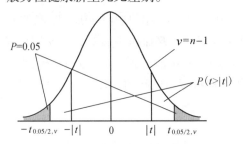

图 8-3 t 检验计算的 t 值对应的 P 值示意图

二、假设检验的基本步骤

假设检验有三个基本步骤。

1. 建立检验假设,确定检验水准 α

检验假设包括原假设(null hypothesis)和备选假设(alternative hypothesis),原假设亦称零假设或无效假设,记为 H_0,备选假设记为 H_1。H_0 和 H_1 都是根据统计推断的目的提出的对总体特征的假设,二者既相互联系又相互对立。原假设通常为:总体服从于某种分布、两个或多个总体参数相等、两个或多个总体分布相同等,备选假设通常为总体不服从于某种分布、两个或多个总体参数不等或不全相等、两个或多个总体分布不同或不全相同等。假设检验有双侧检验和单侧检验两种,通常情况下备选假设有两个方向时,我们选用双侧检验(two-sided test)。例如,检验两总体均数是否相等,备选假设为两总体均数不等,即包括两个方向:$\mu_1 < \mu_2$ 或 $\mu_1 > \mu_2$。如果根据专业知识能判定,除了 μ_1 等于 μ_2 外,只可能有 μ_1 大于 μ_2,而不可能有 μ_1 小于 μ_2(或相反)时,选用单侧检验(one-sided test)。检验水准(level of a test)也称显著性水平(significance level),是指拒绝实际上成立的 H_0 的概率,也可以理解为小概率事件的最大概率,常用 α 表示。检验水准 α 必须在每一次假设检验之前确定,通常取 $\alpha = 0.05$,以保证犯假阳性错误的概率不超过 5%。

2. 计算检验统计量

不同类型的资料,不同的设计方案,不同推断目的和适用条件,由于抽样分布的规律不同,需要选用不同的检验方法,用不同的公式计算检验统计量。所有的检验统计量都是在原假设 H_0 成立的前提下计算出来的。不同的检验统计量所涉及的分布不同。本例是计量资料,满足正态分布,在 H_0 成立的前提下,$t = \frac{\bar{x} - \mu_0}{s_{\bar{x}}}$ 服从自由度 $\nu = n - 1 = 24$ 的 t 分布,故用 t 检验。

3. 确定 P 值,得出推断结论

P 值是指理论上若从 H_0 所规定的总体中进行随机抽样,获得等于或大于现有样本计算的检验统计量的概率。P 值是根据特定的分布,即所计算的检验统计量的分布规律得到的。如 t 检验的 P 值就是在 t

分布曲线下,抽得现有样本得到 t 值以及大于该 t 值的概率。P 值可通过查附录附表 2 的 t 界值表来确定。如果 $t \geq t_{\alpha/2,\nu}$(双侧检验),则 $P \leq \alpha$,其含义为理论上从 H_0 成立的总体中抽取样本含量为 n 的样本时,其检验统计量(变量)的绝对值大于或等于现有统计量取值(变量值)的绝对值的可能性为不超过小概率 α 值,依小概率事件原理,没有理由认为实际所得的样本来自于 H_0 成立的总体。故结论为:按 α 水准,拒绝原假设 H_0,接受备选假设 H_1,差异有统计学意义(statistical significance);相反,如果 $t < t_{\alpha/2,\nu}$(双侧检验),$P > \alpha$,则结论为:按 α 水准,不拒绝原假设 H_0,差异无统计学意义。

例 8-8　假设检验的完整步骤如下。

$H_0: \mu = \mu_0$,即该医院 2020 年出生的男性健康新生儿的出生身长与一般男性健康新生儿的出生身长相等。

$H_1: \mu > \mu_0$,即该医院 2020 年出生的男性健康新生儿的出生身长长于一般男性健康新生儿。

单侧检验 $\alpha = 0.05$。

$$t = \frac{\bar{x} - \mu_0}{s_{\bar{x}}} = \frac{50 - 49}{5/\sqrt{25}} = 1.000$$

$$\nu = n - 1 = 24$$

查附录附表 2 的 t 界值表,得 $t_{0.05,24} = 1.711$,$t < t_{0.05,24}$,故 $P > 0.05$。按 $\alpha = 0.05$ 的水准,不拒绝 H_0,差异无统计学意义(统计结论),故尚不能认为该医院 2020 年出生的男性健康新生儿的出生身长长于一般男性健康新生儿(专业结论)。

第五节　假设检验应注意的问题及两类错误

一、假设检验应注意的问题

(一)要有严密的研究设计

严密的研究设计是统计分析的前提。总体中的每个研究个体应具有同质性;样本资料应具有代表性,即样本的获取必须遵循随机化原则;比较的组间应具有可比性,即各对比组间除了要比较的主要因素外,其他可能影响结果的因素应尽可能相同或相近。只有在此基础上,假设检验的结论才有意义。

(二)正确理解 α 水准和 P 值的意义

进行假设检验时,若取 $\alpha = 0.05$ 水准,得 $P \leq 0.05$,则结论的基本意义是:按 I 类错误不超过 5% 的概率拒绝 H_0 而接受 H_1;若取 $\alpha = 0.01$,得 $P \leq 0.01$,则结论的基本意义是:按 I 类错误不超过 1% 的概率拒绝 H_0 而接受 H_1。

一般将 $\alpha = 0.05$ 作为常用的检验水准,将 $\alpha = 0.01$ 作为较高要求的检验水准。

P 值是指从 H_0 所规定的总体中随机抽样,由样本数据计算出相应检验统计量等于或大于现有统计量值的概率。当 $P \leq \alpha$ 时,表示在 H_0 成立的条件下,出现等于或大于现有统计量值的概率是小概率。按小概率事件原理,小概率事件在一次抽样中是不大可能发生的,即现有样本信息不支持 H_0,因而拒绝 H_0,接受 H_1。

一个样本按某一检验方法只能得出一个 P 值,但供研究者用来界定此 P 值的 α 水准却可有多个。可以在假设检验时先确定通用的 $\alpha = 0.05$,也可另选其他水准。因此,在报告结论时,应列出检验统计量值及 α 水准,使读者了解 P 值是如何被界定的。实际应用时不要忽视此步。

(三)正确理解结论的统计学意义

假设检验的一般结论为:当 $P \leq \alpha$ 时,拒绝 H_0,接受 H_1,差异有统计学意义,是指样本统计量之间的差值并非仅由抽样误差偶然所致,而是由本质差别所致,故被推断的两总体参数有差别;至于其差值算不算大、是否明显等结论性的判断,完全属于专业方面的分析,假设检验本身得不出此结论。

当 $P > \alpha$ 时,不拒绝 H_0,差异无统计学意义,是指样本统计量之间的差值仅由抽样误差偶然所致的可能性较大,故尚不能认为被推断的两总体参数有差别;但不应误解为差别不大或肯定无差别。例如,在例 8-8 中,某医院 2020 年出生的 25 名男性健康新生儿的出生身长为 50 cm,比一般男性健康新生儿的出生身长 49 cm 长 1 cm,这个差值仅由抽样误差造成的可能性较大,因此得出尚不能认为该医院 2020 年出生的男性健康新生儿的出生身长长于一般男性健康新生儿的结论,也不能得出该医院 2020 年出生的男性新生儿的出生身长与一般男性健康新生儿的出生身长相差不大或肯定没有差别的结论。

另外,有统计学意义并不等于有实际临床意义,实际临床意义还应结合专业知识来分析,应考虑差值的平均水平是否达到或超过有临床实际意义的差值。

（四）假设检验的结论不能绝对化

所有假设检验的结论都是在一定概率下得到的,因此,在做结论推断时都有可能犯错误（Ⅰ类错误或者Ⅱ类错误）。对同一样本资料,α 水准取的不同,结论可能不同,如有时按 $\alpha = 0.05$ 水准拒绝 H_0,而按 $\alpha = 0.01$ 水准有可能不拒绝 H_0;即使 α 取同一水准,就现有样本不拒绝 H_0,但增加样本例数后,抽样误差减少了,有可能拒绝 H_0。因此,当 P 值接近 α 水准时,下结论应更慎重。

（五）单侧检验与双侧检验的选择

在例 8-8 中,检验目的是明确某医院 2020 年出生的男性健康新生儿的出生身长是否长于一般男性健康新生儿,所以建立的假设是 $H_0: \mu = \mu_0$ 和 $H_1: \mu > \mu_0$。若 $P \leqslant \alpha$,结论为拒绝 H_0,接受 H_1,则可以认为 $\mu > \mu_0$,这里备选假设的内容只有一个方向 $\mu > \mu_0$,即为单侧检验。如果备选假设为 $H_1: \mu \neq \mu_0$,显然包括 $\mu > \mu_0$ 和 $\mu < \mu_0$,它们都符合与 $H_0: \mu = \mu_0$ 对立的条件,皆可作为拒绝 H_0 时接受的内容,即为双侧检验。如果本例中用双侧检验,并且结果拒绝 H_0,所得的结论只能是该医院 2020 年出生的男性健康新生儿的出生身长与一般男性健康新生儿的出生身长不等,但是该医院 2020 年出生的男性健康新生儿的出生身长是长于一般男性健康新生儿,还是短于一般男性健康新生儿,尚不能得出结论。无论 $\mu > \mu_0$ 还是 $\mu < \mu_0$,都表示两个总体均数不等,而它们分别从 $H_0: \mu = \mu_0$ 向两侧方向偏离,即 $\mu > \mu_0$ 为一侧,$\mu < \mu_0$ 为相反的另一侧,故称双侧检验。如果有信息（如专业知识）明确某个偏离方向不会发生,那么备选假设就只有一个偏离方向,就是单侧检验,其备选假设如下:

$$① \begin{cases} H_0: \mu = \mu_0 \\ H_1: \mu > \mu_0 \end{cases} \quad 或 \quad ② \begin{cases} H_0: \mu = \mu_0 \\ H_1: \mu < \mu_0 \end{cases}$$

当 $P \leqslant \alpha$ 时,拒绝 H_0 而接受 H_1,在①中结论为 $\mu > \mu_0$,在②中结论为 $\mu < \mu_0$。

由于单侧检验比双侧检验多一个可利用的信息,因此单侧检验的检验效能高于双侧检验。这点从检验过程中计算的 P 值也可以体现出来。若对同一资料按同一方法分别进行双侧检验和单侧检验时,皆取 $\alpha = 0.05$ 水准,则双侧检验所得的 P 值一般将大于单侧检验所得的 P 值。如果这个检验方法所基于的分布是对称性的（如 t 检验）,则双侧检验所得 P 值就是单侧检验所得 P 值的 2 倍（由 t 界值表可见）。因此,凡双侧检验得 $P \leqslant \alpha$,单侧检验必得 $P < \alpha$;凡单侧检验得 $P > \alpha$,双侧检验必得 $P > \alpha$。

假定出现以下结果,双侧检验与单侧检验的结论将相反:$\alpha = 0.05$,设双侧检验的 $P = 0.06$,$P > \alpha$,不拒绝 H_0;$\alpha = 0.05$,则单侧检验的 $P = 0.03$,$P < \alpha$,拒绝 H_0,接受 H_1。

如果选择单侧检验是恰当的,显然取得了优于双侧检验的功效,因为前者所得 P 值较小,即较易出现 $P \leqslant \alpha$ 而拒绝 H_0、接受 H_1;但如果选择单侧检验实属不当,则由于较小的 P 值而增大了产生Ⅰ类错误的概率。因此,误用了单侧检验会容易犯Ⅰ类错误;反之,误用了双侧检验会容易犯Ⅱ类错误。

原则上,单侧检验还是双侧检验要,依据资料的条件来选择。例如,比较甲、乙两种药物的疗效有无差别,这里含有甲药物的疗效优于乙药物的疗效和乙药物的疗效优于甲药物的疗效两种可能的结果,而且研究者只要求检验出甲、乙两种药物的疗效有无差别,故应选用双侧检验。若甲药物是从乙药物改进而得,已知如此改进可能增加疗效,也可能不增加疗效,但不可能因改进而降低疗效,故应选用单侧检验。

上述选择的依据是很清楚的,但实际情况有时较为复杂,如改进后的甲药物的疗效会不会反而不如乙药物的疗效?当研究者对此并无把握,或业内人士持有不同看法时,则不宜勉强选用单侧检验,而应选用双侧检验为妥。因为,误用单侧检验易犯Ⅰ类错误,实际工作中Ⅰ类错误的危害更大,所以在没有充分的专业知识支撑选用单侧检验时,一般采用双侧检验为好。

在本书中,既可进行双侧检验,又可进行单侧检验的检验方法有 t 检验、z 检验、秩和检验、四格表确切概率检验、回归系数和相关系数的检验等(注意:其中只有 t 分布、z 分布是对称的,其他分布除特殊条件外,一般不对称);只能进行双侧检验的检验方法有方差分析、χ^2 检验等。

（六）置信区间与假设检验的关系

1. 区间估计可用于回答假设检验的问题

在例8-8中,我们可以用对总体均数置信区间估计的方法来估计该院2020年间出生的男性健康新生儿的出生身长总体均数。

$$\bar{x} \pm t_{0.05/2, \nu} \cdot s_{\bar{x}} = 50 \pm t_{0.05/2, 24} \times (5/\sqrt{25}) = (47.9, 52.1)$$

即该院2020年出生的男性健康新生儿的出生身长总体均数的95%置信区间为47.9~52.1 cm,它包含了一般男性健康新生儿的出生身长总体均数49 cm,我们就没有理由认为该院2020年出生的男性健康新生儿的出生身长均数 μ 与一般男性健康新生儿的出生身长均数 μ_0 不等。反之,如果该院2020年出生的男性健康新生儿的出生身长总体均数的95%置信区间不包括一般健康新生儿的出生身长均数,并且区间范围在一般男性健康新生儿均数的右边,那么该院出生的男性健康新生儿身长均数只有5%的可能在置信区间之外,按照小概率事件原理,该院出生的男性健康新生儿的出生身长均数在置信区间之外不会发生。因此,我们就可以认为该院2020年出生的男性健康新生儿的出生身长均数 μ 高于一般男性健康新生儿的出生身长均数 μ_0。

因此,区间估计可以回答假设检验的问题,如果未知的总体均数 μ 的95%置信区间包含了 μ_0,就不拒绝 H_0;反之,如果未知的总体均数 μ 的95%置信区间不包含 μ_0,就拒绝 H_0,接受 H_1。

2. 假设检验与置信区间是从两个不同目的出发并有密切关联的分析方法

假设检验用于推断总体参数是否不同,置信区间用于推断总体参数所在的范围。前者用于推断总体参数有无质的不同,后者用于估计总体参数的大小。对于同一问题,它们的结论从不同侧做了描述,但其效果是等价的。

就同一资料而言,若假设检验的结果为 $P < \alpha$,得出拒绝 H_0 而接受 H_1 的结论,则其 $1 - \alpha$ 置信区间必定不包括 H_0 所规定的总体参数,并能估计出总体参数在 H_1 所界定的范围内;反之亦然。例如,研究某降压药的降压效果,随机抽取25名高血压患者,测量用药前后的收缩压,得到用药前后收缩压差值的均数为3 mmHg,差值的标准差为5 mmHg。经计算得差值均数的95%置信区间如下。

$$3 \pm 2.064 \times \frac{5}{\sqrt{25}} = 0.9 \sim 5.1 (\text{mmHg})$$

显然,差值均数的95%置信区间不包括0,因此可以认为差值均数不等于0,并且可以认为差值均数大于0,即该降压药有降压作用。由此可见,假设检验与置信区间的作用是相辅的,结论的含义是一致的,基础都是抽样误差理论。

对同一资料,置信区间能比假设检验提供更多的信息,除能完成假设检验的任务外,还能提供两总体间差异有多大、是否有实际意义等信息。例如,本例降压药的降压效果为收缩压平均降低3 mmHg,降低的值在0.9~5.1 mmHg范围内,降压水平不超过5.1 mmHg,实际临床意义不大。同样,假设检验可以报告确切的 P 值,而置信区间只能在预定的置信度 $100(1 - \alpha)\%$ 水平上进行推断。P 值越小,拒绝 H_0 时犯Ⅰ类错误的概率越小,因而越有理由拒绝 H_0。综上所述,置信区间和假设检验相辅相成,实际研究中可将两者结合,从而提供更为全面和完整的信息。

二、Ⅰ类错误与Ⅱ类错误

（一）Ⅰ类错误与Ⅱ类错误的概念

由于假设检验所做的结论推断是依据概率 P 值与 α 水准的大小得到的,具有概率性质,是推断而不是证明,因此不能百分之百正确,有可能犯错误。如当 $P \leqslant \alpha$ 时,结论为拒绝 H_0,也有可能拒绝了事实上成立的 H_0,我们把这种错误称为Ⅰ类错误(type Ⅰ error),其最大的概率为 α;当 $P > \alpha$ 时,结论为不拒绝 H_0,有可能没有拒绝事实上不成立的 H_0,我们把这种错误称为Ⅱ类错误(type Ⅱ error),其最大的概率为 β,β 的大小未知,可通过计算估计。

（二）Ⅰ类错误与Ⅱ类错误的关系

当样本例数固定时,α 增大,β 减小;反之亦然。α 和 β 的关系如图 8-4 所示,要想同时减少 α 和 β,唯一的办法是增加样本例数。

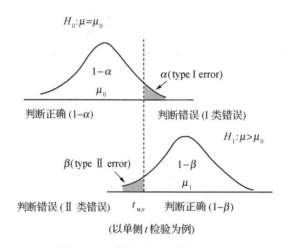

（以单侧 t 检验为例）

图 8-4　Ⅰ类错误与Ⅱ类错误示意图

因此,任何假设检验的结论可能是下列四种情况之一。

	拒绝 H_0,接受 H_1	不拒绝 H_0
H_0 真实	Ⅰ类错误(α)	正确推断($1-\alpha$)
H_0 不真实	正确推断($1-\beta$)	Ⅱ类错误(β)

在实际工作中,应权衡两型错误中哪一个重要,以选择检验水准 α 的大小。若要重点减少Ⅰ类错误,α 可取小一些,如 α 可取 0.01;若要重点减少Ⅱ类错误,α 可取大一些,如 α 可取 0.05、0.1 或 0.2 等。

（三）假设检验的检验功效

我们把图 8-4 中的 $1-\beta$ 称为检验功效或把握度(power of a test),其是指当两总体参数确有差别时,按 α 水准,假设检验能发现它们有差别的能力,即对真实的 H_1 做出肯定结论的把握程度。如 $1-\beta = 0.90$,意味着若两总体参数确有差别,则理论上有 90% 的把握能得出差别有统计学意义的结论。假设检验的功效主要受以下四个因素的影响:① 容许误差 δ,即客观上两总体参数差异的大小。容许误差越大时,假设检验发现两总体参数差异的机会越多,检验功效越大。② 总体标准差 σ。总体标准差越小时,样本均数的标准差(标准误)也越小,检验功效越大。③ Ⅰ类错误 α。α 越大,Ⅱ类错误 β 越小,检验功效($1-\beta$)越大。④ 样本含量 n。样本含量增大时,α 不变,β 减小(或 α 与 β 均减小),检验功效($1-\beta$)增大。在实际工作中,由于容许误差及总体标准差是无法改变的,提高检验功效唯一的办法就是增加样本含量。

第六节　区间估计的 SAS 软件实现

1. 正态分布总体均数的区间估计

例 8-1 的 SAS 程序如下：

```
data li8_1;input sigm n mean std alpha;
zalpha = probit(1 - (alpha/2));/* 标准正态分布函数的反函数 */
stder = sigm/sqrt(n);cl = mean - zalpha * stder;cu = mean + zalpha * stder;
cards;
360 540 3300 300 0.05
;
proc print; run;
```

SAS 输出结果如下：

Obs	sigm	n	mean	std	alpha	zalpha	stder	cl	cu
1	360	540	3300	300	0.05	1.95996	15.4919	3269.64	3330.36

例 8-2 的 SAS 程序如下：

```
data li8_2;
input n mean std alpha;
talpha = TINV(1 - (alpha/2), n - 1);/* t 分布函数的反函数 */
stder = std/sqrt(n);cl = mean - talpha * stder;cu = mean + talpha * stder;
cards;
60 155 12 0.05
;
proc print; run;
```

SAS 输出结果如下：

Obs	n	mean	std	alpha	talpha	stder	cl	cu
1	60	155	12	0.05	2.00100	1.54919	151.900	158.100

例 8-3 的 SAS 程序如下：

```
data li8_3;
input n mean std alpha;
zalpha = probit(1 - (alpha/2)); talpha = TINV(1 - (alpha/2), n - 1);
stder = std/sqrt(n); zcl = mean - zalpha * stder; zcu = mean + zalpha * stder;
tcl = mean - talpha * stder;  tcu = mean + talpha * stder;
cards;
400 126 20 0.05
;
proc print; run;
```

SAS 输出结果如下：

Obs	n	mean	std	alpha	zalpha	talpha	stder	zcl	zcu	tcl	tcu
1	400	126	20	0.05	1.95996	1.96593	1	124.040	127.960	124.034	127.966

2. Poisson 分布总体均数的区间估计(正态近似法)

例 8-5 的 SAS 程序如下:

```
data li8_5;
input x alpha; zalpha = probit(1 - (alpha/2)); stder = sqrt(x);
lcl = (x - zalpha * stder)/2; ucl = (x + zalpha * stder)/2;
cards;
80 0.05
;
proc print; run;
```

SAS 输出结果如下:

Obs	x	alpha	zalpha	stder	lcl	ucl
1	80	0.05	1.95996	8.94427	31.2348	48.7652

3. 二项分布总体率的区间估计

例 8-7 的 SAS 程序如下:

```
data li8_7;
input n x alpha; p = x/n; q = 1 - p;   zalpha = probit(1 - (alpha/2));
stder = sqrt(p * q/n); Wald_lcl = p - zalpha * stder; Wald_ucl = p + zalpha * stder;
cards;
2000 638 0.05
;
proc print; run;
data li8_71; input r c f @@;
cards;
1 1 638 1 2 1362
;
proc freq; weight f; table c/ BINOMIAL(all); run;
```

SAS 输出结果如下:

Obs	n	x	alpha	p	q	zalpha	stder	Wald_lcl	Wald_ucl
1	2000	638	0.05	0.319	0.681	1.95996	0.010422	0.29857	0.33943

Confidence Limits for the Binomial Proportion		
Proportion = 0.3190		
Type	95% Confidence Limits	
Clopper-Pearson (Exact)	0.2986	0.3399
Jeffreys	0.2988	0.3397
Wald	0.2986	0.3394
Wilson	0.2989	0.3398

Confidence Limits for the Binomial Proportion		
Proportion = 0.3190		
Type	95% Confidence Limits	
Wilson	0.2989	0.3398

此处给出了两种方法计算率的置信区间的 SAS 程序,通常用的是 Wald 法的置信区间。本例高血压患病率的 95% 置信区间为(0.2986,0.3394)。

小　结

（1）参数估计和假设检验是统计学推断的两种重要方式,其理论基础均是抽样分布。

（2）参数估计包括点估计和区间估计。点估计是直接使用样本统计量作为总体参数的估计,区间估计是按照一定的可信度估计总体参数的所在范围。由于需要考虑抽样误差,实际工作中通常采用区间估计的结果。

（3）总体均数95%置信区间估计的计算公式分为以下三种情况：

当 σ 已知时, $\bar{x} - 1.96\sigma_{\bar{x}} < \mu < \bar{x} + 1.96\sigma_{\bar{x}}$；

当 σ 未知时, $\bar{x} - t_{0.05/2, \nu} \cdot s_{\bar{x}} < \mu < \bar{x} + t_{0.05/2, \nu} \cdot s_{\bar{x}}$；

当 σ 未知、n 较大时, $\bar{x} - 1.96 s_{\bar{x}} < \mu < \bar{x} + 1.96 s_{\bar{x}}$。

（4）假设检验的主要思想包括反证法原理和小概率事件原理,即在原假设 H_0 成立的基础上,利用抽样分布规律推导抽得现有样本以及更极端情况下的概率,再根据小概率事件原理做出是否拒绝 H_0 的结论。

（5）假设检验的基本步骤包括：① 建立检验假设,确定检验水准；② 计算检验统计量；③ 确定 P 值,做出结论推断。

（6）统计推断的结论是在一定概率下得到的,在做结论推断时都有可能犯错误。拒绝 H_0,可能犯 I 类错误；不拒绝 H_0,可能犯 II 类错误。

（7）假设检验与置信区间是从两个不同目的出发且密切关联的分析方法。对于同一资料,两者的推断结论是一致的,当 $P < \alpha$、拒绝 H_0 时,则其 $1 - \alpha$ 置信区间必定不包括所规定的总体参数。同时,置信区间可提供总体参数所在的区间范围,从而提示差别是否具有实际意义；假设检验则可提供确切的 P 值,P 值越小,拒绝 H_0 时犯 I 型错误的概率越小。

练 习 题

一、单项选择题

1. 从某个正态总体中抽取一个样本,当总体标准差未知、n 较大时,估计总体均数的95%置信区间（　　）。

　　A. 用 t 分布原理较好　　　　　　　　B. 用近似正态分布较好

　　C. 两种方法一样好　　　　　　　　　D. 用 t 分布原理估计的区间更确切

2. 正态分布总体均数95%置信区间的意义是（　　）。

　　A. 95%的正常值在此范围内　　　　　B. 95%的样本均数在此范围内

　　C. 95%的总体均数在此范围内　　　　D. 此范围包含总体均数的可能性为95%

3. 测定某地100名正常成年男子的血红蛋白量,估计该地正常成年男子血红蛋白均数的95%置信区间为（　　）。

　　A. $\mu \pm 1.96\sigma_{\bar{x}}$　　　　B. $\bar{x} \pm 1.96\sigma_{\bar{x}}$　　　　C. $\bar{x} \pm 2.58 s_{\bar{x}}$　　　　D. $\bar{x} \pm 1.96 s_{\bar{x}}$

4. 用正态近似法进行总体率的区间估计时,应满足（　　）。

　　A. n 大于100　　　　　　　　　　　B. p 为0.5

　　C. np 或 $n(1-p)$ 均大于5　　　　D. 以上均要求

5. 用正态近似法进行 Poisson 分布的总体均数的区间估计时,应满足（　　）。

    A. n 足够大   B. p 或者 $1 - p$ 不太小

    C. $x \geq 20$ D. 以上均要求

6. 比较甲、乙两药的疗效,（　　）时,应做单侧检验。

    A. 已知甲药不会比乙药差   B. 不知哪个药好

    C. 已知两药疗效差不多   D. 以上均可做单侧检验

7. 下述（　　）为 Ⅰ 类错误。

    A. 不拒绝实际上并不成立的 H_0 B. 拒绝实际上并不成立的 H_0

    C. 不拒绝实际上成立的 H_0 D. 拒绝实际上成立的 H_0

8. 在假设检验中,P 值越小,可认为（　　）。

    A. 两总体参数相差越大   B. 两总体参数相差越小

    C. 更有理由认为两总体参数不同   D. 更有理由认为两样本统计量不同

9. 在假设检验中,如 $P \leq \alpha$,可认为 （　　）。

    A. 接受 H_0,但判断错误的可能性小于等于 α B. 拒绝 H_0,但判断错误的可能性小于等于 α

    C. 拒绝 H_0,但判断错误的可能性未知   D. 接受 H_0,但判断错误的可能性大于等于 α

10. 比较甲、乙两药的疗效时,已知甲药不会比乙药好,应做单侧检验,如用了双侧检验,会出现（　　）。

    A. Ⅰ 类错误增大   B. Ⅱ 类错误增大

    C. Ⅰ 类错误减少   D. Ⅱ 类错误减少

11. 下述（　　）为 Ⅱ 类错误。

    A. 拒绝实际上并不成立的 H_0 B. 不拒绝实际上并不成立的 H_0

    C. 拒绝实际上成立的 H_0 D. 不拒绝实际上成立的 H_0

12. 已知某市 20 岁以上男子平均身高为 171 cm,该市某大学随机抽 36 名 20 岁以上男生,测得平均身高为 176.1 cm,标准差为 8.4 cm。由此算得其 95% 置信区间为 173.7 ~ 178.5 cm。按 $\alpha = 0.05$ 水准,可认为该大学 20 岁以上男生的平均身高与该市 20 岁以上男子平均身高的关系是（　　）。

    A. 高于该市男子的平均身高   B. 与该市男子的平均身高差不多

    C. 等于该市男子的平均身高   D. 低于该市男子的平均身高

13. 假设检验的检验功效为（　　）。

    A. H_0 成立时,我们接受它的能力   B. H_0 成立时,我们不接受它的能力

    C. H_0 不成立时 ,我们拒绝它的能力   D. H_0 不成立时,我们不拒绝它的能力

14. 取以下哪个 α 水准时,检验功效最大。（　　）

    A. $\alpha = 0.10$ B. $\alpha = 0.01$ C. $\alpha = 0.05$ D. $\alpha = 0.20$

15. 在比较甲、乙两药物的疗效时,若检验的 $P < 0.001$,则正确的结论是（　　）。

    A. 甲、乙两药物的疗效有差别   B. 甲、乙两药物的疗效无差别

    C. 甲、乙两药物的疗效有明显的差别   D. 甲、乙两药物的疗效无明显的差别

二、计算分析题

1. 从某地随机抽取 110 名正常成年男子的红细胞均数为 4.72×10^{12}/L,标准差为 0.56×10^{12}/L。试估计该地正常成年男子的红细胞均数的 95% 置信区间。

2. 欲了解某降糖药治疗糖尿病的疗效,今对 200 例病情相近的 2 型糖尿病患者进行服药观察,服药 1 个月以后观察疗效,其中 180 人有效。试估计该降糖药的有效率的 95% 置信区间。

3. 某职业卫生监测部门欲了解某工厂某车间空气中粉尘颗粒的含量,今在该车间采样 1 次,测得 1 升空气中约有 37 粒粉尘。试估计该车间每升空气中粉尘颗粒含量的均数的 95% 置信区间。

（柯朝甫）

第九章 两组数值变量资料均数比较的 t 检验

t 检验(t test)是最基本的假设检验方法之一,用于检验两个正态分布的总体均数是否相等。

第一节 t 检验的基本概念

一、t 检验的基本思想

假设从一正态总体 $N(\mu, \sigma^2)$ 中随机抽取一样本,该样本的样本量、均数、标准差分别为 n、$\bar{x}$、s。构造统计量为:

$$t = \frac{\bar{x} - \mu}{s / \sqrt{n}}$$

它服从自由度为 $\nu = n - 1$ 的 t 分布,一般情况下 t 值将集中于 $t = 0$ 附近。如果根据现有样本获得的 t 值离该中心较远,即 $|t| \geq t_{0.05/2, \nu}$,则认为该次抽样属于小概率事件。根据小概率事件原理,一次随机抽样中小概率事件一般不会发生,而该抽样已经发生,这是矛盾的,故推导出该样本不是来自这个总体,即原假设不成立。如果 $|t| < t_{0.05/2, \nu}$,则该抽样不是小概率事件,原假设可能成立,即没有理由拒绝原假设。其中,t 值所对应的 P 值的含义为:在原假设成立的情况下,样本统计量 t 值出现 $|t| \geq t_{\alpha/2, \nu}$ 的概率。如果 P 值小于已设定的检验水平 α, 即 $P \leq \alpha$,那么拒绝原假设;如果 $P > \alpha$,则不拒绝原假设。

二、t 检验的应用条件及范围

t 检验适用于连续型资料,用于比较两个样本均数间的差异是否有统计学意义,其应用条件如下。

(1)当样本含量较小时,理论上要求样本为来自正态分布总体的随机样本。

(2)当两样本均数比较时,要求两总体方差相等(即方差齐性)。在实际工作中,若上述条件略有偏离,仍可进行 t 检验分析或进行变换处理后比较。

t 检验的方法根据研究设计的不同可分为以下三种。

(1)单个样本均数与总体均数比较的单样本 t 检验。

(2)配对设计资料的差值均数与总体均数 0 比较的配对 t 检验。

(3)成组设计的两样本均数差异比较的 t 检验。

第二节　样本均数与总体均数比较的 t 检验

一个来自正态分布的样本均数与一个已知的总体均数进行比较,推断样本所来自的正态分布的总体均数是否与已知的总体均数相同。该类型研究设计一般可以通过计算得到样本的样本含量、样本均数、标准差以及某已知总体均数,但不知道样本所来自的正态分布的总体标准差和总体均数,这种情况下可使用 t 检验方法来检验样本来自的正态总体的总体均数是否与该已知总体均数相等。

该研究目的的 t 检验的无效假设 H_0 为 $\mu = \mu_0$。在此条件下,样本均数的抽样分布有:

$$t = \frac{\bar{x} - \mu}{s/\sqrt{n}} = \frac{\bar{x} - \mu_0}{s/\sqrt{n}}$$

因此,t 值的计算公式为:

$$t = \frac{\bar{x} - \mu_0}{s/\sqrt{n}} \tag{9-1}$$

$$\nu = n - 1$$

例 9-1　某心脑血管病流行病学课题组于 2020 年对苏州市某县级市开展了大规模的骨质疏松高危人群筛查工作,随机抽取 20 名 30～50 岁的骨质疏松高危居民的调查资料,测得其空腹血糖值(mmol/L)为:4.8、6.2、5.1、5.6、4.2、5.6、5.9、7.2、5.3、4.5、6.3、5.0、5.2、4.9、6.5、5.2、5.5、4.9、5.6、5.1。已知以往大规模调查的结果显示,30～50 岁一般人群的空腹血糖均数为 5.1 mmol/L。试问:骨质疏松高危人群的空腹血糖水平是否与一般人群有差别?

检验步骤如下。

1. 建立检验假设,确定检验水准

$H_0: \mu = \mu_0$,即骨质疏松高危人群空腹血糖水平与一般人群无差别。

$H_1: \mu \neq \mu_0$,即骨质疏松高危人群空腹血糖水平与一般人群有差别。

$\alpha = 0.05$。

2. 计算检验统计量 t 值

现有 $n = 20$,$\sum x = 108.6$,$\sum x^2 = 599.5$,$\bar{x} = \dfrac{\sum x}{n} = \dfrac{108.6}{20} = 5.43$

$$s = \sqrt{\frac{\sum x^2 - \dfrac{(\sum x)^2}{n}}{n-1}} = \sqrt{\frac{599.5 - \dfrac{(108.6)^2}{20}}{20-1}} = 0.718$$

本例,$t = \dfrac{\bar{x} - \mu_0}{s/\sqrt{n}} = \dfrac{5.43 - 5.1}{0.718/\sqrt{20}} = 2.055$

自由度 $\nu = n - 1 = 20 - 1 = 19$

3. 确定 P 值,做出统计推断

以 $\nu = 19$ 查 t 界值表,得双侧 $t_{0.05/2,19} = 2.093$,本例的统计量 $t = 2.055 < 2.093$,因此 $P > 0.05$,按 $\alpha = 0.05$ 水准,不拒绝 H_0,差别无统计学意义,尚不能认为骨质疏松高危人群的空腹血糖水平与一般人群有差异。

第三节　配对设计数值变量资料比较的 t 检验

配对设计是为了控制某些非处理因素对实验结果的影响而采用的设计方法。所谓配对样本(paired sample),是指两个样本中的观察对象由于存在某种联系或具有某些相近的重要特征而结成对子,每对中的两个个体随机分配,接受两种不同的处理。应用配对设计可以减少实验误差和个体差异对结果的影响,提高统计处理的效率。

配对设计主要有以下三种情况。

(1)两种同质受试对象分别接受两种处理,如在动物实验中,常常先将动物按体重、性别等配成若干对后,将同一对个体随机分配到处理组和对照组,然后对比观察各对动物的实验结果。

(2)同一样品用两种不同方法测量同一指标,或同一受试对象接受两种不同的处理。

(3)将同一受试对象处理(实验或治疗)前后(时间先后对处理效应无影响的情况下)的结果进行比较,如对高血压患者治疗前后舒张压的比较。

对于配对样本数据,应该先计算出各对差值的均数。当两种处理结果无差别或某种处理不起作用,并且差值 d 服从正态分布时,理论上差值的总体均数应该为 0,故可将配对样本资料的假设检验视为样本均数与总体均数 0 的比较,所用方法为配对 t 检验(paired t test),其检验无效假设为:差值的总体均数为 0,即 $\mu_d = 0$。计算统计量的公式为:

$$t = \frac{\bar{d} - \mu_d}{s_{\bar{d}}} = \frac{\bar{d}}{s_{\bar{d}}} \qquad (9\text{-}2)$$
$$\nu = n - 1$$

式中,$\bar{d}$ 为差值的均数,$s_{\bar{d}}$ 为差值的标准误,n 为对子数。

例 9-2　为研究口服补充维生素 D_3(VD_3)对绝经后妇女血中 25(OH)D 水平的影响,现对 25 名绝经后妇女进行干预试验。给予研究对象每天 2000 IU 的 VD_3 口服,要求持续服用 1 年。测量研究对象口服补充 VD_3 之前和服用 1 年后血中 25(OH)D 的水平,结果见表 9-1。试分析口服补充 VD_3 之前和服用 1 年后血中 25(OH)D 的水平是否有变化。

表 9-1　25 名绝经后妇女补充 VD_3 之前和服用 1 年后血中 25(OH)D 的水平(nmol/L)

编号	服药前	1 年后	编号	服药前	1 年后
1	64.2	122.1	14	54.6	100.9
2	58.3	112.0	15	47.8	99.5
3	89.9	102.4	16	45.9	84.5
4	73.8	76.7	17	49.6	60.5
5	73.4	78.2	18	51.1	104.8
6	84.5	98.1	19	76.1	112.7
7	93.7	115.3	20	89.3	107.9
8	72.2	101.4	21	101.9	119.9
9	63.2	92.7	22	79.8	100.0
10	58.2	76.4	23	66.1	65.7
11	96.4	120.9	24	42.2	78.8
12	64.2	96.5	25	62.8	74.2
13	82.5	102.6	—	—	—

本例是个自身配对设计,计算同一个体用药前后变量值的差值,分析差值的总体均数是否为 0。

检验步骤如下。

1. 建立检验假设,确定检验水准

$H_0: \mu_d = 0$,即口服补充 VD_3 1 年后血中 25(OH)D 水平没有变化。

$H_1: \mu_d \neq 0$,即口服补充 VD_3 1 年后血中 25(OH)D 水平有变化。

$\alpha = 0.05$。

2. 计算检验统计量 t 值

本例 $n = 25$,$\sum d = 663.0$,$\sum d^2 = 24373.28$,$\bar{d} = \dfrac{\sum d}{n} = \dfrac{663.0}{25} = 26.5$

$$s_d = \sqrt{\dfrac{\sum d^2 - \dfrac{(\sum d)^2}{n}}{n-1}} = \sqrt{\dfrac{24373.28 - \dfrac{663.0^2}{25}}{24}} = 16.8$$

$$s_{\bar{d}} = \dfrac{s_d}{\sqrt{n}} = \dfrac{16.8}{\sqrt{25}} = 3.36$$

$$t = \dfrac{\bar{d}}{s_{\bar{d}}} = \dfrac{26.5}{3.36} = 7.887$$

$$\nu = n - 1 = 25 - 1 = 24$$

3. 确定 P 值,做出统计推断

以 $\nu = 24$ 查 t 界值表,得 $t_{0.05/2,24} = 2.064$,本例 $t = 7.887 > t_{0.05/2,24} = 2.064$,$P < 0.05$,按 $\alpha = 0.05$ 水准,拒绝 H_0,接受 H_1,服用 VD_3 前和服用 VD_3 后血中 25(OH)D 水平的差异有统计学意义,即可认为口服补充 VD_3 1 年后血中 25(OH)D 水平有变化。

例 9-3 某研究者为分析骨质疏松症(OP)患者血糖水平的变化,在一大规模 OP 调查研究的数据库中随机抽取了 16 名 OP 患者的空腹血糖值,并根据性别和年龄(相差不超过 2 岁),按照 1:1 匹配的原则在该数据库中选取 16 名非 OP 个体的空腹血糖值,数据见表 9-2。试分析 OP 患者的血糖水平是否与非 OP 个体有差别。

表 9-2　16 名 OP 患者和 16 名非 OP 个体空腹血糖水平(mmol/L)

对照号	OP 组	非 OP 组	对照号	OP 组	非 OP 组
1	4.2	5.2	9	5.3	5.2
2	3.5	4.3	10	6.3	5.8
3	5.7	5.2	11	4.2	4.3
4	3.9	4.0	12	5.3	5.5
5	3.8	5.2	13	6.3	6.2
6	4.6	5.4	14	5.9	5.6
7	4.7	4.3	15	3.8	4.5
8	4.2	3.8	16	4.5	5.0

本例是异源配对,由两个不同的个体配成对子,计算配对的两个个体的变量值的差值,比较差值的总体均数是否等于 0。

检验步骤如下。

1. 建立检验假设,确定检验水准

$H_0: \mu_d = 0$,即 OP 患者的血糖水平与非 OP 无差别。

$H_1: \mu_d \neq 0$，即 OP 患者的血糖水平与非 OP 有差别。

$\alpha = 0.05$。

2. 计算检验统计量 t 值

本例 $n = 16, \sum d = 3.30, \bar{d} = \dfrac{\sum d}{n} = \dfrac{3.30}{16} = 0.21$

$$s_d = \sqrt{\dfrac{\sum d^2 - \dfrac{(\sum d)^2}{n}}{n-1}} = 0.59$$

$$s_{\bar{d}} = \dfrac{s_d}{\sqrt{n}} = \dfrac{0.59}{\sqrt{16}} = 0.15$$

$$t = \dfrac{\bar{d}}{s_{\bar{d}}} = \dfrac{0.21}{0.15} = 1.400$$

$$\nu = n - 1 = 16 - 1 = 15$$

3. 确定 P 值，做出统计推断

以 $\nu = 15$ 查 t 界值表，得 $t_{0.05/2,15} = 2.131$，本例 $t = 1.400 < t_{0.05/2,15} = 2.131$，$P > 0.05$，按 $\alpha = 0.05$ 水准，不拒绝 H_0，两组均数差异无统计学意义，尚不能认为 OP 患者的血糖水平与非 OP 个体有差别。

第四节　完全随机化设计的两组样本均数比较的 t 检验

完全随机化设计包括完全随机化分组和单纯随机抽样。在实验性研究中，按照随机化原则将受试对象分为两组或多组，以达到各比较组的均衡、齐同，进而控制非处理因素的潜在混杂影响。在调查性研究中，则采用单纯随机抽样的方法，按照随机化原则从不同总体中抽取不同个体构成研究的样本，从而使样本对总体有较好的代表性。完全随机化设计和配对设计不同，它没有严格控制任何非处理因素的干扰，不能求差值 d，而是成组比较两组样本均数。因此，完全随机化设计的两组样本均数比较的 t 检验又称为成组设计的两组均数比较的 t 检验；由于组间互不关联，因此，又称为两组独立样本均数比较的 t 检验。

完全随机化设计 t 检验的资料须满足以下三个条件：① 两组样本资料均来自正态总体；② 两组样本资料来自的总体的总体方差相等，即方差齐；③ 两组资料是独立的。

如果完全随机化设计的两组资料均满足正态性，但不满足方差齐性，则选用 t' 检验；如果任何一组不满足正态性，可以考虑用变量变换的方法，使资料满足正态性或方差齐性，然后考虑用 t 检验或 t' 检验；或者用成组设计的两组样本分布比较的秩和检验。

一、t 检验

当两组样本来自正态总体，方差齐，可以构成下列 t 分布。

$n_1, \bar{x}_1, s_1, n_2, \bar{x}_2, s_2$ 分别来自 $x_1 \sim N(\mu_1, \sigma^2)$ 和 $x_2 \sim N(\mu_2, \sigma^2)$ 两个正态总体，则有：

$$\bar{x}_1 - \bar{x}_2 \sim N(\mu_1 - \mu_2, \sigma^2_{\bar{x}_1 - \bar{x}_2})$$

进行标准化变换，得：

$$z = \dfrac{(\bar{x}_1 - \bar{x}_2) - (\mu_1 - \mu_2)}{\sigma_{\bar{x}_1 - \bar{x}_2}} \sim N(0,1)$$

当 σ 未知，则进行 t 转换，得：

$$t = \frac{(\bar{x}_1 - \bar{x}_2) - (\mu_1 - \mu_2)}{s_{\bar{x}_1 - \bar{x}_2}} \sim t, \nu = n_1 + n_2 - 2 \tag{9-3}$$

假设 $\mu_1 = \mu_2$ 成立,则有:

$$t = \frac{\bar{x}_1 - \bar{x}_2}{s_{\bar{x}_1 - \bar{x}_2}} \sim t, \nu = n_1 + n_2 - 2 \tag{9-4}$$

公式(9-4)为完全随机化设计两样本均数比较的 t 检验的计算检验统计量 t 的计算公式。除此之外,公式(9-3)也是估计两独立样本均数差值的总体均数置信区间的理论分布。

例 9-4 为比较高血压患者的尿酸水平是否高于正常血压人群,某社区卫生服务工作者从一大规模心血管疾病调查的数据库中随机抽取了 10 名高血压患者和 10 名正常血压个体的尿酸数据。试分析高血压患者的尿酸水平是否高于正常血压人群。(经检验,两样本资料均来自正态总体,并且方差齐。)

表 9-3 10 名高血压患者和 10 名正常血压个体的尿酸水平(μmol/L)

高血压组	正常血压组
343.0	213.4
351.5	219.8
461.9	297.1
448.3	316.0
495.8	359.7
212.6	160.0
228.9	327.5
231.9	240.8
301.4	136.7
406.7	177.0

检验步骤如下。

1. 建立检验假设,确定检验水准

$H_0: \mu_1 = \mu_2$,即高血压人群和正常血压人群尿酸水平无差别。

$H_1: \mu_1 > \mu_2$,即高血压人群的尿酸水平高于正常血压人群。

单侧 $\alpha = 0.05$。

2. 计算检验统计量 t 值

本例 $n_1 = 10, n_2 = 10$, $\sum x_1 = 3482.0$, $\sum x_2 = 2448.1$, $\sum x_1^2 = 1308930.4$, $\sum x_2^2 = 652277.7$

$\bar{x}_1 = 348.2, \bar{x}_2 = 244.81$

公式(9-4)中,$s_{\bar{x}_1 - \bar{x}_2}$ 称为均数差值的标准误,计算公式如下:

$$s_{\bar{x}_1 - \bar{x}_2} = \sqrt{s_c^2 \left(\frac{1}{n_1} + \frac{1}{n_2} \right)}$$

s_c^2 称为合并方差,其计算公式为:

$$s_c^2 = \frac{\sum x_1^2 - \dfrac{\left(\sum x_1 \right)^2}{n_1} + \sum x_2^2 - \dfrac{\left(\sum x_2 \right)^2}{n_2}}{n_1 + n_2 - 2}$$

将本例数据代入上式得:

$$s_c^2 = \frac{1308930.4 - \dfrac{3482.0^2}{10} + 652277.7 - \dfrac{2448.1^2}{10}}{10 + 10 - 2} = \frac{149471.3}{18} = 8303.96$$

$$s_{\bar{x}_1 - \bar{x}_2} = \sqrt{8303.96 \times \left(\frac{1}{10} + \frac{1}{10}\right)} = 40.753$$

$$t = \frac{\bar{x}_1 - \bar{x}_2}{s_{\bar{x}_1 - \bar{x}_2}} = \frac{348.20 - 244.81}{40.753} = 2.537$$

$$\nu = n_1 + n_2 - 2 = 20 - 2 = 18$$

3. 确定 P 值,做出统计推断

以 $\nu = 18$ 查 t 界值表,得单侧界值 $t_{0.05,18} = 1.734$,本例 $t = 2.537 > t_{0.05,18} = 1.734$,$P < 0.05$,按 $\alpha = 0.05$ 水准,拒绝 H_0,接受 H_1,两组均数差异有统计学意义,可以认为高血压人群的尿酸水平高于正常血压人群。

二、z 检验

完全随机化设计的两样本均数比较,如果满足正态性和方差齐性,并且两样本含量较大(一般要求 $n_1 > 50$,$n_2 > 50$),构造的抽样分布 t 分布就趋近于标准正态分布 z 分布,则检验统计量按公式(9-5)计算。

$$z = \frac{\bar{x}_1 - \bar{x}_2}{\sqrt{\dfrac{s_1^2}{n_1} + \dfrac{s_2^2}{n_2}}} \tag{9-5}$$

例 9-5　某研究者为了研究藏族居民 2 型糖尿病及空腹血糖情况,调查了 370 人(男性 138 人,女性 232 人)的空腹血糖情况,结果见表 9-4。试比较男、女性藏族居民空腹血糖水平是否相同(假设男、女性空腹血糖水平服从正态分布)。

表 9-4　370 名西藏拉萨市 30~70 岁城镇居民空腹血糖水平(mmol/L)

性别	n	$\bar{x}$	s
男性	138	5.3	1.6
女性	232	5.6	1.6

本例两组样本含量均较大,给出了统计量均数和标准差。样本含量较大,可进行 z 检验。

检验步骤如下。

1. 建立检验假设,确定检验水准

$H_0: \mu_1 = \mu_2$,即男、女性藏族居民空腹血糖水平无差别。

$H_1: \mu_1 \neq \mu_2$,即男、女性藏族居民空腹血糖水平有差别。

$\alpha = 0.05$。

2. 计算检验统计量 t 值

$$z = \frac{5.3 - 5.6}{\sqrt{\dfrac{1.6^2}{138} + \dfrac{1.6^2}{232}}} = \frac{-0.3}{\sqrt{0.0296}} = -1.744$$

3. 确定 P 值,做出统计推断

以 $\nu = \infty$ 查 t 界值表,得 $z_{0.05/2} = 1.96$,本例 $|z| = 1.744 < z_{0.05/2} = 1.96$,$P > 0.05$,按 $\alpha = 0.05$ 水准,不拒绝 H_0,两组均数差异无统计学意义,尚不能认为男、女性藏族居民空腹血糖水平有差别。

两组样本均数比较的 z 检验是一种近似条件的检验方法,理论上应该用 t 检验,t 检验的结果更准确。没有特定的 z 检验的 SAS 运行程序,可用 t 检验的 SAS 运行程序完成统计分析。

t 检验的 SAS 运行程序语句 ttest 只对原始数据进行分析,本例只给出样本统计量,如果要计算检验统计量 t 和 P 值,需要编制数学公式及运用相关函数来完成。

三、t' 检验

当两总体呈正态分布，但方差不齐，即 $\sigma_1^2 \neq \sigma_2^2$ 时，可选用近似 t 检验——t' 检验。其检验统计量为 t'，常用的方法有三种，即：Satterthwaite 法 t' 检验、Welch 法 t' 检验和 Cochran & Cox 法 t' 检验。其中 Cochran & Cox 法是对临界值进行校正，而 Satterthwaite 法和 Welch 法是对自由度进行校正。具体公式如下。

（1）t' 统计量的计算公式为：

$$t' = \frac{\bar{x}_1 - \bar{x}_2}{\sqrt{\dfrac{s_1^2}{n_1} + \dfrac{s_2^2}{n_2}}} \tag{9-6}$$

（2）按 Satterthwaite 法，t' 检验的自由度校正公式为：

$$\nu = \frac{(s_{\bar{x}_1}^2 + s_{\bar{x}_2}^2)^2}{\dfrac{s_{\bar{x}_1}^4}{n_1 - 1} + \dfrac{s_{\bar{x}_2}^4}{n_2 - 1}} \tag{9-7}$$

（3）按 Welch 法，t' 检验的自由度校正公式为：

$$\nu = \frac{(s_{\bar{x}_1}^2 + s_{\bar{x}_2}^2)^2}{\dfrac{s_{\bar{x}_1}^4}{n_1 + 1} + \dfrac{s_{\bar{x}_2}^4}{n_2 + 1}} - 2 \tag{9-8}$$

根据自由度查 t 界值表，得出推断结论。

（4）按 Cochran & Cox 法，t' 检验的临界值校正公式为：

$$t'_{\alpha/2} = \frac{s_{\bar{x}_1}^2 \times t_{\alpha/2,\nu_1} + s_{\bar{x}_2}^2 \times t_{\alpha/2,\nu_2}}{s_{\bar{x}_1}^2 + s_{\bar{x}_2}^2} \tag{9-9}$$

式中，$\nu_1 = n_1 - 1$，$\nu_2 = n_2 - 1$。

根据校正的临界值，得出统计结论。

t' 值与 P 值的关系同 t 值与 P 值的关系。当 $n_1 = n_2 = n$ 时，$\nu_1 = \nu_2 = \nu$，$t' = t$，$t'_\alpha = t_{\alpha,\nu}$，下面分别用 Satterthwaite 法和 Cochran & Cox 法对例 9-6 资料进行 t' 检验。

例 9-6 大气污染已成为威胁人类健康的主要因素之一，某研究者通过模拟大气污染现状制备了动物模型，以分析大气污染对大鼠细胞因子的影响。取 Wistar 大鼠 16 只，雌雄各半，体重相近，随机分成两组，每组 8 只。将实验组 8 只大鼠放在模拟大气污染状态的容器中，染毒 30 天，喂饲正常；对照组 8 只大鼠吸入正常空气，喂饲正常。30 天后处死大鼠，用生理盐水进行支气管肺泡灌洗，每次 3 mL，洗 3 次，合并灌洗液并离心，取上清液，用 ELISA 法检测上清液中的白介素-6（IL-6）水平。检测结果如表 9-5 所示。试比较实验组和对照组灌洗液中 IL-6 水平有无差别。

表 9-5　实验组和对照组大鼠灌洗液中 IL-6 水平（pg/L）

实验组	390.3	394.8	413.5	430.2	370.4	387.3	369.5	390.7
对照组	423.4	442.1	428.2	421.6	430.5	438.7	429.6	438.7

经检验，本例两组资料均满足正态性，但方差不齐，采用 t' 检验。

检验步骤如下。

1. 建立检验假设，确定检验水准

H_0：$\mu_1 = \mu_2$，即实验组和对照组灌洗液中 IL-6 水平无差别。

H_1：$\mu_1 \neq \mu_2$，即实验组和对照组灌洗液中 IL-6 水平有差别。

$\alpha = 0.05$。

2. 计算检验统计量 t 值

本例 $n_1 = 8, n_2 = 8, \sum x_1 = 3146.7, \sum x_2 = 3452.8, \sum x_1^2 = 1240629.61, \sum x_2^2 = 1490623.56,$
$\bar{x}_1 = 393.3, \bar{x}_2 = 431.6$

$$s_1 = \sqrt{\frac{\sum x_1^2 - \frac{(\sum x_1)^2}{8}}{n_1 - 1}} = \sqrt{\frac{1240629.61 - \frac{3146.7^2}{8}}{7}} = 20.4$$

$$s_2 = \sqrt{\frac{\sum x_2^2 - \frac{(\sum x_2)^2}{8}}{n_2 - 1}} = \sqrt{\frac{1490623.56 - \frac{3452.8^2}{8}}{7}} = 7.5$$

$$s_{\bar{x}_1} = \frac{s_1}{\sqrt{n_1}} = 7.2, \quad s_{\bar{x}_2} = \frac{s_2}{\sqrt{n_2}} = 2.7$$

$$t' = \frac{\bar{x}_1 - \bar{x}_2}{\sqrt{\frac{s_1^2}{n_1} + \frac{s_2^2}{n_2}}} = \frac{393.3 - 431.6}{\sqrt{\frac{20.4^2}{8} + \frac{7.5^2}{8}}} = -4.984$$

按 Satterthwaite 法计算 t' 检验校正的自由度如下：

$$\nu = \frac{(7.2^2 + 2.7^2)^2}{\frac{7.2^4}{8-1} + \frac{2.7^4}{8-1}} = \frac{3496.3569}{391.5042} = 8.931$$

本例 $n_1 = n_2 = 8, \nu_1 = \nu_2 = 7$，以 $\nu = 7$ 查 t 界值表，得 $t_{0.05/2,7} = 2.365$。按 Cochran & Cox 法计算 t' 检验校正的临界值如下：

$$t'_{0.05/2} = \frac{s_{\bar{x}_1}^2 \cdot t_{0.05/2,\nu_1} + s_{\bar{x}_2}^2 \cdot t_{0.05/2,\nu_2}}{s_{\bar{x}_1}^2 + s_{\bar{x}_2}^2} = \frac{7.2^2 \times 2.365 + 2.7^2 \times 2.365}{7.2^2 + 2.7^2} = 2.365$$

当 $n_1 = n_2$ 时，有 $t' = t, t'_{\alpha/2} = t_{\alpha/2,\nu}$。

3. 确定 P 值，做出统计推断

按 Satterthwaite 法，$\nu = 8.931$，按 $\nu = 9$ 查 t 界值表，得 $t_{0.05/2,9} = 2.262$，$|t'| = 4.984 > t_{0.05/2,9} = 2.262$，$P < 0.05$。

按 Cochran & Cox 法，$t'_{0.05/2} = 2.365$，$|t'| = 4.984 > t'_{0.05/2} = 2.365, P < 0.05$。

两种方法的结果均为 $P < 0.05$，但是由于比较的界值不同（即自由度不同，t 分布曲线亦不同），统计量 t' 对应的 P 值存在差异。

按 $\alpha = 0.05$ 水准，拒绝 H_0，接受 H_1，两组均数差异有统计学意义，故可以认为实验组和对照组灌洗液中 IL-6 水平有差别。

四、完全随机化设计的两组对数正态分布资料比较的 t 检验

临床上通常有些资料（如抗体滴度等资料）呈倍数变化关系，是偏态分布，通常情况下对这些资料取对数，其对数值呈正态分布，因此，这样的资料也称为对数正态分布资料。由于对数正态分布资料本身不是正态分布，不能直接用 t 检验，然而通过取对数（也称为对数变换，是变量变换的一种常用的形式），可以使资料满足正态分布和方差齐性的条件，因此可以利用 t 检验比较对数值的均数来比较两组对数正态分布资料的平均水平，即几何均数。

例如，变量 x 服从对数正态分布，对 x 进行对数变换：

$$x' = \lg x$$

则有 x' 服从正态分布，$\mu_{x'} = \dfrac{\sum \lg x}{N}$

$$G = \sqrt[N]{x_1 \cdot x_2 \cdot \cdots \cdot x_N}$$

$$\lg G = \frac{\sum \lg x}{N}$$

由上面公式,检验原变量 x 的几何均数在两组间是否相等的检验假设为:

$$H_0: G_1 = G_2$$
$$H_1: G_1 \neq G_2$$

与下列对正态变量 x' 检验两组均数是否相等的检验假设是等价的。

$$H_0: \mu_{x'_1} = \mu_{x'_2}$$
$$H_1: \mu_{x'_1} \neq \mu_{x'_2}$$

例 9-7 某临床医生为了比较肌肉注射法和鼻腔喷雾法两种方法对甲型流感病毒疫苗免疫的效果,将 24 名 12 个月的婴儿随机分为两组,每组 12 人,分别用两种方法进行免疫。1 个月后,对研究对象进行采血,分别测定甲型流感病毒血凝抑制抗体滴度,结果如表 9-6 所示,资料呈对数正态分布。试比较两种方法的免疫效果有无差别。(假设两组对数值满足正态性和方差齐性。)

表 9-6 24 名婴儿进行甲型流感病毒疫苗免疫 1 个月后血凝抑制抗体滴度

肌肉注射组			鼻腔喷雾组		
抗体滴度	抗体滴度倒数 x	$x' = \lg x$	抗体滴度	抗体滴度倒数 x	$x' = \lg x$
1:40	40	1.60	1:40	40	1.60
1:80	80	1.90	1:20	20	1.30
1:80	80	1.90	1:40	40	1.60
1:20	20	1.30	1:10	10	1.00
1:160	160	2.20	1:80	80	1.90
1:160	160	2.20	1:20	20	1.30
1:40	40	1.60	1:40	40	1.60
1:80	80	1.90	1:80	80	1.90
1:320	320	2.51	1:160	160	2.20
1:160	160	2.20	1:80	80	1.90
1:80	80	1.90	1:40	40	1.60
1:80	80	1.90	1:40	40	1.60

1. 建立检验假设,确定检验水准

$$H_0: G_1 = G_2 \qquad H_0: \mu_{x'_1} = \mu_{x'_2}$$
或
$$H_1: G_1 \neq G_2 \qquad H_1: \mu_{x'_1} \neq \mu_{x'_2}$$

$\alpha = 0.05$。

2. 计算检验统计量 t 值

$$\sum \lg x_1 = 23.14, \sum \lg x_1^2 = 45.78, \sum \lg x_2 = 19.53, \sum \lg x_2^2 = 32.94$$

几何均数 G_1 的对数值 $\lg G_1 = \dfrac{\sum \lg x_1}{n_1} = \dfrac{23.14}{12} = 1.9282$

几何均数 G_2 的对数值 $\lg G_2 = \dfrac{\sum \lg x_2}{n_2} = \dfrac{19.53}{12} = 1.6271$

$$t = \frac{1.9282 - 1.6271}{\sqrt{\dfrac{45.78 - 23.14^2/12 + 32.94 - 19.53^2/12}{12 + 12}\left(\dfrac{1}{12} + \dfrac{1}{12}\right)}} = 2.260$$

$$\nu = n_1 + n_2 - 2 = 12 + 12 - 2 = 22$$

查附 t 界值表，得 $t_{0.05/2,22} = 2.074$，本例 $t > t_{0.05/2,22} = 2.074$，则 $P < 0.05$，按 $\alpha = 0.05$ 水准，拒绝 H_0，接受 H_1，两组均数差异有统计学意义，即两种方式的免疫效果不同。

本章第五节介绍的变量变换都是对某种类型的资料做相应的变换，使资料满足正态性和方差齐性的条件，对变换产生的新变量的组间比较的假设检验等价于原变量的组间比较。

第五节　变量变换

进行 t 检验时，要求资料满足正态分布；进行完全随机化设计的两组均数比较时，还要求满足方差齐的条件。后面要介绍的多组均数比较的方差分析也要求资料服从正态分布和满足方差齐的条件，我们称这类假设检验为参数检验。当获得的资料偏离这些条件时，则不能用参数检验，需要选用非参数检验。与参数检验相比，非参数检验的检验效能较低。一般情况下，先考虑变量变换，如果通过某种形式的变换，能使资料正态化并达到方差齐性的要求，我们就可以用 t 检验或方差分析来进行统计分析。所谓变量变换，就是将原始数据做某种函数变换，它可使资料转换为正态分布，并同时使各组达到方差齐性，以满足 t 检验和方差分析的应用条件。通常情况下，一种适当的函数变换可同时达到上述两个目的。应根据资料的性质选择适当的变量变换方法，但变量变换后，在结果解释上其不如原始观测尺度方便。

变量变换的目的有：① 使各组资料满足正态分布，以满足方差分析和 t 检验的应用条件；② 使资料满足方差齐性，以满足方差分析和 t 检验的应用条件；③ 使曲线直线化，常用于曲线拟合。

下面介绍几种常用的变量变换及用途。

1. 对数变换（logarithmic transformation）

$$x' = \lg x \tag{9-10}$$

当原始数据中有负值或零时，可取：

$$x' = \lg(x + k) \text{ 或 } x' = \lg(k - x) \tag{9-11}$$

对数变换常用于：① 服从对数正态分布的资料。对数变换可使其满足正态分布的条件。② 使资料达到方差齐性的要求，特别是各样本的标准差与均数之比（CV 值）比较接近时。③ 回归拟合，使对数曲线直线化。

2. 平方根变换（square root transformation）

$$x' = \sqrt{x} \tag{9-12}$$

当原始变量有负值或零时，可取：

$$x' = \sqrt{x + k} \tag{9-13}$$

平方根变换常用于：① 使服从 Poisson 分布的分类资料或轻度偏态资料正态化。例如，放射性物质的计数一般认为服从 Poisson 分布，可经平方根变换满足正态性。② 当各样本的方差与均数呈正相关关系时，即均数大，方差也大时，使资料达到方差齐性的要求。

3. 倒数变换（reciprocal transformation）

$$x' = \frac{1}{x} \tag{9-14}$$

倒数变换可使极端值的影响减小，常用于数据两端波动较大的资料。

4. 平方根反正弦变换（arcsine transformation）

$$x' = \sin^{-1}\sqrt{x} \tag{9-15}$$

平方根反正弦变换常用于二项分布的率的计算或百分比的资料。一般认为，样本率服从二项分布，当总体率较小（如 30%）或较大（如 70%）时，偏离正态较明显，通过样本率的平方根反正弦变换，可使资料接近正态分布，达到方差齐的要求。

第六节　正态性检验和方差齐性检验

本章介绍的 t 检验要求资料服从正态分布，成组设计的 t 检验还要求满足方差齐，这类检验属于参数检验，如果条件不满足，需要考虑变量变换或非参数检验。因此，对于数值变量资料，应先检验资料是否满足正态性和方差齐性的条件，再根据条件选择合适的检验方法。

一、正态性检验

数值变量资料的正态性检验方法有图示法和正态分布法两种。

（一）图示法

图示法是一种简单易行的方法。通过图示，可以大致了解观察资料是否服从正态分布；其缺点是比较粗糙，没有精确的判断标准。

1. P-P 图（概率图，probability-probability plot）

使用统计软件包可以直接绘制 P-P 图，用以判断数据是否服从正态分布。P-P 图的横坐标是实际观察数据的累计概率，纵坐标是按被检验的分布（如正态分布）计算的理论或期望的累计概率，样本值为直角坐标系中的散点。如果所分析的数据服从被检验的分布（如正态分布），则在 P-P 图上样本数据点应围绕第一象限的对角线分布，如图 9-1 所示。

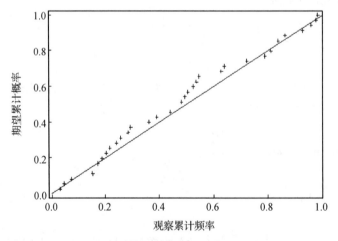

图 9-1　数据呈正态分布时的 P-P 图

2. Q-Q 图（分位数图，quantile-quantile plot）

Q-Q 图以样本的分位数为横坐标，以按照正态分布计算的相应分位点为纵坐标，将样本表现为直角坐标系的散点。如果资料服从正态分布，则样本点应该均匀分布在第一象限的对角线附近。

以上两种方法以 Q-Q 图为佳，效率较高。

3. 直方图

判断方法：是否呈钟形分布，同时可以选择输出正态性曲线。

4. 箱式图

判断方法：观测离群值和中位数。

5．茎叶图

茎叶图类似直方图，但实质不同。

（二）假设检验法

假设检验法是按照一般假设检验的步骤，通过计算检验统计量，估算 P 值（一般按 $\alpha = 0.10$ 水准），从而进行概率推断的。

1．W 检验（Shapiro-Wilk 检验）

夏皮罗（S. S. Shapiro）和威尔克（M. B. Wilk）提出了用顺序统计量 W 来检验资料的正态性。具体方法是：对研究的对象总体先提出假设，认为总体服从正态分布，再将样本量为 n 的样本按大小顺序排列编秩，然后由确定的显著性水平 α，以及根据样本量为 n 时所对应的系数 α_i，根据特定公式计算出检验统计量 W。

当样本量为 $3 \leqslant n < 50$ 时，使用 W 检验。

有 n 个来自同一总体的数据，将其按从小到大的顺序排列为：$x_1 < x_2 < x_3 < \cdots < x_{n-1} < x_n$。

检验统计量 W 的计算公式为：

$$W = \frac{\left[\sum\limits_{i=1}^{n/2} a_i (x_{n+1-i} - x_i) \right]^2}{\sum\limits_{i=1}^{n} (x_i - \bar{x})^2} \tag{9-16}$$

当 n 为奇数时，$\dfrac{n}{2}$ 的值取 $\dfrac{n-1}{2}$。

式中，x_i 为按从小到大的顺序排列后第 i 个数据的值，$\bar{x}$ 为均数，a_i 可从专用的表中查得。

2．D 检验（Kolmogorov-Smirnov 检验，D'Agostino）

样本量为 $50 \leqslant n \leqslant 1000$ 时，使用 D 检验。检验统计量 Y 的计算公式为：

$$Y = \frac{\sqrt{n}(D - 0.28209479)}{0.02998598} \tag{9-17}$$

式中，D 的计算公式为：

$$D = \frac{\sum\limits_{i=1}^{n} \left(i - \dfrac{n+1}{2} \right) x_i}{(\sqrt{n})^3 \sqrt{\sum\limits_{i=1}^{n} (x_i - \bar{x})^2}} \tag{9-18}$$

W 检验和 D 检验都需要通过专用的计算表来确定临界值，如果计算出的统计量 W 小于等于相应的临界值 W_α，即 $P < \alpha$，则拒绝无效假设。

如果计算出的统计量 $Y \leqslant Y_{\alpha/2}$ 或 $Y \geqslant Y_{1-\frac{\alpha}{2}}$，即 $P \leqslant \alpha$，则拒绝无效假设，认为数据不是来自正态分布的总体。

W 检验和 D 检验的计算都比较麻烦，当前统计软件包广泛使用，很容易得到其结果。下面以一道例题来介绍 W 检验的过程。

例 9-8 以例 9-1 资料为例，检验骨质疏松症患者空腹血糖值是否服从正态分布。

20 名 30 ~ 50 岁骨质疏松症患者的空腹血糖值（mmol/L）如下：4.8、6.2、5.1、5.6、4.2、5.6、5.9、7.2、5.3、4.5、6.3、5.0、5.2、4.9、6.5、5.2、5.5、4.9、5.6、5.1。

从小到大排序为：4.2、4.5、4.8、4.9、4.9、5.0、5.1、5.1、5.2、5.2、5.3、5.5、5.6、5.6、5.6、5.9、6.2、6.3、6.5、7.2。

因为 $n = 20 < 50$，所以用 W 检验。检验步骤如下。

（1）建立检验假设。

H_0：样本来自正态分布的总体，或者样本来自的总体服从正态分布。

H_1：样本不是来自正态分布的总体,或者样本来自的总体服从非正态分布。

$\alpha = 0.10$。

(2)计算检验统计量。

查 W 检验 a 系数表(由于用得不多,本教材未列出该界值表),得 $n = 20$ 时, a_i 值为 0.4734、0.3211、0.2565、0.2085、0.1686、0.1334、0.1013、0.0711、0.0422、0.0140(表 9-7)。

表 9-7　W 正态性检验的计算表

i (1)	x_i (2)	x_{n+1-i} (3)	$x_{n+1-i} - x_i$ (4) = (3) - (2)	a_i (5)	$a_i(x_{n+1-i} - x_i)$ (6) = (5) × (4)
1	4.2	7.2	3.0	0.4734	1.42020
2	4.5	6.5	2.0	0.3211	0.64220
3	4.8	6.3	1.5	0.2565	0.38475
4	4.9	6.2	1.3	0.2085	0.27105
5	4.9	5.9	1.0	0.1686	0.16860
6	5.0	5.6	0.6	0.1334	0.08004
7	5.1	5.6	0.5	0.1013	0.05065
8	5.1	5.6	0.5	0.0711	0.03555
9	5.2	5.5	0.3	0.0422	0.01266
10	5.2	5.3	0.1	0.0140	0.00140
					$\sum a_i(x_{n+1-i} - x_i) = 3.0671$

本例中, $\sum x = 108.6$, $\sum x^2 = 599.5$,将数据代入公式(9-16)得:

$$W = \frac{\left[\sum_{i=1}^{n/2} a_i(x_{n+1-i} - x_i) \right]^2}{\sum_{i=1}^{n} (x_i - \bar{x})^2} = \frac{\left[a_1(x_{20} - x_1) + a_2(x_{19} - x_2) + \cdots + a_{10}(x_{11} - x_{10}) \right]^2}{\sum x^2 - \frac{\left(\sum x \right)^2}{20}}$$

$$= \frac{\left[0.4734(7.2 - 4.2) + 0.3211(6.5 - 4.5) + \cdots + 0.0140(5.3 - 5.2) \right]^2}{599.5 - \frac{108.6^2}{20}}$$

$$= \frac{3.0671^2}{9.802} = 0.9597$$

根据 $n = 20$,查 W 界值表,得 $W_{0.10,20} = 0.920$,现 $W = 0.9597 > W_{0.10,20}$,则 $P > 0.10$,按 $\alpha = 0.10$ 水准,不拒绝 H_0,故可以认为该样本来自的总体服从正态分布。

3. 矩法

矩法是利用数学上的矩原理来检验偏度和峰度的方法。偏度指分布不对称的程度和方向,用偏度系数(coefficient of skewness)衡量,样本偏度系数用 g_1 表示,总体偏度系数用 γ_1 表示;峰度指分布与正态曲线相比,峰的尖峭程度,用峰度系数(coefficient of kurtosis)衡量,样本峰度系数用 g_2 表示,总体峰度系数用 γ_2 表示。 g_1、 g_2 的计算公式为:

$$g_1 = \frac{n \sum fx^3 - 3 \sum fx \sum fx^2 + \frac{2\left(\sum fx \right)^3}{n}}{(n-1)(n-2)\left\{ \frac{\left[\sum fx^2 - \frac{\left(\sum fx \right)^2}{n} \right]}{n-1} \right\}^{\frac{3}{2}}} \tag{9-19}$$

$$g_2 = \frac{(n+1)\left[n\sum fx^4 - 4\sum fx \sum fx^3 + \dfrac{6(\sum fx)^2 \sum fx^2}{n} - \dfrac{3(\sum fx)^4}{n^2}\right]}{(n-1)(n-2)(n-3)\left(\dfrac{\sum fx^2 - \dfrac{(\sum fx)^2}{n}}{n-1}\right)^2} - \frac{3(n-1)^2}{(n-2)(n-3)}$$

$$(9\text{-}20)$$

式中,x 为变量值,f 为相同 x 的个数,n 为样本含量。当用原始数据进行计算时,$f = 1$。因此,公式 (9-19) 和公式 (9-20) 无论 n 的大小,均适用。

理论上,总体偏度系数 $\gamma_1 = 0$,分布对称;$\gamma_1 > 0$,分布为正偏态;$\gamma_1 < 0$,分布为负偏态。

总体峰度系数 $\gamma_2 = 0$,为正态峰;$\gamma_2 > 0$,为尖峭峰(曲线峰度高出正态分布);$\gamma_2 < 0$,为平阔峰(曲线峰度低于正态分布)。

只有同时满足对称和正态峰两个条件时,才能认为该资料服从正态分布。g_1 和 g_2 为统计量,其标准误的计算公式为:

$$\sigma_{g_1} = \sqrt{\frac{6n(n-1)}{(n-2)(n+1)(n+3)}}$$

$$(9\text{-}21)$$

$$\sigma_{g_2} = \sqrt{\frac{24n(n-1)^2}{(n-3)(n-2)(n+3)(n+5)}}$$

$$(9\text{-}22)$$

g_1 和 g_2 的抽样分布近似正态分布,故可用 z 检验。

$$z_1 = \frac{\gamma_1}{\sigma_{g_1}}$$

$$(9\text{-}23)$$

$$z_2 = \frac{\gamma_2}{\sigma_{g_2}}$$

$$(9\text{-}24)$$

例 9-9 试用矩法对例 9-2 中 25 名绝经后妇女补充 VD_3 之前和服用 1 年后血中 25(OH)D 差值 d 进行正态性检验。

(1)建立检验假设,确定检验水准。

H_0:$\gamma_1 = 0$ 且 $\gamma_2 = 0$,即总体服从正态分布。

H_1:$\gamma_1 \neq 0$ 或 $\gamma_2 \neq 0$,即总体不服从正态分布。

$\alpha = 0.10$。

(2)计算检验统计量。

本例 $n = 25$,$\sum d = 663.0$,$\sum d^2 = 24373.3$,$\sum d^3 = 1047912.41$,$\sum d^4 = 49323658.01$,代入公式得:

$$g_1 = 0.3936 \quad g_2 = -0.7977, \quad s_{g_1} = 0.4637 \quad s_{g_2} = 0.9017$$

$$z_1 = \frac{g_1}{s_{g_1}} = \frac{0.3936}{0.4637} = 0.8488, \quad z_2 = \frac{g_2}{s_{g_2}} = \frac{-0.7977}{0.9017} = -0.8847$$

(3)判断 P 值,得出结论。

$|z_1| < z_{0.10/2} = 1.645$,则 $P > 0.10$;$z_2 < z_{0.10/2} = 1.645$,则 $P > 0.10$,按 $\alpha = 0.10$ 水准,不拒绝 H_0,可以认为该资料服从正态分布。

二、方差齐性检验

完全随机化设计的两组样本均数比较的 t 检验,除了要求两样本分别来自的总体是正态分布外,还要求两总体的总体方差相等,即方差齐。通过对两个样本方差的资料进行方差齐性检验(test of homogeneity of variance)来推断两总体方差是否相等。两总体方差齐性检验多用 F 检验(F test),F 检验理论上要求资料服从正态分布。

检验统计量 F 的计算公式为：

$$F = \frac{s_1^2(较大)}{s_2^2(较小)} \tag{9-25}$$

$$\nu_1 = n_1 - 1, \nu_2 = n_2 - 1$$

式中，分子 s_1^2 为较大的样本方差，分母 s_2^2 为较小的样本方差，分子的自由度为 ν_1，分母的自由度为 ν_2。如果总体方差相等，两样本方差的差异仅由抽样误差引起，则检验统计量 F 值，即两个样本方差之比，一般不会偏离 1 太远。求得 F 值后，查附录附表 5 的 F 分布界值表得 P 值（F 值越大，P 值越小），然后按 α 水准做出结论推断。从理论上讲，第一个样本的方差既可能大于第二个样本的方差，也可能小于第二个样本的方差，故两样本方差齐性检验是双侧检验。但公式（9-25）规定以较大方差作为分子，求得的 F 值必然大于 1，故附录附表 5 只给出不对称 F 分布的右侧界值，实际对应的是双尾概率 P。下面以例9-10 介绍方差齐性检验的步骤。

例 9-10　检验例 9-4 中高血压组和正常血压组分别来自的总体是否满足方差齐性。

检验步骤如下。

1. 建立检验假设，确定检验水准

$H_0: \sigma_1^2 = \sigma_2^2$，即两总体方差相等。

$H_1: \sigma_1^2 \neq \sigma_2^2$，即两总体方差不等。

$\alpha = 0.10$。

2. 计算检验统计量 t 值

本例中 $n_1 = 10, n_2 = 10, \sum x_1 = 3482.0, \sum x_2 = 2448.1, \sum x_1^2 = 1308930.4, \sum x_2^2 = 652277.7$

$$s_1^2 = \frac{\sum x_1^2 - \frac{\left(\sum x_1\right)^2}{n_1}}{n_1 - 1} = \frac{1308930.4 - \frac{3482.0^2}{10}}{10 - 1} = 10722.00$$

$$s_2^2 = \frac{\sum x_2^2 - \frac{\left(\sum x_2\right)^2}{n_2}}{n_2 - 1} = \frac{652277.7 - \frac{2448.1^2}{10}}{10 - 1} = 5884.26$$

$$F = \frac{s_1^2}{s_2^2} = \frac{10722.00}{5884.26} = 1.822$$

$$\nu_1 = n_1 - 1 = 9, \nu_2 = n_2 - 1 = 9$$

3. 确定 P 值，做出推断结论

以 $\nu_1 = 9, \nu_2 = 9$ 查附录附表 5 的 F 分布界值表，得 $F = 1.822 < F_{0.10,(9,9)} = 3.18$，故 $P > 0.10$，按 $\alpha = 0.10$ 水准，不拒绝 H_0，差异无统计学意义，不能认为高血压人群和正常血压人群尿酸的总体方差不等。故例9-4 可以采用完全随机化设计的两组均数比较的 t 检验。

F 检验的方差齐性检验的 SAS 程序在 ttest 中是自带的，因此无须进行特殊编程。

方差齐性检验除了 F 检验，还有其他多种方法。F 检验用于两总体方差齐性检验，理论上要求资料服从正态分布，而许多资料方差不齐时，往往偏离正态。因此，可采用更为稳健、不依赖总体分布具体形式的 Levene 检验（Levene's test）。Levene 检验实质上是将原始观测 x_{ij} 转换为相应的离差 z_{ij}（有多种方法可选），然后再做方差分析，它既可用于两总体方差齐性检验，也可用于多总体方差齐性检验。Levene 检验计算较为烦琐，本书不做详细介绍。另外，多个总体的方差齐性检验可以采用 Bartlett 检验，但是该方法也要求资料服从正态分布（具体计算方法参考有关书籍）。

第七节 t 检验的 SAS 软件实现

1. 单样本 t 检验

例 9-1 的 SAS 程序如下：

```
data li9_1; input x@@;
cards;
4.8  6.2  5.1  5.6  4.2  5.6  5.9  7.2  5.3  4.5  6.3  5.0  5.2  4.9  6.5  5.2  5.5  4.9  5.6  5.1
;
proc univariate normal;  var x;  run;/*对 x 变量进行正态性检验*/
proc ttest h0 = 5.1;  var x;  run;  /*进行单样本 t 检验,已知的总体均数为 5.1*/
```

单样本 t 检验由 ttest 过程实现, h0 = 5.1 为指定与已知总体均数 $\mu_0 = 5.1$ 比较的单样本 t 检验。

SAS 输出的主要结果如下：

Tests for Normality				
Test		Statistic		p Value
Shapiro-Wilk	W	0.959742	Pr < W	0.5387
Kolmogorov-Smirnov	D	0.156451	Pr > D	>0.1500

DF	t Value	Pr > |t|
19	2.05	0.0539

正态检验输出四种方法的结果,其中 W 检验和 D 检验比较常用。一般 $n < 50$ 时,用 W 检验; $n \geqslant 50$ 时,用 D 检验。因此,本例正态检验的结果看 W 检验, $P = 0.5387 > 0.10$ (正态性检验通常设定检验水准 $\alpha = 0.10$),故认为变量 x 服从正态分布。ttest 过程得到 $t = 2.05$,确切的 $P = 0.0539 > 0.05$,因此不拒绝 H_0 。

2. 配对 t 检验

例 9-2 的 SAS 程序如下：

```
datali9_2;input x1 x2@@;d = x2 - x1;  /*产生新变量 d*/
cards;
64.2   122.1   58.3  112.0   89.9  102.4   73.8   76.7   73.4   78.2   84.5   98.1   93.7  115.3   72.2  101.4
63.2    92.7   58.2   76.4   96.4  120.9   64.2   96.5   82.5  102.6   54.6  100.9   47.8   99.5   45.9   84.5
49.6    60.5   51.1  104.8   76.1  112.7   89.3  107.9  101.9  119.9   79.8  100.0   66.1   65.7   42.2   78.8
62.8    74.2
;
proc univariate;var d;run;/*调用 univariate 过程(包括位置的检验),指定分析变量 d */
procttest; var d;run;/*调用 ttest 过程,默认与总体均数为 0 进行比较,指定分析变量 d */
```

SAS 输出的主要结果如下：

Tests for Location：Mu0 = 0				
Test		Statistic		p Value
Student's t	t	7.883111	Pr > |t|	< .0001
Sign	M	11.5	Pr > = |M|	< .0001
Signed Rank	S	161.5	Pr > = |S|	< .0001

N	Mean	Std Dev	Std Err	Minimum	Maximum
25	26.5200	16.8208	3.3642	− 0.4000	57.9000

DF	t Value	Pr > |t|
24	7.88	< .0001

结果分析：univariate 过程输出变量 d 位置检验（Mu0 = 0）的结果，本来差值 d 服从正态分布（正态性检验结果略），读取 t 检验的结果为 $t = 7.883111$, $P < 0.0001$。ttest 过程输出 $\bar{d} = 26.5200$, $s_d = 16.8208$, $t = 7.883111$, $P < 0.0001$。以上两个过程输出假设检验的结果一致，按照 $\alpha = 0.05$ 水准，拒绝 H_0，接受 H_1，差别有统计学意义。

例 9-3 的 SAS 程序如下：

```
data li9_3; input no x1 x2 @@ ;
d = x2 − x1;    ／*产生新变量 d*／
cards;
1    4.2   5.2   2   3.5   4.3   3   5.7   5.2   4   3.9   4.0   5   3.8   5.2   6   4.6   5.4
7    4.7   4.3   8   4.2   3.8   9   5.3   5.2   10   6.3   5.8   11   4.2   4.3
12   5.3   5.5   13   6.3   6.2   14   5.9   5.6   15   3.8   4.5   16   4.5   5.0
;
proc ttest;  ／* 调用 ttest 过程,默认与总体均数为 0 进行比较 *／
var d;   run;                ／*指定分析变量 d *／
```

SAS 输出的主要结果如下：

N	Mean	Std Dev	Std Err	Minimum	Maximum
16	0.2063	0.5938	0.1485	− 0.5000	1.4000

DF	t Value	Pr > |t|
15	1.39	0.1850

结果分析：$\bar{d} = 0.2065$, $s_d = 0.5938$, t 值等于 1.39, P 值等于 0.1850, 按照 $\alpha = 0.05$ 水准, 不拒绝 H_0, 差别无统计学意义。

3. 完全随机化设计的 t 检验

例 9-4 的 SAS 程序如下：

```
data li9_4;
do c = 1 to 2; /*循环语句由 do 开始,先读入 c =1(第一组)的数据,再读入 c =2 的数据*/
input n @@; /*输入变量 n 的数值*/
do i =1 to n; /*循环语句,按照 i =1 到 i = n 的顺序读入数据*/
input x @@; /*输入变量 x 的数值*/
output;      /*要求 SAS 在读入一个 x 值后立即输入数据集中*/
end;end;     /*循环语句以 end 结束,分别与第二个 do 和第一个 do 构成内循环和外循环*/
cards;       /*输入数据块*/
10
213.4   219.8   297.1   316.0   359.7   160.0   327.5   240.8   136.7   177.0
10
343.0   351.5   461.9   448.3   495.8   212.6   228.9   231.9   301.4   406.7
;
proc ttest;  /*调用 ttest 程序*/
class c;     /*分组变量为 c*/
var x;       /*指定分析变量为 x*/
run;
```

这里两个循环语句的结果为先读入第一组的第 1 个 x 值,再读入第 2 个、第 3 个……直到第一组最后一个的第 n 个 x 值。第一组读完后再读第二组(c =2)的第 1 个、第 2 个、第 3 个……直到第二组最后一个的第 n 个 x 值。

SAS 输出的主要结果如下:

Method	Variances	DF	t Value	Pr > |t|
Pooled	Equal	18	−2.54	0.0206
Satterthwaite	Unequal	16.59	−2.54	0.0215

Equality of Variances				
Method	Num DF	Den DF	F Value	Pr > F
Folded F	9	9	1.82	0.3843

方差齐性检验结果显示 $F = 1.82, P = 0.3843$,按 $\alpha = 0.10$ 水准,方差齐。在方差齐的条件下,读 Method = Pooled 结果(方差齐的结果), $t = -2.54, P = 0.0215$,本例为单侧检验,则 $P = 0.0215/2 = 0.107$,小于 0.05,则按 $\alpha = 0.05$ 水准,高血压人群的尿酸高于正常血压人群。

例 9-5 的 SAS 程序如下:

```
data li9_5;
input n1 mean1 sd1 n2 mean2 sd2;              /*建立统计量的变量名*/
z = abs(mean1 − mean2)/sqrt(sd1 ** 2/n1 + sd2 ** 2/n2); /*运用公式计算检验统计量 z 的值*/
p_z = (1 − probnorm(z)) * 2;       /*用标准正态分布概率值的函数求出 z 值对应的双侧 P 值*/
t = abs(mean1 − mean2)/sqrt((sd1 ** 2 * n1 + sd2 ** 2 * n2)/(n1 + n2 − 2) * (1/n1 +1/n2)); /*计算检验统计量 t 的值*/
p_t = (1 − probt(t,n1 + n2 − 2)) * 2;         /*用 t 分布概率值的函数求出 t 值对应的双侧 P 值*/
cards;
138   5.3   1.6   232   5.6   1.6
;
proc print;                          /*结果输出变量*/
var z p_z t p_t;                     /*指定变量*/
run;
```

计算检验统计量 z 和 t 的语句是按公式(9-4)和公式(9-5)编写的。运用标准正态分布概率值函数和 t 分布概率值函数计算 z 值和 t 值对应的 P 值。Probnorm(z)给出的是小于等于 z 值(计算得到的检验统计量 z 值)的概率,这里用了 abs 函数,使得 z 值是正值,因此,$2*(1\text{-probnorm}(z))$ 为 z 值对应的双侧概率 P 值,t 值对应的 P 值也是这样计算的。如果假设检验为单侧检验,则 z 值和 t 值对应的单侧 P 值分别为 $1\text{-probnorm}(z)$ 和 $1-\text{probt}(t,\ n1+n2-2)$。

SAS 输出的主要结果如下:

Obs	z	p_z	t	p_t
1	1.74415	0.081133	1.73943	0.082795

结果给出的 z 值和 t 值比较接近,其对应的 P 值也非常接近。z 值是用近似方法得到的,故 t 值更精确。

4. 完全随机化设计的 t' 检验

例 9-6 的 SAS 程序如下:

```
data li9_6;
do c = 1 to 2;   do i = 1 to 8;
input x @@ ;
output; end; end;
cards;
390.3   394.8   413.5   430.2   370.4   387.3   369.5   390.7
423.4   442.1   428.2   421.6   430.5   438.7   429.6   438.7
;
proc ttest; class c;   var x;   run;
```

例 9-6 的 SAS 程序与完全随机化设计的两样本均数比较的 t 检验的 SAS 程序完全相同。

SAS 输出的主要结果如下:

Method	Variances	DF	t Value	Pr > |t|
Pooled	Equal	14	-4.98	0.0002
Satterthwaite	Unequal	8.8636	-4.98	0.0008

Equality of Variances				
Method	Num DF	Den DF	F Value	Pr > F
Folded F	7	7	7.38	0.0172

本例方差齐性检验的结果为 $F=7.38$,$P=0.0172$,按 $\alpha=0.10$ 水准,方差不齐,故应该用 t' 检验。SAS 的 ttest 程序默认给出的是 Satterthwaite 法 t' 检验的结果,即 $t'=-4.98$,$P=0.0008$,按 $\alpha=0.05$ 水准,拒绝 H_0,接受 H_1,两组均数差异有统计学意义。本例 $n_1=n_2$,t' 值和 t 值虽然相等,但是由于自由度不同,所以它们对应的 P 值是不同的。

5. 变量变换后进行 t 检验

例 9-7 的 SAS 程序如下:

```
data li9_7;
do c = 1 to 2; do i = 1 to 12; input x @@ ;
xpie = log10(x);                /*产生新变量 xpie = lgx*/
output;end;end;
cards;
40      80      80      20      160     160     40      80      320     160     80      80
40      20      40      10      80      20      40      80      160     80      40      40
;
proc ttest;class c;var xpie;    /*对变量 xpie 进行两组间的 t 检验*/
run;
```

SAS 输出的主要结果如下:

Method	Variances	DF	t Value	Pr > |t|
Pooled	Equal	22	2.26	0.0340
Satterthwaite	Unequal	22	2.26	0.0340

Equality of Variances				
Method	Num DF	Den DF	F Value	Pr > F
Folded F	11	11	1.00	1.0000

本例方差齐性检验结果为 $F = 1.00$, $P = 1.0000$, 按 $\alpha = 0.10$ 水准, 方差齐, 故应该用 t 检验。读 Method = Pooled 的结果, $t = 2.26$, $P = 0.0340$, 按 $\alpha = 0.05$ 水准, 拒绝 H_0, 接受 H_1, 两组均数差异有统计学意义。

6. 正态性检验

例 9-8 的正态性检验(W 检验和 D 检验)的 SAS 程序如下:

```
data li9_8;input x @@ ;
cards;
4.8   6.2   5.1   5.6   4.2   5.6   5.9   7.2   5.3   4.5
6.3   5.0   5.2   4.9   6.5   5.2   5.5   4.9   5.6   5.1
;
proc univariate normal; var x; run; /*调用 univariate 过程,选项 normal 要求输出正态性检验*/
```

SAS 输出的主要结果如下:

Tests for Normality				
Test		Statistic		p Value
Shapiro-Wilk	W	0.959742	Pr < W	0.5387
Kolmogorov-Smirnov	D	0.156451	Pr > D	>0.1500
Cramer-von Mises	W-Sq	0.065945	Pr > W-Sq	>0.2500
Anderson-Darling	A-Sq	0.369242	Pr > A-Sq	>0.2500

结果分析: $W = 0.959742$, $P = 0.5387$, 按 $\alpha = 0.10$ 水准, 不拒绝 H_0, 可认为样本来自正态分布的总体。

例 9-9 的矩法正态性检验的 SAS 程序如下:

```
data li9_9 ; input x1 x2 @@ ;d = x2 - x1 ;
cards;
64.2    122.1   58.3   112.0   89.9   102.4   73.8   76.7   73.4   78.2   84.5   98.1   93.7  115.3   72.2  101.4
63.2     92.7   58.2    76.4   96.4   120.9   64.2   96.5   82.5  102.6   54.6  100.9   47.8   99.5   45.9   84.5
49.6     60.5   51.1   104.8   76.1   112.7   89.3  107.9  101.9  119.9   79.8  100.0   66.1   65.7   42.2   78.8
62.8     74.2
;
proc univariate data = li9_9 ; var d ;
output out = b skewness = s kurtosis = k ;    run ;
data c ; set b ; n = 25 ;                              /* 由数据集 b 产生新的数据集 c,并建立新变量 n,n = 25 */
s1 = sqrt(6 * n * (n - 1)/((n - 2) * (n + 1) * (n + 3)));     /* 用公式计算偏度系数的标准误 s1 */
k1 = sqrt(24 * n * (n - 1) ** 2/((n - 3) * (n - 2) * (n + 3) * (n + 5)));    /* 用公式计算峰度系数的标准误
s2 */
z1 = s/s1 ; z2 = k/k1 ;                             /* 计算对偏度系数和峰度系数检验的检验统计量 u1 和 u2 */
proc print ; run ;
```

SAS 输出的主要结果如下：

Obs	s	k	n	s1	k1	z1	z2
1	0.39363	- 0.79772	25	0.46368	0.90172	0.84891	- 0.88466

结果分析:偏度系数 Skewness 值 $s = 0.39363$, $z_1 = 0.84891$, $s_{g1} = s_1 = 0.46368$,峰度系数 Kurtosis 值 $k = -0.79772$, $s_{g2} = k1 = 0.79772$, $z_2 = -0.88466$。

小 结

(1) t 检验是数值变量资料中两个均数比较的常用假设检验方法,包括单样本 t 检验、配对 t 检验和两独立样本 t 检验。

(2) t 检验的使用条件包括:① 独立性,即任意两观察值之间互不影响;② 正态性,即样本来自正态分布总体;③ 方差齐性,即两样本的总体方差相等。

(3) 两数值变量样本均数进行比较,当资料满足正态性和方差齐性时,可采用 t 检验;当资料满足正态性,不满足方差齐性(且无法通过变量转换满足方差齐性)的要求时,可采用 t' 检验;当资料不满足正态性(且无法通过变量转换满足正态性)时,可采用后面章节中的秩和检验。

(4) 正态性的判断方法包括图示法和假设检验方法。常用的图示法有 P-P 图和 Q-Q 图,常用的假设检验方法有 Shapiro-Wilk 检验和 Kolmogorov-Smirnov 检验。

(5) 方差齐性检验的方法有 F 检验、Bartlett 检验和 Levene 检验,前两者要求总体为正态分布,Levene 检验则对总体分布不做要求。

练 习 题

一、单项选择题

1. 如果 $t > t_{0.05/2, \nu}$,则统计学上认为( )。

    A. 两总体均数不同   B. 两总体均数相同   C. 两样本均数不同   D. 两样本均数相同

2. 两成组资料均数差别的 t 检验要求数据分布近似正态,并且( )。

    A. 两组数据均数相近,方差相近   B. 两组数据方差相近

    C. 均数与方差相差多少都无所谓   D. 两组数据均数相近

3. 两样本均数比较,经 t 检验差别有显著性时,P 越小,说明( )。

    A. 两样本均数差别越大   B. 两总体均数差别越大

    C. 越有理由认为两总体均数不同   D. 越有理由认为两样本均数不同

4. 甲、乙两人分别从随机数字表中抽得 30 个(各取两位数字)随机数字作为两个样本,求得 $\bar{x}_1$、s_1^2、$\bar{x}_2$ 和 s_2^2,则理论上认为( )。

    A. $\bar{x}_1 = \bar{x}_2, s_1^2 = s_2^2$

    B. 做两样本均数的 t 检验,必然得出无差别的结论

    C. 做两方差齐性的 F 检验,必然得出方差齐

    D. 分别由甲、乙两样本求出的总体均数的 95% 置信区间很可能有重叠

5. 变量变换的目的是( )。

    A. 方差齐性化   B. 曲线直线化   C. 变量正态化   D. 以上均对

6. 对于 t 分布来说,固定显著性水平的值,随着自由度的增大,临界值将会( )。

    A. 增大   B. 减小

    C. 不变   D. 可能增大,可能减小

7. 有两个独立随机样本,样本含量分别为 n_1 和 n_2,在进行成组设计资料的 t 检验时,自由度应该是( )。

    A. $n_1 + n_2$ B. $n_1 + n_2 - 1$

    C. $n_1 + n_2 + 1$ D. $n_1 + n_2 - 2$

8. 进行配对设计资料的 t 检验,要求差值 d( )。

    A. 服从正态分布   B. 服从偏态分布

    C. 无要求   D. 服从其他分布

9. 对子数为 n 的配对 t 检验的自由度为( )。

    A. $n - 1$ B. $2n - 1$ C. $2n - 2$ D. n

10. 下列有关配对设计 t 检验与成组设计 t 检验的描述中,错误的是( )。

    A. 对于配对设计的资料,如果做成组 t 检验,不但不合理,而且平均起来统计效率降低

    B. 成组设计的资料用配对 t 检验平均起来可以提高统计效率

    C. 成组设计的资料,无法用配对 t 检验

    D. 做配对可成组 t 检验,应根据原始资料的统计设计类型而定

11. 单样本均数 t 检验的应用前提是( )。

    A. 样本来自正态分布的总体   B. 方差齐性

    C. 同时满足正态性与方差齐性   D. 任何资料均可

12. 配对 t 检验的应用条件是(   )。

    A. 两个样本均来自正态分布的总体   B. 方差齐性

    C. 同时满足正态性与方差齐性   D. 差值 d 服从正态分布

二、计算分析题

1. 经过大量调查,一般新生儿出生身长为 49 cm,今测定 10 名难产儿的出生身长(cm)分别为 48、50、52、55、53、47、49、56、53、52。试分析难产儿的出生身长是否长于一般新生儿?

2. 某医院用新药与常规药治疗婴幼儿贫血,将 20 名贫血患儿按照年龄相近、性别相同配成对子,每个对子中两个患儿随机分配到新药组和常规药组,分别接受两种药物治疗,测得血红蛋白增量(g/L)(表 9-8)。

表 9-8　20 例贫血患儿治疗前后血红蛋白增量(g/L)

	1	2	3	4	5	6	7	8	9	10
新药组	24	36	25	16	34	23	26	29	20	18
常规药组	14	30	21	18	30	20	25	20	20	20

试分析:

(1) 这是什么设计?

(2) 应该选用何种统计方法?

(3) 新药治疗效果是否优于常规药? 写出假设检验的完整过程。

3. 分别对 8 名正常血压者和 9 名高血压患者(随机抽取)进行葡萄糖耐受水平的测试,测得口服 50 g 葡萄糖后 2 小时的血糖值(mmol/L)结果如下。

正常血压组	7.2	6.6	7.4	7.1	7.9	6.5	7.5	6.8	
高血压组	8.4	7.8	9.0	10.3	7.4	7.1	9.9	8.0	9.0

试问:正常血压者和高血压患者的葡萄糖耐受能力是否不同?

(柯朝甫)

第十章　多组样本均数比较的方差分析

第一节　方差分析的基本思想和应用条件

一、方差分析的基本思想

在进行科学研究时,有时候需要按照研究设计(如实验设计)将所研究的对象分为多个处理组,施加不同的干预,施加的干预称为处理(treatment),处理因素至少有两个水平(level)。这类科研资料的统计分析是通过所获得的样本信息来推断各处理组均数间的差别是否有统计意义,即处理有无效果。常采用的统计分析方法为方差分析(analysis of variance,ANOVA)。方差分析是 20 世纪 20 年代发展起来的一种统计方法,由英国著名统计学家 R. A. Fisher 首创,为纪念 Fisher,其又称 F 检验(F test)。下面结合单个处理因素的完全随机化设计介绍方差分析的基本思想。

例 10-1　为研究胃癌与胃黏膜细胞中 DNA 含量(A. U)的关系,某医师测得四组样本数据(表 10-1)。试问:四组人群胃黏膜细胞中 DNA 含量(A. U)是否不同?

表 10-1　四组人群胃黏膜细胞中 DNA 含量(A. U)

	正常人 (group = 1)	胃黏膜增生 (group = 2)	早期胃癌 (group = 3)	晚期胃癌 (group = 4)	合计
x_{ij}	11. 9	13. 9	20. 3	25. 1	—
—	13. 4	17. 2	17. 8	28. 6	—
—	7. 6	16. 5	23. 4	27. 2	—
—	10. 7	14. 7	18. 1	22. 9	—
—	13. 7	14. 6	32. 2	19. 9	—
—	12. 2	13. 0	20. 6	23. 9	—
—	12. 8	9. 0	23. 5	23. 1	—
—		16. 4	13. 4	21. 1	—
—		14. 1	27. 2	15. 6	—
—				19. 4	—
—				18. 8	—
—				16. 4	—
n_i	7	9	9	12	37(N)

续表

	正常人 （group = 1）	胃黏膜增生 （group = 2）	早期胃癌 （group = 3）	晚期胃癌 （group = 4）	合计
$\bar{x}_i$	11.76	14.38	21.83	21.83	18.11（$\bar{x}$）
s_i	2.09	2.45	5.55	4.05	5.77（s）
$\sum x_i$	82.30	129.40	196.50	262.00	670.2
$\sum x_i^2$	993.79	1908.32	4536.95	5900.38	13339.44

表 10-1 中 37 个数据的变异分解见图 10-1。其中，散点表示 37 个数据，平行于横轴的长线表示总均数 $\bar{x}$（$\bar{x} = 18.11$），平行于横轴的短横线表示各组的均数 $\bar{x}_i$。

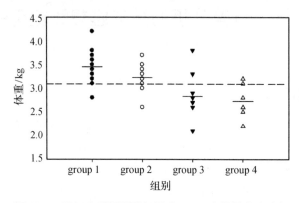

图 10-1　四组人群胃黏膜细胞中 DNA 含量的变异分解图

从以上资料可以看出，各组样本均数各不相等，这种差异可能由以下两种原因引起：① 随机误差，包括随机分组、随机抽样等随机误差，即各样本来自同一总体，但随机误差使得各样本均数各不相等；② 处理因素，即不同的处理（本例为不同程度的胃黏膜病变）引起不同的作用或效果，导致各处理组均数不同。本例的目的是推断各组的总体均数是否不等或不同处理的效应是否有差别，那么如何才能排除随机因素的干扰而做出推断呢？

实验结果存在以下三种不同的变异。

（1）总变异（total variance，$SS_{总}$）：指全部数据大小不同所引起的总变异程度，即图 10-1 中 x_{ij} 围绕总均数 $\bar{x}$ 的变异。总变异的大小用全部数据的离均差平方和表示。$SS_{总}$ 及其自由度的计算公式为：

$$SS_{总} = \sum_{i=1}^{g} \sum_{j=1}^{n_i} (x_{ij} - \bar{x})^2 = \sum_{i=1}^{g} \sum_{j=1}^{n_i} (x_{ij})^2 - \left(\sum_{i=1}^{g} \sum_{j=1}^{n_i} x_{ij} \right)^2 / N$$
$$\nu_{总} = N - 1 \tag{10-1}$$

式中，$\dfrac{\left(\sum\limits_{i=1}^{g} \sum\limits_{j=1}^{n_i} x_{ij} \right)^2}{N}$ 也称修正项（C）；g 代表处理组数；n_i 代表第 i 个处理组的例数，$i = 1, 2, \cdots, g$；N 代表四个组合并的全部例数（即总例数）；x_{ij} 代表第 i 个处理组的第 j 个数据，$j = 1, 2, \cdots, n_i$；$\bar{x}$ 代表全部例数的均数。

（2）（处理）组间变异（variance between groups，$SS_{组间}$）：指各处理组样本均数间的变异，即图 10-1 中代表各组均数的短横线与总均数的差别。组间变异由随机误差及各处理组总体均数（可能）不同所引起。$SS_{组间}$ 及其自由度的计算公式为：

$$SS_{组间} = \sum_{i=1}^{g} (\bar{x}_i - \bar{x})^2, \quad \nu_{组间} = g - 1 \tag{10-2}$$

式中,$\bar{x}_i$ 代表第 i 个处理组的均数,$i=1,2,\cdots,g$。

(3)组内变异(variance within groups,$SS_{组内}$ 或 $SS_{误差}$):指各组内部数据的变异,即图中所有散点围绕相应样本均数 $\bar{x}_i$ 的变异,本例中完全由随机误差引起。$SS_{组内}$($SS_{误差}$)及其自由度的计算公式为:

$$SS_{组内} = \sum_{i=1}^{g} \sum_{j=1}^{n_i} (x_{ij} - \bar{x}_i)^2, \quad \nu_{组内} = \sum_{i=1}^{g} (n_i - 1) = N - g \tag{10-3}$$

数理统计可以证明,上述三种离均差平方和及相应自由度的关系为:

$$SS_{总} = SS_{组间} + SS_{组内}, \quad \nu_{总} = \nu_{组间} + \nu_{组内} \tag{10-4}$$

以上各离均差平方和的大小均与自由度有关,为了便于比较,可将各离均差平方和除以相应的自由度,得各自的均方(mean square,MS)。均方反映平均变异的大小。

将组间均方除以组内均方即得方差分析的统计量 F。

$$F = \frac{MS_{组间}}{MS_{组内}} = \frac{SS_{组间} / \nu_{组间}}{SS_{组内} / \nu_{组内}} \tag{10-5}$$

本例 $F = \dfrac{699.00/3}{500.76/33} = 15.35$。

方差分析的原假设 H_0 为各组的总体均数相等。若 H_0 成立,即各样本来自同一总体(处理因素无效应),则组间变异和组内变异均只反映随机误差,此时理论上 $MS_{组间} = MS_{组内}$,$F=1$,但由于抽样误差的影响,$F \approx 1$。反之,若各样本不是来自同一总体(处理因素有效应),则组间变异不仅反映随机误差,还包括处理因素的效应,此时组间均方应明显大于组内均方,即 $MS_{组间} > MS_{组内}$,$F>1$。

那么,F 值要大到何种程度才有统计学意义呢? 或者说,F 值要大到何种程度才能认为各组均数间的差异是由处理因素引起而非随机误差引起的呢? 我们可以根据 F 分布的分布规律,通过查 F 界值表(方差分析用),确定 P 值范围,做出统计推断。在 F 界值表(方差分析用)中,纵标目为组间自由度 ν_1,横标目为误差的自由度 ν_2,表中给出了 $\alpha=0.05$ 和 $\alpha=0.01$ 时的 F 界值,用 $F_{\alpha(\nu_1,\nu_2)}$ 表示。若 $F \geqslant F_{0.05(\nu_1,\nu_2)}$,则 $P \leqslant 0.05$,按 $\alpha=0.05$ 水准,拒绝 H_0,接受 H_1,差别有统计学意义,可以认为各总体均数不等或不全相等(处理因素有效应);反之,则差别无统计学意义,尚不能认为各总体均数不等或不全相等(即尚不能认为处理因素有效应)。

综上所述,方差分析的基本思想是:根据研究设计类型(即变异的不同来源),将样本中全部例数数据之间的变异——总变异分解为两个或多个部分,除随机误差外,其余每个部分的变异都可由某个因素的作用加以解释,通过比较不同变异来源的均方,借助 F 分布做出统计推断,以了解某因素对观察指标是否有影响或某因素是否有效应。

二、方差分析的应用条件

任何统计分析方法都有其适用条件,对于方差分析来说,理论上要求数据需要满足以下两个条件。

(1)各样本均来自正态分布总体。

(2)各样本来自的总体的方差相等,即具有方差齐性(homogeneity of variance)。

资料的正态性和方差齐性可以通过统计学检验来判断。

第二节　完全随机设计的方差分析

完全随机设计的方差分析适用于完全随机设计的多组均数的比较。下面以例 10-1 为例介绍完全随机设计方差分析的步骤。

一、建立检验假设,确定检验水准

$H_0 : \mu_1 = \mu_2 = \mu_3 = \mu_4$, 即四组人群胃黏膜细胞中 DNA 含量的总体均数相等。

$H_1 :$ 各 μ_i 不全等或全不等, 即四组人群胃黏膜细胞中 DNA 含量的总体均数不全相等或全不相等。

$\alpha = 0.05$ 。

二、计算 SS、自由度、MS 及 F 值

按公式(10-1)计算得:

$$SS_{总} = \sum_{i=1}^{g} \sum_{j=1}^{n_i} x_{ij}^2 - C = 11.9^2 + \cdots + 12.8^2 + 13.9^2 + \cdots + 14.1^2 + 20.3^2 + \cdots + 27.2^2 + 25.1^2 + \cdots + 16.4^2 - C$$

$$= 13339.44 - 12139.68 = 1199.76$$

其中, 修正项 $C = (11.9 + 13.4 + \cdots + 18.8 + 16.4)^2 / 37 = 12139.68$

$$\nu_{总} = 37 - 1 = 36 。$$

按公式(10-2)计算得:

$$SS_{组间} = \sum_{i=1}^{g} n_i (\bar{x}_i - \bar{x})^2 = 7(11.76 - 18.11)^2 + 9(14.38 - 18.11)^2 + 921.83 - 18.11^2 + 1221.83 - 18.11^2$$

$$= 699.00$$

$$\nu_{组间} = 4 - 1 = 3$$

按公式(10-4)计算得:

$$SS_{组内} = SS_{总} - SS_{组间} = 1199.76 - 699.00 = 500.76$$

$$\nu_{组内} = 36 - 3 = 33$$

按公式(10-5)计算得:

$$F = \frac{699.00/3}{500.76/33} = 15.35$$

三、查表确定 P 值,得出结论

查 F 界值表(方差分析用), $F_{0.05(3,33)} = 2.89 < 15.35$, 因此 $P < 0.05$, 不接受 H_0 , 可认为四个组总体均数不全等或全不等, 即不同程度胃黏膜病变者的胃黏膜细胞中 DNA 含量不同。分析结果见表 10-2。

表 10-2 例 10-1 的方差分析结果

变异来源	自由度	离均差平方和	均方	F 值	P 值
总变异	36	1199.76			
组间	3	699.00	233.00	15.35	<0.05
组内	33	500.75	15.17		

第三节 随机区组设计的方差分析

随机区组设计(randomized block design)又称配伍设计,是配对设计的扩展。具体做法是:先按照影响实验结果的非处理因素,如性别、体重、年龄、病情等,将实验对象配成区组(block),或者将来自同一个研究对象的若干标本作为区组,再将各区组内的实验对象(或标本)随机分配到处理组或对照组。与完全随机设计相比,随机区组设计的特点是随机分配要重复多次,每次都对同一区组内的实验对象进行随机分

配,且各个处理组实验对象数量相同,区组内平衡。随机区组设计与完全随机设计都只考虑一个处理因素,只是在随机区组设计中增加了一个区组控制因素。在进行统计分析时,将区组变异离均差平方和从完全随机设计的组内离均差平方和中分离出来,从而减小组内离均差平方和(误差平方和),提高实验设计与统计效率。随机区组设计的方差分析采用的是两因素方差分析。但值得注意的是,如果两因素都是试验因素,要求这两因素之间没有交互作用,方可用此设计,否则两因素各水平组合下必须做重复试验,即两因素析因设计。

下面结合例 10-2,介绍随机区组设计资料方差分析的步骤。

例 10-2　为研究不同处理方法对血糖浓度的影响,有研究者从 8 名健康人中抽取了血液并制备成血滤液,每个受试者的血滤液又分成 3 份,然后随机地把 3 份血滤液分别进行 A、B 和 C 三种方法处理后,测定其血糖浓度,结果如表 10-3 所示。试分析不同处理方法的血糖浓度有无差别。

表 10-3　三种处理方法对血糖浓度的影响

受试者编号 （区组序号）	A 法	B 法	C 法	$\sum\limits_{i=1}^{g} x_{ij}$	
1	5.27	5.27	4.94	15.48	
2	5.27	5.22	4.88	15.37	
3	5.88	5.83	5.38	17.09	
4	5.44	5.38	5.27	16.09	
5	5.66	5.44	5.38	16.48	
6	6.22	6.22	5.61	18.05	
7	5.83	5.72	5.38	16.93	
8	5.27	5.11	5.00	15.38	
$\sum\limits_{j=1}^{n} x_{ij}$	44.84	44.19	41.84	130.87	$\sum\sum x_{ij}$
$\bar{x}_i$	5.61	5.52	5.23	5.45	$\bar{x}$
$\sum\limits_{j=1}^{n} x_{ij}^2$	252.20	245.07	219.30	716.56	$\sum\sum x_{ij}^2$

表 10-3 中的符号说明如下(下列符号以外的其他有关符号的意义见完全随机设计方差分析):g 代表处理组数;n 代表区组个数;N 代表总例数;x_{ij} 代表第 i 个处理组第 j 个区组的观察数据,$i=1,2,\cdots,g$,$j=1,2,\cdots,n$;$\sum\limits_{j=1}^{n} x_{ij}$ 代表第 i 个处理组全部数据的和;$\bar{x}_i$ 代表 i 处理组的样本均数;$\sum\limits_{i=1}^{g} x_{ij}$ 代表第 j 个区组全部数据的和;$\bar{x}_j$ 代表第 j 个区组的样本均数;$\bar{x}$ 代表全部数据的样本均数。

按以下步骤进行方差分析。

一、建立检验假设,确定检验水准

H_0:各处理组血糖浓度的总体均数相等。

H_1:各处理组血糖浓度的总体均数不全等或全不等。

$\alpha = 0.05$。

二、计算 SS、自由度、MS 及 F 值

按公式(10-1)计算得:

$$C = (\sum\sum x_{ij})^2/N = 130.87^2/24 = 713.62, \quad SS_{总} = \sum\sum x_{ij}^2 - C = 2.940$$

按公式(10-2)计算得:

$$SS_{处理} = 0.623, \nu_{处理} = 3 - 1 = 2$$

各区组样本均数间的变异由随机误差及各区组总体均数(可能)不同所引起。区组间变异的大小用区组间平方和表示。区组间平方和及其自由度的计算公式为:

$$SS_{区组} = \sum_{j=1}^{n} g(\bar{x}_j - \bar{x})^2, \quad \nu_{区组} = n - 1 \tag{10-6}$$

本例中,$SS_{区组} = 3(5.16 - 5.45)^2 + 3(5.12 - 5.45)^2 + \cdots + 35.13 - 5.45^2 = 2.172, \nu_{区组} = 8-1 = 7$

$$SS_{误差} = SS_{总} - SS_{处理} - SS_{区组} = 0.145, \quad \nu_{误差} = \nu_{总} - \nu_{处理} - \nu_{区组} = 14 \tag{10-7}$$

按公式(10-5)计算得:

$$MS_{处理} = 0.623/2 = 0.3115$$

$$MS_{区组} = \frac{SS_{区组}}{\nu_{区组}} = \frac{SS_{区组}}{n-1} = 2.172/7 = 0.3103 \tag{10-8}$$

$$MS_{误差} = \frac{SS_{误差}}{\nu_{误差}} = \frac{SS_{误差}}{(n-1)(g-1)} = 0.145/14 = 0.0104 \tag{10-9}$$

为检验各处理组总体均数是否相同,F 值的计算公式为:

$$F = \frac{MS_{处理}}{MS_{误差}} \tag{10-10}$$

本例 $F = 0.3115/0.0104 = 29.9519$。

三、查表确定 P 值,得出结论

查 F 界值表,得 $F_{0.05(2,14)} = 3.74 < 29.9519$,故 $P < 0.05$,各处理组(样本)均数差异有统计学意义,可认为三种处理方法的血糖浓度的总体均数不全等或全不等。

将例 10-2 的有关计算结果列成方差分析表,见表 10-4。

表 10-4　例 10-2 的方差分析结果

变异来源	自由度	平方和	均方	F 值	P 值
总变异	23	2.940	—		
处理间	2	0.623	0.3115		
区组间	7	2.172	0.3103	29.9519	<0.05
误差	14	0.145	0.0104	29.8365	<0.05

第四节　多个样本均数的两两比较

当方差分析的结果为拒绝 H_0,接受 H_1,差异有统计学意义时,可以认为各组总体均数全不等或不全等,即至少有两组总体均数不同。如果要进一步判断各组中究竟哪两组总体均数有差别,需要在前述方差分析的基础上进行多个样本均数的两两比较,而不能直接用 t 检验进行比较。例如,有 4 个样本均数,两两比较的组合数为 6,若做 6 次 t 检验,且每次比较的检验水准都为 $\alpha = 0.05$,则每次比较不犯 I 类错误的概率为 $(1 - 0.05)$,根据概率乘法法则,6 次均不犯 I 类错误的概率为 $(1 - 0.05)^6$,这时实际总的检验水准为 $1 - (1 - 0.05)^6 = 0.26$,远远大于 0.05 的检验水准。因此,样本均数间的多重比较不能用两样本均数比较的 t 检验。

两两比较的方法较多,常用多重比较。多重比较的方法可分为以下两种情况。

(1)在研究设计阶段未预先考虑到是否进行均数的两两比较,但经假设检验得出多个总体均数不全

相等的提示后,决定进行多个均数的两两比较,这类研究多属于探索性研究,可采用 SNK-q 检验、Bonfferoni-t 检验等。

（2）在设计阶段就根据研究目的或专业知识计划好的某些均数间的两两比较,这类研究常用于事先有明确假设的证实性研究,如多个处理组与对照组的比较、某一对或某几对在专业上有特殊意义的均数间的比较等,可采用 Dunnett-t 检验、LSD-t 检验 Bonfferoni-t 检验等。

本节只介绍其中常用的三种:SNK-q 检验、LSD-t 检验和 Dunnett-t 检验。

一、SNK-q 检验

SNK(Student-Newman-Keuls)检验,也称 q 检验,适用于探索性研究,对任意两个样本均数都进行检验。检验统计量 q 的计算公式为:

$$q = \frac{|\bar{x}_A - \bar{x}_B|}{s_{\bar{x}_A - \bar{x}_B}} = \frac{|\bar{x}_A - \bar{x}_B|}{\sqrt{\dfrac{MS_{误差}}{2}\left(\dfrac{1}{n_A} + \dfrac{1}{n_B}\right)}}, \quad \nu = \nu_{误差} \tag{10-11}$$

式中,分子为任意两个对比组 A、B 的样本均数之差,分母是差值的标准误;n_A 和 n_B 分别为 A 和 B 两个样本的例数,$MS_{误差}$ 为方差分析中算得的误差均方。在完全随机设计资料的方差分析中,$MS_{误差} = MS_{组内}$。在例 10-1 中,$MS_{误差} = 15.17$,$\nu_{误差} = 33$,检验步骤如下。

（一）建立检验假设,确定检验水准

$H_0: \mu_A = \mu_B$,即任意两对比组(A、B 组)的总体均数相等。

$H_1: \mu_A \neq \mu_B$,即任意两对比组(A、B 组)的总体均数不等。

$\alpha = 0.05$。

（二）计算检验统计量

（1）将三个样本均数按由小到大的顺序依次排列,并编上组次(表 10-5)。

表 10-5　例 10-1 三个样本均数的组次

组别	group = 1	group = 2	group = 3	group = 4
n	7	9	9	12
均数	11.76	14.38	21.83	21.83
组次	1	2	3	3

（2）计算差值的标准误。本例各组例数不全等,故任意两组均数差值的标准误须分别计算,即:

$$s_{\bar{x}_1 - \bar{x}_2} = s_{\bar{x}_1 - \bar{x}_3} = \sqrt{\frac{15.17}{2}\left(\frac{1}{7} + \frac{1}{9}\right)} = 1.388$$

$$s_{\bar{x}_1 - \bar{x}_4} = \sqrt{\frac{15.17}{2}\left(\frac{1}{7} + \frac{1}{12}\right)} = 1.310$$

$$s_{\bar{x}_2 - \bar{x}_3} = \sqrt{\frac{15.17}{2}\left(\frac{1}{9} + \frac{1}{9}\right)} = 1.298$$

$$s_{\bar{x}_2 - \bar{x}_4} = s_{\bar{x}_3 - \bar{x}_4} = \sqrt{\frac{15.17}{2}\left(\frac{1}{9} + \frac{1}{12}\right)} = 1.214$$

（3）列表计算 q 统计量。根据公式(10-11)和上述例 10-1 的结果计算 q 统计量,结果如表 10-6 所示。

表 10-6　例 10-1 的 SNK 检验计算表

对比组 A 与 B	$	\bar{x}_A - \bar{x}_B	$	q 值	组数 a	q 界值		P 值
				0.05	0.01	
(1)	(2)	(3)	(4)	(5)	(6)	(7)
1 与 2	2.62	1.89	2	2.89	3.89	>0.05
1 与 3	10.07	7.26	3	3.49	4.45	<0.01
1 与 4	10.07	7.69	3	3.49	4.45	<0.01
2 与 3	7.45	5.74	2	2.89	3.89	<0.01
2 与 4	7.45	6.14	2	2.89	3.89	<0.01
3 与 4	0.00	0.00	—	—	—	—

（三）确定 P 值，做出统计推断

q 界值不但考虑自由度，还考虑组数 a，即任意两对比组包含的组数，见表 10-6 第（4）栏。以组数 a 和 $\nu_{误差} = 33$ 查 q 界值表，由于表中没有自由度为 33 的临界值，可取自由度为 30 时的相应界值，将获得的临界值列于表 10-6 第（5）栏和第（6）栏。将表 10-6 第（3）栏计算的 q 值与相应的 q 界值进行比较，当计算获得的 q 值大于界值时，P 值小于 0.05 或 0.01，得各组的 P 值列于表 10-6 第（7）栏。由上表可以看出，按 $\alpha = 0.05$ 水准，1 组和 3 组、1 组和 4 组、2 组和 3 组、2 组和 4 组的样本均数间差异均有统计学意义，而 1 组和 2 组、3 组和 4 组的样本均数间差异均无统计学意义。

二、LSD-t 检验

LSD-t 检验即最小显著性差异（least significant difference）t 检验，适用于某一对或某几对在专业上有特殊意义的均数间的比较，如多个处理组与对照组的比较或某几个处理组间的比较，一般在设计阶段确定哪些均数须进行多重比较。检验统计量 t 值的计算公式为：

$$t = \frac{|\bar{x}_A - \bar{x}_B|}{s_{\bar{x}_A - \bar{x}_B}} = \frac{|\bar{x}_A - \bar{x}_B|}{\sqrt{MS_{误差}\left(\frac{1}{n_A} + \frac{1}{n_B}\right)}}, \quad \nu = \nu_{误差} \tag{10-12}$$

对例 10-1，若事先计划比较正常人（group = 1）与其他三组人群间（group = 2,3,4）胃黏膜细胞中 DNA 含量的差异，介绍 LSD-t 检验的步骤如下。

（一）建立检验假设，确定检验水准

$H_0: \mu_A = \mu_B$，即所研究的两个对比组的总体均数相等。

$H_1: \mu_A \neq \mu_B$，即所研究的两个对比组的总体均数不等。

$\alpha = 0.05$。

（二）计算检验统计量

已知 $n_1 = 7, n_2 = 9, n_3 = 9, n_4 = 12, MS_{误差} = 15.17$

1. 计算差值的标准误

本例各组例数不全等，故任意两组均数差值的标准误应分别计算，即：

$$s_{\bar{x}_1 - \bar{x}_2} = s_{\bar{x}_1 - \bar{x}_3} = \sqrt{15.17\left(\frac{1}{7} + \frac{1}{9}\right)} = 1.963$$

$$s_{\bar{x}_1 - \bar{x}_4} = \sqrt{15.17\left(\frac{1}{7} + \frac{1}{12}\right)} = 1.852$$

2. 计算统计量 LSD-t 值

计算结果如表 10-7 所示。

表 10-7 例 10-1 的 LSD-t 检验计算表

对比组 A 与 B	$|\bar{x}_A - \bar{x}_B|$	t 值	t 界值		P 值
			0.05	0.01	
（1）	（2）	（3）	（4）	（5）	（6）
1 组与 2 组	2.62	1.335	2.035	2.733	>0.05
1 组与 3 组	10.07	5.130	2.035	2.733	<0.01
1 组与 4 组	10.07	5.437	2.035	2.733	<0.01

（三）确定 P 值，做出统计推断

以 $\nu_{误差} = 33$ 查 t 界值表，并确定 P 值，列于表 10-6 中。从表 10-6 可以看出，按 $\alpha = 0.05$ 水准，1 组与 3 组、1 组和 4 组的均数差异均有统计学意义，1 组与 2 组均数之间的差异无统计学意义。

三、Dunnett-t 检验

Dunnett 检验方法的检验统计量为 t_D，故又称 Dunnett-t 检验。它适用于 $g-1$ 个试验组与 1 个对照组的比较。其统计量计算公式为：

$$t_D = \frac{|\bar{x}_T - \bar{x}_C|}{s_{\bar{x}_A - \bar{x}_B}} = \frac{|\bar{x}_T - \bar{x}_C|}{\sqrt{MS_{误差}\left(\frac{1}{n_T} + \frac{1}{n_C}\right)}}, \quad \nu = \nu_{误差} \tag{10-13}$$

对例 10-1，若以正常人（group = 1）作为对照来研究胃黏膜细胞中 DNA 含量与胃黏膜病变程度间的关系，Dunnett-t 检验的步骤如下。

（一）建立检验假设，确定检验水准

$H_0: \mu_T = \mu_C$，即所研究的处理组与对照组的总体均数相等。

$H_1: \mu_T \neq \mu_C$，即所研究的处理组与对照组的总体均数不等。

$\alpha = 0.05$。

（二）计算检验统计量

已知 $n_1 = 7, n_2 = 9, n_3 = 9, n_4 = 12, MS_{误差} = 15.17$

1. 计算差值的标准误

本例各组例数不全等，故任意两组均数差值的标准误应分别计算，即：

$$s_{\bar{x}_1 - \bar{x}_2} = s_{\bar{x}_1 - \bar{x}_3} = \sqrt{15.17\left(\frac{1}{7} + \frac{1}{9}\right)} = 1.963$$

$$s_{\bar{x}_1 - \bar{x}_4} = \sqrt{15.17\left(\frac{1}{7} + \frac{1}{12}\right)} = 1.852$$

2. 计算统计量 LSD-t 值

计算结果如表 10-8 所示。

表 10-8 例 10-1 的 Dunnett-t 检验计算表

对比组 A 与 B	$|\bar{x}_A - \bar{x}_B|$	t 值	t 界值		P 值
			0.05	0.01	
（1）	（2）	（3）	（4）	（5）	（6）
1 组与 2 组	2.62	1.335	2.47		>0.05
1 组与 3 组	10.07	5.130	2.47		<0.05
1 组与 4 组	10.07	5.437	2.47		<0.05

（三）确定 P 值,做出统计推断

以 $\nu_{误差} = 33$ 查 Dunnett 检验的 t_D 界值表(表 10-9),并确定 P 值,列于表 10-7 中。本例不包括对照组共有组数为 3,由于没有自由度为 33 的临界值,可取自由度为 30 时的相应临界值。可以看出,按 $\alpha = 0.05$ 水准,1 组与 2 组的均数差异没有统计学意义,1 组与 3 组、1 组与 4 组的均数差异均有统计学意义。

表 10-9　　Dunnett 检验的 t_D 界值表(双侧 $P = 0.05$ 部分)

误差的自由度	处理组数				
	1	2	3	4	5
18	2.10	2.40	2.56	2.68	2.76
19	2.09	2.39	2.55	2.66	2.75
20	2.09	2.38	2.54	2.65	2.73
24	2.06	2.35	2.51	2.61	2.70
30	2.04	2.32	2.47	2.58	2.66
40	2.02	2.29	2.44	2.54	2.62
60	2.00	2.27	2.41	2.51	2.58

第五节　析因设计的方差分析

一、析因设计的基本概念

析因设计(factorial design)是将两个或多个实验因素(每个实验因素分多个水平)进行全面组合的实验,能够分析各个实验因素的单独效应(simple effect)、主效应(main effect)和因素间的交互效应(interaction)。

例 10-3　为考察两种药物对大鼠肾功能的保护作用, 将 25 只大鼠随机分为四组, 一组同时使用两种药物,一组只使用 A 药,一组只使用 B 药,最后一组为空白对照。测量大鼠用药后的 BUN(血尿素氮)值,实验结果见表 10-10,各处理组的均数及差别见表 10-11。

表 10-10　用药后大鼠的 BUN 值

	用 A 药(a_1)		未用 A 药(a_2)	
	用 B 药(b_1)	未用 B 药(b_2)	用 B 药(b_1)	未用 B 药(b_2)
	12.01	13.90	13.96	15.78
	13.78	14.56	14.01	15.01
	12.87	13.78	13.46	14.89
	13.86	13.67	12.98	14.22
	12.76	14.46	14.02	15.41
	13.24	14.52	14.23	—
	13.90	14.23	—	—
$\bar{x}_i$	13.20	14.16	13.78	15.06

表 10-11 **2 因素 2 水平析因试验的均数差别**

A 因素	B 因素		平均	$b_2 - b_1$
	b_1	b_2		
a_1	13.20	14.16	13.68	0.96
a_2	13.78	15.06	14.42	1.28
平均	13.49	14.61	—	1.12
$a_2 - a_1$	0.58	0.90	0.74	—

（一）单独效应

单独效应是指其他因素水平固定时,同一因素不同水平间指标平均值的差别。例如,在表 10-10 中,B 因素固定在 1 水平时,A 因素 1 水平的指标平均值为 13.20;B 因素固定在 1 水平时,A 因素 2 水平的指标平均值为 13.78,得 B 因素固定在 1 水平时,A 因素的单独效应为 13.78 - 13.20 = 0.58。

（二）主效应

主效应是指某因素各单独效应的平均值。

A 因素的主效应 $= \dfrac{(0.58 + 0.90)}{2} = 0.74$

B 因素的主效应 $= \dfrac{(0.96 + 1.28)}{2} = 1.12$

（三）交互效应

某因素的各单独效应随另一因素变化而变化,称两因素间存在交互作用。因素 A 的各单独效应随因素 B 的水平变化而变化的大小称交互效应,记作 AB 或 BA。

$$AB = BA = \frac{(a_2 b_2 - a_1 b_2) - (a_2 b_1 - a_1 b_1)}{2} = \frac{(0.90 - 0.58)}{2} = 0.16$$

二、变异分解

两因素析因设计总的变异和自由度可分别为:

$$SS_{总} = SS_{处理} + SS_{误差} = (SS_A + SS_B + SS_{AB}) + SS_E$$

$$\nu_{总} = \nu_{处理} + \nu_{误差} = (\nu_A + \nu_B + \nu_{AB}) + \nu_E$$

如果处理因素 A 有 a 个水平,处理因素 B 有 b 个水平,每种处理组合有 n 个受试对象,则全部受试对象的总数 $N = a \times b \times n$。用 x_{ijk} 表示每个受试对象的观察值,其中 $i(i = 1, 2, \cdots, a)$ 为 A 因素的水平,$j(j = 1, 2, \cdots, b)$ 为 B 因素的水平,$k(k = 1, 2, \cdots, n)$ 为 A、B 两因素某水平组合下受试对象的序号。两因素 $a \times b$ 析因设计方差分析的计算公式如表 10-12 所示。

表 10-12 **两因素 $a \times b$ 析因设计方差分析计算公式**

变异来源	SS	ν	MS	F 值
处理	$\displaystyle\sum_i \sum_j n_{ij}(\bar{x}_{ij} - \bar{x})^2$ 或 $\displaystyle\sum_i \sum_j \frac{\left(\sum_k x_{ijk}\right)^2}{n} - C$	$ab - 1$		
A	$\displaystyle\sum_i n_i(\bar{x}_i - \bar{x})^2$ 或 $\displaystyle\sum_i \frac{\left(\sum_j \sum_k x_{ijk}\right)^2}{nb} - C$	$a - 1$	$\dfrac{SS_A}{a-1}$	$\dfrac{MS_A}{MS_{误差}}$

变异来源	SS	ν	MS	F 值
B	$\sum_j n_j(\bar{x}_j - \bar{x})^2$ 或 $\sum_j \dfrac{(\sum_i \sum_k x_{ijk})^2}{na} - C$	$b-1$	$\dfrac{SS_B}{b-1}$	$\dfrac{MS_B}{MS_{误差}}$
AB	$SS_{处理} - SS_A - SS_B$	$(a-1)(b-1)$	$\dfrac{SS_{AB}}{(a-1)(b-1)}$	$\dfrac{MS_{AB}}{MS_{误差}}$
误差	$SS_{误差} = SS_{总} - SS_{处理}$	$N-ab$ 或 $ab(n-1)$	$\dfrac{SS_{误差}}{ab(n-1)}$	
总变异	$\sum x^2 - \dfrac{(\sum x)^2}{N}$	$N-1$ 或 $(abn-1)$	$\dfrac{SS_{总}}{N-1}$	

三、析因设计方差分析的基本步骤

下面以例 10-3 的资料为例,说明析因设计资料方差分析的基本步骤。

(一) 建立检验假设,确定检验水准

(1) 对于因素 A。

H_0:A 因素两水平的总体均数相等。

H_1:A 因素两水平的总体均数不等。

(2) 对于因素 B。

H_0:B 因素两水平的总体均数相等。

H_1:B 因素两水平的总体均数不等。

(3) 对于交互作用 AB。

H_0:A、B 两因素无交互效应。

H_1:A、B 两因素有交互效应。

均取 $\alpha = 0.05$。

(二) 计算检验统计量

按表 10-10 中的公式计算得:$SS_{总} = 16.8405$,$\nu_{总} = 24$;$SS_A = 2.8440$,$\nu_A = 1$;$SS_B = 7.1194$,$\nu_B = 1$;$SS_{AB} = 0.5927$,$\nu_{AB} = 1$;$SS_E = 6.2844$,$\nu_E = 21$;$F_A = 9.50$,$F_B = 23.79$,$F_{AB} = 1.98$。

(三) 确定 P 值,做出统计推断

查 F 界值表,得 $F_A > F_{0.05(1,21)}$,$P < 0.05$,差别有统计学意义;$F_B > F_{0.05(1,21)}$,$P < 0.05$,差别有统计学意义;$F_{AB} < F_{0.05(1,16)}$,$P > 0.05$,交互作用无统计学意义。因此,A 药和 B 药均有保护肾功能的作用,但两者无交互作用。

第六节 重复测量资料的方差分析

一、重复测量资料的数据特征

重复测量资料(repeated measurement data)是指同一观察对象被给予某种处理后,在不同时间点对某指标进行多次测量所得的资料,有时是指从同一观察对象不同部位(或组织)上重复测得某指标的资料。由于这种设计符合许多临床医学资料的特点,故重复测量资料的统计分析在临床医学及科研中应用十分广泛。

(一)重复测量资料的类型

1. 单因素重复测量设计资料

例10-4 某研究者为观察一种新研发的药物对大鼠肾功能的保护作用在不同时相上的变化,在9只大鼠给药后5个不同时间连续测量 BUN(血尿素氮)值。结果见表10-13。

表10-13 大鼠给药后不同时间的 BUN 值

大鼠编号	T0	T1	T3	T3	T4
1	6.23	8.43	9.21	11.23	13.90
2	6.85	8.02	9.01	11.46	14.56
3	6.51	7.25	8.54	10.02	13.78
4	6.32	8.12	8.67	11.34	13.67
5	6.12	7.78	8.43	10.67	14.46
6	5.86	7.34	8.02	11.12	14.52
7	6.03	7.23	8.89	11.22	14.23
8	6.01	7.85	8.90	10.13	13.65
9	6.34	8.83	9.12	10.85	14.96

此研究对同一实验对象的 BUN 值在不同时间点上重复测量了5次,实验对象没有分组,目的是为了分析不同时间点 BUN 值的变化情况,故称为单因素重复测量设计资料。

2. 两因素重复测量设计资料

例10-5 某研究者为比较两种药物对大鼠肾功能的保护作用,将17只大鼠随机分为两组,一组($n_1 = 9$)给予 A 药,另一组($n_2 = 8$)给予 B 药,在给药后5个不同时间连续测量大鼠的 BUN(血尿素氮)值。结果见表10-14。

表10-14 两种药物对17只大鼠肾功能保护作用的实验结果

组别	T1	T2	T3	T4	T5
1	6.23	8.43	9.21	11.23	13.90
1	6.85	8.02	9.01	11.46	14.56
1	6.51	7.25	8.54	10.02	13.78
1	6.32	8.12	8.67	11.34	13.67
1	6.12	7.78	8.43	10.67	14.46

组别	T1	T2	T3	T4	T5
1	5.86	7.34	8.02	11.12	14.52
1	6.03	7.23	8.89	11.22	14.23
1	6.01	7.85	8.90	10.13	13.65
1	6.34	8.83	9.12	10.85	14.96
2	6.20	7.03	8.21	9.33	13.96
2	6.03	7.24	8.33	9.86	14.01
2	6.45	7.23	8.02	10.45	13.46
2	6.27	7.35	7.92	10.22	12.98
2	6.27	8.18	8.66	10.02	14.02
2	6.06	7.92	8.35	10.12	14.23
2	6.10	7.95	8.46	10.88	14.14
2	6.12	7.38	8.10	10.45	13.12

此研究对同一实验对象的 BUN 值在不同时间点上重复测量了 5 次,分了两个药物组,目的是为了分析药物及不同时间两个因素对 BUN 值的影响,故称为两因素重复测量设计资料。

(二)重复测量设计与随机区组设计的区别

(1)在重复测量设计中,各观察对象和时间点是固定的,同一观察对象依次接受各时间点的测量。在两因素重复测量设计中,处理(如例 10-5 中的药物因素)在观察对象间随机分配,不能在各时间点随机分配。在随机区组设计中,各区组内有多个条件一致的观察对象,每个观察对象随机分配给一种处理。

(2)在随机区组设计中,各区组内各处理水平相互独立,各区组内各观察对象所得数据相互独立。在重复测量设计中,各区组内的数据重复测自同一观察对象,它们之间往往有较高的相关性。

(3)为了有效地处理重复测量资料间的相关性,须使用特定模型的多元方法。例如,单因素重复测量设计资料,必须满足"球对称"(sphericity)的假设条件,方可采用完全随机设计方差分析,否则会增大犯 Ⅰ 类错误的概率。

二、重复测量资料的变异平方和及自由度分解

(一)单因素重复测量设计资料

对单因素重复测量设计资料,总的离均差平方和可分解为观测对象间离均差平方和与观测对象内离均差平方和两部分,而观测对象内离均差平方和又可分解成重复测量间离均差平方和与观测对象内误差平方和两部分,即:

$$SS_{总} = SS_{对象间} + SS_{对象内} = SS_{对象间} + (SS_{测量间} + SS_{对象内误差})$$

假定观测对象数为 n,重复测量数为 m,数据总个数为 N,自由度的计算公式如下:

$$\nu_{总} = N-1, \nu_{对象间} = n-1, \nu_{对象内} = n(m-1)$$

$$\nu_{测量间} = m-1, \nu_{对象内误差} = (n-1)(m-1)$$

且有

$$\nu_{总} = \nu_{对象间} + \nu_{对象内} = \nu_{对象内} + (\nu_{测量间} + \nu_{对象内误差})$$

以上公式的计算过程较复杂,可由统计软件计算得到。例 10-4 计算的 SAS 程序和结果见本章第七节。

（二）两因素重复测量设计资料

对两因素重复测量设计资料,总的离均差平方和可分解为观测对象间离均差平方和与观测对象内离均差平方和两部分,观测对象间离均差平方和可分解为处理因素平方和与观测对象间误差平方和两部分,观测对象内离均差平方和又可分解成重复测量间离均差平方和、处理因素与重复测量因素二者间交互作用平方和及观测对象内误差平方和三部分,即：

$$SS_{总} = SS_{对象间} + SS_{对象内} = \left(SS_{处理} + SS_{对象间误差} \right) + \left(SS_{测量间} + SS_{处理 \times 测量} + SS_{对象内误差} \right)$$

假定观测对象数为 n,重复测量数为 m,处理因素有 g 个水平,数据总个数为 N,总平方和、对象间、对象内、测量间自由度的计算公式与单因素重复测量设计资料的相应公式相同,其他自由度的计算公式如下：

$$\nu_{处理} = g - 1, \ \nu_{对象间误差} = n - g$$
$$\nu_{对象 \times 测量} = (g-1)(m-1), \ \nu_{对象内误差} = (n-g)(m-1)$$

且有

$$\nu_{总} = \nu_{对象间} + \nu_{对象内} = \left(\nu_{处理} + \nu_{对象间误差} \right) + \left(\nu_{测量间} + \nu_{处理 \times 测量} + \nu_{对象内误差} \right)$$

以上公式的计算过程较复杂,可由统计软件计算得到。例 10-5 计算的 SAS 程序和结果见本章第七节。

第七节　多组样本均数比较的方差分析的 SAS 软件实现

1. 例 10-1 的完全随机设计方差分析

SAS 程序如下：

```
data li10_1;
input group DNA @@ ;
cards;
1    11.9   2    13.9   3    20.3   4    25.1   1    13.4   2    17.2   3    17.8   4    28.6
1     7.6   2    16.5   3    23.4   4    27.2   1    10.7   2    14.7   3    18.1   4    22.9
1    13.7   2    14.6   3    32.2   4    19.9   1    12.2   2    13.0   3    20.6   4    23.9
1    12.8   2     9.0   3    23.5   4    23.1   2    16.4   2    14.1   3    13.4   4    21.1
3    27.2   4    15.6   4    19.4   4    18.8   4    16.4
;
proc univariate normal; var DNA; class group; run;
proc anova; class group; model DNA = group; means group/LSD hovtest; run;
```

本例中各组样本量不相等,可直接输入数据。

此处需要分析的变量为"DNA",分组变量为"group",因而 model 语句中效应表达式为"DNA = group",程序中 means 语句要求对变量"group"进行各水平(即各组)间的多重比较,比较方法的语句选项为"LSD",有关多重比较的内容将在其后的章节中介绍。

另一关键词"hovtest"用来指定执行方差齐性检验。

SAS 主要输出结果如下：

Source	DF	Sum of Squares	Mean Square	F Value	Pr > F
Model	3	699.003878	233.001293	15.35	<.0001
Error	33	500.759365	15.174526		
Corrected Total	36	1199.763243			

Levene's Test for Homogeneity of DNA Variance ANOVA of Squared Deviations from Group Means					
Source	DF	Sum of Squares	Mean Square	F Value	Pr > F
group	3	3038.6	1012.9	2.24	0.1023
Error	33	14942.0	452.8		

上述程序将生成两部分结果，proc univariate 语句主要用来检验数据是否满足方差分析关于正态性要求的基本条件。经检验，各组数据服从正态分布要求，此部分 SAS 结果未列出，有关结果解读前文已有相关介绍，不再赘述。

proc anova 是 SAS 软件中进行方差分析的模块，anova 过程主要给出方差分析的结果，结果同表 10-2 方差分析表的内容。$F = 15.35$，$P < 0.0001$，认为 4 个总体均数不全等或全不等。程序中的关键词 hovtest 用来检验各组方差是否齐同，SAS 软件中默认采用 Levene 方法来进行方差齐同的检验。在本例中，方差齐同检验的 F 值为 2.24，P 值为 0.1023，大于 0.10，可认为各组方差齐同，满足方差分析的前提要求。

2. 例 10-2 的随机区组设计方差分析

SAS 程序如下：

```
data li10_2;
do block = 1 to 8; do treat = 1 to 3;
input x @@ ; output;
end; end;
cards;
5.27   5.27   4.94   5.27   5.22   4.88   5.88   5.83   5.38
5.44   5.38   5.27   5.66   5.44   5.38   6.22   6.22   5.61
5.83   5.72   5.38   5.27   5.11   5.00
;
proc anova; class block treat; model x = block treat;
run;
```

本例中数据均衡，用循环语句正好可以产生代表区组"block"和处理"treat"的变量，能提高数据录入的效率。在 SAS 软件中，无须对区组因素做特别的说明，只须同其他研究因素一样处理即可。本例中 model 语句的效应表达式为"x = block treat"，可对区组和处理两个因素进行分析。

SAS 主要输出结果如下：

Dependent Variable：x

Source	DF	Sum of Squares	Mean Square	F Value	Pr > F
Model	9	2.79473750	0.31052639	29.99	<.0001
Error	14	0.14495833	0.01035417		
Corrected Total	23	2.93969583			

R-Square	Coeff Var	Root MSE	x Mean
0.950689	1.866073	0.101755	5.452917

Source	DF	Anova SS	Mean Square	F Value	Pr > F
block	7	2.17202917	0.31028988	29.97	<.0001
treat	2	0.62270833	0.31135417	30.07	<.0001

查 F 界值表,模型检验的 F 值为 29.99,P 值小于 0.0001。区组因素检验的 F 值为 29.97,P 值小于 0.05,差异有统计学意义。处理因素检验的 F 值为 30.07,P 值小于 0.05,据此可以认为不同处理方法(样本)的均数差异有统计学意义。如果需要进一步针对不同处理组进行两两比较,只须在 SAS 程序 model 语句后加入"means treat/dunnett('1')"即可,表示用 B 法、C 法与 A 法比较。

3. 例 10-1 的多重比较

(1) SNK 检验

SAS 程序:在前文例 10-1 数据集基础上,输入下面程序,可在 $\alpha = 0.05$ 水准上进行 SNK-q 检验。

```
proc anova; class group; model DNA = group; means group/snk alpha = 0.05; run;
```

SAS 主要输出结果如下:

Number of Means	2	3	4
Critical Range	3.7526346	4.5260516	4.9893091

Means with the same letter are not significantly different.			
SNK Grouping	Mean	N	group
A	21.833	9	3
A			
A	21.833	12	4
B	14.378	9	2
B			
B	11.757	7	1

在 SAS 中进行 SNK 检验的方法与本节介绍的方法稍有差异。SAS 软件中列出了不同组数下任意两组差值的临界值,例如,组数为 2 时,差值临界值为 3.753;组数为 3 时,差值临界值为 4.526;等等。两两比较结果列于最后,SAS 软件提示任意两组间如有相同字母,表示相应两组间的均数差异在 $\alpha = 0.05$ 水准上没有差异,有不同字母表示两组间均数差异有统计学意义。如 1 组和 2 组字母均为"A",表示 1 组和 2 组间均数差异没有统计学意义;1 组和 3 组字母分别为"B"和"A",表示 1 组和 3 组间均数差异有统计学意义。

(2) LSD 检验

SAS 程序如下:

```
proc anova; class group; model DNA = group; means group/LSD alpha = 0.05; run;
```

SAS 主要输出结果如下:

	Means with the same letter are not significantly different.		
t Grouping	Mean	N	group
A	21.833	9	3
A			
A	21.833	12	4
B	14.378	9	2
B			
B	11.757	7	1

解释同前。

（3）Dunnett 检验

SAS 程序如下：

```
proc anova; class group; model DNA = group; means group/dunnett('1') alpha = 0.05; run;
```

SAS 主要输出结果如下：

	Comparisons significant at the 0.05 level are indicated by ***.		
group Comparison	Difference Between Means	Simultaneous 95% Confidence Limits	
3 − 1	10.076	5.284	14.868 ***
4 − 1	10.076	5.554	14.599 ***
2 − 1	2.621	−2.171	7.413

SAS 软件的结果与本节介绍的结果展示方式稍有差异，SAS 软件计算了所比较的两组均值的差值，并计算出差值的 95% 置信区间，如果此区间包括 0，则表示两组的均数差异无统计学意义；如果差值的 95% 置信区间不包括 0，则表示两组的均数差异有统计学意义，并以符号"***"表示。本例中作为对照的组 1 与处理组 2 间的均数差值的 95% 置信区间（−2.171,7.413）包括 0，表示对照组 1 和处理组 2 间的均数差异没有统计学意义，而对照组 1 与处理组 3 间的均数差值的 95% 置信区间（5.284,14.868）和对照组 1 与处理组 4 间的均数差值的 95% 置信区间（5.554,14.599）均不包括 0，表示对照组 1 与处理组 3、组 4 间的均数差异均有统计学意义。

4. 例 10-3 的析因设计方差分析

SAS 程序如下：

```
data li10_3;
do a = 1 to 2; do b = 1 to 2; input n @@; do i = 1 to n;
input x @@; output; end; end; end;
cards;
7  12.01  13.78  12.87  13.86  12.76  13.24  13.90
7  13.90  14.56  13.78  13.67  14.46  14.52  14.23
6  13.96  14.01  13.46  12.98  14.02  14.23
5  15.78  15.01  14.89  14.22  15.41
;
proc glm; class a b; model x = a b a*b; run;
```

当数据平衡时,可用 ANOVA 过程。本例题各组数据不同,为不平衡数据,用 ANOVA 过程的分析结果不可靠。因此,选用 GLM 过程。本例不仅要分析两个因素各自的主效应,还要分析两者的交互作用,因此 model 语句中效应的表达式为"x = a b a∗b",也可采用简洁的表达形式"x = a|b"。

SAS 主要输出结果如下:

Dependent Variable:x

Source	DF	Sum of Squares	Mean Square	F Value	Pr > F
Model	3	10.55613981	3.51871327	11.76	<.0001
Error	21	6.28435619	0.29925506		
Corrected Total	24	16.84049600			

R-Square	Coeff Var	Root MSE	x Mean
0.626831	3.912922	0.547042	13.98040

Source	DF	Type III SS	Mean Square	F Value	Pr > F
a	1	3.33856122	3.33856122	11.16	0.0031
b	1	7.70822546	7.70822546	25.76	<.0001
a∗b	1	0.16510137	0.16510137	0.55	0.4658

对整个模型的检验,相应 F 值为 11.76,P 值小于 0.0001,表示模型有统计学意义,其后给出了模型拟合的有关统计量。GLM 过程针对主效应和交互作用会默认输出 Type Ⅰ SS 和 Type Ⅱ SS 两种平方和算法的方差分析结果,本例为不平衡数据,选用 Type Ⅲ SS 算法的结果。A 因素的 F 值为 11.16,P 值小于 0.01,表明 A 因素不同水平间差异有统计学意义;B 因素的 F 值为 25.76,P 值小于 0.0001,表明 B 因素不同水平间差异有统计学意义;交互效应的 F 值为 0.55,P 值大于 0.05,表明交互效应无统计学意义。

5. 例 10-4 的单因素重复测量设计方差分析

SAS 程序如下:

```
Data li10_4;
input t1 t2 t3 t4 t5 @@ ; cards;
6.23   8.43   9.21   11.23   13.90   6.85   8.02   9.01   11.46   14.56
6.51   7.25   8.54   10.02   13.78   6.32   8.12   8.67   11.34   13.67
6.12   7.78   8.43   10.67   14.46   5.86   7.34   8.02   11.12   14.52
6.03   7.23   8.89   11.22   14.23   6.01   7.85   8.90   10.13   13.65
6.34   8.83   9.12   10.85   14.96
;
proc glm; model t1 t2 t3 t4 t5 =/nouni; repeated time 5/printe; run;
```

采用一般线性模型过程进行重复测量方差分析(the GLM procedure repeated measures analysis of variance),执行上述程序后,SAS 主要输出结果如下:

Sphericity Tests				
Variables	DF	Mauchly's Criterion	Chi-Square	Pr > ChiSq
Transformed Variates	9	0.105466	14.433436	0.1077
Orthogonal Components	9	0.5113737	4.303367	0.8903

MANOVA Test Criteria and Exact F Statistics for the Hypothesis of no time Effect H = Type III SSCP Matrix for time E = Error SSCP Matrix S = 1 M = 1 N = 1.5					
Statistic	Value	F value	Num DF	Den DF	Pr > F
Wilks' Lambda	0.00295718	421.45	4	5	<.0001
Pillai's Trace	0.99704282	421.45	4	5	<.0001
Hotelling-Lawley Trace	337.15995806	421.45	4	5	<.0001
Roy's Greatest Root	337.15995806	421.45	4	5	<.0001

Univariate Tests of Hypotheses for Within Subject Effects

Source	DF	Type III SS	Mean Square	F Value	Pr > F	Adj Pr > F	
						G-G	H-F
time	4	339.0188356	84.7547089	556.14	<.0001	<.0001	<.0001
Error(time)	32	4.8767244	0.1523976				

Greenhouse-Geisser Epsilon	0.8017
Huynh-Feldt Epsilon	1.4009

主要结果有两部分,第一部分是球对称检验,卡方值为 14.4334,$P=0.1077$,在 $\alpha=0.10$ 水准上,误差的协方差矩阵正交化后满足球对称性条件,不需要校正,采用随机区组方差分析也是合适的。如果不满足球对称条件,应进行有关校正,校正的方法是用"球对称"系数乘以 F 界值的自由度,"球对称"系数列于上述结果的最后部分,SAS 列出了"Greenhouse-Geisser"和"Huynh-Feldt",另有一种常用的方法为"Lower-bound"方法。

进行观察对象内效应(within subject effects)的假设检验计算,观察对象内误差平方和为 4.8767,自由度为 32,均方为 0.1524;重复测量(time)组间平方和为 339.0188,自由度为 4,均方为 84.7547,F 值为556.14,$P<0.0001$,表明时点间差异有统计学意义。如不符合球对称的假设条件,则按"G-G"或"H-F"校正后的 P 值进行判断。

6. 例 10-5 的两因素重复测量设计方差分析

SAS 程序如下:

```
data li10_5;
input group t1 t2 t3 t4 t5 @@ ; cards;
1    6.23    8.43    9.21    11.23    13.90    1    6.85    8.02    9.01    11.46    14.56
1    6.51    7.25    8.54    10.02    13.78    1    6.32    8.12    8.67    11.34    13.67
1    6.12    7.78    8.43    10.67    14.46    1    5.86    7.34    8.02    11.12    14.52
1    6.03    7.23    8.89    11.22    14.23    1    6.01    7.85    8.9     10.13    13.65
1    6.34    8.83    9.12    10.85    14.96    2    6.20    7.03    8.21    9.33     13.96
2    6.03    7.24    8.33    9.86     14.01    2    6.45    7.23    8.02    10.45    13.46
2    6.27    7.35    7.92    10.22    12.98    2    6.27    8.18    8.66    10.02    14.02
2    6.06    7.92    8.35    10.12    14.23    2    6.10    7.95    8.46    10.88    14.14
2    6.12    7.38    8.10    10.45    13.12
;
proc glm; class group; model t1 t2 t3 t4 t5 = group; repeated time 5/ printe; run;
```

仍然采用 GLM 分析模块,SAS 主要输出结果如下:

Sphericity Tests				
Variables	DF	Mauchly's Criterion	Chi-Square	Pr > ChiSq
Transformed Variates	9	0.0796865	33.939534	< .0001
Orthogonal Components	9	0.48626	9.6735745	0.3776

MANOVA Test Criteria and Exact F Statistics for the Hypothesis of no time Effect H = Type III SSCP Matrix for time E = Error SSCP Matrix S = 1 M = 1 N = 5					
Statistic	Value	F Value	Num DF	Den DF	Pr > F
Wilks' Lambda	0.00321983	928.73	4	12	< .0001
Pillai's Trace	0.99678017	928.73	4	12	< .0001
Hotelling-Lawley Trace	309.57546201	928.73	4	12	< .0001

MANOVA Test Criteria and Exact F Statistics for the Hypothesis of no time Effect H = Type III SSCP Matrix for time E = Error SSCP Matrix S = 1 M = 1 N = 5					
Statistic	Value	F Value	Num DF	Den DF	Pr > F
Roy's Greatest Root	309.57546201	928.73	4	12	< .0001
Wilks' Lambda	0.51526558	2.82	4	12	0.0731
Pillai's Trace	0.48473442	2.82	4	12	0.0731
Hotelling-Lawley Trace	0.94074675	2.82	4	12	0.0731
Roy's Greatest Root	0.94074675	2.82	4	12	0.0731

Tests of Hypotheses for Between Subjects Effects

Source	DF	Type III SS	Mean Square	F Value	Pr > F
group	1	3.66275791	3.66275791	11.05	0.0046
Error	15	4.97164444	0.33144296		

Univariate Tests of Hypotheses for Within Subject Effects

Source	DF	Type III SS	Mean Square	F Value	Pr > F	Adj Pr > F	
						G-G	H-F-L
time	4	608.4607976	152.1151994	1124.23	< .0001	< .0001	< .0001
time * group	4	0.9929341	0.2482335	1.83	0.1340	0.1496	0.1340
Error(time)	60	8.1183694	0.1353062				

Greenhouse-Geisser Epsilon	0.8057
Huynh-Feldt-Lecoutre Epsilon	1.0521

球性检验(sphericity tests)的卡方值为 33.9395,P 值均 <0.10,不符合球对称的假设条件,需要对资料的方差分析结果进行校正。

一般线性模型过程重复测量方差分析(the GLM procedure repeated measures analysis of variance)结果如下。

(1)检验各重复测量(time)组效应间无差别的零假设(for the hypothesis of no time effect),检验的 F 值均为928.73,P 值均 <0.05,可初步认为(此例不符合球对称的假设条件,应看后面的校正 P 值)各重复测量(time)组效应间存在差别。

(2)检验重复测量(time)与处理因素组间的交互效应不存在的零假设(for the hypothesis of no time effect),检验的 F 值均为 1.83,P 值均为 0.1340 > 0.05,可初步认为交互效应不存在(此例不符合球对称的假设条件,应看后面的校正 P 值)。

(3)进行观察对象间效应的假设检验(tests of hypotheses for between subjects effects)计算,处理因素平方和为 3.6628,自由度为 1,F 值为 11.05,P 值为 0.0046 < 0.05,可认为两种药物对大鼠肾功能保护作用不相同;观察对象间误差平方和为 4.9716,自由度为 15,均方为 0.3314。

(4)进行观察对象内效应(within subject effects)的假设检验计算,观察对象内误差平方和为 8.1184,自由度为 60,均方为 0.1353;重复测量(time)的组间平方和为 608.4608,自由度为 4,均方为 152.1152,F 值为 1124.23,P 值 < 0.0001,采用 G-G、H-F 法得校正 P 值均 < 0.0001,可认为各时间点大鼠 BUNw 值的总体均数不相等。对重复测量与处理因素的交互效应的检验,采用 G-G、H-F 法得校正 P 值均 > 0.10,可认为重复测量与处理因素组间的交互效应不存在。各重复测量(time)组效应间差别的假设检验,以及重复测量(time)与处理因素组间的交互效应的假设检验,受重复测量数据间相关性的影响大,所以仅这两项有校正概率。

小 结

(1)方差分析常用于 3 个及以上均数的比较,用于 2 个样本均数间比较时与 t 检验等价,即 $F = t^2$。

(2)方差分析的基本思想是将全部观察值之间的总变异分解为两个或多个部分,除随机误差外,其余每个部分的变异都可由某个因素加以解释,通过比较要研究的处理因素所引起变异的均方与随机误差引起变异的均方,借助 F 分布做出统计推断,以判断该处理因素对观察指标是否有影响。

(3)在随机区组设计资料的方差分析中,误差变异等于原组内变异(如按完全随机设计)减去区组因素(即控制因素、非处理因素或混杂因素)变异。因此,随机区组设计较完全随机设计的统计效率高。

(4)若方差分析得出多个均数间差别有统计学意义,须对样本均数进行两两比较,即多重比较。根据研究设计,多重比较可分为两种情况:所有均数间两两比较和某些均数间两两比较。

(5)方差分析的应用条件为:各组资料相互独立,均满足正态分布;各组的总体方差相等,即方差齐性。当资料不满足以上条件时,须考虑变量变换或非参数检验方法。

(6)析因设计可分析主效应、交互效应,也可分析单独效应,故效率较高。但当因素太多时,所需的样本含量会很大,先分析有无交互效应,若交互效应有统计学意义,应进一步分析各因素的单独效应;反之,若交互效应无统计学意义,则因素间作用相互独立,只须考察各因素的主效应。

(7)重复测量设计是指在给予一种或多种处理后,在多个时间点上从统一受试对象重复获得同一指标的观察值,因此同一受试对象中各点数据可能高度相关。当资料满足"球对称"时,可采用重复测量设计资料的单变量方差分析方法;不满足"球对称"时,可用球对称系数对自由度进行校正,或采用多变量分析方法。

练 习 题

一、单项选择题

1. 在完全随机设计资料的方差分析中,必然有(　　)。

　　A. $SS_{组间} > SS_{组内}$　　　　　　　　　　　　　B. $MS_{组间} < MS_{组内}$

　　C. $MS_{总} = MS_{组间} + MS_{组内}$　　　　　D. $SS_{总} = SS_{组间} + SS_{组内}$

2. 方差分析结果为 $F_{处理} > F_{0.05,(\nu_1,\nu_2)}$,则统计推断是(　　)。

　　A. 各总体均数不全相等或全不相等　　　　B. 各总体均数都不相等

　　C. 各样本均数都不相等　　　　　　　　　　D. 各样本均数间差别都有显著性

3. 完全随机设计方差分析的实例中有 (　　)。

　　A. 组间 SS 不会小于组内 SS　　　　　　B. 组间 MS 不会小于组内 MS

　　C. F 值不会小于 1　　　　　　　　　　　　D. F 值不会是负数

4. 随机区组设计方差分析中的处理组间均方是(　　)的统计量。

　　A. 表示抽样误差大小

　　B. 表示全部数据的离散程度

　　C. 表示某处理因素的效应作用大小

　　D. 表示某处理因素的效应和随机误差两者综合影响的结果

5. 要对配对设计资料做两样本均数的比较,若满足条件可选择(　　)。

　　A. 随机区组设计的方差分析　　　　　　　B. z 检验

　　C. 成组 t 检验　　　　　　　　　　　　　　D. 卡方检验

二、简答题

1. 请简述完全随机设计方差分析的基本思想及应用条件。

2. 请简述多组均数间差别有统计学意义时,其多重比较与两独立样本均数 t 检验的区别。

3. 请简述方差分析和 t 检验的区别和联系。

三、计算分析题

1. 三组不同人群的血浆总皮质醇测定值(10^2 μmol/L)如下。试比较三组不同人群的平均血浆总皮质醇。

正常人:0.11　0.52　0.61　0.69　0.77　0.86　1.02　1.08　1.27　1.92

单纯性肥胖者:0.17　0.33　0.55　0.66　0.86　1.13　1.38　1.63　2.04　3.75

皮质醇增多症者:2.70　2.81　2.92　3.59　3.86　4.08　4.30　4.30　5.96　6.62

2. 骨髓增生异常综合征(MDS)是一组异质性的造血干(祖)细胞克隆性疾病,主要有难治性贫血/环形铁粒幼细胞性难治性贫血(RA/RAS)、难治性贫血伴原始细胞增多(RAEB)以及难治性贫血伴原始细胞增多转化型(RAEB-T)。为探讨骨髓细胞 CD14 抗原在 MDS 临床分型中的意义,某医院采用流式细胞术对 9 例 RA/RAS、10 例 RAEB 及 8 例 RAEB-T 患者的骨髓细胞进行免疫检测,结果见表 10-15。试分析比较三组间 CD14 抗原表达水平。

表 10-15　骨髓增生异常综合征患者骨髓细胞 CD14 抗原表达水平

组别	CD14 抗原表达水平/%									
RA/RAS 组	8.1	7.4	8.6	8.1	8.6	9.8	9.2	7.8	6.5	—
RAEB 组	8.3	6.4	5.6	6.8	6.8	9.0	8.4	5.1	6.2	7.3
RAEB-T 组	3.8	4.6	3.5	5.5	4.0	2.9	1.9	3.3	—	—

3. 观察某种镇痛药物不同剂量在产妇分娩时的镇痛效果。取 3 个剂量:1.0 mg、2.5 mg、5.0 mg,将 39 名产妇随机等分为 3 组,记录每名产妇分娩时的镇痛时间,结果见表 10-16。试分析该药物不同剂量水平的镇痛效果。

表 10-16　某药不同剂量的镇痛时间

药物剂量/mg	镇痛时间/min												
1.0	80	75	65	75	65	80	115	90	95	89	110	85	80
2.5	125	105	80	85	85	90	110	100	125	120	90	95	105
5.0	105	115	105	135	120	130	120	100	160	110	125	100	115

4. 表 10-17 为某研究者比较四组 Wistar 大鼠经大气混合污染物染毒后血中白细胞(WBC)总数($\times 10^9$)的结果。试问:该分析是否正确? 为什么? 若不正确,可以采用何种统计分析方法?

表 10-17　四组大鼠染毒后血中白细胞(WBC)总数($\times 10^9$)比较

组别	n	$\bar{x} \pm s$	t	P 值
低剂量组	24	4.27 ± 3.13	−1.45	>0.05
中剂量组	24	6.81 ± 13.71	−1.28	>0.05
高剂量组	24	5.74 ± 4.28	−2.71	<0.05
对照组	24	3.20 ± 1.64	—	—

5. 将条件一致的 4 只雄性大鼠分为一组,共 8 组 32 只。每组 4 只大鼠随机分别接受不同产地的石棉处理后,测得肺泡巨噬细胞(PAM)的存活率(%)(表 10-18)。试比较各地石棉的毒性(肺泡巨噬细胞的存活率)是否相同。

表 10-18　经不同产地的石棉处理后的大鼠肺泡巨噬细胞的存活率(%)

区组	甲地	乙地	丙地	丁地
1	50.88	48.23	60.56	66.97
2	48.02	51.26	66.11	71.91
3	45.26	43.44	57.35	68.87
4	38.48	54.43	54.39	67.05
5	50.74	44.51	52.34	57.66
6	59.23	66.27	55.13	70.01
7	46.65	60.01	58.64	84.60
8	50.21	52.49	61.08	68.65

(吕大兵　汤在祥)

<h1>第十一章　数值变量资料或等级资料比较的秩和检验</h1>

　　本教材前面介绍了 z 检验、z 检验和方差分析等，这类检验方法要求总体分布为某种分布形式（通常是正态分布），对总体参数（如 μ）进行统计推断，故统称为参数检验（parametric test）。参数检验有严格的使用条件，如完全随机设计两独立样本比较的 t 检验要求资料满足独立性、正态性和方差齐性。当计量资料的分布不是要求的分布类型，不能由已知的数学形式表达时，就不能做参数检验。例如，当两组或多组样本所来自的正态总体方差不等时，就不能采用 t 检验或方差分析等参数检验推断两个或多个总体均数是否相同。对于计量资料，不满足参数检验的条件时可采用的方法有两种：一种是对变量进行变换，使其满足参数检验的条件（如对数正态分布的资料）；另一种是选用非参数检验（non-parametric test）。

<h2>第一节　非参数检验的概念</h2>

　　非参数检验是相对于参数检验而言的另外一类检验方法。非参数检验对总体的分布类型不做严格规定，又称为任意分布检验（distribution-free test），它对总体分布进行假设检验。非参数检验应用时可以不考虑被研究的总体为何种分布以及分布是否已知，也由于这种假设检验方法并非是参数间的比较，而是用于分布间的比较，故称为非参数检验。

　　非参数检验的优点是它不受总体分布的限制，适用范围广，且计算简便；不足之处是，符合做参数检验的资料（如两样本均数比较的 t 检验）如果选用非参数检验，会降低检验效能（$1-\beta$），所以，非参数检验的应用必须慎重。小样本计量资料，若不满足正态和方差齐性条件，不能选用 t 检验和方差分析，须选用秩转换的非参数检验；对于分布未知的小样本资料，也宜选秩转换的非参数检验。当资料满足参数检验的条件，但是选择了非参数检验，因非参数检验没有充分利用资料提供的信息，检验效能（$1-\beta$）低于参数检验，故满足参数检验条件的资料，应首选参数检验。

　　非参数检验主要应用于以下三种情况：① 分布未知、不满足正态分布或方差齐性的数值变量资料；② 难以准确测量，只能以严重程度、优劣等级、次序先后等表示的等级资料；③ 一端或两端是不确定值的数值变量资料，例如，"＞50 mg"或"50 mg 以下"等，不管是否满足正态分布，只能用非参数检验，计算亦相对简单。对于等级资料，若选行×列表资料的一般的 χ^2 检验，只能推断构成比是否有差别；而选用秩和检验，可推断等级强度差别；另外，CMH（cochran-mantel-hanenszel） χ^2 检验方法对行均分检验统计量进行分析，同样是合理的，等价于秩和检验。

　　非参数检验方法很多，其中较常用、检验效率较高，又比较系统、完整的方法就是秩和检验（rank sum test）。本章介绍的秩和检验可推断表示总体分布位置的中位数 M（非参数）和已知 M_0 是否相同或两个或多个总体的分布是否有差别。秩转换的非参数检验是先将数值变量从小到大，或等级从弱到强转换成秩后，再计算检验统计量，其特点是假设检验的结果对总体分布的形态差别不敏感，只对总体分布的位置差别敏感。

第二节　配对设计 Wilcoxon 符号秩和检验

当配对设计数值变量资料差值 d 不服从正态分布时,假设检验可选择非参数检验。配对设计的秩和检验称为符号秩和检验,也称为 Wilcoxon 符号秩和检验(wilcoxon signed-rank test),可以用于配对设计差值的中位数和 0 的比较,还可以用于单样本中位数和已知总体中位数的比较。

一、配对设计差值的中位数和 0 比较

例 11-1　为研究补充维生素 D 对生长期小鼠骨密度的影响,为维生素 D 在提高峰值骨量上的作用效果提供一定的理论依据,某研究者将 24 只小鼠按体重相近和性别相同配成 12 对,按随机化原则将每对中的两个小鼠分到两组,其中干预组进行活性维生素 D 补充,对照组服用丙二醇作为安慰剂,持续 5 周,使用双能 X 射线仪测量骨密度,记录骨密度改变情况(干预后骨密度-干预前骨密度),结果见表 11-1 中的第(2)、(3)栏。试问:补充维生素 D 是否影响小鼠的骨密度?

表 11-1　24 只小鼠干预前后骨密度变化情况(mg/m³)

对子号 (1)	维生素 D 干预组 (2)	安慰剂组 (3)	差值 d (4) = (2) − (3)	秩次 (5)
1	7	9	−2	−3
2	7	8	−1	−1.5
3	10	6	4	8
4	2	4	−2	−4
5	−2	−3	1	1.5
6	8	5	3	5
7	12	7	5	11
8	11	7	4	9
9	1	−2	3	6
10	2	−1	3	7
11	7	3	4	10
12	10	5	5	12
				$T_+ = 69.5, T_- = 8.5$

1. 方法步骤

经检验差值 d 不服从正态分布,采用 Wilcoxon 符号秩和检验,具体步骤如下。

(1) 建立假设。

H_0:差值总体中位数 $M_d = 0$,即补充维生素 D 对小鼠的骨密度无影响。

H_1:差值总体中位数 $M_d \neq 0$,即补充维生素 D 对小鼠的骨密度有影响。

$\alpha = 0.05$。

(2) 求差值。结果见表 11-1 第(4)栏。

(3) 依差值的绝对值从小到大编秩,如表 11-1 第(5)栏所示。编秩时遇差数等于零,舍去不计,同时样本例数减 1;遇到差值的绝对值相等时,符号相同可顺次编秩,也可取平均秩次,符号不同取平均秩次,如表 11-1 第(4)栏中差值绝对值等于 1 的有 2 个,且符号不完全相同,它们的位次分别是 1、2,其平均秩次为 $\frac{(1+2)}{2} = 1.5$,再给秩次冠以原差值的正负号。

（4）求秩和并确定检验统计量。分别求出正负秩次之和，正秩和以 T_+ 表示，负秩和的绝对值以 T_- 表示。T_+ 及 T_- 之和应等于 $\frac{n(n+1)}{2}$，即 $1+2+3+\cdots+n$ 之和，此式可验算 T_+ 和 T_- 的计算是否正确。本例 $T_+ = 69.5$，$T_- = 8.5$，其和为 78，$n = 12$（若有差值为零，舍去，例数相应减少），$\frac{12(12+1)}{2} = 78$。可见 T_+ 和 T_- 的计算无误。任取 T_+（或 T_-）作为检验统计量 T，本例取 $T = 8.5$。

（5）确定 P 值和做出结论推断。当 $n \leq 50$ 时，查附录附表 10 的 T 界值表。查表时，自左侧找到 n，自上方找到概率，水平交界处即为对应 T 界值范围。用 T 值与界值相比，若检验统计量 T 值在上、下界值范围内，其 P 值大于表上方相应概率水平；若 T 值在上、下界值上或范围外，则 P 值小于等于相应的概率水平。本例 $n = 12$，$T = 8.5$，查附录附表 10 的 T 界值表得双侧 0.05 界值范围 13～65，统计量在界值范围外，故双侧 $P < 0.05$，按双侧检验水准 $\alpha = 0.05$，拒绝 H_0，接受 H_1，故可以认为补充维生素 D 对小鼠的骨密度有影响。

2．基本思想

假定从总体中随机抽取一个样本，重复所有可能组合的样本，可得秩和 T_+（或 T_-）的分布。T 的分布为以均数为中心对称的非连续分布。T 的最小值为 0，最大值为 $\frac{n(n+1)}{2}$，均数为 $\frac{n(n+1)}{4}$，T 值远离均数概率较小。在假设 H_0 成立的条件下，一次抽样中，出现较小或较大的秩和 T 值（T_+ 或 T_-）的可能性很小，如果出现了，按检验水准 α，应考虑 H_0 是否成立。

3．正态近似法

随着 n 增大，T 的分布逐渐逼近均数为 $\frac{n(n+1)}{4}$、方差为 $\frac{n(n+1)(2n+1)}{24}$ 的正态分布。当 $n > 25$ 时，T 的分布已较好地近似正态分布。

若 $n > 50$，超出附录附表 10 的范围，可用 z 检验，按公式（11-1）可计算 z 值：

$$z = \frac{|T - n(n+1)/4 - 0.5|}{\sqrt{n(n+1)(2n+1)/24}} \tag{11-1}$$

式中，分子中的 0.5 为连续性校正数，因为 z 分布是连续的，而 T 值是不连续的，这种校正一般影响甚微，常可略去。

当相同"差值"（指绝对值）数多时（不包括差值为 0），用公式 11-1 求得的 z 值偏小，应改用校正公式：

$$z = \frac{|T - n(n+1)/4 - 0.5|}{\sqrt{\dfrac{n(n+1)(2n+1)}{24} - \dfrac{\sum (t_j^3 - t_j)}{48}}} \tag{11-2}$$

式中，t_j 为第 $j(j = 1,2\cdots)$ 个相同差值的个数，假定差值的绝对值中有 2 个 4、5 个 6、3 个 7，则 $t_1 = 2$、$t_2 = 5$、$t_3 = 3$，$\sum (t_j^3 - t_j) = (2^3 - 2) + (5^3 - 5) + (3^3 - 3) = 150$。

二、单样本中位数和已知总体中位数比较

若单组随机样本来自正态总体，比较其总体均数与某已知总体均数是否不同，可用单样本 t 检验；若样本来自非正态总体或其总体分布无法确定，可以进行 Wilcoxon 符号秩和检验，检验总体中位数是否等于某已知总体的中位数，其原理同配对设计的符号秩和检验，配对设计中差值 d 等于对子中的两个个体值的差值，而单样本资料中差值 d 等于样本中每个个体值与已知总体中位数的差值。

例 11-2 已知某地正常儿童人群血铅含量的中位数为 50 $\mu g/L$。今在该地一印刷厂附近的居民区随机抽取 20 名儿童，测得血铅含量（$\mu g/L$）结果见表 11-2。试问：印刷厂附近居民区儿童血铅含量是否高于当地正常儿童？

表 11-2　20 名儿童血铅含量（μg/L）测定结果

血铅含量 x (1)	差值 (2) = (1) – 50	秩次 (3)	血铅含量 x (4)	差值 (5) = (4) – 50	秩次 (6)
50	0	—	90	40	10
40	– 10	– 1.5	110	60	19
90	40	8	90	40	11
90	40	9	105	55	18
30	– 20	– 4	95	45	16
60	10	1.5	90	40	12
35	– 15	– 3	25	– 25	– 5
20	– 30	– 6.5	100	50	17
95	45	14	90	40	13
95	45	15	80	30	6.5
				$T_+ = 170$	$T_- = 20$

单样本资料的 Wilcoxon 符号秩和检验与配对设计的 Wilcoxon 符号秩和检验的方法相同，不同的是单样本资料中差值等于样本变量值减去已知总体中位数，即 $d = x - M_0$。

（1）建立假设。

H_0：差值总体中位数 $M_d = 0$。

H_1：差值总体中位数 $M_d > 0$。

单侧 $\alpha = 0.05$。

（2）求差值。结果见表 11-2 第（2）、（5）栏。

（3）依差值的绝对值从小到大编秩，如表 11-2 第（3）、（6）栏所示。编秩方法同配对设计的 Wilcoxon 符号秩和检验。

（4）求秩和并确定检验统计量。本例 $T_+ = 170$，$T_- = 20$，其和为 190，$n = 19$（有差值为零，舍去，例数相应减少）。$\dfrac{19(19 + 1)}{2} = 190$，可见 T_+ 和 T_- 的计算无误。任取 T_+（或 T_-）作为检验统计量 T，本例取 $T = 20$。

（5）确定 P 值和做出结论推断。本例 $n = 19$，$T = 20$，查附录附表 10 的 T 界值表，得单侧 0.05 界值范围为 53～137，超出界值范围，单侧 $P < 0.05$，按单侧检验水准 $\alpha = 0.05$，拒绝 H_0，接受 H_1，故可以认为印刷厂附近居民区儿童血铅含量高于当地正常儿童。

第三节　完全随机化设计两样本比较的秩和检验

完全随机化设计两独立样本比较的 Wilcoxon 秩和检验的目的是推断两样本自的总体分布是否相同。两独立样本比较的 Wilcoxon 秩和检验可分析两种类型的资料，即数值变量资料和等级资料。

一、两组数值变量资料的秩和检验

当两组独立数值变量资料的样本满足正态性和方差齐性时，可用 t 检验或 z 检验比较两组的均数；当不满足条件时，可考虑变量变换或 Wilcoxon 秩和检验。

1. Wilcoxon 秩和检验的步骤

例 11-3　为研究肥胖症患者身体质量指数（BMI，体重/身高^2，kg/m^2）的性别差异，某疾病预防控制中心工作人员从某个调查数据库中随机抽取了 22 名肥胖症患者的 BMI 数据。试问:男性($n=10$)和女性($n=12$)肥胖症患者的 BMI 是否存在差异?

表 11-3　10 名男性和 12 名女性的 BMI 数据(kg/m^2)

男性		女性	
BMI（1）	秩次（2）	BMI（3）	秩次（4）
29	4.5	33	11.5
47	19	49	20.5
40	16	35	14
33	11.5	45	18
33	11.5	30	7
28	1.5	29	4.5
53	22	28	1.5
29	4.5	35	15
31	8.5	44	17
49	20.5	33	11.5
—	—	29	4.5
—	—	31	8.5
$n_1=10$	$T_1=119.5$	$n_2=12$	$T_2=133.5$

经检验,资料不满足正态性,可采用秩和检验。

（1）建立假设,确定检验水准

H_0:男性和女性肥胖症患者的 BMI 分布相同。

H_1:男性和女性肥胖症患者的 BMI 分布不同。

$\alpha=0.05$。

（2）编秩

先将两组数据放在一起,从小到大统一编秩。编秩时如遇有原始数据相同时,可分两种情况处理:① 相同数据在同一组,如女性第 3、8 个数据皆是 35 kg/m^2,其秩次按位置的顺序记为 14、15,或者取平均秩次 14.5;② 相同数据不在同一组,如男性组与女性组各有 2 个 33 kg/m^2,本可以编秩次 10、11、12、13,但因为不在同一组,故须取平均秩次 $\dfrac{(10+11+12+13)}{4}=11.5$。

（3）求秩和并确定检验统计量

当两样本例数不等时,取样本例数小值为 n_1,其秩和为 T;当 $n_1=n_2$ 时,可任取一组的秩和为 T。本例 $n_1=10,n_2=12$,检验统计量为样本含量较小组的样本秩和 $T=119.5$。

（4）确定 P 值和做出结论推断

查附录附表 11 两组比较的秩和检验用的 T 界值表,先找到 n_1 与 n_2-n_1 相交处所对应的 4 行界值,再逐行考虑,将检验统计量 T 与双侧 T 界值范围进行比较,若 T 值在界值范围内,其 P 值大于相应的概率;若 T 值正好等于界值或在界值范围外,其 P 值等于或小于相应的概率。本例 $n_1=10,n_2-n_1=2,T=119.5$,查附录附表 11,得双侧 0.05 的界值范围为 84~146,$T=119.5$ 在此界值范围之内,故得双侧 $P>0.05$,按 $\alpha=0.05$ 水准,不拒绝 H_0,即男性和女性肥胖症患者的 BMI 分布相同。

2. Wilcoxon 秩和检验的基本思想

假设两总体分布相同(H_0),两样本可认为是从同一总体中抽取的随机样本,将二者混合后由小到大编秩,然后分别计算两样本组的平均秩和 $\bar{R}_1$ 与 $\bar{R}_2$,两样本组的平均秩和 $\bar{R}_1$ 与 $\bar{R}_2$ 应大致相等,其差别是由于随机抽样引起的。如果两样本组的平均秩和 $\overline{R}_1$ 与 $\overline{R}_2$ 相差很大，就有理由认为 H_0 成立的可能性非常小，此时按检验水准 $\alpha = 0.05$ 应拒绝 H_0，接受 H_1。

3. 正态近似法

如果 n_1 或 $n_2 - n_1$ 超出附录附表 11 的范围，可按公式（11-3）计算 z 值，进行近似正态法的假设检验。

$$z = \frac{|T - n_1(N+1)/2| - 0.5}{\sqrt{n_1 n_2(N+1)/12}} \tag{11-3}$$

式中，$N = n_1 + n_2$，0.5 为连续性校正数。公式（11-3）是在无相同观察值的情况下使用的，在相同秩次不多时可得近似值。当相同秩次较多时，对计算秩和没有影响，故查表法确定 P 值不会影响检验结果。而用公式（11-3）计算检验统计量 z 时，常因相同秩次的影响，z 值偏小。故在相同秩次较多（如超过25%）时，应采用校正公式，z 值经校正后可略增大，P 值相应减小。z 的校正公式为：

$$z_c = \frac{z}{\sqrt{C}} \tag{11-4}$$

式中，$C = 1 - \dfrac{\sum (t_j^3 - t_j)}{(N^3 - N)}$，$t_j$ 为第 j 个相同秩次的个数。

二、两组等级资料比较的秩和检验

当要比较的完全随机化设计的两组资料为等级资料时，亦可应用秩和检验。方法步骤见例11-4。

例 11-4 某社区卫生工作人员为了研究饮酒对血压的影响，在某社区开展了流行病学调查。本例从其中随机抽取了 38 例男性饮酒居民和 62 例男性不饮酒居民的调查资料，根据高血压（大于 140/90 mmHg）和高血压前期（120 ~ 139/80 ~ 89 mmHg）的诊断标准将血压分为 3 个水平，即正常血压、高血压前期和高血压，结果见表 11-4。请比较男性饮酒居民和男性不饮酒居民的血压水平有无差别？

表 11-4 32 名男性饮酒居民和 62 名男性不饮酒居民的血压水平比较

血压水平	饮酒组	不饮酒组	合计	秩次范围	平均秩次	秩和 饮酒组	秩和 不饮酒组
（1）	（2）	（3）	（4）	（5）	（6）	（7）	（8）
正常血压	6	30	36	1 ~ 36	18.5	111	555
高血压前期	12	28	40	37 ~ 76	56.5	678	1582
高血压	20	4	24	77 ~ 100	88.5	1770	354
合计	$n_1 = 38$	$n_2 = 62$	100	—	—	$T_1 = 2559$	$T_2 = 2491$

（1）建立假设。

H_0：男性饮酒居民和男性不饮酒居民的血压水平无差别。

H_1：男性饮酒居民和男性不饮酒居民的血压水平有差别。

双侧 $\alpha = 0.05$。

（2）编秩。

本资料为等级资料，编秩的方法与前面不同，先计算各等级的合计人数，见表 11-4 第（4）栏，再确定秩次范围。如血压正常的共 36 例，其秩次范围是 1 ~ 36，平均秩次为 $\dfrac{1+36}{2} = 18.5$，仿此得表 11-4 第（6）栏。男性饮酒组正常血压的人数为 6，相应秩次和为 $18.5 \times 6 = 111$；男性不饮酒组正常血压的人数为 30，相应秩次和为 $18.5 \times 30 = 555$，仿此得表 11-4 第（7）、（8）栏。

（3）计算检验统计量。

先求秩和，见表 11-4 第（7）、（8）栏合计。$n_1 = 38$，$n_2 = 62$，检验统计量 $T = 2559$。由于 $n_1 = 38$ 超出附

表 11 的范围,故须用 z 检验。每个等级的人数表示相同秩次的个数,即 t_j。由于相同秩次过多,故须用校正公式计算 z_c 值。

按公式(11-3),得: $z = \dfrac{\left| 2559 - \dfrac{38 \times (100 + 1)}{2} \right| - 0.5}{\sqrt{\dfrac{38 \times 62 \times (100 + 1)}{12}}} = 4.541$

按公式(11-4),得: $C = 1 - \dfrac{\sum (t_j^3 - t_j)}{N^3 - N}$

$$= 1 - \frac{(36^3 - 36) + (40^3 - 40) + (24^3 - 24)}{100^3 - 100} = 0.8756$$

$$z_c = \frac{z}{\sqrt{C}} = \frac{4.541}{\sqrt{0.8756}} = 4.853$$

(4)确定 P 值和做出结论推断

$z > z_{0.05/2} = 1.96$,得 $P < 0.05$,按 $\alpha = 0.05$ 水准,拒绝 H_0,接受 H_1,故可以认为男性饮酒居民和男性不饮酒居民的血压水平有差别。

第四节　完全随机化设计多样本比较的秩和检验

多组独立样本资料比较时,如观察指标是数值变量资料,样本来自正态总体且满足方差齐性,可采用方差分析。反之,当完全随机设计多组数值变量资料不满足方差分析的条件,如某一组或多组不服从正态分布或分布类型未知,或者各组总体方差不齐,则不能用方差分析来进行均数的比较,须进行变量变换或采用非参数检验。

多样本分布的比较常用 Kruskal-Wallis 秩和检验,检验统计量为 H,又称 H 检验。

一、多组数值变量资料的秩和检验

例 11-5　为了解某社区中老年人的肺功能情况,该社区卫生工作人员在该社区开展了中老年居民肺功能检测工作。现从中抽取 21 名居民检测的数据,将肺功能主要指标之一 FEV_1(最大深吸气后做最大呼气,第一秒呼出的气体的容积,L)按照年龄分组列于表 11-5。试分析不同年龄组居民 FEV_1 的测量值是否不同。(经检验,这三组数据不全来自正态分布总体。)

1. Kruskal-Wallis 秩和检验的步骤

表 11-5　21 名居民肺功能指标 FEV_1 的检测值(L)

40~49 岁组 (1)	秩次 (2)	50~59 岁组 (3)	秩次 (4)	60~69 岁组 (5)	秩次 (6)
2.95	15	2.14	11	2.60	14
3.09	16	1.73	5	1.91	8
1.85	7	2.50	13	1.69	4
3.20	18	2.47	12	2.10	10
3.30	20	3.10	17	1.51	2
3.40	21	1.76	6	1.20	1
3.25	19	2.01	9	1.68	3

续表

40~49 岁组 (1)	秩次 (2)	50~59 岁组 (3)	秩次 (4)	60~69 岁组 (5)	秩次 (6)
R_i	$R_1 = 116$		$R_2 = 73$		$R_3 = 42$
n_i	7		7		7

（1）建立假设。

H_0：三个不同年龄组居民的 FEV_1 的总体分布相同。

H_1：三个不同年龄组居民的 FEV_1 的总体分布不同或不完全相同。

$\alpha = 0.05$。

（2）编秩。

先将三组数据放在一起,从小到大统一编秩。编秩方法同两样本秩和检验,结果见表 11-5 第（2）、（4）、（6）栏。

（3）求秩和。

分别将各组秩次相加,分别求得 R_1、R_2 和 R_3。

（4）计算统计量。

$$H = \frac{12}{N(N+1)} \sum \frac{R_i^2}{n_i} - 3(N+1) \qquad (11\text{-}5)$$

式中,R_i 为各组的秩和,n_i 为各组对应的例数,$N = \sum N_i$。本例 $N = 21$。

$$H = \frac{12}{21(21+1)} \left(\frac{116^2}{7} + \frac{73^2}{7} + \frac{42^2}{7} \right) - 3(21+1) = 10.249$$

当相同的数值变量较多时,应按公式(11-6)计算校正值 H_c。

$$H_c = \frac{H}{C} \qquad (11\text{-}6)$$

式中,$C = 1 - \dfrac{\sum (t_j^3 - t_j)}{(N^3 - N)}$,$t_j$ 为第 j 个相同秩次的个数。

（5）确定 P 值和做出结论推断。

根据统计量 H 值,查对应的 P 值有下列两种方法：

① 组数 $k = 3$,每组例数 $n_i \leqslant 5$,可查 H 界值表得到 P 值。

② 当不满足条件①时,H 或 H_c 近似地服从自由度 $\nu = k - 1$ 的 χ^2 分布,可查 χ^2 界值表得 P 值。

本例 $n_i = 7 > 5$,故查 χ^2 界值表,$\chi^2_{0.05,2} = 5.99$,$H = 10.249 > \chi^2_{0.05,2} = 5.99$,所以 $P < 0.05$,按 $\alpha = 0.05$ 水准,拒绝 H_0,接受 H_1,故可以认为三个不同年龄组居民的 FEV_1 的总体分布不同或不完全相同。

2. Kruskal-Wallis 秩和检验的基本思想

Kruskal-Wallis 秩和检验的目的是推断多个样本分别代表的总体分布位置是否不同。设计是将受试对象随机分配到各个处理组中,观察实验效应,亦可从不同总体中随机抽样进行对比观察,各组受试对象组成的是相互独立的随机样本。假设多个总体分布相同(H_0),多个样本可认为是从同一总体中抽取的随机样本,将多组样本混合后由小到大编秩,然后分别计算多个样本组的平均秩和 $\overline{R_i}$,各样本组的平均秩和 $\overline{R_i}$ 应大致相等,其差别是由于随机抽样引起的。如果多个样本平均秩和 $\overline{R_i}$ 相差很大,就有理由认为 H_0 成立的可能性非常小,此时按检验水准 α 应拒绝 H_0,接受 H_1。

3. χ^2 分布近似法

如果每组样本和观察个数有 5 个或 5 个以上,则超出 H 界值表的查询范围,样本统计量 H 或 H_c 近似地服从自由度 $\nu = k - 1$ 的 χ^2 分布,可查 χ^2 界值表得 P 值,进行统计推断。

二、多组等级资料的秩和检验

多组等级资料的比较亦用 Kruskal-Wallis 秩和检验,其编秩方法同两组等级资料的秩和检验,计算检验统计量 H 的方法同多组数值变量资料的秩和检验。

例 11-6 某疾病预防与控制中心在社区开展 40 岁以上居民常见慢性病患病情况的调查工作,根据疾病的诊断标准对居民的高血压(HTN)、慢阻肺(COPD)和骨质疏松(OP)进行了诊断,并对慢阻肺的严重程度进行了分级。现将患有慢阻肺的居民按照其合并其他慢性病的情况分成四组,结果见表 11-6。试分析这四组人群慢阻肺分级的情况是否有差别?

表 11-6 572 名单纯性慢阻肺、慢阻肺合并其他慢性病居民的慢阻肺分级情况

COPD 分级	例 数					秩次范围	平均秩次	秩 和			
	单纯COPD	合并HTN	合并OP	合并 HTN和OP	合计			单纯COPD	合并HTN	合并OP	合并 HTN和OP
	(1)	(2)	(3)	(4)	(5)	(6)	(7)	(8)	(9)	(10)	(11)
轻度	5	71	34	15	125	1 ~ 125	63	315	4473	2142	945
中度	20	98	87	22	227	126 ~ 352	239	4780	23422	20793	5258
重度	10	56	56	15	137	353 ~ 489	421	4210	23576	23576	6315
极重	5	35	34	9	83	490 ~ 572	531	2655	18585	18054	4779
合计	40	260	211	61	572	—	—	11960	70056	64565	17297

(1)建立假设。

H_0:四组不同人群慢阻肺分级情况无差别。

H_1:四组不同人群慢阻肺分级情况不同或不全相同。

$\alpha = 0.05$。

(2)编秩。

本资料为等级资料,编秩的方法同例 11-4。计算各等级的合计人数,结果见表 11-6 第(5)栏;确定秩次,结果见表 11-6 第(6)栏;计算平均秩次,结果见表 11-6 第(7)栏;平均秩次乘以相应等级人数得表 11-6 第(8)、(9)、(10)、(11)栏。

(3)求秩和。

用加权法分别求各组秩和 R_1、R_2、R_3 和 R_4,结果见表表 11-6 第(8)、(9)、(10)、(11)栏。

(4)计算统计量。

等级资料相同秩次较多,故用公式(11-6)计算统计量 H_c 值:

$$H = \frac{12}{572(572+1)}\left(\frac{11960^2}{40} + \frac{70056^2}{260} + \frac{64565^2}{211} + \frac{17297^2}{61}\right) - 3(572+1) = 5.953$$

$$C = 1 - \sum (t_j^3 - t_j)/(N^3 - N)$$

$$= 1 - \frac{(125^3 - 125) + (227^3 - 227) + (137^3 - 137) + (83^3 - 83)}{(572^3 - 572)}$$

$$= 0.910$$

$$H_C = \frac{5.953}{0.910} = 6.542$$

(5)确定 P 值,做出结论推断。

本例 n_i 均非常大,组数 $k = 4$,故查 χ^2 界值表,得 $\chi^2_{0.05,3} = 7.81$,$H_C = 6.542 < \chi^2_{0.05,3} = 7.81$,所以 $P > 0.05$,按 $\alpha = 0.05$ 水准,不拒绝 H_0,故可以认为四组不同人群的 COPD 分级情况无差异。

第五节　随机区组设计的多样本比较的秩和检验

多组随机区组设计的数值变量资料满足正态性和方差齐性,则选用随机区组设计的方差分析(两因素方差分析);若上述条件不满足,可采用 Friedman 秩和检验,该检验方法是由 M. Friedman 在符号秩和检验的基础上提出来的,常称为 Friedman 检验或 M 检验,目的是推断各样本来自的总体分布是否相同。

Friedman 秩和检验的基本思想是:各区组内的观察值按从小到大的顺序进行编秩,如果各处理的效应相同,各区组内秩 $1,2,\cdots,k(k$ 为处理组数)应以相等的概率出现在各处理组(列)中,各处理组的秩和应该大致相等,不太可能出现较大差别,如果按上述方法所得各处理组样本秩和 $R_1,R_2,\cdots,R_k$ 相差很大,则有理由推断各处理组的总体分布是否相同。

1. Friedman 秩和检验的步骤

例 11-7　某游泳培训班有 3 名教练对学员的泳姿进行打分,采用 5 分制,现抽取 10 名学员的评分成绩(表 11-7)。试比较不同教练的评分是否存在差异。

表 11-7　3 名教练对 10 名学员泳姿的评分

学员	教练 1		教练 2		教练 3	
	评分	秩次	评分	秩次	评分	秩次
1	4.0	1.5	4.0	1.5	5.0	3
2	2.5	1	4.0	2.5	4.0	2.5
3	4.0	2	3.5	1	4.5	3
4	3.5	1	4.0	2	5.0	3
5	3.5	2	3.0	1	4.0	3
6	2.5	1	3.5	2.5	3.5	2.5
7	4.0	3	3.5	1.5	3.5	1.5
8	3.5	1.5	3.5	1.5	4.5	3
9	3.0	1	4.0	2.5	4.0	2.5
10	2.5	1	3.0	2	4.0	3
R_i		15		18		27

(1)建立检验假设。

H_0:3 名教练对学员泳姿的评分无差异。

H_1:3 名教练对学员泳姿的评分不同或不全相同。

$\alpha = 0.05$。

(2)编秩。

先将各区组内数据由小到大编秩,遇相同数值取平均秩次。再将各处理组的秩次相加,得各处理组的秩和 R_i。

(3)计算统计量 M 值。

$$M = \sum(R_i - \bar{R})^2 = \frac{\sum R_i^2 - n^2 g(g+1)^2}{4} \tag{11-7}$$

式中,$\bar{R} = \frac{(\sum R_i)}{k}$,$k$ 为处理组数。本例 $\bar{R}$ 值和 M 值分别为:

$$\overline{R} = \frac{15 + 18 + 27}{3} = 20$$

$$M = \sum (R_i - \overline{R})^2 = (15 - 20)^2 + (18 - 20)^2 + (27 - 20)^2 = 78$$

（4）确定 P 值，做出结论推断。

Friedman 秩和检验的检验统计量 M 值对应的 P 值可以查 M 界值表得到，其适用范围是区组数 $b \leqslant$ 15，处理组数 $k \leqslant 15$。

本例区组数 $b = 10$，处理组数 $k = 3$，查 M 界值表，得 $M_{0.05} = 62$，$M = 78 > 62$，所以 $P < 0.05$，按 $\alpha = 0.05$ 水准，拒绝 H_0，接受 H_1，故可以认为这 3 名教练对学员泳姿的评分有差别。

2. χ^2 分布近似法

当处理数 k 或区组数 b 超出 M 界值表的范围时，可以采用近似 χ^2 分布法。

R_i 为第 i 处理组的秩和，故总秩和为：

$$\sum_{i=1}^{k} R_i = \frac{bk(k+1)}{2} \tag{11-8}$$

当 H_0 成立时，第 i 列秩和的期望与方差分别为：

$$\mu_{R_i} = \frac{b(k+1)}{2} \tag{11-9}$$

$$\sigma_{R_i}^2 = \frac{b(k^2-1)}{12} \tag{11-10}$$

大样本时，统计量为：

$$z_i = \frac{R_i - \mu_{R_i}}{\sqrt{\sigma_{R_i^2}}} \tag{11-11}$$

近似服从标准正态分布，而 k 个 Z_i 的加权和服从自由度为 $(k-1)$ 的 χ^2 分布，则有：

$$\chi^2 = \sum_{i=1}^{k} \left(\frac{k-1}{k}\right) z_i^2 = \sum_{i=1}^{k} \frac{\left[R_i - \dfrac{b(k+1)}{2}\right]^2}{\dfrac{kb(k+1)}{12}} \tag{11-12}$$

其简化计算公式为：

$$\chi^2 = \frac{12}{bk(k+1)} \sum_{i=1}^{k} R_i^2 - 3b(k+1) \tag{11-13}$$

当各区组间相同秩次较多时，须用公式（11-14）进行校正。

$$\chi_C^2 = \frac{\chi^2}{C} \tag{11-14}$$

式中，$C = 1 - \dfrac{\sum (t_j^3 - t_j)}{bk(k^2-1)}$，$t_j$ 为各区组内第 j 个相同秩次的个数。$C < 1$，故校正的 $\chi_C^2 > \chi^2$，对应的 P 值减小。χ_C^2 在下列情况下意义较大：① 相同数据的个数在各区组中所占比重较大时；② 所得 P 值在检验水准附近时。

现以例 10-7 说明校正公式的计算步骤。

本例有 $b = 10$，$k = 3$，$R_1 = 15$，$R_2 = 18$，$R_3 = 27$。

$$\chi^2 = \frac{12}{10 \times 3(3+1)} (15^2 + 18^2 + 27^2) - 3 \times 10(3+1) = 7.8$$

$$C = 1 - \frac{1}{10 \times 3(3^2-1)} [(2^3 - 2) + (2^3 - 2) + (2^3 - 2) + \cdots + (2^3 - 2)] = 0.85$$

$$\chi_C^2 = \frac{7.8}{0.85} = 9.18$$

以 $\nu = 3 - 1 = 2$ 查 χ^2 界值表,得 $\chi^2_{0.05,2} = 5.99$,$\chi^2_c > \chi^2_{0.05,2} = 5.99$,所以 $P < 0.05$,按 $\alpha = 0.05$ 水准,拒绝 H_0,接受 H_1,故可以认为这 3 名教练对学员泳姿的评分存在差异。

Friedman M 检验的 SAS 程序不能计算检验统计量 M 值,应用 CMH(Cochren-Mantel-Haenzsel)法计算出 CMH 统计量第二行 Row Mean Scores Differ 的 χ^2 值。

第六节 多个样本两两比较的秩和检验

无论是对完全随机设计多个样本比较用 Kruskal-Wallis 秩和检验,还是对随机区组设计用 Friedman 秩和检验,当推断结论为拒绝 H_0,接受 H_1 时,与方差分析类似,只能得出各总体分布不全相同或全不相同的结论,不能说明任两个总体分布不同,若要对任两个总体分布做出有无不同的推断,需要做组间两两比较。

一、完全随机设计多个样本间的两两比较

(一) Bonferroni 法(调整检验水准的检验方法)

对完全随机设计多个样本间的任两组采用两样本 Wilcoxon 秩和检验,借助 SAS 或 SPSS 软件得到相应的确切 P 值。为保证第 I 类错误的概率总共不超过 α,每次比较的第 I 类错误概率 α' 必须进行如下调整:

$$\alpha' = \frac{\alpha}{\text{比较的次数}} \tag{11-15}$$

通常有以下两种情况。

1. 多组间的两两比较

k 组样本,任两组均进行比较时,比较的次数为 $\dfrac{k(k-1)}{2}$,检验水准 α' 为:

$$\alpha' = \frac{\alpha}{\dfrac{k(k-1)}{2}} = \frac{2\alpha}{k(k-1)} \tag{11-16}$$

2. 实验组与同一对照组的比较

k 组样本,一个是指定的对照组,其余各实验组与对照组比较时,比较的次数为 $k-1$,检验水准 α' 为:

$$\alpha' = \frac{\alpha}{k-1} \tag{11-17}$$

(二) Nemenyi 法

当各样本例数相等时,查 D 界值表;当样本例数不等时,计算界值,得出 P 值。

(1) 当各样本例数相等时,求秩和差值 D 作为检验统计量,以样本例数 n 和组数 k,查 D 界值表,确定 P 值。

例 11-5 资料用 D 检验法做两两比较的结果见表 11-8。

表 11-8　例 11-5 资料两两比较秩和差数的绝对值

各组秩和	$D = |R_i - R_j|$		
	40 ~ 49 岁组 116	50 ~ 59 岁组 73	60 ~ 69 岁组 42
40 ~ 49 岁组 116		43	74 *
50 ~ 59 岁组 73	43		31
60 ~ 69 岁组 42	74 *	31	

* $P < 0.01$

本例 $n = 7, k = 3, D_{0.05} = 54.4, D_{0.01} = 67.6$。结果显示,40 ~ 49 岁组与 60 ~ 69 岁组的组间差异有统计学意义,其他组间差异均无统计学意义。

（2）各样本例数不相等时,求秩和差值 D 作为检验统计量,计算界值,确定 P 值。

$P = 0.05$ 时,界值 D 为:

$$\sqrt{C \cdot \chi^2_{0.05, k-1} \frac{N(N-1)}{12} \left(\frac{1}{n_A} + \frac{1}{n_B} \right)} \tag{11-18}$$

$P = 0.01$ 时,界值 D 为:

$$\sqrt{C \cdot \chi^2_{0.01, k-1} \frac{N(N-1)}{12} \left(\frac{1}{n_A} + \frac{1}{n_B} \right)} \tag{11-19}$$

式中,C 为相同秩次校正数,$C = 1 - \dfrac{\sum (t_j^3 - t_j)}{N^3 - N}$,$t_j$ 为第 j 个相同秩次的个数;用 $\chi^2_{\alpha, (k-1)}$ 查 χ^2 界值表,k 为处理组数;N 为各处理组的总例数。

确定 P 值的方式有以下几种:

若 $D < D_{0.05}$,则 $P > 0.05$;

若 $D \geq D_{0.05}$,则 $P \leq 0.05$;

若 $D \geq D_{0.01}$,则 $P \leq 0.01$。

（3）各样本例数不相等时,亦可计算检验统计量 χ^2 值,查 χ^2 界值表,判断 P 值。

$$\chi^2 = \frac{|\bar{R}_i - \bar{R}_j|}{C \left[\frac{N(N+1)}{12} \right] \left[\frac{1}{n_i} + \frac{1}{n_j} \right]} \tag{11-20}$$

$$\nu = k - 1$$

式中,相同秩次校正数 $C = 1 - \dfrac{\sum (t_j^3 - t_j)}{(N^3 - N)}$,$t_j$ 为第 j 个相同秩次的个数;N 为各处理组的总例数。

二、随机区组设计多样本两两比较的秩和检验

当经过多个相关样本比较的 Fridman M 检验拒绝 H_0,接受 H_1,认为多个总体分布位置不全相同(或全不相同)时,若要进一步推断是哪两两总体分布位置不同,亦可用 q 检验。

下面对例 11-7 的资料做 3 名教练评分情况的两两比较。

H_0:任 2 名教练的评分情况无差别。

H_1:任 2 名教练的评分情况有差别。

$\alpha = 0.05$。

设有 g 个相关样本,当区组个数 n 较多时,按式（11-21）求第 i 个样本和第 j 个样本比较的 q 值。

$$q = \frac{R_i - R_j}{\sqrt{n \cdot MS_{误差}}} \tag{11-21}$$

其中

$$MS_{误差} = \frac{\dfrac{ng(g+1)(2g+1)}{6} - \dfrac{1}{n}\sum R_i^2 - \dfrac{1}{12}\sum(t_j^3 - t_j)}{(n-1)(g-1)} \tag{11-22}$$

q 的自由度 $\nu = (n-1)(g-1)$，样本间跨度 a 指把 g 个样本秩和从小到大排列后 R_i 和 R_j 之间涵盖的秩和个数(包括 R_i 和 R_j 自身在内)。

本例根据表 11-7 有：$n=10$，$g=3$，$\sum R_i^2 = 15^2 + 18^2 + 27^2 = 1278$。

$$\sum(t_j^3 - t_j) = \left[(2^3 - 2) + (2^3 - 2) + (2^3 - 2) + \cdots + (2^3 - 2)\right] = 36$$

$$MS_{误差} = \frac{\dfrac{10 \times 3 \times (3+1)(2 \times 3 + 1)}{6} - \dfrac{1}{10} \times 1278 - \dfrac{36}{12}}{(10-1)(3-1)} = 0.5111$$

$$\frac{1}{\sqrt{n \cdot MS_{误差}}} = \frac{1}{\sqrt{10 \times 0.5111}} = 0.4423$$

$$\nu = (n-1)(g-1) = 18$$

3 名教练评分情况的秩和从小到大的排列顺序为：教练 1 < 教练 2 < 教练 3。

表 11-9　例 11-7 中 3 名教练评分情况两两比较的秩和检验

对比组	$\lvert R_i - R_j \rvert$	q_{ij}	a	q 界值		P 值
				0.05	0.01	
(1)	(2)	(4)	(5)	(6)	(7)	(8)
教练 1 和教练 2	3	1.327	2	2.97	4.07	>0.05
教练 1 和教练 3	12	5.308	3	3.61	4.70	<0.01
教练 2 和教练 3	9	3.981	2	2.97	4.07	<0.05

按 $\alpha = 0.05$ 水准，教练 1 和教练 2 的评分情况无统计学差异，教练 1 和教练 3 的评分情况有高度统计学差异，教练 2 和教练 3 的评分情况有统计学差异。

第七节　秩和检验的 SAS 软件实现

1. 配对设计 Wilcoxon 符号秩和检验

SAS 程序如下：

```
data li11_1;  input x1 x2 @@ ;  d = x1 - x2;   /*产生变量差值 d*/
cards;
7 9 7 8 10 6 2 4 -2 -3 8 5
12 7 11 7 1 -2 2 -1 7 3 10 5
;
proc univariate normal; /*进行详细的统计描述过程,包括正态性检验*/
var d;  run;
```

SAS 输出结果如下：

Tests for Normality				
Test		Statistic		p Value
Shapiro-Wilk	W	0.840918	Pr < W	0.0284
Kolmogorov-Smirnov	D	0.280252	Pr > D	<0.0100

Tests for Location：Mu0 = 0				
Test		Statistic		p Value
Student's t	t	3	Pr > |t|	0.0121
Sign	M	3	Pr > = |M|	0.1460
Signed Rank	S	30.5	Pr > = |S|	0.0117

本例对差值 d 进行正态性检验的结果是，$W = 0.840918$，$P = 0.0284 < 0.10$，呈非正态分布，故选用非参数检验。变量 d 的总体位置是否为 0 的检验结果为 Signed Rank 检验结果，统计量 $S = 30.5$，$P = 0.0117 < 0.05$，按 $\alpha = 0.05$ 水准，拒绝 H_0，接受 H_1。

2. 单样本中位数和已知总体中位数比较的秩和检验

SAS 程序如下：

```
data li11_2;  input x @@ ;  d = x - 50;       /*产生变量差值 d*/
cards;
50 40 90 90 30 60 35 20 95 95   90 110 90 105 95 90 25 100 90 80
;
proc univariate normal；/*进行详细的统计描述过程,其中包括对位置是否等于 0 的检验,normal 选项要求进行正态性检验*/
var d;  run;
```

SAS 输出结果如下：

Tests for Normality				
Test		Statistic		p Value
Shapiro-Wilk	W	0.839216	Pr < W	0.0035
Kolmogorov-Smirnov	D	0.306246	Pr > D	<0.0100

Tests for Location：Mu0 = 0				
Test		Statistic		p Value
Student's t	t	3.638871	Pr > |t|	0.0017
Sign	M	4.5	Pr > = |M|	0.0636
Signed Rank	S	75	Pr > = |S|	0.0013

本例对差值 d 进行正态性检验的结果是，$W = 0.839216$，$P = 0.0035 < 0.10$，呈非正态分布，故选用非参数检验。变量 d 的总体位置是否为 0 的检验结果为 Signed Rank 结果，统计量 $S = 75$，$P = 0.0013$，则单侧 $P = 0.00065$，小于 0.05，按 $\alpha = 0.05$ 水准，拒绝 H_0，接受 H_1，认为变量 d 的总体中位数不等于 0。

3. 完全随机设计两组数量变量资料比较的秩和检验

SAS 程序如下：

```
data li11_3;
c = 1;if _n_ > 10 then c = 2;/ * _n_为系统变量,表明读入的数据为第几条 */
input x @@ ;
cards;
29  47  40  33  33  28  53  29  31  49
33  49  35  45  30  29  28  35  44  33  29  31
;
proc univariate normal; class c; var x; run;
proc npar1way wilcoxon ;     / *进行两独立样本秩和检验 wilcoxon 检验 */
class c;var x;run;
```

SAS 输出结果如下:

Wilcoxon Scores (Rank Sums) for Variable x Classified by Variable c					
c	N	Sum of Scores	Expected Under H0	Std Dev Under H0	Mean Score
1	10	119.50	115.0	15.062640	11.9500
2	12	133.50	138.0	15.062640	11.1250
Average scores were used for ties.					

Wilcoxon Two-Sample Test					
				t Approximation	
Statistic	Z	Pr > Z	Pr > |Z|	Pr > Z	Pr > |Z|
119.5000	0.2656	0.3953	0.7906	0.3966	0.7932
Z includes a continuity correction of 0.5.					

本例两组秩和分别为 119.5 和 133.5,两样本秩和检验的检验统计量取样本含量较小组的秩和 $T = 119.5$,本程序结果没给出所对应的 P 值,可参照近似正态法检验的 P 值,双侧 $P = 0.7906$,大于 0.05,故按 $\alpha = 0.05$ 水准,不拒绝 H_0。

4. 完全随机设计两组等级资料比较的秩和检验

SAS 程序如下:

```
data li11_4;
do drk = 1 to 2;
do bp = 1 to 3;
input count @@ ;
output;end;end;
cards;
6  12  20  30  28  4
;
proc npar1way wilcoxon ;   / * wilcoxon 选项输出两样本 wilcoxon 秩和检验结果 */
freq count;
class drk;   var bp;
run;
```

SAS 输出结果如下：

			Wilcoxon Scores（Rank Sums）for Variable bp Classified by Variable drk		
drk	N	Sum of Scores	Expected Under H0	Std Dev Under H0	Mean Score
1	38	2559.0	1919.0	131.768760	67.342105
2	62	2491.0	3131.0	131.768760	40.177419
		Average scores were used for ties.			

			Wilcoxon Two-Sample Test		
Statistic	Z	Pr > Z	Pr > |Z|	t Approximation	
				Pr > Z	Pr > |Z|
2559.000	4.8532	<.0001	<.0001	<.0001	<.0001
		Z includes a continuity correction of 0.5.			

本例例数较多，用近似正态法检验的结果，$z = 4.8532$，双侧 $P < 0.0001$，小于 0.05，按 $\alpha = 0.05$，拒绝 H_0，接受 H_1。

5. 完全随机设计多组数值变量资料比较的秩和检验

SAS 程序如下：

```
data li11_5;do grp = 1 to 3; /*外循环,按组别1到3组顺序读入数据*/
do i = 1 to 7;            /*内循环,按每组个数1到7的顺序读入数据*/
input FEV1 @@ ; output; end; end;
cards;
2.95    3.09    1.85    3.20    3.30    3.40    3.25
2.14    1.73    2.50    2.47    3.10    1.76    2.01
2.60    1.91    1.69    2.10    1.51    1.20    1.68
;
proc npar1way wilcoxon ; class grp;var FEV1 ;run;
```

SAS 输出结果如下：

			Wilcoxon Scores（Rank Sums）for Variable FEV1 Classified by Variable grp		
grp	N	Sum of Scores	Expected Under H0	Std Dev Under H0	Mean Score
1	7	116.0	77.0	13.403980	16.571429
2	7	73.0	77.0	13.403980	10.428571
3	7	42.0	77.0	13.403980	6.000000

Kruskal-Wallis Test		
Chi-Square	DF	Pr > ChiSq
10.2486	2	0.0060

Kruskal-Wallis Test 结果：$\chi^2 = 10.2468$（H 值或 H_C 值），$P = 0.0060 < 0.05$，按 $\alpha = 0.05$，拒绝 H_0，接受 H_1。

6. 完全随机设计多组等级资料比较的秩和检验

SAS 程序如下:

```
data li11_6; do grp = 1 to 4; do level = 1 to 4;
input count @@ ; output; end; end;
cards;
5  20  10  5 71  98  56  35  34  87  56  34  15  22  15  9
;
proc npar1way wilcoxon ; freq count;class grp;var level;run;
```

SAS 输出结果如下:

Wilcoxon Scores (Rank Sums) for Variable level Classified by Variable grp					
grp	N	Sum of Scores	Expected Under H0	Std Dev Under H0	Mean Score
1	40	11960.0	11460.00	961.74007	299.000000
2	260	70056.0	74490.00	1877.74178	269.446154
3	211	64565.0	60451.50	1819.56145	305.995261
4	61	17297.0	17476.50	1163.98468	283.557377

Wilcoxon Scores (Rank Sums) for Variable level Classified by Variable grp					
grp	N	Sum of Scores	Expected Under H0	Std Dev Under H0	Mean Score
Average scores were used for ties.					

Kruskal-Wallis Test		
Chi-Square	DF	Pr > ChiSq
6.5396	3	0.0881

Kruskal-Wallis Test 结果: $\chi^2 = 6.5396$(H 值或 H_c 值),$P = 0.0881 > 0.05$,按 $\alpha = 0.05$,不拒绝 H_0。

7. 随机区组设计多样本比较的 Friedman M 检验

SAS 程序如下:

```
data li11_7;
do coach = 1 to 3; do st = 1 to 10;
input x @@ ; output; end; end;
cards;
4    2.5    4    3.5    3.5    2.5    4    3.5    3    2.5
4    4    3.5    4    3    3.5    3.5    3.5    4    3
5    4    4.5    5    4    3.5    3.5    4.5    4    4
;
proc freq;
tables st * coach * x/score = rank cmh2 ;    /* 对 x 编秩做 Friedman M 检验,st 为区组因素 */
run;
```

SAS 输出结果如下：

Cochran-Mantel-Haenszel Statistics（Based on Rank Scores）				
Statistic	Alternative Hypothesis	DF	Value	Prob
1	Nonzero Correlation	1	8.4706	0.0036
2	Row Mean Scores Differ	2	9.1765	0.0102

结果标题显示 Controlling for st，控制的是区组因素，分析不同教练的评分有无差别。CMH 统计量第二行显示 Row Mean Score Differ，$\chi^2 = 9.1765$，$P = 0.0102$。

8．多个样本两两比较的秩和检验

SAS 程序如下：

```
data li11_5;do grp = 1 to 3; do i = 1 to 7;
input FEV1 @@ ; output; end; end;
cards;
2.95   3.09   1.85   3.20   3.30   3.40   3.25
2.14   1.73   2.50   2.47   3.10   1.76   2.01
2.60   1.91   1.69   2.10   1.51   1.20   1.68
;
proc npar1way wilcoxon;where grp in (1,2); class grp;var FEV1;run;
proc npar1way wilcoxon;where grp in (1,3); class grp;var FEV1; run;
proc npar1way wilcoxon; where grp in (2,3); class grp;var FEV1;run;
```

SAS 输出结果如下：

Wilcoxon Scores（Rank Sums）for Variable FEV1 Classified by Variable grp					
grp	N	Sum of Scores	Expected Under H0	Std Dev Under H0	Mean Score
1	7	70.0	52.50	7.826238	10.0
2	7	35.0	52.50	7.826238	5.0

Wilcoxon Two-Sample Test					
Statistic	Z	Pr > Z	Pr > |Z|	t Approximation	
				Pr > Z	Pr > |Z|
70.0000	2.1722	0.0149	0.0298	0.0245	0.0489
Z includes a continuity correction of 0.5.					

例 11-5 共三组，两两比较需要比较三次，故 $\alpha' = \dfrac{0.05}{3} = 0.01667$。第一组和第二组比较的双侧 $P = 0.0298$，故按照 $\alpha' = 0.01667$ 水准，第一组和第二组差异无统计学意义。第一组和第三组、第二组和第三组比较的结果略。

9．多个样本两两比较的 Nemenyi 法

SAS 程序如下：

```
data li11_5; do grp = 1 to 3; do i = 1 to 7;  input fev1 @@; output; end; end;
cards;
2.95    3.09    1.85    3.20    3.30    3.40    3.25
2.14    1.73    2.50    2.47    3.10    1.76    2.01
2.60    1.91    1.69    2.10    1.51    1.20    1.68
;
ods output wilcoxonscores = ws; ods output kruskalwallistest = kwt;
proc npar1way wilcoxon data = li11_5; var fev1; class grp; run;
data ws1; set ws;keep class meanscore;
data ws2; set ws;keep class n;
proc transpose data = ws1 out = ws3 prefix = meanscore; /＊将三组 meanscore 值横置＊/
id class; var meanscore;run;
proc transpose data = ws2 out = ws4 prefix = n; id class; var n;run;
data ns; set ws4;ns = n1 + n2 + n3;run;
data kwt1; set kwt;hc = chisquare; keep hc;run;
data wskwt; merge ws3 ws4 ns kwt1; drop _name_ _label_; run;
data nemenyi; set wskwt;
h = 12 * ((meanscore1 ** 2) * n1 + (meanscore2 ** 2) * n2 + (meanscore3 ** 2) * n3)/(ns * (ns + 1)) - 3 * (ns +
1);
c = h/hc;
x12 = (meanscore1 - meanscore2) ** 2 /((ns * (ns + 1)/12) * (1/n1 + 1/n2) * c); /＊计算 1 和 2 比较的 χ² 值＊/
x13 = (meanscore1 - meanscore3) ** 2/((ns * (ns + 1)/12) * (1/n1 + 1/n3) * c); /＊计算 1 和 3 比较的 χ² 值＊/
x23 = (meanscore2 - meanscore3) ** 2/((ns * (ns + 1)/12) * (1/n2 + 1/n3) * c); /＊计算 2 和 3 比较的 χ² 值＊/
p12 = probchi(2.5,x12,2) + 1 - probchi(97.5,x12,2);  /＊计算 1 和 2 比较的双尾概率值＊/
p13 = probchi(2.5,x13,2) + 1 - probchi(97.5,x13,2);  /＊计算 1 和 3 比较的双尾概率值＊/
p23 = probchi(2.5,x23,2 ) + 1 - probchi(97.5,x23,2);  /＊计算 1 和 3 比较的双尾概率值＊/
proc print data = nemenyi;                      /＊输出三组的 χ² 值和相应的概率值＊/
var x12 x13 x23 p12 p13 p23;
run;
```

Nemenyi 法两两比较的 SAS 输出结果如下：

Obs	x12	x13	x23	p12	p13	p23
1	3.43043	10.1596	1.78293	0.24188	.003615962	0.45070

40 ~ 49 岁组与 50 ~ 59 岁组($\chi^2 = 3.43043, P = 0.24188$)、50 ~ 59 岁组与 60 ~ 69 岁组($\chi^2 = 1.78293, P = 0.45070$)的组间差别均无统计学意义。40 ~ 49 岁组与 60 ~ 69 岁组($\chi^2 = 10.1596, P = 0.00362$)$FEV_1$ 的差异有统计学意义。

10. 随机区组设计多组样本两两比较的 SNK 法

SAS 程序如下：

```
data li11_7;
do coach = 1 to 3; do st = 1 to 10;
input x @@; output; end; end;
cards;
4      2.5    4      3.5    3.5    2.5    4      3.5    3      2.5
4      4      3.5    4      3      3.5    3.5    3.5    4      3
5      4      4.5    5      4      3.5    3.5    4.5    4      4
;
proc rank out = ranks; var x;              /*用 rank 过程对变量 x 编秩,得数据集 ranks*/
ranks y; run;                              /*数据集 ranks 中的秩变量名为 y*/
proc anova data = ranks;                   /*对数据集 ranks 中的 y 作方差分析*/
class coach st; model y = coach st; means course/SNK;  /*用 SNK 法进行课程的两两组间比较*/
run;
```

SNK 法两两组间比较的 SAS 输出结果如下:

Number of Means	2	3
Critical Range	5.9785725	7.2629199

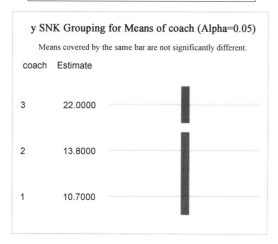

教练 1 和教练 2 在同一亚组,故教练 1 和教练 2 的评分情况无统计学差异;教练 3 与教练 1 和教练 2 均不在同一亚组,故教练 3 与教练 1 的评分情况有统计学差异,教练 3 与教练 2 的评分情况有统计学差异。

小　结

（1）非参数检验方法不涉及特定的总体分布,又称任意分布检验或与分布无关检验,其推断方法和总体分布无关,但不能理解为与所有分布(如有关秩的分布)无关。

（2）秩和检验的应用范围很广,主要用于以下几种情况:① 样本所代表的总体分布不易确定;② 分布呈非正态而又无适当的数据转换方法;③ 观察指标不能或未加精确测量,如有序分类资料等样本的假设检验问题,均可用非参数统计方法。

（3）单样本中位数和已知总体中位数比较,若单组随机样本来自正态总体,比较其总体均数与某已知总体均数是否不同,可用 t 检验;若样本来自非正态总体或总体分布无法确定,可以进行 Wilcoxon 符号秩和检验,检验总体中位数是否等于某已知总体的中位数。两独立样本比较的 Wilcoxon 秩和检验,目的是推断两样本分别代表的总体分布位置是否不同。多个样本比较的秩和检验是由 Kraskal 和 Wallis 在 Wilcoxon 秩和检验的基础上扩展而来的,又称为 *K-W* 检验或 *H* 检验,目的是推断多个样本分别代表的总体分布位置是否不同。

(4)两组或多组等级资料比较,其检验步骤与两组或多组资料的秩和检验相似,不同的是需要计算各等级的秩次范围和平均秩次。

练 习 题

一、单项选择题

1. 单样本中位数与已知总体中位数比较的 Wilcoxon 符号秩和检验,确定 *P* 值的方法为( )。

 A. *T* 越大,*P* 值越大

 B. *T* 越大,*P* 值越小

 C. *T* 值在界值范围内,*P* 值小于相应的 α

 D. *T* 值在界值范围内,*P* 值大于相应的 α

2. 以下检验方法,不属于参数检验的方法是( )。

 A. *t* 检验　　　　　B. *z* 检验　　　　　C. *F* 检验　　　　　D. *T* 检验

3. 完全随机设计两独立小样本计量资料比较的假设检验,首先应考虑( )。

 A. 用 *t* 检验

 B. 用 Wilcoxon 秩和检验

 C. 用 *t* 检验或 Wilcoxon 秩和检验均可

 D. 资料符合 *t* 检验还是 Wilcoxon 秩和检验条件

4. 在完全随机设计两样本比较的秩和检验中,下列描述正确的是( )。

 A. 两组数据分别由小到大编秩

 B. 遇有相同数据,若在不同组,按顺序编秩

 C. 遇有相同数据,若在不同组,取其平均秩次

 D. 以样本例数较大组的秩和 *T* 查 *T* 界值表

5. 对于等级资料,在比较各处理组的效应有无差别时宜采用( )。

 A. *t* 检验　　　　　B. *z* 检验　　　　　C. 秩和检验　　　　　D. 方差分析

6. 完全随机设计两独立小样本比较的秩和检验,其检验统计量 *T* 是( )。

 A. 以秩和较小组为 *T*

 B. 以秩和较大组为 *T*

 C. 以样本含量较小组秩和为 *T*

 D. 以样本含量较大组秩和为 *T*

7. 对完全随机设计的两样本均数进行比较,已知 $n_1 = 14, n_2 = 10$,两总体方差不齐且呈极度偏态的资料宜用( )。

 A. *t'* 检验

 B. *t* 检验

 C. Wilcoxon 秩和检验

 D. *t'* 检验和 Wilcoxon 秩和检验均可

8. 完全随机设计三样本均数比较的秩和检验,已知 $n_1 = n_2 = n_3 = 5$,确定 *P* 值应查( )。

 A. χ^2 界值表　　　B. *H* 界值表　　　C. *T* 界值表　　　D. *M* 界值表

9. 对满足 *t* 检验条件的计量资料,如果采用 Wilcoxon 秩和检验,则可能( )。

 A. 增大 I 类错误

 B. 减小 I 类错误

 C. 增大 II 类错误

 D. 减小 II 类错误

10. 在配对设计计量资料 Wilcoxon 符号秩和检验中,原假设 H_0 为( )。

 A. 差值总体均数等于零

 B. 差值总体均数不等于零

 C. 差值总体中位数等于零

 D. 差值总体中位数不等于零

二、计算分析题

1. 某研究者为了比较高校非专业男运动员与普通男大学生的体脂量,现抽取某大学 12 名校篮球队男生,按年龄、身高、体重相近的条件 1:1 配对,抽取 12 名非校队的普通男大学生,测得他们的体脂量,数

据如表 11-10 所示。试问:高校非专业男运动员与普通男大学生的体脂量是否有差别?(经检验,差值 d 不服从正态分布。)

表 11-10 某大学 12 名篮球队男生和 12 名非校队的普通男大学生体脂量(kg)

对子号	1	2	3	4	5	6	7	8	9	10	11	12
普通男生	23	24	21	26	25	20	22	24	23	20	25	21
篮球队男生	17	17	20	18	21	18	21	17	15	20	17	22
差值 d	6	7	1	8	4	2	1	7	8	0	8	−1

2. 某研究者观察甲、乙两种疗法治疗晚期胃癌的疗效,以生存周数作为观察指标,实验结果如下。试问:甲、乙两种疗法的疗效是否不同?

甲疗法	110	149	133	127	149	147	150	122	
乙疗法	120	140	182	184	132	128	188	188	181

3. 某医生为评价甲、乙、丙三种药物治疗儿童慢性中耳炎的疗效,将 120 名慢性中耳炎患者随机分到甲、乙、丙三种药物的治疗组。治疗 4 周后,结果如表 11-11 所示。试比较甲、乙、丙三种药物治疗慢性中耳炎的疗效。

表 11-11 120 名慢性中耳炎患者用三种不同药物治疗的结果

	治愈	显效	好转	无效	合计
甲治疗组	10	18	18	2	48
乙治疗组	8	14	20	3	45
丙治疗组	2	6	18	1	27
合计	20	38	56	6	120

该医生采用了行×列表的 χ^2 检验,SAS 软件分析结果为 $\chi^2 = 6.8365, P = 0.3362$,故认为这三种药物治疗慢性中耳炎的效果没有差别。试问:该研究者所选择的统计分析方法是否合适?请进行分析。

4. 为研究低脂饮食、耐力训练以及两者共同作用对大鼠的减肥效果,将同种属的 28 只大鼠按窝别、性别、体重条件配成 7 个区组,每个区组的 4 只大鼠随机分配到对照组、低脂饮食组、耐力训练组和低脂饮食+耐力训练组,干预 6 周后,测定大鼠体脂量如表 11-12 所示。试分析不同干预方法的减肥效果有无不同。

表 11-12 不同干预组干预前后体脂量变化值(g)

区组	对照组	低脂饮食	耐力训练	低脂饮食+耐力训练
1	2.9	14.4	22.0	23.8
2	−7.5	9.2	8.3	20.0
3	4.5	10.0	11.3	14.0
4	5.1	3.6	15.0	17.5
5	−5.5	9.0	6.3	18.0
6	7.6	8.7	8.5	20.7
7	−3.9	14.4	12.0	17.8

(裴育芳)

第十二章 分类变量资料的统计学推断

对于分类变量,常采用率或构成比进行统计描述,而样本率或样本构成比组间比较最常用的统计推断方法为 χ^2 检验。此外,χ^2 检验还可以用于两个分类变量之间的关联性检验。

第一节 完全随机设计两样本率比较的 χ^2 检验

两样本率的比较是通过完全随机设计所得到的两个样本率 p_1 与 p_2 的比较,来推断它们所代表的两个总体率 π_1 与 π_2 是否相等。

例 12-1 为探究吉西他滨联合铂类药物治疗转移性三阴(雌激素受体、孕激素受体、人表皮生长因子受体 2 均为阴性)乳腺癌的效果,某研究者于 2020 年 1 月至 2020 年 12 月共收集了符合纳入及排除标准的转移性三阴乳腺癌患者 80 例,随机分为两组,每组各 40 例。对照组实施吉西他滨的治疗方案,即第 1、8 天化疗,并给予患者吉西他滨静脉滴注,用药剂量为 1000 mg/m²,时间控制在 0.5 h;实验组实施吉西他滨联合铂类药物的治疗方案,吉西他滨治疗方案同对照组,并在化疗第 1 天,给予患者奈达铂静脉滴注,用药剂量为 8 mg/m²。3 周为 1 个周期,两组均治疗 2 个周期,随后接受疗效评价。观察指标为两组患者的病情缓解程度,包括两种情况:① 完全缓解,即影像学查实病灶完全消失;② 部分缓解,即影像学查实靶病灶长径较之前减少 30% 以上,病情缓解率 = (完全缓解 + 部分缓解)/总例数 ×100%。试问:两种治疗方案的缓解率有无差异?(两组患者的年龄、病程等其他影响因素在两组间均衡。)

表 12-1 两组患者病情缓解情况比较

分组	缓解	未缓解	治疗人数	缓解率/%
实验组	28(21)	12(19)	40	70.0
对照组	14(21)	26(19)	40	35.0
合计	42	38	80	52.5

表 12-1 内 28、12、14 和 26 为 4 个基本数据,4 个格子对应的数据习惯上分别表示为 a、b、c、d,其余数据如行合计(n_R)、列合计(n_C)、总合计(n)及有效事件发生率等均可由这 4 个基本数据计算出来。基本数据的行数和列数均为 2 者,称为 2×2 表资料或四格表(fourfold table)资料。

一、χ^2 检验的基本思想与分析步骤

(一)χ^2 检验的基本步骤

1. 建立检验假设,确定检验水准

H_0:实验组和对照组三阴乳腺癌病情的总体缓解率相同,即 $\pi_1 = \pi_2$。

H_1:实验组和对照组三阴乳腺癌病情的总体缓解率不同,即 $\pi_1 \neq \pi_2$。

$\alpha = 0.05$。

2. 计算检验统计量 χ^2 值

若无效假设 H_0 成立,即两组的有效事件发生率相同,且可用两样本合并率52.5%作为合并总体率的最佳点值估计。在有效事件发生率为52.5%的情况下,理论上实验组的缓解人数为21,未缓解人数为19;对照组缓解人数为21,未缓解人数为19。21、19、21、19 称为理论频数(theoretical frequency),简称理论数(T),用公式(12-1)计算。

$$T_{RC} = \frac{n_R n_C}{n} \tag{12-1}$$

式中,T_{RC}为第 R 行、第 C 列的理论频数,n_R 为相应的行合计,n_C 为相应的列合计。实际观测得到的数据28、12、14 和 26 称为实际频数(actual frequency),简称实际数(A)。每个格子的理论频数与实际频数并不相等,但两者之差的绝对值都相同,$|A - T| = 7$。当 H_0 为真时,两样本率不会相差太大,相应地理论频数(T)与实际频数(A)差异也不会太大。但当理论频数与实际频数相差较大,超出了误差允许的范围时,就有理由怀疑 H_0 的成立。因此,可以通过构造 A 与 T 吻合程度的统计量,来反映两样本率的差别。另一方面,用相对数表示这一差异比用绝对数表示更合理。引入χ^2统计量来表述理论频数与实际频数之间的差异为:

$$\chi^2 = \sum \frac{(A - T)^2}{T} \tag{12-2}$$

这样计算得到的 χ^2 值又称 Pearson χ^2。在 H_0 假设成立的前提下,χ^2 值的分布近似χ^2_ν分布;ν 为自由度,即在行合计和列合计不变的情况下可以自由变动的格子数。自由度的计算公式如下:

$$\nu = (r-1)(c-1) \tag{12-3}$$

式中,r 是行数,c 是列数。

将表12-1数据及计算出的理论数代入公式(12-2)和公式(12-3),得:

$$\chi^2 = \frac{(28-21)^2}{21} + \frac{(12-19)^2}{19} + \frac{(14-21)^2}{21} + \frac{(26-19)^2}{19} = 9.82$$
$$\nu = (2-1)(2-1) = 1$$

3. 确定 P 值,做出统计推断

查χ^2界值表,得$\chi^2_{0.05,1} = 3.84$,$\chi^2 = 9.82 > 3.84$,$P < 0.05$,按 $\alpha = 0.05$ 水准,拒绝 H_0,接受 H_1,差异有统计学意义,可认为两组治疗三阴乳腺癌病情缓解的效果不同,根据现有资料来看,吉西他滨联合奈达铂的效果优于单纯吉西他滨治疗组。

(二)χ^2检验的基本思想

χ^2 检验的基本思想是:在假定 H_0 成立的条件下,两独立样本的总体率 π_1、π_2 可以看作来自总体参数为 π 的同一总体。在此条件下,经从同一总体随机抽样所得的两个样本率在一般情况下应相差不大,两独立样本所对应的四格表实际频数与理论频数,即$|A - T|$在一般情况下相差也不大。χ^2 值反映了理论频数和实际频数的吻合程度。

为了更好地反映在不同抽样情况下$|A - T|$差值的分布规律,Karl Pearson 引入了 χ^2 统计量,以此来反映 A-T 差值的分布规律(公式 12-2)。χ^2 分布概率密度函数所对应的图形具有以下特征。

(1)与 z、t、F 分布一样,χ^2 分布也是一种连续型的分布,只有一个参数 ν 决定它的形状。

(2)自由度 ν 越小,分布越偏斜;ν 增大,曲线趋于对称;$\nu \to \infty$,χ^2 分布趋向正态分布。

(3)χ^2 图形的面积分布有规律性,χ^2 分布密度曲线下的面积都是1,且不同自由度及卡方取值下的面积可以通过积分获得。

实际应用中,自由度为 ν 及 χ^2 分布曲线下右侧尾部面积为 α 时,χ^2 界值记为$\chi^2_{\alpha,\nu}$。从图 12-1 可知,当 ν 固定时,尾部面积越小,χ^2 界值越大;反之亦然。

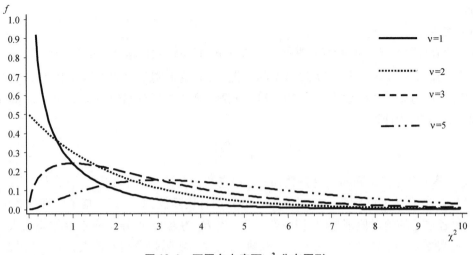

图 12-1   不同自由度下 χ^2 分布图形

在 H_0 成立的条件下,当 $\nu=1$ 时,χ^2 值等于 3.84 及更极端情况的概率为 0.05,相对而言,在此条件下,理论上 95% 的抽样样本其 χ^2 值都会落在 0~3.84 这个区域。根据小概率事件的定义,说明在 H_0 成立的条件下,χ^2 值落在大于 3.84 及更极端的区域是不大可能发生的事件。如果实际样本所计算的 χ^2 值大于或等于 3.84,按 $\alpha=0.05$ 水平,拒绝 H_0,接受 H_1。反之,如果 χ^2 值小于 3.84,则不拒绝 H_0。

从本例来看,$\chi^2=9.82$,该卡方值比较大,也从侧面反映了实际频数与理论频数的不吻合。其真正原因很有可能是两样本率来自两个不同的总体,即 H_0 假设实际上是不成立的。

二、完全随机设计四格表资料的专用公式

如果将表 12-1 中的四个基本数据分别用 a、b、c、d 表示(表 12-2),则通过推导可将公式(12-2)转换成四格表的专用公式:

$$\chi^2 = \frac{(ad-bc)^2 n}{(a+b)(a+c)(c+d)(b+d)} \tag{12-4}$$

表 12-2   吉西他滨联合奈达铂组以及吉西他滨组治疗转移性三阴乳腺癌的效果比较

分组	缓解	未缓解	治疗人数
实验组	28(a)	12(b)	40($a+b$)
对照组	14(c)	26(d)	40($c+d$)
合计	42($a+c$)	38($b+d$)	80(n)

例 12-1   按公式(12-4)计算如下:

$$\chi^2 = \frac{(ad-bc)^2(a+b)(c+d)(a+c)(b+d)}{} = \frac{(28\times26-12\times14)^2\times80}{40\times40\times42\times38} = 9.82$$

计算结果与公式(12-2)计算结果相同。

三、完全随机设计四格表资料的校正

χ^2 分布原本是由正态分布变量计算得到的统计量的一种分布,属于连续性分布。而分类资料是离散的,利用公式(12-2)计算的 χ^2 值是近似的。对于四格表资料,当 $n\geq40$ 且所有 $T\geq5$ 时,近似程度比较好,可直接采用 χ^2 检验进行组间比较;当 $n\geq40$ 且所有格子的 $T\geq1$,但是有 $1\leq T<5$ 时,计算得到的 P 值可能偏小,需要进行连续性校正(correction of continuity)。

基本公式的校正为:

$$\chi^2 = \sum \frac{(|A - T| - 0.5)^2}{T} \qquad (12-5)$$

专用公式的校正为:

$$\chi^2 = \frac{(|ad - bc| - n/2)^2 n}{(a+b)(c+d)(a+c)(b+d)} \qquad (12-6)$$

当 $n < 40$ 或有 $T < 1$ 时,不能用 χ^2 检验,需要用确切概率法进行组间比较。

例 12-2 假体周围感染(PJI)是关节置换术最严重的并发症之一,有研究者想了解贫血是否为关节置换术后 PJI 发生的影响因素,收集了 2019 年 1 月至 2020 年 12 月在其单位进行初次全髋关节置换术后发生 PJI 的 16 例患者为病例组,随机选择同期进行初次全髋关节置换术后未发生 PJI 者 30 例患者为对照,根据术前血红蛋白水平 < 100 g/L 者定义为贫血,整理结果见表 12-3 所示。试比较两组患者术前的贫血患病率有无差别。(患者的性别、年龄、病情、病程等在两组间是均衡的。)

表 12-3 两组患者初次全髋关节置换术后 PJI 发生情况的比较

组别	术前贫血		合计	患病率/%
	是	否		
病例组	8(4.52)	8(11.48)	16	50.00
对照组	5(8.48)	25(21.52)	30	16.67
合计	13	33	46	26.26

χ^2 检验步骤如下。

1. 建立检验假设,确定检验水准

H_0: $\pi_1 = \pi_2$。

H_1: $\pi_1 \neq \pi_2$。

$\alpha = 0.05$。

2. 计算检验统计量

因本例 $n > 40$,且有一个格子的理论频数为 4.52,需要用校正公式计算卡方值。

$$\chi^2 = \frac{(|8 \times 25 - 8 \times 5| - 46/2)^2 \times 46}{16 \times 30 \times 13 \times 33} = 4.19, \nu = 1$$

3. 得出 P 值,做出统计推断

本例 $\chi^2 > 3.84$, $P < 0.05$,按 $\alpha = 0.05$ 水准,拒绝 H_0,接受 H_1,可以认为两组患者术前的贫血患病率不同。根据现有数据,可以认为初次全髋关节置换术后发生 PJI 者中术前贫血患病率高于未发生 PJI 者。

四、完全随机设计四格表资料的确切概率法检验

四格表资料若有理论频数 $T < 1$ 或总例数 $n < 40$,或者 χ^2 检验所得到的 P 值接近检验水准 α 时,应采用确切概率(exact probability)法进行组间比较。确切概率法不属于 χ^2 检验范畴,作为四格表 χ^2 检验的补充而列入本节。

确切概率法的基本思想是:在周边合计数不变的条件下,表中的实际频数有多种组合,利用公式(12-7)计算各种组合的概率,然后计算单侧或双侧概率,与检验水准 α 做比较,做出统计推断。

$$P = \frac{(a+b)!\ (c+d)!\ (a+c)!\ (b+d)!}{a!\ b!\ c!\ d!\ n!} \qquad (12-7)$$

例 12-3 某医生为评价某甲、乙种两种品牌的亲水接触镜矫正近视的效果及舒适性有无差别,收集了 36 位近视眼患者,随机分配到甲、乙两种品牌的软性亲水接触镜组中,每组 18 人。佩戴软性亲水接触镜 1 周后,甲组 18 只右眼出现轻微角膜缘充血 4 只,乙组 18 只右眼出现轻微角膜缘充血有 1 只。试比较

两组角膜缘充血率有无差别（表 12-4）。

表 12-4　两组角膜缘充血率的比较

组别	阳性	阴性	合计	充血率/%
甲组	4(a)	14(b)	18	22.22
乙组	1(c)	17(d)	18	5.55
合计	5	31	36	13.89

确切概率法检验步骤如下。

1. 建立检验假设，确定检验水准

H_0：两组角膜缘充血总体率相同，即 $\pi_1 = \pi_2$。

H_1：两组角膜缘充血总体率不同，即 $\pi_1 \neq \pi_2$。

双侧 $\alpha = 0.05$。

2. 计算 P 值

当周边合计固定时，在 H_0 假设条件下出现样本格子数的概率为：

$$P_r = \frac{9!\ 24!\ 22!\ 11!}{4!\ 18!\ 5!\ 6!\ 33!} = 0.08762728$$

同理可算出所有具有相同周边合计的各种组合的四格表概率 P_i（表 12-5）。

P 值是样本观察到的情况以及比现有样本更极端情况的概率。对双侧检验，如将现有样本概率记为 P_r，则所有概率小于等于 P_r 的四格表的概率之和即为确切概率法的结果。如果是单侧检验，则将相应方向上所有概率小于等于 P_r 的四格表的概率相加即可。

本研究应采用双侧检验，故 $P = P_1 + P_2 + P_5 + P_6 \approx 0.3377$，即获得当前样本和比它更极端样本的概率是 0.3377，按 $\alpha = 0.05$ 检验水准，尚不能拒绝 H_0，不能认为两组角膜缘充血总体率不同。

表 12-5　周边合计固定的各种四格表及其概率

编号	阳性	阴性	P_i
1	0 5	18 13	0.0227
2	1 4	17 14	0.1461
3	2 3	16 15	0.3312
4	3 2	15 16	0.3312
5	4 1	14 17	0.1461(P_r)
6	5 0	13 18	0.0227

如果本例采用单侧检验来判断甲组角膜缘充血总体率是否比乙组高，并且其他条件不变，则研究假设分别如下。

H_0：两组角膜缘充血总体率相同，即 $\pi_1 = \pi_2$。

H_1：甲组角膜缘充血总体率是比乙组高，即 $\pi_1 > \pi_2$。

单侧 $\alpha = 0.05$。

将表 12-5 中甲组角膜缘充血比乙组高且概率 $\leqslant P_r$ 的所有四格表的概率之和与 α 比较，得 $P = P_5 +$

$P_6 \approx 0.1688 > 0.05$。因此,尚不能认为甲组角膜缘充血总体率比乙组高。

第二节　配对设计两样本率比较的 χ^2 检验

与数值变量相似,分类变量也有配对比较形式。例如,对同一批观察对象或检测样品进行两种处理,结果以分类变量表示,如阳性、阴性,此类资料可采用配对 χ^2 检验进行分析。流行病学上常用的 1 : 1 配对形式的病例对照研究也是一种配对设计。

一、配对设计 χ^2 检验的基本思想及基本步骤

例 12-4　血友病 A 是由遗传性 F8 基因缺陷造成血浆 FⅧ含量不足或功能缺陷而导致的以出血为主的凝血障碍性疾病。血友病 A 患者接受含有 FⅧ制品替代治疗后可产生特异性抑制 FⅧ促凝活性的同种抗体,抗体检测阳性提示体内存在 FⅧ因子抑制物。某研究者收集了 180 例经过 FⅧ替代治疗的血友病 A 患者,采用其实验室建立的 ELISA 检测方法与改良的 Nijmegen 方法检测 FⅧ同种抗体的活性,结果如表 12-6 所示。试比较两个检测方法的结果有无差异。

表 12-6　两种检测方法结果比较

ELISA 法	改良 Nijmegen 法		合计
	阳性	阴性	
阳性	48(a)	30(b)	78
阴性	12(c)	90(d)	102
合计	60	120	180

上述资料是一比较典型的配对设计资料,同一样本采用不同处理,然后比较两种处理效果的差别。结果有四种组合,即两法均为阳性(a)、两法均为阴性(d)、ELISA 法为阳性而改良 Nijmegen 法为阴性(b)、改良 Nijmegen 法为阳性而 ELAISA 法为阴性(c)。a、d 是两种方法检测结果相同的部分,b、c 是两种方法检测结果不同的部分。实际样本 $b \neq c$,要判断 b 和 c 的差别是抽样误差造成的还是本质差异造成的,必须进行假设检验。

检验步骤如下。

1. 建立检验假设,确定检验水准

分别用 B 和 C 代表样本 b 和 c 的总体参数,建立检验假设如下。

H_0:ELISA 法检测的结果和改良 Nijmegen 法的检测结果相同,即总体 $B = C$。

H_1:ELISA 法检测的结果和改良 Nijmegen 法的检测结果不同,即总体 $B \neq C$。

$\alpha = 0.05$。

2. 计算检验统计量

在 H_0 条件下,b、c 的理论频数为 $T_b = T_c = (b+c)/2$,代入公式(12-2)有:

$$\chi^2 = \frac{\left[b - \frac{b+c}{2}\right]^2}{\frac{b+c}{2}} + \frac{\left[c - \frac{b+c}{2}\right]^2}{\frac{b+c}{2}}$$

上式经整理可得配对 χ^2 统计量的计算公式为:

$$\chi^2 = \frac{(b-c)^2}{(b+c)} \tag{12-7}$$

将表 12-6 中数据代入公式(12-7),计算得 $\chi^2 = \dfrac{(30-12)^2}{30+12} = 7.71$,自由度 $\nu = 1$。

3. 得出 P 值和结论

查 χ^2 界值表,得 $\chi^2_{0.05,1} = 3.84$,$\chi^2 = 7.71 > 3.84$,因此 $P < 0.05$。按 $\alpha = 0.05$ 的检验水准,拒绝 H_0,接受 H_1,即可以认为 ELISA 法与改良 Nijmegen 法检测 FⅧ同种抗体的结果不同。

二、配对设计四格表资料的校正

配对设计的四格表资料采用公式(12-7)计算卡方值时,要求 $b+c \geqslant 40$ 时;当 $b+c < 40$ 时,需要采用公式(12-8)计算校正的卡方值,或者采用配对设计四格表资料的确切改概率法进行组间比较(见本章 SAS 程序)。

$$\chi^2 = \frac{(|b-c|-1)^2}{(b+c)} \tag{12-8}$$

例 12-5 某研究者采用罗-琴氏培养基和结核杆菌快速分离液体培养基分别对 60 例结核病人的痰液进行培养,结果罗-琴氏培养基的结核杆菌阳性率为 45.0%,结核杆菌快速分离液体培养基的结核杆菌阳性率为 63.3%,共同阳性率为 30.0%(表 12-7)。试比较两种培养基对结核杆菌的培养率有无差别。

表 12-7　两种培养基结核杆菌的培养结果比较

罗-琴氏培养基	液体培养基		合　计
	阳性	阴性	
阳性	18(a)	9(b)	27
阴性	20(c)	13(d)	33
合计	38	22	60

检验步骤如下。

1. 建立检验假设,确定检验水准

H_0:两种培养基的阳性率相同,即总体 $B = C$。

H_1:两种培养基的阳性率不同,即总体 $B \neq C$。

$\alpha = 0.05$。

2. 计算检验统计量

因为本例 $b+c < 40$,采用公式(12-8)计算校正的 χ^2 值。将数据代入公式(12-8),得:

$$\chi^2 = \frac{(|9-20|-1)^2}{(9+20)} = 3.45,\ \nu = 1。$$

3. 得出 P 值和结论

查 χ^2 界值表,得 $\chi^2_{0.05,1} = 3.84$,$\chi^2 = 3.45 < 3.84$,因此 $P > 0.05$。按 $\alpha = 0.05$ 的检验水准,不拒绝 H_0,尚不能认为两种培养基对结核病人痰液中结核杆菌的培养率不同。

配对设计四格表资料的 χ^2 检验方法又称作 McNemar χ^2 检验,目的是推断两种处理结果有无差别。在进行 McNemar χ^2 检验时须注意,当 a 与 d 的数字都特别大,而 b 和 c 的数字相对较小时,即使 McNemar χ^2 检验有统计学意义,其实际意义也不大。对于配对设计的四格表资料还可以进行相关分析或一致性检验,具体方法详见本章第四节。

第三节　行×列表资料的 χ^2 检验

在两样本率的比较中,基本数据只有 4 个,排成 2 行 2 列,称 2×2 列联表;在多个率的比较中,基本数据有 R 行 2 列,称 $R×2$ 列联表;如果有 R 行 C 列的构成比资料,可称为 $R×C$ 列联表。将行数或列数大于 2 的频数分布表统称行×列的列联表。

行×列的列联表资料的 χ^2 检验可以用公式(12-2)计算 χ^2 值,也可以利用其专用公式(12-9)计算 χ^2 值。

$$\chi^2 = n\left(\sum \frac{A^2}{n_r n_c} - 1 \right) \tag{12-9}$$

式中符号的意义同前。

一、多组率的比较

例 12-6　在比较降糖 I 号、格列本脲、消渴丸治疗 2 型糖尿病疗效的研究中,研究者将 180 名符合条件的患者随机分成三组,分别用上述三种药物进行治疗,8 周后三组患者的治疗效果如表 12-8 所示。试分析三种药物的总体有效率是否有差别。(假设三组研究对象的年龄、性别与病程均衡。)

表 12-8　三种药物治疗 2 型糖尿病的疗效

分组	治疗效果		合计	有效率/%
	有效	无效		
降糖 I 号	38	22	60	63.33
格列本脲	51	9	60	85.00
消渴丸	55	5	60	91.67
合计	144	36	180	80.00

检验步骤如下。

1. 建立检验假设,确定检验水准

H_0:三种药物治疗 2 型糖尿病的总体有效率相等。

H_1:三种药物治疗 2 型糖尿病的总体有效率不等或不全相等。

$\alpha = 0.05$。

2. 计算理论值和检验统计量

$$\chi^2 = 180\left(\frac{38^2}{144 \times 60} + \frac{22^2}{36 \times 60} + \frac{51^2}{144 \times 60} + \frac{9^2}{36 \times 60} + \frac{55^2}{144 \times 60} + \frac{5^2}{36 \times 60} - 1 \right) = 16.46$$

$$\nu = (3-1)(2-1) = 2$$

3. 确定 P 值,做出统计推断

查 χ^2 界值表,得 $\chi^2_{0.05,2} = 5.99$,$P < 0.05$。按 $\alpha = 0.05$ 的检验水准拒绝 H_0,可以认为三种药物治疗 2 型糖尿病的有效率不等或不全相等。

二、两组或多组构成比的比较

例 12-7　为探讨冠心病与载脂蛋白 E 基因第 4 外显子多态性的关系,选择符合条件的冠心病病人 120 例(均经选择性冠状动脉造影术确诊),另选 120 名健康者作为对照(经冠状动脉造影确认无冠心病)。所有的研究对象提取全血 DNA,用聚合酶链式反应 – 限制性片段多态性技术检测载脂蛋白 E 基因型,等位基因分别为 $\varepsilon2$、$\varepsilon3$、$\varepsilon4$,240 例对象的等位基因频数分布如表 12-9 所示。试分析冠心病组与对照组载脂蛋白 E 等位基因频率分布是否相同。

表 12-9　冠心病组与对照组载脂蛋白 E 等位基因的频率分布

分组	$\varepsilon2/\%$	$\varepsilon3/\%$	$\varepsilon4/\%$	合计
冠心病组	8(6.67)	99(82.50)	13(10.83)	120
对照组	6(5.00)	87(77.50)	21(17.50)	120
合计	14	192	34	240

1. 建立检验假设,确定检验水准

H_0:冠心病组与对照组载脂蛋白 E 等位基因频率分布相同。

H_1:冠心病组与对照组载脂蛋白 E 等位基因频率分布不同。

$\alpha = 0.05$。

2. 计算检验统计量

$$\chi^2 = 240\left(\frac{8^2}{120 \times 14} + \frac{99^2}{120 \times 192} + \cdots + \frac{21^2}{120 \times 34} - 1\right) = 2.36$$

$$\nu = (2-1)(3-1) = 2$$

3. 确定 P 值,做出统计推断

本例 $\chi^2 < \chi^2_{0.05,2} = 5.99$,$P > 0.05$。按 $\alpha = 0.05$ 的检验水准,不拒绝 H_0,两组差异无统计学意义,尚不能认为冠心病组与对照组载脂蛋白 E 等位基因频率分布不同。

三、单向有序资料

分组变量无序而结果变量有序的资料称为单向有序资料。对于单向有序的行×列的列联表,如进行普通的 χ^2 检验只能说明各处理组效应在构成比上有无差别。在比较各处理组的效应有无差别时,可以进行秩和检,也可以采用 CMH(Cochran-Mantel-Hanenszel)方法计算行平均分检验统计量进行分析。关于单向有序资料的秩和检验方法详见第十一章,下面介绍单向有序行×列的列联表的行平均分检验。

例 12-8　对 120 例下肢淋巴水肿患者进行中医辨证分型,所有病例均行彩色超声检查,检测皮肤全层、皮下组织和深筋膜增厚度,按照超声图像将皮下组织回声分为 5 个等级,结果见如表 12-10 所示。试比较不同中医证型之间超声显像结果有无差别。

表 12-10　不同中医证型淋巴水肿患者皮下组织回声分布

中医证型	皮下组织回声强度					合计
	−	+	++	+++	++++	
湿热下注型	6	25	7	4	2	44
寒湿阻络型	3	4	15	10	2	34
痰凝血瘀型	0	2	8	14	18	42
合计	9	31	30	28	22	120

行平均分检验的基本思想是:人为地对研究指标即列变量进行评分,如评回声强度"−"为 1 分、"+"为 2 分、"++"为 3 分、"+++"为 4 分、"++++"为 5 分,然后计算行平均得分。如果无效假设成立,行平均得分应与合计的平均得分相差不大,否则就有理由拒绝无效假设。行平均分检验中评分方法有多种,默认的是整数评分法,如评回声强度"−"为 1 分、"+"为 2 分等。其他评分方法有 Rank、Ridit、Modified Ridit scores 以及 Logrank scores 等。

下面以整数评分法为例,介绍行平均分检验统计量的计算。

1. 建立假设,确定检验水准

H_0: 不同中医证型之间皮下组织回声强度相同。

H_1: 不同中医证型之间皮下组织回声强度不全相同或全不相同。

$\alpha = 0.05$。

2. 计算每一行平均分

$$\bar{f}_i = \sum_{j=1}^{c} \frac{a_j n_{ij}}{n_{i+}} \tag{12-10}$$

式中,i 表示行,j 表示列,a_j 为第 j 列的评分,n_{i+} 表示第 i 行的行合计。

第一行的平均分:$\bar{f}_1 = \dfrac{1 \times 6 + 2 \times 25 + 3 \times 7 + 4 \times 4 + 5 \times 2}{44} = 2.3409$

第二行的平均分:$\bar{f}_2 = \dfrac{1 \times 3 + 2 \times 4 + 3 \times 15 + 4 \times 10 + 5 \times 2}{34} = 3.1176$

第三行的平均分:$\bar{f}_3 = \dfrac{1 \times 0 + 2 \times 2 + 3 \times 8 + 4 \times 14 + 5 \times 18}{42} = 4.1429$

3. 计算平均期望得分 μ_a 及方差 ν_a

$$\mu_a = \sum_{j=1}^{c} \frac{a_j n_{+j}}{n} \tag{12-11}$$

$$\nu_a = \frac{\sum_{j=1}^{c} (a_j - \mu_a)^2 (n_{+j})}{n} \tag{12-12}$$

本例中,μ_a 及方差 ν_a 的计算结果如下:

$$\mu_a = \frac{1 \times 9 + 2 \times 31 + 3 \times 30 + 4 \times 28 + 5 \times 22}{120} = 3.1917$$

$$\nu_a = \frac{(1 - 3.1917)^2 \times 9 + (2 - 3.1917)^2 \times 31 + (3 - 3.1917)^2 \times 30 + (4 - 3.1917)^2 \times 28 + (5 - 3.1817)^2 \times 22}{120}$$

$$= 1.4883$$

4. 计算检验统计量

$$\chi^2 = \frac{(n-1) \sum_{i=1}^{r} n_{i+} (\bar{f}_i - \mu_a)}{n \nu_a} \tag{12-13}$$

式中的卡方服从自由度为行数 -1 的卡方分布。

本例卡方值的结果如下:

$$\chi^2 = \frac{(120-1)(44 \times (2.3409 - 3.1917)^2 + 34 \times (3.1176 - 3.1917)^2 + 42 \times (4.1429 - 3.1917)^2)}{120 \times 1.4883}$$

$$= 46.66$$

$$\nu = 3 - 1 = 2$$

5. 确定 P 值,做出统计推断

本例 $\chi^2 > \chi^2_{0.05,2} = 5.99$,$P < 0.05$。按 $\alpha = 0.05$ 的检验水准,可以认为不同中医证型之间皮下组织回声强度不全相同或全不相同。

四、多个率的多重比较

在多个率的 χ^2 检验中,拒绝 H_0 只能说明各总体率不全相等或全不相等,若要说明哪两组间是否不同,还需要进一步做多组间的两两比较。

率的多重比较方法较多,任两组比较的方法有调整检验水准法、Sidak 法、SNK 法、Bonferroni 法、Step-Up Hommel 法、Step-Up Hochberg 法、Step-down Holm 法、Step-down Sidak 法、Bootstrap 和 Permutation 法等,多个实验组与对照组比较的方法有 Dunnett-SNK 法、Brunden 法、Bootstrap 和 Permutation 法等。因方法较多,并且每种方法有各自的适用条件,本节仅介绍传统的调整检验水准法及 SNK 法,对其他方法及 SAS 程序感兴趣者可查阅相关文献。

(一) 调整检验水准 α

如果所要比较的组共有 k 个,则任意两组进行 χ^2 检验的次数为 $C = \dfrac{k(k-1)}{2}$。原来假设检验水准为 α,两两比较的假设检验水准为 $\alpha' = \dfrac{\alpha}{C}$。如果例数较少,不宜用 χ^2 检验,应计算确切概率。

例 12-6 的资料进行两两比较的结果(两两比较的具体 P 值使用统计软件计算得到)见表 12-11。

表 12-11 三种药物治疗 2 型糖尿病的疗效之间的两两比较

对比组	四格表 χ^2 值	P 值	检验水准 α'	检验结果
降糖 I 号与格列本脲	7.3505	0.0067	0.0167	*
降糖 I 号与消渴丸	13.8112	0.0002	0.0167	*
格列本脲与消渴丸	1.2938	0.2553	0.0167	—

注:"*"表示差别有统计学意义,"—"表示差别无统计学意义。

两两比较的结果提示,格列本脲和消渴丸治疗 2 型糖尿病的疗效比降糖 I 号好,而格列本脲与消渴丸之间的疗效无统计学差别。

(二) SNK 法

SNK 法是均数多重比较的 SNK 法的延伸。为满足 SNK 法的条件,即抽样分布的正态性,首先按公式进行变量变换。

$$P' = \frac{1}{2}\left(\arcsin\sqrt{\frac{x}{n+1}} + \arcsin\sqrt{\frac{x+1}{n+1}}\right) \tag{12-14}$$

式中,x 为发生数,n 为样本含量。

根据 SNK 法,率的多重比较的统计量为:

$$Q = \frac{P'_A - P'_B}{SE}, \quad SE = \sqrt{\frac{410.35}{n_A + 0.5} + \frac{410.35}{n_B + 0.5}} \tag{12-15}$$

行×列的列联表资料 χ^2 检验的注意事项如下。

(1) 对于行×列的列联表的 χ^2 检验,不能有 1 个格子的理论频数小于 1,或者 $1 \leq T < 5$ 的格子数不能超过总格子数的 $1/5$,否则结果易出现偏性。如果出现上述情况,可以通过增大样本含量从而增大理论频数的方法来解决;也可以采用 Fisher 确切概率法进行统计分析,确切概率可以通过统计软件计算。

(2) 进行多个样本率的比较时,当结论拒绝 H_0,只能认为多个总体率不全相等或全不相等,若要分析哪两组不等,则需要进行率的多重比较。

第四节　分类变量资料的关联性分析

对同一组对象按照两种分类变量的不同水平进行分组,所产生的数据排成双向交叉的统计表,称为列联表。列联表常用以描述行变量和列变量的关系。

一、四格表资料的相关分析

配对设计的四格表资料不仅可以进行组间比较,还可以进行行变量和列变量的关联性分析。

例 12-9　对例 12-4 资料,分析 ELISA 法与改良 Nijmegen 法检测 FⅧ同种抗体的结果有无联系(表 12-12)。

表 12-12　ELISA 法与改良 Nijmegen 法检测 FⅧ同种抗体的结果

ELISA 法	改良 Nijmegen 法		合计
	阳性	阴性	
阳性	48(a)	30(b)	78
阴性	12(c)	90(d)	102
合计	60($a+c$)	120($b+d$)	180

从表 12-12 可以看出,如果 ELISA 法与改良 Nijmegen 法的检测结果完全一致(b 和 c 均应为 0),则 ELISA 法与改良 Nijmegen 法为完全正相关;如果 ELISA 法与改良 Nijmegen 法所得结果完全相反(a 和 d 均为 0),则 ELISA 法与改良 Nijmegen 法为完全负相关。如果 $a:b=c:d$,即 ELISA 结果为"阳性"时改良 Nijmegen 法结果的构成比等于 ELISA 法为"阴性"时改良 Nijmegen 法结果的构成比,则 ELISA 法和改良 Nijmegen 法的结果无关联。因此,ELISA 法和改良 Nijmegen 法检测结果的关联性检验等同于构成比是否相同的假设检验(见公式 12-4)。ELISA 法和改良 Nijmegen 法检测结果的关联程度大小可以用列联系数 r_n,即 φ 系数(Phi coefficient)描述,也可以通过计算 Kappa 值来表示两法诊断结果的一致性程度。

(一)列联系数 r_n 的计算及假设检验

1. 列联系数 r_n 的计算

$$r_n = \frac{(ad-bc)}{\sqrt{(a+b)(a+c)(c+d)(b+d)}} \tag{12-16}$$

本例中,$r_n = \dfrac{(48 \times 90 - 30 \times 12)}{\sqrt{78 \times 102 \times 60 \times 120}} = \dfrac{3960}{7568.567} = 0.5232$

2. 列联系数的假设检验

H_0:ELISA 法与改良 Nijmegen 法的检测结果无关联。

H_1:ELISA 法与改良 Nijmegen 法的检测结果有关联。

$\alpha = 0.05$。

$$\chi^2 = \frac{(ad-bc)^2 n}{(a+b)(a+c)(b+d)(c+d)} = 49.2670, \nu = 1$$

查 χ^2 界值表,得 $\chi^2 > \chi^2_{0.05,1} = 3.84$,$P < 0.05$。按 $\alpha = 0.05$ 的检验水准,拒绝 H_0,因此可以认为 ELISA 法与改良 Nijmegen 法的检测结果存在关联,关联性大小为 0.523。

(二)Kappa 值的计算及统计推断

本例中两种方法诊断结果的关联程度还可进行一致性检验,即 Kappa 检验。如果两种方法诊断结果的一致性越高,则 a 和 d 的数值越大,否则 b 和 c 的数值越多。

1. Kappa 值的计算

公式如下:

$$K = \frac{p_a - p_e}{1 - p_e} \tag{12-17}$$

式中,p_a 为观察一致率,计算公式为 $p_a = \sum_{i=1}^{k} A_{ii}/N$;$p_e$ 为期望一致率,计算公式为 $p_e = \sum_{i=1}^{k} n_{i+} n_{+i}/N^2$。其中,$k$ 为等级数,A_{ii} 为表格中从左上角到右下角的对角线上的实际数,n_{i+} 和 n_{+i} 分别是第 i 行和第 i 列的合计,N 为总合计。当两个诊断完全一致时,$P_a = 1$,此时 Kappa 值为 1。当观测一致率大于期望一致率时,Kappa 值为正数,且 Kappa 值越大,说明一致性越好。当观察一致率小于期望一致率时,Kappa 值为负数,这种情况一般来说比较少见。根据边缘概率的计算,Kappa 值的范围值应在 $-1 \sim 1$ 之间。一般情况下,Kappa 值大于 0.75,表示一致性较好;Kappa 值介于 $0.4 \sim 0.75$,之间表示一致性中等;Kappa 值小于 0.4,表示一致性较差。

2. Kappa 的统计推断

(1) Kappa 的标准误为:

$$s_{\bar{K}} = \frac{1}{(1 - p_e)\sqrt{N}} \times \sqrt{p_e + p_e^2 - \frac{1}{N^3}\sum_{i=1}^{k} n_{i+} n_{+i}(n_{i+} + n_{+i})} \tag{12-18}$$

(2) 总体 Kappa 的置信区间为:

$$K \pm z_{\alpha/2} s_{\bar{K}} \tag{12-19}$$

(3) 总体 Kappa 值等于 0 的统计学检验为:

$$z = \frac{K}{s_{\bar{K}}} \tag{12-20}$$

以上各式中,K 为 Kappa 的缩写。Kappa 值越大,两种方法诊断结果的一致性越大;Kappa 值越小,则两种方法诊断结果的一致性越小。

本例 Kappa 值的计算与统计推断如下:

$p_a = (48 + 90)/180 = 0.7667, p_e = (78 \times 60 + 102 \times 120)/180^2 = 0.5222,$

$K = \dfrac{0.7667 - 0.5222}{1 - 0.5222} = 0.5117,$

$s_{\bar{K}} = \dfrac{1}{(1 - 0.5222)\sqrt{180}} \times \sqrt{0.5222 + 0.5222^2 - \dfrac{1}{180^3}[(78 \times 60)(78 + 60) + (102 \times 120)(102 + 120)]}$

$= 0.155997 \times \sqrt{0.218247} = 0.0729$

总体 Kappa 的置信区间为:

$$(0.5117 - 1.96 \times 0.0729, 0.5117 + 1.96 \times 0.0729) = (0.3688, 0.6546)$$

假设检验步骤如下。

H_0: 总体 $K = 0$,两种检测方法的结果不存在一致性。

H_1: 总体 $K \neq 0$,两种检测方法的结果存在一致性。

$\alpha = 0.05$。

$$z = \frac{0.5117}{0.0729} = 7.0192$$

结果为 $z_{0.05/2} = 1.96$,$7.0219 > 1.96$,$P < 0.05$。按 $\alpha = 0.05$ 的检验水准,拒绝 H_0,即两种检测方法结果存在一致性。尽管假设检验的结果拒绝了 H_0,但是因本例 Kappa 值为 0.5117,说明 ELISA 法与改良 Nijmegen 法的检测结果的一致性不是很好。

二、$R \times C$ 列联表资料的关联性分析

$R \times C$ 列联表资料主要包括双向无序的 $R \times C$ 列联表资料、双向有序且属性不同的 $R \times C$ 列联表资料及双向有序且属性相同的 $R \times C$ 列联表资料。下面对这三种类型列联表资料的关联性分析进行逐一介绍。

（一）双向无序列联表

双向无序的 $R \times C$ 列联表资料是指在二维列联表中,行变量及列变量都是名义变量,并且这两个名义变量分别有 R 个和 C 个可能取值(R 和 C 分别代表列联表的行数和列数,它们均为大于 2 的整数),由此排列而成的列联表称为双向无序的 $R \times C$ 列联表。

例 12-10 某研究者按两种血型系统统计某地 6094 人的血型分布,结果如表 12-13 所示。试问:两种血型的分布有无关系?

表 12-13 6094 人 ABO 血型和 MN 血型的分布

ABO 血型	MN 血型			合计
	M	N	MN	
O	431	490	902	1823
A	388	410	800	1598
B	495	587	950	2032
AB	137	179	325	641
合计	1451	1666	2977	6094

表示双向无序列联表资料的相关关系的列联系数主要有 Phi 系数(Phi coefficient)、Pearson 列联系数(Pearson contingency coefficient)以及 Cramer 提出的列联系数的修正方法(Cramer's V),而 Phi 系数通常用于二分法形成的四格表资料相关性的测量。由配对四格表的关联性检验可知,此类资料的关联性检验等同于构成比是否相同的假设检验(公式 12-9),即如果 ABO 血型与 MN 血型无关,则在 O 型、A 型、B 型、AB 型血的人群中 M 型、N 型、MN 型血的频率分布是相同的。因此,我们可以采用 Pearson 列联系数描述双向无序列联表资料的相关程度,采用行×列表的 χ^2 检验分析关联系数是否有统计学意义。

Pearson 列联系数的计算公式为:

$$r = \sqrt{\frac{\chi^2}{n + \chi^2}} \tag{12-21}$$

本资料的关联性分析如下。

H_0: 两种血型的分布无关联。

H_1: 两种血型的分布有关联。

$\alpha = 0.05$。

$$\chi^2 = 6094 \left(\frac{431^2}{1823 \times 1451} + \frac{490^2}{1823 \times 1666} + \cdots + \frac{325^2}{641 \times 2977} - 1 \right) = 8.5952$$

$$\nu = (4-1)(3-1) = 6$$

$$r = \sqrt{\frac{8.5952}{6094 + 8.5952}} = 0.0375$$

从上述结果中可以看出,列联系数均比较小,并且 $\chi^2 < \chi^2_{0.05,6} = 12.59$, $P > 0.05$,所以两种血型分布之间无关,即某人按 ABO 血型系统测定为 A、B、O、AB 四种血型之一时,再按 MN 血型系统来划分,他(她)属于 M、N、MN 血型的可能性是相等的,没有一定的倾向性。

（二）双向有序且属性不同的列联表

当 $R \times C$ 列联表中的两个定性变量,即行变量与列变量都是有序变量,并且它们的性质不同时,这样

的列联表资料称为双向有序且属性不同的 $R \times C$ 列联表资料。

例 12-11 为研究不同剂量的氟化钠对淋巴细胞 DNA 的损伤作用,某研究小组用不同剂量的氟化钠处理牛的外周血淋巴细胞,检测淋巴细胞 DNA 损伤程度,结果如表 12-14 所示。试分析氟化钠的剂量与 DNA 损伤程度之间是否存在相关。

表 12-14　不同氟化钠剂量对 DNA 的损伤程度

氟化钠/(mg/L)	不同 DNA 损伤等级的细胞数					合计细胞数
	0	I	II	III	IV	
0	180	10	4	2	0	200
8	154	34	8	6	0	200
16	88	60	28	16	8	200
合计	422	104	40	24	8	600

对于此类资料,可以利用 Spearman 秩相关或 CMH 中非零相关检验行变量和列变量是否相关。Spearman 秩相关的基本思想详见第十一章,而 CMH 方法进行非零相关的卡方检验是借助前面行均分检验的思路,可以对有序的行变量也进行评分,用相同的方法计算统计量。由于行变量也是评分,统计量服从自由度为 1 的 χ^2 分布。

由于手工计算十分复杂,我们可以直接借助计算机进行计算,该例的 SAS 程序见本章第五节,SAS 输出结果 Spearman 等级相关系数为 $r_s = 0.4125$,$P < 0.0001$;CMH 非零相关统计量为 82.6680,$P < 0.0001$。所以,氟化钠与 DNA 损伤程度之间存在剂量反应关系,即氟化钠剂量越高,DNA 损伤程度越严重。

(三) 双向有序且属性相同的列联表

当 $R \times C$ 列联表中的两个定性变量,即行变量与列变量都是有序变量,并且它们的性质相同且取值的水平数及含义也相同时,这样的列联表资料称为双向有序且属性相同的 $R \times C$ 列联表资料。对于双向有序且属性相同的 $R \times C$ 列联表资料,一般情况下人们关心行变量与列变量的检测结果是否一致,故常用的统计分析方法为一致性检验,即 Kappa 检验。

例 12-12 某医生回顾收集了该院手术治疗的 206 例子宫内膜癌患者的临床病理资料,患者的手术前临床分期和手术后病理分期的情况如表 12-15 所示。试问:两种方法的分期结果是否一致?

表 12-15　临床分期和手术病理分期的情况

手术前临床分期	手术后病理分期			合计
	I	II	III	
I	110	20	0	130
II	8	41	9	58
III	0	7	11	18
合计	118	68	20	206

本例两个分组变量的属性是相同的,结果的档次划分是有序且相同的。如果研究者关心两种方法对子宫内膜癌分期结果的一致性如何,可以进行一致性检验,即 Kappa 检验。如果一致性比较好,则数据主要分布在从左上角到右下角的对角线上。

假设检验分析的步骤如下。

H_0:总体 $K = 0$,临床分期和手术病理分期结果不一致。

H_1:总体 $K \neq 0$,临床分期和手术病理分期结果一致。

$\alpha = 0.05$。

$$p_a = \frac{110 + 41 + 11}{206} = 0.7864, p_e = \frac{118 \times 130 + 68 \times 58 + 20 \times 18}{206^2} = 0.4629$$

$$K = \frac{0.7864 - 0.4629}{1 - 0.4629} = 0.6023$$

$$s_{\bar{K}} = \frac{1}{(1 - 0.4629)\sqrt{206}} \times \sqrt{0.4029 + 0.4629^2 - \frac{1}{206^3}\left[(118 \times 130)(118 + 130) + (68 \times 58)(68 + 68) + (20 \times 15)(20 + 18)\right]}$$

$$= \frac{1}{7.7088} \times \sqrt{0.1836} = 0.0555$$

$$z = \frac{0.6023}{0.0555} = 10.85$$

结果为 $z_{0.05/2} = 1.96, z = 10.85 > 1.96, P < 0.05$。按 $\alpha = 0.05$ 的检验水准,拒绝 H_0,可以认为子宫内膜癌临床分期和手术病理分期的结果存在一致性。

对于这类资料,研究者如果关心的是两种方法的检查结果有无差异,即对两种方法的检查结果不一致部分做比较,则称为对称性检验(在分析配对设计 2×2 表时为 McNeMar χ^2 检验)。对该内容有兴趣者可查阅有关书籍。

第五节 χ^2 检验的 SAS 软件实现

1. 完全随机化四格表资料的 χ^2 检验

例 12-1 的 SAS 程序如下:

本例采用 do … and 循环语句产生行变量及列变量的取值,调用 freq 过程进行分类变量资料的描述及统计推断,在 tables 语句中"chisq"选择项进行卡方检验,"expect"为计算理论频数。

```
data li12_1;                          cards;
do r = 1 to 2;                        28    12
do c = 1 to 2;                        14    26
input f @@ ;                          ;
output;                               proc freq;
end;                                  weight f;
end;                                  tables r * c/chisq expect; / ** expect 计算理论频数 ***/
                                      run;
```

结果解读:例 12-1 的 SAS 分析的部分结果如下,因为本例总例数 n 大于 40,每个格子的理论频数 T 均大于 5,选择第一行结果,即 $\chi^2 = 9.8246$,自由度 $df = 1, P = 0.0017$。

Statistics for Table of r by c			
Statistic	DF	Value	Prob
Chi-Square	1	9.8246	0.0017
Likelihood Ratio Chi-Square	1	10.0386	0.0015
Continuity Adj. Chi-Square	1	8.4712	0.0036
Mantel-Haenszel Chi-Square	1	9.7018	0.0018
Phi Coefficient		0.3504	
Contingency Coefficient		0.3307	
Cramer's V		0.3504	

例 12-2 的 SAS 程序如下：

与例 12-1 的程序相似，例 12-2 的 SAS 程序也是利用 do … and 循环语句产生行变量及列变量的取值，调用 freq 过程进行组间比较。

```
data li12_2;                           cards;
do r = 1 to 2;                         8   8
do c = 1 to 2;                         5   25
input f @@;                            ;
output;                                proc freq;
end;                                   weight f;
end;                                   tables r * c/chisq expect; / ** expect 计算理论频数 ***/
                                       run;
```

结果解读：因为例 12-2 中有一个格子的理论频数介于 1 和 5 之间，故选择连续性校正的卡方检验结果，$\chi^2 = 4.1928$，自由度 $df = 1$，$P = 0.0406$。

Statistics for Table of r by c			
Statistic	DF	Value	Prob
Chi-Square	1	5.7187	0.0168
Likelihood Ratio Chi-Square	1	5.5624	0.0183
Continuity Adj. Chi-Square	1	4.1928	0.0406
Mantel-Haenszel Chi-Square	1	5.5944	0.0180
Phi Coefficient		0.3526	
Contingency Coefficient		0.3325	
Cramer's V		0.3526	

WARNING：25% of the cells have expected counts less than 5. Chi-Square may not be a valid test.

例 12-3 的 SAS 程序如下：

因例 12-3 的总例数小于 40，需要采用确切概率法进行组间比较。对于 2×2 的完全随机设计的资料，SAS 程序中"chisq"选择项可以实现 Fisher 的确切概率法；而对于行×列表的资料，可在 tables 语句后加"exact"选择项以实现 Fisher 的确切概率法。

```
Data li12_3;                           cards;
do r = 1 to 2;                         4   14
do c = 1 to 2;                         1   17
input f @@;                            ;
output;                                proc freq;
end;                                   weight f;
end;                                   tables r * c/chisq; run;
```

结果解读：SAS 分析结果中当前样本对应的第一格子实际频数为 4，当前样本出现的概率为 0.1461，样本观察到的情况以及比现有样本更极端情况的概率 $P = 0.3377$。

Fisher's Exact Test	
Cell (1,1) Frequency (F)	4
Left-sided Pr < = F	0.9773
Right-sided Pr > = F	0.1688
Table Probability (P)	0.1461
Two-sided Pr < = P	0.3377
Sample Size = 36	

2. 配对四格表资料的 χ^2 检验

例 12-4 的 SAS 程序如下：

本例采用 do … and 循环语句产生行变量及列变量的取值,调用 freq 过程进行分类变量资料的描述及统计推断。因该例为配对设计,在 tables 语句中加入"agree"选择项进行配对卡方检验。

```
data li12_4;                      98    30
do r = 1 to 2;                    12    60
do c = 1 to 2;                    ;
input f @@ ;                      proc freq;
output;                           weight f;
end; end;                         tables r * c/agree; /agree 进行配对卡方检验
cards;                            run;
```

结果解读:配对设计组间比较的卡方值等于 7.7143,自由度 $df = 1$,$P = 0.0055$。

Statistics for Table of r by c	
McNemar's Test	
Statistic（S）	7.7143
DF	1
Pr > S	0.0055

例 12-5 的 SAS 程序如下：

SAS 程序中 agree 选择项不能计算配对设计的校正 χ^2 值,但是"exact mcnemar"给出了配对设计四格表资料的确切概率法,当 $b + c$ 较小时,可以直接选择确切概率法进行组间比较。

```
data li12_5;                      proc freq;
input r c f @@ ;                  weight f;
cards;                            tables r * c;
1 1 18                            exact mcnemar;
1 2 9                             run;
2 1 20
2 2 13
;
```

结果解读:下列结果中,4.1724 为不校正的 χ^2 值,因本例 $b + c < 40$,故选择确切概率法的结果,即 $P = 0.0614$。

Statistics for Table of r by c	
McNemar's Test	
Statistic（S）	4.1724
DF	1
Asymptotic Pr > S	0.0411
Exact Pr > = S	0.0614

3. 行 × 列表资料的 χ^2 检验

例 12-6 的 SAS 程序如下：

完全随机设计多个率比较的 SAS 程序与完全随机设计两个率比较的 SAS 程序是相似的,例 12-6 的程序如下。

```
data li12_6;                          22  38
do r = 1 to 3;                         9  51
do c = 0 to 1;                         5  55
input f @@ ;                          ;
output;                               proc freq;
end;                                  weight f;
end;                                  tables r * c/chisq;
cards;                                run;
```

结果解读: $\chi^2 = 16.4583$, 自由度 $df = 2$, $P = 0.0003$。

Statistics for Table of r by c			
Statistic	DF	Value	Prob
Chi-Square	2	16.4583	0.0003
Likelihood Ratio Chi-Square	2	16.1405	0.0003
Mantel-Haenszel Chi-Square	1	14.9685	0.0001
Phi Coefficient		0.3024	
Contingency Coefficient		0.2894	
Cramer's V		0.3024	
Sample Size = 180			

例 12-7 的 SAS 程序如下:

完全随机设计多个构成比比较的 SAS 程序与完全随机设计多个率比较的 SAS 程序是相似的, 例 12-7 的 SAS 程序如下:

```
data li12_7;                          8  99  13
do r = 1 to 2;                        6  93  21
do c = 1 to 3;                        ;
input f @@ ;                          proc freq ;
output;                               weight f;
end;                                  tables r * c/chisq;
end;                                  run;
cards;
```

结果解读: 本例 $\chi^2 = 2.3556$, 自由度 $df = 2$, $P = 0.3080$。

Statistics for Table of r by c			
Statistic	DF	Value	Prob
Chi-Square	2	2.3556	0.3080
Likelihood Ratio Chi-Square	2	2.3743	0.3051
Mantel-Haenszel Chi-Square	1	2.1493	0.1426
Phi Coefficient		0.0991	
Contingency Coefficient		0.0986	
Cramer's V		0.0991	
Sample Size = 240			

4. 单向有序行×列表资料的 χ^2 检验

例 12-8 的 SAS 程序如下:

例12-8 为单向有序资料,在 SAS 程序中加入选择项 CMH 实现行均分检验。

```
data li12_8;              6   25   7    4    2
do r = 1 to 3;            3   4    15   10   2
do c = 1 to 5;            0   2    8    14   18
input f @@ ;              ;
output;                   proc freq;
end;                      weight f;
end;                      tables r * c/ CMH;  / * 计算 CMH 检验统计量,后面可跟选择项如 score = ridit 等 * /
cards;                    run;
```

结果解读:选择第二行的结果,行均分检验统计量等于 46.6647,$P < 0.0001$,因此,不同中医证型之间皮下组织回声强度不全相同或全不相同。

Summary Statistics for r by c				
Cochran-Mantel-Haenszel Statistics (Based on Table Scores)				
Statistic	Alternative Hypothesis	DF	Value	Prob
1	Nonzero Correlation	1	46.4142	<.0001
2	Row Mean Scores Differ	2	46.6647	<.0001
3	General Association	8	65.4634	<.0001
Total Sample Size = 120				

5. 配对四格表资料的关联性分析和一致性检验

例12-9 的 SAS 程序如下:

对例12-9 同时进行关联性分析和 Kappa 一致性检验的程序如下。关联性分析借助普通的卡方检验程序进行试验,而 Kappa 一致性检测则利用"test kappa"语句进行实现。

```
data li12_9;              proc freq;
do r = 1 to 2;            weight f;
do c = 1 to 2;            tables r * c/chisq;/ * * 关联性分析 * * /
input f@@ ;               run;
output;                   procfreq;
end; end;                 weight f;
cards;                    tables r * c;
48 30                     test kappa;/ * * * 计算 kappa 值并进行检验 * * * /
12 90                     run;
;
```

关联性分析的 SAS 结果解读:表示关联性大小的 Phi 系数等于 0.5232,对 Phi 系数进行检验的 $\chi^2 = 49.2760$,$P < 0.0001$,因此,两种检测方法之间存在关联性。

Statistics for Table of r by c			
Statistic	DF	Value	Prob
Chi-Square	1	49.2760	<.0001
Likelihood Ratio Chi-Square	1	51.3147	<.0001
Continuity Adj. Chi-Square	1	47.0617	<.0001
Mantel-Haenszel Chi-Square	1	49.0023	<.0001
Phi Coefficient		0.5232	
Contingency Coefficient		0.4636	
Cramer's V		0.5232	

Kappa 一致性检验的 SAS 结果解读：本例一致性大小的度量值 *Kappa* = 0.5116，对 *Kappa* 进行检验的 $z = 7.0197$，$P < 0.0001$，因此，两种检测方法结果之间存在一致性。

Simple Kappa Coefficient	
Kappa	0.5116
ASE	0.0641
95% Lower Conf Limit	0.3859
95% Upper Conf Limit	0.6373

Test of H0：Kappa = 0	
ASE under H0	0.0729
Z	7.0197
One-sided Pr > Z	<.0001
Two-sided Pr > |Z|	<.0001
Sample Size = 180	

6. 双向无序列联表资料的关联性分析

例 12-10 的 SAS 程序如下：

双向无序列联表资料关联性检验的 SAS 程序和完全随机设计的行×列表资料的卡方检验的 SAS 程序是相似的，例 12-10 的 SAS 程序如下。

```
data li12_10;        do r = 1 to 4;        do c = 1 to 3;
Input    f @@ ;        output;            end;            end;
cards;
431        490        902
388        410        800
495        587        950
137        179        325
;
proc freq;    weight f;    tables r * c/chisq norow nocol nopctcmh;    run;
```

结果解读：本例 $\chi^2 = 8.5952$，$P = 0.1977$，因此，尚不能认为 ABO 血型与 MN 血型之间存在关联。

Statistics for Table of r by c			
Statistic	DF	Value	Prob
Chi-Square	6	8.5952	0.1977
Likelihood Ratio Chi-Square	6	8.6690	0.1931
Mantel-Haenszel Chi-Square	1	0.0444	0.8331
Phi Coefficient		0.0376	
Contingency Coefficient		0.0375	
Cramer's V		0.0266	

7. 双向有序列联表资料的关联性分析

例 12-11 的 SAS 程序如下：

例 12-11 进行 Spearman 秩相关及 CMH 非零相关分析的 SAS 程序如下。

```
data li12_11;                            ;
do r = 1 to 3;                           proc  corr  spearman;/**计算秩相关系数**/
do c = 1 to 4;                           freq f;
input f @@;                              var  r  c;
output;  end;  end;                      run;
cards;                                   proc freq;
180       10       4       2             weight f;
154       34       8       6             tables r * c/ cmh;/***计算非零相关**/
88        60       28      16            run;
```

Spearman 秩相关的结果解读：本例 Spearman 秩相关系数等于 0.41258，$P < 0.0001$，因此，氟化钠与 DNA 损伤程度之间存在相关性。

Spearman Correlation Coefficients, N = 590		
Prob > |r| under H0: Rho = 0		
	r	c
r	1.00000	0.41258
	<.0001	
c	0.41258	1.0000
	<.0001	

CMH 非零相关的结果解读：本例 CMH 非零相关假设检验统计量等于 82.66680，$P < 0.0001$，因此，氟化钠与 DNA 损伤程度之间存在相关性。

Cochran-Mantel-Haenszel Statistics （Based on Table Scores）				
Statistic	Alternative Hypothesis	DF	Value	Prob
1	Nonzero Correlation	1	82.6680	<.0001
2	Row Mean Scores Differ	3	87.5468	<.0001
3	General Association	6	106.9671	<.0001

8. 列联表资料的一致性检验

例 12-12 进行 Kappa 一致性检验的 SAS 程序如下。如果对该资料进行组间比较，在 tables 语句后面加入"agree"选择项即可实现。

```
data li12_12;                            110      20       0
do r = 1 to 3;                           8        41       9
do c = 1 to 3;                           0        7        11
input f @@;                              ;
output;                                  proc freq;
end;                                     weight f;
end;                                     test kappa;/**kappa 一致性检验**/
cards;                                   tables r * c/agree;/** agree 为对称性检验**/
                                         run;
```

Kappa 一致性检验的结果解读：本例 Kappa = 0.6023，假设检验的 $z = 10.8362$，$P < 0.0001$，因此，两种分期的结果存在一致性。

Statistics for Table of r by c	
Simple Kappa Coefficient	
Kappa	0.6023
ASE	0.0500
95% Lower Conf Limit	0.5042
95% Upper Conf Limit	0.7004

Test of H0: Kappa = 0	
ASE under H0	0.0556
Z	10.8362
One-sided Pr > Z	< .0001
Sample Size = 206	

小 结

(1) χ^2 检验的基本思想。χ^2 检验的基本思想是以 χ^2 值的大小来反映理论频数与实际频数的吻合程度。在零假设 H_0(比如 $H_0 : \pi_1 = \pi_2$)成立的条件下,实际频数与理论频数相差不应该很大,即 χ^2 值不应该很大,若实际计算出的 χ^2 值较大,超过了设定的检验水准所对应的界值,则有理由怀疑 H_0 的真实性,从而拒绝 H_0,接受 H_1(如 $H_1 : \pi_1 \neq \pi_2$)。检验统计量 χ^2 值计算的通用基本公式为 $\chi^2 = \sum \dfrac{(A - T)^2}{T}$,其中 A 为实际频数,T 为理论频数。各专用公式正是由此公式推导而来的,用专用公式与用基本公式计算出的 χ^2 值是一致的。

(2) χ^2 检验的应用条件如下。

① 分析完全随机设计四格表资料时,应注意连续性校正的问题。当 $n \geq 40$ 且所有 $T \geq 5$ 时,用基本公式;当 $n \geq 40$ 且出现 $1 \leq T < 5$ 时,用连续性校正 χ^2 检验;当 $n < 40$ 或 $T < 1$ 时,用 Fisher 精确概率法。

② 配对设计的四格表资料在检验两组间有无差别时,当 $b + c \geq 40$ 时,使用基本公式;当 $b + c < 40$ 时,使用校正公式。

③ 完全随机设计的 $R \times C$ 表资料进行 χ^2 检验要求理论频数不宜太小,$1 \leq T < 5$ 的格子数不应超过全部格子数的 $1/5$,和(或)不能有 1 个格子的理论数小于 1。对于仅结果变量为有序的 $R \times C$ 表资料进行组间效应比较时,宜用秩和检验。

(3) 列联表资料的分析。一般将单一样本按两种分类属性交叉排列的表称为列联表。列联表与一般意义上的 $R \times C$ 表不完全相同,其资料主要用于推断两分类变量间有无联系。

① 双向无序列联表的关联性检验等同于构成比是否相同的假设检验。

② 双向有序且属性不同的列联表资料,可以采用 Spearman 秩相关或 CMH 中非零相关等方法进行分析。

③ 双向有序且属性相同的列联表资料,如考察两种方法检测的一致性,应选用 Kappa 检验。

练 习 题

一、单项选择题

1. 下列哪项检验不适用 χ^2 检验。(　　)
   - A. 两样本均数的比较
   - B. 完全随机设计两样本率的比较
   - C. 多个样本构成比的比较
   - D. 配对设计两样本率的比较

2. 完全随机设计的四格表资料中如有一个格子的实际数为 0,(　　)。
   - A. 就不能做 χ^2 检验
   - B. 必须用校正 χ^2 检验
   - C. 还不能决定是否可做 χ^2 检验
   - D. 只能用确切概率法

3. 当四格表的周边合计不变时,如果某格子的实际频数有变化,则其理论频数(　　)。
   - A. 增大
   - B. 减小
   - C. 不变
   - D. 随该格子实际频数的增减而增减

4. 对于完全随机设计的四格表资料,通常在什么情况下须用 Fisher 精确概率法。(　　)
   - A. $1 < T < 5, n > 40$
   - B. $T < 5$
   - C. $T \leqslant 1$ 或 $n \leqslant 40$
   - D. $T \leqslant 1$ 或 $n \leqslant 100$

5. χ^2 值的取值范围为(　　)。
   - A. $-\infty < \chi^2 < +\infty$
   - B. $0 \leqslant \chi^2 < +\infty$
   - C. $\chi^2 \leqslant 1$
   - D. $-\infty < \chi^2 \leqslant 0$

6. 用 A、B 两药分别观察治疗某病的疗效,每组均观察 15 人,欲比较两药疗效,宜采用(　　)。
   - A. 四格表 χ^2 检验
   - B. 四格表确切概率法
   - C. 四格表校正 χ^2 检验
   - D. 配对 χ^2 检验

7. 某中心血站检查血清标本 673 例,检出乙肝核心抗体 55 例,若比较不同血型的乙肝核心抗体阳性率有无差别,可采用下列哪种检验方法。(　　)
   - A. 成组 z 检验
   - B. 配对 χ^2 检验
   - C. 四格表 χ^2 检验
   - D. 行 $\times$ 列表 χ^2 检验

8. 三个样本率的 χ^2 检验,$P < 0.05$ 说明(　　)。
   - A. 三个总体率不同或不全相同
   - B. 三个总体率都不相同
   - C. 三个样本率都不相同
   - D. 三个样本率不同或不全相同

二、计算分析题

1. 为研究 23 价肺炎球菌多糖疫苗对肺炎球菌高危人群的效果,研究人员进行了一项多中心随机对照双盲试验。1006 名常年居住在疗养院的 65 岁老年人被随机分配至疫苗组($n = 502$)或安慰剂组($n = 504$)。疫苗组肌注 0.5 mL 的 23 价肺炎球菌多糖疫苗,安慰剂组肌注 0.5 mL 的生理盐水,对研究对象进行 26 ~ 36 个月的随访,收集随访期内肺炎的发生情况,并将随访期内首次发生的肺炎纳入统计分析,结果见表 12-16。试分析疫苗组与安慰剂组预防肺炎的效果有无差别。

表 12-16　23 价肺炎球菌多糖疫苗预防肺炎的效果

分组	发生肺炎人数	未发生肺炎人数	接种人数	肺炎发生率/%
疫苗组	63(83.33)	439(418.67)	502	12.55
安慰剂组	104(83.67)	400(420.33)	504	20.63
合计	167	839	1006	16.60

2. 观察人组织型纤溶酶原激活剂（HTU-PA）对心肌梗死的溶栓效果,与国产尿激酶(UK)进行比较,以治疗 5 周后的血管再通率为疗效指标(表 12-17)。试比较两组的血管再通率有无差别。

表 12-17　2 种溶栓剂溶栓效果比较

疗法	临床再通	未再通	合计
UK	28	12	40
HTU-PA	19	1	20
合计	47	13	60

3. 为探讨叶酸与孤独症的关系,现采用 1∶1 配比的病例对照研究方法,选择在某地区多家医院确诊的 80 例 1～5 岁孤独症患儿为病例组,按照年龄及性别匹配 80 例健康儿童为对照,收集其母亲孕前或孕早期是否补充叶酸的情况,结果如表 12-18 所示。试分析病例组与对照组的母亲孕前或孕早期补充叶酸率是否有差别。

表 12-18　病例与对照组的母亲补充叶酸情况

病例	对照		合计
	补充	未补充	
补充	28	12	40
未补充	30	10	40
合计	58	22	80

4. 在乳腺癌病人中准确地检测人表皮生长因子受体 –2（HER2）的状态十分必要,因为 HER2 的状态不仅能够预测乳腺癌的预后,并且能够指导曲妥珠单抗的治疗。而 HER2 状态的检测主要依靠检测 HER2 蛋白水平的免疫组织化学方法（IHC）和检测 HER2 基因水平的荧光原位杂交技术（FISH）。某研究者采用 IHC 法及 FISH 法分别检测 80 例乳腺癌患者术后石蜡包埋标本的 HER2 蛋白表达和 *HER2* 基因状态,结果如表 12-19 所示。试问:两种方法检测结果是否有差别? 两种方法检出结果的一致性如何?

表 12-19　乳腺癌 HER2 基因扩增和蛋白表达的结果

FISH	IHC		合计
	–	+	
–	39	8	47
+	3	30	33
合计	42	38	80

5. 在一项研究复方哌唑嗪对高血压病治疗效果的临床试验中,以复方降压片和安慰剂作为对照,结果如表 12-20 所示。试问:三种药物的治疗效果有无差别?

表 12-20　三种药物治疗高血压的疗效比较

组别	有效	无效	合计	有效率/%
复方哌唑嗪	30	10	40	75.0
复方降压片	20	10	30	66.7
安慰剂	7	25	30	23.3
合计	57	45	100	57.0

6. 某卫生防疫站对屠宰场及肉食零售点的猪肉检查其表层沙门氏菌的带菌情况,结果如表 12-21 所示。试问:两者带菌率有无差别?

表 12-21　屠宰场及肉食零售点的猪肉沙门氏菌带菌情况

采样地点	检查例数	阳性例数	带菌率/%
屠宰场	26	2	7.69
零售点	13	5	38.46
合计	39	7	17.95

7. 某研究者欲分析年龄与冠状动脉粥样硬化等级之间的关系,将 278 例尸解资料整理成表 12-22。试问:年龄与冠状动脉粥样硬化等级之间是否相关?

表 12-22　年龄与冠状动脉粥样硬化等级之间的关系

年龄/岁	冠状动脉粥样硬化等级				合计
	−	+	++	+++	
20 ~	70	22	4	2	98
30 ~	27	24	9	3	63
40 ~	16	23	13	7	59
≥50	9	20	15	14	58
合计	122	89	41	26	278

8. 某研究者收集了 147 例冠心病病人情况,分别用对比法和核素法检查病人的室壁收缩运动情况,结果如表 12-23 所示。请分析两种方法的检查结果是否一致。

表 12-23　两法检查冠心病病人室壁收缩运动的符合情况

对比法	核素法			合计
	正常	减弱	异常	
正常	58	2	3	63
减弱	1	42	7	50
异常	8	9	17	34
合计	67	53	27	147

（李红美）

第十三章　直线回归与相关分析

前面章节介绍了单变量组间比较的统计学方法,如 t 检验、方差分析、秩和检验和 χ^2 检验,但在实际的医学科研和卫生工作中,分析两个变量或多个变量之间的关系也比较常见,例如,身高和年龄的关系,血压与年龄、饮酒、血脂等因素的关系,等等,这些关联性的问题需要运用关联性统计分析方法来处理,常用的分析方法有回归(regression)和相关(correlation)分析。如果变量之间的关系呈现线性关系,就可以用线性回归和线性相关方法进行分析。变量之间的线性关系,可以是两个变量之间的线性关系,也可以是一个变量和其他多个变量之间的线性关系。多个变量之间的线性关系分析采用复相关、偏相关或多重线性回归分析方法。本章介绍两个数值变量或等级变量间的回归和相关分析。

回归分析方法是分析两变量间的依存关系,即数量关系,当某一变量变化一个单位,另一变量会随之变化几个单位。相关分析方法是分析两变量间的相互关系,即互依关系,可判断两变量之间是否有相互关系。

第一节　直线回归分析

一、直线回归的概念

回归一词最早起源于遗传学家、统计学家 Francis Galton 的回归效应。Galton 在研究父代与子代身高关系的时候,发现父代与子代身高大致呈直线趋势,父亲的身高较高时,儿子的身高也倾向于较高。Galton 通过更深入的分析发现,当父亲高于平均身高时,儿子的身高比他更高的概率要小于比他更矮的概率;而当父亲矮于平均身高时,儿子的身高比他更矮的概率要小于比他更高的概率。以上发现反映了一个规律,即这两种身高的父亲的儿子的身高,有向他们父辈的平均身高回归的趋势。对于这个一般结论的解释是,大自然具有一种约束力,它使人类身高的分布相对稳定而不产生两极分化,这就是所谓的回归效应。

回归一词的统计学解释是,回归是分析一个变量(称应变量或应变量)对另外一个变量(称自变量)依赖关系的一种统计分析方法,目的是通过自变量的给定值来估计或预测应变量的均值。它可用于预测、时间序列建模以及发现各种变量之间的因果关系。

在两个变量的回归分析中,被依赖的变量是自变量(independent variable),用 x 表示;依赖于自变量变化的变量称为应变量(dependent variable)或应变量(response variable),用 y 表示。

当自变量和应变量均为数值变量,并且呈线性趋势时,进行直线回归分析,简称线性回归。根据自变量和应变量的取值情况,直线回归分析分为两种:一种是自变量为选定变量且不服从正态分布,应变量为随机变量,自变量在一定范围内取某值时,应变量的取值是随机的并且呈正态分布。例如,在年龄和身高的回归分析中,年龄取任一值时,身高的取值是随机变化的,并且呈正态分布,这类回归称为 I 型回归;另一种是自变量和应变量都是随机变量,两变量中任一变量取某一值时,另一变量的取值是随机的,并且呈正态分布,称双随机正态分布变量。例如,在身高和体重的直线回归分析中,身高取任一值时,体重的取值是随机的,且呈正态分布;体重取任一值时,身高的取值呈正态分布,这类回归称为Ⅱ型回归。由于Ⅱ型回归分析的两个变量都是正态随机变量,都可以作为应变量,因此可建立两个回归方程。

为更直观地说明直线回归的概念,现以苏州市某社区老年女性居民体检资料中年龄和骨密度 T 值为例进行讲解。

首先,在直角坐标系中将 10 名 55 岁以上女性居民的年龄和骨密度 T 值的数据绘制散点图,得到图 13-1,观察其是否存在直线趋势。

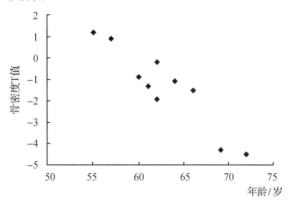

图 13-1　10 名 55 岁以上女性居民年龄和骨密度 T 值的散点图

由图 13-1 可见,散点呈直线趋势,10 名 55 岁以上女性居民的骨密度 T 值随年龄增加而降低。这里以骨密度 T 值为应变量,以年龄为自变量,建立线性回归方程定量地描述骨密度 T 值和年龄的依存关系。这种关系与直线函数关系不同,年龄 x 取某个值时,骨密度 T 值 y 取值是随机的,自变量 x 与应变量 y 之间的关系不是一一对应的函数关系。而对于总体,自变量 x 取任一值,相应的 y 取值的总体均数 $\mu_{y/x}$ 与之一一对应,如果 $\mu_{y/x}$ 和 x 存在线性函数关系,则:

$$E(y/x) = \mu_{y/x} = \alpha + \beta x \tag{13-1}$$

公式(13-1)表示 $\mu_{y/x}$ 和 x 之间是一一对应的线性函数关系,也表示 y 变量和 x 变量之间存在直线回归关系,该表达式称为线性回归方程,或线性回归模型。模型中 α 称为截距(intercept),β 称为回归系数(coefficient of regression)。回归系数 β 是直线的斜率,描述了应变量 y 与自变量 x 的依存关系,即 x 变化一个单位时,y 平均改变 β 个单位。当 $\beta > 0$ 时,y 随 x 增大而增大;当 $\beta < 0$ 时,y 随 x 增大而减小;当 $\beta = 0$ 时,直线与 x 轴平行,表示 y 与 x 无直线回归关系。

通常情况下,总体资料不能获得,不能直接建立总体的线性回归模型,我们可以根据样本资料建立线性回归模型的估计表达式:

$$\hat{y} = a + bx \tag{13-2}$$

式中,$\hat{y}$ 是任一 x 取值所对应 y 的总体均数 $\mu_{y/x}$ 的估计值,称为估计值或预测值(predicted value);a、b 分别是 α 和 β 的样本估计。公式(13-1)和(13-2)均表示了应变量 y 与自变量 x 之间的线性回归关系,尤其是公式(13-2)中 $\hat{y}$ 的帽子"ˆ"不能丢掉,一旦丢掉,模型反映的不再是回归关系,而是 y 与 x 的一一对应关系。

二、直线回归方程的数学条件

简单线性回归模型 $\mu_{y/x} = \alpha + \beta x$,也可以表示为如下形式:

$$y = \alpha + \beta x + \varepsilon$$

式中,ε 表示由其他一切随机因素引起的 y 的变异,是不可测的随机误差,称为残差。在简单线性回

归分析中,为了方便地对参数做区间估计和假设检验,通常假定 ε 遵从正态分布:

$$\begin{cases} E(\varepsilon) = 0 \\ Var(\varepsilon) = \sigma^2 \end{cases}$$

式中,$E(\varepsilon)$ 表示 ε 的数学期望,$Var(\varepsilon)$ 表示 ε 的方差,即 $\varepsilon \sim N(0,\sigma^2)$。

由于 ε_i 是独立分布的样本,因而有:

$$\varepsilon_i \sim N(0,\sigma^2), \ i=1,2,\cdots,n$$

在 ε_i 遵从正态分布的假定下,应变量 y 也应遵从正态分布:

$$y_i \sim N(\alpha+\beta x_i,\sigma^2), \ i=1,2,\cdots,n$$

因此,线性回归方程有如下数学条件。

1. 应变量 y 与自变量 x 呈现线性关系

通过绘制 (x,y) 的散点图,观察散点的分布形态是否呈现直线趋势,可判断线性(linear)关系是否可能存在。

2. 每个个体观察值之间相互独立

观察值之间相互独立(independent)是指任意两个观察值之间不应该存在关联性,通常利用专业知识来判断这项条件是否满足,也可用第十七章介绍的残差独立性检验进行分析。

3. 在一定范围内,任意给定 x 值对应的随机变量 y 都服从正态分布

通常,可以简单地对应变量 y 进行正态性检验,严格地讲,应该用第十七章介绍的残差分析来判断。如果数据不满足正态分布(normal distribution)的条件,首先考虑对原始数据进行变量转换,使其服从正态分布;如果不能转换成正态分布,须考虑其他回归方法,如本章介绍的 Monotonic 回归或分位数回归。

4. 在一定范围内,不同的 x 值所对应的随机变量 y 的方差相等

可用 (x,y) 的散点图或第十七章介绍的残差图来判断方差齐性(equal variance)。如果数据不满足等方差的条件,可考虑变量转换,使其满足方差齐性,再进行回归分析,或者采用加权回归分析方法。

上述四个条件的四个关键英语单词的首写字母,恰好连成"LINE",与线性回归呼应,方便记忆。线性回归模型的线性、正态性以及等方差可以用图 13-2 呈现。

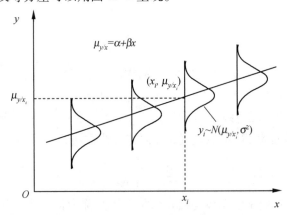

图 13-2　线性回归模型的线性关系示意图

在图 13-2 中,变量 x 和 y 的线性关系体现为:$(x_i,\mu_{y/x_i})$ 在一条直线上,x_i 与 μ_{y/x_i} 呈一一对应的线性函数关系。每个 x 取值时,对应 y 的取值是随机的,并服从正态分布;各 y 的正态分布的形态相同,即方差相等。

三、直线回归方程的建立

从散点图中看,寻求一条距离各个散点都近的直线,是描述数据点分布趋势最好的回归直线。因此,运用最小二乘估计法(least squared estimation)求解 a、b 值,建立回归方程,可以绘制回归直线。最小二乘

估计法原则是各实测点到回归直线的纵向距离的平方和最小。实测值 y 与假定的回归直线上的估计值 $\hat{y}$ 的纵向距离称为残差或剩余值,各点的残差越小,各点距直线越接近,则直线可更好地描述数据点的分布趋势。由于既要考虑所有点的残差,又要考虑各点残差的正负,所以取各点残差平方和最小的直线为最理想的直线。按照这一原则,可以得到 a、b 的计算公式为:

$$b = \frac{l_{xy}}{l_{xx}} = \frac{\sum (x - \bar{x})(y - \bar{y})}{\sum (x - \bar{x})^2} \tag{13-3}$$

$$a = \bar{y} - b\bar{x} = \frac{(\sum y)}{n} - \frac{b(\sum x)}{n} \tag{13-4}$$

式中,l_{xy} 为 x 与 y 的离均差乘积和,简称离均差积和,可按公式 13-5 计算:

$$l_{xy} = \Sigma(x - \bar{x})(y - \bar{y}) = \Sigma xy - \frac{(\Sigma x)(\Sigma y)}{n} \tag{13-5}$$

l_{xx} 为 x 的离均差平方和,计算公式为:

$$l_{xx} = \Sigma(x - \bar{x})^2 = \Sigma x^2 - \frac{(\Sigma x)^2}{n} \tag{13-6}$$

另有 l_{yy} 为 y 的离均差平方和,计算公式为:

$$l_{yy} = \Sigma(y - \bar{y})^2 = \Sigma y^2 - \frac{(\Sigma y)^2}{n} \tag{13-7}$$

根据回归方程在散点图上绘制出样本回归直线,由最小二乘法原则,该直线必经过点 $(\bar{x}, \bar{y})$。回归直线可作为一种直观的统计描述形式。回归直线不可向两端无限延伸,应根据实际问题考虑自变量的定义域和直线关系成立的范围。

例 13-1　苏州市某疾病预防与控制中心为了了解苏州市老年女性居民骨质疏松症患病的情况,于 2020 年对苏州市 10 个社区的 55 岁以上女性居民进行了体检,共调查了 3000 余人,测量了骨密度 T 值。本例题为了方便计算,从中抽取了 10 名居民的资料(表 13-1),分析骨密度 T 值与年龄的关系。试建立骨密度 T 值(y)对年龄(x)的回归方程。

表 13-1　10 名女性居民骨密度 T 值和年龄的数据

编号 (1)	年龄 x(岁) (2)	骨密度 T 值 y (3)	x^2 (4)	y^2 (5)	xy (6)
1	64	−1.1	4096	1.21	−70.4
2	61	−1.3	3721	1.69	−79.3
3	66	−1.5	4356	2.25	−99.0
4	69	−4.3	4761	18.49	−296.7
5	62	−0.2	3844	0.04	−12.4
6	55	1.2	3025	1.44	66.0
7	72	−4.5	5184	20.25	−324.0
8	57	0.9	3249	0.81	51.3
9	60	−0.9	3600	0.81	−54.0
10	62	−1.9	3844	3.61	−117.8
合计	628	−13.6	39680	50.60	−936.3

拟合回归方程的步骤如下。

(1)绘制散点图。由图 13-1 可见,两变量间呈直线趋势,故进行下列计算。

(2)求 $\sum x$、$\sum y$、$\sum xy$、$\sum x^2$、$\sum y^2$。结果见表 13-1 第(2)~(6)栏。

(3) 计算 x、y 的均数 $\bar{x}$、$\bar{y}$,离均差平方和 l_{xx},离均差积和 l_{xy}。

$$\bar{x} = \frac{\sum x}{n} = \frac{628}{10} = 62.8$$

$$\bar{y} = \frac{\sum y}{n} = \frac{-13.6}{10} = -1.36$$

$$l_{xx} = \sum (x - \bar{x})^2 = \sum x^2 - \frac{(\sum x)^2}{10} = 39680 - \frac{628^2}{10} = 241.60$$

$$l_{xy} = \sum (x - \bar{x})(y - \bar{y}) = \sum xy - \frac{(\sum x)(\sum y)}{10} = -936.3 - 628 \times \frac{(-13.6)}{10} = -82.22$$

(4) 求回归系数 b 和截距 a。

$$b = \frac{l_{xy}}{l_{xx}} = \frac{-82.22}{241.60} = -0.34$$

$$a = \bar{y} - b\bar{x} = -1.36 - (-0.34) \times 62.8 = 19.99$$

(5) 列出回归方程。

$$\hat{y} = 19.99 - 0.34x$$

(6) 绘制回归直线。在散点图上点出 $(0, 19.99)$ 和 $(62.8, -1.36)$,连接两点,即得回归直线。

三、直线回归中的统计推断

(一) 回归方程的假设检验

回归方程 $\hat{y} = 19.99 - 0.34x$ 是通过样本数据计算得到的,是对总体回归模型的估计。所有 55 岁以上女性居民骨密度 T 值与年龄是否存在线性回归关系,还需要进行统计推断。当总体回归模型中回归系数 β 为 0 时,应变量 y 不随自变量 x 变化而变化,说明应变量 y 和自变量 x 之间不存在线性回归关系。因此,根据样本资料建立的回归方程,需要对总体直线回归方程进行推断,就是由样本回归系数 b 推断 β 是否为 0。用方差分析可以推断回归模型有没有统计学意义,用 t 检验可以推断自变量 x 对应变量 y 有没有影响作用;对只有一个自变量的简单线性回归模型来说,自变量 x 对应变量 y 有没有影响作用,等价于整个回归模型是否有统计学意义。因此,在简单线性回归分析中方差分析和 t 检验是等价的。

1. 方差分析

回归分析中方差分析的基本思想是应变量 y 的离均差平方和 l_{yy} 可分解为回归平方和和剩余平方和两部分。l_{yy} 的分解见图 13-3。

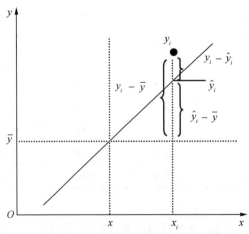

图 13-3 y 总的离均差平方和分解示意图

任取第 i 个实测点,其纵坐标被回归直线与 $y = \bar{y}$ 截成三段:第一段为$(y_i - \hat{y}_i)$,第二段为$(\hat{y}_i - \bar{y})$,第三段为 $\bar{y}$。

则有

$$y_i = \bar{y} + (\hat{y}_i - \bar{y}) + (y_i - \hat{y}_i)$$

$$y_i - \bar{y} = (\hat{y}_i - \bar{y}) + (y_i - \hat{y}_i)$$

将全部的实测点按上法处理,并将等式两端平方后再求和,经数学推导,可证明:

$$2\sum(\hat{y}_i - \bar{y})(y_i - \hat{y}_i) = 0$$

则有

$$\sum(y_i - \bar{y})^2 = \sum(\hat{y}_i - \bar{y})^2 + \sum(y_i - \hat{y}_i)^2 \tag{13-8}$$

以上结果可表示为:

$$SST = SSR + SSE$$

式中,SST(sum of squares for total)即 $\sum(y_i - \bar{y})^2$,为 y 的离均差平方和,表示应变量 y 的总变异。SSR(sum of squares for regression)即 $\sum(\hat{y}_i - \bar{y})^2$,为回归平方和。由于特定样本的均数 $\bar{y}$ 是固定的,所以这部分变异由 $\hat{y}_i$ 的大小不同而引起。当 x 被引入回归方程 $\hat{y} = a + bx$ 后,只是由于 x 的不同导致了 $\hat{y}_i$ 的不同,所以 SSR 反映了 y 的总变异中可以用 x 与 y 的直线回归关系解释的那部分变异,故称为回归平方和。SSR 越大,说明回归效果越好。SSE(sum of squares for error)即 $\sum(y_i - \hat{y}_i)^2$,为残差平方和或剩余平方和,表示扣除回归变异之后 y 的随机误差。SSE 表示除了 x 之外的一切因素对 y 的影响作用,也就是应变量的变异无法用 x 解释的部分。在散点图中,各实测点离回归直线越接近,SSE 就越小,说明直线回归的估计误差越小,回归的作用越明显。

上述三个平方和各有其相应的自由度 ν,并有以下关系:

$$\nu_T = \nu_R + \nu_E \tag{13-9}$$

$$\nu_T = n-1 \quad \nu_R = 1 \quad \nu_E = n-2$$

利用方差分析的基本原理,建立假设,构建检验统计量 F:

$$F = \frac{MSR}{MSE} = \frac{SSR/\nu_R}{SSE/\nu_E} \tag{13-10}$$

式中,MSR 和 MSE 分别称为回归项均方和残差项均方,统计量 F 服从自由度为 ν_R、ν_E 的 F 分布。求 F 值后,查 F 界值表,得 P 值,按检验水准 α 做出推断结论。

实际计算时,利用下式直接求 SSR,再得到 SSE,较为简便。

$$SSR = bl_{xy} = l_{xy}^2/l_{xx} = b^2 l_{xx} \tag{13-11}$$

表 13-2　回归分析的方差分析表

变异来源	离均差平方和	自由度	均方	F 值
总变异	$\sum(y_i - \bar{y})^2$	$n-1$		
回归	$\sum(\hat{y}_i - \bar{y})^2$	1	$\sum(\hat{y}_i - \bar{y})^2$	$\dfrac{MSR}{MSE}$
剩余	$\sum(y_i - \hat{y}_i)^2$	$n-2$	$\sum(y_i - \hat{y}_i)^2/(n-2)$	

例 13-2　对从例 13-1 中建立的回归方程进行假设检验。

(1)建立假设。

$H_0: \beta = 0$,即骨密度 T 值与年龄之间无直线回归关系。

$H_1: \beta \neq 0$,即骨密度 T 值与年龄之间有直线回归关系。

$\alpha = 0.05$。

(2) 计算检验统计量。

$$SSR = bl_{xy} = \frac{l_{xy}^2}{l_{xx}} = 82.22^2 \div 241.60 = 27.981$$

$$SST = l_{yy} = \sum y^2 - \frac{\left(\sum y\right)^2}{10} = 50.60 - (-13.6)^2/10 = 32.104$$

$$SSE = SST - SSR = 32.104 - 27.981 = 4.123$$

$$F = \frac{SSR/\nu_R}{SSE/\nu_E} = \frac{27.981/1}{4.123/8} = 54.293$$

$$\nu_R = 1 \quad \nu_E = 8$$

例 13-3 的方差分析计算表如表 13-3 所示。

表 13-3　例 13-2 资料的方差分析计算表

变异来源	SS	ν	MS	F 值
总变异	32.104	9		
回归	27.981	1	27.981	54.293
剩余	4.123	8	0.515	

(3) 确定 P 值,做出结论推断。

查方差分析表,得 $F_{0.01,(1,8)} = 11.26$,$F > F_{0.01,(1,8)}$,所以 $P < 0.01$。按 $\alpha = 0.05$ 检验水准,拒绝 H_0,接受 H_1,故认为 55 岁以上女性的骨密度 T 值与年龄之间存在直线回归关系。

2. t 检验

对检验总体回归系数 $\beta = 0$ 这一假设是否成立,可进行 t 检验。t 检验的基本思想同单样本均数与总体均数比较的 t 检验类似,计算检验统计量 t 值的公式为:

$$t = \frac{|b - 0|}{s_b} = \frac{|b|}{s_b} \tag{13-12}$$

$$\nu = n - 2$$

式中,s_b 为样本回归系数的标准误,计算公式为:

$$s_b = \frac{s_{y,x}}{\sqrt{\sum (x - \bar{x})^2}} \tag{13-13}$$

式中,$s_{y,x}$ 为 y 的剩余标准差,是扣除 x 的影响后 y 的变异,计算公式为:

$$s_{y,x} = \sqrt{\frac{\sum (y - \hat{y})^2}{n - 2}} = \sqrt{\frac{SSE}{n - 2}} \tag{13-14}$$

求得 t 值后,查 t 界值表,得 P 值,按检验水准做出结论推断。对同一资料,t 检验和方差分析所得结论是一致的,有 $t = \sqrt{F}$。

对例 13-2 资料,t 检验步骤如下。

(1) 建立假设。

H_0:$\beta = 0$,即骨密度 T 值与年龄之间无直线回归关系。

H_1:$\beta \neq 0$,即骨密度 T 值与年龄之间有直线回归关系。

$\alpha = 0.05$。

(2) 计算检验统计量 t 值。

$$s_{y,x} = \sqrt{\frac{\sum (y - \hat{y})^2}{n - 2}} = \sqrt{\frac{SSE}{n - 2}} = \sqrt{\frac{4.123}{10 - 2}} = 0.718$$

$$s_b = \frac{s_{y,x}}{\sqrt{\sum (x - \bar{x})^2}} = \frac{0.718}{\sqrt{241.6}} = 0.046$$

$$t = \frac{|b - 0|}{s_b} = \frac{|b|}{s_b} = \frac{0.34}{0.046} = 7.391$$

$$\nu = n - 2 = 8$$

（3）确定 P 值，做出结论推断。

查 t 界值表，得 $t_{0.05/2,8} = 2.306$，$t_{0.01/2,8} = 3.355$，$t > t_{0.01/2,8}$，所以 $P < 0.01$。按 $\alpha = 0.05$ 检验水准，拒绝 H_0，接受 H_1，故认为 55 岁以上女性的骨密度 T 值与年龄之间存在直线回归关系。

（二）直线回归中的区间估计

1. 总体回归系数 β 的区间估计

例 13-1 建立骨密度 T 值与年龄的回归方程为 $\hat{y} = 19.99 - 0.34x$，其中样本回归系数 $b = -0.34$，是总体回归系数 β 的点估计，由于抽样误差的存在，样本回归系数 b 不会正好等于总体回归系数 β。对总体回归系数 β 的假设检验，只检验其是否为 0，而对总体回归系数进行相应地区间估计，可以更详细地给出总体回归系数的取值情况。总体回归系数区间估计的公式如下：

$$(b - t_{\alpha/2,(n-2)}s_b, b + t_{\alpha/2,(n-2)}s_b) \text{ 简记为 } b \pm t_{\alpha/2,(n-2)}s_b \tag{13-15}$$

式中，s_b 为回归系数的标准误，自由度 ν 为 $n - 2$。

例 13-3 试用例 13-1 所计算的样本回归系数 $b = -0.34$ 估计总体回归系数 β 的 95% 置信区间。

由于例 13-2 中已计算 $s_b = 0.046$，$\nu = 8$，查 t 界值表，得 $t_{0.05/2,8} = 2.306$，按公式（13-15）求 β 的 95% 置信区间为：

$$(-0.34 - 2.306 \times 0.046, -0.34 + 2.306 \times 0.046) = (-0.45, -0.23)$$

2. $\mu_{\hat{y}}$ 的区间估计

$\mu_{\hat{y}}$ 也可表示为 $\mu_{y/x}$，是总体中当 x 为某定值 x_0 时所对应的 y 的总体均数。$\hat{y}_0$ 为 μ_{y/x_0} 的点估计值，由于抽样误差的存在，$\hat{y}_0$ 值也是变化的。标准误 $s_{\hat{y}}$ 表示 $\hat{y}_0$ 抽样误差大小的指标，$s_{\hat{y}}$ 的计算公式为：

$$s_{\hat{y}} = s_{y.x} \sqrt{\frac{1}{n} + \frac{(x_0 - \bar{x})^2}{\sum (x - \bar{x})^2}} \tag{13-16}$$

$\mu_{\hat{y}}$ 的 $1 - \alpha$ 置信区间的计算公式为：

$$(\hat{y} - t_{\alpha/2,(n-2)}s_{\hat{y}}, \hat{y} + t_{\alpha/2,(n-2)}s_{\hat{y}}) \tag{13-17}$$

例 13-4 用例 13-1 所求直线回归方程，试计算当 $x = 60$ 岁时，$\mu_{\hat{y}}$ 的 95% 置信区间。

由例 13-1 得 $\bar{x} = 62.8$，$l_{xx} = 241.60$；由例 13-2 得 $s_{y.x} = 0.718$。

当 $x = 60$ 时，$\hat{y} = 19.99 - 0.34 \times 60 = -0.41$。

按公式（13-16）计算，得：

$$s_{\hat{y}} = s_{y.x} \sqrt{\frac{1}{n} + \frac{(x_0 - \bar{x})^2}{\sum (x - \bar{x})^2}} = 0.718 \times \sqrt{\frac{1}{10} + \frac{(60 - 62.8)^2}{241.60}} = 0.261$$

本例 $n = 10$，$\nu = n - 2 = 8$，查 t 界值表，得 $t_{0.05/2,8} = 2.306$，按公式（13-17）计算，当 $x = 60$ 岁时，$\mu_{\hat{y}}$ 的 95% 置信区间为（$-0.41 - 2.306 \times 0.261, -0.41 + 2.306 \times 0.261$）=（$-1.01, 0.19$）。

3. 预测值个体 y 值的容许区间

个体 y 值的容许区间是指在总体中，当 x 为某定值 x_0 时，对应的 y 值的波动范围。其标准差 s_y（所有 $x = x_0$ 时的个体的 y 值的标准差）计算公式为：

$$s_y = s_{y.x} \sqrt{1 + \frac{1}{n} + \frac{(x_0 - \bar{x})^2}{\sum (x - \bar{x})^2}} \tag{13-18}$$

式中,$s_{y.x}$ 为剩余标准差,计算同前。为了简化计算,当 x_0 与 $\bar{x}$ 比较接近,且 n 足够大时,可用 $s_{y.x}$ 代替 s_y。

个体 y 值的 $1-\alpha$ 容许区间的计算公式为:

$$(\hat{y} - t_{\alpha/2,(n-2)}s_y, \hat{y} + t_{\alpha/2,(n-2)}s_y) \tag{13-19}$$

例 13-5 用例 13-4 中的数据进一步计算当 $x=60$ 时,个体 y 值的 95% 容许区间。

按公式(13-18)计算得:

$$s_y = s_{y.x}\sqrt{1 + \frac{1}{n} + \frac{(x_0 - \bar{x})^2}{\sum(x - \bar{x})^2}} = 0.718 \times \sqrt{1 + \frac{1}{10} + \frac{(60 - 62.8)^2}{241.60}} = 0.764$$

将 $t_{0.05/2,8} = 2.306, x_0 = 60, s_y = 0.764$ 代入公式(13-19),得:

$$(-0.41 - 2.306 \times 0.764, -0.41 + 2.306 \times 0.764) = (-2.17, 1.35)$$

即估计总体中,年龄为 60 岁的女性,有 95% 的人的骨密度 T 值在 $-2.17 \sim 1.35$ 范围内。

(三) 直线回归方程的应用

1. 描述两变量的依存关系

通过回归系数的假设检验,若认为两变量之间存在着直线回归关系,则可用直线回归来描述两变量的依存关系。例 13-1 求得的回归方程 $\hat{y} = 19.99 - 0.34x$ 就是 55 岁女性的骨密度 T 值与年龄依存关系的定量表达式。

2. 利用回归方程进行预测

利用回归方程进行预测是回归方程的一个重要应用。所谓预测,就是把预报因子(自变量 x)代入回归方程对预报量(应变量 y)进行估计,其波动范围可按求个体容许区间的公式计算。

例 13-5 就是利用回归方程预测 60 岁女性的骨密度 T 值的容许区间,即波动范围。

3. 利用回归方程进行统计控制

利用回归方程进行统计控制是应用回归方程进行逆估计,即要求应变量 y 在一定范围内波动或不超过最大容许值,可以通过控制自变量 x 的取值来实现。

例 13-6 某市环境监测站在某交通点连续测定 3 天,每天定时采样 3 次,测定大气中 NO_2 浓度 y (mg/m³)与当时汽车流量 x (辆/小时),共 9 对数据,求得回归方程 $\hat{y} = -0.064866 + 0.000133x$,剩余标准差 $s_{y.x} = 0.032522$,若 NO_2 的最大容许浓度为 0.15 mg/m³,则汽车流量应如何控制?(设 $\alpha = 0.05$)

按公式(13-19),以 $s_{y.x}$ 代替 s_y,将 0.15 mg/m³ 作为单侧预测区间的 95% 的上限,则有:

$$0.15 = \hat{y} + t_{0.02,7}s_{y.x}$$

已知 $s_{y.x} = 0.032522$,查 t 界值表,得单侧 $t_{0.05,7} = 1.895$,则:

$$0.15 = (-0.064866 + 0.000133x) + 1.895 \times 0.032522$$

解方程得 $x = 1103.48$,即只要把汽车流量控制在 1104 辆/小时以下,就有 95% 的可能使空气中 NO_2 的浓度不超过 0.15 mg/m³。

4. 应用回归方程应注意的问题

(1) 回归分析要有实际意义,不能把毫无关联的两种现象勉强做回归分析,参加回归分析的两变量之间必须存在某种内在联系。

(2) 在进行直线回归分析前,应绘制散点图。当观察点的分布有直线趋势时,才适宜做直线回归分析。如散点图呈现明显的曲线趋势,应进行变量变换后,使之直线化再分析。散点图还可提示资料有无异常点,即有无残差绝对值特大的观察数据。异常点往往对回归方程中的系数 a、b 的估计产生较大的影响。因此,须复查此异常点后,予以修改或删除。

(3) 直线回归方程的适用范围一般为自变量的取值范围。在医学实践中,由于受多种因素的影响,随机现象在不同范围的取值出现的规律性可能不同,该现象与其他现象的回归关系在不同范围内也会有所不同,因此两变量之间的某种直线回归关系也应在一定范围内存在。一般将在自变量取值范围内求出的估计值,称为内插;将超过自变量取值范围所计算的估计值,称为外延。若无充分理由证明超过自变量取值范围外还是相同的直线关系,应避免外延。

(4)简单线性回归模型的数学条件选用了一种统计分析方法,一定要资料是否满足相应的条件。进行线性回归分析时,应该参照线性回归模型的数学条件进行诊断。

第二节　直线相关分析

两个变量之间的直线关系,除了第一节介绍的依存关系,还有另一种关系,即互依关系,称为相关关系。研究这种相关关系的资料要求两变量为双随机正态变量,即两个变量都是随机变量,其中任一变量在某一取值时,另一变量的取值是随机的,并且呈正态分布。

一、直线相关的概念与意义

直线相关(linear correlation)又称简单线性相关或 Pearson 相关,可用来分析两个变量间的直线互依关系。用线性相关系数表示两个变量间的直线相关关系。简单线性相关的性质可由散点图来直观地说明(图 13-4)。

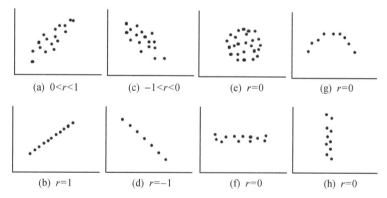

图 13-4　不同 r 值的相关关系示意图

如图 13-4 所示,(a)和(c)中散点呈直线趋势分布,(a)中两变量变化方向相同,即变量 y 随 x 的增大而增大,称为正相关;反之,(c)中 x、y 间呈反向变化,变量 y 随 x 的增大而减小,称为负相关。(b)中散点完全在一条直线上,并且 x、y 同向变化,称为完全正相关;反之,(d)中 x、y 呈反向变化,称为完全负相关。(e)和(g)中散点呈非直线分布或无规律分布,则两变量间没有线性相关关系,称为零相关。(f)和(h)中散点看似呈线性分布,但 x 或 y 的取值是恒定的,不受另一变量变化的影响,因此两变量间也没有线性相关关系。正相关或负相关并不一定表示一个变量的改变是引起另一变量变化的原因,而可能同受另一个因素的影响所致。因此,相关关系并不一定是因果关系。相关分析的目的就是对相关关系予以定量的描述。

二、相关系数的意义与计算

（一）相关系数的意义

线性相关系数(linear correlation coefficient),也称为 Pearson 相关系数(Pearson correlation coefficient)、简单相关系数、积差相关系数(product-moment correlation coefficient),简称相关系数,用符号 r 表示。它反

映了具有直线关系的两变量间相关关系的密切程度与相关方向。相关系数 r 没有单位,其取值范围是 $-1 \leqslant r \leqslant 1$。$r$ 值的符号表示相关的方向,r 值为正,表示正相关;r 值为负,表示负相关。r 值的绝对值大小表示相关的密切程度,$r = 0$,为零相关;$|r| = 1$,为完全相关。在生物医学中,由于影响因素众多,变量间关系很少呈现完全相关。r 为样本相关系数,总体相关系数用 ρ 表示,r 是 ρ 的估计值。根据 $|r|$ 的大小可将相关的密切程度大概划分为如下三个等级:

$$|r| \leqslant 0.4 \qquad \text{低度相关}$$
$$0.4 < |r| \leqslant 0.7 \qquad \text{中度相关}$$
$$|r| > 0.7 \qquad \text{高度相关}$$

r 是总体相关系数 ρ 的样本估计值,必须对总体相关系数进行假设检验,得出有统计学意义的结论,方可考虑相关程度的大小;另外,这种划分也不是绝对的标准,根据具体的情况对相关程度的要求也是不同。

（二）相关系数的计算

相关系数 r 是用积差法计算的,公式为:

$$r = \frac{\sum(x-\bar{x})(y-\bar{y})}{\sqrt{\sum(x-\bar{x})^2\sum(y-\bar{y})^2}} = \frac{l_{xy}}{\sqrt{l_{xx}l_{yy}}}$$
$$= \frac{\sum xy - (\sum x)(\sum y)/n}{\sqrt{\left[\sum x^2 - (\sum x)^2/n\right]\left[\sum y^2 - (\sum y)^2/n\right]}} \tag{13-20}$$

式中,l_{xy} 的值可正可负,决定着相关系数 r 的符号。

例 13-7 利用例 13-1 资料（表 13-1）,假设骨密度 T 值与年龄满足双变量正态分布,试计算骨密度 T 值与年龄之间的简单相关系数。

由前面已计算出的 $l_{xx} = 241.60, l_{xy} = -82.22, l_{yy} = 32.104$

按公式（13-20）计算,得:

$$r = \frac{-82.22}{\sqrt{241.60 \times 32.104}} = -0.934$$

由计算的 r 值看,该样本中 55 岁以上女性的骨密度 T 值与年龄之间存在负相关,即骨密度 T 值随着年龄的增长,呈现降低趋势。

三、相关系数的统计推断

（一）总体相关系数 ρ 的假设检验

样本相关系数 r 是根据样本资料计算出来的,它是总体相关系数 ρ 的估计值。要分析总体中变量 x 和 y 间是否存在相关关系,须看总体相关系数 ρ 的取值情况。由于抽样误差的存在,样本相关系数 r 与总体相关系数 ρ 通常存在差异,因此,须用样本相关系数 r 对总体相关系数 ρ 做统计推断。两变量之间是否存在线性相关关系,取决于总体相关系数 ρ 是否为 0,因此,检验两变量之间是否存在线性相关关系,就是检验总体相关系数 $\rho = 0$ 是否成立。常用 t 检验对总体相关系数进行假设检验,检验统计量 t 的计算公式为:

$$t = \frac{r - 0}{s_r}$$

式中,分母 s_r 为相关系数 r 的标准误,其计算公式为:

$$s_r = \sqrt{\frac{1 - r^2}{n - 2}}$$

$$t = \frac{|r - 0|}{s_r} = \frac{|r|}{\sqrt{\frac{1 - r^2}{n - 2}}} \qquad (13\text{-}21)$$

$$\nu = n - 2$$

求得 t 值后,查 t 界值表,得到 P 值,按所设定的检验水准 α 做出结论推断;亦可按 $\nu = n - 2$,直接查 r 界值表,得到 P 值,这样可省去计算 t 检验统计量,但要注意,r 界值表有一定的使用范围。

例 13-8 用例 13-7 所得 r 值,检验 55 岁以上女性骨密度 T 值与年龄之间是否存在直线相关关系。

总体相关系数假设检验的步骤如下。

1. 建立假设

$H_0 : \rho = 0$,即 55 岁以上女性骨密度 T 值与年龄之间无直线相关关系。

$H_1 : \rho \neq 0$,即 55 岁以上女性骨密度 T 值与年龄之间存在直线相关关系。

双侧 $\alpha = 0.05$。

2. 计算检验统计量

本例,$n = 10$,$r = -0.934$,按公式 (13-21) 计算,得:

$$t = \frac{r}{s_r} = \frac{-0.934}{\sqrt{\frac{1 - 0.934^2}{10 - 2}}} = -7.394$$

$$\nu = n - 2 = 8$$

查 t 界值表,$|t| > t_{0.01/2, 8} = 3.355$,得 $P < 0.01$。按 $\alpha = 0.05$ 检验水准,拒绝 H_0,接受 H_1,故可以认为 55 岁以上女性骨密度 T 值与年龄之间存在直线相关关系。

本例亦可直接查 r 界值表,通过查表,$r_{0.01/2, 8} = 0.765$,$|r| > r_{0.01/2, 8}$,亦可得 $P < 0.01$,推断结论相同。

(二)总体相关系数 ρ 的区间估计

通过对样本相关系数的计算,可估计总体相关系数 ρ 的置信区间。此时须先对 r 按式 (13-22) 作 z 变换,将介于 -1 和 1 之间的相关系数映射到全体实数:

$$z = \tan h^{-1} r = \frac{1}{2} \ln \frac{(1 + r)}{(1 - r)} \qquad (13\text{-}22)$$

式中,$\tan h^{-1}$ 为双曲正切函数的反函数。

按公式 13-23 计算转化值 z 的 $1 - \alpha$ 置信区间:

$$(z - z_{\alpha/2}/\sqrt{n - 3}, z + z_{\alpha/2}/\sqrt{n - 3}) \qquad (13\text{-}23)$$

简记为:

$$z \pm \frac{z_{\alpha/2}}{\sqrt{n - 3}}$$

运行公式 13-24 将转化值 z 的置信区间逆转成相关系数的置信区间:

$$r = \tan hz = \frac{e^{2z} - 1}{e^{2z} + 1} \qquad (13\text{-}24)$$

总体相关系数 ρ 的置信区间记为 $\left(\frac{e^{2z_L} - 1}{e^{2z_L} + 1}, \frac{e^{2z_U} - 1}{e^{2z_U} + 1} \right)$。

例 13-9 例 13-6 已求得骨密度 T 值与年龄之间的相关系数 $r = -0.934$,请计算总体相关系数 ρ 的 95% 置信区间。

按公式 (13-22) 计算,得:

$$z = \tan h^{-1} (-0.934) = \frac{1}{2} \ln \frac{1 - 0.934}{1 + 0.934} = -1.689$$

按公式 (13-23) 计算,得 z 的 95% 的置信区间为:

$$(-1.689 - 1.96/ \sqrt{10-3}, -1.689 + 1.96/ \sqrt{10-3}) = (-2.430, -0.948)$$

再按公式(13-24),将 z 值的上下限转化为相关系数 r,得 55 岁以上女性骨密度 T 值与年龄的总体相关系数 ρ 的 95% 置信区间为 $-0.984 \sim -0.739$。

四、直线回归与相关的区别和联系

（一）区别

（1）在资料要求上,回归分析要求应变量 y 是服从正态分布的随机变量, x 可以是固定的非随机变量,也可以是随机正态分布变量。相关分析要求变量 x、y 服从双变量正态分布。

（2）在应用上,回归分析探索两变量间依存变化的数量关系,而相关分析探索变量间的相互关系。

（二）联系

（1）对同一资料进行分析,计算 r 和 b,它们的正负号是一致的, r 为正号说明两变量间的相互关系是同向变化的, b 值为正号说明 y 随 x 增加而增加,或 y 随 x 减少而减少。相关系数与回归系数的符号在表达两个变量的变化趋势时具有相同的意义。

（2） r 和 b 的假设检验是等价的,即对同一样本资料,进行相关系数的假设检验和回归系数的假设检验计算得到的 t 值相等。由于 r 的假设检验计算比较简单,而 b 的假设检验计算相对繁琐,故常以 r 的假设检验代替对 b 的假设检验。

（3）可用回归解释相关。

r^2 称为决定系数(coefficient of determination),其计算公式为:

$$r^2 = \frac{l_{xy}^2}{l_{xx} \cdot l_{yy}} = \frac{l_{xy}^2/l_{xx}}{l_{yy}} = \frac{SSR}{SST} \tag{13-25}$$

公式(13-25)说明,当总离均差平方和 SST 固定不变时,回归平方和 SSR 的大小取决于 r^2。回归平方和是由于引入了自变量而使 SST 减少的部分。 r^2 越接近 1,则 SSR 越接近 SST,说明 y 的变异由于自变量的变化引起 y 的变化越大,二者的关系越大,回归效果越好。

第三节   等级相关分析

两个变量满足双变量正态分布,可以进行线性相关分析,但实际资料通常不满足这些条件,如下列情况:① 不服从双变量正态分布;② 总体分布类型未知,例如限于仪器测量精度个别样品的具体数值无法读出而出现"超限值"时(如 $x < 0.0001$);③ 原始数据为等级资料。这些类型的资料不能进行简单线性相关分析,需要采用非参数统计的方法等级相关(rank correlation),也称秩相关。等级相关分析的方法有多种,常用的有 Spearman 等级相关(Spearman rank correlation)和 Kendall 等级相关(Kendall rank correlation),其中 Spearman 等级相关最常用,本节只介绍 Spearman 等级相关分析方法。

一、Spearman 等级相关分析的基本思想

Spearman 等级相关分析的基本思想是将 n 对观察值 x_i、$y_i(i=1,2,\cdots,n)$ 分别由小到大编秩, P_i 表示 x_i 的秩, Q_i 表示 y_i 的秩,其中每对 P_i 和 Q_i 可能相等,也可能不等。这里考虑用 P_i 与 Q_i 之差来反映 x、y 两变量秩排列一致性的情况。令 $d_i = P_i - Q_i$,由于 d_i 可正可负, $\sum d_i$ 就不能真实反映 P_i 与 Q_i 的差值大小,故取 $\sum d_i^2 = \sum (P_i - Q_i)^2$。在 n 一定时,当每对 x_i、y_i 的秩完全相等时,为完全正相关,此时 $\sum d_i^2$ 有最

小值 0;当每对 x_i、y_i 的秩完全相反时,为完全负相关,此时 $\sum d_i^2$ 有最大值。

$$\sum d_i^2 = \sum (P_i - Q_i)^2 = \sum [(n + 1 - i) - i]^2 = n(n^2 - 1)/3$$

$\sum d_i^2$ 从 0 到其最大值的范围内的变化,描述了 x、y 两变量的相关关系。

二、Spearman 等级相关系数的计算

在 Spearman 等级相关分析中,Spearman 等级相关系数 r_s(简称 Spearman 相关系数)用来反映两个变量间相关关系的密切程度和相关方向。Pearson 相关系数度量两个变量之间的线性关系,而 Spearman 等级相关系数度量的是变量之间更加广义的单调关系。

与简单线性相关系数 r 的计算方法类似,Spearman 等级相关系数 r_s 按下列公式计算,即秩变量 P 和 Q 的 Pearson 相关系数 $r_{(P,Q)}$ 为:

$$r_s = \frac{\sum (P_i - \overline{P})(Q_i - \overline{Q})}{\sqrt{\sum (P_i - \overline{P})^2 \sum (Q_i - \overline{Q})^2}} \tag{13-26}$$

$r_{(P,Q)}$ 与简单相关系数 $r_{(x,y)}$ 的计算公式的形式完全相同。在 $r_{(P,Q)}$ 的计算公式中,秩次变量 P_i、Q_i 分别代替了原始变量 x_i 和 y_i,$\overline{P}$、$\overline{Q}$ 分别表示变量 x、y 的秩次的平均值,称为平均秩次。

Spearman 等级相关系数 r_s 同简单线性相关系数一样,也没有单位,其值界于 -1 与 1 之间。r_s 的符号表示等级相关关系的方向,r_s 值为正,表示正相关;r_s 为负,表示负相关;$r_s = 0$,为零相关。

当变量 x 和 y 均无相同数值(即无相同秩次)时,即秩变量 P 和 Q 的取值均为 $1,2,\cdots,n$ 时,则有:

$$\sum_{i=1}^{n} P_i = \sum_{i=1}^{n} Q_i = 1 + 2 + \cdots + n = \frac{n(n + 1)}{2}$$

$$\sum_{i=1}^{n} P_i^2 = \sum_{i=1}^{n} Q_i^2 = 1^2 + 2^2 + \cdots + n^2 = \frac{n(n + 1)(2n + 1)}{6}$$

因此,公式(13-26)可以简化为:

$$r_s = 1 - \frac{6 \sum d^2}{n(n^2 - 1)} \tag{13-27}$$

如果取相同秩次的例数较多,会使计算的结果偏差较大,这时需要计算校正 r_s':

$$r_s' = \frac{[(n^3 - n)/6] - (T_x + T_y) - \sum d^2}{\sqrt{[(n^3 - n)/6] - 2T_x} \sqrt{[(n^3 - n)/6] - 2T_y}} \tag{13-28}$$

式中,T_x(或 T_y)$= \sum (t^3 - t)/12$,t 为 x(或 y)中相同秩的个数。

例 13-10 江苏省苏州市某中学在高一学生中开展了 PBL(project based learning)实践活动,某 PBL 项目小组开展了苏州市高中生睡眠和焦虑情况调查研究。该项目分别利用匹兹堡睡眠质量指数量表(PSQI)和学生焦虑量表(SAS)调查高中生的睡眠和焦虑情况,现利用其中 10 对睡眠和焦虑数据来计算睡眠情况和焦虑情况之间的 Spearman 等级相关系数 r_s,数据见表 13-4。

表 13-4 10 名高中生的睡眠质量评分、焦虑量表得分及相关计算

编号	睡眠质量		焦虑		秩次差值 $d = P_i - Q_i$	秩次差值^2 d^2	P_i^2	Q_i^2	$P_i Q_i$
	评分 x	秩次 P_i	评分 y	秩次 Q_i					
(1)	(2)	(3)	(4)	(5)	(6)	(7)	(8)	(9)	(10)
1	4	6.0	5	7.0	−1.0	1.00	36.00	49.00	42.00
2	8	9.5	8	10.0	−0.5	0.25	90.25	100.00	95.00
3	5	7.0	6	8.0	−1.0	1.00	49.00	64.00	56.00

编号	睡眠质量		焦虑		秩次差值 $d = P_i - Q_i$	秩次差值² d^2	P_i^2	Q_i^2	$P_i Q_i$
	评分 x	秩次 P_i	评分 y	秩次 Q_i					
(1)	(2)	(3)	(4)	(5)	(6)	(7)	(8)	(9)	(10)
4	8	9.5	4	5.5	4.0	16.00	90.25	30.25	52.25
5	3	4.0	4	5.5	−1.5	2.25	16.00	30.25	22.00
6	2	1.5	3	3.5	−2.0	4.00	2.25	12.25	5.25
7	3	4.0	3	3.5	0.5	0.25	16.00	12.25	14.00
8	7	8.0	7	9.0	−1.0	1.00	64.00	81.00	72.00
9	3	4.0	0	1.0	3.0	9.00	16.00	1.00	4.00
10	2	1.5	1	2.0	−0.5	0.25	2.25	4.00	3.00
合计	45	55.0	41	55.0	—	35.00	382.00	384.00	365.50

Spearman 等级相关系数计算过程如下。

（1）编秩。分别对变量 x、y 从小到大进行编秩，遇到相同的测定值取平均秩次，结果见表第（3）、（5）栏。

（2）秩次差。求每对数据的秩次差 d，见表第（6）栏。应有 $\sum d_i = 0$。

（3）计算 d_i^2、P_i^2、Q_i^2、$P_i Q_i$，并求和，见表第（7）~（10）栏。

（4）分别用公式（13-26）、（13-27）和（13-28）计算 Spearman 等级相关系数 r_s。

$$r_s = \frac{\sum (P_i - \overline{P})(Q_i - \overline{Q})}{\sqrt{\sum (P_i - \overline{P})^2 \sum (Q_i - \overline{Q})^2}}$$

$$= \frac{365.5 - 55 \times 55/10}{\sqrt{\left(\frac{382 - 55^2}{10}\right)\left(\frac{384 - 55^2}{10}\right)}} = \frac{63}{\sqrt{79.5 \times 81.5}} = 0.783$$

$$r_s = 1 - \frac{6 \sum d^2}{n(n^2 - 1)} = 1 - \frac{6 \times 35.00}{10 \times (100 - 1)} = 0.788$$

$$T_x = \frac{\sum (t^3 - t)}{12} = \frac{\left[(2^3 - 2) + (3^3 - 3) + (2^3 - 2)\right]}{12} = 3$$

$$T_y = \frac{\sum (t^3 - t)}{12} = \frac{\left[(2^3 - 2) + (2^3 - 2)\right]}{12} = 1$$

$$r'_s = \frac{\left[\frac{(n^3 - n)}{6}\right] - (T_x + T_y) - \sum d^2}{\sqrt{\left[\frac{(n^3 - n)}{6}\right] - 2T_x} \sqrt{\left[\frac{(n^3 - n)}{6}\right] - 2T_y}}$$

$$= \frac{\left[\frac{(10^3 - 10)}{6}\right] - (3 + 1) - 35.00}{\sqrt{\left[\frac{(10^3 - 10)}{6}\right] - 2 \times 3} \sqrt{\left[\frac{(10^3 - 10)}{6}\right] - 2 \times 1}} = 0.783$$

由以上结果可见，公式（13-26）和（13-28）的计算结果相同，公式（13-28）是在数据有相同秩次时公式（13-26）的简化形式。本例题数据存在一些相同秩次，宜选用公式（13-26）和（13-28）。因此，睡眠情况和焦虑情况之间的 Spearman 等级相关系数 $r_s = 0.783$。

三、Spearman 等级相关系数的假设检验

r_s 是根据样本资料计算出来的样本 Spearman 等级相关系数,是总体 Spearman 等级相关系数 ρ_s 的估计。检验 ρ_s 是否为 0(即两变量之间是否存在等级相关关系),当 $n \leqslant 50$ 时,可用查表法(附表 16 的 r_s 界值表);当 $n > 50$ 时,可以进行 z 检验,按公式(13-29)计算检验统计量 z 值,然后查 z 界值,确定 P 值。

$$z = r_s \sqrt{n-1} \sim N(0,1) \tag{13-29}$$

此外,还可以用 r_s 替换 r,运用简单线性相关系数的 t 检验的公式进行检验:

$$t = \frac{|r_s - 0|}{s_{r_s}} = \frac{|r_s|}{\sqrt{\dfrac{1-r_s^2}{n-2}}} \tag{13-30}$$

例 13-11 用例 13-10 中计算得到的 Spearman 等级相关系数检验高中生睡眠情况和焦虑情况之间是否存在等级相关关系。

等级相关系数假设检验的步骤如下。

1. 建立假设

$H_0: \rho_s = 0$,高中生睡眠情况和焦虑情况之间无等级相关关系。

$H_1: \rho_s \neq 0$,高中生睡眠情况和焦虑情况之间存在等级相关关系。

$\alpha = 0.05$。

2. 计算检验统计量

本例题 $n < 50$,可采用直接查表法和 t 检验。

查附表 16 的 r_s 界值表,得 $r_{s\,0.05/2,10} = 0.648$,$r_s > r_{s\,0.05/2,10}$,所以 $P < 0.05$。

计算 t 检验统计量:

$$t = \frac{|r_s|}{\sqrt{\dfrac{1-r_s^2}{n-2}}} = \frac{0.783}{\sqrt{\dfrac{1-0.783^2}{8}}} = 3.560$$

查 t 界值表,得 $t_{0.05/2,8} = 2.306$,$t > t_{0.05/2,8}$,所以 $P < 0.05$。

两种方法计算的 P 值均小于 0.05,按 $\alpha = 0.05$ 水准,拒绝 H_0,接受 H_1,高中生睡眠情况和焦虑情况之间存在等级相关关系。

第四节 Monotonic 回归和分位数回归

运用最小二乘法原理建立线性回归模型,要求满足正态分布、等方差、独立性等条件,而在实际中完全满足这些条件的情况并不多见,那么在应用时就难以得到无偏的、有效的参数估计量。针对这个问题,我们介绍另外两种非参数回归方法:Monotonic 回归和分位数回归。

一、Monotonic 回归

Monotonic 回归属于非参数统计方法,对数据的总体分布无要求,它是利用原始数据的单调性和秩次,根据最小二乘法原理建立秩次之间的回归方程。

(一)Monotonic 回归方程的建立

同 Spearman 等级相关,将 x、y 两变量观察值由小到大编秩,分别用 P_i、Q_i 表示,运用最小二乘法原理

建立 Monotonic 回归方程：

$$\hat{Q} = a_m + b_m P$$

将 P_i、Q_i 代替前面回归系数 b 和斜率 a 的计算公式中的 x 和 y，可以计算 Monotonic 回归系数 b_m 与 a_m。Monotonic 回归系数 b_m 与 a_m 可以用 SAS 程序包计算，具体方法见本章第六节。

（二）Monotonic 回归方程的应用

Monotonic 回归方程的主要应用是通过反复使用局部的线性内插来粗略地由任意给定变量 x_k 估计 y。要求 x_k 取值在原始 x 变量最小值和最大值之间，即 $x_{min} < x_k < x_{max}$。

1. 对任意给定变量 x_k，用内插法求出相应的秩 P_k 值

将新观察值 x_k 按下式变换为 P_k：

$$P_k = P_i + \frac{x_k - x_i}{x_j - x_i}(P_j - P_i)$$

式中，x_k 位于样本中相邻的 x_i 与 x_j 之间（$x_j > x_i$）。

2. 由 P_k 估计 $\hat{Q}_k$

将 P_k 代入 Monotonic 回归方程，计算相应的 $\hat{Q}_k$。

3. 再次利用内插法求出 $\hat{Q}_k$ 对应的 $\hat{y_k}$ 值

$$\hat{y_k} = y_i + \frac{\hat{Q}_k - Q_i}{Q_j - Q_i}(y_j - y_i)$$

式中，$\hat{Q}_k$ 位于相邻的 Q_i 与 Q_j 之间（$Q_j > Q_i$）。Q_i 为样本中 y_i 所对应的秩，Q_j 为样本中 y_j 所对应的秩。

二、分位数回归

简单线性回归分析研究自变量与应变量的条件期望 [$E(y/x)$ 或 $\mu_{y/x}$] 之间的关系，而分位数回归（quantile regression）研究自变量与应变量的条件分位数（$Q_{y/x}$）之间的关系，相应得到的回归模型可由自变量估计应变量的条件分位数。与简单线性回归分析相比，分位数回归可以进一步推论应变量的条件概率分布。

（一）分位数回归模型的建立

τ 是随机变量 y 的某个分位数，τ 分位数回归模型为：

$$Q_y(\tau/x) = \alpha + \beta x + Q_e(\tau)$$

式中，e 为随机误差项。采用线性规划法（LP）估计其最小加权绝对偏差，计算回归系数：

$$\hat{\beta}_\tau = \mathrm{argmin}_{\beta_\tau} \left\{ \sum \rho_\tau (y_i - x'_i \beta_\tau) \right\}$$

式中，argmin{ } 函数表示取函数最小值时的 β 取值。

（二）分位数回归模型的参数估计法

1. 单纯性算法（simplex method）

该算法估计出来的参数具有很好的稳定性，但是在处理大数据时运算的速度会显著降低。

2. 内点算法（interior point method）

内点算法对于那些具有大量观察值和少量变量的数据集运算效率很好。

3. 平滑算法（smoothing method）

平滑算法在理论上比较简单，它适用处理具有大量观察值以及很多变量的数据集。

（三）分位数回归系数的置信区间

1. 直接估计法（direct estimation method）

该方法依据估计出来的回归分位系数的渐进正态性来计算置信区间。比较有代表性的是 Sparsity 算法，它是一种最直接且运算速度也最快的算法，但该算法得到的估计值对于随机项为独立同分布这一假设十分敏感。

2. 秩得分法（rank score method）

该计算方法比较简单，但是对于大型数据处理效率较低。

3. 重复抽样法（resampling method）

该方法能够进行高效率的运算，节省了运算时间。重复抽样算法能够克服直接法和秩得分法的缺陷，但是对于小样本计算出来的参数估计值不够稳定。

SAS 分析中，algorithm = simplex ｜ interior ｜ smoothing 指定回归系数的计算方法；ci = sparsity ｜ rank ｜ resampling 指定区间估计的方法。

（四）分位数回归分析的实例

例 13-12　用 SAS 软件包中 SASHELP. BWEIGHT（包含婴儿出生体重与母亲若干特征）的数据集，分析婴儿出生体重与母亲年龄（mother's age）的分位数的关系。运用 SAS 9.4 软件包运行"quantreg"程序，得到表 13-5 的结果。

表 13-5　婴儿出生体重与母亲年龄的分位数回归分析

分位数	参数	估计值	标准误	95% 置信区间 下限	上限	t 值	P 值
0.05	截距	2457.0	8.416	2440.5	2473.5	291.96	<0.0001
	回归系数	3.8	1.465	0.9	6.7	2.59	0.0095
0.15	截距	2872.1	3.700	2864.9	2879.4	776.44	<.0001
	回归系数	7.2	0.644	6.0	8.5	11.23	<.0001
0.25	截距	3062.0	2.976	3056.2	3067.8	1028.76	<.0001
	回归系数	9.0	0.518	8.0	10.0	17.37	<.0001
0.35	截距	3208.5	2.780	3203.0	3213.9	1154.32	<.0001
	回归系数	9.9	0.484	9.0	10.9	20.54	<.0001
0.45	截距	3331.5	2.739	3326.1	3336.9	1216.49	<.0001
	回归系数	10.6	0.477	9.7	11.6	22.28	<.0001
0.50	截距	3391.4	2.710	3386.1	3396.7	1251.56	<.0001
	回归系数	10.6	0.472	9.7	11.5	22.52	<.0001
0.55	截距	3451.9	2.713	3446.5	3457.2	1272.56	<.0001
	回归系数	11.0	0.472	10.0	11.9	23.14	<.0001
0.65	截距	3577.6	2.772	3572.2	3583.0	1290.78	<.0001
	回归系数	11.2	0.483	10.3	12.1	23.21	<.0001
0.75	截距	3719.0	2.976	3713.2	3724.8	1249.50	<.0001
	回归系数	11.0	0.518	10.0	12.0	21.23	<.0001
0.85	截距	3896.1	3.564	3889.2	3903.1	1093.15	<.0001
	回归系数	12.1	0.620	10.9	13.4	19.57	<.0001
0.95	截距	4211.0	5.183	4200.8	4221.2	812.42	<.0001
	回归系数	13.0	0.903	11.2	14.8	14.41	<.0001

婴儿出生体重各分位数与母亲年龄回归系数的估计见图 13-5。

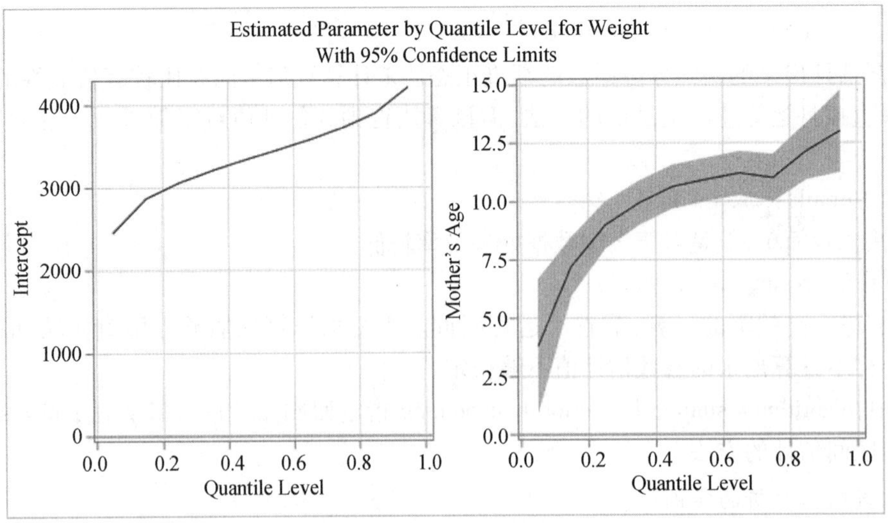

图 13-5　婴儿出生体重各分位数与母亲年龄回归系数的估计

从表 13-5 结果看，母亲年龄对婴儿体重各分位点的影响都具有统计学意义。各分位数回归系数呈递增趋势，说明母亲年龄对婴儿出生体重各分位数的影响是不同的。对于具有不同体重的婴儿，处于条件分布高端的，母亲年龄对婴儿出生体重的影响高于平均水平；而处于条件分布低端的，母亲年龄的影响相对较低。以中分位数（P_{50}）为例，建立 50 分位数回归模型为：

$$Q_y(50/x) = 3391.4 + 10.6x + Q_e(50)$$

图 13-5 直观形象地表达了婴儿出生体重各分位数与母亲年龄的回归系数的变化趋势。

第五节　曲线拟合

医学现象中并非所有的两变量间关系都表现为前面所述的直线形式，也存在非直线形式，如服药后血药浓度-时间曲线或毒理学动物实验中动物死亡率与给药剂量的关系就是非直线形式。当散点图中应变量 y 和自变量 x 间表现出非线性趋势时，可以通过曲线拟合（curve fitting）方法来描述两变量间数量上的依存关系。

一、曲线拟合的基本方法

根据实测数据选择曲线类型，一般有如下三种方法：

（1）据专业知识及过去经验（或文献）选择曲线类型。

（2）算术格纸、半对数格纸、双对数格纸等，将实测数据制成点图。目前使用不多。

（3）如果既无前人经验作参考，又无合适的格纸可做散点图趋势分析，则可先在普通格纸上绘点图，再根据各点分布趋势用试配法来选择曲线类型。

二、曲线拟合的一般步骤

曲线拟合的一般步骤如下。

（1）依据分析目的确定自变量 x 和应变量 y 之后，根据两变量散点图呈现的趋势，结合专业知识及以往经验选择合适的曲线形式。在某些情况下，绘制散点图时采用一些特殊的坐标可能更有利于揭示变量间的关系，并使得对回归方程的求解简单一些。例如在半对数坐标系中，散点呈较为明显的直线趋势，即

可选用形如 $\hat{y} = e^{a+bx}$ 的指数曲线或形如 $\hat{y} = a + b\lg x$ 的对数曲线（常用的曲线类型参见本节第四部分内容）。

（2）选用适当的估计方法求得回归方程。如果曲线形式可表示为 x 的某种变换形式与 y 的线性关系（如对数曲线 $\hat{y} = a + b\lg x$），即可采用所谓"曲线直线化"的方法对变换后的 x'（如 $x' = \lg x$）与 y 做最小二乘法拟合；如果曲线形式表示为 y 的某种变换形式 y' 与 x 的线性关系（如将指数曲线 $\hat{y} = e^{a+bx}$ 变换为 $y' = \ln y = a + bx$），用最小二乘法来配合表示 x 和 y' 之间的直线关系存在问题，即此时所配合的曲线只是 y' 与 $\hat{y}$ 的离均差平方和 $\sum (y' - \hat{y})^2$ 最小，而不是 y 与 $\hat{y}$ 的离均差平方和最小，这里需要采用近似非线性回归法，这是一种在使 y 与 $\hat{y}$ 的离均差平方和最小的原则［即所谓的"非线性最小二乘法"（nonlinear least sum of squares）］下，求出 x 和 y 的指数回归关系的方程。利用统计软件包可拟合 y 和 x 的曲线回归方程。

SAS 软件包运用"nlin"过程步进行曲线拟合，采用最小误差平方法或循环推测法来建立一个非线性模型。一般而言，须自定参数的名字、参数的启动值（starting value）、非线性的模型与循环推测法所用的准则。若不指明，则 nlin 程序自动以高斯 – 牛顿迭代法（Gauss-Newton iterative procedure）为估计参数的方法。

（3）实际工作中，有时可结合散点图试配几种不同形式的曲线方程并计算其 R^2。一般来说，R^2 较大时拟合效果较好。但同时也应注意，为了单纯地得到较大的 R^2，模型的形式可能会很复杂，甚至使其中的参数无法解释实际意义，这是不可取的。要充分考虑专业知识，结合实际解释和应用效果来确定最终的曲线。

这里的决定系数 R^2 定义为：

$$R^2 = 1 - \frac{SSE}{SST} = 1 - \frac{\sum (y - \hat{y})^2}{\sum (y - \bar{y})^2} \tag{13-30}$$

例 13-13　某研究者用酶联免疫法（ELISA）检测人血清 C 反应蛋白（CRP）水平，测得一个试剂盒的标准品的 OD（optical density）值，并绘制了散点图（图 13-6）。试用合适的曲线拟合人 CRP 浓度与 OD 值之间的回归关系。

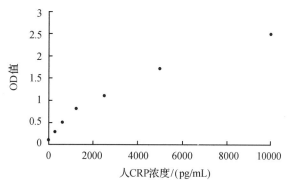

图 13-6　7 个标准品的人 CRP 浓度和 OD 值

根据散点图，可尝试拟合对数曲线和指数曲线回归方程，利用 SAS 软件包进行非线性回归分析。

（1）根据对数曲线 $y = a + b\lg x$，得到回归方程为：

$$\hat{y} = -0.8287 + 0.6342\lg x$$

运用方差分析中的 SST 和 SSR 计算回归方程的决定系数 R^2 为：

$$R^2 = 1 - \frac{SSE}{SST} = 1 - \frac{1.463}{4.300} = 0.669$$

（2）根据指数曲线 $y = e^{a+bx}$，得到回归方程：

$$\hat{y} = e^{-0.5588 + 0.0002x}$$

决定系数 R^2 为：

$$R^2 = 1 - \frac{SSE}{SST} = \frac{0.651}{11.340} = 0.943$$

比较两种曲线模型的决定系数,指数曲线模型优于对数曲线(两种模型均有统计学意义,具体数据、SAS 程序及结果输出见本章第六节)。

三、曲线拟合的用途

1. 定量描述 x 与 y 的曲线关系

采用适当方法得到曲线回归方程之后,就可以用 x 定量地预测相应的 y 值或者进行逆估计。医学或生物学研究中经常用此方法绘制实验室中的标准工作曲线,例如,用分光光度计的光密度值计算溶液中某物质的浓度,等等。

2. 用相关指数反映两变量曲线关系的密切程度

把决定系数 R^2 开方,得到的 R 值称为相关指数(correlation index),其值在 0 到 1 之间,此数值离 1 越近,表示两变量间关系越密切。如果两变量 x 与 y 为直线关系,则相关指数在数值上等于 x 与 y 的积差相关系数 r 的绝对值;如果两变量 x 与 y 之间为变换 x 之后可直线化的曲线关系,则相关指数在数值上等于变换后的 x' 与 y 的积差相关系数 r 的绝对值;如果两变量 x 与 y 之间为变换 y 之后可直线化的曲线关系,那么相关指数须通过式(13-30)定义的决定系数 R^2 开方得到,或者等于 y 与 $\hat{y}$ 的积差相关系数的绝对值,而不能等积差相关系数 r 的绝对值。更一般地说,不论何种情况,y 与 $\hat{y}$ 的相关系数绝对值即相关指数 R,可以反映两变量曲线关系的密切程度。前面我们提到,积差相关系数 r 为 0 不一定表示两变量没关系,只是说没直线关系,如果是曲线关系,可以用相关指数 R 来描述这种关系的密切程度。

四、常见的几种曲线拟合

无论进行何种曲线拟合,通常需要通过原始数据的散点图来得到提示。下面列出了几种常见的曲线类型作为参考。

1. 指数曲线

$$y = ae^{bx}\ (a > 0) \text{ 或 } y = a \times 10^{bx} \text{ 或 } y = e^{a+bx}$$

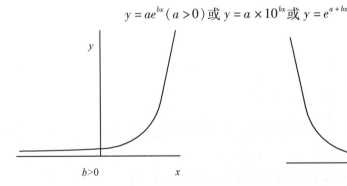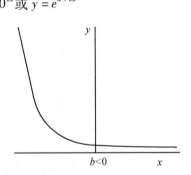

2. 对数曲线

$$y = a + b\lg x$$

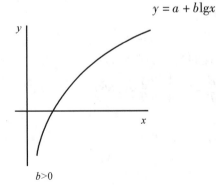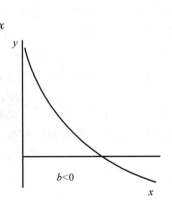

3. 抛物线

$$y = a + b_1 x + b_2 x^2$$

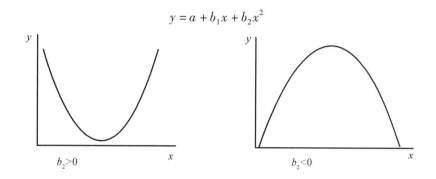

$b_2>0$　　　　　　　　　　　$b_2<0$

第六节　直线回归与相关分析的 SAS 软件实现

1. 简单线性回归分析

SAS 程序如下：

```
data li13_1;  input x y @@;
cards;
64  -1.1  61  -1.3  66  -1.5  69  -4.3  62  -0.2  55  1.2  72  -4.5  57  0.9  60  -0.9  62
-1.9
;
proc reg;  model y = x/CLB CLI CLM;  run;
```

SAS 输出结果如下：

Analysis of Variance					
Source	DF	Sum of Squares	Mean Square	F Value	Pr > F
Model	1	27.98066	27.98066	54.29	<.0001
Error	8	4.12334	0.51542		
Corrected Total	9	32.10400			

Parameter Estimates							
Variable	DF	Parameter Estimate	Standard Error	t Value	Pr > |t|	95% Confidence Limits	
Intercept	1	20.01175	2.90949	6.88	0.0001	13.30246	26.72105
x	1	-0.34031	0.04619	-7.37	<.0001	-0.44682	-0.23380

Obs	Dependent Variable	Predicted Value	Std Error Mean Predict	95% CL Mean		95% CL Predict	
1	-1.1	-1.7684	0.2337	-2.3073	-1.2295	-3.5094	-0.0273
2	-1.3	-0.7474	0.2418	-1.3050	-0.1899	-2.4943	0.9995
3	-1.5	-2.4490	0.2709	-3.0737	-1.8243	-4.2185	-0.6795
4	-4.3	-3.4700	0.3654	-4.3127	-2.6272	-5.3276	-1.6123

SAS 结果解读:"Analysis of Variance"给出对线性回归模型检验的 $F = 54.29$ 和 $P < 0.0001$,可推断该模型有统计学意义。"Parameter Estimates"给出 $a = 20.01175$, $b = -0.34031$,对回归系数假设检验的 $t = -7.37$, $P < 0.0001$,说明 x 对 y 的影响作用有统计学意义,即 y 与 x 之间存在线性回归关系;"95% Confidence Limits"给出回归系数的 95% 置信区间。

"Predicted Value"是由各观察值的 x 取值,运用回归模型得到的 y 的预测值 $\hat{y}$(估计值);"95% CL Mean"是预测值 $\hat{y}$ 的总体均数的 95% 置信区间;"95% CL Predict"预测个体 y 值的 95% 容许区间,即 y 值的波动范围。

2. 简单线性相关分析

SAS 程序如下:

```
data li13_8; input x y @@ ;
cards;
64   -1.1  61   -1.3  66   -1.5  69   -4.3  62   -0.2  55  1.2  72   -4.5  57  0.9  60   -0.9  62
-1.9
;
proc corr fisher;   /* fisher 输出总体相关系数的 95% 置信区间 */
var x y;   run;
```

SAS 输出结果如下:

Pearson Correlation Coefficients, N = 10		
Prob > |r| under H0:Rho = 0		
	x	y
x	1.00000	-0.93358 < .0001
y	-0.93358 < .0001	1.00000

		Pearson Correlation Statistics(Fisher's z Transformation)					
Variable	With Variable	Sample Correlation	Fisher's z	Bias Adjustment	Correlation Estimate	95% Confidence Limits	
x	y	-0.93358	-1.68553	-0.05187	-0.92658	-0.982827	-0.712807

SAS 结果解读:"Pearson Correlation Coefficients"给出 x 和 y 之间的相关系数 $r = -0.93358$ 和对总体相关系数是否为 0 的假设检验的 P 值,$P < 0.0001$,则可推断 x 和 y 变量之间的相关关系有统计学意义;"95% Confidence Limits"给出总体相关系数 95% 的置信区间。

3. Spearman 等级相关分析

SAS 程序如下:

```
data li13_10; input id x y @@ ;
cards;
1  4 5  2 88  3 56  4 84  5 34  6 23  7 33  8 77  9 30  10 2 1
;
proc corr spearman; var x y;
run;
```

SAS 结果输出如下：

Pearson Correlation Coefficients，N = 10 Prob ＞ ∣r∣ under H0：Rho = 0		
	x	y
x	1.00000	0.78267
		0.00740
y	0.78267	1.00000
	0.00740	

SAS 结果解读："Spearson Correlation Coefficients"给出 x 和 y 变量之间的 Spearman 等级相关系数 $r_s = 0.78267$ 和对总体等级相关系数是否为 0 的假设检验的 P 值，$P = 0.0074$，可推断 x 和 y 变量之间的等级相关关系有统计学意义。

4．Monotonic 回归分析

SAS 程序如下：

```
data monotonic； input id x y @@ ；
cards；
1 4 5  2 8 8  3 5 6  4 8 4  5 3 4  6 2 3  7 3 3  8 7 7  9 3 0  10 2 1
；
proc rank data = monotonic out = monotonic；      /＊对变量进行编秩，产生秩变量＊/
var x y；ranks x1 y1；
run；
proc reg data = monotonic；   model y1 = x1；run；
```

SAS 输出结果如下：

Parameter Estimates						
Variable	Label	DF	Parameter Estimate	Standard Error	t Value	Pr ＞ ∣t∣
Intercept	Intercept	1	1.14151	1.37714	0.83	0.4312
x1	Rank for Variable x	1	0.79245	0.22282	3.56	0.0074

SAS 结果解读："Parameter Estimates"给出 x 和 y 变量的秩变量 x_1 和 y_1 建立的回归模型的参数估计，$a_m = 1.14151$，$b_m = 0.79245$，对回归系数假设检验的 $t = 3.56$，$P = 0.0074$，说明 x 对 y 之间存在 Monotonic 回归关系。

5．分位数回归分析

SAS 程序如下：

```
proc quantreg data = SASHELP. BWEIGHT；
model weight = momage/quantile = 0.05 to 1 by 0.1      plot = quantplot；
run；              /＊做 P5、P15、P25 等分位数回归＊/
```

SAS 输出结果如下：

Quantile Level and Objective Function	
Quantile Level	0.05
Objective Function	3571914.2700
Predicted Value at Mean	2458.5813

Parameter Estimates							
Parameter	DF	Estimate	Standard Error	95% Confidence Limits		t Value	Pr > |t|
Intercept	1	2457.000	8.1704	2440.9859	2473.0141	300.72	< .0001
MomAge	1	3.8000	1.2982	1.2556	6.3444	2.93	0.0034

SAS 结果解读: Quantile Level $= 0.05$, 建立的分位数水平等于 0.05 的分位数回归模型, 截距 $a = 2457.0$, 回归系数 $b = 3.8$, 对回归系数假设检验的 $t = 2.93$, $P = 0.0034$, 说明 x 对 y 的第 5 个百分位数 (P_5) 的回归关系有统计学意义。

本资料样本量超过 5000, 回归系数的计算方法默认用"Interior", 区间估计默认用"resampling"。

6. 曲线回归分析

SAS 程序如下:

```
data li13_13;
input x y @@ ; x1 = log10(x);
cards;
5 0.1 312.5 0.3 625 0.5 1250 0.8 2500 1.1 5000 1.7 10000 2.5
;
proc reg;
model y = x1;   /*曲线直线化*/
run;
proc nlin;
parms a = 0 b = 0; model y = a + b*log10(x);run;   /*对数回归*/
proc nlin;
parms a = 0 b = 0; model y = exp(a + b*x);run;   /*指数回归*/
```

SAS 输出结果如下:

曲线直线化分析结果

Root MSE	0.54093	R-Square	0.6629
Dependent Mean	1.00000	Adj R-Sq	0.5955
Coeff Var	54.09334		

Parameter Estimates					
Variable	DF	Parameter Estimate	Standard Error	t Value	Pr > |t|
Intercept	1	−0.82866	0.61799	−1.34	0.2376
x1	1	0.63421	0.20226	3.14	0.0258

对数回归分析结果

Source	DF	Sum of Squares	Mean Square	F Value	Approx Pr > F
Model	1	2.8770	2.8770	9.83	0.0258
Error	5	1.4630	0.2926		
Corrected Total	6	4.3400			

Parameter	Estimate	Approx Std Error	Approximate 95% Confidence Limits	
a	− 0.8287	0.6180	− 2.4172	0.7599
b	0.6342	0.2023	0.1143	1.1541

指数回归分析结果

Source	DF	Sum of Squares	Mean Square	F Value	Approx Pr > F
Model	2	10.6886	5.3443	41.02	0.0008
Error	5	0.6514	0.1303		
Uncorrected Total	7	11.3400			

Parameter	Estimate	Approx Std Error	Approximate 95% Confidence Limits	
a	− 0.5588	0.2490	− 1.1988	0.0811
b	0.000153	0.000030	0.000075	0.000230

结果分析：对数回归分析的曲线直线化分析和非线性回归分析的结果相近，理论上完全相同。根据方差分析中的残差项的离均差平方和和总的离均差平方和，可以计算各个回归模型的决定系数 R^2。

小　结

（1）直线相关与回归分析方法是分析两个数值变量之间的线性关系，分别为依存关系和互依关系。

（2）直线回归分析的数学条件是"LINE"，即线性、独立性、正态性和方差齐性；直线相关分析的条件是两个数值变量服从双变量正态分布。

（3）直线回归模型的估计表达式 $\hat{y} = a + bx$ 运用最小二乘法进行拟合，其中 b 为回归系数，表示自变量 x 和应变量 y 的依存关系，自变量 x 每增加一个单位，应变量 y 平均增加 b 个单位。

（4）通过方差分析对回归模型进行检验，或者运用 t 检验对回归系数是否为 0 进行检验，对总体中自变量 x 和应变量 y 是否具有线性回归关系进行推断。

（5）直线相关分析通过计算简单相关系数 r，描述两变量之间的相关关系。简单相关系数取值范围为 − 1 ~ 1，其符号反映相关的方向，绝对值反映相关的密切程度。用 t 检验对两个变量的总体相关系数是否为 0 进行统计推断，自由度为 $n - 2$。

（6）直线回归和相关分析的目的不同，资料要求也不同。回归系数和相关系数的符号相同，对 r 和 b 进行 t 检验时，$t_b = t_r$。决定系数 $r^2 = \dfrac{SSR}{SST}$。

（7）等级相关分析可以分析等级资料之间以及不满足双变量正态分布的两数值变量之间的相关关系，用 Spearman 等级相关系数描述等级相关关系。等级相关系数可用 z 检验、t 检验或者直接查表法进行统计推断。

（8）不满足直线回归分析的数值变量资料可以用 Monotonic 回归和分位数回归进行分析。

练 习 题

一、单项选择题

1. 分析两数值变量之间的依存关系,应选用( )。

    A. 回归分析   B. 方差分析   C. 相关分析   D. 三者均可

2. 分析两数值变量之间的互依关系,应选用( )。

    A. 回归分析   B. 方差分析   C. 相关分析   D. 三者均可

3. 对 x、y 两个随机变量做直线相关分析时,下列说法正确的是( )。

    A. 要求 x、y 服从双变量正态分布   B. 只要求 x 服从正态分布

    C. 只要求 y 服从正态分布   D. 要求 x、y 分别服从正态分布

4. 分析两个有序分类变量之间的关联性,可用( )。

    A. 线性相关   B. 秩回归   C. 列联系数   D. 等级相关

5. 直线回归系数的 t 检验,自由度为( )。

    A. n B. $n-1$ C. $n-2$ D. $2n-1$

6. 回归系数的假设检验( )。

    A. 可以用 r 的检验代替   B. 可以用 t 检验

    C. 可以用 F 检验   D. 三者均可

7. 已知 $r_1 = r_2$,那么一定有( )。

    A. $b_1 = b_2$ B. $t_{b1} = t_{b2}$

    C. $t_{r1} = t_{r2}$ D. 两样本决定系数相等

8. 用最小二乘法确定直线回归方程的原则是各观察点( )。

    A. 距直线的纵向距离相等   B. 距直线的纵向距离的平方和最小

    C. 与直线的垂直距离相等   D. 与直线的垂直距离的平方和最小

9. $\hat{y} = 14 + 4x$ 是 1～7 岁儿童以年龄(岁)估计体重(市斤)的回归方程,若将体重换成国际单位 kg,则此方程( )。

    A. 截距改变   B. 回归系数改变

    C. 两者都改变   D. 两者都不改变

10. 已知 $r = 1$,则一定有 ( )。

    A. $b = 1$ B. $a = 1$ C. $s_{y \cdot x} = 0$ D. $s_{y \cdot x} = s_y$

11. 直线相关分析可用于研究( )的相关关系。

    A. 儿童的性别与体重   B. 儿童的身高与体重

    C. 儿童的性别与血型   D. 母亲的职业与儿童的智商

12. 同一资料的相关系数 r 和回归系数 b 的关系是( )。

    A. r 的绝对值越大,b 的绝对值也越大   B. r 和 b 符号相同

    C. 没有任何关系   D. 以上都不对

二、计算题

1. 某药物公司对 10 名健康人的血清进行新的 CRP 检测试剂的临床试验,如表 13-6 所示是新检测试剂的检测值(x)与某标准试剂的检测值(y)。

表 13-6 10 名健康人血清 CRP 检测值 x 与 y(mg/L)

编号	1	2	3	4	5	6	7	8	9	10
x	5.0	2.9	2.8	5.4	2.2	8.1	5.4	4.3	5.5	3.6
y	5.0	3.0	2.7	5.2	2.2	8.2	5.5	4.2	5.5	3.6

初步计算得如下统计量:

$$\sum x = 45.2,\ \sum y = 45.1,\ \sum x^2 = 231.72,\ \sum y^2 = 231.51,\ \sum xy = 231.57$$

(1) 计算两种 CRP 检测试剂的检测结果的相关系数,并进行假设检验。

(2) 以 y 检测值为应变量,x 检测值为自变量,建立直线回归方程,并进行假设检验。

2. 某研究者为了研究成人睡眠质量和抑郁状态的相关性,分别用 PSQI(Pittsburgh Sleep Quality Index)量表和 CES-D(Center for Epidemiological Studies Depression Scale)量表调查了 5000 多名成年居民过去一周内的睡眠质量和抑郁状态,现抽取其中 10 名居民的 PSQI 量表和 CES-D 量表的数据(表 13-7)。

表 13-7 10 名居民的 PSQI 量表和 CES-D 量表的评分

编号	1	2	3	4	5	6	7	8	9	10
睡眠质量评分	1	2	6	3	2	8	5	2	3	1
抑郁状态评分	2	4	10	5	0	20	15	4	4	1

试分析睡眠质量评分和抑郁状态评分相关性。

(张明芝)

第十四章　统计表和统计图

在医学科研过程中,收集到的第一手数据常常显得无规律可循,让研究者和读者无所适从。为了能够揭示数据的基本分布规律、分布特征,常常需要进行描述性的分析,而统计表(statistical table)和统计图(statistical graph)是常用的统计描述方法,也是科研论文中数据表达的主要工具。统计表是以表格形式来描述统计分析结果中的数据和统计指标。使用统计表可避免冗长的文字叙述,从而使数据条理化、系统化,便于理解、分析和比较。统计图是用点、线、面等各种几何图形来表达统计数据和分析结果,能更加直观生动地反映出事物间的数量关系。但统计图只能提供大概的情况,不能表达确切数值,因此,在实际工作中,统计表和统计图常一起使用。常用来进行统计图表制作的软件有 Excel、R、Stata 和 GraphPad 等。在 SAS 软件中,也有相应的图表制作功能。

第一节　统计表

统计表是表达和展示资料的数据结构、分布特征以及统计指标的表格形式。统计表用简明的表格形式,有条理地罗列出数据和统计量,方便阅读、比较和计算。例如,某妇科肿瘤外科医生统计 160 例晚期卵巢癌患者的术后并发症情况,描述如下:在 160 例晚期卵巢癌术后患者中,切口愈合不良 60 例,占所有病例的 37.50%;电解质紊乱 39 例,占所有病例的 24.38%;不完全性肠梗阻 22 例,占所有病例的 13.75%;应激性溃疡 12 例,占所有病例的7.50%;上呼吸道感染 10 例,占所有病例的 6.25%;术后出血 9 例,占所有病例的 5.62%;静脉血栓 6 例,占所有病例的 3.75%;直肠阴道瘘 2 例,占所有病例的 1.25%。

若采用统计表,则可避免上述冗长的文字描述,如表 14-1 所示。

表 14-1　160 例晚期卵巢癌患者术后并发症情况

术后并发症	例数	构成比/%
切口愈合不良	60	37.50
电解质紊乱	39	24.38
不完全性肠梗阻	22	13.75
应激性溃疡	12	7.50
上呼吸道感染	10	6.25
术后出血	9	5.62
静脉血栓	6	3.75
直肠阴道瘘	2	1.25

一、统计表的基本结构与要求

统计表通常由标题、标目、线条、数字4部分组成。有时需要特殊说明的,可以在表下方进行备注。

(一)标题

标题是统计表的名称,高度概括了表的内容,必要时还应包括研究的时间、地点。标题左侧加表序号,置于表的上方。如果整个表的指标统一,可以将研究指标的单位标在标题后面。

(二)标目

标目用以说明表内数字的含义,分为横标目和纵标目。横标目位于表的左侧,代表相应行的研究对象,一般指分组指标,如年龄、性别、实验组等;纵标目位于标目线上端,说明同列数字的意义,一般为研究变量,通常用频数、率、均数等统计指标描述。

(三)线条

线条不宜过多,一般采用3线结构,即顶线、底线、标目线(纵标目下的横线),需要时可加上一条合计线或用短横线将纵标目分成两层。其他竖线和斜线一概省去。

(四)数字

表内数字一律用阿拉伯数字表示。同一指标的小数点对齐且位数应一致。表内不留空格,无数字用"-"表示,缺失数用"…"表示,数值为0者记为"0"。一般要求数字按小数位对齐。

此外,表中数字区域不要插入文字,必须说明时可标注"﹡"号,然后在表的下方以备注的形式说明。常见统计表的基本格式见表14-2所示。

表 14-2(表序号)　标题

	纵标目
横标目	表体(数字)
合计	

二、制表原则

(一)重点突出,简洁明了

一张统计表一般只包括一个中心内容,一目了然。一切文字、数字和线条都尽量从简。内容较多时,则用多个表格表达不同指标和内容。

(二)主次分明,层次清楚

主语、谓语应明确,通常主语位于表的左边,作为横标目;宾语位于右边,作为纵标目。由左向右读,构成完整的一句话。如表14-3,可读成某地2014年调查男性人数为450843,因恶性肿瘤死亡的人数是790,恶性肿瘤死亡率为175.23/10万……

三、统计表的种类

统计表按作用的不同可分为用于搜集和登记原始统计资料的调查表,在统计资料整理过程中使用的汇总表或整理表,以及在统计分析过程中对整理资料进行分析使用的统计分析表。按统计表的分组情况,可将统计表分为简单表和组合表。

(一)简单表(simple table)

研究对象只按一个标志或特征分组的统计表称为简单表。如表14-3所示,只按死因一个标志分组,可比较不同性别的恶性肿瘤死亡率。

表 14-3　某地 2014 年男、女恶性肿瘤死亡率（1/10 万）

性别	调查人数	死亡人数	死亡率
男	450843	790	175.23
女	436056	387	88.75
合计	886899	1177	132.71

（二）组合表（combinative table）

研究对象按两个或两个以上标志或特征结合起来分组的统计表称为组合表或复合表。如表 14-4 所示，按疾病和年份两个分组标志分组，可比较某地不同疾病、不同年份的病例数和构成比。为了便于理解，分组标志不宜超过 3 个。

表 14-4　某地 2012 年和 2014 年慢性疾病的构成

疾病	2012 年		2014 年	
	病例数	构成比/%	病例数	构成比/%
肿瘤	2455	34.44	2687	36.76
心脑血管疾病	1798	25.21	1263	17.28
呼吸系统疾病	1832	25.69	1703	12.30
消化系统疾病	548	7.68	756	10.34
其他	498	6.98	901	12.32
合计	7131	100.00	7310	100.00

（三）常见的统计表错误

常见的统计表错误有表中的内容太多、重点不突出、表达不清楚，标题不确切、不完善或不精练，纵横标目倒置、标目重复，表中有空格，表中有竖线、斜线或不必要的横线，同一个研究报告中不同表格的内容重复。

表 14-5 的目的旨在分析益母片治疗溃疡病的疗效。请问：此表是否符合列表原则，如不符合，有哪些错误，请做改进。

表 14-5　益母片的疗效

效果\总例数	有效						无效	
	小计		治愈		好转			
	例	%	例	%	例	%	例	%
95	94	98.9	34	35.8	60	63.16	1	1.1

该医生的主要目的是研究益母片治疗溃疡病的疗效，存在的问题有：① 标题未突出"治疗溃疡病的疗效"这一主要内容；② 主谓语安排不当且标目重复，如"例"和"%"多处出现；③ 小计意义不明确；④ 线条过多，以致数据隔离，不便比较。改正后见表 14-6 所示。

表 14-6　用益母片治疗 95 例溃疡病患者的疗效

疗效	例数	构成比/%
治愈	34	35.79
好转	59	63.16
无效	2	1.05
合计	95	100.00

统计表是研究结果的表达和展现，只有按规范的统计表要求表达，才能便于读者阅读和比较结果。

在下面的例子中,主要目的是表达老年慢性气管炎患者的病情及疗效。原表如表 14-7 所示。

表 14-7　复方猪胆胶囊对 595 例不同类型老年慢性气管炎患者的近期疗效观察(原表)

分度及疗效	分型	单纯型慢性气管炎				合并症型慢性气管炎			
分度	度别	重	中		轻	重	中		轻
	例数	156	84		46	193	85		31
疗效	指示	治愈	显效	好转	无效	治愈	显效	好转	无效
	例数	129	102	51	4	52	154	85	18
	小计	98.6%			1.4%	94.2%			5.8%
合计疗效					96.3%				

上表显然不够简洁明了,主要问题有:① 标题累赘;② 标题主谓安排不恰当;③ 标目设置重复,层次不清;④ 小计与合计意义不明确,表示方法有误;⑤ 表中出现了竖线,而一般规范用表无竖线。修改后如表 14-8 所示。

表 14-8　复方猪胆胶囊治疗 595 例老年慢性气管炎的近期疗效(修改表)

类型	例数	病情			疗效				有效率/%
		重	中	轻	治愈	显效	好转	无效	
单纯型	286	156	84	46	129	102	51	4	98.6
合并症型	309	193	85	31	52	154	85	18	94.2
合计	595	349	169	77	181	256	136	22	96.3

第二节　统计图

在医学工作中,常用的统计图有直条图、直方图、百分比条图、圆图、线图、散点图、统计地图、箱式图等。各类图形能够直观地反映分析事物间的数量关系、分布情况、发展变化趋势等特征,易于读者理解、比较和记忆。和统计表相比,统计图更形象、直观、生动,但其对数量表达较粗略,故应用时可和统计表同时使用。

一、统计图的绘制要求

(1)根据资料性质和分析目的选用适当的统计图。

(2)要有标题和编号。标题概括说明资料的内容,必要时注明时间、地点。统计图的标题一般放在图的下方,左侧加图编号。

(3)标目包括横标目和纵标目,分别表示横轴和纵轴的意义,必要时注明单位。

(4)刻度必须等距或有一定规律性(如对数刻度),并标明数值。纵轴刻度由下向上,横轴刻度由左向右,数值按从小到大的顺序排列。纵、横轴一般以 5:7(黄金分割)左右的比例较为美观。

(5)图中用不同线条和颜色代表不同事物和对象时,需要附图例加以说明。图例可放在图的右上角空隙处或下方中间位置。

二、常用统计图及绘制方法

（一）条图（bar graph）

条图又称直条图,用等宽度直条的长短表示比较指标的数值大小和它们之间的对比关系,适于比较独立或离散型变量间的统计指标。直条图按直条是竖放还是横放,分为立式和卧式两种;按分组因素是一个还是两个,分为单式和复式两种。直条图的绘制方法如下:纵轴尺度一般从 0 开始,且等距,一般还需要标注单位。各直条的宽度应相等,直条之间的间隔要合适,以求全图紧凑、协调、美观,直条间隔一般与直条宽度相等或为其一半。直条排列顺序一般按分组的自然顺序排列,也可按指标值大小排列。

例 14-1 某地 2019 年居民 4 种死因的死亡率比较情况见表 14-9,根据该表绘制的直条图如图 14-1 所示。

表 14-9　某地 2019 年男性和女性居民 4 种死因的死亡率(1/10 万)

死因	男	女
肺心病	98.88	67.92
冠心病	16.57	11.86
高血压	19.61	13.83
脑卒中	15.25	10.36

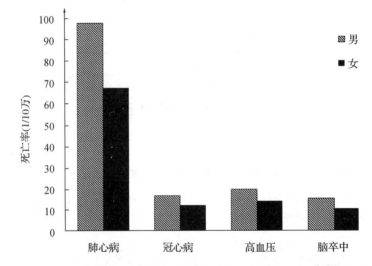

图 14-1　某地 2019 年男性和女性居民 4 种死因的死亡率比较

该图按死因和性别两个因素分类,为复式条图,如果表中只展示男性不同病因的死亡率,则该图为简单条图。由图 14-1 可见,该地居民 4 种死因的死亡率均为男性高于女性。

（二）圆图（pie graph）

圆图表示事物各组成部分在总体中所占的比重,适合描述分类变量资料的各类别所占的构成比,分为单一圆图和分组圆图。圆图的绘制方法如下:以圆的总面积作为 100% ,每 1% 相当于 3.6°角所对应的面积,以资料中各组成部分的构成百分比乘以 360°,即得各构成部分所占扇面的圆心角。以圆(时钟)的 12 点或 9 点位置作为起点,将各扇面按大小顺时针方向排列,依次绘制,其他项放最后。不同的扇面用不同颜色或花纹图案进行区别,并加以图例说明。

例 14-2 2019 年某班级医学统计学期末考试成绩构成情况见表 14-10,根据该表部分数据绘制的圆图如图 14-2 所示。

表 14-10 2019 某班级医学统计学期末考试成绩构成比

等级	学生人数	构成比/%
优秀	12	29.2
良好	18	43.9
及格	9	22.0
不及格	2	4.9
合计	41	100.0

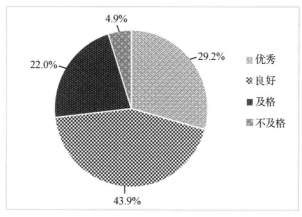

图 14-2 2019 某班级医学统计学期末考试成绩构成比

（三）百分比条图（percent bar graph）

百分比条图与圆图相同,表示事物各组成部分在总体中所占的比重,适于描述构成比的资料。例如,做多个构成比的比较时,可平行地绘制多个百分比条图,从而方便地比较其构成比的差异。百分比条图的绘制方法如下:以直条总长度作为 100%,将各组成部分的构成比乘以总长度得到各构成所应占的长度,由大到小或按类别的自然顺序依次排列,其他项放最后。不同的段用不同颜色或花纹图案进行区别,并附以图例说明。

例 14-3 根据表 14-10 数据绘制的百分比条图如图 14-3 所示。

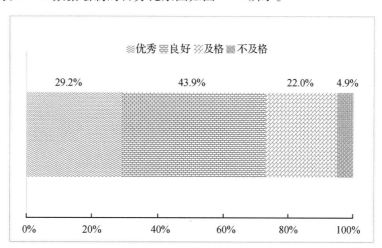

图 14-3 2019 某班级医学统计学期末考试成绩构成比

（四）普通线图（line graph）

普通线图用线段的升降来描述某统计量随另一统计量变化的趋势,或某事物随时间变化的趋势,表示绝对趋势。普通线图的横轴和纵轴都是算术尺度。横轴用以表示时间或某事物的连续性变量,纵轴表示统计指标。普通线图的绘制方法如下:以纵轴 0 点作为起点,否则须做标记或说明。不同指标可以用不同的线段如实线、虚线等来进行区别,并附以图例说明。各测定值标记点间要用直线连接,不能修匀成光滑曲线。

例 14-4　根据表 14-11 数据绘制的线图见图 14-4。

表 14-11　我国学龄儿童 1985—2005 年超重和肥胖发病率(%)的变化趋势

年度	男孩	女孩
1985	2.8	2.4
1991	6.7	4.6
1995	11.8	7.5
2000	14.5	9.3
2005	19.3	10.8

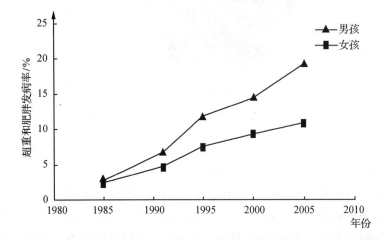

图 14-4　我国学龄儿童 1985—2005 年超重和肥胖发病率(%)的变化趋势

(五)半对数线图(semi-logarithmic line graph)

半对数线图描述的是相对变化趋势,适于比较事物之间的相对变化速度。半对数线图的绘制方法如下:横轴为算术尺度,纵轴为对数尺度,纵坐标均为正值。可用纵、横轴的两个指标的每一对实际观察值在半对数坐标系上作图,也可将纵轴指标的实际观察值取对数后再在普通算术坐标系上作图。

以表 14-12 中的三组数据为例,分析从时间 A 到 B 的绝对变化趋势和相对变化速度,并绘制普通线图(图 14-5)和半对数线图(图 14-6)。

表 14-12　绝对差与对数差的比较

	$A \to B$	绝对差$(A-B)$	相对比(A/B)	对数差$(\lg A - \lg B)$
1	$1000 \to 100$	1000 － 100	1000 /100 = 10	lg1000 － lg100 = 3 － 2 = 1
2	$100 \to 10$	100 － 10	100/10 = 10	lg100 － lg10 = 2 － 1 = 1
3	$10 \to 1$	10 － 1	10 /1 = 10	lg10 － lg1 = = 1 － 0 = 1

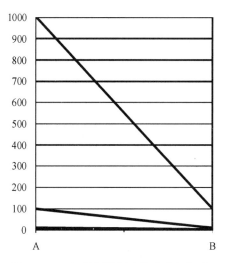

图 14-5　三组数据绘制在算术坐标纸上

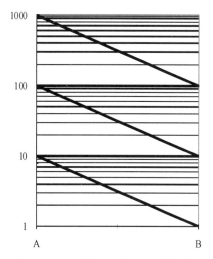

图 14-6　三组数据绘制在半对数坐标纸上

用例 14-4 数据绘制成的半对数线图如图 14-7 所示。

图 14-7 与图 14-4 比较,图 14-4 显示我国 1985—2005 年学龄儿童中男孩超重和肥胖率上升较快(对比超重和肥胖率前后的差值所得),而图 14-7 显示学龄儿童中男孩和女孩超重和肥胖率上升速度基本相同(对比超重和肥胖率前后的比值所得),说明普通线图只可反映事物的变化趋势,半对数线图可用来反映事物的变化速度。

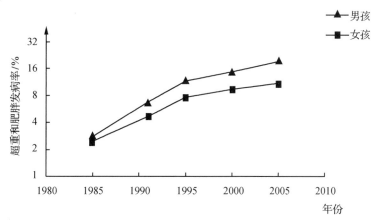

图 14-7　我国学龄儿童 1985—2005 年超重和肥胖发病率变化速度比较

（六）直方图（histogram）

直方图又称为频数分布图,用于表示连续性数值变量的频数分布或频率分布。直方图的横轴尺度表示数值型变量,纵轴是频数或频率且纵轴尺度必须从"0"开始,以直方面积的大小表示各组频数的多少。

1. 组距相等的直方图

当组距相等时,直条的高度和直方的面积呈正比,因此可以用直条的高度表示频数。组距相等的直方图的绘制在第二章已有详细介绍,下面只给出绘制好的直方图(图 14-8)。

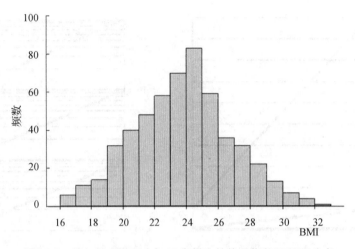

图 14-8　某年某中学 536 名 18 岁学生的体重指数(BMI)分布

2. 组距不等的直方图

如果各组的组距不等,直条的高度和直方的面积不呈正比,不能用直条的高度表示频数。如在表 14-13 中,10~20 岁组患者人数最多,为 36,若以 36 作为该组直条高度(图 14-9),则容易引起误解。这种情况下,须将频数除以组距,得到单位组距的频数,即每岁患者数作为直方的高度,组距为直方的宽度。将表 14-13 的资料绘制成直方图,见图 14-10。

表 14-3　某市某年乙脑患者的年龄分布

年龄/岁	患者人数	每岁患者数
0 ~	3	3
1 ~	3	3
2 ~	9	9
3 ~	11	11
4 ~	23	23
5 ~	22	22
6 ~	11	11
7 ~	14	14
8 ~	8	8
9 ~	6	6
10 ~	36	3.6
20 ~	13	1.3
30 ~	11	1.1
40 ~	4	0.4
50 ~ 60	1	0.1
合计	175	—

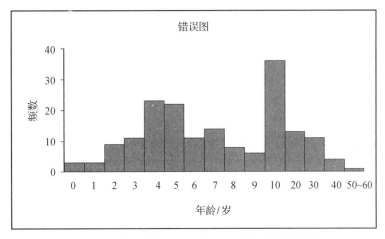

图 14-9　某市某年乙脑患者的年龄分布(错误图)

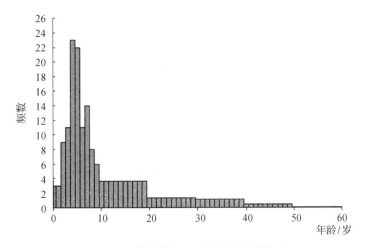

图 14-10　某市某年乙脑患者的年龄分布

（七）散点图(scatter diagram)

散点图以直角坐标上点的密集程度和趋势来表示两个变量间的相互关系。绘制散点图时,横轴表示自变量,纵轴表示应变量。如图 14-11 的散点图展示了 9 位成年男性身体质量指数与血浆氧化三甲胺的相关关系。

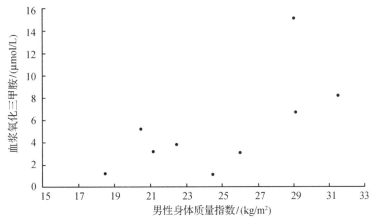

图 14-11　9 位男性身体质量指数与血浆氧化三甲胺的关系

（八）箱式图(box plot)

箱式图一般使用 5 个统计量反映原始数据的分布特征,适于多组数据的直观比较。箱子上端为上四

分位数 P_{75}，下端为下四分位数 P_{25}，中间横线是中位数 $M(P_{50})$，穿过箱子的连线，两端分别是除异常值外的最小值和最大值。箱子越长，数据变异程度越大。中间横线在箱子中间表明分布对称，否则不对称。

例 14-5 某医院体检中心的医生 2020 年 1 月在该医院体检的人群中随机抽取了 22 名肥胖患者（男性 10 人，女性 12 人），摘录了他们的身体质量指数（BMI，kg/m^2）数据，用箱式图初步考察男、女性肥胖患者的 BMI 的分布（图 14-12）。

男性 M（BMI，kg/m^2）：29 47 40 33 33 28 53 29 31 49

女性 F（BMI，kg/m^2）：33 49 35 45 30 29 28 35 44 33 29 31

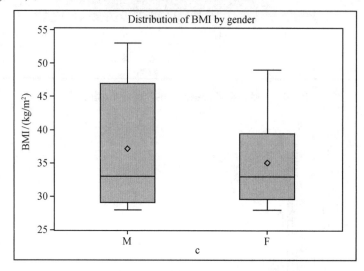

图 14-12　男、女性肥胖患者的 BMI 分布

由图可见，男、女性肥胖患者 BMI 箱式图的中间横线（中位数）均不在箱子中间，表明男、女性肥胖患者 BMI 分布均不对称，男性肥胖患者的箱子更高（或长），说明男性肥胖患者的 BMI 的离散程度比女性的更大。

（九）统计地图（statistical map）

统计地图描述某现象在地域上的分布情况。例如，以中国地图或某区域地图的行政区划为单位，涂以不同深浅的阴影或不同的颜色，描述某疾病的地理分布和流行程度。

（十）其他统计图

此外，还有一些与相应的统计方法关系密切的图，例如，用于显示元素集合重叠情况的维恩图（venn diagram）、展示三个变量之间关系的气泡图、判别分析的类别分布图、聚类分析的谱系图等特殊分析图，通常结合相应的统计方法来分析解释。在专业期刊杂志上，一般都会对统计图表有相应的要求，总体上无论是读者还是审稿人，都希望能够不必依赖正文而理解图表所要说明的问题，这实际上对图表制作提出了更高的要求，所以在统计图表的应用上，除了本章节的基本要求外，还需要考虑到前后的逻辑顺序、严谨性和易读性。

第三节　统计图的 SAS 软件实现

1. 绘制直条图的 SAS 程序

```
data li14_1;
input case $ gender $ ratio @@ ;
cards;
CCP m 98.88    CCP f 67.92    HTN m 16.57    HTN f 11.86    CHD m 19.61    CHD f 13.83    STROKE m 15.25
STROKE f 10.36
;
proc sgplot;
vbar case/response = ratio group = gender groupdisplay = cluster;
run;
```

2. 绘制圆图的 SAS 程序

```
data li14_2;
input score $ @@ ;
cards;
excellent good pass fail excellent good pass fail excellent good pass excellent good pass excellent good pass excellent good
pass excellent good pass excellent good pass excellent good pass excellent good excellent good excellent good good good good
good good good
;
proc freq;
weight per;
run;
PROC TEMPLATE;
  DEFINE STATGRAPH pie;
    BEGINGRAPH;
      LAYOUT REGION;
        PIECHART CATEGORY = score /
          DATALABELLOCATION = OUTSIDE
          CATEGORYDIRECTION = CLOCKWISE
          START = 360 NAME = 'pie';

        DISCRETELEGEND 'pie' /
          TITLE = ' ';
      ENDLAYOUT;
    ENDGRAPH;
  END;
RUN;
PROC SGRENDER DATA = li14_2
        TEMPLATE = pie;
RUN;
```

3. 绘制线图的 SAS 程序

```
data li14_4;input  year  boy  girl @@;
cards;
1985  2.8  2.4  1991  6.7  4.6  1995  11.8  7.5
2000  14.5  9.3  2005  19.3  10.8
;
proc sgplot;
series x = year y = boy;series x = year y = girl;
run;
```

4. 绘制半对数线图的 SAS 程序

```
data li14_4;input  year  boy  girl @@;
x1 = log(boy);y1 = log(girl);
cards;
1985  2.8  2.4  1991  6.7  4.6  1995  11.8  7.5
2000  14.5  9.3  2005  19.3  10.8
;
proc sgplot;
series x = year y = x1;series x = year y = y1;
run;
```

5. 绘制箱式图的 SAS 程序

```
data li14_5;
c = "M";if _n_ > 10 then c = "F";
input x @@;
cards;
29  47  40  33  33  28  53  29  31  49
33  49  35  45  30  29  28  35  44  33  29  31
;
proc sgplot data = li14_5;
   vbox x/category = c;
run;
```

小　结

（1）统计表是指将统计资料或统计指标的取值以特定表格的形式列出，以简单明了的方式来表达研究结果。常用的统计表有简单表和组合表。统计表的绘制有一定的要求和原则。在统计表的制作中，应注意统计表的标题、标目、线条、数字及备注的具体要求。

（2）统计图将数据或统计指标用图形展示，具有直观、统计结果便于比较的特点。绘制统计图时，应根据研究目的和资料的类型选择合适的统计图，同时要注意统计图绘制的注意事项，常用的统计图有条图、圆图、百分比条图、线图、直方图等。

练 习 题

一、单项选择题

1. 描述某地 1995—2020 年肝炎发病率的变化趋势,应绘制( )。
   A. 普通线图　　　　B. 半对数线图　　　　C. 条图　　　　D. 圆图

2. 比较某地 10 年来结核与白喉两病死亡率的下降速度,宜选用( )。
   A. 普通线图　　　　B. 半对数线图　　　　C. 条图　　　　D. 直方图

3. 某地调查 1028 例恶性肿瘤死亡者,分别由省、市、县、乡医院最后确诊,现欲说明各级医院的确诊比例,宜选用( )。
   A. 箱式图　　　　B. 统计地图　　　　C. 圆图　　　　D. 直方图

4. 分析胎儿不同出生体重和围产儿死亡率的关系,宜绘制( )。
   A. 条图　　　　B. 百分条图　　　　C. 散点图　　　　D. 线图

5. 表示某地某年各种死因的构成比,可绘制( )。
   A. 条图　　　　B. 圆图　　　　C. 直方图　　　　D. 统计地图

6. 表示某地 5 岁女孩身高的频数分布可用( )。
   A. 构成比条图　　　　B. 复式条图　　　　C. 线图　　　　D. 直方图

7. 描述某市某年各区、县肝炎患病率的分布,宜绘制( )。
   A. 统计地图　　　　B. 箱式图　　　　C. 线图　　　　D. 直方图

8. 图示某地某年流行性乙型脑炎患者的年龄分布,宜绘制( )。
   A. 散点图　　　　B. 箱式图　　　　C. 线图　　　　D. 直方图

二、计算分析题

1. 某医生观察了某药治疗 160 例中耳炎患者的疗效,结果绘制成表 14-14。试对该表格进行改进。

表 14-14　160 例中耳炎病患者的疗效

效果 总例数	有效						无效	
	小计		治愈		好转			
	例	%	例	%	例	%	例	%
160	140	87.5	90	56.25	50	31.2	20	12.50

2. 某市某年男女学生各年龄组的身高均数如表 14-15 所示,试用一段简明的文字对其进行描述。

表 14-15　某市某年男女学生各年龄组的身高均数(cm)

年龄组/岁	男	女	年龄组/岁	男	女
7 ~	118.42	118.53	13 ~	141.33	144.16
8 ~	121.36	120.98	14 ~	148.14	150.22
9 ~	125.25	124.87	15 ~	153.74	153.05
10 ~	129.48	128.93	16 ~	157.67	156.19
11 ~	132.62	134.75	17 ~ 18	164.90	159.66
12 ~	138.51	141.24	—	—	—

3. 根据表 14-16 的资料分别绘制普通线图和半对数线图,并说明两种图的不同意义。

表 14-16 某地区 2000—2006 年伤寒与结核病死亡率(1/10 万)

年份	伤寒死亡率	结核病死亡率
2000	23.8	146.0
2001	19.5	131.2
2002	10.6	116.3
2003	6.3	86.7
2004	5.4	60.1
2005	3.1	48.2
2006	2.2	35.0

4. 根据表 14-17 的资料绘制适当的统计图。

表 14-17 2020 年某市小学生、初中生、高中生近视率(%)

年份	小学生	初中生	高中生
2018	36.0	71.6	81.0
2020	35.6	71.1	80.5

(裴育芳)

第十五章 生命统计

生命统计是以人口的出生、死亡、婚姻等生命事件为内容的统计和相关统计资料。生命统计由生命登记发展而来,是人口统计的组成部分。生命统计应用卫生统计学的原理和方法,从卫生服务的角度研究人口的数量、结构和构成、变动及其相互关系,为评价卫生状况、计划生育工作的效果,研究疾病流行规律,开展疾病防治工作和制订医疗卫生工作计划提供基础数据。主要体现在以下几个方面。

(1)生命统计以人为本。人是一切社会生活的基础和根本,人口的数量、质量、结构、分布及变动与社会、政治、经济、教育、卫生等方面有密切的关系。

(2)生命统计是卫生状况评价的基础,其目的是改善人民的生活和劳动环境,促进健康,预防疾病,减少死亡,延长寿命。

(3)生命统计是计划生育工作重要的评价工具,可为相关卫生工作和卫生政策的制定提供基本数据。

生命统计的内容包括对人口的出生、死亡、婚姻等方面的统计分析以及寿命表的编制方法。本章介绍生命统计的常用指标(人口构成指标、生育统计指标、疾病统计指标和死亡统计指标)及寿命表的编制与应用。

第一节 人口构成指标

一、人口数

(一)时点人口数

人口数(population size)又称人口总量(total number of population),指一定时点、一定地域范围内的所有存活人口的总和。一个国家或地区的人口数,随时受出生、死亡、迁出及迁入的影响而变动,因此,要确定某地的人口数量及各种构成,应该采用时点资料,即统计该地域内某一特定标准时点上的瞬时人口总数。在对人口数进行统计时,为避免重复或遗漏,应明确规定每个被调查对象的登记地点及基本信息。例如,2020年开展的第七次全国人口的普查标准时点是2020年11月1日0时,普查人口和住户的基本情况,普查内容包括姓名、居民身份证号码、性别、年龄等。

国际上统一规定了统计人口数有两种方法:实际制和法定制。实际制只计调查时刻某地实际存在的人数(包括临时在该地的人),法定制只计某地的常住人数。我国人口普查采用法定制,普查对象为在普查标准时点,中华人民共和国境内的自然人以及在中华人民共和国境外但未定居的中国公民,不包括在中华人民共和国境内短期停留的境外人员。第七次全国人口普查结果公布,全国人口共141178万人。

在非普查年,一个国家或者某一地区某年人口数通过采用人口登记的办法取得,通常可采用年中人口数和年末人口数,分别以7月1日0时和12月31日24时为标准时刻进行统计。年中人口数和年末人口数是人口统计最常用的静态时点人口数之一。

我国国家统计局公开的人口基本情况数据通常采用年末人口数(万),图 15-1 是国家统计局公布的几个年份的全国人口数,从图中可以看出,我国人口数从 1982 年的 101654 万人增长到 2022 年的 141178 万人。

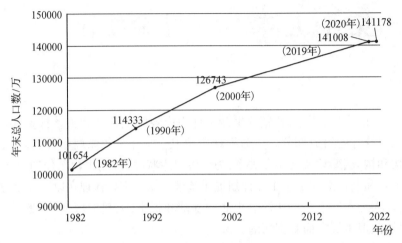

图 15-1　1982—2020 年我国人口数的变化情况(数据来源于国家统计局官网)

(二) 年平均人口数

年中人口数是时点人口指标,一般不能反映一年的人口规模,年平均人口数则能综合反映全年的人口规模。计算年平均人口数常用的方法有以下几种。

1. 取年初人口数和年末人口数的均值

年末人口数是每年 12 月 31 日 24 时的人口数,也就是下一年的年初人口数。因此,年平均人口数的计算为:

$$年平均人口数 = \frac{上一年年末人口数 + 本年年末人口数}{2} \tag{15-1}$$

2. 直接用年中人口数代替

在人口数均匀变动的前提下,年中人口数接近年平均人口数。因此,实际工作中,常用年中人口数代替年平均人口数。

3. 其他计算方法

生命统计中往往需要用年平均人口数做出生率、死亡率和发病率等指标的分母。除了上述两种方法,还有以下定义:

$$年平均人口数 = \frac{1}{12}\left(\frac{1}{2}上年末人口数 + 1 月末人口数 + 2 月末人口数 + \cdots\right.$$
$$\left. + 11 月末人口数 + \frac{1}{2}本年末人口数\right) \tag{15-2}$$

$$年平均人口数 = 上年末人口数 + \frac{1}{2}[本年内人口增加数(正)或减少数(负)] \tag{15-3}$$

理论上,平均人口数指在一定时期内,各个时点的生存人数的平均值。实际运用时,这些数据不易获得,上述算式所得结果皆为近似估计值。

二、人口金字塔

人口构成可按性别、年龄、文化、职业等进行计算,其中最基本的是人口的性别构成和年龄构成。通常用人口金字塔(population pyramid)来形象地描绘人口年龄和性别分布状况。人口金字塔由两个背靠背、转置的直方图组成,按照年龄组增长顺序自下而上排列各年龄组的构成比(或人口数),用横直条表示,在纵轴左右两侧分别绘制男性和女性的年龄分布图,即呈现埃及金字塔的形状。人口金字塔能形象、直观地反映人口年龄、性别结构,便于说明和分析人口现状、类型和未来发展趋势。

人口金字塔可分为三种类型(图 15-2)。

（一）增长型(扩张型)

塔形下宽上窄,呈真正的金字塔形。这种类型表明少年儿童人口比重大,而老年人口比重小,年龄构成类型属于年轻型,说明人口出生率、自然增长率均较高。这种类型的人口由于少年儿童人群比重高,因此能够不断地成长起来。如果不降低生育水平,它未来的人口再生产趋势就是迅速增长,不断扩张。

（二）静止型(稳定型)

塔形上下差别不大,曲线比较平稳,各年龄组人口的比重大致均衡。这种类型的出生率与死亡率相差不多,如果保持出生率大致不变,它未来的人口再生产趋势是稳定的零增长。

（三）缩减型(收缩型)

塔型下部向内收缩,上部变宽,金字塔已经变形。这种类型表明少年儿童人口比重缩小,老年人口比重增大,是出生率长期下降的结果。这种类型的人口由于育龄人群比重低,后备力量更低,如果生育水平不变,它未来的人口再生产趋势呈负增长,人口缩减。

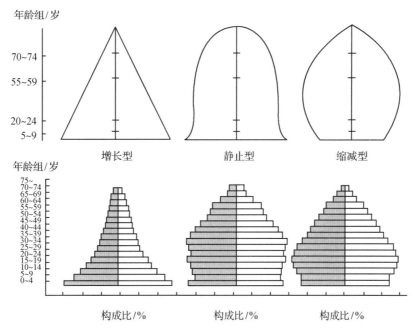

图 15-2　三种类型人口金字塔示意图和实际图

人口金字塔的形状是长期以来人口出生、死亡、迁入、迁出而形成的,能反映人口变动的历史痕迹,一般变化缓慢,但若相隔数十年,也会有明显的变化。我国人口构成的变化与战争、自然灾害和人口政策紧密关联。图 15-3 是我国七次全国人口普查年和 2030 年(预测)的人口金字塔。

从 8 个年份的人口金字塔的形状来看,1953 年和 1964 年的人口金字塔呈现明显的增长型,主要原因是我国经历了近 30 年的抗日战争和解放战争,人口损失严重,1949 年新中国成立,生育水平大幅度增长。

1982 年、1990 年、2000 年和 2010 年的人口金字塔呈现缩减型,主要原因是 1970 年开始宣传和实施计划生育,并于 1982 年将计划生育定为基本国策,生育水平大幅度下降。另外,从 2010 年人口金字塔可以看出我国老龄化趋势明显。

2020 年的人口金字塔仍然呈现缩减型,但是上下宽度相差不是很大,并从缩减型向稳定型过渡,然而老龄化更加严重。从 2011 年 11 月开始,"二孩政策"陆续放开,生育水平有所增加。

　　预测的 2030 年的人口金字塔将基本呈现静止型,老龄化会非常严重。随着"二孩政策"(2011 年 11 月)和"三孩政策"(2021 年 8 月)的陆续放开,低年龄组人口比例有较大的提高。

　　人口的性别、年龄构成对卫生工作具有极重要的意义。不同性别、年龄的人,疾病谱和死亡谱差异很大,所需的卫生服务内容也不相同。然而,除了人口的性别、年龄构成外,有时需要研究分析人口的职业、文化程度等构成。

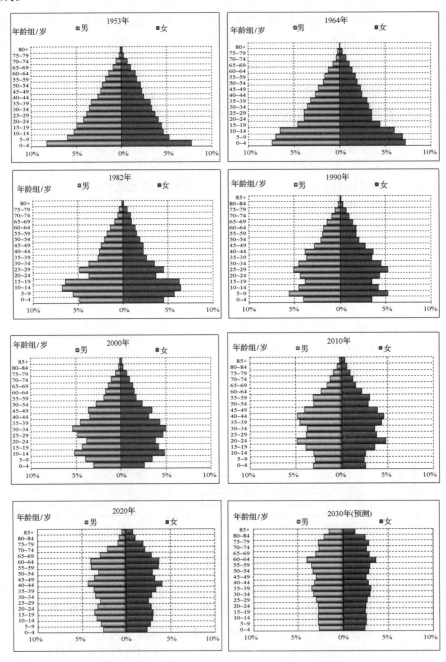

图 15-3　中国 8 个年份的人口金字塔图

三、人口构成的常用指标

（一）性别比（sex ratio）

男性人口与女性人口的比值为:

$$性别比 = \frac{男性人口数}{女性人口数} \times 100 \tag{15-4}$$

常用性别比的有出生人口性别比、全人口性别比、不同职业人群性别比及特殊人群性别比等。

全人口性别比主要取决于婴儿出生时的性别比、各年龄组男女生存概率及社会经济等因素(战争、移民、社会经济重大变革等),是各年龄组性别比例差异的最终结果。

(二)老年人口比重(proportion of old population)

老年人口比重又称为老年人口系数或老年系数,是 65 岁以上的老年人口占总人口的比例。65 岁以上的人定义为老年人。老年人口比重为:

$$老年人口比重 = \frac{65\ 岁以上的人口数}{人口总数} \times 100\% \tag{15-5}$$

当一个国家或地区老年人口比重超过 7%,或 60 岁以上的人口比重超过 10% 时,意味着这个国家或地区的人口处于老龄化。我国第五次全国人口普查结果显示,2000 年,65 岁以上老年人口达 8811 万人,占总人口的 6.96%,可见我国已于 2000 年基本进入老龄化。2020 年第六次全国人口普查数据显示,60 岁及以上人口为 26402 万人,占总人口的 18.70%,65 岁及以上人口为 19064 万人,占总人口的 13.50%,人口老龄化程度已非常严重。图 15-4 呈现了我国 1982—2020 年老年人口比重的变化情况。

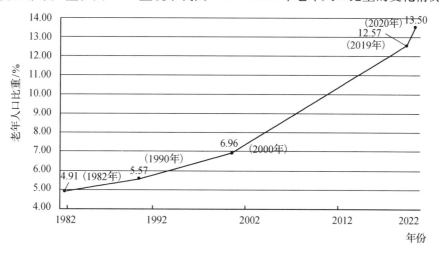

图 15-4　我国 1982—2020 年老年人口比重的变化(数据来源于国家统计局官网)

人口老龄化是社会发展的重要趋势,是发达国家的普遍现象,也是我国今后较长一段时期的基本国情。

(三)抚养比(dependency ratio)

抚养比是人群中非劳动年龄人口数与劳动年龄人口数之比。一般 15 ~ 64 岁为劳动年龄,0 ~ 14 岁与 65 岁及以上为非劳动年龄,或被抚养年龄。抚养比又称人口负担系数或赡养率,是反映劳动人口负担程度的指标,此数值取决于人口年龄结构类型。抚养比的计算公式为:

$$抚养比 = \frac{0 ~ 14\ 岁人口数 + 65\ 岁及以上人口数}{15 ~ 64\ 岁人口数} \times 100\% \tag{15-6}$$

由上述公式可见,总抚养比 = 老年人口抚养比 + 少儿人口抚养比。

抚养比越大,表明劳动力人均承担的抚养人数就越多,意味着劳动力的抚养负担越严重。老年人口抚养比则相对更为直接度量了劳动力的养老负担。人口老龄化的结果将直接导致老年人口抚养比的不断提高,因此老年人口抚养比是老龄化社会中关注的重点。

图 15-5 呈现的是我国 1982—2020 年的总抚养比、少儿人口抚养比和老年人口抚养比的变化情况。在此期间,我国少儿人口抚养比呈下降趋势,而老年人口抚养比呈上升趋势。

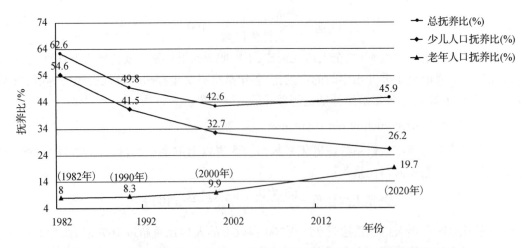

图 15-5　我国 1982 年—2020 年抚养比的变化（数据来源于国家统计局官网）

第二节　生育统计常用指标

生育统计是人口统计的重要组成部分。生育是决定人口数的重要方面。

一、生育水平指标

（一）出生率（crude birth rate，CBR）

出生率也称普通出生率或粗出生率，表示某地某年平均每千人口的活产数，是反映一个国家和地区的人口自然变动的基本指标。

$$出生率 = \frac{某地某年活产总数}{同期该地平均人口数} \times 1000‰ \tag{15-7}$$

活产（live birth）数通常指妊娠 28 周以上（如孕周不清楚，可参考出生体重，达 1000 克及以上），从母体娩出时尚有心跳、呼吸、脐带搏动、随意肌收缩 4 项生命体征之一的新生儿数。出生率的优点在于资料易获得，计算简单；其主要缺点是受人口年龄、性别构成的影响较大。若全人口中育龄女性多，或人口较年轻，则出生率会偏高；反之，在人口老龄化或女性较少的地区，出生率必然偏低。由此可见，出生率受总和生育率和育龄妇女在总人口中所占比重这两个因素的影响。

出生率往往用于反映一个国家的经济和卫生状况。一个地区经济繁荣，人口出生率增高，但当经济发达时，人口出生率反而下降；人口高增长的国家和地区出生率高。

（二）生育率（general fertility rate，GFR）

生育率也称育龄妇女生育率，用以反映育龄妇女总的生育水平，一般用千分率（‰）表示。

$$总生育率 = \frac{某年活产总数}{同年平均育龄妇女数} \times 1000‰ \tag{15-8}$$

人口统计中，一般以 15~49 岁作为育龄妇女的年龄界限。

式（15-8）中的育龄妇女数为年平均数，实际工作中，许多地方均以年末人数计算。总生育率消除了总人口中性别构成对生育水平的影响，比粗出生率进了一步。但在育龄妇女中，不同年龄阶段的生育能力有很大差别，故这一指标还受育龄妇女内部年龄构成的影响。

图 15-6 是我国 1982—2020 年人口出生率的变化，图 15-7 是我国 2003—2014 年人口生育率的变化。

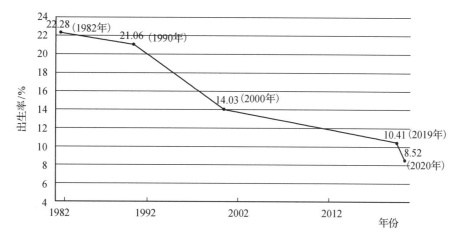

图 15-6　我国 1982—2020 年出生率的变化(数据来源于国家统计局官网)

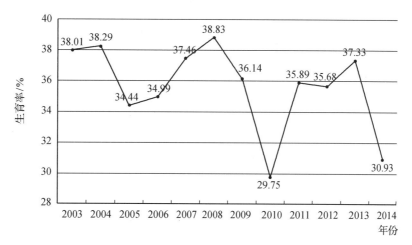

图 15-7　我国 2003—2014 年生育率的变化(数据来源于国家统计局官网)

（三）年龄别生育率(age-specific fertility rate, ASFR)

年龄别生育率又称年龄组生育率,其定义为:

$$年龄别生育率 = \frac{某年该年龄组育龄妇女的活产数}{同期同年龄组妇女平均数} \times 1000‰ \tag{15-9}$$

年龄别生育率由于消除了育龄妇女内部年龄构成对生育水平的影响,在实际卫生统计工作中较为常用。图 15-8 和表 15-1 中的第(3)列数值反映了不同年龄段的年龄别生育率,结果显示 25 ~ 29 岁年龄段生育率最高。理论上用 1 岁一组的育龄妇女年龄别生育率可以进行较细致的分析,但有时由于资料原因只能计算 5 岁一组的生育率,且在人口较少的地区,5 岁一组的育龄妇女生育率较稳定,可给人更简明的印象。

表 15-1　某地 2015 年人口净再生育率计算表

年龄分组 (1)	组中值 $X+2.5$ (2)	生育率 $ASFR_x$(‰) (3)	女性生存率 L_{xf} (4)	$ASFR_x \times L_{xf}$(‰) (5) = (3) × (4)	$ASFR_x \times L_{xf} \times (X+2.5)$(‰) (6) = (2) × (5)
15 ~	17.5	9.19	0.93322	8.5762918	150.0851065
20 ~	22.5	54.96	0.92561	50.8715256	1144.6093260
25 ~	27.5	74.31	0.91586	68.0575566	1871.582807
30 ~	32.5	45.31	0.90715	41.1029665	1335.8464110

续表

年龄分组 (1)	组中值 $X+2.5$ (2)	生育率 $ASFR_x$(‰) (3)	女性生存率 L_{xf} (4)	$ASFR_x \times L_{xf}$(‰) (5) = (3) × (4)	$ASFR_x \times L_{xf} \times (X+2.5)$(‰) (6) = (2) × (5)
35 ~	37.5	18.60	0.90109	16.7602740	628.5102750
40 ~	42.5	5.37	0.89566	4.8096942	204.4120035
45 ~ 49	47.5	3.11	0.88108	2.7401588	130.1575430
合计	—	210.85	—	192.9185	5465.203

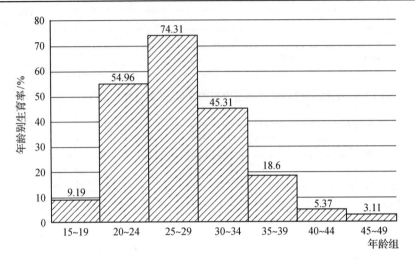

图 15-8　2015 年我国年龄别生育率(数据来源于国家统计局官网)

（四）总和生育率(total fertility rate,*TFR*)

总和生育率是一定时期(如某一年)每岁一组的年龄别生育的总和。若妇女年龄按每 5 岁间隔分组,则总和生育率的算式为:

$$总和生育率 = 5 \times (各年龄别生育率之和) = 5\sum ASFR \tag{15-10}$$

由图 15-8 中的数据计算 2015 年全国总和生育率为:

$$总和生育率 = 5 \times \frac{(9.19 + 54.96 + 74.31 + 45.31 + 18.60 + 5.37 + 3.11)}{1000} = 1.05$$

总和生育率是指假定同时出生的一代妇女,按照某年的年龄别生育水平渡过其一生的生育过程,每个妇女或每千名妇女可能生育(用‰表示)的子女数。它反映调查年时间横断面上的生育水平,不受性别、年龄构成对生育水平的影响,故不同地区、不同年度的总和生育率可以直接比较,因而应用甚广,也是最好的测量生育水平的指标。

生育水平是影响人口数的重要因素,人口学中将总和生育率 = 2.1 定为世代更替水平,表示一个国家或地区某年出生的所有女性,在她们一生中生育的子女数与她们出生时出生的人口数相当。

图 15-9 呈现了 1965—2015 年中国总和生育率的变化情况。

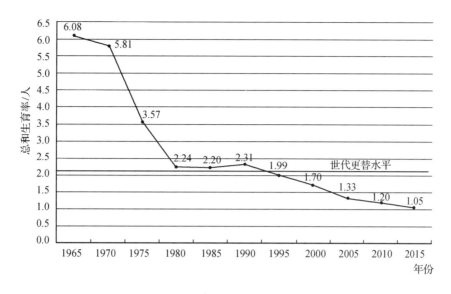

图 15-9　1965—2015 年中国总和生育率（数据来源于国家统计局官网）

（五）终生生育率（life-time fertility rate，*LTFR*）

某一出生队列妇女 49 岁时累计生育率，即该出生队列妇女从 15 岁到 49 岁的年龄别生育率的总和，称为终生生育率。其意义是该出生队列妇女到育龄结束时平均每个妇女生育的活产数。

$$终生生育率 = \frac{该批妇女生育的（活产）子女数}{经历过整个育龄期的某批同龄妇女数} \tag{15-11}$$

终生生育率和总和生育率是完全不同的两个概念。总和生育率通常用于同一地方的两个年份或同一年份的两个地方的生育水平比较，它是假定一批妇女按该年份年龄别妇女生育率生育，每个妇女的平均生育数，而不是实际生育数。终生生育率用于比较不同出生队列妇女的生育水平，是该队列妇女的实际生育数。

二、人口再生育指标

人口是由许多个人所组成的群体，每个人都经历着出生、成长、生育、死亡的过程，在个体不停地更迭中，人口不断延续下去。人口再生育与当前和未来的生育水平及死亡水平密切相关。随着社会的发展，人口再生育的类型由高出生、高死亡、低增长的传统类型经过高出生、低死亡、高增长的过渡类型，转而进入低出生、低死亡、低增长的现代人口类型。因此，测量人口再生育的情况，必须从出生及死亡两方面来考虑。反映人口再生育的指标有人口自然增长率、粗再生育率、净再生育率及平均世代年数等。人口再生育指标的计算要注意收集年龄分组、年龄别生女婴率等资料。

（一）自然增长率（natural increase rate，*NIR*）

自然增长率为粗出生率（*CBR*）和粗死亡率（*CDR*）之差，即：

$$NIR = CBR\text{-}CDR \tag{15-12}$$

自然增长率计算简便，但只能粗略地估计一般的增长趋势，不能用来预测未来人口的发展速度。图 15-10 呈现了我国 1982—2020 年人口自然增长率的变化情况。

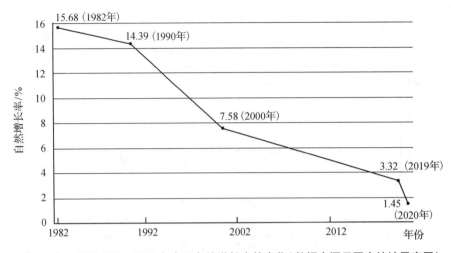

图 15-10　我国 1982—2020 年人口自然增长率的变化（数据来源于国家统计局官网）

（二）粗再生育率（gross reproduction rate, GRR）

在人口再生育过程中，如果子代与父代的人数相当，则该地人口数不变，保持简单的重复；如果子代人数超过父代，则人口数增大；反之，子代人数少于父代，则人口数减少。把一批育龄夫妇所生子女数与该批夫妇数相比，称作人口再生育率，通常用一批妇女所生女儿数与妇女数之比表示。妇女生育子女数与其健康状况、生活水平、社会经济条件及计划生育政策有关。一批妇女过去 20～30 年期间的生育状况不能代表当前的生育水平，以某年的总和生育率即各年龄组妇女生育率之和，表示当前生育水平为好，但出生婴儿中只有一部分是女婴，故粗再生育率的定义为总和生育率和女婴占出生婴儿比例（用 δ 表示）的乘积，计算公式为：

$$GRR = TRR \times \delta \tag{15-13}$$

2015 年总和生育率 =1.05，女婴占出生婴儿的比例 =0.485，则粗再生育率的计算为：

$$GRR = 1.05 \times 0.485 = 0.51$$

（三）净再生育率（net reproduction rate, NRR）

粗再生育率没有考虑女婴出生后的死亡情况。实际上女婴出生后有些未到育龄（15 岁）就夭折，而有些虽成年，但未必经历全部育龄期（至 49 岁）即死亡，所以实际可能生育的女孩数应在出生女婴中扣除 0～49 岁间的死亡数，就是净再生育率。净再生育率的计算为：

$$NRR = \delta \sum_{x=15}^{49} (ASFR_x \cdot L_{x,f}) \tag{15-14}$$

式中，$ASFR$ 为年龄别生育率，$L_{x,f}$ 为女性年龄别生存率，δ 表示女婴占出生婴儿比例。当年龄分组的组距为 5 时，公式右边需要乘以 5。

计算时要利用当地女性寿命表中的年龄别生存率指标，数据见表 15-1。

当 $NRR = 1.00$ 时，则意味着同一批妇女生育子女的数量恰好能替代她们本身以及她们的伴侣，这个水平定义为生育更替水平。

总和生育率也可用于说明生育更替水平，因为它表明了能够替代父母双方所需的平均子女数。总和生育率 ≈2.1 时，意味着生育处于更替水平。

一旦一个国家或地区达到生育更替水平，出生和死亡将逐渐趋于均衡，在没有迁入与迁出的情况下，人口将最终停止增长，保持稳定状态。这个过程所需的时间依人口年龄结构的不同而不同。

需要注意的是，生育更替水平不是固定不变的，它会随着平均预期寿命的提高而下降，也会随着出生性别比的提高而提高。

（四）平均世代年数（mean length of generation，LG）

平均世代年数也称为平均世代间隔或平均世代长度，是上一代人繁殖下一代人时的平均年龄。由于女性在再生产过程中的特殊地位，通常只考察女性的世代间隔，因此特指母亲一代所生的女孩取代母亲执行生育职能所需要的年数，即两代人的间隔年数。间隔短，人口发展快；间隔长，人口发展慢。平均世代年数等于育龄妇女生存总人年数除以净再生育率，五岁分组的计算公式为：

$$LG = \frac{\sum (X + 2.5) \times ASFR_x \times L_{x,f}}{\sum ASFR_x \times L_{x,f}} \tag{15-15}$$

净再生育率指标反映的是一个世代人口增长的幅度，即规模大小；那么平均世代间隔就旨在反映这个世代人口增长的速度，即时间快慢。一般来说，结婚和生育越早，平均世代间隔越短，人口再生产速度就越快。但如果生育无节制，直到育龄后期仍然在生育，由此计算的平均世代间隔将会延长，但这种人口再生产速度会减慢，具有欺骗性，因为这时人口再生产的规模可能很大。因此，在使用平均世代间隔指标时，必须与人口净再生育率指标结合起来，才能全面反映人口再生产的实际趋势。

总和生育率：

$$TFR = 5 \times \sum_{x=15}^{49} ASFR_x = 5 \times 210.85/1000 = 1.05$$

粗再生育率：

$$GRR = \delta \times 5 \times \sum_{x=15}^{49} ASFR_x = 0.485 \times 5 \times 210.85/1000 = 0.51$$

净再生育率：

$$NRR = \delta \times 5 \times \sum_{x=15}^{49} (ASFR_x \cdot L_{x,f}) = 0.485 \times 5 \times 192.9185/1000 = 0.47$$

平均世代年数：

$$LG = \frac{\sum (X + 2.5) \times ASFR_x \times L_{x,f}}{\sum ASFR_x \times L_{x,f}} = \frac{5465.203}{192.9185} = 28.33$$

三、计划生育工作指标

我国自1970年以来全面开展了计划生育工作，无论"一孩""二孩"还是"三孩"政策，避孕是控制出生的主要手段，正确选择反映计划生育工作绩效的指标至关重要。下面介绍计划生育工作中常用的指标，主要包括避孕现用率、避孕失败率、Pearl怀孕率、累计失败率、人工流产率和人流活产比等。

（一）避孕现用率（contraceptive prevalence）

避孕现用率反映避孕的普及程度，定义为：

$$避孕现用率 = \frac{同期内采用避孕的人数}{某年 15 \sim 49 \ 岁妇女人数} \times 100\% \tag{15-16}$$

式中，分母15~49岁为国际通用。为了适应我国计划生育工作评价的需要，我国计划生育部门常用"应避孕的妇女"做分母，这一分母的概念在各地也不统一，一般比国际通用的分母小，即扣除了"不应避孕的妇女"，其中大约包括以下几类：① 未婚妇女；② 离婚、丧偶已婚妇女；③ 再婚有生育指标者。但在计算对外公布的资料或与国外比较时，应采用国际通用分母。

（二）避孕失败率（contraceptive failure rate）

避孕失败率是最早用来评价避孕效果的指标，其定义为：

$$避孕失败率 = \frac{同年内避孕失败的人数}{某年采用避孕措施的人数} \times 100\% \tag{15-17}$$

避孕失败率虽然计算简单,但它有很大的局限性。这是因为避孕效果与使用时间的长短关系密切。宫内节育器在放置的早期极易脱落,怀孕率也较高,但不等于计划生育工作没有做好。故用此指标评价避孕效果有缺点,目前我国不少地方仍在用避孕失败率,而国际上该指标已趋于淘汰。

（三）Pearl 怀孕率（Pearl pregnancy rate）

由于避孕失败率存在没有考虑到避孕效果与宫内节育器使用时间长短的局限性,Pearl 提出计算怀孕率的改进方法,故称 Pearl 怀孕率,以 P 表示,其定义为:

$$\text{Pearl 怀孕率} = \frac{\text{意外怀孕人数}}{\text{暴露于怀孕危险的人月数}} \times 1200\% \tag{15-18}$$

该指标的分子部分反映了每一暴露单位（人月）的意外怀孕数,乘以 1200% 是把人月换算成 100 人年并以 100 为基数,这样 P 即为 100 个妇女 1 年时间的意外怀孕数,或者说是平均暴露 1 年的妇女意外怀孕的百分数。Pearl 怀孕率反映了每一暴露单位（人月）的意外怀孕,比避孕失败率有改进。

（四）累计失败率（cumulative failure rate）

累计失败率是在给定时间内（如 1 年、2 年）,妇女从开始使用某一措施计算意外怀孕的率,其定义为:

$$\text{累计失败率} = \frac{\text{意外怀孕人数}}{\text{一定时间内暴露于怀孕危险的人数}} \times 100\% \tag{15-19}$$

因为 Pearl 怀孕率是以妇女 100 人年为单位计算的,而妇女 100 人年可以是 100 人每人暴露 1 年,也可以是 20 人每人暴露 5 年,也可以是 50 人每人暴露 2 年等,这几种情况的实际怀孕的危险性是不同的,可见 Pearl 怀孕率还不能完全克服使用时间长度的影响,为了克服使用时间长度的影响,可选用累计失败率（或累计怀孕率）指标来反映怀孕的危险性。

（五）人工流产率（induced abortion rate）

人工流产是一种终止妊娠的方法,它除了用以保护妇女健康的医学需要而终止妊娠外,还常用作避孕失败的补救措施。人工流产率的定义为:

$$\text{人工流产率} = \frac{\text{同年内人工流产次数}}{\text{某年 15～49 岁妇女数}} \times 100\% \tag{15-20}$$

人工流产率的最大问题是原始资料不准确,主要是非法诊所的人工流产数据不详。此外,未婚人员人工流产也极为敏感,资料很难获取。

（六）人流活产比（ratio of induced abortion and live birth）

人流活产比表示每 100 个活产中,有多少人工流产次数。它间接反映了计划外怀孕的情况。其定义为:

$$\text{人流活产比} = \frac{\text{同年内人工流产次数}}{\text{某年活产总数}} \times 100\% \tag{15-21}$$

第三节　疾病统计常用指标

疾病统计（disease statistics）是研究疾病在人群中的发生、发展和流行分布的特点与规律,用以阐明社会、自然及生物等诸因素对疾病发生、发展的影响,以及疾病与社会发展的相互关系。它不仅可以反映人群健康状况和健康水平,更重要的是可以为疾病防治、卫生保健计划和决策提供科学依据,同时也是督促检查卫生工作及卫生措施执行情况及其效果评价的重要依据。

一、疾病统计资料的来源

疾病统计资料来源主要有以下几个方面。

（一）疾病报告和登记

为便于及时了解疫情的发生和流行分布情况,国家规定任何单位和个人发现传染病病人或者疑似传染病病人时,应当及时向附近的疾病预防控制中心或医疗机构报告。另外,各地还依据情况制定了某些严重危害人群健康的慢性病登记报告制度,如恶性肿瘤、结核病、职业中毒和职业病等,以便制定防治对策。

（二）医疗日常卫生工作记录

医院的门诊病历、住院病历、出院登记卡、化验室检测记录和放射科的诊疗记录等都可以作为疾病统计的原始资料。其中,以住院病历最为详细,是研究疾病临床规律和评价治疗效果的重要资料,但应注意住院病历大多是较严重的疾病,不能用于推断疾病的总体规律;另外,有些医院的住院病人并非来自同一地区,不能用来反映当地疾病发生的频率。

（三）工矿企业职工因病伤缺勤登记

工矿企业都有登记职工因病伤缺勤的原始记录,能为研究病伤对劳动力的影响提供资料。

（四）专题调查和健康体检

专题调查是为深入了解某些重要疾病在人群中流行和分布情况而进行的,如疾病普查或抽样调查。近年来,我国也进行了全国性的疾病调查,如胃癌的死亡调查、糖尿病的患病率调查等。单位职工或学生的常年身体健康状况检查资料比较系统、完整,可为观察疾病的发生、发展提供有用的信息,为卫生主管部门制定防治重要疾病的决策提供依据。

（五）死亡登记

居民因病伤死亡后必须到公安部门登记和注销户口。我国已逐步开展死因登记工作,流程是由医务人员填写医学死亡证明书,然后到公安部门办理户口注销。病伤死亡资料分析可了解病伤对各人群生命威胁的情况。

二、疾病分类

（一）疾病分类的意义

疾病分类(classification of disease)是疾病统计的基础,是进行疾病监测、疾病研究的前提,是科学管理病案的一种手段。单个疾病统计意义不大,只有分组、归类以后才便于统计比较、分析,以研究其特征和规律。例如,以肿瘤为一类,可以分析不同地区、不同时间肿瘤发病率的变化,分析不同地区、不同人群肿瘤发病的特征,分析各种防治措施的效果,还可以帮助我们分析疾病谱的变化,各种疾病的增长趋势,疾病的地区、年龄、职业分布等。

（二）疾病命名和疾病分类

疾病命名(nomenclature of disease)与疾病分类密切相关。疾病命名是疾病分类的基础和条件,命名是对每一个已知的病态情况给予一个独立的标题,以区别其他疾病。疾病命名可根据其特点而确定,以病因、临床表现、解剖部位、病理变化或人名、地名等为命名依据。疾病分类是在命名的基础上进行的,每类疾病有一个分类号,包括一组疾病名,这组疾病的某些特征基本相同。表 15-2 列出了 ICD-10 编码的对应表。

国际疾病及死因分类有百年历史,1853 年布鲁塞尔国际会议以医学统计学家 William Farr (1807—1883)为首编制了统一的疾病名称和死因分类(international classification of diseases,ICD),在此基础上,当时巴黎市统计处主任 Jacques Bertillon (1851—1922)致力于疾病分类(ICD)的研究。1900 年 8 月,ICD-1 诞生,以后每隔 10 年修订一次,其中 ICD-1—ICD-5 为死因分类,后发展为疾病分类。ICD-10 的最近一次修订于 1989 年 9 月在日内瓦会议上完成。

在疾病分类上,我国过去多沿用欧美的分类方法,新中国成立后,我国先后编制和修订了符合我国国情的医院分类和病伤死因分类方法。我国现行的疾病分类和死因分类是 ICD-10；国际 ICD-11 已经开始推广。

ICD-10 将疾病分为 21 章，共计 6.3 万个条目，此外还包括肿瘤的形态学编码、特殊类目表，以及被世界卫生大会通过的定义、命名条例等（详细内容可以参考相关资料）。

除上述分类外，还有为世界各国开展死因和疾病统计工作推荐的三个简易分类表：基础统计分类表、疾病简易分类表、死亡原因简易分类表。读者可参阅有关文献了解以上三个简易分类表。为了正确使用国际疾病分类，《国际疾病分类》还规定了正确分类的一些方法。

表 15-2　ICD-10 各章内容与编码范围

内　容		编码
第一章	某些传染病和寄生虫病	A00 – B99
第二章	肿瘤	C00 – D48
第三章	血液及造血器官疾病和某些涉及免疫机制的疾患	D50 – D89
第四章	内分泌、营养和代谢疾病	E00 – E90
第五章	精神和行为障碍	F00 – F99
第六章	神经系统疾病	G00 – G99
第七章	眼和附器疾病	H00 – H59
第八章	耳和乳突疾病	H60 – H95
第九章	循环系统疾病	I00 – I99
第十章	呼吸系统疾病	J00 – J99
第十一章	消化系统疾病	K00 – K93
第十二章	皮肤和皮下组织疾病	L00 – L99
第十三章	肌肉骨骼系统和结缔组织疾病	M00 – M99
第十四章	泌尿生殖系统疾病	N00 – N99
第十五章	妊娠、分娩和产褥期	O00 – O99
第十六章	起源于围生期的某些情况	P00 – P96
第十七章	先天畸形、变形和染色体异常	Q00 – Q99
第十八章	症状、体征和临床与实验室异常所见，不可归类在他处者	R00 – R99
第十九章	损伤、中毒和外因的某些其他后果	S00 – T98
第二十章	疾病和死亡的外因	V01 – Y98
第二十一章	影响健康状态和与保健机构接触的因素	Z00 – Z99

在疾病和死因分类中，根本死因的问题是个关键的问题。当死者患有多种疾病和损伤时，必须从中选出最重要的致死原因作为死者的死因，称为根本死因（underlying death cause），并按根本死因归类。可见，根本死因是死因正确分类的基础。但在实际的死亡统计分析中，如何判断根本死因是个操作难度较大的问题，建议按下列操作性定义判断，即 1967 年第二十届世界卫生大会提出的根本死因的概念，在 ICD-6 中同意使用"根本死亡原因"的表述。根本死因被定义为：

（1）直接导致死亡的一系列病态事件中最早的那个疾病或损伤。

（2）造成致命损伤的那个事故或暴力的情况。

这个定义主要是从防止死亡的角度来考虑死因，根本死亡原因一定是带有根本性的，引起一系列疾病，最终导致死亡的那个原因。不管那个死因发生在死前多长时间，都应予以考虑。死因可以是以下几种情况：① 一个明确的疾病诊断；② 一个无明确诊断的医学情况，如症状、体征、临床表现等；③ 一个意外的损伤或中毒的外因。总之，它包括了任何促成死亡的先行条件，而不是指临死前的情况，如心力衰竭、呼吸衰竭以及周身衰竭等。

三、疾病统计常用指标

（一）反映疾病发生水平的指标

1. 发病率（incidence rate）

发病率表示在某一时期可能发生某病的一定人群中发生该病新病例的频率或强度。其计算公式为：

$$某病发病率 = \frac{该期间内新发生的某病病例数}{一定时期内可能发生某病的平均人口数} \times K \tag{15-22}$$

式中，"期间"指观察所包括的时间范围，可以年、月、旬或周为观察期间，但通常用年或月。"人口"可以是一个地区或一个单位的全部人口，也可以是某一特定的人群，如某一年龄组或不同职业人群的人口等。

在一般情况下，发病率的分母泛指平均人口数，但在特殊情况下，特别要正确理解分母中"可能发生某病"的涵义，它是指具有某病发病危险的人，不包括不可能发生某病的人。例如，计算麻疹发病率时，通常只包括未曾患过麻疹的人口数，而不应包括已患过麻疹的人口数，因为患过麻疹者会产生抗体终身免疫。分子中的"新发病例数"是指新发生某种疾病的病例数，以第一次就诊为准。由于该病未愈继续就诊者称"旧病例"，不应计入。但一个人可能成为几个新病例，例如，第一次得了流感，痊愈后又得了第二次流感，这时此人就要计为两个新病例。

2. 患病率（prevalence rate）

患病率是指在某时点检查时可能发生某病的一定人群中现患的病人总数占该人群人口总数的比例。其计算公式为：

$$某病患病率 = \frac{观察时点内发现的某病现患病人总数}{该时点人口数} \times K \tag{15-23}$$

这一指标最适用于研究病程较长的疾病，可反应某病在一定人群中流行的规模或水平。如果某病在一个较长的时期内，发病率和病程长短都较稳定，则在两个不同的时点上该病的患病率是相近的。

在应用中，通常有患病率和发病率乱用的情况，因此，应该区分清楚，正确应用。患病率的分子为特定时间所调查人群中某病的新旧病例数，而不管这些病例的发病时间。发病率的分子为一定期间暴露人群中新发生的病例数。患病率是由横断面调查获得的疾病频率，用来衡量疾病的存在或流行情况。而发病率是由发病报告或队列研究获得的疾病频率，用来衡量疾病的出现情况。

3. 检出率（detection rate）

检出率是指某时间点受检人数中发现某病的频率。其计算公式为：

$$某病检出率 = \frac{检查时发现某病的病例数}{该时点受检人口数} \times K \tag{15-24}$$

某病的检出率和患病率的区别在于分母不同，检出率的分母为受检人群，如体检人群，通常不是一般人群。而患病率的分母通常是规定了总体特征的一般人群。

某病检出率特针对于某种疾病，需要根据疾病的诊断标准进行诊断。

4. 感染率（或带菌率）（prevalence of infection）

感染率是指在某个时间内能检查的整个人群样本中，某病现有感染人数所占的比例，是评价人群健康状况常用指标之一。其计算公式为：

$$某病感染率（或带菌率）= \frac{检查出某病病原体（或病菌）的人数}{受检人数} \times K \tag{15-25}$$

某病感染率和检出率的分母同是受检人群，而分子不同，感染率检出的是病原体，而检出率检出的是疾病，且疾病应根据疾病诊断标准进行诊断，而不是检出病原体就可以诊断为疾病。

（二）反映疾病防治效果的指标

疾病预防效果可以从人群的发病率变化中反映出来,而反映治疗效果的指标为近期指标和远期指标。近期指标包括治愈率、有效率和病死率等,适用于急性病;远期指标实际上是针对目前还没有根治（治愈）办法的一些疾病而建立评价指标,如生存率等,适用于恶性肿瘤及心血管疾病等慢性病。

1. 治愈率（cure rate）

治愈率表示受治病人中治愈的频率。

$$治愈率 = \frac{治愈病人数}{受治病人数} \times 100\% \tag{15-26}$$

2. 有效率（effective rate）

有效率表示受治病人中治疗有效的频率。

$$有效率 = \frac{治疗有效人数}{受治病人数} \times 100\% \tag{15-27}$$

上述两项指标性质相同,但必须有明确而具体的判断标准。治愈率或有效率之间相互比较时,应充分考虑可比性,必要时要进行标准化后才能进行比较,否则会得出错误的结论。

3. 病死率（case fatality rate）

病死率表示在规定的观察期内,某病患者中因该病而死亡的频率。

$$病死率 = \frac{观察期间因某病死亡人数}{同期某病患者数} \times 100\% \tag{15-28}$$

实际统计工作中常计算住院病人的病死率或某地区某病的病死率等,但要注意医院的病死率不能代表地区的病死率。

4. 死亡率（mortality rate）

某病死亡率表示在某一时期内,人群中因某病而死亡的频率。

$$死亡率 = \frac{观察期间因某病死亡人数}{同期平均人口数} \times 10^5/10 \text{ 万} \tag{15-29}$$

该指标的分母是当地的年平均人口数,与病死率不同,不可混淆。

5. 生存率（survival rate）

生存率反映疾病防治的远期效果,指在接受某种治疗的病人或患某病的人中,经若干年随访后,尚存活的病人数所占的比例。通常指随访 n 年的存活率。

$$n \text{ 年生存率} = \frac{随访满 n 年存活的病例数}{随访满 n 年的病例数} \times 100\% \tag{15-30}$$

（三）反映疾病严重程度的指标

病死率和死亡率两项指标既可以反映疗效,也可以反映疾病的严重程度。近年来,很多学者提出用减寿年数、寿命损失率等指标反映疾病对人群寿命及劳动生产力的影响程度,同时也可以间接反映疾病的严重程度。

1. 潜在减寿年数（potential year of life lost, $PYLL$）

潜在减寿年数是指一人群在一定时间内（通常为一年）,在目标生存年龄（通常为 70 岁或出生期望寿命）内因死亡而使寿命损失的总人年数。潜在减寿年数是在考虑死亡数量的基础上,以期望寿命为基准,进一步衡量死亡造成的寿命损失,强调了早亡对健康的影响。$PYLL$ 考虑了死者的年龄,结局同是死亡,但死亡年龄不同,所反映的社会卫生问题也不同,死亡年龄越低,对个体和生命的损失越大。此指标能概括地说明某疾病对整个人群寿命的影响,弥补了死亡率只考虑死亡人数的缺陷。

潜在减寿年数的公式为:

$$PYLL = \sum_{i=1}^{e} a_i \times d_i \tag{15-31}$$

式中,e 为期望寿命;i 为年龄组(通常计算其年龄组中值);a_i 为某年龄组减寿值,a_i = 出生期望寿命 (或者目标年龄) – 年龄组的组中值,组中值为 0.5;d_i 为某年龄组的死亡人数。

2. 寿命损失率($PYLL\%$)

寿命损失率表示某地区人口中一年内平均每人的寿命损失量。其计算公式:

$$PYLL\% = \frac{\left(\sum a_i \times d_i \right)}{P} \times 100\% \tag{15-32}$$

式中,P 是该年该地人口总数。

3. 伤残调整健康生命年(disability adjusted life years,$DALY$)

伤残调整健康生命年指从发病到死亡所损失的全部健康寿命年,包括因早死所致的寿命损失(years of life lost due to premature death,YLL)和因疾病所致伤残引起的健康寿命损失年(years lost due to with disability,YLD)。其公式为:

$$DALY = YLL + YLD$$

$$YLL = \sum (N \times L) \tag{15-33}$$

式中,N 为某年龄组,某性别由于某种死因造成的死亡人数;L 为各年龄组的寿命损失值,即该死亡年龄占所对应的期望寿命。YLL 还有其他多种计算方法,可查阅相关文献。

$$YLD = \sum YLD_i = \sum Prev_i \times DW_i \tag{15-34}$$

式中,$Prev_i$ 是各类疾病结局的患病人数,DW_i 是各类疾病结局的权重。患病或伤残后活过的 1 年不等于 1 个健康生命年,应该是小于 1 年,每个疾病结局对应一个 DW_i,取值在 0 ~ 1 之间,0 为完全健康,1 为死亡。

如糖尿病导致的伤残有糖尿病足、眼病、神经病变、截肢等。

$$YLD_{糖尿病} = YLD_{糖尿病足} + YLD_{糖尿病眼病} + YLD_{糖尿病神经病变} + YLD_{糖尿病截肢} + YLD_{其他}$$

例如,失明的权重为 0.20,某年某地区失明患病率 $\frac{5}{10}$ 万,该地区平均人口数为 30 万,则该年该地区人群因失明导致的 $YLD = 30 \times \frac{5}{10} \times 0.20 = 3$,表示损失 3 个健康生命年(3 个 YLD);同样,一个失明患者,从 50 岁开始失明,65 岁死亡,因失明导致的 $YLD = (65 - 50) \times 0.20 = 3$。

伤残调整健康生命年是测量疾病死亡和疾病伤残而损失的健康寿命年的综合指标,是用于测量疾病负担的主要指标之一。

(四)反映残疾的统计指标

残疾人是指在心理、生理、人体结构上,某种组织、功能丧失或不正常,全部或部分丧失以正常方式从事某种活动能力的人。

残疾包括视力残疾,听力、语言残疾,智力残疾,肢体残疾和精神残疾五大类。世界卫生组织根据残疾影响人的生理功能和社会功能的状况,把残疾分为以下三个层次:① 功能、形态残疾(impairment)为残疾人的第一级,一般为病伤的后遗症,使人体结构或功能发生缺陷或异常;② 丧失功能残疾(disability)是指人体的结构缺陷和功能障碍,使残疾人丧失其应具备的能力(与残疾人的性别、年龄、文化程度和职业等相应的能力);③ 社会功能残疾(handicap)是由于身体的形态和功能的缺陷或异常,影响残疾者参加社会活动,或虽具备参加社会活动的能力,却因受到社会上一些人的歧视而被迫脱离社会活动的残疾,例如,脊髓损伤后的截瘫,严重烧伤后造成的面容丑陋等。每一层次的残疾又分为精神残疾和躯体残疾两类。国际残疾分类有统一编码,各国参照统一分类,以保证残疾患病率在国际上的可比性。

评价各类残疾的严重程度是以各类残疾的标准和级别来衡量的。不同类残疾的标准评价请参考相关教材。

残疾统计的常用指标有残疾患病率和残疾构成比。

1. 残疾患病率(disability prevalence rate)

残疾患病率是指通过询问调查或健康检查发现的残疾患者与调查(检查)人数之比。该指标可以说明人群患残疾的频率。其公式为:

$$残疾患病率 = \frac{残疾患者数}{调查(检查)人数} \times 100\% \tag{15-35}$$

2. 残疾构成比(constituent ratio of disability)

残疾构成比是指某种(类)残疾病例占全部残疾病例的比重。其公式为:

$$残疾构成比 = \frac{某种(类)残疾数}{同期内残疾总数} \times 100\% \tag{15-36}$$

第四节　死亡统计常用指标

死亡是主要的生命事件之一,是人口变动的重要因素。死亡统计资料不仅可以直接反映一个国家或地区居民健康水平,还可以间接反映社会、经济、文化及其他生物物理因素对居民健康的影响。因此,死亡统计资料不仅是卫生部门制订工作规划、评价防治效果的重要依据,也是国民经济各部门调整规划与政策的依据。我国的死亡报告主要由公安部门管理,当地卫生防疫部门定期去公安部门抄录死亡报告,并有责任搜集、核实、整理分析死亡资料,遇有死因填写不清或不合格者,应随访死者家属进行复核,然后逐级上报至卫生部。另外,死亡统计资料也可以通过专门调查来搜集。

一、反映死亡水平的指标

(一) 粗死亡率(crude death rate,CDR)

粗死亡率简称死亡率或普通死亡率,是指某年每千人口中的死亡数,用来表明一个国家或地区在一定时期内人口的死亡强度。其公式为:

$$CDR = \frac{该地同期内死亡总数}{某地某年平均人口数} \times 1000‰ \tag{15-37}$$

普通人口 CDR 一般为 6‰ ~ 35‰,高于 20‰ 属于高死亡率。1955 年我国人口死亡率为 12.28‰,1960 年达到 25.43‰,之后呈下降趋势,以 7‰ 为中心上下浮动(图 15-11)。数据来源于《中国卫生健康统计年鉴 2020》。

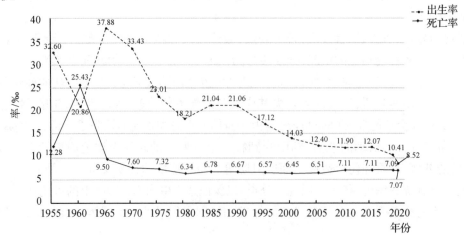

图 15-11　我国 1955—2020 年人口死亡率和出生率的变化

死亡率分析可以从水平、纵向和队列三个角度来进行。

（1）水平分析，即分析同一时期、不同地区的死亡状况，从而了解某些地区的死亡状况差异。

（2）纵向分析，即分析同一地区、不同时期的死亡水平变化，从而了解某地区的死亡水平动态变化趋势。

（3）队列分析，即分析某一时间发生过某种共同人口行为的一批人在不同年份、不同年龄的死亡情况。

死亡率在计算时没有考虑到人口构成不同对总率的影响，比较不同国家、不同地区、不同时期的死亡水平时，有必要对死亡率进行标化，以消除人口构成的影响。

2. 年龄别死亡率（age-specific death rate, ASDR）

年龄别死亡率也称年龄组死亡，定义为：

$$ASDR = \frac{该地该年某年龄组死亡人数}{某地某年某年龄组平均人口数} \times 1000‰ \tag{15-38}$$

年龄别死亡率指标消除了人口的年龄构成不同对死亡水平的影响，不同地区同一年龄组的死亡率可以进行比较。对年龄别死亡率进行分析可以明确卫生工作的重点人群。

表 15-3 列出了某市 2019 年全人口年龄别死亡率，以及男、女性居民年龄别死亡率情况。其年龄别死亡率的特点为：0 岁组死亡率较高；1～10 岁组下降；10～50 岁组低水平，缓慢上升；50 岁之后快速增加；85 岁以上死亡率最高。

表 15-3　某市 2019 年全人口以及分性别的年龄别死亡率（‰）

年龄组	男			女			全人口		
	人口数	死亡数	死亡率	人口数	死亡数	死亡率	人口数	死亡数	死亡率
0	28146	58	2.06	26382	38	1.44	54528	96	1.76
1～4	171786	29	0.17	160052	18	0.11	331838	47	0.14
5～9	217540	20	0.09	202039	14	0.07	419579	34	0.08
10～14	156360	28	0.18	145345	11	0.08	301705	39	0.13
15～19	130761	36	0.28	124002	24	0.19	254763	60	0.24
20～24	127928	39	0.30	125208	18	0.14	253136	57	0.23
25～29	198357	64	0.32	211954	39	0.18	410311	103	0.25
30～34	291616	113	0.39	343167	71	0.21	634783	184	0.29
35～39	270840	140	0.52	310581	80	0.26	581421	220	0.38
40～44	255030	225	0.88	266477	112	0.42	521507	337	0.65
45～49	258041	363	1.41	268923	236	0.88	526964	599	1.14
50～54	306285	713	2.33	318478	402	1.26	624763	1115	1.78
55～59	271409	1050	3.87	277155	499	1.80	548564	1549	2.82
60～64	232498	1548	6.66	231934	686	2.96	464432	2234	4.81
65～69	246549	2655	10.77	254011	1303	5.13	500560	3958	7.91
70～74	182319	3471	19.04	193282	1872	9.69	375601	5343	14.23
75～79	112686	4050	35.94	123475	2562	20.75	236161	6612	28.00
80～84	70068	4809	68.63	89190	4211	47.21	159258	9020	56.64
85～	47810	7473	156.31	87003	11290	129.77	134813	18763	139.18
合计	3576029	26884	7.52	3758658	23486	6.25	7334687	50370	6.87

3. 标化死亡率（standardized mortality rate, SMR）

一个国家或地区人口死亡水平的高低，受人口总体年龄结构的影响。通过对年龄别死亡率的分析可以看出,在不同年龄组,其死亡率的高低有显著差别。在低年龄组和高年龄组的人口中,死亡率往往较高,如果这些年龄组的人在总人口中的比重不同,总死亡率的高低也就会有着差异。因此,为了便于进行不同时期同一人口总体或同一时期不同人口总死亡水平的比较,就需要计算消除年龄结构影响的死亡率,即标准化死亡率,简称标化死亡率。

标化死亡率的计算同一般率的标准化,有直接法和间接法(见第四章)。

4. 死因别死亡率（cause-specific death rate, CSDR）

死因别死亡率是指因某种原因（疾病）所致的死亡率。其计算公式为:

$$CSDR = \frac{同年因某种(类)病伤死亡人数}{某年平均人口数或年中人口数} \times 100000/10\ 万 \tag{15-39}$$

死因别死亡率是死因分析的主要指标。一般用一年内每 10 万人口中因某病死亡数表示。它表示在一年内因某种（类）病伤在某一人群中导致死亡的频度,反映该种（类）病伤死亡危害居民健康的严重程度。

5. 婴儿死亡率（infant mortality rate, IMR）

婴儿死亡率是指某年 1 岁以内婴儿死亡数与当年活产数之比。其计算公式为:

$$IMR = \frac{同年不满 1\ 岁婴儿死亡人数}{某年活产总数} \times 1000‰ \tag{15-40}$$

婴儿死亡率不是严格意义上的率,因为某年死亡的婴儿中一部分系当年出生,一部分系前一年出生,倘若连续两个年份出生活产数有较大变化,婴儿死亡率就不能很好地反映当年婴儿的死亡水平。婴儿死亡率准确与否依赖于活产数和婴儿死亡数的准确性。

在婴儿死亡水平研究中要注意人群中 0 岁组死亡率与婴儿死亡率是不同的指标,婴儿死亡率也不表示婴儿在出生后一年内的死亡概率,在实际使用过程中要注意区别。

无论是婴儿死亡率还是 0 岁组的死亡率,都要注意死亡的定义。世界卫生组织将"死亡"明确定义为"在出生后的任何时候,全部生命现象的永远消失"。需要注意的是,活产之前的死亡称为"胎儿死亡",不应包括在生命统计的死亡之内。

6. 新生儿死亡率（neonatal mortality rate, NMR）

新生儿死亡率是指 0~28 天的婴儿死亡人数与当年活产数之比。其计算公式为:

$$NMR = \frac{同年 28\ 天以内婴儿死亡人数}{某年活产总数} \times 1000‰ \tag{15-41}$$

新生儿刚脱离母体独立生存,其生理功能发育尚未完善,因而对外界环境的适应能力十分差,对疾病的抵抗力很低,故新生儿死亡率很高。新生儿死亡率水平在不同的国家和地区悬殊很大。总体而言,新生儿死亡率和婴儿死亡率呈正相关,婴儿死亡率高,新生儿死亡率亦高,但新生儿死亡率与婴儿死亡率之间的比例并不衡定。故新生儿死亡率及其相关指标,对研究环境对人群健康的影响和如何提高妇幼健康水平是有价值的。

7. 围产儿死亡率（perinatal mortality rate, PMR）

围产期是指胎儿体重达到 1000 克,或孕期满 28 周至出生后 7 天以内的时期。在此期间内的死亡称为围产儿死亡,围产儿死亡率的公式为:

$$PMR = \frac{妊娠 28\ 周以上的死产数 + 7\ 天内新生儿死亡数}{妊娠 28\ 周以上的死产数 + 活产总数} \times 1000‰ \tag{15-42}$$

或:

$$PMR = \frac{体重 1000\ 克以上的死产数 + 7\ 天内新生儿死亡数}{体重 1000\ 克以上的死产数 + 活产总数} \times 1000‰ \tag{15-43}$$

围产儿死亡率是评价妇幼保健,特别是孕期保健的重要指标,实际计算需通过对产科记录进行分析获得。

8. 5 岁以下儿童死亡率（mortality under age 5，*MUA5*）

可以用 5 岁以下儿童死亡率来反映婴幼儿的死亡水平。5 岁以下儿童死亡率的公式为：

$$5 \text{ 岁以下儿童死亡率} = \frac{\text{同年 5 岁以下儿童死亡数}}{\text{某年活产总数}} \times 1000‰ \tag{15-44}$$

由于婴儿死亡率的资料不易准确，而 5 岁以下儿童死亡又比较高，故常用 5 岁以下儿童死亡率来衡量儿童的健康水平和变化的指标。

9. 孕产妇死亡率（maternal mortality rate，*MMR*）

孕产妇死亡率是指一年内孕产妇死亡数与当年出生人数之比。其公式为：

$$MMR = \frac{\text{同年孕产妇死亡数}}{\text{某年活产总数}} \times 100000/10 \text{ 万} \tag{15-45}$$

妇女在妊娠期至产后 42 天内，由任何与妊娠有关的原因所致的死亡称为孕产妇死亡。其中"与妊娠有关的原因"可以分为以下两类：① 直接产科原因，包括妊娠合并症（妊娠期、分娩期及产褥期）的疏忽、治疗不正确等；② 间接产科原因，是指妊娠之前已存在的疾病，由妊娠使疾病恶化引起的死亡。

孕产妇死亡率不仅可以评价妇女保健工作，而且可以间接反映一个国家的卫生文化水平。近年来，我国孕产妇死亡率约为 20/10 万。

表 15-4 呈现了我国监测地区 2000—2019 年部分年份的儿童死亡和孕产妇死亡情况。

表 15-4　我国监测地区 2000—2019 年部分年份的儿童死亡和孕产妇死亡情况

年份	新生儿死亡率/‰			婴儿死亡率/‰			<5 岁儿童死亡率/‰			孕产妇死亡率/（1/10 万）		
	合计	城市	农村	合计	城市	农村	合计	城市	农村	合计	城市	农村
2000	22.8	9.5	25.8	32.2	11.8	37.0	39.7	13.8	45.7	53.0	29.3	69.3
2005	13.2	7.5	14.7	19.0	9.1	21.6	22.5	10.7	25.7	47.7	25.0	53.8
2010	8.3	4.1	10.0	13.1	5.8	16.1	16.4	7.3	20.1	30.0	29.7	30.1
2015	5.4	3.3	6.4	8.1	4.7	9.6	10.7	5.8	12.9	20.1	19.8	20.0
2016	4.9	2.9	5.7	7.5	4.2	9.0	10.2	5.2	12.4	19.9	19.5	20.0
2017	4.5	2.6	5.3	6.8	4.1	7.9	9.1	4.8	10.9	19.6	16.6	21.1
2018	3.9	2.2	4.7	6.1	3.6	7.3	8.4	4.4	10.2	18.3	15.5	19.9
2019	3.5	2.0	4.1	5.6	3.4	6.6	7.8	4.1	9.4	17.8	16.5	18.6

数据来源于《中国卫生健康统计年鉴 2020》

从表 15-4 可以看出，2000—2019 年新生儿死亡率、婴儿死亡率、5 岁以下儿童死亡率和孕产妇死亡率呈显著的递减趋势，并且农村高于城市，这与我国近 20 年来经济水平的提高和医疗条件的改善密切相关。

二、反映死因构成和死因顺位指标

1. 死因构成

死因构成指某类死因的死亡数占总死亡数的比例。其公式为：

$$\text{某类死因构成比} = \frac{\text{因某类死因死亡的人数}}{\text{总死亡人数}} \times 100\% \tag{15-46}$$

2. 死因顺位

死因顺位是指各种死因死亡数按其占总死亡数的比重由高到低排出的位次。它与死因构成的意义相同，用以反映某人群中的主要死亡原因，从而明确医疗卫生保健工作的重点方向。

表 15-5 列出了某市 2014 年和 2018 年主要死因死亡率、死因构成比、死因顺位。

从表 15-5 中的数据来看，同一年份的同一种死因的死亡率和构成比的高低顺位是相同的，而不同年份的死因别死亡率和死因构成比的变化方向却不完全相同。请分析一下原因。

表 15-5 某市 2014 年和 2018 年主要死因死亡率及死因构成

死因	2014 年				2018 年			
	死亡人数	死亡率/(1/10 万)	构成比/%	死亡顺位	死亡人数	死亡率/(1/10 万)	构成比/%	死亡顺位
肿瘤	14059	211.7	30.3	1	14605	199.1	29.6	1
脑血管病	8909	134.2	19.2	2	10011	136.5	20.3	2
呼吸系统疾病	6088	91.7	13.1	3	5192	70.8	10.5	4
心脏病	5051	76.1	10.9	4	5470	74.6	11.1	3
损伤和中毒	3679	55.4	7.9	5	4757	64.9	9.7	5
内分泌、营养和代谢疾病	1907	28.7	4.1	6	2557	34.9	5.2	6
神经系统疾病	1293	19.5	2.8	7	1595	21.7	3.2	7
传染病	371	5.6	0.8	8	453	6.2	0.9	8

第五节　寿命表

寿命表又称生命表(life table),是根据某地特定人群的年龄组死亡率编制而成的,用以说明在特定人群年龄组死亡率的条件下,人的生命过程或死亡过程。假定有同时出生的一代人,按照特定的人群年龄别死亡率先后死去,直至死完为止,用寿命表法计算出这一代人在不同年龄组的死亡概率、死亡人数,活满某一年龄时的尚存人数及期望寿命等指标。

根据编制目的和资料来源不同,寿命表可分为两类:定群寿命表(cohort life table)与现时寿命表(current life table)。

1. 定群寿命表

定群寿命表是研究同时出生的一群人的生命过程的一种方法。由于人的生命周期较长,用定群寿命表的方法去研究人群的生命过程或死亡过程,需要较长的随访时间和较多的随访人数,故一般不用定群寿命表的方法研究人群的生命过程。但是可以用定群寿命表的原理和方法研究一群妇女的生育过程或者某种疾病的发展过程。

2. 现时寿命表

现时寿命表是根据某年或某一时期内特定人群的年龄组死亡率,假设有同时出生的一代人,按照这一特定人群的年龄组死亡率先后死去,计算这一代人按年龄的尚存人数、死亡人数、生存人年数及平均预期寿命。现时寿命表的各项指标不受人群性别、年龄构成的影响,不同人群的寿命表指标具有良好的可比性。因此,现时寿命表是研究人群死亡过程的一种很有用的工具。

根据寿命表中的年龄分组方式不同,现时寿命表可分为完全寿命表(complete life table)和简略寿命表(abridged life table)。完全寿命表的年龄分组的组距为 1 岁,而简略寿命表习惯上一般将年龄组距定为 5 岁。因为婴儿死亡率对寿命表的影响较大,所以简略寿命表将第 1 个 5 岁年龄组拆分为组距为 1 岁的"0～"岁组和组距为 4 岁的"1～"岁组,从 5 岁以后,年龄组距才为 5 岁。编制完全寿命表时,观察人数要足够多,因为完全寿命表中年龄分组比较细,各年龄组死亡率又低,如果观察人数太少,容易出现年龄组死亡率不够稳定的现象。简略寿命表由于年龄分组少,每个年龄组人口数较多,年龄组死亡率比较稳定,因此简略寿命表适用于人口较少的人群死亡分析,在卫生统计工作中较常用。

根据获得资料的范围,可以编制全国的或某一地区的寿命表,也可以编制城市或农村的寿命表。由于男、女性人口年龄别死亡率和平均寿命有差异,故一般分别编制男、女性居民寿命表。

为了分析某种或某类死因对平均预期寿命等指标的影响程度,可以编制去死因寿命表。

现时寿命表一般以横断面的人口调查资料为依据,所以统计数字的准确与否直接影响到寿命表指标的准确性与可靠性。因此,对于编制寿命表的人口资料、死亡资料,尤其是婴儿死亡率必须认真核查、补漏和校正。本节内容将介绍简略寿命表和去死因寿命表的相关指标与计算步骤。

一、简略寿命表

现以某市 2016 年全人口资料和实际死亡数资料为例,介绍简略寿命表各项指标的具体计算步骤与编制方法。

(一) 基本数据

简略寿命表是现时寿命表的一种,以横断面调查的数据为依据,根据调查人群的年龄组死亡率,计算假设同时出生的"一代人"的预期寿命及相关指标。因此,横断面调查人群的各年龄组人口数($_nP_x$)以及各年龄组实际死亡人数($_nD_x$)是编制简略寿命表的基本数据,见表 15-6 的第(1)、(2)和(3)栏。由各年龄组死亡人数($_nD_x$)除以相应年龄组平均人口数($_nP_x$)得到的各年龄组年龄别死亡率($_nm_x$),是计算期望寿命及相关指标的关键指标,见表 15-6 的第(4)栏。在 $_nP_x$、$_nD_x$ 和 $_nm_x$ 中,n 表示年龄组组距,x 表示年龄组的下限,可以以此命名年龄组。例如,第一个年龄组为 $0 \sim 1$,则 $n = 1$ 代表组距为 1,$x = 0$ 代表 0 岁组,该年龄组的平均人口数、死亡人数和死亡率分别可表示为 $_1P_0$、$_1D_0$ 和 $_1m_0$。

(二) 死亡概率($_nq_x$)

死亡概率是指同时出生的一代人死于 $x \sim (x + n)$ 岁年龄组的概率。该指标与年龄别死亡率 $_nm_x$ 的涵义不同,年龄别死亡率表示某年龄组人口的平均死亡水平。

当年龄分组较细时,$_nq_x$ 与 $_nm_x$ 呈直线关系,可按公式(15-47)计算各年龄组的死亡概率。

$$_nq_x = \frac{2n \cdot {}_nm_x}{2 + n \cdot {}_nm_x} \tag{15-47}$$

0 岁组死亡概率($_1q_0$)可用 0 岁组死亡率($_1m_0$)代替。注意,0 岁组死亡率和婴儿死亡率的计算公式不同,因此不是同一概念。

因此,表 15-6 第(5)栏的年龄组死亡概率($_nq_x$)计算如下:

$$_1q_0 = {}_1m_0 = 0.003097$$

$$_4q_1 = \frac{2 \times 4 \times {}_4m_1}{2 + 4 \times {}_4m_1} = \frac{2 \times 4 \times 0.000213}{2 + 4 \times 0.000213} = 0.000851$$

$$_5q_5 = \frac{2 \times 5 \times {}_5m_5}{2 + 5 \times {}_5m_5} = \frac{2 \times 5 \times 0.000128}{2 + 5 \times 0.000128} = 0.000640$$

注意,如果数据是在 Excel 中计算得到的,结果较精确,而上述计算过程中由于小数点位数的取舍,结果不那么精确,可能存在差异,下面的计算也可能存在同样问题。

其余各年龄组 $_nq_x$ 的计算以此类推,最后一组的死亡概率为 $q_w = 1.000000$。

(三) 尚存人数(l_x)和期望死亡人数($_nd_x$)

x 岁尚存人数 l_x 指同时出生的一代人刚满 x 岁还能生存的人数。期望死亡人数($_nd_x$)是指同时出生的一代人在 $x \sim (x + n)$ 岁年龄组内的预期死亡的人数,不同于实际死亡人数 $_nD_x$。通常 0 岁组的尚存人数 l_0 设为 100000,也就是假设同时出生的队列人数为 100000。

各年龄组的期望死亡人数($_nd_x$)及 x 岁时尚存人数(l_x)可分别按公式(15-48)和公式(15-49)计算:

$$_nd_x = l_x \times {}_nq_x \tag{15-48}$$

$$l_{x+n} = l_x - {}_nd_x \qquad (15\text{-}49)$$

表 15-6 第（6）栏尚存人数与第（7）栏期望死亡人数计算如下：

$$l_0 = 100000$$

$${}_1d_0 = l_0 \times {}_1q_0 = 100000 \times 0.003097 \approx 310$$

$$l_1 = l_0 - {}_1d_0 = 100000 - 310 = 99690$$

$${}_4d_1 = l_1 \times {}_4q_1 = 99690 \times 0.000851 \approx 85$$

$$l_5 = l_1 - {}_4d_1 = 99690 - 85 = 99605$$

其余数据的计算以此类推。

（四）生存人年数（${}_nL_x$）

生存人年数指同时出生的一代人在 $x \sim (x + n)$ 岁期间生存的人年数。

0 岁组生存人年数（L_0）可按公式（15-50）计算，得：

$$L_0 = l_1 + a_0 \cdot {}_1d_0 \qquad (15\text{-}50)$$

式中，a_0 为当地每个死亡婴儿的平均存活年数，一般用小数表示。根据我国部分地区的婴儿死亡资料计算得出 a_0 值，男性为 0.145，女性为 0.152，为了方便计算，本例 $a_0 = 0.15$。

其他年龄组生存人年数（${}_nL_x$）按公式（15-51）计算，得：

$${}_nL_x = \frac{n}{2} \cdot (l_x + l_{x+n}) \qquad (15\text{-}51)$$

最后一个年龄组的生存人年数（L_w）按公式（15-52）计算，得：

$$L_w = \frac{l_w}{m_w} \qquad (15\text{-}52)$$

式中，l_w 和 m_w 分别为最后一个年龄组的生存人数和死亡率。

表 15-6 第（8）栏生存人年数（${}_nL_x$）具体计算如下：

$$L_0 = l_1 + a_0 \cdot {}_1d_0 = 99690 + 0.15 \times 310 = 99737$$

$${}_4L_1 = \frac{4}{2}(l_1 + l_5) = \frac{4}{2}(99690 + 99605) = 398591$$

其余各年龄组的计算以此类推。

$$L_{85} = \frac{l_{85}}{m_{85}} = \frac{50538}{0.145023} = 348487$$

（五）生存总人年数（T_x）和平均期望寿命（e_x）

生存总人年数（T_x）是指同时出生的一代人中活满 x 岁时今后还能生存的总人年数。平均期望寿命（life expectancy，e_x）是指同时出生的一代人活满 x 岁时预期今后尚能生存的平均年数（即岁数）。

x 岁的生存总人年数（T_x）及平均期望寿命（e_x）可按公式（15-53）及公式（15-54）计算，得

$$T_x = \sum_x^w {}_nL_x, \quad T_w = L_w \qquad (15\text{-}53)$$

$$e_x = \frac{T_x}{l_x} \qquad (15\text{-}54)$$

表 15-6 第（9）栏生存总人年数（T_x）为：

$$T_{85} = L_{85} = 348487$$

$$T_{80} = L_{85} + {}_5L_{80} = 348487 + 299244 = 647731$$

$$T_{75} = L_{85} + {}_5L_{80} + {}_5L_{75} = 348487 + 299244 + 376145 = 1023876$$

其余各年龄组的计算以此类推。

表 15-6 第（10）栏期望寿命 e_x 为：

$$e_0 = \frac{T_0}{l_0} = \frac{8290025}{100000} = 82.90$$

$$e_1 = \frac{T_1}{l_1} = \frac{8190288}{99690} = 82.16$$

其余各年龄组的计算以此类推。

表 15-6　　　　某市 2016 年全人口简略寿命表

年龄 x（岁）(1)	平均人口数 ${}_nP_x$ (2)	死亡人数 ${}_nD_x$ (3)	死亡率 ${}_nm_x$ (4)	死亡概率 ${}_nq_x$ (5)	尚存人数 l_x (6)	期望死亡人数 ${}_nd_x$ (7)	生存人年数 ${}_nL_x$ (8)	生存总人年数 T_x (9)	期望寿命（岁）e_x (10)
0	62643	194	0.003097	0.003097	100000	310	99737	8290025	82.90
1~4	281759	60	0.000213	0.000851	99690	85	398591	8190288	82.16
5~9	272491	35	0.000128	0.000642	99605	64	497867	7791696	78.23
10~14	237933	27	0.000113	0.000567	99541	56	497566	7293829	73.27
15~19	225374	42	0.000186	0.000931	99485	93	497193	6796263	68.31
20~24	316651	79	0.000249	0.001247	99392	124	496652	6299070	63.38
25~29	505761	136	0.000269	0.001344	99268	133	496009	5802417	58.45
30~34	492665	128	0.000260	0.001298	99135	129	495354	5306409	53.53
35~39	510658	266	0.000521	0.002601	99006	258	494388	4811055	48.59
40~44	475354	404	0.000850	0.004240	98749	419	492697	4316667	43.71
45~49	617923	758	0.001227	0.006115	98330	601	490147	3823969	38.89
50~54	629369	1337	0.002124	0.010566	97729	1033	486063	3333822	34.11
55~59	418684	1520	0.003630	0.017989	96696	1739	479133	2847759	29.45
60~64	530351	2845	0.005364	0.026467	94957	2513	468501	2368626	24.94
65~69	412153	3706	0.008992	0.043971	92444	4065	452056	1900125	20.55
70~74	281230	4694	0.016691	0.080112	88379	7080	424194	1448069	16.38
75~79	203203	6558	0.032273	0.149318	81299	12139	376145	1023876	12.59
80~84	147896	9203	0.062226	0.269246	69159	18621	299244	647731	9.37
85~	107866	15643	0.145023	1.000000	50538	50538	348487	348487	6.90

二、去死因寿命表

研究某种死因对居民生命的影响，常用死因别死亡率、年龄组死亡率及标准化死亡率等指标，但都不是很完美。去死因寿命表（cause eliminated life table）能相对较好地描述某种死因对居民生命的影响，它分析某种或某类死因对平均预期寿命等指标的影响程度，如果消除某种对生命威胁较大的原因，平均预期寿命就延长。

用去死因寿命表研究各类死因对居民生命影响的优点是：① 平均预期寿命的损失量等可以综合说明某类死因对人群生命的影响程度；② 去死因寿命表指标不受人口年龄结构的影响，它既能说明某类死因对全人口的综合作用，又能表达对某年龄组人口的影响作用。

现以某市 2016 年全人口资料、实际死亡数以及肿瘤的死亡资料为例，介绍去死因寿命表各项指标（表 15-7）的具体计算步骤。

1. 基本数据

由调查数据得各年龄组平均人口数（${}_nP_x$）、死亡人数（${}_nD_x$）及某种死因死亡人数（${}_nD_x^i$），见表 15-7 第（2）、（3）和（4）栏。

2. 计算去死因后的剩余死亡人数比例($_n r_x$)

根据各年龄组死亡人数($_n D_x$)及某种死因死亡人数($_n D_x^i$)计算$_n r_x$,见表 15-7 第(5)栏。

$$_n r_x = \frac{_n D_x - _n D_x^i}{_n D_x} = 1 - \frac{_n D_x^i}{_n D_x} \tag{15-55}$$

本例中,

$$_1 r_0 = 1 - \frac{_1 D_0^i}{_1 D_0} = 1 - \frac{4}{194} = 0.979381$$

$$_4 r_1 = 1 - \frac{_4 D_1^i}{_4 D_1} = 1 - \frac{8}{60} = 0.866667$$

3. 计算去死因死亡率($_n m_x^{-i}$)

去死因死亡率的计算公式为:

$$_n m_x^{-i} = \frac{(_n D_x - _n D_x^{-i})}{_n P_x} \tag{15-56}$$

结果见表 15-7 第(6)栏。

4. 计算生存概率

根据年龄组平均人口数和年龄组死亡人数,方法同简略寿命表中的计算,计算得到死亡概率($_n q_x$)[过程略,结果见表 15-7 第(7)栏];然后由死亡概率计算生存概率$_n p_x = 1 - _n q_x$,结果见表 15-7 第(8)栏。

5. 计算去死因后的生存概率($_n p_x^{-i}$)

由生存概率和去死因后的剩余死亡人数比例$_n r_x$计算$_n p_x^{-i}$,结果见表 15-7 第(9)栏。

$$_n p_x^{-i} = (_n p_x)^{_n r_x} \tag{15-57}$$

表 15-7　某地 2016 年全人口去肿瘤寿命表

年龄(岁) x (1)	平均人口数 $_n P_x$ (2)	死亡人数 $_n D_x$ (3)	肿瘤死亡人数 $_n D_x^i$ (4)	剩余死亡人数比例 $_n r_x$ (5)	去肿瘤死亡率 $_n m_x^{-i}$ (6)	死亡概率 $_n q_x$ (7)	生存概率 $_n p_x$ (8)	去肿瘤生存概率 $_n p_x^{-i}$ (9)	去肿瘤尚存人数 l_x^{-i} (10)	去肿瘤生存人年数 $_n L_x^{-i}$ (11)	去肿瘤生存总人年数 T_x^{-i} (12)	期望寿命(岁) e_x (13)
0	62643	194	4	0.979381	0.003033	0.003097	0.996903	0.996967	100000	99742.2	8644527.8	86.44528
1~4	281759	60	8	0.866667	0.000185	0.000851	0.999149	0.999262	99696.68	398639.6	8544785.6	85.70782
5~9	272491	35	8	0.771429	0.000099	0.000642	0.999358	0.999505	99623.11	497992.2	8146146.0	81.76964
10~14	237933	27	6	0.777778	0.000088	0.000567	0.999433	0.999559	99573.77	497759.0	7648153.8	76.80892
15~19	225374	42	13	0.690476	0.000129	0.000931	0.999069	0.999357	99529.84	497489.1	7150394.8	71.84172
20~24	316651	79	13	0.835443	0.000208	0.001247	0.998753	0.998958	99465.82	497070.1	6652905.7	66.88635
25~29	505761	136	26	0.808824	0.000217	0.001344	0.998656	0.998913	99362.22	496541.1	6155835.6	61.95348
30~34	492665	128	46	0.640625	0.000166	0.001298	0.998702	0.999168	99254.22	496064.7	5659294.5	57.01817
35~39	510658	266	88	0.669173	0.000349	0.002601	0.997399	0.998259	99171.66	495426.6	5163229.8	52.06356
40~44	475354	404	168	0.584158	0.000496	0.004240	0.995760	0.997521	98998.97	494381.2	4667803.2	47.15002
45~49	617923	758	365	0.518470	0.000636	0.006115	0.993885	0.996825	98753.52	492983.7	4173422.0	42.26099
50~54	629369	1337	731	0.453254	0.000963	0.010566	0.989434	0.995197	98439.98	491017.9	3680438.2	37.38764
55~59	418684	1520	849	0.441447	0.001603	0.017989	0.982011	0.992019	97967.19	487881.2	3189420.3	32.55600
60~64	530351	2845	1633	0.426011	0.002285	0.026467	0.973533	0.988638	97185.28	483165.8	2701539.1	27.79782
65~69	412153	3706	1931	0.478953	0.004307	0.043971	0.956029	0.978693	96081.05	475287.4	2218373.3	23.08856
70~74	281230	4694	2213	0.528547	0.008822	0.080112	0.919888	0.956824	94033.89	460019.5	1743086.0	18.53678
75~79	203203	6558	2408	0.632815	0.020423	0.032273	0.149318	0.850682	0.902725	89973.92	1283066.5	14.26043
80~84	147896	9203	2264	0.753993	0.046918	0.062226	0.269246	0.730754	0.789377	81221.72	855077.4	10.52769
85~	107866	15643	1579	0.899060	0.130384	0.145023	1.000000	0.000000	0.000000	64114.58	491736.6	7.66965

本例中,

$$_1 p_0^{-i} = (_1 p_0)^{_1 r_0} = 0.996903^{0.979381} = 0.996967$$

$$_4p_1^{-i} = (_4p_1)^{4r_1} = 0.999149^{0.866667} = 0.999262$$

6. 去死因尚存人数(l_{x+n}^{-i})

可由式(15-56)计算去死因尚存人数,结果见表15-7第(10)栏。

$$l_{x+n}^{-i} = l_x^{-i} \cdot {}_np_x^{-i} \tag{15-58}$$

式中,$l_0^{-i} = 100000$。

$$l_1^{-i} = l_0^{-i} \times {}_1p_0^{-i} = 100000 \times 0.996967 = 99696.68$$
$$l_5^{-i} = l_1^{-i} \times {}_4p_1^{-i} = 99696.68 \times 0.999262 = 99623.11$$

7. 去死因生存人数($_nL_x^{-i}$)及生存总人年数(T_x^{-i})

去死因生存人数和生存总人年数的计算公式分别为:

$$_1L_0^{-i} = l_1^{-i} + 0.15 \times (l_0^{-i} - l_1^{-i}) \tag{15-59}$$

$$_nL_x^{-i} = \frac{n}{2}(l_x^{-i} + l_{x+n}^{-i}) \tag{15-60}$$

最后一个年龄组的生存人年数为$L_{w(+)}^{-i} = \frac{l_w^{-i}}{m_{w(+)}^{-i}}$,$m_{w(+)}^{-i}$为最后一组实际去死因死亡率,计算公式为:

$$T_x^{-i} = \sum_x^w {}_nL_x^{-i}, T_w^{-i} = L_{w(+)}^{-i} \tag{15-61}$$

式中,$_1L_0^{-i} = l_1^{-i} + 0.15 \times (l_0^{-i} - l_1^{-i}) = 99696.68 + 0.15 \times (100000 - 99696.68) = 99742.2$。

$$_4L_1^{-i} = \frac{n(l_1^{-i} + l_5^{-i})}{2} = 4 \times \frac{(99696.68 + 99623.11)}{2} = 398639.6$$

$$L_{85(+)}^{-i} = \frac{l_{85}^{-i}}{m_{85(+)}^{-i}} = \frac{64114.58}{\left[\frac{(15643 - 1579)}{107866}\right]} = 491736.6$$

$$T_{85}^{-i} = L_{85(+)}^{-i} = 491736.6$$

$$T_{80}^{-i} = {}_5L_{80}^{-i} + L_{85(+)}^{-i} = 491736.6 + 363340.8 = 855077.4$$

8. 去死因平均预期寿命(e_x^{-i})

按公式(15-62)计算去死因后各年龄尚存人数的平均预期寿命。

$$e_x^{-i} = \frac{T_x^{-i}}{l_x^{-i}} \tag{15-62}$$

式中,$e_0^{-i} = \frac{8644527.8}{100000} = 86.4$。

三、寿命表的分析和应用

寿命表指标l_x、$_nd_x$、$_nq_x$、e_x都可以用来评价居民健康状况,尤其是平均期望寿命,其已成为国内外评价不同地区或不同时期居民健康水平的重要指标之一。它不仅可以评价社会卫生状况,而且可用于研究生育、发育及人口再生产情况。根据它的基本原理拓展的其他统计方法,也广泛用于医学科研的各个方面。

(一)寿命表分析

1. 寿命表尚存人数

寿命表尚存人数可反映在一定年龄组死亡率基础上,一代人的生存过程。以年龄为横轴,以尚存人数为纵轴绘制的生存曲线可以较好地反映这一生存过程。分析时要注意曲线的高度和曲度,尤其是曲线头部曲度的变化。年龄组死亡率较低,生存人数曲线较高;0岁组死亡率较低,曲线头部的曲度较小。不同地区或同一地区不同性别、不同年度的生存人数曲线的对比可对其生存现状及规律进行探讨(图15-12)。

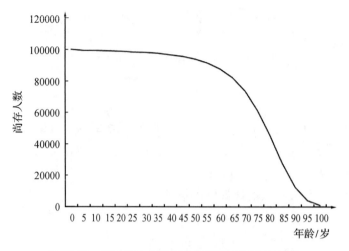

图 15-12　第六次人口普查全国男性人口生存曲线

2. 寿命表死亡概率

寿命表死亡概率取决于各年龄组死亡率。由于各年龄组死亡概率相差较大,故一般以年龄为横轴,以各年龄组死亡概率的对数值为纵轴,绘制半对数线图(图 15-13)。婴幼儿组及老年组死亡概率较高,10~14 岁组较低;健康水平较高的地区,死亡概率曲线较低。

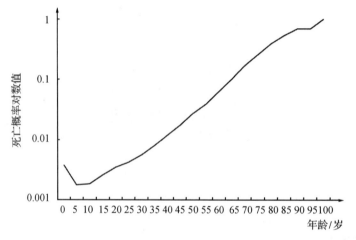

图 15-13　第六次人口普查全国男性人口死亡概率曲线

3. 平均期望寿命

利用寿命表可以预测各年龄的平均寿命,它是评价居民健康状况的主要指标。刚满 x 岁的平均期望寿命(e_x),受 x 岁以后各年龄组死亡率的综合影响。0 岁时的平均期望寿命(e_0)简称平均寿命,是各年龄组死亡率的综合反映,可概括地说明人群的健康水平。

以年龄为横轴、平均期望寿命为纵轴,可以绘制平均期望寿命曲线图(图 15-14)。分析不同地区或同一地区不同时期人群的平均期望寿命曲线时,要注意曲线的起点,曲线头部的曲度(反映婴幼儿死亡率的高低),以及整个曲线的高度和曲度变化。如果各年龄组死亡率下降,尤其是 0 岁组死亡率下降,则平均期望寿命曲线的起点上升,曲线头部的曲度变小,整个曲线位置上移。

平均寿命是以各年龄组死亡人数作为权数计算出来的平均生存年数,其大小取决于各年龄组死亡率的高低。如果低年龄组死亡率高,死亡人数的比重增大,则平均寿命就会降低。反之,低年龄组死亡率低,死亡人数的比重减少,高年龄组死亡的人数增多,平均寿命就会增加。任何一个年龄组的死亡水平发生变化都会影响平均寿命。但低年龄组的死亡率对平均寿命影响较大。根据寿命表计算出来平均寿命不受人口年龄构成的影响,不同地区的寿命表可以直接进行比较。

从一般逻辑判断，e_x 应随年龄的增加而减少，但也会出现矛盾现象，如 $e_1 > e_0$ 等。这种现象是由于 0 岁组死亡率较高。1 岁组死亡率比 0 岁组死亡率低得多，同时出生的一批新生儿，有相当一部分在 1 周岁内死亡。

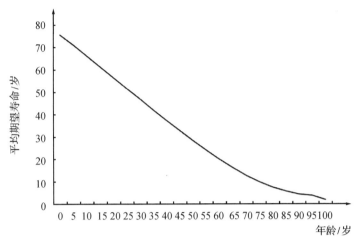

图 15-14　第六次人口普查全国男性人口平均期望寿命曲线

（二）寿命表的应用

1. 评价社会卫生状况

人群年龄死亡水平的高低及其变动趋势是评价社会卫生状况的主要方面。粗死亡率可以反映全体人口的死亡水平，但受人口的年龄结构影响较大。用年龄组死亡率来分析人群的死亡水平，虽可以消除年龄结构的影响，但是概括性不强。寿命表中各项指标都是根据年龄组死亡率计算出来的，可以说明人群的死亡水平，而且不受人群年龄结构的影响，因此具有更好的可比性。特别是平均预期寿命，它既能综合反映各个年龄组的死亡率水平，又能以预期寿命的长短从正面说明人群的健康水平，是评价不同国家及地区社会卫生状况的主要指标之一。尤其是出生时的平均预期寿命是一个能概括反映社会卫生水平的统计指标。

2. 应用于人口再生产情况

净再生育率是确切测量人口再生产的指标，它的计算需要女性寿命表中的 l_x 及育龄期的生存人年数 $_nL_x$。根据净再生育率水平可以分析在特定年龄组生育率及死亡率条件下人口的长期发展趋势。

3. 应用于研究人的生育、发育及疾病发展规律

寿命表原理及方法还可以用于研究人（或生物）的生育、发育及疾病的发展规律。例如，我们随访一群孕妇，调查其妊娠结局（死胎、死产或活产），进而用定群（队列）寿命表方法计算不同孕月的死胎（死产）或活产的概率，以及妊娠未结束者的预期妊娠月数。在生长发育研究中，可以调查一群女性青少年，了解其月经初潮情况及年龄，计算不同年龄者的月经初潮概率及月经未来潮者的预期月经初潮年龄。在慢性病临床研究中，研究者常常随访一群已确诊（手术、出院）的慢性病人，随访观察每个病人的结局（失访、死亡或存活），进而用定群寿命表的方法，分析这群病人在确诊（手术、出院）后不同时期的生存率及平均生存期。

第六节　编制简略寿命表的 SAS 软件实现

简略寿命表的编制,关键在于计算各相关指标,如果用手动的方法或借助计算器,不仅工作量大、精准度不高,还易出错。常用 Excel 以及统计软件包来完成相关计算。

由以上简略寿命表的各指标的描述看,简略寿命表的编制主要是一些公式的重复计算,因此可以用 Excel 来完成。在 Excel 中,录入基本数据,然后利用公式计算功能和下拉功能,编辑公式和下拉公式可以完成简略寿命表的所有计算。Excel 的操作很容易掌握,这里就不详细介绍了。

下面给出用 SAS 软件包完成寿命表相关指标计算的程序。

(1)编制简略寿命表的 SAS 程序如下:

```
data li15_1; input x px dx @@ ;
format mx 8.6 qx 8.6; /* 定义 mx、qx 变量的格式,8 个字节,保留 6 个小数点 */
if x = 0 then n = 1; if x = 1 then n = 4; if x > = 5 then n = 5;   /* 定义年龄组的组距,年龄为 0 时组距为 1 */
mx = round( dx/px,0.000001); /* 由 dx/px 计算 mx,并且按四舍五入截取数值,保留 6 位小数 */
qx = round( 2 * n * mx/( 2 + n * mx),0.000001);
if x = 0 then do; mx = . ;   /* 循环语句从 x = 0 开始计算 */
qx = round( dx/px,0.000001);
end;
if x = 100 then qx = 1;
cards;
 0      62643      194      1    281759     60      5    272491     35
10     237933       27     15    225374     42     20    316651     79
25     505761      136     30    492665    128     35    510658    266
40     475354      404     45    617923    758     50    629369   1337
55     418684     1520     60    530351   2845     65    412153   3706
70     281230     4694     75    203203   6558     80    147896   9203
85     107866    15643
;
data z2; set li15_1; retain lx 100000 ddx 0;
lx = round( lx-ddx,1); ddx = round( lx * qx,1);
proc sort data = z2; by descending x;
data z3;set z2; retain a 0 b 0 llx tx 0 ex 0;
if x = 100 then llx = round( lx/mx,1);
else if x = 0 then llx = round( a + 0.15 * ddx,1);
else llx = round( n * ( lx + a)/2,1);
a = lx; tx = llx + b; b = tx; ex = round( tx/lx,0.01);
proc sort data = z3;by x;
proc print;
var x px dx mx qx lx ddx llx tx ex;
run;
```

（2）编制去死因寿命表的 SAS 程序如下：

```
data li15_2; input x ppx dx ndx @@ ; format rx 8.6 px 8.6 npx 8.6 ;
if x = 0 then n = 1 ; if x = 1 then n = 4 ; if x > = 5 then n = 5 ; mx = round( dx/ppx,0.000001 );
qx = round( 2 * n * mx/( 2 + n * mx ),0.000001 ) ; if x = 0 then do; mx = . ; qx = round( dx/ppx,0.000001 );
end;
if x = 85 then qx = 1 ; rx = round( 1 − ndx/dx,0.000001 ) ; px = 1 − qx;
npx = round( exp( rx * log( px ) ),0.000001 ) ; if x = 85 then npx = 0;
cards;
 0      62643    194     4     1    281759   60     8     5    272491   35    8
10     237933    27      6    15    225374   42    13    20    316651   79    13
25     505761    136    26    30    492665   128   46    35    510658   266   88
40     475354    404   168    45    617923   758  365    50    629369  1337  731
55     418684   1520   849    60    530351  2845 1633    65    412153  3706 1931
70     281230   4694  2213    75    203203  6558 2408    80    147896  9203 2264
85     107866  15643  1579
;
run;
data z2 ; set li15_2 ; retain a 100000 b 1 ; lx = round( a * b,1 ) ; a = lx ; b = npx ; run;
proc sort data = z2 ; by descending x ; run;
data z3 ; set z2 ; retain c 0 d 0 ; if x = 85 then llx = round( lx/( ( dx − ndx )/ppx ),1 );
else if x = 0 then llx = round( c + 0.15 * ( lx − c ),1 ) ; else llx = round( n * ( lx + c )/2,1 );
c = lx ; tx = round( llx + d,1 ) ; d = tx ; ex = round( tx/lx,0.01 );
proc sort data = z3 ; by x ;    run;
proc print ; var x dx ndx rx    px npx lx llx tx ex ; run;
```

小　结

（1）生命统计是以人口的出生、死亡、婚姻等生命事件为内容的统计和相关统计资料。

（2）人口构成的常用指标包括性别比、老年人口比重和抚养比。人口金字塔可以形象、直观地反映人口年龄、性别结构，便于说明和分析人口现状、类型和未来发展趋势。

（3）生育水平指标有出生率、生育率、年龄别生育率、总和生育率和终生生育率，人口再生育指标有自然增长率、粗再生育率、净再生育率和平均世代年数，计划生育工作指标包括避孕现用率、避孕失败率、Pearl 怀孕率、累计失败率、人工流产率和人流活产比。

（4）反映疾病发生水平的指标有发病率、患病率、检出率和感染率，反映疾病防治效果的指标有治愈率、有效率、病死率、死亡率和生存率，反映疾病严重程度的指标有病死率、死亡率、潜在减寿年数、寿命损失率和伤残调整健康生命年，反映残疾的指标有残疾患病率和残疾构成比。

（5）反映死亡水平的指标有粗死亡率、年龄别死亡率、标化死亡率、死因别死亡率、婴儿死亡率、新生儿死亡率、围产儿死亡率、5 岁以下儿童死亡率和孕产妇死亡率；死因构成和死因顺位反映某人群中的主要死亡原因，从而明确医疗卫生保健工作的重点方向。

（6）寿命表是根据某地特定人群的年龄组死亡率编制而成的，用以说明在特定人群年龄组死亡率的条件下，人的生命过程或死亡过程。根据编制目的和资料来源不同，寿命表可分为定群寿命表与现时寿命表。根据寿命表中的年龄分组方式不同,现时寿命表可分为完全寿命表和简略寿命表。

(7)简略寿命表以横断面调查的数据为依据,根据调查人群的年龄组死亡率,计算假设同时出生的"一代人"的预期寿命及相关指标。

(8)去死因寿命表可以分析某种或某类死因对平均预期寿命等指标的影响程度。

(9)寿命表用于评价社会卫生状况、人口再生产情况,以及研究人的生育、发育及疾病发展规律。

练 习 题

一、单项选择题

1. 人口金字塔反映(　　)。

    A. 人口构成　　　　　　B. 人口数　　　　　C. 死亡构成　　　　　D. 以上都不对

2. 反映劳动人口负担程度的指标是(　　)。

    A. 性别比　　　　　　　B. 老年人口比重　　　C. 抚养比　　　　　　D. 出生率

3. 下面不是测量生育水平的指标是(　　)。

    A. 出生率　　　　　　　B. 自然增长率　　　　C. 总和生育率　　　　D. 终生生育率

4. 测量人口再生育的指标是(　　)。

    A. 终生生育率　　　　　　　　　　　　　　　　B. 粗生育率

    C. 出生率　　　　　　　　　　　　　　　　　　D. 平均世代年数

5. 下面不是计划生育工作的指标是(　　)。

    A. 避孕现用率　　　　　B. 避孕失败率　　　　C. Pearl 怀孕率　　　D. 总和生育率

6. 下面不是反映疾病发生水平的指标是(　　)。

    A. 患病率　　　　　　　B. 发病率　　　　　　C. 疾病构成比　　　　D. 检出率

7. 反映疾病防治效果的指标是(　　)。

    A. 患病率　　　　　　　B. 死因顺位　　　　　C. 感染率　　　　　　D. 治愈率

8. 适合反映慢性病远期治疗效果的指标是(　　)。

    A. 病死率　　　　　　　B. 生存率　　　　　　C. 有效率　　　　　　D. 治愈率

9. 反映疾病危害居民生命健康严重程度的指标是(　　)。

    A. 死亡率　　　　　　　B. 发病率　　　　　　C. 患病率　　　　　　D. 以上都不是

10. 计算某年的婴儿死亡率,其分母应该是(　　)。

    A. 年初 0 岁组人口数　　　　　　　　　　　　B. 年中 0 岁组人口数

    C. 年活产数　　　　　　　　　　　　　　　　D. 年末 0 岁组人口数

11. 在死因统计分析中,反映死因顺位的指标是(　　)。

    A. 发病率　　　　　　　　　　　　　　　　　B. 死因百分构成比

    C. 死因别死亡率　　　　　　　　　　　　　　D. 死因别病死率

12. 编制简略寿命表时假定有同时出生的一代人是指(　　)。

    A. 0 岁组的平均人口数　　　　　　　　　　　B. 0 岁组的尚存人数

    C. 所有年龄的平均人口数　　　　　　　　　　D. 0 岁组的生存总人年数

13. $e_{60} = 20.33$ 岁,表示(　　)。

    A. 活满 20.33 岁的人,今后还能存活 60 年

    B. 该受试对象实际存活了 60 年

C. 活满 60 岁的人,今后尚有可能平均存活 20.33 年

E. 活满 60 岁的人,今后实际还能活 20.33 年

14. 当 $e_0 < e_1$ 时,可能的原因是(　　)。

A. 计算错误　　　　　　　　　　　　B. 婴儿死亡的漏报率太高

C. 0 岁组婴儿死亡率高于 1 岁组　　　D. 以上都不对

15. 简略寿命表习惯上把 0 岁作为一个独立组,从 5 岁开始,组距是(　　)。

A. 3 岁　　　　　　B. 4 岁　　　　　　C. 5 岁　　　　　　D. 6 岁

16. 在简略寿命表中,可以由一个关键指标按照一定计算公式计算出其他各项指标,这个关键指标是(　　)。

A. 尚存人数　　　　　　　　　　　　B. 年龄组死亡概率

C. 生存人年数　　　　　　　　　　　D. 生存总人年数

17. 寿命表中年龄组死亡概率($_nq_x$)是指(　　　)

A. 同时出生的一代人,刚满 x 岁的尚存者在今后 n 年内死亡的可能性

B. 表示某年龄组人口在 n 年内的平均死亡水平

C. 它根据各年龄组实际的平均人口数($_np_x$)和各年龄组实际的死亡数($_nD_x$)计算

D. 以上都不对

18. 寿命表编制是根据特定人群年龄组的哪个指标而编制的(　　)。

A. 死亡人数　　　　B. 病死人数　　　　C. 死亡率　　　　D. 病死率

19. 如要进行某种药物对肿瘤疗效的分析,应选用(　　)。

A. 现时寿命表　　　　　　　　　　　B. 完全寿命表

C. 简略寿命表　　　　　　　　　　　D. 定群寿命表

20. 研究某种疾病导致的死亡对居民生命的影响时,下列那种方法最好。(　　)

A. 简略寿命表　　　　　　　　　　　B. 现时寿命表

C. 定群寿命表　　　　　　　　　　　D. 去死因寿命表

二、名词解释

1. 人口金字塔

2. 抚养比

3. 总和生育率

4. 死因顺位

5. 婴儿死亡率

6. 定群寿命表

7. 现时寿命表

8. 尚存人数

三、简答题

1. 请描述 1950—2020 年我国人口金字塔的变化情况,预测一下变化趋势,并分析导致这些变化趋势的原因。

2. 死因顺位依据死因构成,用某地某年死因别死亡率能否表示死因顺位? 为什么?

3. 寿命表中的 0 岁组死亡率与婴儿死亡率有哪些区别?

4. 年龄组死亡率与寿命表死亡概率有什么区别和联系?

5. 简述去死因寿命表达用途有哪些。

四、计算题

表 15-8 为某市 2018 年女性居民按年龄分组的死亡资料,试编制简略寿命表。

表 15-8　某市 2018 年女性居民的按年龄分组的死亡资料

年龄组/岁	平均人口数	实际死亡人数	年龄组/岁	平均人口数	实际死亡人数
0 ~	17753	73	40 ~	57806	50
1 ~	53325	17	45 ~	66863	89
5 ~	63063	14	50 ~	56243	176
10 ~	93683	20	55 ~	45355	178
15 ~	123332	23	60 ~	33004	197
20 ~	136641	20	65 ~	25445	229
25 ~	128930	35	70 ~	13818	272
30 ~	139220	40	75 ~	7813	330
35 ~	62290	32	80 ~	3685	266

注:$a_0 = 0.145$。

（陆艳　张明芝）

第十六章 协方差分析

前面章节中介绍的方差分析方法可用于比较两组或多组均数,其处理因素一般是可以控制的,非处理因素在不同组间是平衡的,这也是方差分析的基本要求,各比较组除了所施加的处理因素不同外,其他对观察指标有影响的因素应齐同或均衡,即要求在实施实验的时候,控制对观察指标有影响的其他因素。但在实际工作中,由于实验条件的限制等,有时会存在影响处理效应的因素无法人为控制的情况。例如,在降糖药物疗效研究的临床试验中,病人的初始血糖水平是难以控制的,但病人的初始血糖水平对疗效的观测有一定的影响,在实际的临床工作中不可能找到与初始血糖水平相同的实验人群。在这里,我们把影响处理效应而无法人为控制或难以控制的实验因素称为协变量。在上面的例子中,如果不考虑各组病人的初始血糖水平的差异,直接采用方差分析的方法来比较不同处理组病人的平均血糖下降量或评价观察期末病人的血糖情况,以评价药物的降糖效果是不恰当的,因为初始血糖水平是一个影响降糖效果的重要因素。

在比较两组或多组均数的时候,如果能同时扣除或均衡这些不可控制因素的影响,将能够客观、真实地反映实验效果,这类数据的分析方法可考虑采用本章介绍的协方差分析方法。协方差分析可以消除协变量对处理效应的影响,将不同处理的处理效应真正地显现出来。它是一种将直线回归和方差分析结合起来的统计学方法。

与方差分析类似,不同实验设计类型,相应有不同的协方差分析方法,如有完全随机设计、随机区组(配伍组)设计和析因设计等类型的协方差分析,而且协变量可以有一个、两个或多个,分析方法略有差异,但其解决问题的基本思想相同。如果在多因素研究中有一个或多个因素(协变量)不能或难以控制,而这个或这些协变量对观察变量可能有影响,解决这一类问题可用多元协方差分析方法(analysis of multiple covariance),也可用多重线性回归分析方法(multiple regression analysis)。本章主要介绍完全随机设计和随机区组设计且仅有一个协变量的协方差分析方法。这类分析可以通过 SAS 软件提供的 GLM 过程来实现。

第一节 协方差分析的基本思想和步骤

一、基本思想

协方差分析(analysis of covariance)是将线性回归分析与方差分析结合起来的一种统计分析方法。在方差分析中,影响观察指标 y(应变量)的往往是一些定性变量;而在线性回归分析中,影响 y 的往往都是定量变量。协方差分析的基本思想就是将那些定量变量 x(指未加或难以控制的因素)对 y 的影响看作协变量(covariate),建立应变量 y 随协变量 x 变化的线性回归关系,并利用这种回归关系把 x 值化为相等后,再进行各组 y 的修正均数(adjusted means)的比较,其实质就是从 y 的总平方和中扣除协变量 x 对 y 的回归平方和,对残差平方和做进一步分解后再进行方差分析,以更好地评价处理因素的效应。总体上,协方差分析仍然沿承方差分析的基本思想,并在分析观测变量的变异时,考虑了协变量的影响。

协方差分析的原假设包括以下两个方面:① 协变量对观测变量的线性影响无统计学意义;② 在扣除协变量影响的条件下,控制变量各水平下观测变量的总体均值间的差异无统计学意义,即控制变量各水平对观测变量的效应同时为零。检验统计量仍为 F 统计量,它们是各因素的均方与随机因素的均方之比。

二、应用条件

协方差分析有两个重要的应用条件:一是与方差分析的应用条件相同,即理论上要求观察变量服从正态分布,各观察变量相互独立,各样本来自的总体方差齐性;二是各总体客观存在应变量对协变量的线性回归关系且斜率相同(即各组回归线平行),即要求各样本回归系数本身有统计学意义,且各样本回归系数间的差别无统计学意义。因此,进行协方差分析时,必须先对样本资料进行正态性、方差齐性检验和回归平行的假设检验,若满足这些条件或经变量变换后满足这些条件,才可进一步做协方差分析。此外,协方差分析要求协变量是连续变量,而且不能是影响处理的变量,其取值应在研究之前被观察。

在实际数据分析中,若要了解资料是否符合协方差分析的条件,最重要的一点就是看协变量的影响在各组中是否相同,这可以用协变量与分组变量是否存在交互作用来体现。对该问题,简单的判断方法是按照不同的处理组绘制应变量与协变量间的散点图,若各组间的直线接近平行,即各个直线斜率相同,就表明协变量与分组变量间无交互作用,也可以用软件进行预分析,看交互作用有无统计学意义。

如果协变量与分组变量没有交互作用,且各回归系数间差异无统计学意义,这表明各回归线具有相同的斜率,因而可以进一步求得一个合并的回归系数,以增加回归的准确性。其后,可用该回归系数对协变量进行统计控制,即将各样本的处理效应即应变量都校正到协变量在同一水平时的情况,再检验校正后的应变量间差异的显著性。经过这种校正,误差变异将得以控制。若应变量的差异主要是由协变量的不同造成(处理没有效应)的,则校正后的应变量差异将没有统计学意义,尽管校正前应变量可能存在差异。若应变量的差异,在扣除了协变量不同造成的影响后,尚存在不同处理组的差异,则可期望校正后各个处理组间差异是有统计学意义的,尽管校正前应变量可能不存在差异。所以,校正平均数的差异性检验能够更有效地反映研究的实际情况,提高研究效率。

但需要注意的是,校正均数间的差别与实际均数间的差别并不是一回事。当各比较组的协变量相差悬殊时,协变量的总均数可能不落在各处理组协变量的实测范围内,这时的修正均数可能是对回归线的一种外推,但是这种外推是否仍满足线性和平行的条件,无人知晓。因此,协方差分析时最好先对协变量均数间的差别做假设检验,协方差分析应用于协变量均数间差别不大的资料较好,以利于对分析结果做出较恰当合理的解释。这也提示在进行实际研究时,尽管我们有统计学策略来进行协变量因素的统计控制,但良好的研究控制或研究设计才是得出可靠结论的关键。

三、分析步骤

以完全随机设计资料为例,设有 i 组$(i=1,2,\cdots,g)$双变量资料,每组有 j 对$(j=1,2,\cdots,n)$观测值,总观测值对数为 $N=gn$,其基础数据模式如表 16-1 所示。

表 16-1　g 组完全随机设计协方差分析的数据模式

	1 组		2 组		i 组		g 组		合计	
	x_1	y_1	x_2	y_2	x_i	y_i	x_g	y_g	x	y
1	x_{11}	y_{11}	x_{21}	y_{21}	…	…	x_{g1}	y_{g1}		
2	x_{12}	y_{12}	x_{22}	y_{22}	…	…	x_{g2}	y_{g2}		
$\vdots$	$\vdots$	$\vdots$	$\vdots$	$\vdots$	x_{ij}	y_{ij}	$\vdots$	$\vdots$		
n	x_{1n}	y_{1n}	x_{2n}	y_{2n}			x_{gn}	y_{gn}		
	$\sum x_1$	$\sum y_1$	$\sum x_2$	$\sum y_2$	…	…	$\sum x_g$	$\sum y_g$	$\sum x$	$\sum y$
	$\sum x_1^2$	$\sum y_1^2$	$\sum x_2^2$	$\sum y_2^2$	…	…	$\sum x_g^2$	$\sum y_g^2$	$\sum x^2$	$\sum y^2$
	$\overline{X}_1$	$\overline{y}_2$	$\overline{X}_2$	$\overline{y}_2$	…	…	$\overline{X}_g$	$\overline{y}_g$	$\overline{X}$	$\overline{y}$
	s_{x_1}	s_{y_1}	s_{x_2}	s_{y_2}	…	…	s_{x_g}	s_{yg}	s_X	s_y
	$\sum x_1 y_1$		$\sum x_2 y_2$				$\sum x_g y_g$		$\sum xy$	
	b_1		b_2				b_g		b_c	
	a_1		a_2				a_g			
	r_1		r_2				r_g			

根据表 16-1 数据计算各组 $\sum x_j$、$\sum y_j$，平方和 $\sum x_j^2$、$\sum y_j^2$，积和 $\sum x_j y_j$，均数 $\overline{x}_j$、$\overline{y}_j$ 及其合计项，然后进行协方差分析。具体分析步骤如下。

（1）利用合计项各数据计算校正数 C_1、C_2、C_3，以及总变异的离均差平方和 $SS_{T(xx)}$、$SS_{T(yy)}$，积和 $SS_{T(xy)}$ 及自由度。

$$C_1 = \frac{(\sum x)^2}{N} \tag{16-1}$$

$$C_2 = \frac{(\sum y)^2}{N} \tag{16-2}$$

$$C_3 = \frac{\sum x \sum y}{N} \tag{16-3}$$

总变异的计算为：

$$SS_{T(xx)} = \sum x^2 - C_1 \tag{16-4}$$

$$SS_{T(yy)} = \sum y^2 - C_2 \tag{16-5}$$

$$SS_{T(xy)} = \sum xy - C_3 \tag{16-6}$$

自由度分别是：$\nu_{t(xx)} = N-1$，$\nu_{t(yy)} = N-1$，$\nu_{t(xy)} = N-1$。

（2）计算各处理组间的离均差平方和 $SS_{t(xx)}$、$SS_{t(yy)}$，积和 $SS_{t(xy)}$ 及自由度。

$$SS_{t(xx)} = \sum_{j=1}^{g} n_j(\overline{x}_j - \overline{x})^2 = \sum \frac{(\sum x_j)^2}{n_j} - C_1 \tag{16-7}$$

$$SS_{t(yy)} = \sum_{j=1}^{g} n_j(\overline{y}_j - \overline{y})^2 = \sum \frac{(\sum y_j)^2}{n_j} - C_2 \tag{16-8}$$

$$SS_{t(xy)} = \sum_{j=1}^{g} n_j(\overline{x}_j - \overline{x})(\overline{y}_j - \overline{y}) = \sum \frac{(\sum x_j)(\sum y_j)}{n_j} - C_3 \tag{16-9}$$

自由度分别是：$\nu_{t(xx)} = g-1$，$\nu_{t(yy)} = g-1$，$\nu_{t(xy)} = g-1$。

（3）计算组内（误差）平方和及自由度。

$$SS_{e(xx)} = \sum_{j=1}^{g} \sum_{i=1}^{n_j} (x_{ij} - \bar{x}_j)^2 = SS_{T(xx)} - SS_{t(xx)}$$

$$SS_{e(yy)} = \sum_{j=1}^{g} \sum_{i=1}^{n_j} (y_{ij} - \bar{y}_j)^2 = SS_{T(yy)} - SS_{t(yy)}$$

$$SS_{e(xy)} = \sum_{j=1}^{g} \sum_{i=1}^{n_j} (x_{ij} - \bar{x}_j)(y_{ij} - \bar{y}_j) = SS_{T(xy)} - SS_{t(xy)}$$

自由度分别是：$\nu_{e(xx)} = \nu_{T(xx)} - \nu_{t(xx)} = N - g$，$\nu_{e(yy)} = \nu_{T(yy)} - \nu_{t(yy)} = N - g$，$\nu_{e(xy)} = \nu_{T(xy)} - \nu_{t(xy)} = N - g$。

（4）列出协方差分析计算表（表 16-2），将上述第（2）、（3）步的计算结果列入表的左侧部分。进一步对校正后的应变量做方差分析。

表 16-2 协方差分析计算表

变异来源	ν	离均差平方和及积和			$b_{(e)xy}$	矫正后的方差分析			F 值
		SS_{xx}	SS_{xy}	SS_{yy}		ν'	SS'	MS'	
总变异	$N-1$	$SS_{T(xx)}$	$SS_{T(xy)}$	$SS_{T(yy)}$		ν'_T	SS'_T		
组间变异	$g-1$	$SS_{t(xx)}$	$SS_{t(xy)}$	$SS_{t(yy)}$					
组内变异	$N-g$	$SS_{e(xx)}$	$SS_{e(xy)}$	$SS_{e(yy)}$	$b_{(e)xy}$	ν'_e	SS'_e	$MS'_e = \dfrac{SS'_e}{\nu'_e}$	
校正均数间						ν'_t	SS'_t	$MS'_t = \dfrac{SS'_t}{\nu'_t}$	$F = \dfrac{MS'_t}{MS'_e}$

（5）误差项回归关系分析。

误差项回归关系分析的意义是从剔除了处理因素影响的误差变异中找出应变量（y）与协变量（x）之间是否存在线性回归关系。计算出误差项的回归系数并对线性回归关系进行假设检验，若有统计学意义，则说明两者间存在回归关系。这时，就可应用线性回归关系来校正 y 值，以消除协变量（x）对应变量值的影响。然后，根据校正后的 y 值来进行方差分析。如果线性回归关系无统计学意义，则无须继续进行分析，直接对应变量（y）进行方差分析即可。回归分析步骤如下。

① 计算误差项回归系数、回归平方和、残差平方和与相应的自由度。误差项回归系数又称公共回归系数（common regression coefficient），其计算方法是处理组内误差项的乘积和与处理组内协变量误差项的平方和相除。

误差项回归系数

$$b_{e(xy)} = \frac{SS_{e(xy)}}{SS_{e(xx)}} \qquad (16\text{-}10)$$

误差项回归平方和与自由度

$$SS_{e(R)} = \frac{SS^2_{e(xy)}}{SS_{e(xx)}}$$

$$\nu_{e(R)} = 1$$

残差平方和与自由度

$$SS_{残} = SS_总 - SS_回 = SS_{e(yy)} - SS_{e(R)}$$

$$\nu_残 = \nu_总 - \nu_回 = \nu_{e(yy)} - \nu_{e(R)} = N - g - 1$$

② 对回归关系的检验。根据上面的计算，列出误差项回归关系方差分析表（表 16-3）。

表 16-3　应变量(y)与协变量(x)的回归关系检验表

变异来源	SS	df	MS	F 值
误差回归	$SS_{e(R)}$	$\nu_{e(R)}$	$\dfrac{SS_{e(R)}}{\nu_{e(R)}}$	$\dfrac{SS_{e(R)}/\nu_{e(R)}}{SS_{残}/(\nu_{e(yy)}-\nu_{e(R)})}$
误差残差	$SS_{残}$	$\nu_{e(yy)}-\nu_{e(R)}$	$\dfrac{SS_{残}}{\nu_{e(yy)}-\nu_{e(R)}}$	
误差总和	$SS_{e(yy)}$	$\nu_{e(yy)}$		

如 F 检验表明误差项回归关系有统计学意义,应变量(y)与协变量(x)间存在线性回归关系。因此,可利用线性回归关系来校正 y,并对校正后的 y 进行方差分析。

③ 检验各个处理组的回归线是否平行。首先,分别对每组数据求直线回归方程所得的回归残差,具体方法见两变量相关回归章节。然后,求组内残差平方和 $SS_{残(组内)}$,即每组回归残差的合计,其自由度为相应回归残差自由度之和,经计算可得:

$$SS_{残(组内)} = SS_{残(1)} + SS_{残(2)} + \cdots + SS_{残(g)}$$

$$\nu_{残(组内)} = g(n-2)$$

平行性检验的假设如下。

H_0 : $\beta_1 = \beta_2 = \beta_3$,即各回归线平行。

H_1 : β、β_2、β_3 不全相等或全不相等,即各回归线不平行。

$\alpha = 0.05$。

由于用公共回归系数计算出的残差平方和 $SS_{残差}$ 包含了组间回归系数差异的影响,而组内残差平方和 $SS_{组内残差}$ 仅包含随机误差,因此可用下式对平行性进行检验。

$$F = \frac{(SS_{残} - SS_{残(组内)})/(\nu_{残} - \nu_{残(组内)})}{SS_{残(组内)}/\nu_{残(组内)}}$$

查 F 界值表,判断三条回归线是否平行(协方差分析中要求各回归线平行)。在误差项回归关系分析有统计学意义、各回归线平行的条件下,继续进行协方差分析。

求校正后应变量(y)的各项平方和及自由度。利用线性回归关系做校正,并由校正后的应变量(y)计算各项平方和较为烦琐。统计学已证明,校正后的总平方和、误差平方和及自由度等于其相应变异项的离回归平方和及自由度,因此,其各项平方和及自由度可直接由下述公式计算。

(6) 按公式(16-11)计算校正后的应变量的总平方和 $\sum (y - \hat{y})^2$ 与自由度,如表 16-2 右侧部分。

$$SS_T' = \sum (y - \hat{y})^2 = SS_{T(yy)} - SS_{y(R)} = SS_{T(yy)} - \frac{SS_{T(xy)}^2}{SS_{T(xx)}} \tag{16-11}$$

$$\nu_T' = \nu_{T(yy)}' - \nu_{y(R)}' = \nu_{T(yy)}' - 1$$

(7) 按公式(16-12)计算校正应变量(y)误差项平方和与自由度,即误差离回归平方和与自由度。

$$SS_e' = SS_{e(yy)} - SS_{e(R)} = SS_{e(yy)} - \frac{SS_{e(xy)}^2}{SS_{e(xx)}} \tag{16-12}$$

$$\nu_e' = \nu_{e(yy)}' - \nu_{e(R)}' = \nu_{e(yy)}' - 1$$

$$MS_e' = \frac{SS_e'}{\nu_e'}$$

上述回归自由度均为 1,因仅有一个自变量(x)。

(8) 计算校正后应变量(y)处理间平方和与自由度。

$$SS_t' = SS_T' - SS_e' \tag{16-13}$$

$$\nu_t' = \nu_T' - \nu_e' = \nu_{T(yy)} - \nu_{e(yy)}$$

$$MS'_t = \frac{SS'_t}{v'_t}$$

$$F = \frac{MS'_t}{MS'_e}$$

(9) 列出协方差分析表,将上述计算过程列于表 16-2 右侧部分,对校正后的应变量值(y)进行方差分析。

查 F 界值表,判断校正后不同处理组间应变量差异是否有统计学意义(表 16-2)。如果校正后各组间的差异有统计学意义,则可根据线性回归关系进一步计算校正后的各组平均值。

(10) 各处理的校正平均值(即修正均数)的计算。

误差项的回归系数 $b_{e(xy)}$ 表示协变量(x)对应变量(y)的性质和程度,且不包含处理组间差异的影响,于是可用 $b_{e(xy)}$ 根据平均年龄的不同来校正每一处理的平均值。各处理的校正平均值(即修正均数)的计算公式为:

$$\bar{y}'_i = \bar{y}_i - b_{e(xy)}(\bar{x}_i - \bar{x}) \tag{16-14}$$

式中,$\bar{y}'_i$ 为第 i 处理组的修正均数,$\bar{y}_i$ 为第 i 处理组实际应变量的平均值(表 16-1),$\bar{x}_i$ 为第 i 处理实际协变量的平均值(表 16-1),$\bar{x}$ 为各组协变量总平均数,$b_{e(xy)}$ 为误差回归系数。

(11) 各处理组修正均数的多重比较。

在协方差分析中,如果有多个处理组,并且得出的结论为各组间修正均数的差别有统计学意义时,应该对修正均数继续做两两比较,常采用两两比较的 t 检验,公式为:

$$t = \frac{\bar{y}'_1 - \bar{y}'_2}{S_D} \tag{16-15}$$

其中,

$$S_D = \sqrt{MS'_e\left(\frac{1}{n_1} + \frac{1}{n_2} + \frac{(\bar{x}_1 - \bar{x}_2)^2}{SS_{e(x)}}\right)} \tag{16-16}$$

式中,$\bar{y}'_1 - \bar{y}'_2$ 为两个处理组修正均数间的差异,S_D 为两个处理组修正均数差值的标准误,MS'_e 为误差离回归均方,n_1、n_2 分别为两组的样本含量,$\bar{x}_1$、$\bar{x}_2$ 分别为比较组 1 和比较组 2 中变量 x 的均值,$SS_{e(x)}$ 为变量 x 的误差平方和。

根据上述分析步骤,完整的协方差检验过程如下。

① 建立假设,确定检验水准。

$H_0: \mu_1 = \mu_2 = \mu_3$,即三个不同处理组应变量($y$)的修正均数相同。

$H_1: \mu_1 、\mu_2 、\mu_3$ 不全相同,即三个不同处理组应变量(y)的修正均数不全相同。

$\alpha = 0.05$。

② 计算检验统计量 F 值。

见上述步骤(1)~(8)。

③ 确定 P 值,做出推断。

见上述步骤(9)~(11)。

第二节　完全随机设计资料的协方差分析

例 16-1　为了寻找一种较好的小鼠食欲增进剂,以增进小鼠食欲,提高小鼠体重,研究人员对小鼠做了以下实验:选择初始条件尽量相近的小鼠 48 只,完全随机分到四个处理组中,第一组小鼠食用配方 1(对照组)、第二组小鼠食用配方 2、第三组小鼠食用配方 3、第四组小鼠食用配方 4。记录小鼠的初生体重

(x) 和 50 日龄体重 (y),结果见表 16-4。试分析该小鼠食欲增进剂的有效性。

表 16-4　不同食欲增进剂的小鼠生长情况表(g)

编号	配方 1		配方 2		配方 3		配方 4			
	x_1	y_1	x_2	y_2	x_3	y_3	x_4	y_4		
1	1.30	10.20	1.35	12.40	1.15	12.40	1.50	10.00		
2	1.20	9.40	1.20	10.80	1.10	12.00	1.20	10.60		
3	1.15	8.20	1.45	12.20	1.10	10.80	1.15	10.40		
4	1.25	10.30	1.20	10.60	1.15	10.00	1.15	11.20		
5	1.35	11.30	1.40	11.00	1.40	11.00	1.30	12.00		
6	1.30	11.40	1.30	12.90	1.45	11.80	1.35	12.60		
7	1.35	10.80	1.15	12.80	1.30	12.50	1.15	10.80		
8	1.25	9.90	1.30	10.30	1.70	13.40	1.45	12.50		
9	1.35	10.60	1.35	9.60	1.40	11.20	1.30	11.30		
10	1.05	8.50	1.15	9.40	1.45	11.60	1.70	12.80		
11	1.30	11.20	1.35	11.20	1.30	12.60	1.40	12.00		合计
12	1.20	9.30	1.20	10.00	1.30	12.50	1.45	11.80	x	y
n_j	12		12		12		12		48	
$\sum x_j \sum y_j$	15.05	119.40	15.40	133.20	15.85	141.80	16.10	138.00	62.40	532.40
$\sum x_j^2 \sum y_j^2$	18.87	1191.38	19.88	1494.90	21.26	1685.46	21.92	1596.38	82.02	5968.12
$\sum x_j y_j$	150.17		171.28		188.11		186.08		695.64	
$\bar{x}_j \ \bar{y}_j$	1.25	9.95	1.28	11.10	1.32	11.82	1.34	11.50	1.30	11.09

在此例中,不同的配方认为是可以控制的定性因素,即处理因素或分组因素。小鼠初生体重(g)是难以控制的定量因素,称为协变量 x;试验的观察指标是小鼠 50 日龄体重(g),称为应变量 y。

如果不考虑四组小鼠初生体重的影响,那么此例就是一个典型的完全随机设计类型的方差分析问题,用前面章节介绍的方法可得到方差分析表(表 16-5)。

表 16-5　例 16-1 的方差分析表

变异来源	自由度	SS	MS	F 值	P 值
组间变异	3	24.83	8.28	9.56	<0.001
组内变异	44	38.08	0.87	—	—
总变异	47	62.91	—	—	—

按照上述方差分析结果,可以认为小鼠食用四种食欲增进剂增长体重的效果不同,从各组均值来看,食用配方 3 的增重效果最好,小鼠 50 日龄体重为 11.82 g;食用配方 1 的效果最差,小鼠 50 日龄体重为 9.95 g。多重比较结果显示,除配方 2 与配方 3、配方 2 与配方 4 之间差异没有统计学意义,其余任意两组间差异均有统计学意义。但是,这样得出的结论是不恰当的。理由是,四种配方组小鼠初生体重的均数不同,配方一组小鼠的出生体重原本就最低,为 1.25 g,而配方四组最高,为 1.34 g,而且,经方差分析,各组小鼠初生体重的差异有统计学意义。这一结果提示,小鼠 50 日龄体重的多少,不仅与食用的配方有关,还与其初生体重有关。对此,可采用完全随机设计且有一个协变量的协方差分析方法,将四组小鼠的初生体重数化为相等,以扣除其影响,再比较四种配方组的增重效果,即检验四组修正均数间的差别有无统计学意义。具体分析计算步骤如下。

(1) H_0:各组小鼠增重的总体修正均数相等。

H_1: 各组小鼠增重的总体修正均数不全相等或全不相等。

$\alpha = 0.05$。

(2) 列表并计算初步结果(见表 16-4 下半部)。

(3) 按公式(16-1) ~ (16-9)计算相应的校正数,总的、组间的和组内的离均差平方和、积和以及自由度,将计算结果列入表 16-6 左侧部分,计算过程如下。

① 计算校正数和总变异的离均差平方和。

$$C_1 = \frac{\left(\sum x\right)^2}{N} = \frac{(62.40)^2}{48} = 81.12$$

$$C_2 = \frac{\left(\sum y\right)^2}{N} = \frac{(532.40)^2}{48} = 5902.20$$

$$C_3 = \frac{\sum x \sum y}{N} = \frac{62.40 \times 532.40}{48} = 692.12$$

$$SS_{T(xx)} = \sum x^2 - C_1 = 82.02 - 81.12 = 0.90$$

$$SS_{T(yy)} = \sum y^2 - C_2 = 5968.12 - 5902.20 = 65.92$$

$$SS_{T(xy)} = \sum xy - C_3 = 695.64 - 692.12 = 3.52$$

自由度分别是:

$$\nu_{T(xx)} = N - 1 = 48 - 1 = 47, \nu_{T(yy)} = N - 1 = 48 - 1 = 47, \nu_{T(xy)} = N - 1 = 48 - 1 = 47。$$

② 计算组间离均差平方和、积和及自由度。

$$SS_{t(xx)} = \sum \frac{\left(\sum x_j\right)^2}{n_j} - C_1 = \frac{15.05^2}{12} + \frac{15.40^2}{12} + \frac{15.85^2}{12} + \frac{16.10^2}{12} - 81.12 = 0.06$$

$$SS_{t(yy)} = \sum \frac{\left(\sum y_j\right)^2}{n_j} - C_2 = \frac{119.40^2}{12} + \frac{133.20^2}{12} + \frac{141.80^2}{12} + \frac{138.00^2}{12} - 5902.20 = 26.95$$

$$SS_{t(xy)} = \sum \frac{\left(\sum x_j\right)\left(\sum y_j\right)}{n_j} - C_3$$

$$= \frac{15.05 \times 119.40}{12} + \frac{15.40 \times 133.20}{12} + \frac{15.85 \times 141.80}{12} + \frac{16.10 \times 138.00}{12} - 692.12$$

$$= 1.01$$

自由度分别是:

$$\nu_{t(xx)} = g - 1 = 4 - 1 = 3, \nu_{t(yy)} = g - 1 = 4 - 1 = 3, \nu_{t(xy)} = g - 1 = 4 - 1 = 3。$$

③ 计算组内(误差)平方和与自由度。

$$SS_{e(xx)} = SS_{T(xx)} - SS_{t(xx)} = 0.90 - 0.06 = 0.84$$

$$SS_{e(yy)} = SS_{T(yy)} - SS_{t(yy)} = 65.92 - 26.95 = 38.97$$

$$SS_{e(xy)} = SS_{T(xy)} - SS_{t(xy)} = 3.52 - 1.01 = 2.51$$

自由度分别是:

$$\nu_{e(xx)} = N - g = 48 - 4 = 44, \nu_{e(yy)} = N - g = 48 - 4 = 44, \nu_{e(xy)} = N - g = 48 - 4 = 44。$$

④ 按公式(16-11) ~ (16-13)求出校正后应变量总的、组内和修正均数的估计误差平方和、自由度、均方及 F 值,结果见表 16-6 右侧部分。

$$SS'_T = SS_{T(yy)} - \frac{SS^2_{T(xy)}}{SS_{T(xx)}} = 65.92 - \frac{3.52^2}{0.90} = 52.15$$

$$SS_e' = SS_{e(yy)} - \frac{SS^2_{e(xy)}}{SS_{e(xx)}} = 38.97 - \frac{2.51^2}{0.84} = 31.47$$

$$SS'_t = SS'_T - SS'_e = 52.15 - 31.47 = 20.68$$

自由度分别是：

$$\nu'_T = \nu_{T(yy)} - 1 = 47 - 1 = 46, \nu'_e = \nu_{e(yy)} - 1 = 44 - 1 = 43, \nu'_t = \nu'_T - \nu'_e = 46 - 43 = 3$$

$$MS'_e = \frac{SS'_e}{\nu'_e} = \frac{31.47}{43} = 0.73$$

$$MS'_t = \frac{SS'_t}{\nu'_t} = \frac{20.68}{3} = 6.89$$

$$F = \frac{MS'_t}{MS'_e} = \frac{6.89}{0.73} = 9.44$$

表 16-6　例 16-1 的协方差分析表

变异来源	ν	离均差平方和及积和			$b_{e(xy)}$	ν	校正平方和及均方		F 值
		SS_{xx}	SS_{xy}	SS_{yy}			SS	MS	
总变异	47	0.90	3.52	65.92	—	46	52.15	1.13	—
组间变异	3	0.06	1.01	26.95	—	—	—	—	—
组内变异	44	0.84	2.51	38.97	2.99	43	31.47	0.73	—
修正均数	—	—	—	—	—	3	20.68	6.89	9.44

（4）根据 $\nu_1 = 3, \nu_2 = 43$，查 F 界值表得 $F_{0.05(3,43)} = 2.83, P < 0.05$。按 $\alpha = 0.05$ 水准，拒绝 H_0，接受 H_1，可以认为在扣除小鼠出生体重因素的影响后，四种配方组的效果不完全一样或完全不一样。

（5）按照误差项回归即公共回归系数公式（16-10）计算误差项系数。

$$b_{e(xy)} = \frac{SS_{e(xy)}}{SS_{e(xx)}} = \frac{2.51}{0.84} = 2.99$$

按前述方法对该回归系数进行检验，可获得 F 值为 10.27，$P < 0.05$，表明回归有统计学意义，即根据线性回归关系进一步计算校正后的各组平均值，并进行比较。

关于各处理组回归线是否平行的检验，可参照前述方法进行，各处理数据的散点图和回归线见图 16-1。

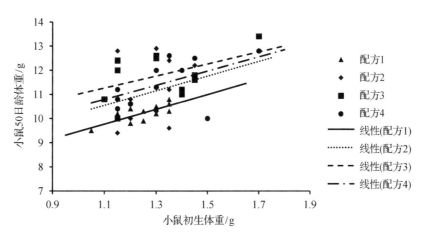

图 16-1　小鼠初生体重与添加食欲增进剂后 50 日龄体重散点图

（6）根据上述回归系数，计算各组校正均数。

$$\bar{y}'_1 = \bar{y}_1 - b_{e(xy)}(\bar{x}_1 - \bar{x}) = 9.95 - 2.99 \times (1.25 - 1.30) = 10.10$$

$$\bar{y}'_2 = \bar{y}_2 - b_{e(xy)}(\bar{x}_2 - \bar{x}) = 11.10 - 2.99 \times (1.28 - 1.30) = 11.16$$

$$\bar{y}'_3 = \bar{y}_3 - b_{e(xy)}(\bar{x}_3 - \bar{x}) = 11.82 - 2.99 \times (1.32 - 1.30) = 11.76$$

$$\bar{y}'_4 = \bar{y}_4 - b_{e(xy)}(\bar{x}_4 - \bar{x}) = 11.50 - 2.99 \times (1.34 - 1.30) = 11.38$$

进一步进行多重比较,显示第一组与第二组、第三组、第四组的增重差异均具有统计学意义;第二组与第三组、第四组,第三组与第四组之间的增重差异无统计学意义。食用配方 3 的小鼠增重最多,食用配方 1 的小鼠增重最少。可见,多重比较结果和前面忽略协变量时候的结果不一致。

第三节　随机区组设计资料的协方差分析

例 16-2　为研究大鼠缺铁性贫血(IDA)的不同治疗方法的疗效,选择大鼠建立动物实验模型,由于大鼠家系众多,研究人员挑选了其中 15 个家系进行研究,每个家系选取 3 只初始体重相近、年龄在 4 ~ 5 周的大鼠,以家系为区组,按随机区组设计将全部 45 只大鼠分成 15 个区组,再将每个区组的 3 只大鼠随机分入 A、B、C 三组进行治疗。记录治疗前红细胞计数 x(万个/μL)和经过一个月治疗后的红细胞增加数 y,结果见表 16-7。试评价三种治疗方案的疗效差异。

表 16-7　三组大鼠红细胞计数及增加数(万个/μL)

家系区组	A 组		B 组		C 组		合计	
	x_1	y_1	x_2	y_2	x_3	y_3	x	y
1	309	185	300	193	317	205	926	583
2	301	198	301	195	308	201	910	594
3	288	188	300	191	298	190	886	569
4	304	199	304	200	310	197	918	596
5	299	190	292	192	308	203	899	585
6	307	195	293	197	299	199	899	591
7	304	192	295	206	303	200	902	598
8	290	182	302	201	315	204	907	587
9	310	185	297	184	297	197	904	566
10	300	188	290	207	293	199	883	594
11	301	183	305	191	302	205	908	579
12	305	180	295	195	303	210	903	585
13	305	186	301	203	305	200	911	589
14	304	186	288	185	296	205	888	576
15	315	189	302	200	300	202	917	591
$\sum x_j \sum y_j$	4542	2826	4465	2940	4554	3017	13561	8783
$\sum x_j^2 \sum y_j^2$	1376000	532858	1329467	576910	1383268	607125	4088735	1716893
$\sum x_j y_j$	855768		875193		916104		2647065	
$\bar{x}_j \bar{y}_j$	302.8	188.4	297.7	196	303.6	201.1	301.4	195.2

此例属于随机区组设计且只有一个协变量的方差分析问题。如果不考虑协变量的影响,采用常规随机区组设计的方差分析,可得到表 16-8 的方差分析结果。

表 16-8　例 16-2 的方差分析表

变异来源	自由度	SS	MS	F 值	P 值
处理组间	2	1231.24	615.62	17.42	<0.001
区组间	14	425.91	30.42	0.86	0.604
误差	28	989.42	35.34	—	—
总变异	44	2646.57	—	—	—

表 16-8 的结果显示,处理组间差异有统计学意义,即不同治疗方案对治疗大鼠缺铁性贫血的效果不同。然而,该结果并不正确,由于治疗前三组大鼠的红细胞计数的均数均不同,且大鼠治疗前红细胞计数与治疗一个月后大鼠红细胞增加数之间存在线性关系(图 16-2),所以,必须将治疗前红细胞计数不同所带来的影响消除。

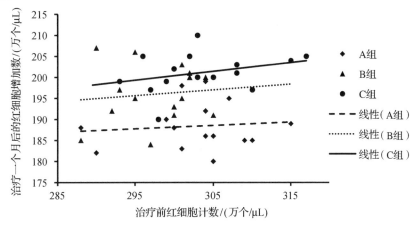

图 16-2　三组大鼠红细胞计数的散点图

本例数据正确的分析方法是采用本节介绍的随机区组设计的协方差分析。根据方差分析原理,总的离均差平方和可被划分为处理组间(不同治疗方案间)、区组间(大鼠间)和误差平方和三部分。协方差分析的方法与步骤如下。

H_0：各组红细胞增加数的总体修正均数相等。

H_1：各组红细胞增加数的总体修正均数不全相等或全不相等。

$\alpha = 0.05$。

初步的计算结果见表 16-7 的下半部及右侧部分。由公式(16-1)~(16-9)可求出总的、处理组间、区组间、误差、处理误差的离均差平方和、积和及自由度,计算结果见表 16-9 左侧部分。这里需要指出的是,在随机区组设计的资料中,观察变量(红细胞增加数)y 的大小除可能受到不同处理(治疗方案)的影响外,还可能受到协变量(治疗前红细胞计数)x 和区组(家系)的影响,须将这两方面的影响扣除方能突出显示处理因素对 y 的作用。协变量的影响仍用线性回归分析方法扣除,而区组影响的扣除,则可将处理项与误差项相加得到一个处理+误差项,再将它的估计误差与误差项的估计误差相减得到修正均数项的估计误差,这样就可同时扣除协变量 x 和区组的影响。

表 16-9　例 16-2 的协方差分析表

变异来源	离均差平方和及积和				$b_{e(xy)}$	估计误差			F 值
	v	SS_{xx}	SS_{xy}	SS_{yy}		v	$\sum(y-\hat{y})^2$	MS	
总变异	44	2052.31	259.16	2646.58	—	—	—	—	—
处理组间	2	310.98	8.16	1231.25	—	—	—	—	—
区组间	11	678.31	146.16	425.91	—	—	—	—	—
误差	31	1063.02	104.84	989.42	0.10	30	979.08	32.64	—
处理+误差	33	1374.00	113.00	2220.67		32	2211.38	69.11	—
修正均数	—	—	—	—	—	2	1232.30	616.15	18.88

（1）计算校正数、总变异。

$$C_1 = \frac{(\sum x)^2}{N} = \frac{(13561)^2}{45} = 4086682.69$$

$$C_2 = \frac{(\sum y)^2}{N} = \frac{(8783)^2}{45} = 1714246.42$$

$$C_3 = \frac{\sum x \sum y}{N} = \frac{13561 \times 8783}{45} = 2646805.84$$

$$SS_{T(xx)} = \sum x^2 - C_1 = 4088735 - 4086682.69 = 2052.31$$

$$SS_{T(yy)} = \sum y^2 - C_2 = 1716893 - 1714246.42 = 2646.58$$

$$SS_{T(xy)} = \sum xy - C_3 = 2647065 - 2646805.84 = 259.16$$

总变异的自由度分别是：

$$v_{T(xx)} = N-1 = 45-1 = 44, v_{T(yy)} = N-1 = 45-1 = 44, v_{T(xy)} = N-1 = 45-1 = 44。$$

（2）计算不同处理组（治疗方案）间平方和与自由度。

$$SS_{t(xx)} = \sum \frac{(\sum x_j)^2}{n_j} - C_1 = \frac{4542^2}{15} + \frac{4465^2}{15} + \frac{4554^2}{15} - 4086682.69 = 310.98$$

$$SS_{t(yy)} = \sum \frac{(\sum y_j)^2}{n_j} - C_2 = \frac{2826^2}{15} + \frac{2940^2}{15} + \frac{3017^2}{15} - 1714246.42 = 1231.25$$

$$SS_{t(xy)} = \sum \frac{(\sum x_j)(\sum y_j)}{n_j} - C_3$$

$$= \frac{4542 \times 2826}{15} + \frac{4465 \times 2940}{15} + \frac{4554 \times 3017}{15} - 2646805.84 = 8.16$$

不同处理（治疗方案）组间的自由度分别是：

$$v_{t(xx)} = g-1 = 3-1 = 2, v_{t(yy)} = g-1 = 3-1 = 2, v_{t(xy)} = g-1 = 3-1 = 2, g \text{ 表示处理组数。}$$

（3）计算不同大鼠家系间平方和与自由度。

$$SS_{b(xx)} = \sum \frac{(\sum x_i)^2}{n_i} - C_1 = \frac{926^2}{3} + \frac{910^2}{3} + \cdots + \frac{917^2}{3} - 4086682.69 = 678.31$$

$$SS_{b(yy)} = \sum \frac{(\sum y_i)^2}{n_i} - C_2 = \frac{583^2}{3} + \frac{594^2}{3} + \cdots + \frac{591^2}{3} - 1714246.42 = 425.91$$

$$SS_{b(xy)} = \sum \frac{(\sum x_i)(\sum y_i)}{n_i} - C_3$$

$$= \frac{926 \times 583}{3} + \frac{910 \times 594}{3} + \cdots + \frac{917 \times 591}{3} - 2646805.84 = 146.16$$

自由度分别是：

$$\nu_{b(xx)} = b - 1 = 12 - 1 = 11, \nu_{b(yy)} = b - 1 = 12 - 1 = 11, \nu_{b(xy)} = b - 1 = 12 - 1 = 11, b \text{ 表示区组数目}。$$

（4）计算误差项平方和与自由度。

$$SS_{e(xx)} = SS_{T(xx)} - SS_{t(xx)} - SS_{b(xx)} = 2052.31 - 310.98 - 678.31 = 1063.02$$

$$SS_{e(yy)} = SS_{T(yy)} - SS_{t(yy)} - SS_{b(yy)} = 2646.58 - 1231.25 - 425.91 = 989.42$$

$$SS_{e(xy)} = SS_{T(xy)} - SS_{t(xy)} - SS_{b(xy)} = 259.16 - 8.16 - 146.16 = 104.84$$

自由度分别是：

$$\nu_{e(xx)} = \nu_{T(xx)} - \nu_{t(xx)} - \nu_{b(xx)} = 44 - 2 - 11 = 31$$

$$\nu_{e(yy)} = \nu_{T(yy)} - \nu_{t(yy)} - \nu_{b(yy)} = 44 - 2 - 11 = 31$$

$$\nu_{e(xy)} = \nu_{T(xy)} - \nu_{t(xy)} - \nu_{b(xy)} = 44 - 2 - 11 = 31$$

（5）计算处理 + 误差项平方和与自由度。

$$SS_{te(xx)} = SS_{t(xx)} + SS_{e(xx)} = 310.98 + 1063.02 = 1374$$

$$SS_{te(yy)} = SS_{t(yy)} + SS_{e(yy)} = 1231.25 + 989.42 = 2220.67$$

$$SS_{te(xy)} = SS_{t(xy)} + SS_{e(xy)} = 8.16 + 104.84 = 113$$

自由度分别是：

$$\nu_{te(xx)} = \nu_{t(xx)} + \nu_{e(xx)} = 2 + 31 = 33$$

$$\nu_{te(yy)} = \nu_{t(yy)} + \nu_{e(yy)} = 2 + 31 = 33$$

$$\nu_{te(xy)} = \nu_{t(xy)} + \nu_{e(xy)} = 2 + 31 = 33$$

（6）计算校正应变量(y)误差项平方和、自由度和均方，结果见表16-8右侧部分。

$$SS'_e = SS_{e(yy)} - SS_{e(R)} = SS_{e(yy)} - \frac{SS^2_{e(xy)}}{SS_{e(xx)}} = 989.42 - \frac{104.84^2}{1063.02} = 979.08$$

$$\nu'_e = \nu_{e(yy)} - \nu_{e(R)} = \nu_{e(yy)} - 1 = 31 - 1 = 30$$

$$MS'_e = \frac{SS'_e}{\nu'_e} = \frac{979.08}{30} = 32.64$$

（7）计算校正应变量(y)处理 + 误差项平方和与自由度和均方，结果见表16-9右侧部分。

$$SS'_{te} = SS_{te(yy)} - SS_{te(R)} = SS_{te(yy)} - \frac{SS^2_{te(xy)}}{SS_{te(xx)}} = 2220.67 - \frac{113^2}{1374} = 2211.38$$

$$\nu'_{te} = \nu_{te(yy)} - 1 = 33 - 1 = 32$$

$$MS'_{te} = \frac{SS'_{te}}{\nu'_{te}} = \frac{2211.38}{32} = 69.11$$

（8）计算修正均数平方和与自由度和均方。

$$SS'_t = SS'_{te} - SS'_e = 2211.38 - 979.08 = 1232.30$$

$$\nu'_t = \nu'_{te} - \nu'_e = 32 - 30 = 2$$

$$MS'_t = \frac{SS'_t}{\nu'_t} = 616.15$$

（9）计算修正均数比较的 F 值。

$$F = \frac{MS'_t}{MS'_e} = \frac{616.15}{32.64} = 18.88$$

$\nu_1 = 2, \nu_2 = 30$，查 F 界值表，得 $P < 0.05$。按 $\alpha < 0.05$ 水准，拒绝 H_0，接受 H_1，可认为三组大鼠的红细胞增加数的总体修正均数有差别，即三种治疗方案对治疗大鼠缺铁性贫血有作用。

(10)由公式(16-10)和公式(16-14)可求出三组的修正均数。

$$b_{e(xy)} = \frac{SS_{e(xy)}}{SS_{e(xx)}} = \frac{104.84}{1063.02} = 0.10$$

$$\bar{y}_1' = \bar{y}_1 - b_{e(xy)} \times (\bar{x}_1 - \bar{x}) = 188.4 - 0.10 \times (302.8 - 301.4) = 188.26$$

$$\bar{y}_2' = \bar{y}_2 - b_{e(xy)} \times (\bar{x}_2 - \bar{x}) = 196 - 0.10 \times (297.7 - 301.4) = 196.37$$

$$\bar{y}_3' = \bar{y}_3 - b_{e(xy)} \times (\bar{x}_3 - \bar{x}) = 201.1 - 0.10 \times (303.6 - 301.4) = 200.88$$

对上述结果进行 F 检验,提示调整协变量和区组因素后,不同治疗方案组之间的差异有统计学意义。要想清楚到底哪两组间的差异有统计学意义,还须进一步做两两比较。多重比较结果显示,第三组的治疗效果最好,第一组的治疗效果最差。只有第二组和第三组的差异没有统计学意义,其余各组两两比较的差异均具有统计学意义。

值得指出的是,在这类实验设计的数据分析中,如果忽略了协变量的影响,而采用一般的随机区组设计的方差分析方法,得出的结果可能大相径庭。

第四节　协方差分析的 SAS 软件实现

1. 完全随机资料的协方差分析

例 16-1 的 SAS 程序如下:

```
data li16-1;
input g x y @@;
cards;
1  1.3  10.2  2  1.35  12.4  3  1.15  12.4  4  1.5   10
1  1.2  9.4   2  1.2   10.8  3  1.15  12.0  4  1.2   10.6
……
1  11.2 9.3   2  1.2   10.0  3  1.3   10.5  4  1.45  11.8
;
proc glm; class g; model y = g x;
run;
```

程序说明:上述数据集中有 3 个变量,g 是分组变量,g 等于一、二、三和四,分别表示配方 1、配方 2、配方 3 和配方 4;x 和 y 分别是小鼠初生体重和食用食欲促进剂的小鼠 50 日龄体重,其中 x 表示协变量,y 表示分析变量。调用 GLM 模型,将 g 指定为分组变量,然后定义 model 为 $y = g\ x$。

SAS 输出结果如下:

The GLM Procedure
Dependent Variable: Y

Source	DF	Sum of Squares	Mean Square	F Value	Pr > F
Model	4	31.11753583	7.77938396	8.99	<.0001
Error	43	37.21725583	0.86551758		
Corrected Total	47	68.33479167			

Source	DF	Type III SS	Mean Square	F Value	Pr > F
g	3	13.64950806	4.54983602	5.26	0.0035
x	1	10.86857750	10.86857750	12.56	0.0010

结果说明:广义线性模型中方差分析的 $F = 8.99$,$P < 0.0001$,说明模型是有统计学意义的。在进一步的分组变量方差分析表中,变量 g 的 F 检验值为 5.26,$P = 0.0035$,说明调整协变量后不同组别之间的差

异有统计学意义。需要补充说明一下的是,当使用 GLM 过程分析资料后,通常只需要从 Type Ⅰ SS 和 Type Ⅲ SS 中选择一种;对不平衡资料,选择 Type Ⅲ SS 计算的结果比选择 Type Ⅰ SS 的计算结果更合理,而 Type Ⅰ SS 的计算结果一般与模型中因素的顺序有关。在本例中,我们一般也倾向选择 Type Ⅲ SS 的计算结果,因为该结果与现行统计学教科书中按此设计公式直接计算的结果一致。

上述分析结果只是得出四种配方下不同组别之间的差异有统计学意义,并不清楚哪两组间的差异有统计学意义,须进一步做不同组别间的两两比较,调用如下程序:

```
Proc glm;
class g; model y = g x; lsmeans g/tdiff;
run;
```

运行结果如下:

The GLM Procedure

Least Squares Means

LSMEAN

g	Y LSMEAN	Number
1	10. 2560025	1
2	11. 1597585	2
3	11. 7419685	3
4	11. 3506037	4

Least Squares Means for Effect g

t for H_0 : LSMean(i) = LSMean(j) / Pr > $|t|$

Dependent Variable: Y

i/j	1	2	3	4
1		− 2. 37237	− 3. 85215	− 2. 80675
		0. 0222	0. 0004	0. 0075
2	2. 372366		− 1. 52532	− 0. 49652
	0. 0222		0. 1345	0. 6221
3	3. 852148	1. 52532		1. 028849
	0. 0004	0. 1345		0. 3093
4	2. 806751	0. 496521	− 1. 02885	
	0. 0075	0. 6221	0. 3093	

结果说明:上述结果分两部分,第一部分列出了修正均数的情况,Y LSMEAN 即修正均数值,LSMEAN Number 表示修正均数所对应的组别,四个组修正后的均值分别为 10. 26、11. 16、11. 74 和 11. 35。第二部分为任意两组间的两两比较结果,t for H_0 : LSMean(i) = LSMean(j)/Pr > $|t|$ 表示采用 t 检验法对不同组别的修正均数进行两两比较,并列出了 t 值和 P 值。任意两组间比较列于行列的交汇处,如第一组和第二组的比较结果为 t = − 2. 37237,P 值等于 0. 0222,说明食用配方 1 和配方 2 食欲增进剂的小鼠 50 日龄体重的差异有统计学意义,且配方 2 的增重效果好于配方 1。以此类推,可分别分析其他各组两两比较的结果,最后可得出如下结论:与配方 1 相比,配方 3 的增重效果较好,增重差异有统计学意义;配方 2 与配方 3、配方 2 与配方 4、配方 3 与配方 4 的增重差异无统计学意义。

2. 随机区组资料的协方差分析

例 16-2 的 SAS 程序如下:

```
data new;
do b = 1 to 15; do trt = 1 to 3; input x y @@; output;
end; end;
cards;
309  185   300  193   317  205
301  198   301  195   308  201
……
315  189   302  200   300  202
;
proc glm; class b trt; model y = x b trt; lsmeans trt/tdiff;
run;
```

程序说明:程序中 b 表示区组,b 等于 1 到 15,分别表示 15 个区组;trt 表示处理,trt 等于 1 到 3,分别表示 A、B 和 C 组。采用循环语句读入数据,x 表示协变量,即治疗前大鼠红细胞计数,y 表示分析变量,调用 GLM 模型,将 b 和 trt 指定为分组变量,然后定义 model 为 $y = $ b x trt。调用 LSMEANS 模块,对 trt 变量,即不同治疗方案组进行组间的两两比较。程序运行结果如下:

The GLM Procedure
Dependent Variable: Y

Source	DF	Sum of Squares	Mean Square	F Value	Pr > F
Model	17	1667.496221	98.088013	2.70	0.0102
Error	27	979.081556	36.262280		
Corrected Total	44	2646.577778			

Source	DF	Type III SS	Mean Square	F Value	Pr > F
x	1	10.340666	10.340666	0.29	0.5977
b	14	400.072030	28.576574	0.79	0.6731
trt	2	1232.291806	616.145903	16.99	<0.0001

结果说明:在分组变量的方差分析表中,协变量 x 的 F 检验值为 0.29,P 值大于 0.05,表示协变量大鼠治疗前红细胞计数对分析变量治疗一月后红细胞增加数没有影响。区组因素(家系)的差异无统计学意义。我们最关注的不同治疗方案组间的 F 检验值为 16.99,P 值小于 0.0001,该结果提示,调整协变量和区组因素后,不同治疗方案组之间的差异有统计学意义。要想清楚到底哪两组间的差异有统计学意义,须进一步做两两比较,可调用 LSMEANS 模块。

本例相应分析结果如下:

Least Squares Means

trt	Y LSMEAN	LSMEAN Number
1	188.257536	1
2	196.363830	2
3	200.911967	3

Least Squares Means for Effect trt
t for H_0: LSMean$(i) = $ LSMean$(j)/Pr > |t|$
DePendent Variable: Y

i/j	1	2	3
1		−3.38531	−5.74206
		0.0022	<.0001
2	3.385309		−1.85124
	0.0022		0.0751
3	5.742055	1.851242	
	<.0001	0.0751	

该结果上半部分是各组的校正均值,第 1 组、第 2 组和第 3 组的校正均值分别为 188.26、196.36 和

200.91。两两比较结果在下半部分,列出了任意两组比较的 t 值和 P 值,如第 1 组和第 2 组比较的 t 值为 3.385309,P 值为 0.0022,说明校正后两组间差异有统计学意义。其他结果的解读以此类推。

小　结

（1）协方差分析是一种将方差分析和直线回归相结合起来的一种统计学分析方法。

（2）协变量是指影响处理效应但无法人为控制或难以控制的实验因素。

（3）协方差分析在进行两组或多组均数比较时可以控制一些非研究因素的影响,其目的是将与应变量 y 值呈直线关系的协变量 x 值化为相等后,再检验各组 y 的均数（即修正均数）间的差别。

（4）进行协方差分析的样本资料必须满足正态性、独立性、方差齐性和各组回归线平行,即各样本回归系数本身有统计学意义,且各样本回归系数间的差异无统计学意义。

（5）协方差分析要求协变量是连续性变量,而且不能是影响处理的变量,其取值应在研究之前被观察。

练　习　题

一、简答题

1. 协方差分析的基本思想是什么? 它与方差分析有何区别与联系?

2. 做协方差分析时需要注意哪些应用条件与问题?

3. 当各比较组协变量之间有明显差别时,能否做协方差分析?

4. 修正均数在协方差分析中有何意义?

5. 避免和扣除协变量影响的方法有哪些?

6. 若对一批完全随机设计资料做较详尽的协方差分析,一般需要做哪些假设检验?

二、计算分析题

1. 表 16-10 是某地方病研究所测定 8 名正常儿童和 12 名大骨节病患儿的年龄与其尿肌酐含量的结果。现欲比较这两类儿童人群的尿肌酐含量是否不同,且要扣除年龄因素的影响,试做统计分析。

表 16-10　8 名正常儿童和 12 名大骨节病患儿的年龄 x（岁）与其尿肌酐含量 y（mmol/24h）

正常儿童		大骨节病患儿	
x	y	x_1	y_1
13	3.54	10	3.01
11	3.01	9	2.86
9	3.09	11	2.92
6	2.48	12	3.09
8	2.56	15	3.98
10	3.36	16	3.89
12	3.18	8	2.21
7	2.65	7	2.39
—	—	10	2.74
—	—	15	2.39
—	—	13	2.98
—	—	11	3.01

2. 盐酸二甲双胍是一种降血糖药,具有提高 2 型糖尿病患者的血糖耐受性,降低基础和餐后血糖的作用。某研究人员为研究某磺脲类降血糖药物的有效性及其合用盐酸二甲双胍片的有效性,选择收治 105 名 2 型糖尿病患者,并采用随机对照试验,分为三个治疗组,第一组为某磺脲类降血糖药物组,第二组为盐酸二甲双胍片组,第三组为某磺脲类降血糖药 + 盐酸二甲双胍片组,每组 30 名患者,治疗 3 个月,主要效应指标为糖化血红蛋白。测得每个患者入组前(x)和 3 个月后(y)的糖化血红蛋白含量(%)见表 16-11。试分析该磺脲类降血糖药物及其与盐酸二甲双胍片合用时的有效性。

表 16-11 三组患者治疗前后的糖化血红蛋白含量(%)

编号	第一组		第二组		第三组	
	x_1	y_1	x_2	y_2	x_3	y_3
1	8.1	6.1	8.3	7.2	8.7	8.0
2	8.2	6.6	8.4	7.2	8.7	7.1
3	8.2	7.0	8.5	7.6	9.0	8.1
4	8.3	6.0	8.9	7.9	9.4	7.9
5	8.4	7.5	9.2	7.4	9.4	7.9
6	8.5	7.0	9.3	7.6	9.5	8.9
7	8.6	6.5	9.3	8.4	9.6	8.1
8	8.9	6.2	9.4	8.4	9.6	8.6
9	8.9	7.5	9.6	8.0	9.6	8.1
10	9.1	7.3	9.6	7.3	9.6	8.4
11	9.2	6.5	9.7	8.1	9.7	8.5
12	9.2	7.2	9.8	8.5	9.7	8.5
13	9.2	7.4	9.8	8.5	9.8	8.6
14	9.2	7.6	9.9	8.5	9.9	8.9
15	9.4	7.6	10.0	8.0	9.9	8.7
16	9.4	7.0	10.0	8.5	10.0	8.7
17	9.5	8.2	10.0	8.5	10.2	8.9
18	9.6	7.8	10.1	8.7	10.3	8.9
19	9.8	8.5	10.1	8.7	10.4	8.9
20	9.9	8.4	10.1	8.2	10.4	7.9
21	10.0	8.0	10.1	8.6	10.5	7.8
22	10.1	8.4	10.3	8.6	10.6	8.9
23	10.2	8.3	10.3	8.6	10.6	9.0
24	10.2	7.6	10.3	9.2	10.6	9.3
25	10.3	8.1	10.4	9.4	10.7	9.6
26	10.3	8.2	10.4	8.7	10.7	9.7
27	10.3	7.7	10.5	8.8	10.8	9.0
28	10.4	8.2	10.5	8.8	10.9	9.0
29	10.5	8.3	10.5	9.1	11.0	9.2
30	10.5	9.0	10.5	9.2	11.2	9.8
31	10.6	7.6	10.5	8.3	11.2	9.9
32	10.6	8.6	10.7	8.3	11.2	9.9
33	10.8	8.5	11.0	9.5	11.5	9.9
34	10.9	8.9	11.1	9.7	11.6	10.1
35	11.1	9.2	11.2	10.0	11.6	10.2

3. 为了研究铅作业工人暴露于烟尘的年数与肺活量的关系,按暴露年数将工人分为两组,如表 16-12 所示,甲组暴露大于或等于 15 年,乙组暴露小于 15 年,两组年龄未经控制。试问:该两组暴露于铅作业的工人肺活量是否相同?

表 16-12　铅作业工人年龄与肺活量资料

甲组		乙组	
年龄 x_1/岁	肺活量 y_1/L	年龄 x_2/岁	肺活量 y_2/L
41	5.09	38	4.31
61	4.30	38	4.58
51	4.61	50	5.12
35	4.73	45	4.62
39	2.70	48	3.67
38	3.50	58	3.06
46	2.88	46	4.62
51	3.64	65	5.29
41	5.09	58	5.52
45	3.03	40	3.71
49	2.73	45	4.02
59	—	43	4.51
—	—	39	4.66
—	—	58	2.70
—	—	52	3.89
—	—	47	4.06

（汤在祥）

第十七章 多重线性回归与相关分析

第十三章介绍了简单线性回归与相关的分析方法,研究一个定量因素对另一个定量因素的影响及其相互关系。然而,事物之间的关系是错综复杂的,一个定量指标往往受到多个因素的影响,例如,人的身高与年龄、性别、营养状况、遗传等因素有关,血压水平与性别、年龄、身高、体重、生活习惯等因素有关,需要用不同于简单回归和相关的多因素分析方法来解决。本章介绍多重线性回归(multiple linear regression)和多重相关(multiple correlation),用于分析一个数值变量和多个因素之间的线性关系。多重线性回归和多重相关是简单线性回归和相关的拓展,其基本原理和方法与简单线性回归和相关相同,所以在一般统计软件包中的操作和语句是一样的。多因素分析计算复杂,可借助统计软件包来完成,因此,本章及后面章节的多因素分析方法内容都是介绍相关的基本概念、分析内容、数据格式、SAS 程序实现和输出结果的解释。

第一节 多重线性回归分析的概念

一、多重线性回归模型

多重线性回归模型的一般形式为:

$$y = \beta_0 + \beta_1 x_1 + \cdots + \beta_i x_i + \cdots + \beta_m x_m + \varepsilon \tag{17-1}$$

式中,β_0 是常数项,β_1,β_2,$\cdots$,β_i,$\cdots$,β_m 称为偏回归系数(partial regression coefficient),是待定参数;$\beta_i(i = 1, 2, \cdots, m)$ 表示在模型中其他自变量保持不变的情况下,自变量 x_i 每改变一个单位时引起 y 的平均改变量;ε 为随机误差,表示在 y 的变化中,不能用模型中所有自变量 $x_i(i = 1, 2, \cdots, m)$ 解释的部分。

相应地,由样本估计而得到的多重线性回归模型为:

$$\hat{y} = b_0 + b_1 x_1 + \cdots + b_i x_i + \cdots + b_m x_m \tag{17-2}$$

式中,$\hat{y}$ 为 $x_i = (x_1, x_2, \cdots, x_m)$ 取一组值时,应变量 y 的总体均值的估计值;b_0,b_1,b_2,$\cdots$,b_i,$\cdots$,b_m 是公式(17-1)中参数 β_0,β_1,β_2,$\cdots$,β_i,$\cdots$,β_m 的估计值。

二、多重线性回归模型的假定条件

多重线性回归模型的应用应满足如下数学条件(LINE)。

(1)线性趋势(linear),表示应变量 y 与自变量 $x_1, x_2, \cdots, x_i, \cdots, x_m$ 之间具有线性关系。

(2)独立性(independent),表示各观测值间相互独立。

(3)正态性(normal),表示对任意一组自变量取值,应变量 y 服从正态分布。

(4)方差齐性(equal variance),表示对任意一组自变量取值,应变量 y 的方差相同。

条件(3)和(4)相当于随机误差项 $\varepsilon \sim N(0, \sigma^2)$。

第二节　多重线性回归分析的一般步骤

多重线性回归分析一般可分为多重线性回归模型的建立和假设检验两个基本步骤。

一、多重线性回归模型的建立

多重线性回归模型的建立，关键是计算偏回归系数。n 例实际观测值用普通最小二乘法（ordinary least squares，OLS）可求得多重线性回归模型中偏回归系数的估计值 $b_0, b_1, b_2, \cdots, b_i, \cdots, b_m$，从而可以建立多重线性回归模型的估计表达式：

$$\hat{y} = b_0 + b_1 x_1 + \cdots + b_i x_i + \cdots + b_m x_m$$

将 n 例观测的样本数据整理成表 17-1 的形式。

表 17-1　多重线性回归分析数据格式

观测值编号	x_1	x_2	$\cdots$	x_m	y
1	x_{11}	x_{12}	$\cdots$	x_{1m}	y_1
2	x_{21}	x_{22}	$\cdots$	x_{2m}	y_2
$\cdots$	$\cdots$	$\cdots$	$\cdots$	$\cdots$	$\cdots$
n	x_{n1}	x_{n2}	$\cdots$	x_{nm}	y_n

对第 j 例观测值 y_j 的估计值为：$\hat{y}_j = b_0 + b_1 x_{j1} + \cdots + b_i x_{ji} + \cdots + b_m x_{jm}$，它与实际观测值的差值为 $y_j - \hat{y}_j$。最小二乘估计法就是求出当所有 n 例实际观测的 $y_j - \hat{y}_j$ 平方和最小时，即 $\sum_{j=1}^{n}(y_j - \hat{y}_j)^2 = \sum_{j=1}^{n}[y_j - (b_0 + b_1 x_{j1} + \cdots + b_i x_{ji} + \cdots + b_m x_{jm})]^2$ 最小时，偏回归系数 $b_0, b_1, b_2, \cdots, b_i, \cdots, b_m$ 的估计值。用最小二乘法原理计算各偏回归系数的过程比较复杂，一般都用统计软件包来完成，本教材运用 SAS 软件包来实现。

例 17-1　某研究者为了研究 *CORIN* 基因启动子区域 DNA 甲基化与高血压的关联性，调查了 2706 人，收集调查对象的基本信息，采集血液标本，进行常规生化检测，并检测 *CORIN* 基因启动子区域 9 个 CpG 位点的 DNA 甲基化水平。本例题利用其中 30 名研究对象的数据分析其中 1 个 CpG 位点的 DNA 甲基化水平与舒张压的关系，分析的变量包括年龄 x_1（岁）、性别 x_2（男 = 1，女 = 2）、体质指数（BMI）x_3（kg/m^2）、空腹血糖（FPG）x_4（mmol/L）、总胆固醇（TC）x_5（mmol/L）、CpG1 位点甲基化水平 x_6（%）及舒张压 y（mmHg），资料如表 17-2 所示。试建立舒张压与 CpG1 位点甲基化水平及其他变量之间的多重线性回归模型。

表 17-2　30 名调查对象舒张压及其相关指标的测量结果

编号	舒张压 y	年龄 x_1	性别 x_2	BMI x_3	FPG x_4	TC x_5	CpG1 x_6
1	81	35	1	25	4.4	4.1	26.0
2	96	51	2	26	4.4	5.6	24.1
3	79	32	1	24	4.0	3.7	26.9
4	82	35	1	26	4.4	4.1	26.9
5	96	51	1	28	5.4	5.6	24.1
6	79	33	2	26	4.3	3.7	28.9
7	81	41	1	24	4.3	3.6	25.5

编号	舒张压 y	年龄 x_1	性别 x_2	BMI x_3	FPG x_4	TC x_5	CpG1 x_6
8	102	57	2	27	5.5	5.0	20.1
…	…	…	…	…	…	…	…
25	98	47	2	25	4.6	4.8	25.9
26	73	38	1	24	4.2	3.7	31.9
27	98	55	2	27	5.9	4.8	24.2
28	90	45	2	27	4.4	4.6	26.9
29	88	45	1	24	4.2	3.8	25.6
30	100	50	2	28	6.2	5.0	23.9

应用 SAS 程序"reg"求得：

$b_0 = 43.0104, b_1 = 0.3678, b_2 = 2.9307, b_3 = 1.1171, b_4 = 0.0078, b_5 = 4.1220, b_6 = -0.8403$。

偏回归系数的意义是，在各自变量均有统计学意义的情况下，控制其他自变量的影响，x_i 每增加一个单位，应变量 y 平均增加 b_i 单位。如本例题中 $b_6 = -0.8403$，假设 $x_1, x_2, \cdots, x_6$ 对应变量 y 的影响都有统计学意义，控制年龄、性别、BMI、FPG 和 TC，*CORIN* 基因启动子区域 CpG1 位点 DNA 甲基化水平每增加 1%，舒张压平均减少 0.84 mmHg。

二、多重线性回归模型的假设检验

由样本观测值对总体的多重线性回归模型各参数做出估计后，应对其进行假设检验。

1. 多重线性回归模型的方差分析

多重线性回归模型的假设检验就是检验应变量 y 与自变量 $x_1, x_2, \cdots, x_m$ 整体上是否存在线性回归关系，它等价于检验 $\beta_1, \beta_2, \cdots, \beta_i, \cdots, \beta_m$ 是否同时为 0。

$H_0: \beta_1 = \beta_2 = \cdots = \beta_i = \cdots = \beta_m = 0$。

$H_1:$ 各 $\beta_i (i = 1, 2, \cdots, m)$ 不全为 0。

$\alpha = 0.05$。

和前面直线回归模型的检验类似，可采用方差分析（F 检验）。为计算检验统计量 F 值，同样可对总的离均差平方和进行分解。

$$\sum_{j=1}^{n} (y_j - \bar{y})^2 = \sum_{j=1}^{n} (\hat{y}_j - \bar{y})^2 + \sum_{j=1}^{n} (y_j - \hat{y}_j)^2 \tag{17-3}$$

可简写为：

$$SST = SSR + SSE \tag{17-4}$$

构造 F 检验统计量为：

$$F = \frac{SSR/m}{SSE/(n-m-1)} \tag{17-5}$$

F 服从自由度 df 为 $(m, n-m-1)$ 的 F 分布，分析结果见表 17-3。

表 17-3 多重线性回归方差分析表

变异来源	df	SS	MS	F 值	P 值
回归	m	SSR	$\dfrac{SSR}{m}$	$\dfrac{MSR}{MSE}$	
误差	$n-m-1$	SSE	$\dfrac{SSE}{(n-m-1)}$		
总变异	$n-1$	SST			

例 17-1 的 SAS 软件包给出的方差分析的结果如下：

Analysis of Variance					
Source	DF	Sum of Squares	Mean Square	F Value	$Pr > F$
Model	6	3309.13848	551.52308	37.28	<.0001
Error	23	340.22819	14.79253		
Corrected Total	29	3649.36667			

在 SAS 分析结果中，Model、Error、Corrected Total 分别表示回归、误差和总变异。结果显示：$F = 37.28, P < 0.0001$。按 $\alpha = 0.05$ 水准，拒绝 H_0，接受 H_1，可以认为至少有 1 个自变量与应变量 y 存在线性回归关系。

方差分析的结果有统计学意义，表示 6 个自变量中至少有 1 个对应变量 y 的影响有统计学意义，那么究竟哪些自变量对应变量 y 的影响有统计学意义？ 这还需要对每个自变量的偏回归系数分别进行假设检验。

2. 偏回归系数的假设检验

正如多组均数比较的方差分析，当 $P < 0.05$ 时，拒绝 H_0，接受 H_1，差异有统计学意义，需要进行两两比较。若回归模型整体假设检验的结果有统计学意义，则需要对每个偏回归系数进行假设检验。

$H_0: \beta_i = 0$。

$H_1: \beta_i \neq 0 (i = 1, 2, \cdots, m)$。

$\alpha = 0.05$。

构造 t 统计量如下：

$$t_{b_i} = \frac{b_i}{s_{b_i}} \tag{17-6}$$

式中，b_i 为前面所求得的偏回归系数，s_{b_i} 是 b_i 的标准误。在 H_0 成立的前提下，t_{b_i} 服从自由度为 $\nu = n - m - 1$ 的 t 分布。如果 $|t_{b_i}| \geq t_{\alpha/2, n-m-1}$，则按照 $\alpha = 0.05$ 水准，拒绝 H_0，接受 H_1，可认为 $\beta_i \neq 0$，x_i 对 y 的线性回归关系有统计学意义。SAS 分析的参数估计结果可以给出对各偏回归系数进行 t 检验的统计量和 P 值，可以直接根据 P 值下结论。

例 17-1 的 SAS 分析给出参数估计的结果如下：

Parameter Estimates								
Variable	DF	Parameter Estimate	Standard Error	t Value	$Pr > |t|$	Standardized Estimate	95% Confidence Limits	
Intercept	1	43.01041	18.30331	2.35	0.0277	0	5.14711	80.87370
x1	1	0.36782	0.16609	2.21	0.0370	0.25292	0.02424	0.71141
x2	1	2.93070	1.63292	1.79	0.0858	0.13167	−0.44724	6.30865
x3	1	1.11708	0.52332	2.13	0.0437	0.20986	0.03450	2.19965
x4	1	0.00777	1.76225	0.00	0.9965	0.00049500	−3.63772	3.65326
x5	1	4.12195	1.39583	2.95	0.0071	0.29401	1.23446	7.00944
x6	1	−0.84025	0.33027	−2.54	0.0181	−0.26207	−1.52347	−0.15704

由各自变量对应的 P 值（$Pr > |t|$），按照 $\alpha = 0.05$ 水准，可以得出如下结论：年龄（x_1）、BMI（x_3）、总胆固醇（x_5）和 *CORIN* 基因启动子区域 CpG1 位点 DNA 甲基化水平（x_6）对舒张压的影响作用有统计学意义。

多重线性回归分析属于多因素回归分析，在多因素回归分析中，检验水准可以定高一些，如 0.10、0.25 等。在本例题中，如果按照 $\alpha = 0.10$ 水准，除了年龄、BMI、总胆固醇和 *CORIN* 基因启动子区域 CpG1 位点 DNA 甲基化水平，性别对舒张压的影响作用也有统计学意义。

3. 偏回归系数的区间估计

利用偏回归系数的点估计值和标准误,可以计算偏回归系数的置信区间,在 SAS 软件包回归分析中加上选项"clb"可以实现。

三、标准化偏回归系数

经过对 β_i 是否为 0 的假设检验,对应变量的影响作用有统计学意义的自变量,其偏回归系数表示该自变量对应变量的影响作用,即控制其他自变量的影响,x_i 每增加 1 个单位,应变量 y 平均增加 b_i 个单位。但由于各自变量 x_i 一般具有不同的单位,b_i 单位也就不同,即使各 b_i 有统计学意义,也不能直接通过偏回归系数 b_i 的绝对值大小来比较各自变量 x_i 对应变量 y 的影响大小。

此时,可对原始数据进行标准化变换:

$$x'_{ji} = \frac{x_{ji} - \overline{x_i}}{S_i} \quad j = 1, 2, \cdots, n \quad i = 1, 2, \cdots, m \tag{17-7}$$

用标准化后的、没有单位的 x'_{ji} 数据计算,拟合得到的回归模型称为标准化回归模型,相应的偏回归系数 b'_i 称为标准化偏回归系数,b'_i 符号和假设检验的结果与 b_i 完全相同。标准化偏回归系数是没有量纲的,在各自变量间不存在共线性且有统计学意义的前提下,可结合专业知识用各自变量 b'_i 绝对值的大小来比较各自变量 x_i 对应变量 y 的作用大小。$|b'_i|$ 绝对值越大,说明相应的自变量对应变量 y 的作用越大。

在回归分析的 SAS 程序语句中加入"stb"选择项,即可在输出结果中以 Standardized Estimate 形式给出 b'_i。

例 17-1 的 SAS 分析结果为 $b'_1 = 0.2529, b'_3 = 0.2099, b'_5 = 0.2940, b'_6 = -0.2921$。

在 $\alpha = 0.05$ 水准上,年龄、BMI、总胆固醇和 *CORIN* 基因启动子区域 CpG1 位点 DNA 甲基化水平对舒张压的影响作用有统计学意义,根据标准化偏回归系数的绝对值大小可以得到上述自变量对舒张压的影响作用由强到弱的顺序为:总胆固醇、*CORIN* 基因启动子区域 CpG1 位点 DNA 甲基化水平、年龄、BMI。

四、多重线性回归模型的修正

将所有变量全部纳入多重线性回归模型,可以按照一定水平的检验水准,根据结果筛选有统计学意义的自变量。如果将所有变量都放入多重线性回归模型,则模型中就包括无统计学意义的变量;如果只把有统计学意义的变量放入模型,则自变量的偏回归系数将发生改变。因此,需要对模型进行修正,方法是:剔除 t 检验结果 P 值最大的变量,用 y 和其余的自变量进行回归分析,依次剔除、分析,直至纳入分析的变量在规定水平的检验水准上都有统计学意义。这种方法和后面逐步回归法中的后退法的思想相同,不同之处是后退法可以用统计分析软件自动完成,一步一步地剔除变量,并且后退法对偏回归系数假设检验的统计量是 F 统计量,对回归模型的修正用的是 t 检验统计量。本例题中对回归模型修正的过程如下。

根据全部 6 个变量都进入分析的"Parameter Estimates"结果,变量 x_4 对应的 P 值最大。因此,剔除变量 x_4,进行其他 5 个变量的回归分析,"Parameter Estimates"结果为:

Parameter Estimates					
Variable	DF	Parameter Estimate	Standard Error	t Value	Pr > |t|	Standardized Estimate
Intercept	1	43.03251	17.23301	2.50	0.0198	0
x1	1	0.36806	0.15402	2.39	0.0251	0.25308
x2	1	2.93142	1.59056	1.84	0.0777	0.13171
x3	1	1.11757	0.50064	2.23	0.0352	0.20995
x5	1	4.12262	1.35828	3.04	0.0057	0.29406
x6	1	-0.84072	0.30627	-2.75	0.0113	-0.26221

结果中变量 x_2 对应的 P 值 > 0.05，再剔除变量 x_2，进行其他 4 个变量的回归分析，"Parameter Estimates"结果为：

Parameter Estimates						
Variable	DF	Parameter Estimate	Standard Error	t Value	Pr > |t|	Standardized Estimate
Intercept	1	40.00417	17.95796	2.23	0.0351	0
x1	1	0.43214	0.15707	2.75	0.0109	0.29714
x3	1	1.23834	0.51958	2.38	0.0251	0.23264
x5	1	4.31259	1.41780	3.04	0.0055	0.30761
x6	1	−0.80675	0.32003	−2.52	0.0185	−0.25162

分析结果中，所有纳入分析的自变量对应的 P 值均 <0.05，最终修正的多重线性回归模型为：

$$\hat{y} = 40.004 + 0.432x_1 + 1.238x_3 + 4.313x_5 - 0.807x_6$$

由以上纳入不同自变量回归分析的结果看，纳入不同变量，自变量 x_i 参数估计的结果不同，这说明自变量与应变量的作用相互影响，在实际应用中应该根据专业知识，选择纳入变量进行分析。

第三节 多变量的相关分析

多变量的相关分析包括多变量中两两变量之间的简单相关分析、偏相关分析和复相关分析，对应的统计指标有简单相关系数（也称 Spearman 相关系数）、偏相关系数（partial correlation coefficient）、复相关系数（multiple correlation coefficient）、决定系数（determination coefficient）与校正决定系数（adjusted determination coefficient）。

一、简单相关分析矩阵

两个变量如果满足双变量正态分布，可以分析它们之间的线性相关关系，如果多个变量之间任意两变量之间均满足双变量正态分布，则可以分析多变量中两两变量之间的线性相关关系（也称简单相关关系）。

由样本观测值：

$$\begin{bmatrix} x_{11}, x_{12}, \cdots, x_{1i}, \cdots, x_{1m}, y_1 \\ x_{21}, x_{22}, \cdots, x_{2i}, \cdots, x_{2m}, y_2 \\ x_{j1}, x_{j2}, \cdots, x_{ji}, \cdots, x_{jm}, y_j \\ x_{n1}, x_{n2}, \cdots, x_{ni}, \cdots, x_{nm}, y_n \end{bmatrix}$$

$i = 1, 2, \cdots, m, j = 1, 2, \cdots, n$，分别计算 y、各 x_i 两两之间的简单相关系数，得到多变量相关矩阵。

同样，也可以绘制散点图的矩阵，它可以直观地对变量间是否存在线性关系做出初步的判断。

在例 17-1 中，性别为分类变量，不可以进行线性相关分析，因此做 y 变量和其他 5 个自变量 x_1、x_3、x_4、x_5、x_6 任意两变量（假设均服从双变量正态分布）的散点图矩阵和相关矩阵，可以调用 SAS 9.4 中的"sgscatter"过程来绘制散点图矩阵，用"corr"可以获得相关矩阵。绘制出的散点图矩阵如图 17-1 所示。

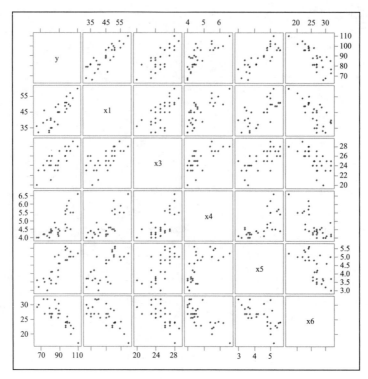

图 17-1　散点图矩阵

每一单元图中的纵轴由所在行的变量名决定,每一单元图中的横轴由所在列的变量名决定。图 17-1 中行变量和列变量依次为变量 y、x_1、x_3、x_4、x_5、x_6,如第 3 行、第 4 列的单元格为 x_3 和 x_4 两个变量的散点图,表示 x_3 和 x_4 两个变量的相关关系,并呈现线性趋势。

SAS 软件包进行 y、x_1、x_3、x_4、x_5、x_6 任意两个变量之间相关关系的分析结果如下:

| | | Pearson Correlation Coefficients, N = 30 | | | | |
| | | Prob > \|r\| under H0:Rho = 0 | | | | |
	y	x_1	x_3	x_4	x_5	x_6
y	1.00000	0.84487 <.0001	0.79552 <.0001	0.77523 <.0001	0.82969 <.0001	−0.80377 <.0001
x_1	0.84487 <.0001	1.00000	0.65079 <.0001	0.75639 <.0001	0.69915 <.0001	−0.72036 <.0001
x_3	0.79552 <.0001	0.65079 <.0001	1.00000	0.67728 <.0001	0.68177 <.0001	−0.63500 0.0002
x_4	0.77523 <.0001	0.75639 <.0001	0.67728 <.0001	1.00000	0.65968 <.0001	−0.72845 <.0001
x_5	0.82969 <.0001	0.69915 <.0001	0.68177 <.0001	0.65968 <.0001	1.00000	−0.61888 0.0003
x_6	−0.80377 <.0001	−0.72036 <.0001	−0.63500 0.0002	−0.72845 <.0001	−0.61888 0.0003	1.00000

每个格子中的数值表示行和列对应的两个变量之间的简单相关系数(上行)和对相关系数做假设检验的 P 值(下行),例如,在第 3 行第 5 列的格子,上行 0.68177,下行 <0.0001,表示 x_3 和 x_5 两个变量之间的相关系数 $r = 0.68177$;对总体相关系数是否等于 0 的假设检验的 $P < 0.0001$,表示 x_3 和 x_5 两个变量之间存在线性相关关系;对角线的值都为 1.00000,表示各变量和自己的关系是完全线性相关。

二、偏相关分析

简单相关系数描述两个变量之间的线性相关性,没有考虑其他变量的影响。然而,变量之间的关系不是独立的,通常受到其他因素的影响,如果控制其他因素的影响,两个变量之间的关系可能会改变,也可能变得没有相关性。如例 17-1 中空腹血糖与舒张压的关系,从上面的简单相关矩阵看,空腹血糖和舒张压之间存在较强的线性相关关系,$r = 0.77523$,$P < 0.0001$,但是在多重线性回归分析中,控制其他因素的影响,空腹血糖对舒张压的影响没有统计学意义。因此,这也说明控制其他因素的影响,空腹血糖和舒张压的线性关系发生了改变。控制其他因素的影响,考察两个变量之间的关系,可以用偏相关分析,用偏相关系数(partial correlation coefficient)描述相关关系,可记作 $r_{ik.1,2,\cdots,i-1,i+1,\cdots,k-1,k+1,\cdots,m}$(下标中圆点后面数字表示将其固定不变的变量的下标),例如,控制 x_1、x_3、x_5、x_6,考察 y 和 x_4 之间的相关关系,偏相关系数可表示为 $r_{y4.1,3,5,6}$。

用 SAS 软件包可以进行偏相关分析,得到偏相关系数及其假设检验的结果,例如,控制 x_1、x_3、x_5、x_6,分析 y 和 x_4 之间的相关关系,结果如下:

Pearson Partial Correlation Coefficients,N = 30 Prob > |r| under H0:Partial Rho = 0		
	y	x_4
y	1.00000	0.03599
		0.8614
x_4	0.03599	1.00000
	0.8614	

由偏相关系数 $r_{y4.1,3,5,6} = 0.03599$,$P = 0.8614$,可以认为,控制年龄、BMI、总胆固醇和 *CORIN* 基因启动子区域 CpG1 位点甲基化水平,空腹血糖和舒张压之间不存在线性相关关系。

同一资料,控制相同的变量,各自变量与应变量的偏相关系数的假设检验与多重线性回归分析中的偏回归系数假设检验的结果是等价的。

三、复相关系数

复相关系数(multiple correlation coefficient)用以描述多重线性回归模型中应变量 y 与全部自变量间相关的密切程度,定义为:

$$R = R_{y.12\cdots m} = \sqrt{\frac{SSR}{SST}} \tag{17-7}$$

显然,有 $0 \leqslant R \leqslant 1$,它仅反映应变量 y 与全部自变量间的相关密切程度,而不反映相关的方向。它总是大于应变量 y 与任何一个自变量 x_i 间相关系数的绝对值 $|r_{yi}|$。复相关系数 R 的平方是决定系数 R^2,R^2 是评价回归模型拟合效果优劣的重要指标。常用的统计软件回归分析通常会给出决定系数 R^2 值,利用给出的 R^2 值可计算复相关系数 R 值,即 $R = \sqrt{R^2}$。

决定系数(determination coefficient)的计算公式为:

$$R^2 = \frac{SSR}{SST} = 1 - \frac{SSE}{SST} \tag{17-8}$$

R^2 表示应变量 y 的总变异中可由回归模型中自变量的组合解释的部分所占比重,$0 \leqslant R^2 \leqslant 1$。决定系数作为评价回归模型拟合效果优劣的指标,其值越接近 1,说明拟合效果越好,即回归模型很好地拟合了样本数据。

利用决定系数对回归模型进行拟合优度的假设检验等价于对整个模型进行假设检验的方差分析:

$$F = \frac{SSR/m}{SSE/(n-m-1)} = \frac{R^2/m}{(1-R^2)/(n-m-1)}$$

决定系数的计算结果在多重线性回归模型拟合过程中同时算得，SAS 是用 R-square 形式给出的。本例结果为 $R^2 = 0.9966$。

Root MSE	0.39435	R-Square	0.9966
Dependent Mean	113.57143	Adj R-Sq	0.9951
Coeff Var	0.34722		

第四节　多重线性回归模型的诊断

本章第一节中已述及多重线性回归模型的数学条件为应变量 y 与自变量 $x_1, x_2, \cdots, x_i, \cdots, x_m$ 之间具有线性关系，随机误差 $\varepsilon \sim N(0, \sigma^2)$，即应变量 y 应相互独立、服从正态分布、方差齐性等。如果观测的情况偏离这些条件太远，该回归模型就不尽合理。另外，回归分析是通过实际观测点来对模型进行拟合，如果有一个偏离大部分观测点较远的观测值，直接进行拟合回归模型，会极大地影响回归拟合的效果。此外，各自变量 $x_1, x_2, \cdots, x_i, \cdots, x_m$ 之间不应有强的相关关系存在，否则就会存在共线性，造成结果的不稳定，甚至无法得出合理的结果。因此，在拟合出多重线性回归模型后，宜对上述情况进行诊断。由于用于模型诊断的统计量定义和计算都较为复杂，故本节仅介绍基本概念和用 SAS 程序实现的方法。

一、残差分析

模型的正态性、方差齐性和独立性可采用残差分析进行诊断。在进行简单线性相关与回归前可绘制散点图，直观地观察模型的分析条件。而在多因素分析中，多维结构不方便绘制散点图，通常在拟合后常采用残差分析对模型是否满足数学条件、是否存在强影响点或异常值进行检查。

1. 残差

随机误差通常用残差（residual）估计，残差用 e_i 表示，是观察值 y_i 与回归预测值 $\hat{y}_i$ 之间的差值。残差是随机误差的估计：

$$e_i = \hat{\varepsilon}_i = y_i - \hat{y}_i \tag{17-9}$$

多重线性回归模型假定的条件是随机误差零均值、正态性、同方差，即 $\varepsilon_i \sim N(0, \sigma^2)$。如果样本回归模型对数据拟合较好，那么 ε_i 的估计值 $\hat{\varepsilon}_i$ 应近似服从 $N(0, \sigma^2)$，因此 $e_i \sim N(0, \sigma^2)$。一般情况下，随机误差项标准差 σ 是未知的，用其估计值 $\hat{\sigma} = \sqrt{MSE}$ 来代替，$\hat{\sigma}$ 称为回归标准差。

2. 标准化残差

在残差分析中，超过 $\pm 3\hat{\sigma}$ 的残差为异常值。为了便于观察和控制残差的大小，对残差 e_i 进行标准化，得到标准化残差（standardized residual），表示为 ZRE_i。标准化残差的计算公式为：

$$ZRE_i = \frac{e_i}{\hat{\sigma}} = \frac{e_i}{\sqrt{MSE}} \tag{17-10}$$

标准化残差使残差具有可比性，按照标准正态分布的分布规律，可将标准化残差控制在 ± 2 之内，± 3 之内出现的点所对应的原始数据制定为可疑异常值，在 ± 3 之外出现的点所对应的原始数据判定为异常值。

以预测值 $\hat{y}_i$ 为横坐标，以标准化残差为纵坐标，绘制标准化残差图。同样，也可以自变量 x 为横坐标，以标准化残差为纵坐标，绘制标准化残差图。

理想的线性回归模型标准化残差图如图 17-2 所示，散点均匀分布在参考线（$ZRE = 0$）的上下，在 ± 2 之内，表明残差服从正态分布，不同预测值对应的残差值的方差相同。

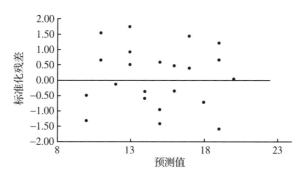

图17-2　理想的线性回归模型标准化残差图

3. 学生化残差

标准化残差是在假设随机误差项方差相等的前提下,用回归标准差 $\hat{\sigma}$ 计算得到的,并没有解决方差不等的问题。学生化残差(studentized residual)则进一步解决了方差不等的问题。

用残差除以标准误,得到的数值称为学生化残差,表示为 SRE_i,计算公式为:

$$SRE_i = \frac{e_i}{S_{e_i}} \tag{17-11}$$

式中, S_{e_i} 是第 i 个残差的标准误,其计算公式为:

$$S_{e_i} = \hat{\sigma} \sqrt{1 - h_{ii}} \tag{17-12}$$

式中, h_{ii} 是矩阵 $H = x(x^T x)^{-1} x^T$(也称帽子矩阵)对角线上的元素,称为杠杆值。第 i 个观测值的杠杆值,表示自变量的第 i 个观测值与自变量均值 $\bar{x}$ 之间距离的远近,杠杆值大的观测点为高杠杆点,一般认为观测点的 h_{ii} 值大于均值的 2 或 3 倍,即可视为高杠杆点。

以预测值为横坐标,以标准化残差为纵坐标,绘制学生化残差图,用以直观地判断误差项是否服从正态分布,是否等方差,是否不相关。

图17-3 给出了以预测值为横坐标,以学生化残差为纵坐标,不同分布类型的学生化残差图。

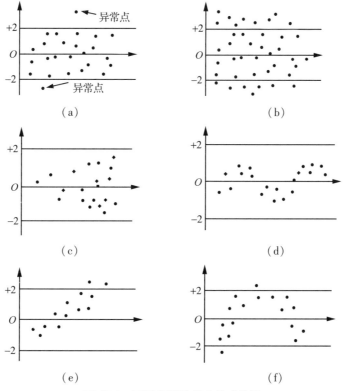

图17-3　不同类型的学生化残差图

在图 17-3（a）中，散点均匀分布在参考线 0 的上下两部分，存在超出 ±2 的散点，表明模型基本满足正态分布，但存在可疑离群值（或异常点）；在图 17-3（b）中，散点均匀分布在参考线 0 的上下两部分，存在较多超出 ±2 的散点，表明模型不满足正态分布，并且可能遗漏了某些重要的解释变量，或模型设定有误，回归模型拟合不充分；在图 17-3（c）中，散点呈逐渐变宽（或变窄）趋势，表明残差项存在异方差性，线性回归模型不符合等方差条件；在图 17-3（d）中，散点呈周期性变化趋势，表明随机误差项之间的协方差 $Cov(\varepsilon_i, \varepsilon_k) \neq 0$（任意 $i \neq k, i, k = 1, 2, \cdots, n$），即残差项存在自相关性；在图 17-3（e）中，散点呈线性趋势，表明可能漏掉了比较重要的自变量，并且残差项存在自相关性；在图 17-5（f）中，散点呈现有规律的曲线型分布，应考虑曲线拟合，或者可尝试变量变换后再进行线性回归分析，另外，残差项存在自相关性。

4. 学生化删除残差

当数据存在关于 y 的异常观测值时，异常观测值把回归线拉向自己，使异常观测值本身的残差减少，而其余观测值的残差增大，这时回归标准差 $\hat{\sigma}$ 也会增大，因此用"3σ"准则不能正确分辨出异常观测值，可以用学生化删除残差（studentized deleted residual）解决这个问题。

学生化删除残差的构造思想是：在计算第 i 个观测值的残差时，用删除掉第 i 个观测值的其余 $n-1$ 个观测值拟合回归模型，计算出第 i 个观测值的删除拟合值 $\hat{y}_{(i)}$，这个删除拟合值与第 i 个观测值无关，不受第 i 个观测值是否为异常观测值的影响，第 i 个观测值的删除残差为 $e_{(i)} = y_i - \hat{y}_{(i)}$。删除残差 $e_{(i)}$ 较普通残差能更好地反映第 i 个观测值的异常情况。删除残差 $e_{(i)}$ 与残差 e_i 存在如下关系：

$$e_{(i)} = \frac{e_i}{1 - h_{ii}} \tag{17-13}$$

进一步，可以计算第 i 个观测值的学生化删除残差，记为 $SRE_{(i)}$。学生化删除残差主要用于强影响点的诊断。

5. 独立性检验

随机误差项独立性的假定也就是假定随机误差项是不相关的，即 $Cov(\varepsilon_i, \varepsilon_k) = 0$, $i \neq k$。如果一个回归模型不满足独立性，即 $Cov(\varepsilon_i, \varepsilon_k) \neq 0$，则称随机误差项之间存在自相关现象。自相关现象不是变量之间的相关关系，而是指一个变量前后期数值之间存在的相关关系，通常称为序列相关。一般情况下，序列相关会带来一些问题，例如，参数估计值不再具有最小方差线性无偏性，均方误差 MSE 可能严重低估误差项的方差，等等。独立性（或自相关性）诊断方法主要有如下几种。

（1）图示检验法

残差 e_i 作为随机误差项 ε_i 的估计值，通过绘制 e_i 的散点图，根据 e_i 的相关性来判断随机误差项 ε_i 的序列相关性。以 (e_{i-1}, e_i), $i = 2, 3, \cdots, n$，做散点绘图，如果大部分散点落在第一、三象限，表明随机误差项 ε_i 存在着正的自相关关系，如图 17-4（a）所示；如果大部分散点落在第二、四象限，那么随机误差项 ε_i 存在负的自相关关系，如图 17-4（b）所示。

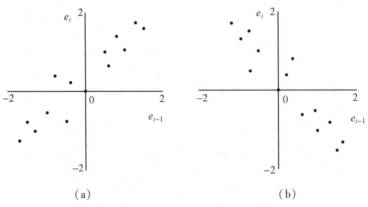

图 17-4 自相关分析残差图

（2）自相关系数法

随机误差序列 $\varepsilon_1, \varepsilon_2, \cdots, \varepsilon_i, \cdots, \varepsilon_n$ 的自相关系数定义为：

$$\rho = \frac{\displaystyle\sum_{i=2}^{n} \varepsilon_i \varepsilon_{i-1}}{\sqrt{\displaystyle\sum_{i=2}^{n} \varepsilon_i^2} \sqrt{\displaystyle\sum_{i=2}^{n} \varepsilon_{i-1}^2}} \tag{17-14}$$

自相关系数 ρ 的取值范围是 $[-1, 1]$，当 ρ 的取值接近于 1 时，表明随机误差项 ε_i 存在正的自相关关系；当 ρ 的取值接近于 -1 时，表明随机误差项 ε_i 存在负的自相关关系。在实际应用中，用残差 e_i 代替 ε_i 计算自相关系数：

$$\hat{\rho} = \frac{\displaystyle\sum_{i=2}^{n} e_i e_{i-1}}{\sqrt{\displaystyle\sum_{i=2}^{n} e_i^2} \sqrt{\displaystyle\sum_{i=2}^{n} e_{i-1}^2}} \tag{17-15}$$

$\hat{\rho}$ 作为自相关系数 ρ 的估计值，需要做显著性检验才能判定自相关性的存在，通常需要进行 D-W 检验代替对 $\hat{\rho}$ 的检验。

（3）D-W 检验

D-W（durbin-watson）检验适用于检验随机误差项具有一阶自回归形式的序列相关问题。为了检验随机误差项的独立性，构造的假设为 $H_0 : \rho = 0$，构造的 DW 统计量为：

$$DW = \frac{\displaystyle\sum_{i=2}^{n} (e_i - e_{i-1})^2}{\displaystyle\sum_{i=2}^{n} e_i^2} \tag{17-16}$$

在 $\displaystyle\sum_{i=2}^{n} e_i^2$ 与 $\displaystyle\sum_{i=2}^{n} e_{i-1}^2$ 近似相等的情况下，通过公式推导，可得到：

$$DW \approx 2(1 - \hat{\rho}) \tag{17-17}$$

DW 的取值范围为 $[0, 4]$。DW 值愈接近于 2 时，残差项之间愈无相关；DW 值愈接近于 0 时，残差项之间正相关愈强；DW 值愈接近于 4 时，残差项之间负相关愈强。

根据样本含量 n 和自变量的个数 $m+1$（包括常数项），查 DW 分布表，得临界值 d_l 和 d_u，然后根据图 17-5 所列准则考察计算得到的 DW 值，以判定模型的自相关性。

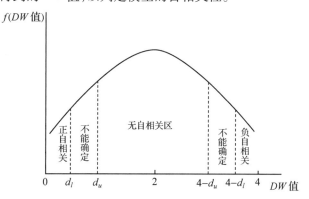

图 17-5　DW 的分布及准则

用 SAS 软件可以得到 DW 值和相应的 P 值。

6. SAS 软件包残差分析结果

对例 17-1 资料进行多重线性回归分析（自变量包括 x_1、x_3、x_5、x_6），在 Model 语句中加入选项"r""dw dwprob"，可得到残差分析结果如下：

			Output Statistics				
Obs	Dependent Variable	Predicted Value	Std Error Mean Predict	Residual	Std Error Residual	Student Residual	Cook's D
1	81	81.8294	1.6173	−0.8294	3.490	−0.238	0.002
2	96	99.5418	2.0837	−3.5418	3.233	−1.096	0.071
3	79	77.2007	1.7188	1.7993	3.441	0.523	0.010
4	82	82.1902	1.7364	−0.1902	3.432	−0.055	0.000
5	96	98.8530	2.0079	−2.8530	3.280	−0.870	0.040
…	…	…	…	…	…	…	…
27	98	98.7602	1.6796	−0.7602	3.460	−0.220	0.002
28	90	91.9772	1.5395	−1.9772	3.525	−0.561	0.009
29	88	83.4885	1.5659	4.5115	3.513	1.284	0.047
30	100	99.1170	2.0128	0.8830	3.277	0.269	0.004

"Residual"为残差，"Student Residual"为学生化残差，可通过正态性检验分析残差是否满足正态分布，也可以通过残差图诊断正态性和方差齐性。残差分析图见图 17-6。

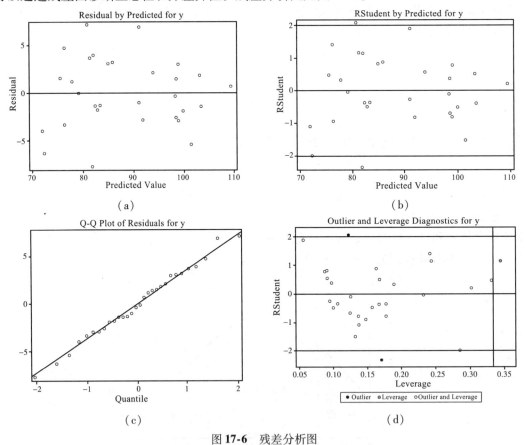

图 17-6　残差分析图

图 17-6(a)的横轴为 y 预测值，纵轴是残差；图 17-6(b)的横轴为 y 预测值，纵轴是学生化残差。图 17-6(a)和图 17-6(b)中的散点较均匀地分布在残差为 0 的基准线（虚线）的上下方，均表明所得模型满足正态分布和方差齐的条件。图 17-6(c)为残差的 Q-Q 图，横轴为标准正态分布分位数值，纵轴是残差，散点比较均匀地分布在对角线的两侧，表明所得模型满足正态分布条件。图 17-6(d)的横轴为杠杆值，纵轴是学生化残差。

Durbin-Watson D	1.786
Pr < DW	0.3133
Pr > DW	0.6867
Number of Observations	30
1st Order Autocorrelation	0.100

Note：Pr < DW is the p-value for testing positive autocorrelation，and Pr > DW is the p-value for testing negative autocorrelation.

D-W 检验的结果为：DW 值 = 1.786，比较接近 2；检验残差项是否呈正相关的 P 值为 0.3133，检验残差项是否呈负相关的 P 值为 0.6867，说明残差项不存在正相关和负相关，即不存在自相关性，随机误差项满足独立性的条件。

二、异常值与强影响观测点的诊断

异常值分为两种情况：一种是关于应变量 y 异常[图 17-7(a)]，另一种是关于自变量 x 异常[图 17-7(b)和(c)]。图 17-7(a)、(b)中的异常值对回归模型产生较大的影响，图 17-7(c)的异常值并不影响回归模型。

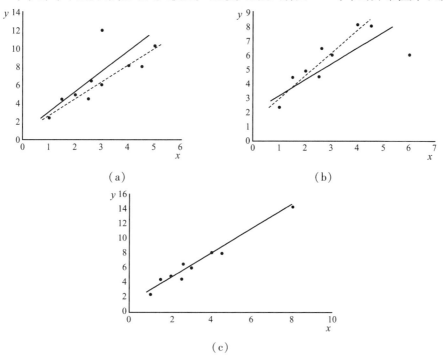

图 17-7 异常值和强影响观测点

对特殊的强影响观测点，除通过绘制散点图和残差分析去寻找外，SAS 软件还提供了一些统计量的计算来判断，如杠杆值 h_{ii}、Cook's D 值和 DFFIT 值。

1. 残差分析

残差 $|e_i| > 3\hat{\sigma}$、标准化残差 $|ZRE_i| > 3$、学生化残差 $|SRE_i| > 3$ 或学生化删除残差 $|SRE_{(i)}| > 3$ 的观测值可判定为异常值。

2. 杠杆值 h_{ii}

一般认为，观测点的 h_{ii} 值大于均值 $\bar{h}$ 的 2 或 3 倍，可判为强影响观测点。

$$\bar{h} = \frac{1}{n}\sum_{i=1}^{n}h_{ii} = \frac{m+1}{n} \tag{17-18}$$

强影响观测点并一定是 y 值的异常值点，但是强影响观测点是 y 异常值点的可能性远大于普通的观测点。图 17-6(b)学生化残差图中可以看到存在两个异常值。图 17-6(d)杠杆值-学生化残差图存在两个异常值和一个高杠杆值。

3. Cook 距离

杠杆值 h_{ii} 的大小只能判断该观测值是否为强影响观测点,但是不能判断是否为 y 的异常值点,为此我们引入 Cook(库克)距离 Cook's D 值,用以判断强影响观测点是否 y 的异常值点,Cook's D 值的计算公式为:

$$D_i = \frac{e_i^2}{(m+1)\hat{\sigma}^2}\left[\frac{h_{ii}}{(1-h_{ii})^2}\right] \tag{17-19}$$

Cook's D 值反映了杠杆值 h_{ii} 与残差 e_i 大小的综合效应。

Cook's D 值判断 y 异常值点的方法比较复杂,粗略的标准有以下四种:

(1) Cook's D 值大于 0.5,有可能是强影响观测点。

(2) Cook's D 值大于 1,非常有可能是强影响观测点。

(3) Cook's D 值大于 $4/(n-m-1)$,有可能是强影响观测点。

(4) Cook's D 值大于 $4/n$,有可能是强影响观测点。

4. DFFITS 值(difference in fits)

DFFITS 值用于反映去掉了第 j 个观测值后,新建立的模型对于其他点的拟合残差的大小变化情况。用 DFFITS 值判断的标准可以设为:DFFIS 值的绝对值大于 $2\sqrt{m/n}$,可考虑为强影响观测点。m 为自变量个数,n 为样本例数。

5. DFBETAS 值(difference in betas)

DFBETAS 值用于测量当去掉了第 j 个观测值后,第 i 个自变量的参数估计值的变化程度。建议判断的标准为:当 DFBETAS 值的绝对值大于 $2\sqrt{1/n}$,可考虑为强影响观测点。n 为样本例数。

6. 异常值与强影响观测点的 SAS 分析结果

例 17-1 资料进行多重线性回归分析(自变量包括 x_1、x_3、x_5、x_6)的 SAS 语句,在 Model 语句中加入选项"influence",可得如下分析结果:

按照 $|SRE_{(i)}| > 3$,$h_{ii} > 3 \times \frac{m+1}{n} = 0.5$,Cook's D 值大于 $\frac{4}{n} = 0.1333$,DFFIS 值的绝对值大于 $2\sqrt{\frac{m}{n}} = 0.7303$,DFBETAS 值的绝对值大于 $2\sqrt{\frac{1}{n}} = 0.3651$,观测值 9、11、12、17、20、24 可能为强影响观测点。

Obs	Cook's D	R-Student	Hat Diag H	Cov Ratio	DFFITS	DFBETAS				
						Intercept	x1	x3	x5	x6
1	0.009	−0.4881	0.1572	1.3851	−0.2108	−0.0842	0.1798	−0.0435	−0.0178	0.1035
…	…	…	…	…	…	…	…	…	…	…
9	0.284	−1.9989	0.2849	0.7941	−1.2616	−0.8148	0.0012	1.0711	−0.2731	0.2390
10	0.006	−0.5048	0.1000	1.2927	−0.1683	0.0414	0.0019	−0.0005	−0.1015	−0.0222
11	0.191	−2.3471	0.1702	0.5259	−1.0629	−0.2941	−0.6623	0.4171	0.5984	0.0447
12	0.085	1.1584	0.2439	1.2357	0.6579	−0.1555	0.5159	0.0043	−0.4394	0.2457
…	…	…	…	…	…	…	…	…	…	…
17	0.122	1.4089	0.2415	1.0867	0.7949	0.5907	0.1263	−0.5973	−0.1365	−0.3120
18	0.038	−1.0951	0.1374	1.1142	−0.4371	−0.1110	0.1818	−0.0456	0.1324	0.0401
19	0.004	0.2035	0.3018	1.7414	0.1338	0.0475	0.0295	−0.0072	−0.0389	−0.0826
20	0.138	1.1576	0.3436	1.4240	0.8375	−0.1723	−0.0597	−0.3098	0.6466	0.4450
…	…	…	…	…	…	…	…	…	…	…
24	0.107	2.0739	0.1231	0.6134	0.7771	0.5130	−0.4165	−0.4198	0.3294	−0.3081
…	…	…	…	…	…	…	…	…	…	…

对寻找到的对回归有较大影响的观测数据,不应该简单地将其剔除,而应复查原始数据是否有误,或增大样本容量再拟合,或改变拟合的模型,或剔除后重新拟合,要仔细分析,结合专业知识进行合理的处理。若要剔除某个观测数据,应给出其被剔除的理由,并在报告中讨论所得到的结论的局限性及可能的例外。

三、多重共线性诊断

在多重线性回归分析中,各自变量 $x_1, x_2, \cdots, x_i, \cdots, x_m$ 之间如果不是独立的因素变量,即彼此间有较强的相关关系,具有相关性的变量在回归模型中提供部分相同的预测信息,这种现象称为多重共线性(multi-collinearity)。由于共线性的存在,我们无法真实地判断自变量对应变量的预测能力。共线性是多重线性回归分析中普遍存在的问题。在实际的回归应用中,由于存在较多变量,研究者很难一眼发现变量之间的共线性,只有当多数变量已经进入回归模型后才能意识到该问题的存在。共线性会使所拟合的回归模型的方差增大,而造成结果的不稳定,甚至有时无法得出合理的结论。一般情况下,当回归模型中自变量之间存在较强的线性关系,整体回归模型方差分析结果具有高度统计学意义,有些与应变量 y 的简单相关系数绝对值很高的自变量,其偏回归系数 t 检验的结果却没有统计学意义,甚至出现有的回归系数所带符号与实际意义不符,这时可以考虑多个自变量对应变量存在共线性。

多重共线性包括完全多重共线性和不完全多重共线性。

对于自变量 $x_1, x_2, \cdots, x_i, \cdots, x_m$,如果存在不全为 0 的数 $\lambda_1, \lambda_2, \cdots, \lambda_i, \cdots, \lambda_m$,使得 $\lambda_1 x_{1j} + \lambda_2 x_{2j} + \cdots + \lambda_m x_{mj} = 0, j = 1, 2, \cdots, n$,则称自变量 $x_1, x_2, \cdots, x_i, \cdots, x_m$ 之间存在着完全的多重共线性。完全多重共线性还可以用矩阵形式加以描述。设自变量数据矩阵为:

$$X = \begin{bmatrix} x_{11} & x_{12} & \cdots & x_{1m} \\ x_{21} & x_{22} & \cdots & x_{2m} \\ \cdots & \cdots & \cdots & \cdots \\ x_{n1} & x_{n2} & \cdots & x_{nm} \end{bmatrix}$$

或者,当行列式 $|X^T X| = 0$,即 $(X^T X)^{-1}$ 不存在时,表明至少有一个列变量(自变量)可以用其余的列变量(自变量)线性表示,则说明存在完全的多重共线性。

对于自变量 $x_1, x_2, \cdots, x_i, \cdots, x_m$,如果存在不全为 0 的数 $\lambda_1, \lambda_2, \cdots, \lambda_i, \cdots, \lambda_m$,使得 $\lambda_1 x_{1j} + \lambda_2 x_{2j} + \cdots + \lambda_m x_{mj} + u_j = 0, j = 1, 2, \cdots, n$,其中 u_j 为随机变量,则表明自变量 $x_1, x_2, \cdots, x_i, \cdots, x_m$ 之间存在着近似的线性关系,则自变量 $x_1, x_2, \cdots, x_i, \cdots, x_m$ 之间存在着不完全多重共线性。

当自变量之间存在完全共线性,此时模型参数将无法确定。实际应用中常遇到的是不完全共线性。

常用的诊断多重共线性的方法有简单相关系数检验法、方差膨胀因子法和特征值判定法。

1. 简单相关系数检验法

简单相关系数检验法是利用自变量之间的线性相关程度去判断是否存在严重多重共线性的一种简便方法。一般而言,如果每两个解释变量的简单相关系数(零阶相关系数)比较高,如大于 0.8,则可认为存在较严重的多重共线性。

另外,还可以用 Klein 判别法判断共线性。用矩阵表示相关系数,两个不同自变量 x_i 与 x_k 的相关系数,记作 r_{ik},那么自变量间的相关系数矩阵可以表示为:

$$A = \begin{bmatrix} r_{11} & r_{21} & \cdots & r_{m1} \\ r_{12} & r_{22} & \cdots & r_{m2} \\ \cdots & \cdots & \cdots & \cdots \\ r_{1m} & r_{2m} & \cdots & r_{mm} \end{bmatrix}$$

其中,对角线元素 r_{ii} 全为 1,若 $r_{ik}^2 > R^2$(决定系数),则这两个变量 x_i、x_k 之间存在多重共线性。

2. 方差膨胀因子法

方差膨胀因子（variance inflation factor，VIF）表示偏回归系数估计值的方差与假设自变量间不存在线性相关时方差的比值。

对自变量做中心标准化，则 $X'^T X' = (r_{ik})$ 为自变量的相关矩阵，记为：

$$C = (c_{ik}) = (X'^T X')^{-1} \qquad (17\text{-}20)$$

中心标准化模型的偏回归系数 $\beta'_i (1 \leq i \leq m)$ 估计值的方差等于中心标准化模型误差项的方差 $(\sigma')^2$ 和矩阵 C 中第 i 个对角元素的乘积，则偏回归系数估计值的协方差阵为 $(\sigma')^2 C$。根据公式 $Var(\hat{\beta}_i) = \dfrac{c_{ii}\sigma^2}{l_{ii}}$（$l_{ii}$ 为自变量 x_i 的离均差平方和），可知 c_{ii} 可以较好地衡量自变量 x_i 的方差膨胀程度，则矩阵 C 主对角线元 c_{ii} 可作为自变量 x_i 的方差膨胀因子 VIF_i 定义。自变量 x_i 对其余 $m-1$ 个自变量的决定系数记为 R_i^2，则可以证明：

$$c_{ii} = \frac{1}{1 - R_i^2} \qquad (17\text{-}21)$$

由公式（17-21）可知，VIF 的取值范围为：$VIF \geq 1$。

由于 R_i^2 度量了自变量 x_i 对其余 $m-1$ 个自变量的线性相关程度，这种相关程度越强，说明自变量之间的多重共线性越严重，R_i^2 也就越接近于 1，VIF_i 也就越大；反之，x_i 对其余 $m-1$ 个自变量的线性相关程度越弱，自变量之间的多重共线性越弱，R_i^2 也就越接近于 0，VIF_i 也就越接近于 1。

由此可见，VIF 的大小反映了自变量之间是否存在多重共线性，因此可由 VIF 的大小来衡量多重共线性的严重程度。一般认为，当 $VIF_i \geq 10$ 时，自变量 x_i 与其余 $m-1$ 个自变量之间存在多重共线性。

此外，$1 - R_i^2$ 定义为自变量 x_i 的容忍度 Tol_i（tolerance），则 $Tol_i = 1/VIF_i$，因此容忍度也是衡量多重共线性的统计量。一般容忍度 Tol 小于 0.1，可以认为存在严重的多重共线性问题。

3. 特征值判定法

特征值判定法实际上就是对自变量进行主成分分析，如果相当多维度的特征根等于 0，则可能有比较严重的共线性。

（1）特征值分析

当模型存在严重的多重共线性时，行列式 $|X^T X| \approx 0$，根据矩阵相关知识，若 $\lambda_1, \lambda_2, \cdots, \lambda_i, \cdots, \lambda_m$ 为矩阵 $X^T X$ 的 $m+1$ 个特征值，根据矩阵行列式的性质，矩阵的行列式等于其特征值的连乘积，则有：

$$|X^T X| \approx \lambda_1 \cdot \lambda_2 \cdot \cdots \cdot \lambda_{m+1} \approx 0$$

这表明特征值 $\lambda_i (i = 1, 2, \cdots, m+1)$ 中至少有一个近似地等于 0。

反推，当有特征值近似等于 0（可以按照 $\alpha < 0.05$ 的检验水准）时，则表明模型存在多重共线性问题。

（2）条件指数

利用特征值还可以构造两个用于诊断多重共线性的指标，即条件数 CN（condition number）和条件指数 CI（condition index），定义为：

$$CN_i = \frac{Max(\lambda_i)}{\lambda_i}$$

$$CI_i = \sqrt{CN_i}$$

CN 和 CI 两个指标都反映特征值的离散程度，数值越大，表明多重共线性越严重。一般的判断标准为：$CI > 10$ 即认为可能存在多重共线性，$CI > 100$ 认为可能存在严重的多重共线性。

在实际应用中，用 CI 来判断多重共线性，通常结合方差比例 VP（variance proportion）。VP 反映了回归模型中常数项和自变量项被主成分解释的比例。如果某个主成分对两个或多个自变量解释的比例都较大，说明这几个自变量间可能存在一定的共线性。运用 CI 和 VP 分析多重共线性问题时，一般会先找到最大的 CI，看是否在容忍范围内，若超出范围，则在该行找到 VP 较大的几个变量，这几个变量即可能存在多重共线性的问题。一般准则为:$CI>100$ 伴随着两个或两个以上变量的 $VP>0.5$,则判断该模型存在多重共线性的问题。

在例 17-1 的 SAS 程序的 Model 语句中加入选择项"vif""collin""collinoint"就可得到 VIF 值、CI、VP以及其他更多的表示各个自变量共线性诊断的统计量值。SAS 程序分析结果为:

Parameter Estimates						
Variable	DF	Parameter Estimate	Standard Error	t Value	Pr > |t|	Variance Inflation
Intercept	1	43.01041	18.30331	2.35	0.0277	0
x1	1	0.36782	0.16609	2.21	0.0370	3.21775
x2	1	2.93070	1.63292	1.79	0.0858	1.32787
x3	1	1.11708	0.52332	2.13	0.0437	2.38456
x4	1	0.00777	1.76225	0.00	0.9965	3.10913
x5	1	4.12195	1.39583	2.95	0.0071	2.44547
x6	1	− 0.84025	0.33027	− 2.54	0.0181	2.61764

Collinearity Diagnostics (intercept adjusted)								
Number	Eigenvalue	Condition Index	Proportion of Variation					
			x1	x2	x3	x4	x5	x6
1	4.00925	1.00000	0.01522	0.01581	0.01825	0.01553	0.01793	0.01674
2	0.73890	2.32937	0.00130	0.90008	0.00444	0.00614	0.00439	0.04339
3	0.42365	3.07631	0.04391	0.01571	0.29775	0.06475	0.30513	0.20660
4	0.33523	3.45827	0.11678	0.00559	0.57503	0.00991	0.45492	0.03259
5	0.26419	3.89562	0.07945	0.04930	0.00248	0.48913	0.06342	0.68088
6	0.22878	4.18620	0.74334	0.01351	0.10205	0.41453	0.15421	0.01981

从各方差膨胀因子 VIF 看,尚无大于 10 的 VIF。本例截距的 t 检验结果显示有统计学意义,因此从共线性诊断结果看"collinoint"进行截距调整的分析结果,特征值均不接近于 0,条件指数 CI 均小于 10,因此可以判断该拟合的多重线性回归模型不存在多重共线性问题。

应对多重共线性问题的对策有以下七种。

1. 剔除变量法

剔除变量是降低多重共线性最简便的方法。把方差膨胀因子最大者所对应的自变量首先剔除,再重新建立回归模型,直至回归模型中不再存在严重的多重共线性。

2. 增加样本含量

样本含量增加,回归参数的方差会减小,标准误也同样会减小。因此,尽可能地收集足够多的样本数据可以改进模型参数的估计。样本含量越小,有近似多重共线性的可能性就越大;反之,样本含量越大,多重共线性的可能性就越小。然而,增大样本含量并不一定可以降低近似的多重共线性,如增加的数据也有类似的共线性,就不起作用。

3. 变换模型的形式

对原拟合的模型进行适当的变换,也可以消除或削弱原模型中自变量之间的相关关系。变换模型的方式有三种:变换模型的函数形式,变换模型的变量形式,改变变量的统计指标。

4. 逐步回归法

逐步回归法是指逐个引入自变量,引入条件是该自变量经 F 检验显著,每引入一个自变量后对已选入变量进行逐个检验,如果原来引入的变量由于后面变量的引入而变得不再显著,就将其剔除。

5. 主成分回归

主成分回归是根据多元统计分析中的主成分分析原理,用于处理多重共线性模型的一种新的参数估计方法。主成分分析将自变量转换成若干个主成分,这些主成分从不同侧面反映了解释变量的综合影响,并且互不相关。因此,可以将应变量关于这些主成分进行回归,再根据主成分与自变量之间的对应关系,求得应变量关于自变量的回归模型的系数估计。

6. 岭回归分析

岭回归分析(ridge regression)是一种改良的最小二乘法,其通过放弃最小二乘法的无偏性,以损失部分信息为代价来寻找效果稍差但回归系数更符合实际情况的模型。

既然共线性会导致参数估计值变得非常大,那么给最小二乘法的目标函数加上一个对 β 的惩罚函数,最小化新的目标函数时,也需要考虑到 β 值的大小,β 不能过大。在惩罚函数上加上系数 k,随着 k 增大,共线性的影响将越来越小。

7. 通径分析

通径分析是构建一组线性回归模型,反映自变量、中间变量、潜变量和应变量之间相互关系的方法。通常用于自变量的数目比较多,且自变量间相互关系比较复杂(如有些自变量间的关系是相关关系,有些自变量间则可能是因果关系),或者某些自变量是通过其他的自变量间接地对应变量产生影响。

第五节　多重线性回归模型的筛选

一、多重线性回归模型的评价

拟合并经过回归诊断后获得了合理的多重线性回归模型,不一定是令人满意的回归模型。优良的回归模型应既符合实际又简洁明了,在回归模型中不能遗漏应加入的自变量,或加入不该加入的自变量,同时应尽量做到自变量个数少而精。为获得较理想的多重线性回归模型,既要尽可能提高拟合的精度,又要尽可能使模型简单,需要有一些量化的标准来衡量、评价所拟合的多重线性回归模型的"优劣",同时要有按照这些标准来选择最优或较优的多重线性回归模型的方法与途径。

在前述多重线性回归模型的假设检验时,应根据专业知识要求控制检验水准 α 或相应的统计量 F 值。在相同检验水准 α,模型有统计学意义的前提下,模型的选择主要与自变量的选择有关。评价模型的统计指标有很多,较常用的统计量为决定系数 R^2、校正决定系数 R_c^2 与 C_p 值。

1. 决定系数 R^2(determination coefficient)

R^2 值越大,回归模型拟合的效果越好。然而,按这一准则,全部候选自变量都被选入的回归模型必有最大的 R^2 值,因此 R^2 值仅适用于自变量个数相同的不同回归模型间进行比较。

2. 校正决定系数 R_c^2(adjusted determination coefficient)

R_c^2 考虑并校正了自变量的个数,不会随着自变量个数的增加而增加,能更好地评价回归模型拟合的效果。

$$R_c^2 = 1 - \frac{n-1}{n-m-1}(1 - R^2) \tag{17-22}$$

R_c^2 值越大,表明回归模型拟合的效果越好,适用于自变量个数不同的模型的拟合效果比较。

3. C_p 值

C_p 值由 Mallows 提出,适用于评价以普通最小二乘法为假设的线性回归模型的拟合效果,用于模型的选取。C_p 值的计算公式为:

$$C_p = \frac{SSE_p}{MSE_m} - (n - 2p) \tag{17-23}$$

式中,SSE_p 表示只有 p 个自变量进入回归模型后的残差平方和,MSE_m 表示全部 m 个自变量都在回归模型中时的均方误差,n 为样本例数。C_p 值越小,模型拟合的效果越好。Mallows 建议采用 $C_p \leqslant p$ 的模型。通常,当 C_p 接近或小于 p 时,可停止筛选,并采用该自变量组合拟合的回归模型。

R^2 和 R_c^2 的计算结果在 SAS 软件包多重线性回归分析中可直接给出;C_p 值用于自变量和模型筛选,主要用于全局择优法。在 SAS 程序 Model 语句中加入选择项"selection = RSQUARE ADJRSQ CP"可获得 R^2、R_c^2 和 C_p 值。

二、多重线性回归模型的选择

如何按照上文标准来选择最优或较优的多重线性回归模型呢?这主要涉及如何从所考虑的众多自变量当中选择合适的自变量集。筛选自变量的方法有很多种,共同的基本原则是:尽可能将有统计学意义的自变量选入回归模型中,将作用无统计学意义的自变量排除在回归模型之外。SAS 软件中提供了多种选择最优回归模型的方法,可通过在 Model 语句中加入选择项"SELECTION = "来指定所选择的方法。本教材会介绍常用的几种筛选模型的方法。若不加入选择项"SELECTION = ",等价于加入选择项"SELECTION = NONE",表示 Model 语句中所指定的全部自变量都选入要拟合的回归模型中,称为完全回归模型。

(一) 全局择优法

全局择优法是对自变量的各种不同的组合所拟合的多重线性回归模型进行比较,按照一定的择优标准,从其中选出一个最优的模型。根据 SAS 程序分析得到的 R^2、R_c^2 和 C_p 值,按照选择最优模型的准则人工挑选出最优的回归模型。

全局择优法的局限性在于计算工作量很大,人工挑选麻烦,有时不容易选出最优的模型。对于 m 个自变量要计算 $2^m - 1$ 个回归模型,当 $m = 10$ 时,就要计算 1023 个回归模型,从 1023 个模型中选择出一个最优的模型,比较困难。因此,在自变量个数较多时,不适合采用该方法。

对例 17-1 资料,用 SAS 软件包进行全局择优法分析的结果为:

Number in Model	R-Square	Adjusted R – Square	C(p)	Variables in Model
1	0.7138	0.7036	44.6071	x1
1	0.6884	0.6772	50.8779	x5
…	…	…	…	…
2	0.8255	0.8126	19.0408	x1 x5
2	0.8250	0.8120	19.1832	x5 x6
…	…	…	…	…
3	0.8694	0.8543	10.2207	x1 x5 x6
3	0.8665	0.8511	10.9288	x1 x3 x5
…	…	…	…	…
4	0.8936	0.8765	6.2552	x1 x3 x5 x6
4	0.8874	0.8694	7.7754	x1 x2 x5 x6
…	…	…	…	…
5	0.9068	0.8873	5.0000	x1 x2 x3 x5 x6
5	0.8937	0.8716	8.2212	x1 x3 x4 x5 x6
…	…	…	…	…
6	0.9068	0.8824	7.0000	x1 x2 x3 x4 x5 x6

从分析结果看,5 个自变量组合为 x_1、x_2、x_3、x_5、x_6,拟合的模型对应的 $R_c^2 = 0.8873$ 和 $C_p = 5.0000$,在所有自变量组合中,R_c^2 最大,C_p 最小,因此该组合拟合的回归模型是最优模型。

(二)逐步回归法

为了克服全局择优法的局限性,可采用逐步回归法。逐步回归法主要有前进法(forward selection)、后退法(backward elimination)和逐步法(stepwise method)。在这几种方法中,对偏回归系数的假设检验采用的是 F 检验而不是 t 检验。

1. 前进法

前进法是向前选择变量的过程。前进法的思想是变量由少到多,每一步纳入一个变量,直至没有可引入的变量为止。前进法筛选变量的步骤如下。

(1)m 个自变量 x_i 分别与应变量 y 建立一元回归模型。计算自变量 x_i 建立的模型对应的回归系数检验的 F_i 值,F 值最大且符合纳入标准的自变量纳入模型。

(2)剩余的 $m-1$ 个自变量分别与已纳入模型的自变量建立对应变量 y 的两因素回归模型。共建立 $m-1$ 个包含已纳入变量的两个自变量的二元回归模型,计算各模型新引入变量的回归系数检验的 F 值,F 值最大且符合纳入标准的自变量纳入模型。

(3)依此方法重复进行。每次从未引入回归模型的自变量中选取一个,直到再也没有备选自变量符合纳入标准为止。

在上述筛选过程中,自变量是否能进入模型,依赖于纳入标准。纳入标准是指在事先给定的检验水准 α 上有统计学意义,则选入该自变量。在多因素分析中,检验水准 α 不一定总是设定为 0.05,可以设高一点,如 $\alpha = 0.15$。

在 SAS 回归过程语句中,用"sle = α"选项来指定进入模型的检验水准 α,若不指定,则按 $\alpha = 0.50$ 进行选择,前进法用"selection = forward"选项指定。

前进法只进不出,有一定的局限性,后续自变量的引入可能会使先前已进入方程的自变量变得无统计学意义。

例 17-1 资料进行前进法筛选多重回归模型的 SAS 分析结果如下:

Forward Selection: Step 1					
Variable	Parameter Estimate	Standard Error	Type II SS	F Value	Pr > F
Intercept	33.71559	6.64211	961.12958	25.77	< .0001
x1	1.22869	0.14703	2604.90843	69.83	< .0001

Forward Selection: Step 2					
Variable	Parameter Estimate	Standard Error	Type II SS	F Value	Pr > F
Intercept	25.97974	5.59911	507.68120	21.53	< .0001
x1	0.75331	0.16351	500.53658	21.23	< .0001
x5	6.55466	1.57623	407.77556	17.29	0.0003

Forward Selection：Step5				
Variable	Parameter Estimate	Standard Error	Type II SS	F Value	Pr > F
Intercept	43.03251	17.23301	88.39560	6.24	0.0198
x1	0.36806	0.15402	80.95600	5.71	0.0251
x2	2.93142	1.59056	48.15229	3.40	0.0777
x3	1.11757	0.50064	70.63971	4.98	0.0352
x5	4.12262	1.35828	130.59561	9.21	0.0057
x6	−0.84072	0.30627	106.82005	7.54	0.0113

No other variable met the 0.1500 significance level for entry into the model.

第一步纳入 x_1 变量,第二步纳入 x_5,第三步、第四步、第五步依次纳入一个变量,第五步完成之后,系统提示在 sle =0.15 水准,没有其他变量可以进入模型,前进法筛选分析结束。

2. 后退法

与前进法相反,后退法是向后剔除变量,变量由多到少,每一步剔除一个变量,直至没有可被剔除的变量为止。后退法筛选变量的步骤如下。

(1)拟合包含所有自变量的回归模型。先拟合包含所有变量的回归模型,计算各变量的偏回归系数及对其进行假设检验的 F 值和 P 值。

(2)剔除第一个变量。首先,根据(1)中 F 值和 P 值,剔除 F 值最小且无统计学意义(按照给定的剔除标准)的自变量。然后,建立包含其他自变量的回归模型,计算各变量的偏回归系数及对其进行假设检验的 F 值和 P 值。

(3)依此方法重复进行。重复步骤(2),按照给定的剔除标准,直到再也没有自变量可以剔除为止。

后退法的优点是从包含所有自变量的回归模型开始进行剔除过程,且考虑到自变量的组合作用。局限性是只出不进,在整个过程中只考虑剔除自变量,被剔除的自变量不再考虑引进回归模型。但当自变量间有较高相关性而存在共线性时,可能得不出正确的结果。自变量个数多时计算工作量大。

在 SAS 回归过程语句中,用"sls = α"选项来指定留在回归模型中而不被剔除的自变量的假设检验水准 α,若不指定,则按 α =0.10 进行选择,选择方法用"selection = backward"选项指定。

例 17-1 资料进行后退法筛选模型的 SAS 分析结果如下:

Backward Elimination：Step 0				
Variable	Parameter Estimate	Standard Error	Type II SS	F Value	Pr > F
Intercept	43.01041	18.30331	81.68269	5.52	0.0277
x1	0.36782	0.16609	72.54943	4.90	0.0370
x2	2.93070	1.63292	47.64945	3.22	0.0858
x3	1.11708	0.52332	67.40193	4.56	0.0437
x4	0.00777	1.76225	0.00028760	0.00	0.9965
x5	4.12195	1.39583	128.99877	8.72	0.0071
x6	−0.84025	0.33027	95.74716	6.47	0.0181

		Backward Elimination：Step 1			
		Variable x4 Removed：R-Square = 0.9068 and C(p) = 5.0000			
Variable	Parameter Estimate	Standard Error	Type II SS	F Value	Pr > F
Intercept	43.03251	17.23301	88.39560	6.24	0.0198
x1	0.36806	0.15402	80.95600	5.71	0.0251
x2	2.93142	1.59056	48.15229	3.40	0.0777
x3	1.11757	0.50064	70.63971	4.98	0.0352
x5	4.12262	1.35828	130.59561	9.21	0.0057
x6	−0.84072	0.30627	106.82005	7.54	0.0113

All variables left in the model are significant at the 0.1500 level.

"step 0"显示了事先建立的包含所有自变量的多重线性回归模型,模型中自变量 x_4 对应的 F 值接近于 0,并且 $P > 0.15$。"step 1"按照 sls = 0.15 水准,剔除自变量 x_4,建立包括其他五个自变量的多重线性回归模型,模型中各自变量对应的 P 值均小于 0.15。因此,系统提示所有留在模型中的自变量在 $\alpha = 0.15$ 水准,均有统计学意义。

3. 逐步法

逐步法是在上述两种方法的基础上进行双向筛选的方法。逐步法的分析步骤如下。

(1) 依次纳入第 1 个、第 2 个自变量。按照前进法的方法,第 1 步和第 2 步分别纳入两个变量。

(2) 对纳入的两个变量进行回归模型分析。根据回归模型的分析结果,按照剔除变量的标准,决定是否有变量被剔除。

(3) 剔除模型的变量或者再引入新的自变量。按照剔除标准,(2)中回归模型中的变量,若有变量需要剔除,则剔除该变量;若无变量可以剔除,则引入新的自变量。

(4) 依此方法重复进行。直至模型中没有变量被剔除,模型外也没有自变量可以引入,则逐步筛选过程结束。

逐步法弥补了前进法的不足,充分考虑了后进入模型的变量对先进入模型的变量的影响。在自变量很多时,其中有的因素可能对应变量的影响不是很大,而且变量 x 之间可能不完全相互独立,如多重共线性,在这种情况下可用逐步法进行自变量的筛选,这样建立的多重线性回归模型预测效果会比较好。

在 SAS 回归过程语句中,用"sle ="选项来指定选入自变量的检验水准 α,用"sls ="选项来指定自变量留在回归模型中不被剔除的检验水准,要注意设定选入自变量的检验水准要小于或等于剔除自变量的检验水准。若不指定,则按 sle = sls = 0.15 进行选入或剔除,选择方法用"selection = stepwise"选项指定。

例 17-1 资料进行逐步法筛选模型的 SAS 分析结果如下:

		Stepwise Selection：Step 5			
Variable	Parameter Estimate	Standard Error	Type II SS	F Value	Pr > F
Intercept	43.03251	17.23301	88.39560	6.24	0.0198
x1	0.36806	0.15402	80.95600	5.71	0.0251
x2	2.93142	1.59056	48.15229	3.40	0.0777
x3	1.11757	0.50064	70.63971	4.98	0.0352
x5	4.12262	1.35828	130.59561	9.21	0.0057
x6	−0.84072	0.30627	106.82005	7.54	0.0113

All variables left in the model are significant at the 0.1500 level

No other variable met the 0.1500 significance level for entry into the model

Summary of Stepwise Selection								
Step	Variable Entered	Variable Removed	Number Vars In	Partial R-Square	Model R-Square	C(p)	F Value	Pr > F
1	x1		1	0.7138	0.7138	44.6071	69.83	<.0001
2	x5		2	0.1117	0.8255	19.0408	17.29	0.0003
3	x6		3	0.0439	0.8694	10.2207	8.73	0.0066
4	x3		4	0.0242	0.8936	6.2552	5.68	0.0251
5	x2		5	0.0132	0.9068	5.0000	3.40	0.0777

从"Summary of Stepwise Selection"看整个筛选过程包括 5 步,每一步各有一个变量进入模型,整个筛选过程没有变量被剔除。第 5 步包括的自变量的模型是最终筛选的模型,系统也提示在 $\alpha = 0.15$ 的检验水准下,模型内没有变量可以剔除,模型外也没有变量可以引入。本例用逐步法和用前进法的过程和结果完全相同,结果与后退法相同。

然而,不同筛选方法有时会得到不同的结果,应结合专业知识和研究目的来选定合适的模型。

第六节　多重线性回归分析的应用及注意事项

一、多重线性回归分析的应用

多重线性回归分析是多因素分析中最常用的分析方法,在医学研究中常用于探索影响因素、控制混杂因素、数值估计与预测。

1. 探索影响因素

探讨某生理、生化定量测量指标的影响因素的大小及相对强弱,如身高、体重、血压等,这些指标会受到多个因素的影响,均可采用多重线性回归分析探索影响因素。通过建立回归模型,筛选出对应变量的影响作用有统计学意义的因素。根据回归模型的偏回归系数,可以分析影响因素对应变量作用的大小;根据标准化偏回归系数,可以比较模型中自变量对应变量影响作用的大小。

2. 控制混杂因素

混杂因素是指与研究因素和效应指标均有关的因素。混杂因素可以改变研究因素对效应指标的影响作用。在实验性研究中,可以通过科学的设计方案来控制一部分混杂因素对研究结果的影响,但是在观察性研究中,更多的混杂因素不能在设计阶段被控制,可以选用合适的统计学方法来控制。当研究的效应指标为数值变量时,可以用多重线性回归分析,将混杂因素和研究因素作为自变量,和研究结局变量做多重线性回归分析。各偏回归系数表示控制其他自变量(如混杂因素),各研究因素对应变量的影响作用,通常也称为多因素调整。当探讨的结局变量为疾病,应变量 y 表示成"是"或"否"的二值变量时,宜采用 Logistic 回归分析方法。

3. 数值估计与预测

多重线性回归模型的表示数值应变量 y 与诸自变量间的数量大小的关系,可以通过容易测量的自变量来对不易测得的应变量进行数值大小的估计,例如,儿童的心脏横径、心脏纵径和心脏宽径,可以通过 B 超测量,而心脏的表面积不容易测量,可以建立儿童的心脏表面积对心脏横径、心脏纵径和心脏宽径的多重线性回归模型,运用回归模型进行预测心脏表面积。直接将各自变量的取值带入回归模型后计算得到的 $\hat{y}$ 值为点估计值或预测值,考虑抽样误差的存在,通常需要计算预测值的 95% 置信区间。SAS 软件包可以实现预测值的总体均数的 95% 置信区间的计算。对于新给的一组自变量取值,可以将该组自变量取

值以及应变量 y 取值为"."加入数据库中,得到预测值及预测值的 95% 置信区间。应用例 17-1 资料建立的回归模型 $\hat{y} = 40.004 + 0.432x_1 + 1.238x_3 + 4.313x_5 - 0.807x_6$,对各个个体及新个体($x_1 = 50, x_2 = 1$, $x_3 = 25, x_4 = 6, x_5 = 4, x_6 = 23$)进行预测,结果如下:

				Output Statistics				
Obs	Dependent Variable	Predicted Value	Std Error Mean Predict	95% CL Mean		95% CL Predict		Residual
1	81	82.7936	1.5628	79.5751	86.0121	74.0612	91.5260	-1.7936
2	96	98.9478	1.4557	95.9497	101.9460	90.2942	107.6014	-2.9478
3	79	77.8077	1.7139	74.2779	81.3376	68.9559	86.6596	1.1923
4	82	83.3059	1.6619	79.8831	86.7286	74.4962	92.1156	-1.3059
5	96	101.4245	1.4319	98.4755	104.3736	92.7878	110.0612	-5.4245
...	...	...	...	...		...		...
29	88	84.9055	1.1879	82.4590	87.3521	76.4273	93.3838	3.0945
30	100	98.5662	1.2322	96.0283	101.1040	90.0611	107.0713	1.4338
31	.	91.2646	1.5336	88.1060	94.4232	82.5542	99.9751	.

"Predicted Value"为预测值的点估计值,"95% CL Mean"为预测值的 95% 置信区间,"95% CL Predict"为预测值波动的 95% 的容许区间。第 31 个个体值即为新的个体值,对于新个体($x_1 = 50, x_2 = 1$, $x_3 = 25, x_4 = 6, x_5 = 4, x_6 = 23$),舒张压的预测值为 91.3 mmHg,其 95% 置信区间为(88.1, 94.4)mmHg。

二、应用的注意事项

(一) 自变量为分类变量

线性回归模型可以表达自变量与应变量 y 之间的数量关系,应变量必须是数值变量。在简单线性回归模型中,自变量也必须是数值变量;而在多重线性回归分析中,自变量可以是数值变量,也可以是分类变量。

当自变量为分类变量时,通常会给变量的取值进行赋值,例如,性别取值为男性和女性,可以赋值为男性 =1,女性 =0,这里的 1 和 0 不具有真正的数字意义,只是数字符号,方便进行数据分析。在多重线性回归分析中,偏回归系数表示,在控制其他自变量的情况下,自变量每增加一个单位,应变量的平均改变量。对于分类变量的自变量,显然不能这样解释。不同类型的分类变量作为自变量进行多重线性回归分析的处理方式不同,下面进行详细介绍。

1. 二分类变量

对于二分类变量,可以直接将其取值赋值为 0、1 的数据带入进行多重线性回归分析,但是要注意分析结果的解释。例如,变量 x_1 表示性别时,可令男性取值为 1、女性取值为 0,以如下的形式出现:

$$x_1 = \begin{cases} 1 & 男性 \\ 0 & 女性 \end{cases}$$

将 x_1 和其他多个自变量与应变量 y 做多重线性回归分析,在 x_1 的偏回归系数 β_1 有统计学意义的情况下,对 β_1 的解释为:控制其他自变量的影响,男性的 y 值(如身高)比女性平均多 β_1 个单位。

2. 有序多分类变量

对于有序多分类变量(也称为等级资料),可以直接将赋值后数据带入进行多重线性回归分析。有序多分类变量的取值本就存在级别的差异,因此可以按照从低到高的顺序,将其依次赋值为 1、2、3 等,用赋值后的数据进行多重线性回归分析。该有序多分类变量的偏回归系数 β 表示,该变量每增加一个等级,应变量 y 平均增加 β 个单位。此种分析方法是在假设该变量每增加一个等级,应变量 y 的改变量相同的情况下进行的。如果考虑到不同等级增加一个等级,应变量 y 的改变量可能不同,在样本含量足够大的情况下,可以将有序多分类变量当无序多分类变量处理。

3. 无序多分类变量

当自变量为无序多分类变量时,如果直接将不同类别的赋值直接带入进行回归分析,会人为地给各分类结果以不同数量的取值,从而导致分析的结果不合理。例如,血型可以赋值为 A 型 =1、B 型 =2、AB 型 =3、O 型 =4,如果直接进行多重线性回归分析,则该变量就会被当成数值变量进行分析,不同血型之间的效应差(y 的改变量)会因为赋值的不同,出现较大偏差。

将血型、治疗方式、职业等无序多分类变量作为自变量进行回归分析时,都需要进行变量变换,变换成多个哑元变量(dummy variable),以哑元变量的形式进行回归分析。假定有 k 类,一般宜将该自变量转换为 $k-1$ 个取值为 0、1 的二分类变量,称为哑元变量的转换。下面以治疗方式为例介绍哑元变量的转换。

某研究的治疗方式包括中医、西医和中西医结合三种方式,录入数据时,通常给予 1、2、3 的赋值。转换为哑元变量时,为了方便结果解释,通常先根据专业知识决定哪种治疗方式作为参照组。假设以中医治疗方式作为参照,其他两种治疗方式的治疗效果都和它比。治疗方式变量则可转换为 x_1、x_2 两个 0、1 变量,用 $x_1=0$ 和 $x_2=1$ 表示采用中西医结合治疗方式,用 $x_1=1$ 和 $x_2=0$ 表示西医治疗方式,用 $x_1=0$ 和 $x_2=0$ 表示中医治疗方式。取值情况如表 17-4 所示。

表 17-4　无序三分类变量转换为哑元变量

治疗方式	哑元变量赋值	
	x_1	x_2
中医	0	0
西医	1	0
中西医结合	0	1

建立的回归模型为 $\hat{y}=b_0+b_1x_1+\cdots+b_ix_i+\cdots+b_mx_m$。各种治疗方式对应变量的效应,可以将 x_1 和 x_2 的取值带入计算。

中医治疗对应变量的效应:$\hat{y}_{中}=b_0+b_1\times0+b_2\times0\cdots+b_ix_i+\cdots+b_mx_m$

西医治疗对应变量的效应:$\hat{y}_{西}=b_0+b_1\times1+b_2\times0\cdots+b_ix_i+\cdots+b_mx_m$

中西医结合治疗对应变量的效应:$\hat{y}_{中西}=b_0+b_1\times0+b_2\times1\cdots+b_ix_i+\cdots+b_mx_m$

那么,当其他自变量取相同水平时(即控制其他因素),分别计算西医和中西医与中医相比的效应(两式相减)。

西医与中医相比的效应:$\hat{y}_{西}-\hat{y}_{中}=b_1$

中西医与中医相比的效应:$\hat{y}_{中西}-\hat{y}_{中}=b_2$

对应结果的解释为:控制其他因素,西医的治疗效应值 y 比中医平均提高 b_1 个单位($b_1>0$ 时,反之,降低);中西医的治疗效应值 y 比中医平均提高 b_2 个单位($b_2>0$ 时,反之,降低)。同样可以计算西医和中西医的效应差。

西医和中西医相比的效应:$\hat{y}_{西}-\hat{y}_{中西}=b_1-b_2$

结果表示西医治疗的效应值比中西医平均提高 b_1-b_2 个单位($b_1-b_2>0$ 时,反之,降低)。由此可见,无序多分类变量转换为哑元变量时,哪个设为"0 0"组合都是可以的,但是将参照组设为"0 0"组合,结果解释更方便。

需要注意的是,进行回归分析时,应将 $k-1$ 个哑元变量当成一个整体进行分析,尤其是逐步回归过程中,如果有一个哑元变量有统计学意义,那么其他哑元变量也应该纳入模型。多分类自变量哑元变量转换的 SAS 程序见本章第七节。

（二）样本量

进行多重线性回归分析时，宜有足够的样本量，自变量个数 m 较多而样本量 n 不很大时，拟合的回归模型会很不稳定。多重线性回归分析样本含量的要求没有统一的标准，Tabachnick 和 Fidell 建议 $n \geq 104 + m$。在进行逐步回归分析时，应有足够的样本量 $(n \geq 40m)$，一般建议 n 为 m 的 $10 \sim 20$ 倍。绝对不能在 $n \leq m$ 的情况下进行多重线性回归分析。

（三）统计"最优"与专业"最优"

多重线性回归分析的不同建模方法所得到的结果可能是不同的，前进法易发现作用较强的自变量，后退法能发现联合作用较强的自变量，逐步法相对而言可得到局部较"优"的结果。这些都提供了构建模型的策略。统计上的"最优"不一定是专业上的"最优"。研究者必须结合问题本身和专业知识来确定是否合理。如有不合理的地方，一定要仔细分析原因，不加分析地硬套软件的运行结果是不可取的。

（四）交互作用

如果自变量间存在交互作用，如不同药物间的拮抗作用或协同作用，主要靠专业知识来判断是否需要考察。如果需要考察，一般是将相应的自变量因素的取值相乘后的积作为一个新的自变量参加分析，对其进行相应的假设检验并得出结论。

（五）检验应用条件

多重线性回归模型是建立在一定的数学条件上的，当然在实际应用中，它的稳健性还是比较强的，一般与正态性有些偏离并无大碍，但对方差齐性要求比较严格。特别是样本含量比较小时，应注意应用条件的检验，同时要特别关注有离群的强影响观测点的分析与共线性的诊断。

第七节　多重线性回归分析的 SAS 软件实现

该部分分析结果均在前面详细介绍过，因此本部分只列出 SAS 分析程序。

1. 多重线性回归模型的建立

对例 17-1 资料，拟合多重线性回归模型，并对回归模型进行假设检验，对每个偏回归系数进行假设检验，计算标准化偏回归系数"stb"、偏回归系数的 95% 置信区间"clb"、预测值的 95% 置信区间"clm"。SAS 的程序如下：

```
data li17_1;input y x1 - x6@@ ;
cards;
81    35   1   25   4.4  4.1  26.0   96   51   2   26   4.4  5.6  24.1
79    32   1   24   4.0  3.7  26.9   90   45   2   27   4.4  4.6  26.9
…     …    …   …    …    …    …      …    …    …   …    …    …    …
88    45   1   24   4.2  3.8  25.6   100  50   2   28   6.2  5.0  23.9
;
proc reg data = li17_1;model y = x1 x2 x3 x4 x5 x6/stb clb clm; run;
```

2. 多个数值变量相关分析

进行多个数值变量两两之间的简单相关分析矩阵以及绘制散点图矩阵的 SAS 程序如下：

```
proc corr; var y x1 x3 x4 x5 x6; run;
proc sgscatter data = li17_1;
matrix y x1 x3 x4 x5 x6/markerattrs = ( size = 5pt color = black symbol = circle) ;
run;
```

进行偏相关分析的 SAS 分析程序如下：

```
proc corr; var y x1; partial x3 x4 x5 x6 ;run;
proc corr; var y x3; partial x1 x4 x5 x6 ;run;
proc corr; var y x4; partial x1 x3 x5 x6 ;run;
proc corr; var y x5; partial x1 x3 x4 x6; run;
proc corr; var y x6; partial x1 x3 x4 x5; run;
```

"var"指定分析变量,"partial"指定控制变量。

3. 多重线性回归模型的诊断

对多重线性回归模型进行残差分析"r"、独立性分析"dw dwprob"、强影响点分析"influence",以及共线性诊断"collin"(不调整截距)、"collinoint"(截距有统计学意义时,调整截距),计算方差膨胀因子"vif"SAS 程序如下：

```
proc reg data = li17_1; model y = x1 x3 x5 x6/ r dw dwprob influence;run;
proc reg data = li17_1; model y = x1 x2 x3 x4 x5 x6/ collinoint vif; run;
```

4. 多重线性回归模型的选择

多重线性回归模型的选择方法有全局择优法"selection = rsquare adjrsq cp"、前进法"selection = forward sle = 0. 15"、后退法"selection = backward sls = 0. 15"、逐步法"selection = stepwise sls = 0. 15 sle = 0. 15"。SAS 程序如下：

```
proc reg; model y = x1 x2 x3 x4 x5 x6/ selection = rsquare adjrsq cp; run;
proc reg; model y = x1 x2 x3 x4 x5 x6/ selection = forward sle = 0. 15; run;
proc reg; model y = x1 x2 x3 x4 x5 x6/ selection = backward sls = 0. 15; run;
proc reg; model y = x1 x2 x3 x4 x5 x6/ selection = stepwise sls = 0. 15 sle = 0. 15; run;
```

5. 无序多分类自变量的哑元变量转换

可以用多种 SAS 语句进行哑元变量转换,SAS 程序如下：

```
data a; do id = 1 to 30; input oc @ @ ; output; end;
cards; / * 产生一个包含无序多分类变量的数据集 * /
1 1 1 2 2 1 2 2 1 1 2 2 3 3 2 2 2 2 3 1 1 1 3 3 1 2 2 2 3 3
run;
data newtest; set li17_1; id = _n_; run; / * 在数据集中产生变量 id,用于合并数据集 * /
data newdata; merge a newtest; by id; run;
data new; set newdata; if oc = 1 then oc1 = 1; else oc1 = 0; if oc = 2 then oc2 = 1;
else oc2 = 0; run;/ * 用 if then 语句产生哑元变量 * /
data new1; set newdata; if oc = 1 then oc1 = 1; else if oc > 1 then oc1 = 0;
if oc = 2 then oc2 = 1; else if oc^ = 2 then oc2 = 0; run;
data new2; set newdata;
oc1 = ( oc = 1); / * oc = 1 时,条件为真,赋值 1 给 oc1,否则,条件为假,赋值 0 给 oc1 * /
oc2 = ( oc = 2); run;
proc reg data = new; model y = x1 x2 x3 x4 x5 x6 oc1 oc2; run;
proc reg data = new; model y = x1 x3 x5 x6 oc1 oc2 ; run;
```

多重线性回归分析的 SAS 结果如下。

（1）全部变量进入的回归分析的参数估计。

Parameter Estimates					
Variable	DF	Parameter Estimate	Standard Error	t Value	Pr > |t|
Intercept	1	39.13293	16.91941	2.31	0.0310
x1	1	0.40814	0.16870	2.42	0.0247
x2	1	2.41035	1.55052	1.55	0.1350
x3	1	1.18393	0.48708	2.43	0.0241
x4	1	0.27883	1.61926	0.17	0.8649
x5	1	3.71355	1.39777	2.66	0.0148
x6	1	−0.65503	0.31036	−2.11	0.0470
oc1	1	−3.61498	1.87595	−1.93	0.0676
oc2	1	−4.37586	1.78076	−2.46	0.0228

按照 $\alpha = 0.05$ 水准，变量 x_1、x_3、x_5、x_6、oc1 对应变量的作用有统计学意义，而 oc1 和 oc2 是一个无序多分类产生的两个哑元变量，进行筛选变量时，应该作为一个整体，因此下一步进行回归模型的修正时，oc1 和 oc2 均纳入分析。

（2）回归模型的修正。

Parameter Estimates					
Variable	DF	Parameter Estimate	Standard Error	t Value	Pr > |t|
Intercept	1	36.39922	16.33956	2.23	0.0360
x1	1	0.49650	0.15365	3.23	0.0037
x3	1	1.33250	0.47321	2.82	0.0098
x5	1	3.63003	1.40777	2.58	0.0168
x6	1	−0.62940	0.29550	−2.13	0.0441
oc1	1	−3.38428	1.88220	−1.80	0.0853
oc2	1	−4.89517	1.76626	−2.77	0.0109

虽然 oc1 仍然没有统计学意义，但是作为一个哑元变量，因其他哑元变量有统计学意义，仍应该纳入模型。

小　结

（1）多重线性回归模型用来分析一个数值变量和多个因素之间的线性关系，各个自变量与应变量的数量关系用偏回归系数描述。

（2）多重线性回归模型的数学条件是"LINE"，即线性、独立性、正态性和方差齐性。

（3）多重线性回归模型的估计表达式为 $\hat{y} = b_0 + b_1 x_1 + \cdots + b_i x_i + \cdots + b_m x_m$，其中 b_i 为偏回归系数，描述各自变量 x 和应变量 y 的依存关系，表示在模型中其他自变量保持不变的情况下，自变量 x_i 每改变一个单位，应变量 y 平均改变 b_i 个单位。在各自变量间不存在共线性且有统计学意义的前提下，可用各自变量标准化偏回归系数 b_i' 绝对值的大小来比较各自变量 x_i 对应变量 y 的作用大小。

（4）运用方差分析对多重线性回归模型进行检验，推断是否有一个或几个自变量与应变量 y 存在线性回归关系。运用 t 检验对各个偏回归系数是否为 0 进行检验，推断每一个自变量 x_i 和应变量 y 是否具有线性回归关系。

（5）多变量间的相关分析包括简单相关分析、偏相关分析、复相关分析。偏相关分析是在控制其他变量的情况下，分析两个变量之间的线性相关关系；复相关分析是分析多个自变量与应变量 y 之间的相关关系，复相关系数 $R = R_{y.12\cdots m} = \sqrt{\dfrac{SSR}{SST}}$ 是决定系数的平方根。

（6）可以用残差分析对多重线性回归模型的条件进行诊断。异常值和强影响观测点可能对回归模型产生较大影响，用残差分析、杠杆值 h_{ii}、Cook's D 值和 DFFIT 值对异常值和强影响观测点进行诊断。共线性问题可能导致自变量与应变量的回归关系不真实，可以用简单相关系数检验法、方差膨胀因子法和特征根判定法进行共线性诊断。

（7）多重线性回归模型常用的评价指标有决定系数 R^2、校正决定系数 R_c^2 与 C_p 值。

（8）多重线性回归模型的选择方法有全局择优法和逐步回归法，逐步回归法主要有前进法、后退法和逐步法。

练习题

一、选择题

1. 多重线性回归模型的表达式是（　　）。

   A. $\hat{y} = b_0 + b_1 x_1 + \cdots + b_i x_i + \cdots + b_m x_m$　　　B. $y = b_0 + b_1 x_1 + \cdots + b_i x_i + \cdots + b_m x_m$

   C. $\hat{y} = \beta_0 + \beta_1 x_1 + \cdots + \beta_i x_i + \cdots + \beta_m x_m + \varepsilon$　　D. 以上都不正确

2. 偏回归系数表示（　　）。

   A. 自变量与应变量之间的相关关系

   B. 自变量与应变量之间的线性关系

   C. 控制其他自变量，该自变量每增加一个单位，应变量平均增加的量

   D. 以上都不正确

3. 比较回归模型中自变量对应变量影响作用大小的指标是（　　）。

   A. 简单相关系数　　　B. 偏相关系数　　　C. 偏回归系数　　　D. 标准化偏回归系数

4. 对回归模型整体进行假设检验的统计量是（　　）。

   A. F 统计量　　　　B. t 统计量　　　C. χ^2 统计量　　　D. 以上都不正确

5. 在多重线性逐步回归分析中，对偏回归系数进行假设检验的统计量是（　　）。

   A. F 统计量　　　　B. t 统计量　　　C. χ^2 统计量　　　D. 以上都不正确

6. 在多重线性回归分析中，决定系数 R^2 指（　　）。

   A. 残差平方和占总离均差平方和的比重　　B. 回归平方和占总离均差平方和的比重

   C. 回归平方和与残差平方和的比　　　　D. 以上都不正确

7. 多重线性回归模型的随机误差项要满足（　　）。

   A. 正态性　　　　　B. 方差齐性　　　C. 独立性　　　　D. 以上都要求

8. 诊断多重共线性的指标是（　　）。

   A. 方差膨胀因子　　B. 特征值　　　C. 条件指数　　　D. 以上都是

二、名词解释

1. 偏回归系数

2. 复相关系数

3. 决定系数

4. 校正决定系数

5. 标准回归系数

三、计算分析题

27 名糖尿病患者的血清总胆固醇、甘油三酯、空腹胰岛素、糖化血红蛋白、空腹血糖的测量值列于表 17-5 中。请以血糖为应变量,其他几项指标为自变量,进行多重线性回归分析,并进行偏相关分析。

表 17-5　27 名糖尿病患者的血糖及有关变量的测量结果

序号 i	总胆固醇 /(mmol/L) x_1	甘油三酯 /(mmol/L) x_2	胰岛素 /(μU/mL) x_3	糖化血红 蛋白/% x_4	血糖 /(mmol/L) x_5
1	5.68	1.90	4.53	8.2	11.2
2	3.79	1.64	7.32	6.9	8.8
3	6.02	3.56	6.95	10.8	12.3
4	4.85	1.07	5.88	8.3	11.6
5	4.60	2.32	4.05	7.5	13.4
6	6.05	0.64	1.42	13.6	18.3
7	4.90	8.50	12.60	8.5	11.1
8	7.08	3.00	6.75	11.5	12.1
9	3.85	2.11	16.28	7.9	9.6
10	4.65	0.63	6.59	7.1	8.4
11	4.59	1.97	3.61	8.7	9.3
12	4.29	1.97	6.61	7.8	10.6
13	7.97	1.93	7.57	9.9	8.4
14	6.19	1.18	1.42	6.9	9.6
15	6.13	2.06	10.35	10.5	10.9
16	5.71	1.78	8.53	8.0	10.1
17	6.40	2.40	4.53	10.3	14.8
18	6.06	3.67	12.79	7.1	9.1
19	5.09	1.03	2.53	8.9	10.8
20	6.13	1.71	5.28	9.9	10.2
21	5.78	3.36	2.96	8.0	13.6
22	5.43	1.13	4.31	11.3	14.9
23	6.50	6.21	3.47	12.3	16.0
24	7.98	7.92	3.37	9.8	13.2
25	11.54	10.89	1.20	10.5	20.0
26	5.84	0.92	8.61	6.4	13.3
27	3.84	1.20	6.45	9.6	10.4

（张明芝　汤在祥）

第十八章　Logistic 回归分析

研究多个因素对某一定量指标的影响可采用前章介绍的多重线性回归模型,它要求应变量 y 与自变量 $x_1,x_2,\cdots,x_i,\cdots,x_m$ 之间具有线性关系,应变量 y 是连续的随机变量,并且服从正态分布。但是当应变量为分类变量(如患病与未患病、阴性与阳性等),且应变量与自变量之间不存在线性关系时,就不能用多重线性回归分析,此时可采用 Logistic 回归分析来研究应变量与多个因素间的关系。

Logistic 回归属于概率性非线性回归,其应用已有多年的历史。Logistic 回归可以用于横断面研究、病例对照研究及队列研究。目前,Logistic 回归并不局限于流行病学领域,已用于实验研究中药物和毒物的剂量-效应分析、临床试验评价及疾病的预后分析等。Logistic 回归与线性回归的思路大致相同,模型参数又具有鲜明的实际意义,已成为处理分类反应数据的常用方法。

根据研究设计,Logistic 回归分为完全随机设计及配比设计的 Logistic 回归模型;根据反应变量的类型,完全随机设计的 Logistic 回归分为二分类资料的 Logistic 回归、有序多分类资料的 Logistic 回归、无序多分类资料的 Logistic 回归。

第一节　二分类资料的 Logistic 回归

例 18-1　为研究肝癌发病的影响因素,某研究团队以在该医院就诊的首次确诊的肝癌患者 60 例为病例组,并从该医院同期就诊的非肝病、非肿瘤患者中随机选取 60 例为对照组,收集病例及对照组的年龄、性别、吸烟、饮酒、肝癌家族史,检测乙肝表面抗原及 AKT2 基因 rs2304186 位点基因型,变量的赋值见表 18-1,数据见表 18-2。试分析上述因素对肝癌发生的影响。

表 18-1　变量赋值表

变量名称	因素	量化值
y	结局变量	对照 =0,病例 =1
age	发病年龄	数值型(岁)
gender	性别	男 =1,女 =2
smoke	目前吸烟情况	不吸烟 =0,吸烟 =1
drink	目前饮酒情况	不饮酒 =0,偶尔饮酒 =1,经常饮酒 =2
f_his	肝癌家族史	无 =0,有 =1
HBsAg	乙肝表面抗原	阴性 =0,阳性 =1
AKT2	AKT2 基因 rs2304186 位点基因型	GT 或者 TT 型 =0,GG 型 =1

表 18-2 肝癌发生的影响因素

y	age	gender	smoke	drink	f_his	HBsAg	AKT2	y	age	gender	smoke	drink	f_his	HBsAg	AKT2
1	20	1	0	0	0	0	0	0	28	2	0	1	0	0	0
1	24	1	0	0	0	0	0	0	22	2	0	0	0	0	0
1	26	1	0	1	1	1	1	0	25	1	0	0	0	0	1
1	40	2	1	1	0	0	1	0	42	1	1	1	0	0	0
1	52	2	0	0	1	0	0	0	38	2	0	0	0	1	1
1	76	1	1	0	0	1	1	0	26	2	0	0	0	0	0
1	65	1	0	2	0	1	0	0	70	1	0	0	1	0	0
1	49	2	0	0	0	0	0	0	58	1	0	2	0	1	1
1	35	1	0	0	1	0	1	0	80	2	0	0	0	0	0
1	80	2	0	1	0	1	0	0	47	2	0	0	0	0	0
1	54	2	0	0	0	0	1	0	72	1	1	2	0	0	0
1	60	1	1	0	1	0	0	0	20	1	0	0	0	0	1
1	71	1	0	1	0	1	1	0	60	2	0	0	0	0	0
1	65	2	0	2	0	0	0	0	66	2	0	0	1	1	0
1	74	1	1	2	0	0	1	0	59	1	0	1	0	0	1
1	68	2	0	0	1	1	1	0	70	2	0	0	0	0	0
1	50	2	0	1	0	0	0	0	74	2	0	0	0	1	1
1	48	1	0	1	0	0	1	0	66	1	0	2	0	0	0
1	36	1	0	0	1	1	0	0	36	2	0	1	0	0	0
1	44	1	0	2	0	0	1	0	28	2	0	0	1	0	1
1	38	2	1	0	0	0	1	0	38	1	1	2	0	0	0
1	46	2	0	0	0	1	0	0	68	1	0	0	0	0	1
1	52	1	0	1	1	0	1	0	57	1	0	0	0	0	0
1	54	1	0	2	0	1	1	0	30	1	1	0	0	0	0
1	70	1	0	0	1	1	0	0	37	2	0	0	0	0	1
1	66	1	0	2	0	0	1	0	62	2	0	0	0	0	0
1	77	2	0	0	1	1	0	0	52	2	0	0	0	0	1
1	44	1	0	0	0	0	0	0	46	1	0	0	0	1	0
1	58	1	1	2	1	0	1	0	62	1	1	2	0	0	0
1	63	1	0	2	0	1	1	0	64	2	0	0	0	0	0
1	71	1	0	1	1	0	0	0	46	1	0	0	1	0	1
1	56	2	0	0	0	0	1	0	74	2	0	0	0	0	0
1	72	1	1	2	0	1	0	0	46	1	0	0	0	0	0
1	36	2	0	0	0	1	1	0	52	1	0	1	0	0	1
1	63	1	0	1	1	0	1	0	54	2	1	0	0	0	0
1	68	2	0	0	0	0	1	0	70	1	0	0	0	0	1
1	57	1	0	1	0	1	0	0	66	2	0	0	0	0	0
1	30	1	0	0	0	1	1	0	71	2	0	0	0	0	0
1	37	2	1	0	1	0	1	0	44	1	0	0	0	0	0
1	62	2	0	0	0	1	0	0	54	1	0	0	1	1	0
1	52	1	0	2	0	1	1	0	63	2	1	0	0	0	0
1	46	1	0	2	0	0	1	0	71	2	0	1	0	0	0
1	62	1	1	0	1	0	0	0	56	1	0	0	0	0	0
1	64	1	0	1	0	1	0	0	70	2	0	1	0	0	0
1	46	2	0	0	1	0	1	0	36	1	1	0	0	0	0

y	age	gender	smoke	drink	f_his	HBsAg	AKT2	y	age	gender	smoke	drink	f_his	HBsAg	AKT2
1	78	2	0	0	1	1	0	0	42	2	0	0	0	1	0
1	68	1	0	1	0	0	1	0	61	1	0	0	0	0	0
1	76	2	0	0	0	1	0	0	63	1	0	1	0	0	0
1	56	1	0	0	0	1	1	0	55	2	0	0	1	0	0
1	62	1	1	2	0	0	0	0	48	1	0	0	0	0	0
1	68	1	1	0	1	0	1	0	53	2	0	0	0	0	0
1	48	1	0	2	0	0	0	0	60	2	0	0	0	0	1
1	59	1	0	0	1	0	1	0	34	2	0	2	2	2	2
1	70	2	0	0	0	0	0	0	47	2	0	0	0	0	0
1	36	1	0	1	0	0	0	0	51	1	1	1	0	0	1
1	43	1	0	1	0	0	0	0	30	1	0	0	0	0	0
1	56	2	1	0	1	1	0	0	48	2	0	0	0	0	0
1	66	1	0	0	0	0	1	0	56	2	0	0	0	0	1
1	29	1	0	0	0	0	0	0	34	2	0	0	0	0	0
1	38	2	0	0	0	0	1	0	22	1	0	0	0	0	1

该例子中应变量 y 分别为肝癌病人和非肝癌病人,属于二分类变量,故应该采用二分类变量资料的 Logistic 回归分析各研究因素对肝癌发生的影响。

一、Logistic 回归模型

在多重线性回归分析中, y 和 x 之间的关系拟合多重线性回归方程: $\hat{y} = b_0 + \sum_{i=1}^{m} b_i x_i$。如果应变量 y 为一种二分类反应变量,该事件发生时赋值 $y = 1$,否则 $y = 0$ 。用 $P = P(y = 1)$ 表示事件发生的概率, P 的取值范围为 $0 \leqslant P \leqslant 1$ 。用 P 代替 y 建立应变量与 x 的回归关系,若仍采用上式的模型,则应变量概率 P 的估计值常会出现小于 0 或大于 1 的情况,这种不合理性给实际应用带来了一定的困难。因此,考虑 P 的 Logit 变换,即:

$$\text{Logit}(P) = \ln \frac{P}{1 - P} \tag{18-1}$$

式中, $\ln$ 是以 e 为底的对数。当 $P = 1$ 时, $\text{Logit}(P) = +\infty$;当 $P = 0.5$ 时, $\text{Logit}(P) = 0$;当 $P = 0$ 时 $\text{Logit}(P) = -\infty$ 。故 $\text{Logit}(P)$ 的取值范围是 $(-\infty, +\infty)$ 。这样就可以将非线性转化为线性回归思路进行分析。

设有 m 个自变量 x ,用 $\text{Logit}(P)$ 与 m 个 x 建立起回归关系为:

$$\text{Logit}(P) = \ln \left(\frac{P}{1 - P} \right) = \beta_0 + \beta_1 x_1 + \beta_2 x_2 + \cdots + \beta_m x_m \tag{18-2}$$

经运算可得:

$$P(y = 1 | X) = \frac{\exp(\beta_0 + \beta_1 x_1 + \beta_2 x_2 + \cdots + \beta_m x_m)}{1 + \exp(\beta_0 + \beta_1 x_1 + \beta_2 x_2 + \cdots + \beta_m x_m)} \tag{18-3}$$

这时不论 $x_1, x_2, \cdots, x_i, \cdots, x_m$ 取什么数值,都可以保证 $0 < P < 1$ 成立。公式(18-3)称为 Logistic 函数,为多元非线性函数,其中 β_0 称为常数项, β_i 称为偏回归系数,公式(18-2)称为线性 Logistic 回归模型。

二、Logistic 函数图形

将式 $z = \beta_0 + \sum_{i=1}^{m} \beta_i x_i$ 代入公式(18-3),则有:

$$P = f(z) = \frac{\exp(z)}{1 + \exp(z)} = \frac{1}{1 + \exp(-z)} = \frac{1}{1 + e^{-z}} \qquad (18-4)$$

以 z 为横坐标、P 为纵坐标,绘出 Logistic 函数式的图形(图 18-1)。

Logistic 函数图的特征:① 曲线是以 $(0, 0.5)$ 为中心的对称 S 形曲线;② 当 $z \to \infty$ 时,P 值渐近于 1;当 $z \to -\infty$ 时,P 值渐近于 0。P 值变化于 0 与 1 之间,以 $P = 0$ 和 $P = 1$ 为渐近线。

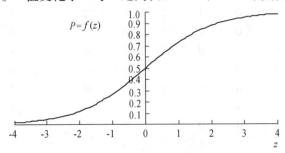

图 18-1　Logistic 函数图形

三、模型参数的意义

由公式(18-2)看出,常数项 β_0 表示所有自变量为 0 时,Logit(P) 的值,即阳性事件(如患病)的概率 $P(y=1)$ 与阴性事件(不患病)的概率 $1 - P(y=1)$ 比值的自然对数。$\beta_j (j = 1, 2, \cdots, m)$ 表示其他自变量不变时,自变量 x_j 改变一个单位时 Logit(P) 的改变量,它与衡量危险因素作用大小的比数比(优势比,odds ratio,OR)有一个对应关系。根据 OR 的定义和 Logit 的定义,对 OR 取对数,得:

$$\ln(OR)_j = \ln\left[\frac{\frac{P_1}{(1-P_1)}}{\frac{P_0}{(1-P_0)}}\right] = \text{logit}(P_1) - \text{logit}(P_0) = \beta_j(x_j^1 - x_j^0) = \beta_j(C_1 - C_0) \qquad (18-5)$$

即

$$(OR)_j = \exp[\beta_j(C_1 - C_0)]$$

式中,P_1、P_0 分别表示 x_j 取值为 C_1 和 C_0 时研究阳性事件的概率。

由上可见,Logistic 回归模型中自变量的偏回归系数 β 与优势比 OR 有密切联系,且与暴露因素的量化方法密切相关。特殊情况下,若 x_j 赋值 $x_j = 1$ 为"暴露"、$x_j = 0$"非暴露",则病例组暴露的优势与对照组暴露的优势之比 $OR_j = \exp(\beta_j) = e^{\beta_j}$。

一般而言,β_j 表示自变量 x_j 改变一个单位时,Logit(P) 的改变量。而偏回归系数 β 的可解释性决定于自变量 x 改变"一个单位"的专业意义。例如:

(1) 若暴露因素(自变量)x 是二分类变量,暴露时 $x = 1$,非暴露时 $x = 0$,则 Logistic 回归模型中的系数是病例组与对照组暴露优势比的对数值。

(2) 暴露因素 x 为无序多分类变量时,常用 $1, 2, 3, \cdots, k$ 分别表示 k 个不同的类别,进行 Logistic 回归分析时,将变量转换为 $k - 1$ 个指示变量或哑元变量(design variable,dummy variable),也称虚拟变量,每个指示变量都是一个二分类变量,且各有一个回归系数,其意义同二分类变量的优势比。

(3) 暴露因素 x 为等级(有序分类)变量时,一般以最小等级或最大等级为参考组,按等级顺序依次取值 $0, 1, 2, \cdots, k$,这时 e^{β} 表示 x 增加一个等级时的优势比,$e^{k\beta}$ 表示 x 增加 k 个等级时的优势比。

(4) 暴露因素 x 为连续变量时,e^{β} 表示 x 增加一个计量单位时的优势比。如在 x(年龄)与 y(白内障)的研究中,年龄 x 每增加量 1 岁,患白内障的优势比为 e^{β}。

四、Logistic 回归模型参数估计

参数估计是根据收集到的应变量 y 与一组自变量 x 的样本观察值,估计出 Logistic 回归模型中的偏回

归系数 $\beta_0, \beta_1, \cdots, \beta_m$，以及偏回归系数估计值的标准误。估计方法通常是最大似然法（maximum likelihood，ML），即建立一个样本似然函数。

$$L = \prod_{i=1}^{n} P_i^{y_i} (1 - P_i)^{1-y_i} \tag{18-6}$$

式中，P_i 为第 i 个观察对象研究事件实际发生的概率。如果实际出现的是阳性结果，$y_i = 1$，否则 $y_i = 0$。

根据最大似然原理，在一次抽样中获得现有样本概率应该达到最大，即似然函数 L 应该达到最大值。为了简化计算，通常在等式两边取对数形式。

$$\ln L = \sum_{i=1}^{n} \left[y_i \ln P_i + (1 - y_i) \ln(1 - P_i) \right] \tag{18-7}$$

然后采用 Newton-Raphson 迭代方法使对数似然函数达到最大值，从而估计出参数 $\beta_0, \beta_1, \cdots, \beta_m$ 的最大似然估计值 $b_0, b_1, \cdots, b_m$ 和它们的标准误。上述求解过程通常运用统计软件完成。

五、Logistic 回归模型假设检验和区间估计

建立模型之后，还需要对模型和偏回归系数进行假设检验，以说明所研究的自变量对应变量的影响是否有统计学意义。Logistic 回归模型假设检验包含两个内容：一个是针对整个模型检验，另一个是检验单个偏回归系数是否为零。检验方法通常有似然比检验、Wald χ^2 检验和计分检验。

（一）方程的假设检验

方程的假设检验就是对整个模型进行假设检验，下面以似然比检验为例，介绍方程假设检验的基本步骤。

$H_0: \beta_1 = \beta_2 = \cdots = \beta_m = 0$，即各自变量的总体偏回归系数均为 0。

H_1：自变量总体回归系数不全为 0。

$\alpha = 0.05$。

构造似然比检验统计量为 G，计算公式为：

$$G = 2(\ln L_q - \ln L_p) \tag{18-8}$$

式中，$\ln L_p$ 为模型 A 含有 p 个自变量时，相应达到最大的对数似然函数值。$\ln L_q$ 为在模型 A 含有 p 个自变量基础上新加入一个或几个自变量，即自变量个数变为 q 个后，其相应达到的最大对数似然函数值。检验统计量 G 度量是指增加 $q - p$ 个自变量后，模型"似然"程度的增量。可以证明，在 H_0 成立的条件下，如果样本量较大，G 近似服从自由度为 $q - p$ 的 χ^2 分布；当 $G > \chi^2_{0.05(q-p)}$ 时，则在 $\alpha = 0.05$ 水平上拒绝 H_0，即至少有一个偏回归系数不为 0。

（二）偏回归系数的假设检验

若有 m 个偏回归系数，对各个偏回归进行检验假设如下。

$H_0: \beta_j = 0$。

$H_1: \beta_j \neq 0 (j = 1, 2, \cdots, m)$。

$\alpha = 0.05$。

在单个偏回归系数的假设检验中，最常用的方法为 Wald χ^2 检验，检验统计量 Wald χ^2 的计算公式为：

$$\text{Wald } \chi^2 = \left(\frac{b}{S_b} \right)^2 \sim \chi^2_{(1)} \tag{18-9}$$

Wald χ^2 服从自由度为 1 的 χ^2 分布，当 Wald $\chi^2 > \chi^2_{0.05(1)}$ 时，拒绝 H_0，认为该总体偏回归系数有统计学意义。反之，则不拒绝 H_0。

（三）OR 值的置信区间

样本偏回归系数估计值 b_j 的抽样分布近似服从正态分布，根据正态分布理论，总体偏回归系数 β_j 的

$(1-\alpha)$ 置信区间为 $b_j \pm z_{\alpha/2}s_{b_j}$；因 $OR_j = e^{b_j}$，则第 j 个变量 OR 值的 $(1-\alpha)$ 置信区间为：

$$e^{b_j \pm Z_{\frac{\alpha}{2}}S_{b_j}} \tag{18-10}$$

(四) 模型拟合优度的假设检验

Logistic 回归模型的建立,除了考虑模型及各偏回归系数是否具有统计学意义之外,还需要考察模型拟合的优劣,即模型预测概率得到的结果与实际观测的响应结果之间的一致程度。SAS 软件在拟合 Logistic 模型的过程中,给出了模型预测概率得到的结果与实际观测的响应结果间的秩相关的统计量 (association of predicted probabilities and observed responses),即 Somers' D、Gamma、Tau-a 和 C 等来衡量模型拟合的优劣,它们的值越接近于 1 说明模型拟合得越好。此外,还可在该过程中加入选择项"Lackfit"语句对所拟合的模型进行拟合优度检验 (goodness of fit statistics),即 Hosmer and Lemeshow 拟合优度的检验。Hosmer and Lemeshow 拟合优度的检验统计量服从 χ^2 分布, χ^2 越小、P 值越大说明模型拟合得越好。

(五) 自变量的筛选

与线性回归模型的建立相似,根据实际情况,Logistic 回归分析中可以建立全模型,也可以对自变量进行筛选,建立"最优"模型。自变量的选择有前进法 (forward)、后退法 (backward) 与逐步法 (stepwise)。在 SAS 软件的过程语句中加入选择项"selection =" 指定其中一种方法,可以实现自变量的筛选。

(六) 例 18-1 的分析思路

1. 全模型

以 y 为应变量,发病年龄、性别、目前吸烟情况、饮酒情况、肝癌家族史、乙肝表面抗原以及 AKT2 基因 rs2304186 位点基因型为自变量,建立 Logistic 回归方程。在建立方程时,年龄以数值型,饮酒情况以等级变量形式,其他变量均以二分类形式纳入分析。结果如下。

(1) 模型的基本信息。

运行程序后首先给出数据集的基本情况,注意输出结果中"Probability modeled is y = 1"表示模型中计算的应变量概率为 $y = 1$ 的概率。

Model Information	
Data Set	WORK. LI18_1
Response Variable	y
Number of Response Levels	2
Model	binary logit
Optimization Technique	Fisher's scoring
Number of Observations Read	120
Number of Observations Used	120

Response Profile		
Ordered Value	Total y	Frequency
1	0	60
2	1	60

Probability modeled is y = 1.

(2) 方程假设检验的结果。

SAS 软件采用 Likelihood Ratio、Score、Wald 三种方法进行回归方程的假设检验, χ^2 值分别为 31.6114、28.5904、23.5181, P 值分别为 < 0.0015、0.0002、0.0014,三种检验方法在 $\alpha = 0.05$ 水准上均有统计学意义。

Testing Global Null Hypothesis：BETA = 0			
Test	Chi-Square	DF	Pr > ChiSq
Likelihood Ratio	31.6114	7	< .0001
Score	28.5904	7	0.0002
Wald	23.5181	7	0.0014

（3）参数估计及假设检验。

SAS 软件计算得 b_0、b_1、b_2、b_3、b_4、b_5、b_6、b_7 分别为 -1.4816、0.000590、0.1940、0.1278、0.7205、1.4058、1.4660、0.8994，其标准误分别为 0.8416、0.0146、0.4599、0.5686、0.3374、0.5753、0.5306、0.4320，Wald χ^2 值分别为 3.0992、0.0016、0.1780、0.0505、4.5610、5.9709、7.6345、4.3344，假设检验的 P 值分别为 0.0783、0.9678、0.6731、0.8221、0.0327、0.0145、0.0057、0.0374。在 $\alpha = 0.05$ 水准上，drink、f_his、HBsAg 及 AKT2 具有统计学意义。

Logistic 回归方程为：

$$ln\frac{p}{1-p} = -1.4816 + 0.000590age + 0.1940sex + 0.1278smoke + 0.7205drink + 14058f\_his$$

$$+ 1.4660HBsAg + 0.8994AKT2$$

Analysis of Maximum Likelihood Estimates					
Parameter		DF	Estimate	Standard Error	Wald Chi-Square	Pr > ChiSq
Intercept		1	-1.4816	0.8416	3.0992	0.0783
age		1	0.000590	0.0146	0.0016	0.9678
sex	1	1	0.1940	0.4599	0.1780	0.6731
smoke	1	1	0.1278	0.5686	0.0505	0.8221
drink		1	0.7205	0.3374	4.5610	0.0327
f_his	1	1	1.4058	0.5753	5.9709	0.0145
HBsAg	1	1	1.4660	0.5306	7.6345	0.0057
AKT2	1	1	0.8994	0.4320	4.3344	0.0374

以下结果为各变量 OR 的估计值及其 95% 置信区间，从结果可以看出，age、sex、smoke 这三个变量 OR 值的 95% 置信区间均包含 1，因此 OR 值没有统计学意义；而饮酒每增加一个等级，肝癌的发生风险则增加 105.6%［(2.056 - 1.000) × 100% = 105.6%］，有肝癌家族史者发生肝癌的风险是无肝癌家族史者的 4.079 倍，乙肝表面抗原阳性者发生肝癌的风险是阴性者的 4.332 倍，AKT2 基因 rs2304186 位点为 GG 型者发生肝癌的风险是 GT + TT 型的 2.458 倍。

Odds Ratio Estimates		
Effect	Point Estimate	95% Wald Confidence Limits	
age	1.001	0.972	1.030
sex 1 vs 2	1.214	0.493	2.990
smoke 1 vs 0	1.136	0.373	3.463
drink	2.056	1.061	3.982
f_his 1 vs 0	4.079	1.321	12.596
HBsAg 1 vs 0	4.332	1.531	12.256
AKT2 1 vs 0	2.458	1.054	5.733

（4）模型拟合优度的假设检验。

拟合优度检验中，SAS 软件自动将研究对象分成 10 组，根据每组中肝癌发生与否的实际观察人数和

理论观察人数构造 χ^2 检验统计量。本例 Hosmer and Lemeshow 检验结果中 $\chi^2 = 3.5995$，$P = 0.8913$，拟合效果良好。

Partition for the Hosmer and Lemeshow Test					
Group	Total	y = 1		y = 1	
		Observed	Expected	Observed	Expected
1	12	1	2.27	11	9.73
2	12	4	2.42	8	9.58
3	12	2	2.79	10	9.21
4	12	5	4.27	7	7.73
5	12	5	5.24	7	6.76
6	12	7	6.53	5	5.47
7	12	6	7.39	6	4.61
8	12	9	8.73	3	3.27
9	12	10	9.57	2	2.43
10	12	11	10.79	1	1.21

Hosmer and Lemeshow Goodness-of-Fit Test		
Chi-Square	DF	Pr > ChiSq
3.5995	8	0.8913

2. 自变量的筛选

如果对自变量进行筛选，可以采用逐步回归法。本例指定入选及剔除变量的检验水准均为 0.10，进行逐步回归的结果如下。

第 0 步先将截距选入模型，迭代收敛的准则为 $1E8 = 10^{-8}$，优化技术采用 Fisher's score 得分法，每一步都进行残差 χ^2 检验。

Model Convergence Status
Convergence criterion (GCONV = 1E − 8) satisfied.
− 2 Log L = 166.355

Analysis of Maximum Likelihood Estimates					
Parameter	DF	Estimate	Standard Error	Wald Chi-Square	Pr > ChiSq
Intercept	1	0	0.1826	0.0000	1.0000

Residual Chi-Square Test		
Chi-Square	DF	Pr > ChiSq
28.5904	7	0.0002

经过 4 步筛选，在 $\alpha = 0.10$ 的选入及剔除水准下已经没有自变量可以选入和剔除了。最后的结果为 drink、f_his、HBsAg、AKT2 这四个变量进入模型。模型假设检验的结果为：似然比卡方等于 31.3635，$P < 0.0001$。四个变量的偏回归系数分别为 0.7906、1.4558、1.4477、0.9118，其 *OR* 值分别为 2.205、4.288、4.253、2.489，即在其他自变量固定不变时，饮酒每增加一个等级，肝癌的发生风险增加 120.5%，有肝癌家族史者发生肝癌的风险是无肝癌家族史者的 4.288 倍，乙肝表面抗原阳性者发生肝癌的风险是阴性者的 4.253 倍，AKT2 基因 rs2304186 位点为 GG 型者发生肝癌的风险是 GT + TT 型的 2.489 倍。

Step 1. Effect HBsAg entered：

… …… … … …… …

Step 2. Effect AKT2 entered：

… …… … … …… …

Step 3. Effect drink entered：

… …… … … …… …

Step 4. Effect f_his entered：

Testing Global Null Hypothesis：BETA = 0			
Test	Chi-Square	DF	Pr > ChiSq
Likelihood Ratio	31.3635	4	<.0001
Score	28.3185	4	<.0001
Wald	23.3018	4	0.0001

Analysis of Maximum Likelihood Estimates					
Parameter		DF	Estimate	Standard Error	Wald Chi-Square	Pr > ChiSq
Intercept		1	−1.3652	0.3524	15.0061	0.0001
drink		1	0.7906	0.2981	7.0338	0.0080
f_his	1	1	1.4558	0.5606	6.7448	0.0094
HBsAg	1	1	1.4477	0.5154	7.8902	0.0050
AKT2	1	1	0.9118	0.4278	4.5429	0.0331

Odds Ratio Estimates			
Effect	Point Estimate	95% Wald Confidence Limits	
drink	2.205	1.229	3.954
f_his 1 vs 0	4.288	1.429	12.865
HBsAg 1 vs 0	4.253	1.549	11.679
AKT2 1 vs 0	2.489	1.076	5.756

模型的拟合优度 Hosmer and Lemeshow 检验结果为 $\chi^2 = 2.2963$，$P = 0.9416 > 0.10$，拟合效果良好。

Hosmer and Lemeshow Goodness-of-Fit Test		
Chi-Square	DF	Pr > ChiSq
2.2963	7	0.9416

第二节　有序多分类资料的 Logistic 回归

医学研究中经常要用到的应变量为有序多分类变量,例如,治疗效果分为"无效""好转""有效""治愈",疾病的严重程度分为"无""轻""中""重"与"Ⅰ期""Ⅱ期""Ⅲ期",等等,分析各种自变量对这种有序多分类应变量的影响时也可采用 Logistic 回归模型。有序多分类资料的 Logistic 回归模型包括相邻比数的 Logistic 回归模型和累积比数的 Logistic 回归模型。SAS 软件中的 Logistic 回归过程是以累积概率函数的形式提供的,即建立的是累积比数的 Logistic 回归模型。

设应变量 y 为 k 个等级的有序多分类变量,不妨设 y 的 k 个取值按等级顺序为 $1,2,\cdots,k$。对 y 取值小于等于等级 $j(j=1,2,\cdots,k)$ 的概率,即取前 j 个值的累积概率用 P_j 来表示,则有:

$$P(y=j) = \begin{cases} P_1 = P(y\leqslant 1) \\ P_j - P_{j-1} = P(y\leqslant j) - P(y\leqslant j-1) \\ 1 - P_{k-1} = 1 - P(y\leqslant k-1) \end{cases} \text{当} \begin{cases} j=1 \\ 2\leqslant j\leqslant k-1 \\ j=k \end{cases} \tag{18-11}$$

$$\ln\frac{P_j}{1-P_j} = \beta_{0j} + \sum_{i=1}^{m}\beta_i x_i \quad j=1,2,3,\cdots,k-1 \tag{18-12}$$

$$P_j = \frac{\exp(\beta_{0j} + \sum_{i=1}^{m}\beta_i x_i)}{1 + \exp(\beta_{0j} + \sum_{i=1}^{m}\beta_i x_i)} \quad j=1,2,3,\cdots,k-1 \tag{18-13}$$

此处假设在应变量 y 取不同值时回归系数是相同的,不同的仅是常数项,也就是说各回归曲线之间是平行的。这样对 k 个 y 的取值可求得 $k-1$ 个 Logistic 回归模型关系式,就可确定出 y 的每一个取值的概率。

例如,$k=3$ 时,有:

$$P_1 = P(y=1) = \frac{\exp(\beta_{01} + \sum_{i=1}^{m}\beta_i x_i)}{1 + \exp(\beta_{01} + \sum_{i=1}^{m}\beta_i x_i)} \tag{18-14}$$

$$P_2 = P(y\leqslant 2) = \frac{\exp(\beta_{02} + \sum_{i=1}^{m}\beta_i x_i)}{1 + \exp(\beta_{02} + \sum_{i=1}^{m}\beta_i x_i)} \tag{18-15}$$

因而,应变量 y 取值 1、2、3 的概率分别为:

$$\begin{aligned} P(y=1) &= P_1 \\ P(y=2) &= P_2 - P_1 \\ P(y=3) &= 1 - P_2 \end{aligned} \tag{18-16}$$

从上可知,存在如下关系:$\beta_{01} < \beta_{02} < \cdots < \beta_{0k-1}$。

例 18-2 欲研究性别和两种治疗方法对糖尿病疗效的影响,疗效的评价分为 3 个等级:显效、有效和无效,数据见表 18-2。

表 18-2 性别和两种治疗方法对糖尿病疗效的影响

性别	治疗方法	疗效(y)		
		显效($y=1$)	有效($y=2$)	无效($y=3$)
女性($x_1=0$)	传统疗法($x_2=0$)	7	4	14
	新药疗法($x_2=1$)	18	10	4
男性($x_1=1$)	传统疗法($x_2=0$)	2	2	12
	新药疗法($x_2=1$)	7	4	5

本例以无效为对照组,利用 SAS 软件进行有序多分类变量资料的累积比数 Logistic 回归分析,结果如下。

1. 平行性检验

因累积比数的 Logistic 回归模型要求各回归曲线之间是平行的,所以需要进行平行性检验。本例应

变量 y 的排序为 1、2、3，以最高组即无效为对照组拟合有序结果的 Logistic 回归。SAS 做回归模型的平行性检验（score test for the proportional odds assumption）为 $P = 0.7373$，可认为回归模型的平行性成立。

The LOGISTIC Procedure Model Information	
Data Set	WORK. LI18_2
Response Variable	y
Number of Response Levels	3
Frequency Variable	f
Model	cumulative logit
Optimization Technique	Fisher's scoring

Response Profile		
Ordered Value	y	Total Frequency
1	1	18
2	2	44
3	3	25
Probabilities modeled are cumulated over the lower Ordered Values.		

Model Convergence Status		
Convergence criterion（GCONV = 1E − 8）satisfied.		
Score Test for the Proportional Odds Assumption		
Chi-Square	DF	Pr > ChiSq
0.6096	2	0.7373

2. 方程的建立及假设检验

对模型的整体检验，Likelihood Ratio、Score、Wald 检验的 χ^2 值分别为 12.822、11.1135、12.6717，P 值分别为 0.0016、0.0039、0.0018，均具有统计学意义。

The LOGISTIC Procedure Testing Global Null Hypothesis：BETA = 0			
Test	Chi-Square	DF	Pr > ChiSq
Likelihood Ratio	12.8224	2	0.0016
Score	11.1135	2	0.0039
Wald	12.6717	2	0.0018

SAS 计算得 b_{01}、b_{02}、b_1、b_2 分别为 − 1.3124、1.2108、− 1.3844、0.9148，所得到的 Logistic 回归模型为：

$$\hat{P}_1 = \frac{\exp(-1.3124 - 1.3844x_1 + 0.9144x_2)}{1 + \exp(-1.3124 - 1.3844x_1 + 0.9144x_2)} \tag{18-17}$$

或

$$ln\left(\frac{P_{显效}}{1 - P_{显效}}\right) = -1.3124 - 1.3844x_1 + 0.9144x_2 \tag{18-18}$$

$$\hat{P}_2 = \frac{\exp(1.2108 - 1.3844x_1 + 0.9144x_2)}{1 + \exp(1.2108 - 1.3844x_1 + 0.9144x_2)} \tag{18-19}$$

或

$$ln\left(\frac{P_{显效} + P_{有效}}{P_{无效}}\right) = 1.2108 - 1.3844x_1 + 0.9144x_2 \tag{18-20}$$

三种治疗效果的概率估计为:

$$显效: \hat{P}(y=1) = \hat{P}_1 \tag{18-21}$$

$$有效: \hat{P}(y=2) = \hat{P}_2 - \hat{P}_1 \tag{18-22}$$

$$无效: \hat{P}(y=3) = 1 - \hat{P}_2 \tag{18-23}$$

Analysis of Maximum Likelihood Estimates					
Parameter	DF	Estimate	Standard Wald	Error Chi-Square	Pr > ChiSq
Intercept 1	1	−1.3124	0.3707	12.5373	0.0004
Intercept 2	1	1.2108	0.3707	10.6678	0.0011
x1	1	−1.3844	0.4443	9.7100	0.0018
x2	1	0.9148	0.4264	4.6026	0.0319

回归系数的假设检验结果为,性别 x_1 及治疗方法 x_2 均有统计学意义。x_1 的 $OR=0.250$,95% 的置信区间为 $(0.105, 0.598)$,区间不包含 1,表示男性治疗结果为显效及有效的可能性是女性的 0.25 倍;x_2 的 $OR=2.496$,95% 的置信区间为 $(1.082, 5.758)$,该区间亦不包含 1,表示新药治疗结果为显效及有效的可能性是传统疗法的 2.496 倍。

Odds Ratio Estimates		
Effect	Point Estimate	95% Wald Confidence Limits
x1	0.250	0.105 0.598
x2	2.496	1.082 5.758

第三节　无序多分类资料的 Logistic 回归

应变量的水平数大于 2,各水平之间又不存在等级大小或次序先后的关系,例如,血型分为 A、B、O、AB 型,肺癌的类型分为小细胞肺癌、鳞癌、腺癌、大细胞癌,这样的应变量为无序多分类变量。应变量为无序多分类变量的 Logistic 回归模型不可用多次两分类的 Logistic 回归来处理,那样会增加犯 I 类错误的概率。Andeson 1972 年提出了多分类变量的 Logistic 回归模型,是通过拟合广义 Logit 模型的方法进行的。若应变量有 K 个水平,其中有一个水平为对照水平,可以用其他 $K-1$ 个水平与对照水平相比较,拟合出 $K-1$ 个广义 Logit 函数。

假如应变量 y 分为 A、B、C 三类,C 为对照水平类,可以拟合出两个 Logistic 回归模型。

$$LogitP_{A/C} = \beta_{A0} + \beta_{A1}x_1 + \cdots + \beta_{Am}x_m \tag{18-24}$$

$$LogitP_{B/C} = \beta_{B0} + \beta_{B1}x_1 + \cdots + \beta_{Bm}x_m \tag{18-25}$$

A 类与 B 类之间比较的关系式可以由公式(18-24)和公式(18-25)两个模型相减得到。

$$LogitP_{A/B} = (\beta_{A0} - \beta_{B0}) + (\beta_{A1} - \beta_{B1})x_1 + \cdots + (\beta_{Ap} - \beta_{Bp})x_p \tag{18-26}$$

例 18-3　某研究者欲了解不同细胞分化程度和细胞染色与癌症组织类型的关系,对 250 例病理标本进行了切片研究,变量赋值为:细胞分化程度 $x_1=1$ 为"低分化",$x_1=0$ 为"高分化";细胞染色 $x_2=0$ 为"阴性",$x_2=1$ 为"阳性";组织类型 $y=1$ 为"鳞癌",$y=2$ 为"腺癌",$y=3$ 为"未分化癌"。结果见表 18-3。

表 18-3　不同细胞分化程度和细胞染色与癌症组织类型的关系

细胞分化程度	细胞染色	癌症组织类型(y)		
		鳞癌($y=1$)	腺癌($y=2$)	未分化癌($y=3$)
高分化($x_1=0$)	阴性($x_2=0$)	15	15	22
	阳性($x_2=1$)	18	18	20
低分化($x_1=1$)	阴性($x_2=0$)	6	15	60
	阳性($x_2=1$)	12	19	30

本例以鳞癌为对照组,分别建立腺癌与细胞分化程度、细胞染色的回归方程及未分化癌与细胞分化程度、细胞染色的回归方程。

1. 模型的基本信息

SAS 运行结果如下:

应变量 y 有 3 类,f 为频数变量,模型的连接函数为广义 Logit 函数。应变量 y 每一类的人数分别为 51、67、132。在 Logistic 回归模型中,$y=1$ 为参比的类。

The LOGISTIC Procedure	
Model Information	
Data Set	WORK. LI18_3
Response Variable	y
Number of Response Levels	3
Frequency Variable	f
Model	generalized logit
Optimization Technique	Newton-Raphson

Response Profile		
Ordered Value	y	Total Frequency
1	1	51
2	2	67
3	3	132
Logits modeled use y = 1 as the reference category.		

2. 模型的建立及假设检验

对模型的整体检验,Likelihood Ratio、Score、Wald 检验的 χ^2 值分别为 25.3444、24.7217、22.9907,P 值分别为 <0.0001、<0.0001、0.0001,均具有统计学意义。

Testing Global Null Hypothesis:BETA = 0			
Test	Chi-Square	DF	Pr > ChiSq
Likelihood Ratio	25.3444	4	<.0001
Score	24.7217	4	<.0001
Wald	22.9907	4	0.0001

SAS 计算得 b_{01}、b_{02}、b_{11}、b_{12}、b_{21}、b_{22} 分别为 0.0704、0.6428、0.6307、1.3333、-0.1198、-0.7941,所得到的 Logistic 回归模型分别为:

$$\text{Logit}P_{腺癌/鳞癌} = 0.0704 + 0.6307x_1 - 0.1198x_2 \tag{18-27}$$

$$\text{Logit} P_{\text{未分化癌/鳞癌}} = 0.6428 + 1.3333x_1 - 0.7941x_2 \tag{18-28}$$

对于模型(18-27),细胞分化程度 x_1 的假设检验结果为 $\chi^2 = 2.7272, P = 0.0987, OR = 1.879$,其 95% 置信区间为(0.889,3.972),按照 $\alpha = 0.05$ 的水准,细胞分化程度与腺癌的关联度尚无统计学意义。细胞染色 x_2 的假设检验结果为 $\chi^2 = 0.0998, P = 0.7521, OR = 0.887$,其 95% 置信区间为(0.423,1.863),按照 $\alpha = 0.05$ 的水准,细胞染色与腺癌的关联度也未发现有统计学意义。

对于模型(18-28),细胞分化程度 x_1 的假设检验结果为 $\chi^2 = 14.4082, P = 0.0001, OR = 3.794$,其 95% 置信区间为(1.906,7.552),该区间不包含 1,表示相对鳞癌而言,细胞分化程度为低分化程度者其结果为未分化癌的可能性是高分化者的 3.794 倍。细胞染色 x_2 的假设检验结果为 $\chi^2 = 5.2346, P = 0.0221$, $OR = 0.452$,其 95% 置信区间为(0.229,0.892),该区间亦不包含 1,表示相对鳞癌而言,细胞染色阳性者其结果为未分化癌的可能性是细胞染色阴性者的 0.452 倍。

Analysis of Maximum Likelihood Estimates						
Parameter	y	DF	Estimate	Standard Error	Wald Chi-Square	Pr > ChiSq
Intercept	2	1	0.0704	0.3325	0.0449	0.8322
Intercept	3	1	0.6428	0.2987	4.6290	0.0314
x1	2	1	0.6307	0.3819	2.7272	0.0987
x1	3	1	1.3333	0.3513	14.4082	0.0001
x2	2	1	−0.1196	0.3785	0.0998	0.7521
x2	3	1	−0.7941	0.3471	5.2346	0.0221

Odds Ratio Estimates				
Effect	y	Point Estimate	95% Wald Confidence Limits	
x1	2	1.879	0.889	3.972
x1	3	3.794	1.906	7.552
x2	2	0.887	0.423	1.863
x2	3	0.452	0.229	0.892

第四节　条件 Logistic 回归

在医学研究中,为了控制其他因素的干扰作用常采用匹配设计,如 1:1 或者 1:M 的病例对照设计。在这类研究中,按照干扰因素的不同取值设置相匹配的配比组(一个匹配组相等于一个层),在配对或匹配研究中,研究者通常不关心层因素(匹配因素)的作用,不需要估计层因素的参数。1:M 的匹配设计收集资料的格式如表18-4 所示。

表 18-4　1:M 的匹配设计收集资料的格式

匹配组号 i	组内编号 j	反应变量 y	x_1	x_2	x_3	$\cdots$	x_p
	0(病例)	1	x_{101}	x_{102}	x_{103}	$\cdots$	x_{10p}
	1(对照)	0	x_{111}	x_{112}	x_{113}	$\cdots$	x_{11p}
	2(对照)	0	x_{121}	x_{122}	x_{123}	$\cdots$	x_{12p}
1	$\cdots$	$\cdots$	$\cdots$	$\cdots$	$\cdots$	$\cdots$	$\cdots$
	M(对照)	0	x_{1M1}	x_{1M2}	x_{1M3}	$\cdots$	x_{1Mp}
$\cdots$	$\cdots$	$\cdots$	$\cdots$	$\cdots$	$\cdots$	$\cdots$	$\cdots$

匹配组号 i	组内编号 j	反应变量 y	x_1	x_2	x_3	...	x_p
	0（病例）	1	x_{n01}	x_{n02}	x_{n03}	...	x_{n0p}
	1（对照）	0	x_{n11}	x_{n12}	x_{n13}	...	x_{n1p}
	2（对照）	0	x_{n21}	x_{n22}	x_{n23}	...	x_{n2p}
n	...	...	...	...	...	...	...
	M（对照）	0	x_{nM1}	x_{nM2}	x_{nM3}	...	x_{nMp}

表 18-4 中的自变量有 3 个下标：第 1 个下标 i 表示匹配组号 $(i=1,2,\cdots,n)$，第 2 个下标 j 表示匹配组内观测对象的编号 $(j=0,1,2,\cdots,M)$，第 3 个下标 k 表示自变量的编号 $(k=1,2,\cdots,p)$。应变量 y 的取值：病例为 1，对照为 0。

假设在各配比组中自变量对应变量的作用是相同的，即自变量的回归系数与配比组无关，则对第 i 个配比组可建立 Logistic 回归模型：

$$\text{logit}P_i = \ln\left(\frac{P_i}{1-P_i}\right) = \beta_{0i} + \beta_1 x_1 + \cdots + \beta_p x_p, i=1,2,\cdots,n \tag{18-29}$$

各配比组间只有 β_{0i} 是不同的。

对参数的估计建立在条件概率的基础上，所以配比设计的 Logistic 回归又称为条件 Logistic 回归。它不同于一般的 Logistic 回归用一般的似然函数法，而是构造条件似然函数。

一、1:1 配对设计的条件 Logistic 回归模型

1:1 配对设计的条件似然函数为：

$$L = \prod_{i=1}^{n} \frac{1}{1 + \exp\{-[\beta_1(x_{i1}^{(1)} - x_{i1}^{(0)}) + \beta_2(x_{i2}^{(1)} - x_{i2}^{(0)}) + \cdots + \beta_p(x_{ip}^{(1)} - x_{ip}^{(0)})]\}} \tag{18-30}$$

式中，$x_{ij}^{(1)}$ 表示在第 i 个配对中 $y=1$ 的自变量的观测值，$x_{ij}^{(0)}$ 表示在第 i 个配对中 $y=0$ 的自变量的观测值。该式不含常数项，而是把每一配对中的自变量的差值当作自变量。在 SAS 软件中，可以在 Logistic 回归过程中通过"strata 语句"实现条件 Logistic 回归分析，并采用 Newton-Raphson 迭代法使条件似然函数取自然对数后达到最大来求得各参数。

例 18-4　某研究者以产妇年龄及新生儿性别为条件，采用 1:1 病例对照研究来探讨产妇孕期某些因素对新生儿低出生体重的影响。变量赋值为：x_1 代表产妇孕期妊娠高血压或糖尿病（$x_1=1$ 为"是"，$x_1=0$ 为"否"），x_2 代表孕期体重增加 $\leqslant 10$ kg（$x_2=1$ 为"是"，$x_2=0$ 为"否"），x_3 代表先兆流产（$x_3=1$ 为"是"，$x_3=0$ 为"否"），x_4 代表胎盘或胎膜异常（$x_4=1$ 为"是"，$x_4=0$ 为"否"），y 代表新生儿低出生体重（$y=1$ 为"是"，$y=0$ 为"否"），id 代表配比组编号。赋值后的观测数据见表 18-5。

表 18-5　新生儿低出生体重的影响因素资料

id	病例组					id	对照组					id	病例组					id	对照组				
	y	x_1	x_2	x_3	x_4		y	x_1	x_2	x_3	x_4		y	x_1	x_2	x_3	x_4		y	x_1	x_2	x_3	x_4
1	1	1	0	0	1	1	0	0	0	0	0	31	1	0	0	0	0	31	0	0	0	0	0
2	1	0	0	1	0	2	0	0	0	0	0	32	1	1	1	0	0	32	0	1	0	1	0
3	1	0	0	0	0	3	0	0	0	0	0	33	1	0	0	1	0	33	0	0	0	0	0
4	1	1	1	1	1	4	0	0	0	0	0	34	1	0	0	0	0	34	0	1	0	0	0
5	1	1	0	0	0	5	0	0	0	0	0	35	1	0	0	0	1	35	0	0	0	0	0
6	1	1	0	0	0	6	0	0	0	0	0	36	1	1	1	0	0	36	0	0	0	0	0
7	1	0	0	0	0	7	0	0	0	0	0	37	1	0	0	0	0	37	0	0	0	0	0

| id | 病例组 | | | | | id | 对照组 | | | | | id | 病例组 | | | | | id | 对照组 | | | | |
	y	x_1	x_2	x_3	x_4		y	x_1	x_2	x_3	x_4		y	x_1	x_2	x_3	x_4		y	x_1	x_2	x_3	x_4
8	1	0	1	0	0	8	0	0	0	0	0	38	1	1	0	1	1	38	0	1	0	0	1
9	1	0	0	0	0	9	0	1	0	0	0	39	1	0	0	1	0	39	0	0	0	1	0
10	1	1	0	0	1	10	0	1	1	1	0	40	1	1	0	0	0	40	0	0	0	0	0
11	1	1	0	1	1	11	0	0	0	0	0	41	1	1	0	0	0	41	0	0	0	0	1
12	1	0	0	0	0	12	0	0	0	0	0	42	1	0	0	0	0	42	0	0	0	0	0
13	1	1	1	1	0	13	0	1	1	0	0	43	1	1	0	1	1	43	0	1	0	0	1
14	1	1	0	0	0	14	0	0	0	0	0	44	1	0	0	0	0	44	0	0	0	0	0
15	1	0	0	1	1	15	0	0	0	0	0	45	1	1	0	0	0	45	0	0	0	0	0
16	1	0	0	0	1	16	0	0	0	1	1	46	1	1	0	0	0	46	0	0	0	0	1
17	1	1	0	1	0	17	0	0	0	0	0	47	1	0	0	0	0	47	0	0	0	0	0
18	1	1	0	0	0	18	0	1	0	0	0	48	1	1	0	1	1	48	0	1	0	0	1
19	1	1	0	1	1	19	0	0	0	0	0	49	1	0	0	0	0	49	0	0	0	0	0
20	1	1	0	0	0	20	0	0	0	0	0	50	1	1	1	0	0	50	0	0	0	0	0
21	1	0	0	0	0	21	0	0	0	0	1	51	1	0	0	0	0	51	0	0	1	0	0
22	1	1	1	0	0	22	0	0	1	0	0	52	1	1	1	0	1	52	0	0	0	1	0
23	1	0	0	1	0	23	0	0	0	0	0	53	1	0	0	1	0	53	0	0	0	0	0
24	1	0	0	0	0	24	0	1	0	0	0	54	1	0	0	0	0	54	0	1	0	0	0
25	1	0	0	0	1	25	0	0	0	0	0	55	1	1	0	0	1	55	0	0	0	0	0
26	1	1	1	0	0	26	0	0	0	0	0	56	1	0	0	0	0	56	0	0	0	0	0
27	1	1	0	1	0	27	0	0	1	1	0	57	1	1	1	0	0	57	0	1	0	1	0
28	1	0	0	1	0	28	0	1	0	0	1	58	1	0	0	0	0	58	0	0	0	0	0
29	1	0	0	1	0	29	0	0	0	0	0	59	1	0	0	0	0	59	0	0	0	0	0
30	1	1	0	0	0	30	0	0	0	0	0	60	1	0	0	0	1	60	0	0	0	0	0

采用条件 Logistic 回归拟合低出生体重与 4 个自变量的回归方程,结果如下。

1. 模型的假设检验

模型的整体检验,Likelihood Ratio、Score、Wald 检验的 χ^2 值分别为 19.2641、16.3180、12.5210,P 值分别为 0.0007、0.0026、0.0139,均具有统计学意义。

Testing Global Null Hypothesis:BETA = 0			
Test	Chi-Square	DF	Pr > ChiSq
Likelihood Ratio	19.2641	4	0.0007
Score	16.3180	4	0.0026
Wald	12.5210	4	0.0139

2. 参数估计及假设检验

从偏回归系数的假设检验及 OR 值的 95% 置信区间来看,在 $\alpha = 0.05$ 水准上,x_1、x_3 是有统计学意义的。产妇孕期妊娠高血压或糖尿病 x_1 的 $OR = 3.930$,表示产妇孕期有妊娠高血压或糖尿病者新生儿出现低出生体重的风险是无妊娠高血压或糖尿病者的 3.39 倍。先兆流产 x_3 的 $OR = 3.411$,表示产妇孕期出现先兆流产者新生儿出现低出生体重的风险是无先兆流产者的 3.411 倍。

尽管 x_2、x_4 没有统计学意义,但其 OR 值点估计均大于 2,这可能是样本含量较小所致。

Analysis of Maximum Likelihood Estimates					
Parameter	DF	Estimate	Standard Error	Wald Chi-Square	Pr > ChiSq
x1	1	1.3686	0.5369	6.4977	0.0108
x2	1	0.9001	0.7836	1.3194	0.2507
x3	1	1.2271	0.5736	4.5763	0.0324
x4	1	0.8855	0.6891	1.6513	0.1988

Odds Ratio Estimates			
Effect	Point Estimate	95% Wald Confidence Limits	
x1	3.930	1.372	11.255
x2	2.460	0.530	11.426
x3	3.411	1.108	10.500
x4	2.424	0.628	9.358

条件 Logistic 回归尚没有上一节那样多的各种检验。

二、1:M 的匹配设计条件 Logistic 回归模型

例18-5　为研究肥胖 x_1($x_1 = 1$ 为"肥胖",$x_1 = 2$ 为"不肥胖")、口服避孕药雌激素 x_2($x_2 = 1$ 为"服用雌激素",$x_2 = 2$ 为"未服用雌激素")与子宫内膜癌的关系,随机选取 20 例子宫内膜癌患者。对于每名患者,再随机选取年龄相近的 2 名正常人作为对照。id 代表配比组编号。观测数据如表 18-6 所示。试用条件 Logistic 回归模型分析该资料。

表 18-6　肥胖和雌激素与子宫内膜癌的关系

id	x_1	x_2	y	id	x_1	x_2	y
1	1	1	1	11	0	1	1
1	0	0	0	11	0	1	0
1	0	0	0	11	1	0	0
2	1	1	1	12	0	1	1
2	1	1	0	12	0	1	0
2	0	1	0	12	0	1	0
3	1	1	1	13	1	1	1
3	0	1	0	13	0	0	0
3	1	1	0	13	1	1	0
4	0	1	1	14	1	1	1
4	0	0	0	14	0	0	0
4	0	1	0	14	1	0	0
5	0	0	1	15	1	1	1
5	1	0	0	15	0	0	0
5	0	1	0	15	0	1	0
6	1	1	1	16	0	1	1
6	0	0	0	16	0	1	0
6	1	0	0	16	0	1	0

续表

id	x_1	x_2	y	id	x_1	x_2	y
7	1	1	1	17	0	1	1
7	0	1	0	17	0	0	0
7	1	1	0	17	1	0	0
8	1	1	1	18	1	1	1
8	1	0	0	18	1	0	0
8	1	1	0	18	0	1	0
9	1	0	1	19	1	0	1
9	1	1	0	19	0	1	0
9	1	1	0	19	0	1	0
10	0	1	1	20	1	1	1
10	0	1	0	20	0	1	0
10	0	0	0	20	0	0	0

采用条件 Logistic 的 SAS 程序应拟合回归模型,结果如下。

1. 模型假设检验

Likelihood Ratio、Score、Wald 检验的 χ^2 值分别为 10.6377、8.8725、5.9789,P 值分别为 0.0049、0.0118、0.0503,前两种方法在 $\alpha = 0.05$ 水准下均有统计学意义。

Testing Global Null Hypothesis: BETA = 0			
Test	Chi-Square	DF	Pr > ChiSq
Likelihood Ratio	10.6377	2	0.0049
Score	8.8725	2	0.0118
Wald	5.9789	2	0.0503

2. 参数估计及假设检验

x_1、x_2 的回归系数分别为 1.8239、1.5896,P 值分别为 0.0318、0.0494,在 $\alpha = 0.05$ 水准下均有统计学意义。因此,肥胖和服用雌激素是子宫内膜癌的可疑危险因素。

Analysis of Conditional Maximum Likelihood Estimates					
Parameter	DF	Estimate	Standard Error	Wald Chi-Square	Pr > ChiSq
x1	1	1.8239	0.8495	4.6099	0.0318
x2	1	1.5896	0.8090	3.8611	0.0494

x_1、x_2 的 OR 值分别为 6.196 和 4.902,95% 置信区间均不包含 1,可认为肥胖者患子宫内膜癌的风险是不肥胖者的 6.196 倍,服用雌激素者患子宫内膜癌的风险是不服用雌激素者的 4.902 倍。

Odds Ratio Estimates			
Effect	Point Estimate	95% Wald Confidence Limits	
x1	6.196	1.172	32.750
x2	4.902	1.004	23.931

第五节　Logistic 回归模型的医学应用及注意事项

一、Logistic 回归模型在医学中的应用

（一）分析流行病学研究中进行影响因子的筛选

Logistic 回归模型既适用于队列研究，也适用于病例对照研究，还适用于横断面研究。针对不同的设计类型，应选择合适的建模方法。

（二）校正混杂因子

特别是在临床试验数据分析中，有些非处理因素在设计阶段很难做到均衡与齐同，但对效应指标会产生直接或间接的影响。在分析处理资料阶段，可把这些混杂因素当作自变量因素来对待，利用 Logistic 回归对其进行调整和分析。

（三）Logistic 曲线拟合可用于分析药物或毒物的剂量反应

医学中不少指标之间呈 S 型曲线的剂量反应关系，拟合成 Logistic 曲线可以对有效剂量、半数致死量等指标进行确定，并可对剂量反应的趋势做出分析。

（四）判别分析与预测

Logistic 回归模型是概率模型，它对数据的分布没有严格的要求，可以根据历史上已经获得的经验资料拟合出的回归方程进行判别分析及对未发生的事件进行预测。

二、Logistic 回归模型应用的注意事项

（一）注意变量的类型

应变量是结果相互独立的分类变量，自变量可为各种类型变量。与线性回归分析一样，当自变量为分类变量时，应注意变量的赋值。

（二）注意自变量的共线性问题

在 Logistic 回归分析中，自变量也会出现共线性问题。当自变量间存在共线性时，可以采用逐步回归、Lasso-Logistic 回归或者主成分 Logistic 回归进行解决。

（三）要有足够的样本含量

样本含量一般应多于多重线性回归分析时所需的样本量，要求大于自变量个数的 20 倍。配比组设计时，配比组数宜大于 50。

（四）因素间的交互作用

Logistic 回归模型可以分析处理因素间的交互作用，但是交互作用的模型为"乘法模型"。在用 SAS 软件处理时，应在数据步中将考察交互作用的自变量相乘产生一个新的自变量后再参与计算、分析过程。

第六节 Logistic 回归分析 SAS 软件实现

1. 二分类应变量的 Logistic 回归分析

例 18-1 的 SAS 程序如下：

SAS 程序中自动以取值高的 y 作为对照组，而在例 18-1 中，$y=1$ 是我们所关心的结果事件，因此在程序中加入"descending"选择项，注意输出结果中"ordered value"与 y 取值对应的关系。class 语句用以设置分类变量中的参比组，model 语句选择项加入 lackfit 进行拟合优度的检验。本例中，age 为连续性变量，drink 为等级资料，其他变量均为分类变量。

```
data li18_1;
input y age sex smoke drink f_his   HBsAg   AKT2 @@ ;
cards;
1  20  1  0  0  0  0  0        0  28  2  0  1  0  0  0
1  24  1  0  0  0  0  0        0  22  2  0  0  0  0  0
1  26  1  0  1  1  1  1        0  25  1  0  0  0  0  1
1  40  2  1  1  0  0  1        0  42  1  1  1  0  0  0
1  55  2  0  0  1  0  0        0  38  2  0  0  0  1  1
……
1  66  1  0  0  0  0  1        0  56  2  0  0  0  0  1
1  29  1  0  0  0  0  0        0  34  2  0  0  0  0  0
1  38  2  0  0  0  0  1        0  22  1  0  0  0  0  0
;
proc logistic descending;
class sex( ref = '2' ) smoke( ref = '0' ) f_his( ref = '0' ) HBsAg( ref = '0' )   AKT2( ref = '0' )/param = ref;
model y = age sex   smoke drink f_his   HBsAg   AKT2/lackfit;
run;
```

在编写程序时加入选择项"selection = stepwise"指定采用逐步回归法，加入选择项"sle = 0.10 sls = 0.10"指定选入与剔除变量的检验水准均为 0.10（SAS 默认为 0.05），加入选择项"details"指定给出详细的自变量筛选过程，"ref"指明分类变量中参照的类别。

```
proc logistic descending;
class sex( ref = '2' ) smoke( ref = '0' ) f_his( ref = '0' ) HBsAg( ref = '0' )   AKT2( ref = '0' )/param = ref;
    model y = age sex   smoke drink f_his   HBsAg   AKT2/selection = stepwise sle = 0.10
sls = 0.10 lackfit details; run;
```

2. 有序多分类应变量的 Logistic 回归分析

例 18-2 的 SAS 程序如下：

本例以无效（$y=3$）为对照组，由于数据为频数表资料形式，在编写 SAS 程序时加入语句"freq f"用于指定频数变量。

data li18_2;	cards;
do x1 = 0 to 1;	6 20 2 7
do x2 = 0 to 1;	8 6 1 4
do y = 1 to 3;	14 4 12 3
input f @@ ;	;
output;	proc Logistic;
end;	freq f;
end;	model y = x1 x2;
end;	run;

3. 无序多分类应变量的 Logistic 回归分析

例 18-3 的 SAS 程序如下：

由于本例提供的数据为频数表资料形式,在编写 SAS 程序时加入语句"freq f"用于指定频数变量。

data li18_3;	15 15 22
do x1 = 0 to 1;	18 18 20
do x2 = 0 to 1;	6 15 60
do y = 1 to 3;	12 19 30
input f @@ ;	;
output;	
end;	proc Logistic ;
end;	freq f;
end;	model y(ref = ′1′) = x1 x2/ link = glogit; /* link = glogit 拟合无序多分类 Logistic
	回归模型; ref = 指明参照的类别 */
cards;	run;

4. 1:1配比的条件 Logistic 回归分析

例18-4 的 SAS 程序如下：

SAS 软件进行条件 Logitstic 回归时,在非条件 Logitstic 回归程序上增加 Strata 语句,指定配比号 id 为配比变量分层。

如果要进行变量筛选,在编写程序时加入选择项"selection = stepwise"指定采用逐步回归法,加入选择项"sle = 0.10 sls = 0.10"指定选入与剔除变量的检验水准均为 0.10。

```
data li8_4; input id y x1 x2 x3 x4 @@ ;
cards;
1 1 1 0 0 1 1 0 0 0 0 0
2 1 0 0 1 0 2 0 0 0 0 0
3 1 0 0 0 0 3 0 0 0 0 0
……
58 1 0 0 1 0 58 0 0 0 0 0
59 1 0 0 0 0 59 0 0 0 0 0
60 1 0 0 0 1 60 0 0 0 0 0
;
proc logistic descending; model y = x1 x2 x3 x4; strata id; run;
proc logistic descending;
model y = x1 x2 x3 x4/ selection = stepwise sls = 0.10 sle = 0.10; strata id; run;
```

5. 1:M配比的条件 Logistic 回归分析

例18-5 的 SAS 程序如下：

1：M 配比设计的条件 Logistic 回归 SAS 程序与1：1配对设计的程序相似，即采用 Strata 语句指定配比号 id 为配比变量分层。

```
data li18_5; input id x1 x2 y @@ ;
cards;
1    1   1   1   11   0   1   1   1   0   0   0   11   0   1   0
1    0   0   0   11   1   0   0   2   1   1   1   12   0   1   1
2    1   1   0   12   0   1   0   2   0   1   0   12   0   1   0
3    1   1   1   13   1   1   1   3   0   1   0   13   0   0   0
……
10   0   1   0   20   0   1   0   10  0   0   0   20   0   0   0
;
proc logistic descending; model y = x1 x2 ; strata id ; run;
```

小　结

（1）Logistic 回归是多变量统计方法中的重要内容，它是研究应变量为分类变量的 y 与多个自变量 $x_1, x_2, \cdots, x_m$ 之间回归关系的一种分析技术，主要应用于筛选影响因素、校正混杂因素、预测和判别。

（2）根据设计类型将 Logistic 回归分为条件 Logistic 回归及非条件 Logistic 回归。非条件 Logistic 回归根据应变量 y 类型的不同，可分为二分类、多分类（无序多分类）、等级资料（有序多分类）Logistic 回归三种类型。

（3）Logistic 回归模型的参数估计常采用极大似然法，求得回归系数估计值后，需要对整个回归模型和每个偏回归系数进行假设检验。整个回归方程的检验一般用似然比检验，而回归系数的检验常用 Wald χ^2 检验。

（4）应根据专业知识、模型和回归系数的假设检验以及拟合优度检验等方面综合考虑，以确定 Logistic 回归的"最优"模型。

练 习 题

一、单项选择题

1. 应变量是有序多分类变量，当符合条件时，可采用（　　　）。
   A. Logistic 回归　　　　　　　　B. 条件 Logistic 回归
   C. 多重线性回归　　　　　　　　D. 累计概率函数形式的 Logistic 回归

2. 在 Logistic 回归模型中，β_i 表示当其他因素不变，x_i 改变一个单位时，（　　　）的改变量。
   A. 应变量 y　　　　B. Logit $\dfrac{P}{1-P}$　　　　C. x_i 的 OR 值　　　　D. $\dfrac{P}{1-P}$

3. 在 Logistic 回归模型中，令 $z = \beta_0 + \sum_{i=1}^{m} \beta_i x_i$，当 $z \to \infty$ 时，$P \to$（　　　）。
   A. 0　　　　　　B. -1　　　　　　C. 1　　　　　　D. 0.5

4. 应用 Logistic 回归分析结果估计 OR 值的95%置信区间，可以用公式（　　　）。

A. $b \pm 1.96SE(b)$ 　　　　　　B. $\exp[b \pm 1.96SE(b)]$

C. $\exp(b) \pm 1.96\exp[SE(b)]$ 　　D. $\exp(b) \pm \exp[1.96SE(b)]$

5. 对匹配设计的 Logistic 回归,下面( )肯定错误。

　　A. 采用条件 Logistic 回归 　　　　　B. 不同匹配组回归模型不同

　　C. 不同匹配组 β_0 相同 　　　　　　D. 自变量可以是多分类无序变量

二、计算分析题

1. 为研究病情 x_1($x_1 = 0$ 为"不严重",$x_1 = 1$ 为"严重")、年龄 x_2(岁)及不同治疗方法 x_3($x_3 = 0$ 为 "传统疗法",$x_3 = 1$ 为"新疗法")对某病疗效的影响,某研究者随机抽取 40 例某病的患者,其中有 20 例患者采用传统疗法,另 20 例患者采用新疗法,经过一段时间治疗后记录下康复的情况 y($y = 0$ 为"未康复", $y = 1$ 为"康复"),康复情况与病情、年龄、疗法的 Logistic 回归分析结果见表 18-7。

表 18-7　Logistic 回归分析结果

变量	回归系数	标准误
常数项	2.379	2.028
x_1	-0.777	0.750
x_2	-0.107	0.068
x_3	1.957	0.804

(1)请写出 Logistic 回归方程。

(2)对疗法(x_3)变量的回归系数进行假设检验。

(3)计算疗法(x_3)变量的相对危险度(OR),并计算其 95% 置信区间。

2. 某医院抢救急性心肌梗死(AMI)病例 200 例,记录下转归与相关的因素(表 18-8)。现主要考察三个因素:抢救前是否发生过休克 x_1($x_1 = 0$ 为"未发生",$x_1 = 1$ 为"发生")、抢救前是否发生过心衰 x_2($x_2 = 0$ 为"未发生",$x_2 = 1$ 为"发生")、抢救前发生 AMI 是否已超过 12 小时 x_3($x_3 = 0$ 为"未超过",$x_3 = 1$ 为 "已超过")。数据如表 18-8 所示。试分析转归(y)与三个因素之间的关系。

表 18-8　200 例 AMI 病人抢救前情况及其转归

存活($y=0$)				死亡($y=1$)			
x_1	x_2	x_3	人数(f)	x_1	x_2	x_3	人数(f)
0	0	0	35	0	0	0	4
0	0	1	34	0	0	1	10
0	1	0	17	0	1	0	4
0	1	1	19	0	1	1	15
1	0	0	17	1	0	0	6
1	0	1	6	1	0	1	9
1	1	0	6	1	1	0	6
1	1	1	6	1	1	1	6

3. 某医院外科采用两种不同绷带 x_1($x_1 = 0$ 为"第一种绷带",$x_1 = 1$ 为"第二种绷带")和两种不同的包扎方式 x_2($x_2 = 0$ 为"第一种包扎方式",$x_2 = 1$ 为"第二种包扎方式")进行腿部溃疡处理。治疗效果 y 分为三个等级:不愈、有效、痊愈($y = 0$ 为"不愈",$y = 1$ 为"有效",$y = 2$ 为"痊愈")。观测数值如表 18-9 所示。试分析不同治疗方式对治疗效果的影响。

表 18-9　腿部溃疡不同治疗方式的治疗效果

治疗效果（y）	治疗方式		人数（f）
	绷带种类（x_1）	包扎方式（x_2）	
0	0	0	19
1	0	0	4
2	0	0	2
0	1	0	9
1	1	0	8
2	1	0	6
0	0	1	21
1	0	1	3
2	0	1	2
0	1	1	10
1	1	1	10
2	1	1	5

4. 某研究人员为了解不同性别及文化程度的成年居民获取健康知识的途径是否不同,对某个社区的 314 名成人进行了调查,结果见表 18-10。请拟合不同的健康知识获取途径与性别及文化程度的多分类 Logistic 回归模型。

表 18-10　不同性别及文化程度对居民获取健康知识途径的影响

性别	文化程度	获取健康知识的途径		
		传统大众媒介	网络	社区宣传
男	小学及以下	20	8	54
	初中	30	45	72
	高中	20	62	14
	大学及以上	10	80	16
女	小学及以下	25	10	60
	初中	18	30	48
	高中	22	50	26
	大学及以上	16	62	12

5. 为探讨母亲服用叶酸及其他因素与孤独症的关系,某研究团队采用 1:1 配比的病例对照研究方法选择在某地区多家医院确诊的 80 例 1～5 岁孤独症患儿为病例组（$y=1$）,按照年龄及性别匹配 80 例健康儿童为对照组（$y=0$）,收集母亲妊娠时的年龄 x_1（岁）、孕前或孕早期是否补充叶酸 x_2（$x_2=1$ 为"服用",$x_2=0$ 为"未服用"）,在妊娠期间患有心脏病、高血压、糖尿病、肾病等 x_3（$x_3=1$ 为"是",$x_3=0$ 为"否"）,孕早期精神刺激 x_4（$x_4=1$ 为"是",$x_4=0$ 为"否"）,结果如表 18-11 所示。试分析儿童孤独症与母亲围孕期的上述因素之间的关联性。

表 18-11　儿童孤独症与母亲围孕期相关因素的 1:1 病例对照研究

id	y	x_1	x_2	x_3	x_4	id	y	x_1	x_2	x_3	x_4	id	y	x_1	x_2	x_3	x_4
1	1	26	1	1	0	28	1	31	1	0	0	55	1	28	1	0	0
1	0	28	1	0	0	28	0	29	1	0	0	55	0	29	0	0	0
2	1	30	0	0	1	29	1	22	0	0	1	56	1	31	0	1	0
2	0	31	1	0	0	29	0	24	1	1	0	56	0	30	1	0	1
3	1	29	0	0	0	30	1	28	0	0	0	57	1	37	1	0	0
3	0	27	0	0	0	30	0	29	0	0	0	57	0	35	1	1	1

id	y	x_1	x_2	x_3	x_4	id	y	x_1	x_2	x_3	x_4	id	y	x_1	x_2	x_3	x_4
4	1	33	1	1	1	31	1	31	1	1	0	58	1	31	1	1	1
4	0	32	1	0	0	31	0	30	1	0	1	58	0	32	0	0	0
5	1	27	0	0	0	32	1	37	0	1	0	59	1	36	1	0	0
5	0	25	1	0	0	32	0	35	1	1	0	59	0	34	1	1	0
6	1	35	1	1	1	33	1	31	1	1	0	60	1	26	1	0	0
6	0	32	0	0	0	33	0	32	1	0	0	60	0	27	1	0	1
7	1	24	0	1	0	34	1	26	1	1	0	61	1	38	0	0	1
7	0	25	1	1	0	34	0	28	1	0	0	61	0	41	0	1	0
8	1	31	1	0	0	35	1	30	0	0	1	62	1	32	0	0	1
8	0	29	1	0	1	35	0	31	1	0	0	62	0	28	1	0	0
9	1	27	0	0	1	36	1	29	1	0	0	63	1	40	0	1	1
9	0	30	0	0	0	36	0	27	0	0	0	63	0	37	1	1	1
10	1	32	0	1	0	37	1	33	1	1	1	64	1	31	1	0	0
10	0	29	1	0	0	37	0	30	1	0	0	64	0	29	1	0	0
11	1	25	0	0	1	38	1	26	1	1	0	65	1	22	0	0	1
11	0	26	1	0	0	38	0	28	1	0	0	65	0	24	0	1	0
12	1	38	0	0	1	39	1	30	0	0	1	66	1	28	1	0	0
12	0	37	0	0	0	39	0	31	1	0	0	66	0	29	0	0	0
13	1	27	1	0	0	40	1	29	0	0	0	67	1	31	0	1	0
13	0	25	0	0	0	40	0	27	0	0	0	67	0	30	1	0	1
14	1	34	0	1	1	41	1	33	1	1	1	68	1	37	0	1	0
14	0	32	1	0	0	41	0	32	1	0	0	68	0	35	1	1	1
15	1	40	0	1	1	42	1	27	0	0	0	69	1	31	1	1	0
15	0	37	1	1	1	42	0	25	0	0	0	69	0	32	1	0	1
16	1	31	1	0	0	43	1	35	1	1	1	70	1	26	1	1	0
16	0	29	1	0	0	43	0	32	0	0	0	70	0	28	1	0	0
17	1	22	0	0	1	44	1	24	0	1	0	71	1	30	0	0	1
17	0	24	0	1	0	44	0	25	1	1	0	71	0	31	1	0	0
18	1	28	1	0	0	45	1	31	1	0	0	72	1	29	1	0	0
18	0	29	0	0	0	45	0	29	1	0	1	72	0	27	1	0	0
19	1	31	0	1	0	46	1	27	0	0	1	73	1	33	1	1	1
19	0	30	0	0	1	46	0	30	1	0	0	73	0	30	1	0	0
20	1	37	0	1	0	47	1	32	0	1	0	74	1	30	0	0	1
20	0	35	1	1	0	47	0	29	1	0	0	74	0	37	0	1	0
21	1	31	1	1	1	48	1	25	0	0	1	75	1	35	1	1	1
21	0	32	1	0	0	48	0	26	1	0	0	75	0	31	1	1	1
22	1	36	1	0	0	49	1	38	0	0	1	76	1	32	0	0	0
22	0	34	1	1	0	49	0	37	0	0	0	76	0	30	1	0	0
23	1	26	1	0	0	50	1	27	1	0	0	77	1	34	1	1	0
23	0	27	1	0	0	50	0	25	1	0	0	77	0	35	1	0	0
24	1	38	0	0	1	51	1	34	0	1	1	78	1	27	1	0	1
24	0	41	0	1	0	51	0	32	1	0	0	78	0	28	0	0	1
25	1	32	0	0	1	52	1	40	0	1	1	79	1	41	1	1	0
25	0	28	1	0	1	52	0	37	1	1	1	79	0	42	1	0	0
26	1	26	1	1	0	53	1	31	1	0	0	80	1	28	1	0	1
26	0	25	0	0	0	53	0	29	1	0	0	80	0	30	1	1	0
27	1	40	0	1	1	54	1	22	0	0	0	—	—	—	—	—	—
27	0	37	1	1	1	54	0	24	0	1	1	—	—	—	—	—	—

（李红美）

第十九章　生存分析

　　Logistic 回归分析只考虑终点事件(terminal event)是否出现,常常用于横断面研究或病例对照研究。然而,在肿瘤、慢性病或其他疾病的随访研究中,除了考虑终点事件是否出现外,还需要考虑终点事件出现的时间长短。例如,在表 19-1 中,两组胃癌患者的病期、年龄、性别等因素齐同,一组采用单纯手术治疗方案,另一组采用手术 + 放疗的治疗方案,如何评价两种治疗方案的疗效? 如果单纯从生存率来考虑,手术组生存率为 60%,手术 + 放疗组生存率为 50%,但手术 + 放疗组患者平均生存时间(1057 天)高于手术组(880 天)。在上例中,单独以生存率或平均生存时间作为判断疗效的指标还不够全面,统计效能不高。此时,需要综合评价两种治疗方案的优劣。本章将介绍新的统计学方法,即生存分析(survival analysis),这是一类将终点事件的出现与达到终点事件的时间结合起来分析的统计分析方法。

　　此外,更重要的是,经典的统计学方法很难处理不完全数据,即在随访研究中研究对象可能会失访,或死于其他疾病,或因研究经费和时间的限制未等到所有的观察对象都出现结局就终止研究,这势必造成有部分随访对象提供的信息是不完全的,但如果不考虑利用这些数据,又会造成信息损失。此时,采用生存分析能够处理这类不完全数据,有效利用数据所提供的信息。总的来说,生存分析是既考虑结局又考虑生存时间的一种分析方法,并可以充分利用不完全数据,对生存时间的分布特征进行统计描述和统计推断,也可以通过多因素模型对影响生存时间的主要影响因素进行分析。生存分析方法可以对临床随访资料进行全面准确的评价。

　　生存分析起源于生物医学研究,研究的终点事件是生存与死亡,因此得名生存分析。生存分析方法目前广泛应用于医学、经济学、工程学和社会学等领域,又称为历史事件分析、失效时间分析等。

表 19-1　甲(手术组)、乙(手术 + 放疗组)两种治疗方案的胃癌患者临床随访结果

分组	编号	开始治疗日期	终止日期	结局	生存日数	生存率/%	平均生存日数
甲	1	2015/5/21	2019/5/15	生	1455	60%	880
甲	2	2015/6/17	2015/9/15	死	90		
甲	3	2015/7/25	2019/5/15	生	1390		
甲	4	2015/10/1	2018/11/3	死	1129		
甲	5	2016/4/12	2018/12/21	死	983		
甲	6	2016/6/15	2016/10/15	死	122		
甲	7	2016/7/2	2019/5/15	生	1047		
甲	8	2016/8/5	2019/5/15	生	1013		
甲	9	2016/12/16	2019/5/15	生	880		
甲	10	2017/6/20	2019/5/15	生	694		
乙	11	2015/5/3	2019/5/15	生	1473	50%	1057
乙	12	2015/7/1	2019/5/15	生	1414		

分组	编号	开始治疗日期	终止日期	结局	生存日数	生存率/%	平均生存日数
乙	13	2015/7/3	2017/6/13	死	711		
乙	14	2015/8/9	2019/5/15	生	1375		
乙	15	2015/9/5	2019/4/11	死	1314		
乙	16	2016/6/13	2019/3/15	死	1005		
乙	17	2016/6/29	2018/12/10	死	894		
乙	18	2016/7/3	2019/5/15	生	1046		
乙	19	2016/11/16	2019/5/15	生	910		
乙	20	2017/6/9	2018/8/10	死	427		

第一节　生存分析中的基本概念

一、基本概念

（一）生存时间（survival time）

生存时间是指任何两个有联系事件之间的时间间隔，常用符号 t 表示。从狭义的角度来讲，生存时间指患某种疾病的病人从发病到死亡所经历的时间；广义的生存时间定义为，从某种起始事件到终点事件所经历的时间，例如，肾移植病人从手术到死亡所经历的时间，戒烟者从开始戒烟到重新吸烟之间的时间，中毒者从接触毒物到出现毒性反应所经历的时间，HIV 感染者从感染 HIV 到出现症状所经历的时间，按装假牙者从假牙装入到假牙破损所经历的时间，等等。生存分析中最基本的问题是生存时间的计算，所以要明确事件的起点、终点及时间的度量单位（如小时、日、月、年等）。生存时间的分布通常不呈正态分布，而呈偏态分布，如指数分布、Weibull 分布、对数 Logistic 分布等。

在实际研究中，根据研究的终点事件，生存时间可具体地定义为特定名称，例如，在肿瘤治疗的研究中，评价疗效的指标有总生存期、无进展生存期、无病生存期、疾病进展时间等。总生存期（overall survival，OS）是指从随机化开始至因任何原因引起死亡的时间。无进展生存期（progression-free survival，PFS）是指观察受试者进入试验至第一次发生疾病进展或任何原因死亡的时间。无病生存期（disease-free survival，DFS）是指从随机分组开始至疾病复发或由于疾病进展导致患者死亡的时间。以上指标也常作为抗肿瘤药物Ⅲ期临床试验的主要终点。疾病进展时间（time to progression，TTP）是指从随机分组开始到肿瘤客观进展的时间。TTP 仅包括"肿瘤进展"，不包括"死亡"，若受试者尚未发生"肿瘤恶化"就死亡，则此受试者再也观察不到"肿瘤恶化"，故该资料是不完整的 TTP 时间资料。

（二）失效事件与起始事件

失效事件（failure event）一般指反映治疗效果特征的事件，又称死亡事件或终点事件。失效事件是根据研究目的所确定的，因此在研究设计时必须明确规定，并在研究的实施中严格遵守，如 HIV 感染者临床症状的出现、接触毒物者出现毒物反应、儿童急性淋巴细胞白血病患者的死亡等。起始事件（initial event）是反映生存时间起始特征的事件，如疾病的确诊、治疗开始、接触毒物等，在研究设计时也需要明确规定。

（三）生存分析资料的类型

生存分析资料一般分为完全数据和截尾数据（不完全数据）（censored data）。完全数据是指在整个随访研究期间能够观察到终点事件,即能够观察到从起点到终点的生存时间。截尾数据指在随访过程中,由于某种原因未能观察到病人的明确结局(终点事件),也称删失、终检。尽管截尾数据提供的生存时间信息是不完整的,但它提示该病人至少在已经观察的时间长度内没有死亡,其真实的生存时间只能长于观察到的时间,而不会短于这个时间。

截尾的主要原因有以下三种:① 失访,指失去联系,如信访无回信、上门采访不见人、电话采访不搭理、外出或搬迁没留地址等;② 退出,指因各种原因退出研究,如意外死亡、死于其他疾病、临时改变治疗方案等而中途退出研究;③ 终止,指因研究时限已到而终止观察,但终点事件尚未出现,在临床试验和动物实验中常见此情况。

(四)随访研究模式

医学随访研究一般有两种:一种是所有观察对象同时进入研究,即研究起始日期相同,研究终点固定,这类研究常见于队列研究、动物的随访观察等;另一种是观察对象逐个进入研究,即研究起点不相同,而研究终点固定。临床随访研究常是后一种模式,因为在研究一开始很难收集到较多的病例。在大多数研究中,由于受经费特别是时间的限制,最终观察的时点是固定的,而不是无限制延长的。图 19-1(a)和19-1(b)分别示意了两种随访研究模式。

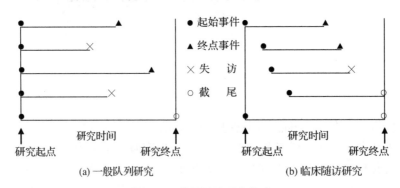

(a) 一般队列研究　　　　(b) 临床随访研究

图 19-1　常见随访研究模式

(五)生存时间资料的分布特征

生存时间资料常通过随访获得,因观察时间长且难以控制混杂因素,再加上存在截尾数据,规律难以估计,一般为正偏态分布。

(六)生存率(survival rate)与累积死亡概率

1. 生存率

生存率又叫累积生存概率或生存函数,是观察对象生存时间 T 大于 t 时刻的概率,常用 $S(t) = P(T > t)$ 表示。在实际工作中,如无截尾数据,生存率是用生存时间大于 t 的病人数除以病人总数来估计的。

$$S(t) = \frac{\text{生存时间大于 } t \text{ 的病人数}}{\text{病人总数}} \tag{19-1}$$

在观察起点,即 $t = 0$ 时,生存率为 1;当观察期为无穷大时,生存率为 0。

2. 累积死亡概率

累积死亡概率表示观察对象从开始观察到时间 t 为止的死亡概率,是一个随时间上升的函数,常用 $F(t) = P(T \leq t)$ 表示。累积死亡概率与生存率的关系是 $S(t) = 1 - F(t)$。当 $t = 0$ 时,累积死亡概率为 0;当观察期为无穷大时,累积死亡概率为 1。

(七)死亡密度函数(death density function)

死亡密度函数是累积死亡函数的导数,表示所有观察对象在 t 时刻的瞬时死亡率,用 $f(t)$ 表示。$f(t)$的定义如下:

$$f(t) = F'(t) = \lim_{\Delta t \to 0} \frac{P\left[个体在区间(t, t + \Delta t)内死亡\right]}{\Delta t}$$

$f(t)$为非负，有$\int_{-\infty}^{+\infty} f(t)\mathrm{d}t = 1$。如果无截尾数据，$f(t)$可估计如下：

$$\hat{f}(t) = \frac{在时刻\ t\ 开始的区间内死亡的病人数}{病人总数 \times 区间长度} \tag{19-2}$$

（八）风险函数（hazard function）

风险函数$h(t)$定义如下：

$$h(t) = \lim_{\Delta t \to 0} \frac{P\left[在时刻\ t\ 生存的病人在区间(t, t + \Delta t)内死亡\right]}{\Delta t}$$

如果无截尾数据，$h(t)$可估计如下：

$$\hat{h}(t) = \frac{在区间内每单位时间死亡的病人数}{在时刻\ t\ 生存的病人数 - 在区间内死亡的病人数/2} \tag{19-3}$$

例 19-1 现有 50 例膀胱癌病人的随访资料，数据见表 19-2。试估计生存函数、死亡密度函数和风险函数。

表 19-2　50 例膀胱癌病人的随访资料

时间（月）t	期初例数	期内死亡数	生存函数 $\hat{s}(t)$	死亡密度函数 $\hat{f}(t)$	风险函数 $\hat{h}(t)$
0 ~	50	5	1	0.0200	0.0211
5 ~	45	7	0.9000	0.0280	0.0337
10 ~	38	6	0.7600	0.0240	0.0343
15 ~	32	5	0.6400	0.0200	0.0339
20 ~	27	4	0.5400	0.0160	0.0320
25 ~	23	3	0.4600	0.0120	0.0279
30 ~	20	2	0.4000	0.0080	0.0211
35 ~	18	0	0.3600	0.0000	0.0000
40 ~	18	2	0.3600	0.0080	0.0235
45 ~	16	3	0.3200	0.0120	0.0414
50 ~	13	4	0.2600	0.0160	0.0727
55 ~	9	6	0.1800	0.0240	0.2000
60 ~	3	3	0.0600	—	—

由于本资料无截尾数据，故可用公式（19-1）、（19-2）和（19-3）做出估计。以"5 ~"区间为例，其生存函数、死亡密度函数和风险函数分别为：

$$\hat{S}(5) = \frac{45}{50} = 0.9000$$

$$\hat{f}(5) = \frac{7}{50 \times 5} = 0.0280$$

$$\hat{h}(5) = \frac{7/5}{45 - 7/2} = 0.0337$$

二、生存分析研究的主要内容

（一）描述生存过程

描述生存过程是指根据样本生存资料，研究生存时间的分布特点，估计生存率及平均存活时间，绘制生存曲线，等等。根据生存时间的长短，可以估计出各时点的生存率，并根据生存率来估计中位生存时间。同时也可以根据生存曲线分析其生存特点,对频数表资料采用寿命表法进行分析,也常采用 Kaplan-Meier 法(亦称乘积极限法)进行描述分析。计算生存率需要考虑生存时间的顺序,属于非参数统计方法。

（二）比较生存过程

可通过生存率及其标准误对各样本的生存率进行比较,以探讨各总体的生存过程是否有差别。例如,比较 *BCL2*、p53 基因蛋白表达对乳腺癌生存率的影响,以发现影响乳腺癌生存的重要生物标志物。一般采用 Log-rank 检验或 Breslow 检验,无效假设是两组或多组总体生存时间分布相同,而不对其具体的分布形式做具体要求,也属于非参数统计方法。

（三）影响因素分析

影响因素分析的重点是通过生存分析模型来探讨影响生存时间的因素,通常以生存时间和结局为应变量,将影响它们的因素作为自变量,例如,年龄、性别、病理类型、淋巴结是否转移、治疗方案、基因是否表达等。通过拟合生存分析模型,筛选出影响生存时间的保护因素和危险因素,为临床治疗提供重要的参考。

三、生存分析的基本方法

（一）非参数法

非参数法的特点是不论资料是什么样的分布形式,只根据样本提供的顺序统计量对生存率进行估计,常用的方法有乘积极限法和寿命表法。对两个或多个总体生存率的比较,其无效假设是假定两组或多组总体生存时间分布相同,而不是对具体的分布形式及参数进行推断。

（二）参数法

参数法的特点是假定生存时间服从特定的参数分布,然后根据已知分布的特点对影响生存的时间进行分析,常用的方法有指数分布法、Weibull 分布法、对数正态回归分析法和对数 Logistic 回归分析法等。参数法通过估计的参数得到生存率的估计值,并可根据参数估计对其进行统计推断。

（三）半参数法

半参数法兼有参数法和非参数法的特点,主要用于分析影响生存时间和生存率的因素,属多因素分析方法,其典型方法是 Cox 模型分析法。本章将介绍半参数法,对于参数法,读者可参考相关资料。

第二节　生存率的估计

一、小样本资料生存率的 Kaplan-Meier 估计

当随访的病例数较少时,不需要对病人的随访时间进行分组,而是直接计算生存率。生存率的计算常采用乘积极限法(product-limited method),该法由 Kaplan-Meier 于 1958 年提出,故又称为 Kaplan-Meier 法。它利用条件概率及概率乘法的原理来计算生存率。下面举例说明利用 Kaplan-Meier 法计算生存率及其标准误的计算方法。

例 19-2　苏州大学附属第二医院放疗科张力元团队进行了一项布拉格研究(PRaG)的单臂临床试验,共纳入了 54 例肿瘤患者,本例题从中随机抽取 22 名患者的生存时间资料(月)如下:

12.0, 10.4$^+$, 15.4$^+$, 14.2$^+$, 13.9$^+$, 11.1, 13.2$^+$, 9.5, 2.1, 8.7, 4.1, 11.6$^+$, 11.4$^+$, 4.4, 10.9$^+$, 11.7, 11.4, 1.7, 9.0$^+$, 9.3$^+$, 9.0$^+$, 8.5$^+$

其中,"﹢"表示删失数据,即患者仍生存或失访或死于其他原因。试计算该资料中患者的生存率和标准误等指标。

（一）生存率的计算

（1）将生存时间由小到大排列,见表19-3第（1）栏。

（2）生存时间 t_i 对应的死亡人数 d_i 见表19-3第（2）栏。死亡人数 $d_1 = 1$,表示仅活满1.7个月就死亡的对象为1人,下同。

（3）期初观察人数 n_i 见表19-3第（3）栏,其具体含义是该时刻以前的病人数。如 t 为1.7个月时,对应的人数为22,即研究开始时,有22人存活;1.7个月时,有1人死亡;不满2.1个月时,仍有21人存活。

（4）计算死亡概率及生存概率的公式为:

$$q_i = d_i/n_i, p_i = 1 - q_i \tag{19-4}$$

式中, q_i 表示死亡概率, p_i 表示生存概率, n_i 表示期初观察人数。结果见表19-3第（4）、（5）栏。

（5）计算活过 t 时点生存率的公式为:

$$\hat{S}(t_i) = \prod_{j \leqslant i} p_j = p_1 \cdot p_2 \cdot \cdots \cdot p_i \tag{19-5}$$

式中, $\prod$ 为连乘符号,即活过某时刻 t 的生存率是其对应的各时点生存概率的连乘积。如:

$$\hat{S}(1) = 0.9545$$

$$\hat{S}(2.1) = 0.9545 \times 0.9524 = 0.9091, 余类推。$$

需要注意的是,具有截尾数据的死亡概率为0,而其生存概率必为1,其对应的生存率必然与前一个非截尾值的生存率相同。

表 19-3　PRaG 治疗肿瘤患者生存率的计算

序号 i	时间（月） t_i (1)	死亡人数 d_i (2)	期初观察人数 n_i (3)	死亡概率 q_i (4)	生存概率 p_i (5)	生存率 $\hat{S}(t_i)$ (6)	标准误 $SE[\hat{S}(t_i)]$ (7)
1	1.7	1	22	0.0455	0.9545	0.9545	0.0444
2	2.1	1	21	0.0476	0.9524	0.9091	0.0613
3	4.1	1	20	0.0500	0.9500	0.8636	0.0732
4	4.4	1	19	0.0526	0.9474	0.8182	0.0822
5	8.5﹢	0	18	0.0000	1.0000	0.8182	0.0822
6	8.7	1	17	0.0588	0.9412	0.7701	0.0904
7	9.0﹢	0	16	0.0000	1.0000	0.7701	0.0904
8	9.3﹢	0	14	0.0000	1.0000	0.7701	0.0904
9	9.5	1	13	0.0769	0.9231	0.7108	0.1010
10	10.4﹢	0	12	0.0000	1.0000	0.7108	0.1010
11	10.9﹢	0	11	0.0000	1.0000	0.7108	0.1010
12	11.1	1	10	0.1000	0.9000	0.6397	0.1132
13	11.4	1	9	0.1111	0.8889	0.5687	0.1209
14	11.4﹢	0	8	0.0000	1.0000	0.5687	0.1209
15	11.6﹢	0	7	0.0000	1.0000	0.5687	0.1209
16	11.7	1	6	0.1667	0.8333	0.4739	0.1328
17	12.0	1	5	0.2000	0.8000	0.3791	0.1359
18	13.2﹢	0	4	0.0000	1.0000	0.3791	0.1359
19	13.9﹢	0	3	0.0000	1.0000	0.3791	0.1359
20	14.2﹢	0	2	0.0000	1.0000	0.3791	0.1359
21	15.4﹢	0	1	0.0000	1.0000	0.3791	0.1359

（二）生存率的标准误计算

生存率的标准误有两种计算方法，其公式分别为：

$$SE = \hat{S}(t_i) \sqrt{\sum \frac{d_i}{n_i(n_i - d_i)}} \tag{19-6}$$

$$SE = \hat{S}(t_i) \sqrt{\frac{1 - \hat{S}(t_i)}{n_i - d_i}} \tag{19-7}$$

公式（19-6）中，$\sum \dfrac{d_i}{n_i(n_i - d_i)}$ 表示把小于和等于 t_i 时刻的各种非截尾值所对应的 $\dfrac{d_i}{n_i(n_i - d_i)}$ 全部加起来。在例数较多时，两种方法计算的结果相差不大；当例数较少时，用公式（19-6）计算的标准误偏小，而用公式（19-7）计算的标准误偏大，即后者计算的结果较保守，但计算起来较方便。现仅介绍公式（19-6）计算标准误的方法。如表 19-3 中刚好活过 8.7 个月这一组的标准误为：

$$SE[\hat{S}(8.7)] = 0.7701 \times \sqrt{\frac{1}{22 \times 21} + \frac{1}{21 \times 20} + \frac{1}{20 \times 19} + \frac{1}{19 \times 18} + \frac{1}{17 \times 16}} = 0.0904$$

可以根据样本生存率及其标准误来计算总体生存率的置信区间，其方法是用正态分布的原理。用公式（19-8）计算总体生存率的 $1 - \alpha$ 置信区间为：

$$\hat{S}(t_i) \pm z_{\alpha/2} SE[\hat{S}(t_i)] \tag{19-8}$$

如样本生存率为 $\hat{S}(8.7) = 0.7701$，其总体生存率 $95\% CI$ 为：

$$0.7701 \pm 1.96 \times 0.0904 = (0.5929, 0.9473)$$

上述估计生存率置信区间的方法是基于近似正态分布原理，不适合曲线尾部或接近尾部总体生存率的置信区间估计。因为，此处的正态性较差，所估计的置信区间的上、下限值可能小于 0 或大于 1。此时，可以计算生存率经过对数变换后的值以及相应的标准误，据此来估计其置信区间。生存率的对数变换公式为：

$$\ln[-\ln \hat{S}(t_i)] \tag{19-9}$$

式中，$\ln$ 表示自然对数。$\ln[-\ln \hat{S}(t_i)]$ 的渐近标准误为：

$$SE\{\ln[-\ln \hat{S}(t_i)]\} = \sqrt{\frac{\sum \dfrac{d}{n(n - d)}}{\left(\sum \ln \dfrac{n - d}{n}\right)^2}} \tag{19-10}$$

$\ln[-\ln \hat{S}(t_i)]$ 的 $95\% CI$ 为：

$$\ln[-\ln \hat{S}(t_i)] \pm 1.96 \times SE\{\ln[-\ln \hat{S}(t_i)]\} \tag{19-11}$$

对公式（19-11）取反对数即可得到总体生存率的 $95\% CI$：

$$\exp\{-\exp[\ln[-\ln \hat{S}(t_i)] \pm 1.96 \times SE[\ln[-\ln \hat{S}(t_i)]]]\} \tag{19-12}$$

如计算 $\hat{S}(1.7) = 0.9545$ 时，其总体生存率的 $95\% CI$ 为：

$$\ln[-\ln(0.9545)] = -3.067$$

用公式（19-10）计算其标准误为：

$$\sqrt{\frac{\dfrac{1}{22 \times 21}}{\left(\ln \dfrac{21}{22}\right)^2}} = 1.0001$$

用公式（19-12）计算得 $\hat{S}(1.7)$ 的总体生存率的 $95\% CI$ 为：

$$\exp\{-\exp[-3.067 \pm 1.96 \times 1.0001]\} = (0.7185, 0.9935)$$

（三）生存曲线

以生存时间为横轴、生存率为纵轴绘制一条生存曲线,用以描述其生存过程,根据生存曲线的高低,直观地比较不同病情或不同治疗方式之间的生存过程。

例 19-3 绘制例 19-2 资料的生存曲线。

用 SAS 软件包运行过程步"lifetest",可以得到生存曲线(图 19-2)。由于乘积极限法只估计生存时间上的生存率及其标准误,故其对应的生存曲线是阶梯曲线。从图 19-2 中可以看出,期初生存率为 1,随着时间推移,生存率逐渐下降。本例中观察的最长生存时间是 15.4 个月,因此,生存曲线的横轴坐标到 15 个月截止。这种生存曲线又称为 *K-M* 曲线。

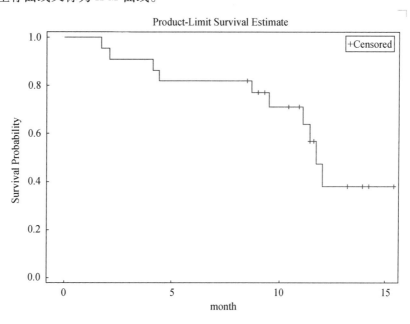

图 19-2 PRaG 治疗 22 例病人的生存曲线

（四）中位生存时间

中位生存时间(median survival time)又称为生存时间的中位数,是生存分析中最常用的概括性统计量,表示刚好有 50% 的个体存活期大于该时间。中位生存时间有两种估计方法,即图解法和线性内插法。图解法是利用生存曲线图,在纵轴生存率 0.5 处画一条与 *x* 轴平行的横线与生存曲线相交,以此交点画垂直线与横轴生存时间相交,此交点即为中位生存时间。线性内插法是找在 0.5 上下的生存率,然后计算中位生存时间。以 PRaG 治疗肿瘤患者的临床随访数据为例(表 19-3),$S(11.6) = 0.5687$,$S(11.7) = 0.4739$,按线性关系 $\frac{S(11.6) - S(11.7)}{S(11.6) - 0.5} = \frac{(11.7 - 11.6)}{(t - 11.6)}$,解出近似中位生存时间 $t = 11.67$(月)。无论是图解法还是线性内插法都简单直接,但其结果粗略,在病例数较少时误差较大。

二、大样本资料的生存分析

在样本较大时,随访病例的生存时间常可按年、月或日进行分组,得出具有若干时间段的频数表。对于分组的生存数据可按寿命表(life table)法计算生存率。其基本原理是:首先,求出研究对象在起始事件后各个时期的生存概率;然后,根据概率的乘法原理,将各时期生存概率相乘,即可得到自观察开始到各时点的生存率;最后,对生存率或生存分布之间的差别进行假设检验。

（一）生存率的计算

将生存资料以经历时间的长短分成若干时间区间,死亡和截尾的例数分别列入各时间区间内,并整理成表格的形式后计算生存率。下面结合实例来说明其计算方法。

例 19-4 某研究者收集了某地冠心病新发患者 2208 例,经随访将有关资料整理后列于表 19-4,其中生存时间是以月计算的。试计算其生存率及其标准误。

(1) 时间区间 $[t_{i-1}, t_i]$,将全部生存时间资料分成若干个时间段,目的是将患者按生存时间区间进行分组。一例活到 t_{i-1} 时点上的患者,在区间 $[t_{i-1}, t_i]$ 内可能出现以下三种情况:① 继续生存到区间终点 t_i; ② 在区间内死亡;③ 在区间内截尾。分组情况见表 19-4 第(1)至(3)栏。

(2) 死亡人数 d_i,表示死于区间 $[t_{i-1}, t_i]$ 的人数,见表 19-4 第(2)栏。

(3) 截尾人数 c_i,表示在区间 $[t_{i-1}, t_i]$ 内截尾的人数,包括死于其他疾病、失访或虽健在而中断观察的患者,见表 19-4 第(3)栏。

(4) 期初观察人数 L_i,指在时点 t_{i-1} 上生存的患者人数,见表 19-4 第(4)栏。第一行为总观察人数。

(5) 校正观察人数 N_i,假定截尾者平均观察了区间宽度的一半,因此从期初人数中减去 $c_i/2$ 作为校正的观察人数,以免在生存率的计算过程中受截尾数据的影响太大,见表 19-4 第(5)栏。其计算公式为:

$$N_i = L_i - \frac{c_i}{2} \tag{19-13}$$

(6) 死亡概率 q_i,表示 $[t_{i-1}, t_i]$ 期间的死亡概率,见表 19-4 第(6)栏。其计算公式为:

$$q_i = \frac{d_i}{N_i} \tag{19-14}$$

(7) 生存概率 p_i,表示 $[t_{i-1}, t_i]$ 期间的生存概率,见表 19-4 第(7)栏。其计算公式为:

$$p_i = 1 - q_i \tag{19-15}$$

(8) 生存率 $\hat{S}(t_i)$,表示起始事件后活过 t_i 的概率,即 t_i 的生存率,见表 19-4 第(8)栏。根据概率乘法原理,其计算公式为:

$$\hat{S}(t_i) = \prod_{j \leq i} p_j = p_1 \cdot p_2 \cdots p_i \tag{19-16}$$

(9) 生存率的标准误见表 19-4 第(9)栏。其计算公式为:

$$SE = \hat{S}(t_i) \sqrt{\sum_{j \leq i} \frac{q_j}{p_j N_j}} \tag{19-17}$$

表 19-4　2208 例冠心病新发患者的生存率及其标准误计算表

生存时间区间(年) t_{i-1} (1)	死亡人数 d_i (2)	截尾人数 c_i (3)	期初观察人数 L_i (4)	校正观察人数 N_i (5)	死亡概率 q_i (6) = (2)/(5)	生存概率 p_i (7) = 1−(6)	生存率 $\hat{S}(t_i)$ (8)	生存率的标准误 SE (9)
0 ~	189	0	2208	2208	0.0856	0.9144	0.9144	0.0060
1 ~	194	2	2019	2018	0.0961	0.9039	0.8265	0.0081
2 ~	180	0	1823	1823	0.0987	0.9013	0.7449	0.0093
3 ~	187	4	1643	1641	0.1140	0.8860	0.6600	0.0101
4 ~	188	1	1452	1451.5	0.1295	0.8705	0.5745	0.0105
5 ~	176	0	1263	1263	0.1394	0.8606	0.4945	0.0107
6 ~	172	3	1087	1085.5	0.1585	0.8415	0.4161	0.0105
7 ~	148	5	912	909.5	0.1627	0.8373	0.3484	0.0102
8 ~	145	7	759	755.5	0.1919	0.8081	0.2815	0.0096
9 ~	136	9	607	602.5	0.2257	0.7743	0.2180	0.0089
10 ~	120	3	462	460.5	0.2606	0.7394	0.1612	0.0079
11 ~	115	2	339	338	0.3402	0.6598	0.1063	0.0067
12 ~	87	5	222	219.5	0.3964	0.6036	0.0642	0.0053

续表

生存时间区间(年)t_{i-1} (1)	死亡人数 d_i (2)	截尾人数 c_i (3)	期初观察人数 L_i (4)	校正观察人数 N_i (5)	死亡概率 q_i (6) = (2)/(5)	生存概率 p_i (7) = 1-(6)	生存率 $\hat{S}(t_i)$ (8)	生存率的标准误 SE (9)
13 ~	65	7	130	126.5	0.5138	0.4862	0.0312	0.0039
14 ~	43	0	58	58	0.7414	0.2586	0.0081	0.0021
15 ~	12	3	15	13.5	0.8889	0.1111	0.0009	0.0007

（二）生存率曲线

以不同时点（时间区间的中点）为横坐标，每个时间区间的生存率为纵坐标，可得到生存率曲线（图19-3）。

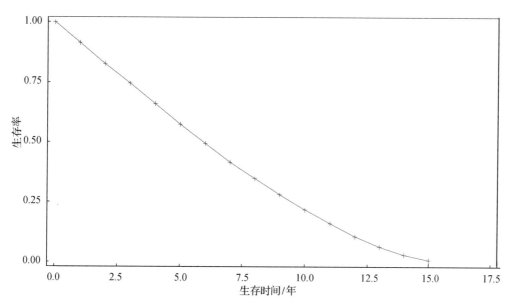

图 19-3 2208 例冠心病新发患者的生存率曲线

第三节 生存曲线的比较

两组及多组生存曲线的比较一般用 Log-rank 检验。Log-rank 检验是以生存时间的对数为基础推导出来的，其基本思想是实际死亡数与期望死亡数之间的比较。本节只介绍两组生存率之间的比较方法。

例 19-5 我国恶性肿瘤患者越来越多，尤其是肿瘤发现时大多为中晚期，治疗效果较差。苏州大学附属第二医院放疗科张力元主任带领其团队经过多年的科学研究结合临床实践，开创了 PD-1 联合放疗（radiotherapy）和细胞因子 GM-CSF 晚期癌症的微创治疗模式（布拉格治疗，PRaG therapy）。张力元主任团队从 2019 年 3 月开始开展了布拉格研究的单臂临床试验（$n_1 = 54$）：在肿瘤单抗免疫治疗期间，采用立体定向放射治疗技术进行免疫治疗的放射增敏，同时辅以 GM-CSF 治疗，进而增强了免疫治疗的抗癌效果，并扩大了免疫治疗的抗癌谱。为了比较布拉格疗法与一般常规疗法（PD-1 联合放疗，简称 PRa 疗法）的治疗效果，我们以该科室同期收治的、进行 PRa 治疗的肿瘤患者作为对照组（$n_2 = 30$），两组均衡性较好，生存资料见表 19-5。试比较两种治疗方案下肿瘤患者的生存率。

表 19-5　PRaG 方案和 PRa 方案治疗肿瘤患者的生存率比较的 Log-rank 检验计算表

序号 i (1)	时间(月) t (2)	PRaG 方案				PRa 方案				合计	
		n_{1i} (3)	d_{1i} (4)	c_{1i} (5)	T_{1i} (6)	n_{2i} (7)	d_{2i} (8)	c_{2i} (9)	T_{2i} (10)	n_i (11)	d_i (12)
1	4	54	1	0	0.6429	30	0	0	0.3571	84	1
2	5	53	1	0	1.2771	30	1	1	0.7229	83	2
3	6	52	1	0	1.3000	28	1	0	0.7000	80	2
4	8	52	0	0	0.6582	27	1	0	0.3418	79	1
5	9	52	0	0	1.3333	26	2	1	0.6667	78	2
6	10	52	2	0	3.4667	23	3	1	1.5333	75	5
7	11	50	1	1	1.4493	19	1	0	0.5507	69	2
8	12	48	2	2	1.4545	18	0	0	0.5455	66	2
9	13	44	1	1	1.4194	18	1	0	0.5806	62	2
10	14	42	2	0	2.1356	17	1	1	0.8644	59	3
11	15	40	0	2	0.0000	15	0	4	0.0000	55	0
12	16	38	1	2	1.5510	11	1	2	0.4490	49	2
13	17	35	0	2	0.0000	8	0	1	0.0000	43	0
14	18	33	0	1	0.0000	7	0	0	0.0000	40	0
15	19	32	0	1	0.0000	7	0	0	0.0000	39	0
16	20	31	0	1	0.0000	7	0	0	0.0000	38	0
17	21	30	1	1	0.8108	7	0	3	0.1892	37	1
18	22	28	2	1	2.6250	4	1	0	0.3750	32	3
19	23	25	0	2	0.0000	3	0	0	0.0000	28	0
20	24	23	2	0	1.7692	3	0	0	0.2308	26	2
21	25	21	0	0	0.8750	3	1	0	0.1250	24	1
22	26	21	2	1	1.8261	2	0	0	0.1739	23	2
23	27	17	1	2	0.8947	2	0	0	0.1053	19	1
24	28	14	2	1	1.7500	2	0	0	0.2500	16	2
25	29	11	0	1	0.0000	2	0	0	0.0000	13	0
26	33	10	0	0	0.0000	2	0	0	0.0000	12	0
27	35	9	0	2	0.0000	2	0	0	0.0000	11	0
28	37	9	0	0	0.0000	2	0	1	0.0000	11	0
29	38	7	0	1	0.0000	1	0	0	0.0000	8	0
30	39	6	0	1	0.0000	1	0	0	0.0000	7	0
31	43	6	0	0	0.0000	1	0	1	0.0000	7	0
32	48	5	0	1	0.0000	0	0	0	0.0000	5	0
33	51	4	0	1	0.0000	0	0	0	0.0000	4	0
34	52	3	0	2	0.0000	0	0	0	0.0000	3	0
35	70	1	0	1	0.0000	0	0	0	0.0000	1	0
合计	—	—	22	32	27.2388	—	14	16	8.7612	—	36

1. 建立检验假设,确定检验水准

H_0:PRaG 和 PRa 两种治疗方案下肿瘤患者生存率相同。

H_1:PRaG 和 PRa 两种治疗方案下肿瘤患者生存率不同。

$\alpha = 0.05$。

2. 将两组资料混合后统一排序

用 n_{1i}、n_{2i} 分别表示两组观察的病人数,$n_i = n_{1i} + n_{2i}$ 为合并的病人总数。将两组的生存时间按由小到大的顺序统一排序列于表 19-5,d_{1i}、d_{2i} 分别表示两组在生存时间上的死亡人数,两组的合并死亡人数为 $d_i = d_{1i} + d_{2i}$。c_{1i}、c_{2i} 分别表示两组的截尾数据,见表 19-5 中的第(3)、(4)、(5)、(7)、(8)、(9)栏,合并的数据见第(11)、(12)栏。不同时间点的观察人数等于其前一个生存时间的观察人数减去死亡人数与截尾人数。

3. 计算各组的期望死亡数

$T_{1i} = \dfrac{d_i \times n_{1i}}{N_i}$、$T_{2i} = \dfrac{d_i \times n_{2i}}{N_i}$ 分别表示两组对应的某个生存时间上的期望死亡人数。例如,生存时间为1个月时,第1组的观察人数为54,第2组的观察人数为30,两组对应合计死亡人数为1,合计观察人数为84,则第1组的期望死亡人数为 $T_{11} = (1 \times 54)/84 = 0.6429$,第2组的期望死亡人数为 $T_{21} = (1 \times 30)/84 = 0.3571$。两组的期望死亡人数分别列于表19-5的第(6)和第(10)栏。

求各组的期望死亡人数之和:将表19-5的第(6)和第(10)栏分别求和得各组的期望数之和,第1组期望死亡总人数为27.2388,第2组期望死亡总人数为8.7612。通过对两组的实际死亡人数统计可见,第1组实际死亡22人,第二组实际死亡14人。

4. 计算 χ^2 值

用公式 $\chi^2 = \sum \dfrac{(A-T)^2}{T}$ 计算 χ^2 值。在无效假设条件下,该统计量服从自由度为比较组数减1($\nu = $ 组数 -1)的 χ^2 分布。

$$\chi^2 = \frac{(22 - 27.2388)^2}{27.2388} + \frac{(14 - 8.7612)^2}{8.7612} = 4.1402$$
$$\nu = 1$$

$\chi^2_{0.05,1} = 3.84$,$\chi^2 > \chi^2_{0.05,1} = 3.84$,所以 $P < 0.05$。按 $\alpha = 0.05$ 水准,拒绝 H_0,接受 H_1,可以认为 PRaG 和 PRa 两种治疗方案下肿瘤患者生存率不同。

对于两组生存率的比较有近似法和精确法两种,上述方法只是近似法,其计算方法较为简便,但结果较为保守。两种方法的计算步骤相同,只是计算统计量的方法不同。精确法计算 χ^2 统计量的分母是对应的方差估计量,在 SAS 统计软件中采用精确法计算,精确算法需要计算每一组的方差估计值。两种方法的结果在样本例数较小时稍有不同。此外,在软件中也常用 Breslow 方法,也称 Wilcoxon 方法,各个方法计算结果稍有差异。

对于大样本资料的生存率比较,可以将其整理成频数表形式,其基本原理与上述方法相同。用 Log-rank 检验对样本生存率进行比较时,要求两组生存曲线不能交叉,生存曲线的交叉提示有某种混杂因子存在。此时,应采用分层的方法或多因素的方法来校正混杂因素。另外,当假设检验推断有差别时,可以通过生存曲线、半数生存期及相对危险度等指标来评价其效果。

SAS 软件包的结果输出生存曲线如图19-4所示。

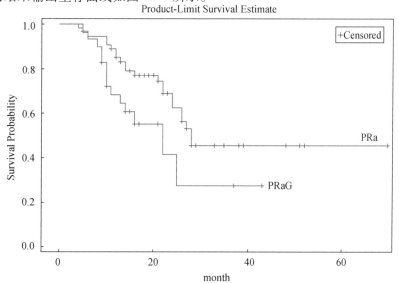

图19-4 PRaG 和 PRa 两种治疗方案下肿瘤患者的生存曲线

第四节　Cox 比例风险回归模型

医学临床随访资料具有一定的特殊性,主要表现在生存时间的分布种类繁多且难以确定,存在截尾数据,需要考虑多个协变量的影响,等等。1972 年,英国统计学家 Cox 提出了比例风险回归模型(Cox proportional hazards regression model),简称 Cox 模型,解决了上述问题。Cox 回归是生存分析中最重要的方法之一,它主要用于肿瘤和其他慢性病的预后分析,也可以用于队列研究的病因探索。

一、Cox 模型的相关概念

(一) 模型的基本形式

生存分析的主要目的在于研究协变量 x 与观察结果即生存率之间的关系,当 $S(t)$ 受到协变量的影响时,传统的方法是考虑回归分析,即各协变量对 $S(t)$ 的影响。由于生存分析的数据中包含截尾数据,用一般的方法难以解决以上问题。Cox 模型不直接考察生存函数 $S(t)$ 与协变量的关系,而是用风险率函数 $h(t,x)$ 作为应变量,并假定

$$h(t,X) = h_0(t)\exp(\beta'X) = h_0(t)\exp(\beta_1 x_1 + \beta_2 x_2 + \cdots + \beta_m x_m) \tag{19-18}$$

公式(19-18)是具有协变量 X 的个体在时刻 t 时的风险函数,又称瞬时死亡率。t 表示生存时间,$X = x_1, x_2, \cdots, x_m$ 表示与生存时间可能有关的协变量或交互项。$h_0(t)$ 是所有协变量取值为 0 时的基础风险率,它是未知的,对基线风险不做任何限制,但 Cox 模型要求 $h(t,x)/h_0(t)$ 在任何时刻风险的比值是不变的,即满足"等比例风险(proportional hazards)"条件。$\beta = \beta_1, \beta_2, \cdots, \beta_m$,为 Cox 模型的回归系数,是一组未知的参数,需要根据实际的数据来估计。

公式(19-18)的右侧分为两部分:$h_0(t)$ 没有明确的定义,其分布与形状无明确的假定,这是非参数部分;另一部分是参数部分,其参数可以通过样本的实际观察值来估计。正因为 Cox 模型由参数和非参数两部分组成,故又称为半参数模型。公式(19-18)可转换成:

$$h(t,X)/h_0(t) = \exp(\beta_1 x_x + \beta_2 x_2 + \cdots + \beta_m x_m)$$

(二) 回归系数 β_j 的含义及风险比(hazard ratio, HR)

与 Logistic 回归一样,Cox 模型中回归系数 β_j 的含义是在其他协变量不变的情况下,协变量 x_j 每改变一个测量单位时所引起的风险比的自然对数的改变量。

当协变量 x_j 取值为 0、1 时,其对应的 HR 为:

$$HR_j = \exp(\beta_j) \tag{19-19}$$

其流行病学含义是,与非暴露(一般赋值为 0)的个体相比,暴露(一般赋值为 1)的个体发病或死亡的风险为 HR 倍。

HR 的 $1 - \alpha$ 置信区间为:

$$\beta_j \pm z_{\alpha/2} s_{\beta_j} \tag{19-20}$$

在其他协变量不变的情况下,当协变量取值为连续性变量时,用 x_j 和 x_j^* 分别表示在不同情况下的取值,则其对应的 HR 为:

$$HR = \exp[\beta_j(x_j - x_j^*)] \tag{19-21}$$

如果变量为无序的多分类变量($k > 2$),则可以设立哑元变量(dummy vaviable),以一个分类为参比,估计其他分类的风险比及其 $1 - \alpha$ 置信区间。

二、参数估计与假设检验

（一）参数估计

因模型未定义 $h_0(t)$，故不能用一般的方法估计回归系数。Cox 提出用各时刻出现死亡的条件概率建立偏似然函数（partial likelihood function）来估计回归系数，并证明在多数情况下，可借用经典的完全似然法估计和检验参数。为了便于理解偏似然函数的概念，先解释一下危险集的概念。假定有 n 个病人，其生存时间由小到大排列为 $t_1 \leq t_2 \leq \cdots \leq t_n$，对于生存时间 t_i 来说，凡生存时间大于 t_i 的所有病人组成一个危险集，记为 $R(t_i)$。危险集内的病人，在 t_i 之前尚生存，但处在危险之中，随着时间的推移，危险集内的病人陆续死亡，病人逐步退出观察，当最后一个病人在 t_n 时刻死亡并退出观察时，危险集就消失。

在生存时间 t_i 上，病人死亡的条件概率为：

$$\frac{h_0(t)\exp(\beta_1 x_{i1} + \beta_2 x_{i2} + \cdots + \beta_m x_{im})}{\sum_{s \in R(t_i)} h_0(t)\exp(\beta_1 x_{s1} + \beta_2 x_{s2} + \cdots + \beta_m x_{sm})} = \frac{\exp(\beta_1 x_{i1} + \beta_2 x_{i2} + \cdots + \beta_m x_{im})}{\sum_{s \in R(t_i)} \exp(\beta_1 x_{s1} + \beta_2 x_{s2} + \cdots + \beta_m x_{sm})} \tag{19-22}$$

式中，s 代表 t_i 时刻以后危险集 $R(t_i)$ 中对似然函数有贡献的个体。将 n 个病人死亡的条件概率相乘得：

$$L(\beta) = \prod_{i=1}^{n} \frac{\exp(\beta_1 x_{i1} + \beta_2 x_{i2} + \cdots + \beta_m x_{im})}{\sum_{s \in R(t_i)} \exp(\beta_1 x_{s1} + \beta_2 x_{s2} + \cdots + \beta_m x_{sm})} \tag{19-23}$$

$L(\beta)$ 并非通常意义上的似然函数，但 Cox 证明它是观察数据在特定意义下的一部分，故称为偏似然函数，用最大似然理论对 $L(\beta)$ 进行估计，可得到估计值 β 并进行假设检验。

在实际情况中，有时并不知道病人确切的生存时间，例如，随访过程中病人由于搬迁或其他原因失去联系而导致失访；在动物实验中，到达实验终止日期时，尚未出现规定的终止事件。这类资料由于没有观察到终止事件，提供的信息是不完全的。例如，失访的病人其实际的生存时间一定在失访时间之后，但具体的生存时间没有观察到，像这类资料称为截尾资料。$\delta_i = 1$，表示病人在 t_i 时刻死亡；$\delta_i = 0$，表示病人在 t_i 时刻截尾。其偏似然函数为：

$$L(\beta) = \prod_{i=1}^{n} \left[\frac{\exp(\beta_1 x_{i1} + \beta_2 x_{i2} + \cdots + \beta_m x_{im})}{\sum_{s \in R(t_i)} \exp(\beta_1 x_{s1} + \beta_2 x_{s2} + \cdots + \beta_m x_{sm})} \right]^{\delta_i} \tag{19-24}$$

取自然对数，得：

$$\ln L(\beta) = \sum_{i=1}^{n} \left\{ \delta_i \left[(\beta_1 x_{i1} + \cdots + \beta_m x_{im}) - \ln \sum_{s \in R(t_i)} \exp(\beta_1 x_{s1} + \cdots + \beta_m x_{sm}) \right] \right\} \tag{19-25}$$

对 $\ln L(\beta)$ 求关于 $\beta_j (j = 1, 2, \cdots, m)$ 的一价偏导数，并求其等于 0 的解 $\frac{\partial \ln L(\beta)}{\partial \beta_j} = 0$，即可得到 β_j 的最大似然函数估计值。通常用 Newton-Raphson 迭代法解这一偏似然方程组，从而得到参数的估计值 $\hat{\beta}_1, \hat{\beta}_2, \cdots, \hat{\beta}_m$。

（二）假设检验

类似于 Logistic 回归的情形，这里回归系数常用的检验方法也是似然比检验、得分检验和 Wald 检验。

1. 似然比检验

最大似然比检验（maximum likelihood ratio test）用于包括不同协变量数时模型间的比较。假定建立一个包含 m 个协变量的模型，其回归系数为向量 β，根据最大似然函数估计得到的似然函数值为 $\ln L(k)$。在上述模型中再增加一个协变量，建立一个新模型，对应的回归系数为向量 β^*，根据最大似然估计得到的似然函数值为 $\ln L(k+1)$，检验新增加协变量是否有统计学意义的统计量为：

$$\chi^2 = 2\left[\ln L(k+1) - \ln L(k)\right] \tag{19-26}$$

公式(19-26)服从自由度为 1 的 χ^2 分布。

2. 得分检验

得分检验(score test)不但可用于判断新变量能否选入模型,还可以检验变量之间的交互作用。假定已建立一个包含 m 个协变量的模型,其参数估计为向量 β,信息矩阵为 I,方差-协方差矩阵为 V,当增加第 k 个协变量时,其对应的回归系数为 β_k,将模型中包含 m 个协变量的回归系数向量和代入公式(19-25),求其一价偏导数 f_k、二价偏导数 g_k、二价混合偏导数 G_k 和 $V = I^{-1}$,则为 β_k 是否为 0 的假设检验服从自由度为 1 的 χ^2 统计量。

$$\chi^2 = \frac{f_k^2}{g_k - G_k V G'_k} \tag{19-27}$$

式中,G'_k 为 G_k 转置列向量。

3. Wald 检验

Wald 检验用于判断模型中的协变量是否应从模型中剔除。假定已建立一个包含 m 个协变量的模型,其对应的回归系数为向量 β,其信息矩阵与方差-协方差矩阵分别用 I 和 V 来表示,可求出各回归系数的标准误。如果要检验模型中第 k 个协变量对模型的贡献是否有统计学意义,其对应的 Wald 统计量为:

$$\chi_w^2 = \left(\frac{b_k}{S_{b_k}}\right)^2 \tag{19-28}$$

公式(19-28)服从自由度为 1 的 χ^2 分布。式中,S_{b_k} 表示回归系数 b_k 的标准误。另外,Wald 检验的重要特点是可以按照参数的置信区间判断模型内的参数是否为 0,其方法是当 β_k 的 95% 置信区间包含 0 时,β_k 为 0。

（三）生存率估计

Cox 回归常用近似法估计生存率。Breslow 采用概率乘法得到 t_i 时刻基准生存概率的估计式为:

$$S(t_i) = \left[S_0(t_i)\right]\exp(\beta_1 x_1 + \beta_2 x_2 + \cdots + \beta_m x_m) \tag{19-29}$$

$$S_0(t_i) = \prod_{j=1}^{i}\left[1 - \frac{d_j}{\sum_j \exp(\beta_1 x_1 + \beta_2 x_2 + \cdots + \beta_m x_m)}\right] \tag{19-30}$$

式中,$\sum_j$ 表示对 j 时刻暴露人群求和,$S_0(t_i)$ 代表所有协变量取值均为 0 的病人在 t_i 时刻的基础生存率,d_j 为 j 时刻死亡例数。

三、因素的初步筛选与最佳模型的建立

（一）因素的初步筛选

当自变量较多时,在拟合模型之前可对这些自变量进行初步筛选。常用的方法有 Log-rank 检验、单因素 Cox 回归分析等,如果这些因素通过上述检验有统计学意义,再进行 Cox 模型多因素分析。另外,如果某些自变量有明确的专业意义,无论它们在单变量分析中有无统计学意义均可纳入模型。在筛选因素时,还要考虑因素间是否有共线性的影响,当因素间存在共线性时,可选用其他分析方法排除共线性的影响,再进行 Cox 模型分析。如果研究的自变量不多,也未发现变量之间有明显的共线性,也可以直接将各协变量纳入模型进行 Cox 模型多因素分析。

（二）最佳模型的建立

为建立最佳模型和解决共线性问题,常对研究的因素进行筛选,筛选因素的方法有前进法、后退法和逐步回归法,实际工作中要根据具体情况选择使用,最常用的方法为逐步回归法。在筛选模型时须规定显著性水平,以确定方程中引入哪些因素和剔除哪些因素,一般情况下初步筛选的水平确定为 0.1 或

0.15,设计较严格的研究可确定为 0.05。检验各因素是否有统计学意义的方法有似然比检验、Wald 检验和得分检验,在实际工作中可根据具体情况而定。

例 19-6 在例 19-5 资料的基础上,我们还收集了其他可能与疗效相关的因素,变量赋值见表 19-6,整理数据见表 19-7。试用 Cox 比例风险模型分析布拉格疗法及其他相关因素对治疗效果的影响作用。

表 19-6 变量赋值表

变量名称	因素	量化值
id	研究个体编号	
treat	治疗方案	1 = PRaG 治疗组;2 = PRa 治疗组
age	年龄	岁
sex	性别	1 = 男;2 = 女
ecog	ECOG 评分	体力状态,0~5 分;0 代表完全正常,5 代表死亡
btt	入组前治疗情况	1 = 未治疗;2 = 治疗
metas	是否有淋巴结转移	1 = 转移;0 = 无转移
tumor_n	肿瘤的个数	个
death	死亡	1 = 死亡;0 = 存活
day_s	生存的天数	天

表 19-7 某医生用 PRaG 方案和放疗联合 PD-1 治疗肿瘤患者的生存资料

id	treat	age	sex	ecog	btt	metas	tumor_n	death	day_s
1	1	67	1	3	2	0	3	1	172
2	1	62	1	2	1	0	3	1	337
3	1	66	1	3	2	1	3	1	121
4	1	50	1	2	2	0	1	0	842
5	1	63	1	2	1	1	2	1	190
6	1	64	1	3	2	1	3	1	162
7	1	71	1	3	2	1	3	1	139
8	1	66	2	1	1	0	2	1	252
9	1	65	2	3	2	1	3	1	155
10	1	66	1	2	1	0	1	1	265
11	1	54	2	1	2	0	1	0	622
12	1	60	1	2	2	1	2	1	314
13	1	44	2	1	2	1	2	0	619
14	1	56	2	1	1	0	1	0	609
15	1	55	2	1	1	1	3	1	314
16	1	53	2	2	2	0	2	0	580
17	1	74	2	2	1	0	1	1	329
18	1	72	2	2	2	0	3	1	286
19	1	55	1	3	1	1	3	1	149
20	1	60	1	2	1	0	1	0	469
...	...	...	...	...	...	...	...	...	...
74	2	65	1	2	2	1	1	1	296
75	2	72	1	2	1	0	2	1	164

id	treat	age	sex	ecog	btt	metas	tumor_n	death	day_s
76	2	65	1	1	2	1	2	1	132
77	2	49	2	2	2	0	1	0	209
78	2	61	1	1	1	0	2	0	178
79	2	62	2	2	1	1	2	1	104
80	2	60	2	1	2	1	2	1	263
81	2	70	2	2	1	0	3	1	122
82	2	53	1	1	2	0	1	0	178
83	2	45	1	1	2	0	1	0	122
84	2	70	1	3	2	1	3	1	58
85	2	47	1	0	2	0	1	0	445

进行多因素 Cox 模型分析,一般分下列几步。

1. 建立数据库

一般可用 Excel、Epidata 或 FoxPro 建立数据库,数据库的格式类似表 19-7。需要强调的是,变量名应设定成具有相应含义的英文字母,不能用中文变量,否则在用 SAS 统计软件进行分析时非常不便;另外,为保证输入质量,要求数据输入两遍,并进行逻辑检查。

2. 分析变量的产生

一般先用 proc freq 和 proc univariate 过程步对各个变量的频数(分类变量)或四分位数(连续性变量)进行分析,以了解各个变量的分布情况。在 Cox 模型分析中,根据分析的需要,连续性变量可使用原始值进行分析,也可按专业知识或数据分布情况转化成分类变量。

3. 单因素 Cox 模型分析

在多因素分析中,通常先进行单因素分析,探索单个因素对结局的影响作用,将单因素分析结果有统计学意义的变量纳入多因素分析。

对治疗方案的单因素 Cox 模型分析的结果如下:

				Analysis of Maximum Likelihood Estimates				
Parameter	DF	Parameter Estimate	Standard Error	Chi-Square	Pr > ChiSq	Hazard Ratio	95% Hazard Ratio Confidence Limits	
treat	1	0.72947	0.35360	4.2560	0.0391	2.074	1.037	4.147

对年龄的单因素 Cox 模型分析的结果如下:

				Analysis of Maximum Likelihood Estimates				
Parameter	DF	Parameter Estimate	Standard Error	Chi-Square	Pr > ChiSq	Hazard Ratio	95% Hazard Ratio Confidence Limits	
age	1	0.09615	0.02137	20.2481	<.0001	1.101	1.056	1.148

对 ECOG 评分的单因素 Cox 模型分析的结果如下:

				Analysis of Maximum Likelihood Estimates				
Parameter	DF	Parameter Estimate	Standard Error	Chi-Square	Pr > ChiSq	Hazard Ratio	95% Hazard Ratio Confidence Limits	
ecog	1	1.17436	0.25723	20.8421	<.0001	3.236	1.955	5.358

4. 多因素 Cox 模型分析

如果进行了单因素分析,可以将有统计学意义的因素纳入多因素分析;也可以用逐步回归分析法选择较优的多因素模型,同多重线性回归分析和 Logistic 回归分析。

用逐步回归法(selection = stepwise)选择模型的结果如下:

Model Fit Statistics		
Criterion	Without Covariates	With Covariates
−2 LOG L	277.459	208.820
AIC	277.459	218.820
SBC	277.459	226.737

Testing Global Null Hypothesis: BETA = 0			
Test	Chi-Square	DF	Pr > ChiSq
Likelihood Ratio	68.6393	5	<.0001
Score	74.9498	5	<.0001
Wald	55.2099	5	<.0001

Analysis of Maximum Likelihood Estimates								
Parameter	DF	Parameter Estimate	Standard Error	Chi-Square	Pr > ChiSq	Hazard Ratio	95% Hazard Ratio Confidence Limits	
treat	1	2.08889	0.48172	18.8034	<.0001	8.076	3.142	20.760
age	1	0.05264	0.02528	4.3359	0.0373	1.054	1.003	1.108
ecog	1	0.75975	0.30082	6.3786	0.0116	2.138	1.185	3.855
Metas	1	0.98899	0.39023	6.4232	0.0113	2.689	1.251	5.777
tumor_n	1	0.77443	0.27942	7.6814	0.0056	2.169	1.255	3.751

第一部分结果给出的是模型拟合的效果,3 个指标(-2 LOG L、AIC 和 SBC)均是越小,代表模型拟合的效果越好。第二部分给出了对整个模型进行假设检验的结果,例如,本例通过似然比检验,P 值小于 0.0001,表示整个模型具有统计学意义。第三部分为通过逐步回归法筛选后,最终 Cox 模型的参数估计结果,包括进入模型中每个自变量的偏回归系数估计值、偏回归系数的标准误、卡方统计量值、P 值、HR 值、HR 值的 95% CI。

直接利用 proc phreg 中的逐步回归法拟合多因素 Cox 模型,方法简单,操作方便,但是用这种方法过于机械,所得的模型有时不符合专业实际。通常的思路是:同时考虑到专业知识、模型结果生物学解释的合理性、单因素分析的结果以及模型的共线性等问题。有的因素像年龄、性别或者其他对疾病本身有重要意义的变量,即使单因素分析无统计学意义,一般也直接将它们引入模型,使得模型的可解释性增强。

四、Cox 模型的统计描述

(一) 回归系数和标准回归系数

Cox 模型在分析时可以给出回归系数和标准回归系数,回归系数用来反映因素对生存时间影响的强度。一般而言,回归系数越大,该因素对生存时间的影响就越大。标准回归系数可以比较不同因素对生存时间的影响程度,标准回归系数较大的因素对生存时间的影响也较大。

(二) 个体预后指数

从 Cox 模型可以看出,病人的风险率与该病人具有的危险因素及各因素对应的回归系数有关。各变量进行标准转换后进行模型配合,可得到各因素对应的标准回归系数。个体预后指数(personal prognosis index,PI)的公式为:

$$PI = \beta_1' x_1 + \beta_2' x_2 + \cdots + \beta_m' x_m \tag{19-31}$$

式中,β' 为标准化回归系数,x' 为变量的标准化值。当 $PI = 0$ 时,表示该病人达到平均水平;当 $PI > 0$ 时,表示该病人对应的危险度大于平均水平;当 $PI < 0$ 时,表示该病人对应的危险度小于平均水平。根据实际需要,将所有观察对象的 PI 分成几类,可作为自变量估计病人的生存率并绘制生存曲线进行比较。如果能找到较好的分界点,预后指数就能作为一个重要的综合性指标对病人进行预后的判断。

五、注意事项

(1)在进行 Cox 模型分析时,样本量不宜过小,一般在 40 以上,当自变量增多时,要求样本量是自变量的 10~20 倍左右。尽管 Cox 模型可以分析有截尾的数据,但要尽量避免观察对象的失访,否则过多的失访易造成研究结果的不可信。

(2)注意共线性的问题,在 Cox 模型配合时首先要注意多元共线性,即避免相关性较大的自变量同时进入模型中,一般相关系数绝对值在 0.7 以上的变量要避免同时进入模型,判断共线性可用相关的统计方法进行诊断。

(3)Cox 模型要求病人的风险函数与基础风险函数呈比例,也就是说要求病人的死亡风险与其基础风险在所有生存时间点上都保持一个恒定的比例,如果这一假设不成立,则不能用 Cox 模型进行分析。另外,当两组病人的生存曲线呈明显交叉时,说明存在影响病人生存的混杂因素,此时需要采用其他统计方法,剔除混杂因素的影响后,再进行 Cox 模型分析。

(4)Cox 模型分析有两种分析思路:一是尽量将所有影响生存时间的因素都能筛选出来,得到一个综合性包括许多有意义自变量的最佳模型。二是只在模型中设定一个主要研究因素,其他因素作为调整因素来考虑。调整了混杂后,该研究因素还能与应变量有显著关联,说明该因素是影响生存时间的一个重要的独立因素。

六、Cox 模型有效性检验

Cox 模型中假设风险比值 $\dfrac{h(t, x)}{h_0(t)}$ 不随时间变化,如果风险比值随时间改变就违反了比例风险模型的假设。例如,在研究的 10 年中,糖尿病患者心脏病发作的可能性是非糖尿病患者的 3 倍,无论是在研究的第一年,还是第二年⋯⋯其有效性检验有以下三种。

(1)绘制协变量在不同水平时的生存率曲线图。如果曲线相交,则等比例风险不成立。

(2)直接绘制协变量不同水平时 Log[-Log(生存率)]与时间的趋势图。如果几条线是平行的,则等比例风险成立。

(3)前两种方法是图示法,比较直观,而第三种方法就是在模型中增加协变量与时间的交互项,考察该交互作用项是否有统计学意义。如果有统计学意义,说明等比例风险条件不成立;如果无统计学意义,说明等比例风险条件成立。

第五节 生存分析的 SAS 软件实现

1. 小样本资料生存率的估计（Kaplan-Meier 法）

例 19-2 的 SAS 程序如下：

```
data ex19_2;
input month censor @@ ;
cards;
12.0  1  10.4  0  15.4  0  14.2  0  13.9  0  11.1  1  13.2  0  9.5  1  2.1  1  8.7  1  4.1 11.6  0  11.4  0
4.4  1  10.9  0  11.7  1  11.4  1  1.7  1  9.0  0  9.3  0  9.0  0  8.5  0
;
proc lifetest plots = ( s ) ; time month * censor( 0 ) ;
run;
```

需要注意的是，censor(0) 中的 0 表示结局变量取值为 0 的生存时间是截尾值。如果在 data 步中将截尾赋值为 1，那么 censor(0) 中的 0 必须为 1。plots = (s) 为制作生存率曲线的选项。

SAS 分析结果如下：

Product-Limit Survival Estimates					
month	Survival	Failure	Survival Standard Error	Number Failed	Number Left
0. 0000	1. 0000	0	0	0	22
1. 7000	0. 9545	0. 0455	0. 0444	1	21
2. 1000	0. 9091	0. 0909	0. 0613	2	20
…	…	…	…	…	…
11. 4000	0. 5687	0. 4313	0. 1209	8	8
11. 4000 *	.	.	.	8	7
11. 6000 *	.	.	.	8	6
11. 7000	0. 4739	0. 5261	0. 1328	9	5
12. 0000	0. 3791	0. 6209	0. 1359	10	4
…	…	…	…	…	…
15. 4000 *	0. 3791	0. 6209	.	10	0

以上结果为相应生存时间的累积生存率和死亡概率以及生存率的标准误，标准误的计算采用了公式（19-6）。

Quartile Estimates				
Percent	Point Estimate	95% Confidence Interval		
		Transform	[Lower	Upper)
75	.	LOGLOG	11. 7000	.
50	11. 7000	LOGLOG	9. 5000	.
25	9. 5000	LOGLOG	1. 7000	11. 7000

第二部分结果为生存时间的 P_{75}、P_{50}、P_{25} 估计值和 95% CI，以及算术均数估计值及标准误。由于生存

时间是偏态分布，一般用中位数及 95% CI 描述生存时间资料。本例可能由于样本量较小，且生存时间较大值多为删失值，因此，P_{50} 的 95% CI 的上限没有计算出。

结果同时给出了生存曲线，见前文内容。

2. 大样本资料生存率的估计（寿命表法）

例 19-4 的 SAS 程序如下：

```
data lifetable;                              9  1  9  9  0   136
input time c count @@ ;                      10  1  3  10  0  120
cards;                                       11  1  2  11  0  115
0  1  0  0  0  189                           12  1  5  12  0   87
1  1  2  1  0  194                           13  1  7  13  0   65
2  1  0  2  0  180                           14  1  0  14  0   43
3  1  4  3  0  187                           15  1  3  15  0   12
4  1  1  4  0  188                           ;
5  1  0  5  0  176                           proc lifetest plots = ( s ) method = life width = 1;
6  1  3  6  0  172                           time time * c ( 1 );
7  1  5  7  0  148                           freq count;
8  1  7  8  0  145                           run;
```

程序说明：该程序用寿命表法计算表 19-4 的生存率及相关指标。method = life 表示选用寿命表法，width = 1 表示估计的区间组距为 1 年，c(1) 表示删失值。由于表 19-4 是频数表资料，每个生存时间组段都有相应的频数，故在程序中添加了 freq count。在具体的研究中，一般直接利用原始数据进行生存率及相关指标的估计，这时指定区间的宽度特别关键，不易太窄，除非样本量相当大。

SAS 分析结果如下：

结果中各列分别表示时间区间（Interval）、死亡例数（Number Failed）、截尾例数（Number Censored）、期初观察人数（effective sample size）、条件死亡概率（conditional probability of failure）、条件死亡概率标准误（conditional probability standard error）、生存率（survival）和死亡率（failure）等。

Life Table Survival Estimates

Interval [Lower, Upper)		Number Failed	Number Censored	Effective Sample Size	Conditional Probability of Failure	Conditional Probability Standard Error	Survival	Failure	Survival Standard Error	Median Residual Lifetime	Median Standard Error	Evaluated at the Midpoint of the Interval			
												PDF	PDF Standard Error	Hazard	Hazard Standard Error
0	1	189	0	2208.0	0.0856	0.00595	1.0000	0	0	5.9308	0.1329	0.0856	0.00595	0.089425	0.006498
1	2	194	2	2018.0	0.0961	0.00656	0.9144	0.0856	0.00595	5.4756	0.1299	0.0879	0.00603	0.100989	0.007241
2	3	180	0	1823.0	0.0987	0.00699	0.8265	0.1735	0.00806	5.0423	0.1429	0.0816	0.00583	0.103866	0.007731
3	4	187	4	1641.0	0.1140	0.00784	0.7449	0.2551	0.00928	4.6449	0.1358	0.0849	0.00594	0.12084	0.008821
4	5	188	1	1451.5	0.1295	0.00881	0.6600	0.3400	0.0101	4.2751	0.1295	0.0855	0.00596	0.13849	0.010076
⋮	⋮	⋮	⋮	⋮	⋮	⋮	⋮	⋮	⋮	⋮	⋮	⋮	⋮	⋮	⋮
11	12	115	2	338.0	0.3402	0.0258	0.1612	0.8388	0.00792	1.6109	0.1040	0.0548	0.00495	0.409982	0.037419
12	13	87	5	219.5	0.3964	0.0330	0.1063	0.8937	0.00668	1.3342	0.1088	0.0421	0.00440	0.494318	0.051352
13	14	65	7	126.5	0.5138	0.0444	0.0642	0.9358	0.00534	0.9731	0.0865	0.0330	0.00396	0.691489	0.080479
14	15	43	0	58.0	0.7414	0.0575	0.0312	0.9688	0.00386	0.6744	0.0886	0.0231	0.00338	1.178082	0.14518
15	16	12	3	13.5	0.8889	0.0855	0.00807	0.9919	0.00205	0.5625	0.1531	0.00717	0.00195	1.6	0.277128
16	.	0	0	0.0	0	0	0.000897	0.9991	0.000727	.	.	.	.	.	.

3. 两组生存曲线比较的 Log-rank 检验

例 19-5 的 SAS 程序如下：

```
data logrank;
input id  treat death  month @@;
cards;
1  1  1  14
2  1  1  28
3  1  1  10
…
82  2  0  10
83  2  1  5
84  2  0  37
;
proc lifetest plots = (s); time month * death(0);
strata treat; run;
```

程序说明：该程序在 data 步中加入了分组变量 treat。1 为 PRaG 治疗方案组，2 为 PRa 治疗方案组，death(0) 表示删失值。strata treat 选项是对两组生存率是否不同进行假设检验。

SAS 分析结果如下：

Test of Equality over Strata			
Test	Chi-Square	DF	Pr > Chi-Square
Log-Rank	4.2174	1	0.0400
Wilcoxon	4.6018	1	0.0319
-2Log(LR)	2.5107	1	0.1131

结果分析：结果除了包括两组相关生存时间统计量外，还提供了两组生存率曲线图。首先给出的是两种秩检验统计量（以"rank statistics"为标题），包括对数秩统计量和 Wilcoxon 秩统计量。随后的两个结果列表为两种秩统计量的协方差矩阵（此处略）。最后给出关于两组生存率曲线比较的检验统计量。Test of Equality over Strata 是我们需要的结果部分，包括对数秩检验（Log-rank）、Wilcoxon 秩检验以及似然比检验。从 Log-rank 方法的检验结果可知，两组生存率差异有统计学意义（$P < 0.05$）。

4. Cox 比例风险模型分析

例 19-6 的 SAS 程序如下：

```
data PRAG;
input id treat age sex ecog btt Metas tumor_n death day_s @@ ;
cards;
1 1 67 1 3 2 0 3 1 172 2 1 62 1 2 1 0 3 1 337
3 1 66 1 3 2 1 3 1 121 4 1 50 1 2 2 0 1 0 842
5 1 63 1 2 1 1 2 1 190 6 1 64 1 3 2 1 3 1 162
7 1 71 1 3 2 1 3 1 139 8 1 66 2 1 1 0 2 1 252
9 1 65 2 3 2 1 3 1 155 10 1 66 1 2 1 0 1 1 265
…
82 2 53 1 1 2 0 1 0 178 83 2 45 1 1 2 0 1 0 122
84 2 70 1 3 2 1 3 1 58 85 2 47 1 0 2 0 1 0 445
;
proc phreg data = PRAG;model day_s * death(0) = treat /risklimits ;run; /* 单因素分析 */
proc phreg data = PRAG;model day_s * death(0) = age/risklimits ;run;
proc phreg data = PRAG;model day_s * death(0) = ecog/risklimits;run;
proc phreg data = PRAG;
model day_s * death(0) = treat age sex ecog btt Metas tumor_n /risklimits selection = stepwise sle =0.05 sls =0.05; /* 多
因素分析 */
run;
```

注意，death(0) 指明截尾的取值为 0。如果截尾的取值为 1，则程序中写成 death (1)。risklimits 选项为求 HR 的 95% CI。

SAS 分析结果略(见前)。

小　结

(1) 生存分析是将观察结局和出现这一结局所经历的时间结合起来分析的一种统计分析方法。生存数据和一般数据相比，主要有以下几个特点：① 同时考虑生存时间和生存结局；② 通常含有删失数据；③ 生存时间的分布通常不服从正态分布，而呈偏态分布，如指数分布、Weibull 分布等。

(2) 起始事件是指根据研究目的确定的能够反映研究对象生存过程起始特征的事件；终点事件指研究者所关心的研究对象的特定结局事件，同样根据研究目的所确定。生存时间则定义为两个有联系的起始事件和终点事件之间的时间跨度，常用符号 t 表示。

(3) 在随访研究中，由于某种原因未能观察到随访对象发生感兴趣的终点事件，无法得知随访对象的确切生存时间，这种现象称之为删失(也称截尾或终检)。产生删失的可能原因包括：① 随访结束时，仍未出现感兴趣的终点事件；② 随访对象失访；③ 随访对象因某些原因中途退出；④ 随访对象死于其他事件(如交通事故等)。

(4) 删失的类型有 3 种，分别是左删失、右删失和区间删失。如果只知道感兴趣终点事件会在目前知晓时间(如截止时间、失访时间、死于其他疾病时间)之前发生，则称为左删失；如果只知道感兴趣终点事件会在某一区间内发生，则称为区间删失；如果只知道感兴趣终点事件会在知晓时间之后发生，则称为右删失，这是最常见的一种删失类型。

（5）生存率的估计方法主要包括乘积极限法（又称 Kaplan-Meier 法）和寿命表法，前者适用于小样本或大样本未分组资料，后者适用于观察例数较大的分组资料。

（6）生存曲线是以生存时间为横轴，生存率为纵轴，将各时间点所对应的生存率连接在一起的曲线图。中位生存时间表示刚好有 50% 个体尚存活的时间，它是生存分析中最常用的概括性统计量，其计算方法主要有图解法和线性内插法。在表达中位生存时间时，常常要求报告其 95% CI，统计软件中常常有相应的计算结果。中位生存期越长，表示疾病的预后越好；中位生存期越短，表示疾病的预后越差。

（7）对于两组或多组生存曲线的比较，Log-rank 检验是最常见的方法之一。Log-rank 检验为一种非参数检验方法，它是对各组的生存曲线进行整体比较，而不是对两条或多条生存曲线上某个时间点处的生存率差异进行比较，而且要求两条生存曲线之间不能交叉，若有交叉，可考虑采取先分层再进行 Log-rank 检验的策略。其无效假设 H_0 是两组或多组生存曲线相同，备择假设 H_1 是两组或多组生存曲线不同或不全相同。其基本思想是，假设 H_0 成立，则各时点理论死亡总数与实际死亡总数应较为接近，若两者相差较大，则有理由拒绝 H_0。

（8）Cox 比例风险回归模型（简称 Cox 模型）以生存结局和生存时间作为应变量，可同时分析众多自变量对生存的影响，其应用条件为比例风险假定（即模型中自变量的效应不随时间而改变）。Cox 模型的参数估计方法为极大似然估计，其回归系数的假设检验方法包括似然比检验、得分检验和 Wald 检验。

（9）在 Cox 模型中，通常计算自变量的风险比（HR 值）来衡量其对应变量的影响。HR 值大于 1，表示该因素为危险因子；HR 值小于 1，表示该因素为保护因子；HR 值等于 1，表示该因素不起作用。

（10）与 Logistic 回归模型类似，Cox 模型变量筛选的方法也包括前进法、后退法和逐步回归法，实际中较常用的是逐步回归法和后退法。

练 习 题

一、单项选择题

1. 生存分析中的效应变量或应变量为（　　）。
    A. 生存时间　　　　B. 生存率　　　　C. 生存结局　　　　D. 生存时间和生存结局

2. 以下属于生存数据特点的是（　　）。
    A. 同时考虑生存时间和生存结局　　　　B. 通常含有删失数据
    C. 生存时间的分布通常不服从正态分布　　D. 以上都对

3. 想要随访卵巢癌患者手术后的复发情况，这里感兴趣的终点事件指（　　）。
    A. 术后并发症　　　B. 术后复发　　　　C. 术后死亡　　　　D. 术后痊愈

4. 随访急性白血病病人的 5 年生存率，下述哪种情况不属于删失。（　　）
    A. 死于白血病　　　　　　　　　　　B. 失访
    C. 5 年后仍存活　　　　　　　　　　D. 死于交通事故

5. 下列哪种方法不是用于生存数据的分析。（　　）
    A. 寿命表法　　　B. Kaplan-Meier 法　　C. Log-rank 检验　　D. 卡方检验

6. 关于 Log-rank 检验，以下说法不正确的是（　　）。
    A. Log-rank 检验可用于两条生存曲线的比较，但不适用于多条生存曲线的比较
    B. Log-rank 检验对生存率进行比较时，要求两组生存曲线不能交叉
    C. Log-rank 检验的检验统计量为 χ^2 统计量
    D. Log-rank 检验是一种单因素的统计分析方法，并没有考虑其他因素的影响

7. 50 例胃癌患者随机分为两组,分别接受两种化疗方案的治疗,随访得到患者的生存资料如下(⁺代表删失数据)。

甲组:3　8⁺　6　11　20　15　16⁺　17　8　7⁺　9　10　15　18⁺　19　25　18　16　15　14⁺　16　11　9　13⁺　12

乙组:10⁺　6　9　10　15　11⁺　12　7　9　17　9⁺　16　19⁺　22　23　25　16　18　17　16　19　16　11⁺　15　17

以下合适的统计描述和假设检验方法分别为(　　)。

 A. 寿命表法和 Log-rank 检验   B. 寿命表法和卡方检验

 C. Kaplan-Meier 法和卡方检验 D. Kaplan-Meier 法和 Log-rank 检验

8. 某研究者随访收集了某地心绞痛患者的生存资料,整理其 10 年的生存情况列于表 19-8 中,其中位生存时间为(　　)。

 A. 2.7 年   B. 3.5 年   C. 4.3 年   D. 5.3 年

表 19-8　某地 2418 例心绞痛患者的生存资料

生存时间(年)	期内死亡数	期内删失数	期初例数	有效期初数	死亡概率	生存概率	生存率
0 ~	456	0	2418	2418.0	0.1886	0.8114	0.8114
1 ~	226	39	1962	1942.5	0.1163	0.8837	0.7170
2 ~	152	22	1697	1686.0	0.0902	0.9098	0.6524
3 ~	171	23	1523	1511.5	0.1131	0.8869	0.5786
4 ~	135	24	1329	1317.0	0.1025	0.8975	0.5193
5 ~	125	107	1170	1116.5	0.1120	0.8880	0.4611
6 ~	83	133	938	871.5	0.0952	0.9048	0.4172
7 ~	74	102	722	671.0	0.1103	0.8897	0.3712
8 ~	51	68	546	512.0	0.0996	0.9004	0.3342
9 ~	42	64	427	395.0	0.1063	0.8937	0.2987
10 ~	43	45	321	298.5	0.1441	0.8559	0.2557

二、简答题

1. 请简述生存数据的特点。

2. 何为删失,其产生的可能原因是什么?

3. 删失的类型有几种,分别是什么?

4. 何为中位生存时间,其有何意义?

5. 请简述生存概率与生存率的联系与区别。

三、计算分析题

1. 用某中药 + 化疗(中药组)和化疗(对照组)两种疗法治疗白血病后,得到如下相应的生存时间资料(月),有⁺者表示截尾。(1)试用 SAS 程序计算每组的相应时间的累积生存率和中位生存时间;(2)绘制生存率曲线图,并做 Log-rank 检验。

中药组:10　2⁺　12⁺　13　18　6⁺　19⁺　26　9⁺　8⁺　6⁺　43⁺　9　4　24　31

对照组:2⁺　13　7⁺　11⁺　6　1　11　3　17　7

2. 某研究者随访收集了某地 1200 例中风患者的生存资料,数据整理后见表 19-9。

表 19-9　1200 例中风患者的生存资料

序号	生存时间/年	期内死亡数	期内删失数
1	0 ~	106	0
2	1 ~	86	12
3	2 ~	72	16
4	3 ~	82	24
5	4 ~	75	22
6	5 ~	59	30
7	6 ~	43	16
8	7 ~	34	18
9	8 ~	41	20
10	9 ~	38	18
11	10 ~	51	22
12	11 ~	46	26
13	12 ~	45	18
14	13 ~	40	27
15	14 ~	25	28
16	15 ~	10	50

（1）试采用寿命表法估计其生存概率和生存率。

（2）绘制生存曲线并估计其中位生存时间。

3. 40 例肺癌病人的生存资料如表 19-10 所示。其中，x_1 表示生活行动能力评分，病人不能自理评 10 ~ 30 分，部分自理评 40 ~ 60 分，能够自理评 70 ~ 90 分；x_2 表示病人年龄（岁）；x_3 表示由诊断到进入研究的时间（月）；x_4 表示病理类型，鳞癌为 1，小型细胞癌为 2，腺癌为 3，其他为 0；x_5 表示化疗方法，常规法为 1，试验新法为 0；time 为生存时间（天）；surv 为结局变量，死亡为 0，截尾为 1。（1）试用 Cox 回归模型分析影响肺癌病人生存的重要因素有哪些？（2）新疗法与常规法相比能延长肺癌病人的生存时间吗？

表 19-10　40 例肺癌病人的生存资料

x_1	x_2	x_3	x_4	x_5	time	surv	x_1	x_2	x_3	x_4	x_5	time	surv
70	64	5	1	1	411	0	60	37	13	0	1	100	0
60	63	9	1	1	126	0	90	54	12	1	0	999	0
70	65	11	1	1	118	0	50	52	8	1	0	231	1
40	69	10	1	1	82	0	70	50	7	1	0	991	0
40	63	58	1	1	8	0	20	65	21	1	0	1	0
70	48	9	1	1	25	1	80	52	28	1	0	201	0
70	48	11	1	1	11	0	60	70	13	1	0	44	0
80	63	4	2	1	54	0	50	40	13	1	0	15	0
60	63	14	2	1	153	0	70	36	22	2	0	103	1
30	53	4	2	1	16	0	40	44	36	2	0	2	0
80	43	12	2	1	56	0	30	54	9	2	0	20	0
40	55	2	2	1	21	0	30	59	87	2	0	51	0

续表

x_1	x_2	x_3	x_4	x_5	time	surv	x_1	x_2	x_3	x_4	x_5	time	surv
60	66	25	2	1	287	0	40	69	5	3	0	18	0
40	67	23	2	1	10	0	60	50	22	3	0	90	0
20	61	19	3	1	8	0	80	62	4	3	0	84	0
50	63	4	3	1	12	0	70	68	15	0	0	164	0
50	66	16	0	1	177	0	30	39	4	0	0	19	0
40	68	12	0	1	12	0	60	49	11	0	0	43	0
80	41	12	0	1	200	0	80	64	10	0	0	340	0
70	53	8	0	1	250	0	70	67	18	0	0	231	0

（柯朝甫）

第二十章　聚类分析

聚类分析（cluster analysis）是数理统计中研究"物以类聚"的一种方法，即已知研究对象的一批个体，如何依据它们的指标（变量）将其分成若干个类型。聚类分析已广泛应用于医学科学研究中。例如，在冠心病研究中，观察 n 个病人的 k 个观察指标，并利用聚类分析方法分析这 n 个病人各自属于哪一类，相似的病人可以采取相似的治疗措施；同时，也能将 k 个指标分类，找出说明病人病情不同方面的指标类，帮助医生更好地全面了解病人病情。

聚类分析的基本目标是寻找样品或变量的自然类别。对样品的聚类称为 Q 型聚类，其目的是找出样品间的共性。对变量的聚类称为 R 型聚类，其目的是指标降维，从而选择有代表性的指标。本章第一节先介绍样品之间和变量之间关系的度量尺度，后面几节中介绍聚类分析中常用的一些方法。

第一节　相似性与关联性的度量

在实际问题中，经常需要分类。例如，在古生物研究中，古生物学家通过挖掘出来的一些骨骼的形状和大小将它们进行科学的分类；在营养学研究中，营养学家根据耗糖量和耗能量将各种运动进行分类，这样既能帮助运动员进行适当的能量补充，又不使其体重增加。上述骨骼的大小、运动的耗能量等指标是用来分类的依据，称为指标。个体的指标分为数值变量和非数值变量。

聚类分析的基本思想是寻找一种能客观反映事物（样品或指标）之间亲疏关系或合理评价事物性质相似程度的统计量，然后根据这种统计量和规定的分类准则对事物进行分类。聚类分析的任务主要包括：① 寻找合理的度量事物相似性的统计量；② 寻找合理的分类方法。不同类型的变量，相似性的度量不尽相同。下面介绍一些常用的相似性度量方法。

一、相关系数（R 型聚类）

R 型聚类常用相关系数定义变量 x_i 和 x_j 间的相似性。若变量 x_i 和 x_j 满足双变量正态分布，则可采用简单线性相关系数 r_{ij} 的绝对值定义变量 x_i 和 x_j 间的相似性。

$$r_{ij} = \frac{\left| \sum (x_i - \bar{x}_i)(x_j - \bar{x}_j) \right|}{\sqrt{\sum (x_i - \bar{x}_i)^2 \sum (x_j - \bar{x}_j)^2}} \tag{20-1}$$

r_{ij} 绝对值越大，表明两变量间相似程度越高。同样，也可以用 Spearman 秩相关系数定义非正态变量 x_i 和 x_j 间的相似性。当变量均为定性变量时，一般是基于列联表用列联系数 C 定义 x_i 和 x_j 间的相似性。不失一般性，设 x_i 和 x_j 均是取值为 0 和 1 的变量，两变量间的列联表如表 20-1 所示。我们常用列联相关系数（coefficient of contingency）$C = \sqrt{\dfrac{\chi^2}{\chi^2 + n}}$ 来表示 x_i 和 x_j 间的相似性，其中，$\chi^2 = \dfrac{(ad - bc)^2(a + b + c + d)}{(a + b)(c + d)(a + c)(b + d)}$。

表 20-1　x_i 和 x_j 两变量的列联表

x_j	x_i		求和
	0	1	
0	a	b	$a+b$
1	c	d	$c+d$
求和	$a+c$	$b+d$	$a+b+c+d$

同理,Spearman 秩相关关系绝对值和列联系数越大,表明两变量间的相似程度越高。

二、相似系数(Q 型聚类)

Q 型聚类常用距离(distance)定义样品间的相似程度。假设有 n 个样品,每个样品有 m 个观测值,观测向量用 $x_1,x_2,\cdots,x_n$ 表示,将 n 个样品看成是 m 维空间的 n 个点,用两点间的距离定义相似系数,距离越小,表明两样品间的相似程度越高。常用的距离定义包括以下几种。

(一)欧氏距离(Euclidean distance)

欧氏距离是最易理解的一种距离计算方法,源自欧氏空间中两点间的距离公式。两点间的欧氏距离为:

$$d_{ij} = \sqrt{\sum (x_i - x_j)^2} \tag{20-2}$$

(二)曼哈顿距离(Manhattan distance)

想象你在曼哈顿从一个十字路口开车到另一个十字路口,驾驶距离是两点间的直线距离吗? 显然不是,除非你能穿越大楼。实际驾驶距离就是"曼哈顿距离",这也是曼哈顿距离名称的来源,曼哈顿距离也称为城市街区距离(city block distance)。两点间的曼哈顿距离为:

$$d_{ij} = \sum |x_i - x_j| \tag{20-3}$$

(三)切比雪夫距离(Chebychev distance)

切比雪夫距离的定义是各坐标数值差绝对值的最大值。例如,在国际象棋棋盘上,两个位置间的切比雪夫距离是指国王从一个位置移动至另一个位置需要走的最少步数。两点间的切比雪夫距离为:

$$d_{ij} = \max_{1 \leqslant k \leqslant m} |x_i - x_j| \tag{20-4}$$

(四)明考斯基距离(Minkowski distance)

明考斯基距离又称明氏距离,它是一组距离的定义:

$$d_{ij} = \sqrt[q]{\sum (x_i - x_j)^q} \tag{20-5}$$

式中,q 是一个可变参数,根据 q 取值不同,明氏距离可以表示一类距离。例如,当 $q=1$ 和 2 时,明氏距离就是上述的曼哈顿距离和欧氏距离;当 q 趋于无穷大时,明氏距离就是切比雪夫距离。明氏距离包括曼哈顿距离、欧氏距离和切比雪夫距离,其优点是定义直观,计算简单;其缺点是没有考虑各个变量量纲的不同,没有考虑各个变量的分布可能是不同的。

大部分度量方法受变量测量单位的影响较大,数量级较大的数据变异性也较大,相当于对这个变量赋予了更大权重,从而导致聚类结果产生很大偏差。标准欧氏距离是针对简单欧氏距离的缺点而做的一种改进方案。标准欧氏距离的思路是,先对变量进行标准化处理,将原始变量变为均值为 0、方差为 1 的标准化变量,然后计算标准化变量的欧氏距离。

(五)马氏距离(Mahalanobis distance)

用 S 表示变量间的样本协方差矩阵,马氏距离的计算公式为:

$$d_{ij} = \sqrt{X'S^{-1}X} \tag{20-6}$$

当协方差矩阵 S 为单位矩阵时,即各样本向量之间独立分布,则马氏距离就是欧式距离了。马氏距离的优点是与变量量纲无关,排除了变量之间相关性的干扰。

上述是几种常用的距离定义方法。此外,机器学习中还常借用夹角余弦来衡量样品向量之间的差异。夹角余弦取值范围为 $[-1,1]$,夹角余弦越大,表示两个向量的夹角越小;夹角余弦越小,表示两个向量的夹角越大。

第二节 系统聚类法

一、基本思想

系统聚类法(hierarchical cluster method)也称分层聚类法,是应用最为广泛的一种聚类方法。系统聚类法有两种:聚集法和分解法。聚集法就是首先将所有个体或变量各自看成一类,然后确定类与类间的相似统计量,将最相似的两类合并,然后重新计算新类与其他各类间的相似性统计量,再将最相似的两类合并,每步减少一类,直至所有个体聚为一类为止。分解法与聚集法相反,它首先将所有个体或变量看成一类,将最不相似的个体或变量分成两类,每步增加一类,直至所有个体或变量各自成为一类为止。

二、类间相似性的定义

系统聚类的每一步都要计算类间相似系数,当两类各自仅含一个样品或变量时,两类间的相似系数即是两样品或变量间的相似系数 d_{ij} 或 r_{ij},按上节的定义计算。当类内含有两个或两个以上样品或变量时,计算类间相似系数有多种方法可供选择,下面列出 5 种常用计算方法。用 G_p 和 G_q 分别表示两类,各自含有 n_p 和 n_q 个样品或变量。

(一)最大相似系数法

G_p 类中的 n_p 个样品或变量与 G_q 类中的 n_q 个样品或变量两两间共有 $n_p n_q$ 个相似系数,以其中最大者定义 G_p 与 G_q 的类间相关系数。

$$\begin{cases} D_{pq} = \underset{i \in G_p, j \in G_q}{Min}(d_{ij}), & \text{样品聚类} \\ r_{pq} = \underset{i \in G_p, j \in G_q}{Max}(r_{ij}), & \text{指标聚类} \end{cases} \tag{20-7}$$

注意距离最小即相似系数最大。

(二)最小相似系数法

$$\begin{cases} D_{pq} = \underset{i \in G_p, j \in G_q}{Max}(d_{ij}), & \text{样品聚类} \\ r_{pq} = \underset{i \in G_p, j \in G_q}{Min}(r_{ij}), & \text{指标聚类} \end{cases} \tag{20-8}$$

(三)重心法(仅用于样品聚类)

用 $\bar{x}_p$ 和 $\bar{x}_q$ 分别表示 G_p 和 G_q 的均值向量(重心),其分量是各个指标类内均数,类间相似系数计算公式为:

$$D_{pq} = d_{\bar{x}_p \bar{x}_q} \tag{20-9}$$

(四)类平均法(仅用于样品聚类)

对 G_p 类中的 n_p 个样品与 G_q 类中的 n_q 个样品两两间的 $n_p n_q$ 个平方距离求平均,得到两类间的相关系数。

$$D_{pq}^2 = \frac{1}{n_p n_q} \sum d_{ij}^2 \tag{20-10}$$

类平均法是系统聚类方法中较好的方法之一,它充分反映了类内样品的个体信息。

（五）离差平方和法（又称 Ward 法,仅用于样品聚类）

此法效仿方差分析的基本思想,即合理的分类使得类内离差平方和较小,而类间离差平方和较大。假定 n 个样品已分成 g 类,G_p 和 G_q 是其中两类。此时有 n_k 个样品的第 k 类的离差平方和定义为 $L_k = \sum_{i=1}^{n_k} \sum_{j=1}^{m} (x_{ij} - \bar{x}_j)^2$,其中,$\bar{x}_j$ 为类内指标 x_j 的均数。所有 g 类的合并离差平方和为 $L^g = \sum L_k$。如果将 G_p 和 G_q 合并形成 $g-1$ 类,它们的合并离差平方和 $L^{g-1} \geq L^g$,由于合并类引起的合并离差平方和的增量 $D_{pq}^2 = L^{g-1} - L^g$ 的定义为两类间的平方距离,当 n 个样品各自组成一类时,n 类的合并离差平方和为 0。

三、实例分析

现有 20 名肝病患者的 SGPT（转氨酶,x_1）、肝大指数（x_2）、ZnT（硫酸锌浊度,x_3）、AFP（甲胎蛋白,x_4）检测值（表 20-2）。试分析:（1）采用系统聚类法对 SGPT、肝大指数、ZnT 和 AFP 进行指标聚类;（2）将每名患者视为一个样品,将 SGPT、肝大指数、ZnT 和 AFP 视为聚类指标,对 20 名肝病患者进行系统聚类。

表 20-2 20 名肝病患者的四项肝功能指标

编号	SGPT（转氨酶）	肝大指数	ZnT（硫酸锌浊度）	AFP（甲胎蛋白）
1	40	2.0	5	20
2	10	1.5	5	30
3	120	3.0	13	50
4	250	4.5	18	0
5	120	3.5	9	50
6	10	1.5	12	50
7	40	1.0	19	40
8	270	4.0	13	60
9	280	3.5	11	60
10	170	3.0	9	60
11	180	3.5	14	40
12	130	2.0	30	50
13	220	1.5	17	20
14	160	1.5	35	60
15	220	2.5	14	30
16	140	2.0	20	20
17	220	2.0	14	10
18	40	1.0	10	0
19	20	1.0	12	60
20	120	2.0	20	0

（一）指标聚类

先计算指标间的相关系数。假设变量满足双变量正态分布,可计算四个指标两两间的相关系数。由相关分析可知，x_1 和 x_2 间的相关系数为 0.695，达到显著水平（$P = 0.0007 < 0.05$）；x_2 和 x_3 的相关系数为 -0.148，未达到显著水平（$P = 0.5336 > 0.05$）；x_3 和 x_4 的相关系数为 0.071，未达到显著水平（$P = 0.7651 > 0.05$）（表 20-3）。其他变量间的相关系数也做类似解释。

表 20-3　转氨酶、肝大指数、硫酸锌浊度、甲胎蛋白的相关系数矩阵

	转氨酶	肝大指数	硫酸锌浊度	甲胎蛋白
转氨酶	1.000	0.695	0.219	0.025
肝大指数	0.695	1.000	-0.148	0.135
硫酸锌浊度	0.219	-0.148	1.000	0.071
甲胎蛋白	0.025	0.135	0.071	1.000

类间相关系数采用最大相似系数法计算，聚类过程如下。

（1）各个指标独自成一类，即 $G1 = \{$转氨酶$\}$，$G2 = \{$肝大指数$\}$，$G3 = \{$硫酸锌浊度$\}$，$G4 = \{$甲胎蛋白$\}$，共四类。

（2）将相似系数最大的两类合并成新类，由于 $G1$ 和 $G2$ 类间系数最大，等于 0.695，将两类合并为 $G5 = \{$转氨酶，肝大指数$\}$，形成三类。计算 $G5$ 与 $G3$、$G4$ 间的类间相关系数。结果见表 20-4。

$$r_{35} = \max(r_{13}, r_{23}) = \max(0.219, 0.148) = 0.219$$
$$r_{45} = \max(r_{14}, r_{24}) = \max(0.025, 0.135) = 0.135$$

表 20-4　$G3$、$G4$、$G5$ 的类间相关系数矩阵

	$G5$	$G3$	$G4$
$G5$	1.000	0.219	0.135
$G3$	0.219	1.000	0.071
$G4$	0.135	0.071	1.000

（3）由于 $G3$ 和 $G5$ 间的相似系数最大，为 0.219，将两类合并成 $G6 = \{G3, G5\}$，形成二类，计算 $G6$ 与 $G4$ 间的类间相关系数。

$$r_{46} = \max(r_{34}, r_{54}) = \max(0.071, 0.135) = 0.135$$

（4）最终将 $G4$、$G6$ 合并成 $G7 = \{G4, G6\}$，所有指标形成一大类。

（二）样品聚类

将每名患者视为一个样品，将四项肝功能指标作为聚类指标，对 20 名患者进行系统聚类。这里计算过程较复杂，我们采用 SAS 运算，仅针对 SAS 结果进行解读。本例采用类平均法进行样品聚类（详见本章第六节）。

首先，将每个样品各自视为一类，计算两两样品间的距离，其中样品 8 和样品 9 之间的距离最小，将样品 8 和样品 9 聚为一类，记作 CL19；然后，计算 CL19 和其他各类间的距离，经比较，样品 6 和样品 19 之间的距离最小，将样品 6 和样品 19 聚为一类，记作 CL18；以此类推，直至所有样品聚为一类为止。

样品系统聚类图如图 20-1 所示。从图 20-1 可以看出，若将 20 名肝病患者分为三类，12 和 14 号患者作为第一类，1、2、18、6、19、7 号患者作为第二类，3、5、10、11、8、9、13、17、15、16、20、4 号患者作为第三类。结合肝功能指标的数据可知，第一类的 12 和 14 号患者的硫酸锌浊度指标明显高于其他患者，第二类和第三类患者的转氨酶存在明显差异，第三类患者的转氨酶都较高。

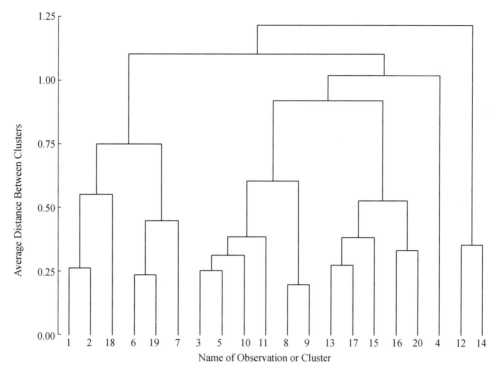

图 20-1　20 名肝病患者的系统聚类

第三节　动态聚类法

当样品个数较多时,系统聚类分析的计算量过大。另外,采用系统聚类法聚类,样品一旦被归到某个类后就不再变了,这就要求分类的方法十分准确。为了弥补系统聚类的不足,产生了动态聚类法,它是将样品粗略地先分类,然后再按照某种原则进行修正,直至分类合理为止。动态聚类法的过程大致如图 20-2 所示。

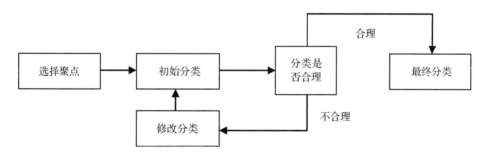

图 20-2　动态聚类过程图

动态聚类法中最常用的一种方法是 k-means 法,此法的聚类步骤如下。

(1)指定拟分类数目 k,随机选择 k 个样品作为凝聚点各自成一类,各类的重心分别是 k 个样品观测值构成的向量,记作 $x_1, x_2, \cdots, x_k$。

(2)顺序选择 n 个样品中的一个,用 Y 表示其观测向量,分别计算 Y 与 $x_1, x_2, \cdots, x_k$ 间的欧氏距离,将该样品归类到距离最小的那一类,同时计算该类的重心,即均值向量。重复此过程,直至 n 个样品全部归类,k 类新的重心仍记作 $x_1, x_2, \cdots, x_k$。

（3）重复第 2 步,直至所有样品的归类与上一步相同为止。

动态聚类原理简单,分类快速,一般经过几轮归类就收敛了,即使样品很多也能迅速得到分类结果。此法的缺点是要事先知道分类数目,在某些具体问题中分类数目根据专业知识是完全可以事先确定的,而在有的问题中分类数目则难以确定。为了克服这个缺点,人们提出了多种改良方法,这些改良方法虽然无须事先指定分类数目,但必须给定类似于逐步回归分析中剔选的阈值。

将例 20-1 的数据进行动态聚类,指定拟分类数目为 3,聚类结果如表 20-5 所示。

表 20-5　20 名肝病患者的分类结果表

Cluster Listing							
Obs	id	Cluster	Distance from Seed	Obs	id	Cluster	Distance from Seed
1	1	3	1.3331	11	11	1	0.4368
2	2	3	1.4517	12	12	2	0.5004
3	3	1	1.1941	13	13	3	1.5967
4	4	1	2.3336	14	14	2	0.5004
5	5	1	1.1956	15	15	1	1.1348
6	6	3	1.3908	16	16	3	1.1530
7	7	3	1.2800	17	17	3	1.7002
8	8	1	1.1204	18	18	3	1.5755
9	9	1	1.1088	19	19	3	1.8148
10	10	1	1.1414	20	20	3	1.6018

如表 20-5 所示,3、4、5、8、9、10、11、15 号患者为第一类,12、14 号患者为第二类,1、2、6、7、13、16、17、18、19、20 号患者为第三类。

k-means 算法的优点是快速、易懂,缺点是需要指定聚类数目。实际应用中可能会遇到这样的问题,同样的数据和命令,重复运行命令时,每个 cluster 里面的个数都在变化。这是因为 k-means 算法中初始凝聚点是随机给定的,如果初始凝聚点发生改变,可能会导致结果改变。解决办法包括:① 把随机初始数固定。② 设定初始随机种子。

第四节　有序样品的聚类与预测

系统聚类及动态聚类是将各样品平等看待,即任何两个样品都可能分到一类。在科学研究中,存在另一种类型的资料,即各样品存在自然顺序,如生长发育资料的年龄顺序、发病率的年代顺序等,我们称这种样品为有序样品。对有序样品分类时要考虑到样品的顺序特征,分类时不能打乱样品次序,由此形成的样品聚类方法称为有序样品聚类。下面介绍一种类似离差平方和的方法,一般称为最优分割法或 Fisher 法。

一、最优分割法

假设有 n 个样品,每个样品有 m 个观测值,观测向量用 $x_1,x_2,\cdots,x_n$ 表示,最优分割法做法如下。

（一）定义类直径

假设某种分割形成的第 r 类是 $\{x_i,x_{i+1},\cdots,x_j\}$,他们的平均值即类重心的计算公式是:

$$\bar{x}_r = \frac{1}{j_r - i_r + 1}\sum_{l=i_r}^{j_r} x_l$$

该类的直径是其样品的离差平方和,即:

$$D(i_r, j_r) = \sum_{i=i_r}^{j_r}(x_l - \bar{x}_r)'(x_l - \bar{x}_r)$$

（二）定义分类目标函数

将 k 类所有类直径之和定义为分类目标函数:

$$e[p(n,k)] = \sum_{r=1}^{k} D(i_r, j_r)$$

将 n 个样品分成 k 类,根据排列组合原理,共有 $\binom{n-1}{k-1}$ 种分法,计算所有可能分法的目标函数值,其中最小的目标函数值所对应的分类称为最优分割,相应的目标函数值用 $p(n,k)$ 表示。

分类数目 k 视具体问题而定。对于有些医学问题,凭专业知识完全可以事先确定分类数目,如肿瘤分期等,但很多问题的分类数目难以事先确定。为此,计算 $k = 2,3,\cdots,n-1$ 所对应的 $p(n,k)$ 并绘制散点图,用折线连接散点。一般图形的 x 轴表示分类数目 k,y 轴描述 $p(n,k)$。随着分类数目 k 的增加,$p(n,k)$ 迅速递减,当 $k=n$ 时,$p(n,k)=0$。分类数目 k 的确定原则是使 $p(n,k)$ 变动相对较小的最小 k 值,相当于图形中拐点处 x 轴的坐标。

二、实例分析

为了了解儿童生长发育规律,随机抽样统计了男孩从 1 岁到 11 岁每年平均增长的体重(kg),结果如表 20-6 所示。试划分男孩 1~11 岁年平均增长体重的发育阶段。

表 20-6 1~11 岁男孩年平均增长体重

年龄/岁	1	2	3	4	5	6	7	8	9	10	11
增长体重/kg	9.3	1.8	1.9	1.7	1.5	1.3	1.4	2	1.9	2.3	2.1

（一）计算类直径

计算类直径列于表 20-7。

表 20-7 直径 $D(i,j)$

| 样品序号 j_r | 样品序号 i_r | | | | | | | | | |
	1	2	3	4	5	6	7	8	9	10
2	28.125									
3	37.007	0.005								
4	42.208	0.020	0.020							
5	45.992	0.088	0.080	0.020						
6	49.128	0.232	0.200	0.080	0.020					
7	51.100	0.280	0.232	0.088	0.020	0.005				
8	51.529	0.417	0.393	0.308	0.290	0.287	0.180			
9	51.980	0.469	0.454	0.393	0.388	0.370	0.207	0.005		
10	52.029	0.802	0.800	0.774	0.773	0.708	0.420	0.087	0.080	
11	52.182	0.909	0.909	0.895	0.889	0.793	0.452	0.088	0.080	0.020

例如,计算第 r 类包含三个样品 $\{5,6,7\}$,那么

$$\overline{x}_r = \frac{1}{3}(1.5 + 1.3 + 1.4) = 1.4$$

$$D(5,7) = (1.5 - 1.4)^2 + (1.3 - 1.4)^2 + (1.4 - 1.4)^2 = 0.020$$

(二) 计算最小分类损失函数 $\{L[P(l,k)], 3 \leqslant l \leqslant 11, 2 \leqslant k \leqslant 10\}$

分别计算将 l 个样品分为两类、三类时,最优分割的损失函数,所有结果列于表 20-8。

计算 $\{L[P(l,k)], 3 \leqslant l \leqslant 11\}$(即表中的 $k=2$),如 $l=3$ 时,

$$L[P(3,2)] = \min_{2 \leqslant j \leqslant 3}\{D(1,j-1) + D(j,3)\} = \min\{D(1,1) + D(2,3), D(1,2) + D(3,3)\}$$
$$= \min\{0 + 0.005, 28.125 + 0\} = 0.002$$

最小值是在 $j=2$ 时达到,故记 $L[P(3,2)] = 0.005(2)$。

同理,当 $l=4, k=3$ 时,

$$L[P(4,3)] = \min_{3 \leqslant j \leqslant 4}\{D(2,j-1) + D(j,4)\} = \min\{D(2,2) + D(3,4), D(2,3) + D(4,4)\}$$
$$= \min\{0 + 0.02, 0.005 + 0\} = 0.005(4)$$

(三) 分类个数 k 的确定

如果能从生理角度事先确定 k 当然最好,有时不能事先确定 k,可以从 $L[P(l,k)]$ 随 k 的变化趋势图中找到拐点处,作为确定 k 的根据(图 20-3)。当曲线拐点处很平缓时,可以选择的 k 很多,这时需要用其他的办法来确定,如均方比和特征根法。

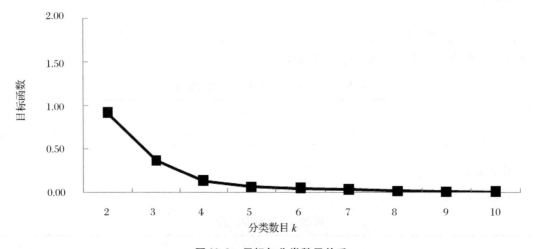

图 20-3 目标与分类数目关系

从图 20-3 可以看出,$k=4$ 时,目标函数基本稳定,故确定分类数目为 $k=4$。

(四) 求最优分类

已知分类数目 $k=4$,由表 20-8 最后一行查得 $L[P(11,4)] = 0.128(8)$,说明最优损失函数值为 0.128,最后的最优分割在第 8 个元素处,因此 $G4 = \{x(8) \sim x(11)\}$;进一步从表 20-8 中查得 $L[P(7,3)] = 0.04(5)$,因此 $G3 = \{x(5) \sim x(7)\}$;再从表 20-8 中查得 $L[P(4,2)] = 0.02(2)$,最后 $G2 = \{x(2) \sim x(4)\}$,剩下 $G1 = \{x(1)\}$,从而求得最优分类为:

$$P(11,4): \{x(1)\}, \{x(2) \sim x(4)\}, \{x(5) \sim x(7)\}, \{x(8) \sim x(11)\}$$

表 20-8　最小分类损失函数 $L[P(l,k)]$

样品个数	分类数目 k								
	2	3	4	5	6	7	8	9	10
3	0.005(2)	—	—	—	—	—	—	—	—
4	0.020(2)	0.005(4)	—	—	—	—	—	—	—
5	0.088(2)	0.020(5)	0.005(5)	—	—	—	—	—	—
6	0.232(2)	0.040(5)	0.020(6)	0.005(6)	—	—	—	—	—
7	0.280(2)	0.040(5)	0.025(6)	0.010(6)	0.005(6)	—	—	—	—
8	0.417(2)	0.280(8)	0.040(8)	0.025(8)	0.010(8)	0.005(8)	—	—	—
9	0.469(2)	0.285(8)	0.045(8)	0.030(8)	0.015(8)	0.010(3)	0.005(8)	—	—
10	0.802(2)	0.367(8)	0.127(8)	0.045(10)	0.030(10)	0.015(10)	0.010(10)	0.005(8)	—
11	0.909(2)	0.368(8)	0.128(8)	0.065(10)	0.045(11)	0.030(11)	0.015(11)	0.010(11)	0.005(11)

第五节　其他聚类方法

上述的分析方法都会把某个样品或指标确定地分到某一类,也就是说一个样品或指标只能完全属于某一个类或者完全不属于某一个类。实际数据中的分类界限往往不分明,因此把样品或指标完全分到某一类不符合实际。为了解决上述问题,有研究者提出了模糊聚类方法,即一个样品或指标同时隶属于所有的类,通过隶属度的大小来区分其差异。例如,一个样品可能属于 A 类的隶属值为 0.3,而属于 B 类的隶属值为 0.7,这样做比较符合实际。

神经网络聚类方法也是目前常用的一种聚类方法,它将每个聚类描述成一个标本,是这个类的一个典型,不必与某个具体的记录或例子相对应,通过基于某种距离的计算方法,找到与标本最相似的对象,并把它分到这个类别,常用的是基于竞争学习和 SOFM 的神经网络等。

第六节　聚类分析的 SAS 软件实现

1. 系统聚类法

各项肝功能指标的相关系数的 SAS 程序如下:

```
data li20_1;
input id  $ x1 – x4;
cards;
1    40  2   5   20   2   10  1.5  5   30   3   120  3   13  50   4   250 4.5 18   0
5    120 3.5 9   50   6   10  1.5  12  50   7   40   1   19  40   8   270 4   13  60
……
19   20  1   12  60   20  120 2    20  0
;
proc print data = li20_1; run;
proc corr; var x1 – x4; run;
```

相关系数的 SAS 输出结果如下:

Pearson Correlation Coefficients, N = 20
Prob > |r| under H_0: Rho = 0

	x1	x2	x3	x4
x1	1.00000	0.69498	0.21946	0.02490
		0.0007	0.3526	0.9170
x2	0.69498	1.00000	-0.14796	0.13513
	0.0007		0.5336	0.5700
x3	0.21946	-00.14796	1.00000	0.07133
	0.3526	0.5336		0.7651
x4	0.02490	0.13513	0.07133	1.00000
	0.9170	0.5700	0.7651	

指标聚类的 SAS 程序如下：

```
proc varclus data = li20_1 outtree = tree;
var x1 - x4;
run;
```

SAS 过程语句中没有任何选择项,默认的聚类方法是主成分聚类法,过程步最终会聚成多少类,将由默认的临界值来决定,即当每个类只有一个特征值大于 1 时,varclus 过程停止。

SAS 输出结果如下：

Cluster Summary for 1 Cluster					
Cluster	Members	Cluster Variation	Variation Explained	Proportion Explained	Second Eigenvalue
1	4	4	1.718252	0.4296	1.0935

这是用分解法思想进行主成分聚类的第一步,将全部 4 个指标聚成一类,能解释的方差为 1.718,占总方差的 42.96%,第二特征值为 1.0935,大于 1,将继续进行分类。

Cluster Summary for 2 Cluster					
Cluster	Members	Cluster Variation	Variation Explained	Proportion Explained	Second Eigenvalue
1	2	2	1.694984	0.8475	0.3050
2	2	2	1.071327	0.5357	0.9287

Total variation explained = 2.766311 Proportion = 0.6916。

第二步将一类分裂成二类,分别包含 2 个指标。二类中的第二特征值均小于 1,默认不再继续分类。

2 Clusters		R-squared with		1-R**2
Cluster	Variable	Own Cluster	Next Closest	Ratio
Cluster 1	x1	0.8475	0.0279	0.1569
	x2	0.8475	0.0001	0.1525
Cluster 2	x3	0.5357	0.0015	0.4650
	x4	0.5357	0.0076	0.4679

第三列"R-squared with own cluster"是指每个指标与其所属类分量(相当于主成分分析中的第一主成分)之间的相关系数平方,第四列"R-squared with next closest"是指每个指标与相邻类分量之间的相关系数的平方,该值越小,说明分类越合理。最后一列"1 - R**2 Ratio"是由同一行数据求得的,结果为 1 - R**2 Ratio = [1 - (R-squared with own cluster)]/[1 - (R-squared with next closest)],该值越小,表明分类越合理。由此列可以看出,第二类中比值较大,说明 x3 和 x4 分成一类不太合适,可以继续进行分类。

SAS 中可以通过"minc = 3"指定分类数目为三。相应的 SAS 结果输出如下所示,表明将 4 个指标分为三类较为合适。

2 Clusters		R-squared with		1-R ∗∗ 2 Ratio
Cluster	Variable	Own Cluster	Next Closest	
Cluster 1	x1	0.8475	0.0482	0.1602
	x2	0.8475	0.0219	0.1559
Cluster 2	x3	1.0000	0.0051	0.0000
Cluster 3	x4	1.0000	0.0076	0.0000

2. 系统聚类的 SAS 程序(样品聚类)

SAS 输出结果如下:

```
proc cluster data = li20_1 std method = ave outtree = tree ccc pseudo ; / ∗ ccc pseudo 选项为了计算一些统计量用以判别
全部样品究竟聚成几类较为合适,CCC 和 PSF(伪 F 统计量)出现峰值所对应的分类数较合适、PST2 出现峰值的前
一行所对应的分类数较合适。 ∗/
var x1 – x4 ;
id id ;
run ;
proc tree data = tree ;
run ;
```

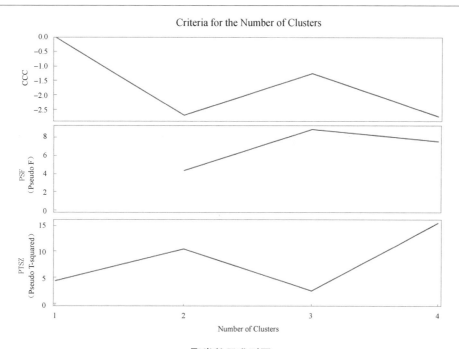

聚类数目准则图

				Cluster History							
Number of Clusters	Clusters Joined		Freq	Semipartial R-Square	R-Square	Approximate Expected R-Square	Cubic Clustering Criterion	Pseudo F Statistic	Pseudo t-Squared	Norm RMS Distance	Tie
19	8	9	2	0.0020	.998	.	.	27.2	.	0.1969	
18	6	19	2	0.0029	.995	.	.	23.5	.	0.2362	
17	3	5	2	0.0034	.992	.	.	22.2	.	0.2538	
16	1	2	2	0.0036	.988	.	.	22.0	.	0.2616	
15	13	17	2	0.0039	.984	.	.	22.1	.	0.2732	
14	CL17	10	3	0.0057	.978	.	.	20.9	1.7	0.3128	
13	16	20	2	0.0058	.973	.	.	20.7	.	0.3328	
12	12	14	2	0.0066	.966	.	.	20.6	.	0.3538	
11	CL15	15	3	0.0089	.957	.	.	20.0	2.3	0.3817	
10	CL14	11	4	0.0094	.948	.	.	20.1	2.1	0.3848	
9	CL18	7	3	0.0131	.935	.	.	19.6	4.5	0.4482	
8	CL11	CL13	5	0.0267	.908	.	.	16.9	4.3	0.5286	
7	CL16	18	3	0.0201	.888	.	.	17.1	5.6	0.5512	
6	CL10	CL19	6	0.0439	.844	.	.	15.1	8.5	0.6053	
5	CL7	CL9	6	0.0690	.775	.	.	12.9	6.9	0.7502	
4	CL6	CL8	11	0.1891	.586	.702	−2.8	7.5	15.5	0.9203	
3	CL4	4	12	0.0752	.511	.576	−1.2	8.9	2.5	1.0184	
2	CL5	CL3	18	0.3158	.195	.389	−2.7	4.4	10.5	1.1038	
1	CL2	CL12	20	0.1948	.000	.000	0.00	.	4.4	1.2168	

由聚类数目准则图可以看出,CCC 值和 PSF 值在聚类数目为 3 处有峰值,PST2 在聚类数目为 4 处有峰值。通常认为,PST2 出现峰值的前一行所对应的分类数较合适。综上结果认为,将样品聚为三类较为合适。样品系统聚类图如前文图 20-1 所示。

3. 动态聚类法

SAS 程序如下:

```
proc standard mean = 0 std = 1 data = li20_1 out = sta20_1;
run;
proc fastclus data = sta20_1 out = out20_1 maxc = 3 list;
    var x1 − x4;
id id;
run;
```

SAS 输出结果如下:

	Initial Seeds			
Cluster	x1	x2	x3	x4
1	1.260014507	2.062097765	0.404326506	− 1.622571345
2	0.247502850	− 0.782175014	2.695510041	1.119802759
3	− 1.102512693	− 1.256220477	− 0.673877510	− 1.622571345

Cluster Listing							
Obs	id	Cluster	Distance from Seed	Obs	id	Cluster	Distance from Seed
1	1	3	1.3331	11	11	1	0.4368
2	2	3	1.4517	12	12	2	0.5004
3	3	1	1.1941	13	13	3	1.5967
4	4	1	2.3336	14	14	2	0.5004
5	5	1	1.1956	15	15	1	1.1348
6	6	3	1.3908	16	16	3	1.1530
7	7	3	1.2800	17	17	3	1.7002
8	8	1	1.1204	18	18	3	1.5755
9	9	1	1.1088	19	19	3	1.8148
10	10	1	1.1414	20	20	3	1.6018

Cluster Summary						
Cluster	Frequency	RMS Std Deviation	Maximum Distance from Seed to Observation	Radius Exceeded	Nearest Cluster	Distance Between Cluster Centroids
1	8	0.6915	2.3336		3	2.3725
2	2	0.3538	0.5004		3	2.9972
3	10	0.7869	1.8148		1	

小　结

（1）聚类分析方法常用于数据的探索性分析,可分为指标聚类分析和样品聚类分析。聚类分析的结果解释应当密切结合专业知识,同时尝试用多种聚类方法分类,才能获得理想的结论。

（2）聚类前应当对变量做预处理,剔除无效变量（变量值变化很小）、缺失过多的变量。一般须对变量做标准化变换或极差变换,以消除量纲和变异系数大幅波动的影响。

（3）较理想的样品分类结果应使类间差异较大、类内差异较小。

练 习 题

一、简答题

1. 简述系统聚类法的基本思想。

2. 查阅文献,举例说明聚类分析有哪些应用。

二、判断题

1. 在动态聚类分析中,分类的个数是确定、不可改变的。（　　）

2. 在 k-means 聚类分析中,样品一旦划入某一类就不可改变了。(　　)

3. k-menas 聚类和系统聚类一样,可以用不同的方法定义点与点间的距离。(　　)

三、计算分析题

1. 已知 28 位志愿者 6 种身体组分的测量结果(TFM 为躯干脂肪量,TLM 为躯干肌肉量,AFM 为手臂脂肪量,ALM 为手臂肌肉量,LFM 为腿部脂肪量,LLM 为腿部肌肉量)(表 20-8)。试分析:(1)用系统聚类中的最大相似系数法对 6 种指标进行聚类分析;(2)用系统聚类中的类平均法对 28 位志愿者进行聚类分析,并绘制系统聚类图。

表 20-9　28 位志愿者 6 种身体组分的测量结果(kg)

编号	TFM	TLM	AFM	ALM	LFM	LLM
1	13.2	28.2	2.5	5.8	8.5	17.8
2	9.5	25.3	4.2	6.7	4.2	15.9
3	9.0	34.6	3.7	6.0	9.9	16.3
4	10.1	31.0	3.6	6.4	9.6	18.3
5	19.7	19.0	−0.3	5.0	6.3	16.4
6	17.4	22.9	2.4	4.7	7.2	17.4
7	8.4	29.0	2.6	3.7	8.8	19.1
8	12.5	29.1	0.7	7.9	5.5	15.5
9	13.5	35.4	3.6	5.5	8.3	13.8
10	15.5	15.9	3.7	7.1	10.4	18.0
11	9.0	32.7	2.3	7.7	8.5	14.7
12	12.2	41.2	3.8	6.0	7.2	18.6
13	7.4	35.3	2.1	5.2	10.4	18.1
14	11.6	25.1	1.5	7.2	8.0	13.7
15	12.7	37.3	2.3	6.7	10.3	17.4
16	14.0	22.2	3.5	6.1	9.5	18.5
17	10.7	27.4	3.9	5.3	8.4	20.0
18	6.3	30.9	2.3	6.0	8.0	18.8
19	20.1	26.3	1.2	4.8	6.8	15.8
20	5.3	24.3	4.4	5.9	9.5	16.6
21	22.8	25.9	1.7	6.0	10.4	19.0
22	18.2	29.2	1.5	6.7	10.7	18.9
23	14.8	26.8	2.2	4.0	8.2	16.8
24	5.4	39.0	2.1	6.0	4.9	16.8
25	14.2	27.5	3.0	4.0	7.6	19.9
26	15.7	34.5	3.1	6.9	6.3	17.9
27	20.5	21.8	1.6	4.4	8.1	16.7
28	10.0	24.7	1.1	6.3	10.0	18.2

(裴育芳)

第二十一章　判别分析

　　判别分析(discriminant analysis)是研究事物分类的基本方法,是在已知分为若干类的前提下,根据判别对象若干个指标的观测结果判定其应属于某一类的一种统计方法。

　　在科研、生产和日常生活中,经常需要根据观测的数据资料,对所研究的对象进行分类。例如,在经济学中,根据人均国民收入、人均工农业产值、人均消费水平等多种指标来判定一个国家的经济发展所属等级;临床上经常需要根据患者的主诉、体征、检查结果等做出疾病的诊断,如对脑卒中患者,需要正确地进行出血型脑卒中和缺血型脑卒中的亚型诊断,以便于采取合适的治疗方案;与临床诊断类似的还有放射学诊断、病理学诊断等。对于这些诊断问题,临床医生往往要依据病人的主诉、特征和检查结果等多项指标,凭借积累的临床经验做出判断。Ledley 等认为,医学诊断的推理过程可以用数学方法来精确描述。判别分析是临床辅助鉴别诊断的常用方法。

　　判别分析和聚类分析是分类学的两种基本方法。与判别分析不同的是,聚类分析是在一批给定研究对象应该分为几类,每个研究对象属于哪一类事先并不知道的情况下,用来确定分类的方法。判别分析是在已知研究对象分为若干类型(或组别),并且已取得各种类别的一群已知研究对象的观测数据的情况下,根据这个已知类别的样本所提供的信息,建立关于指标的判别函数和判别准则,然后对待判研究对象进行判别分类。判别分析和聚类分析有时可以联合起来使用。例如,对于事先不知道分类的一个总体,我们可以根据一些研究对象的观测数据,先进行聚类分析,将现有研究对象进行分类,然后再用判别分析建立判别公式,以对待判研究对象进行判别。

　　判别分析的方法很多,按判别的组数来区分,有两类判别和多类判别;按建立的数学模型来分,有线性判别和非线性判别;按判别时处理变量的方法不同,有逐步判别和序贯判别等。判别分析可以从不同角度提出问题,因此又有不同的判别准则,如距离最小准则、Fisher 准则、平均损失最小准则、最小平方准则、最大概率准则等。本章介绍常用的判别分析的方法,即距离判别法、Bayes 判别法、Fisher 判别法、非参数判别法和逐步判别法。

第一节　距离判别

　　距离判别法是最朴实的判别分析方法,其基本思想简单易懂:根据已知分类的研究对象数据,分别计算各类的重心,即各类各指标的平均值。判别准则是就近归类,即对任给的一个研究对象,若它与第 k 类的重心距离最近,就认为它来自第 k 类。因此,距离判别法又称为最邻近方法(nearest neighbor method)。距离判别法对各类总体的分布无特定要求,适用于任意分布的资料。假设每组内分布为多元正态分布,基于多元正态分布理论的参数法将导出一个线性或二次的距离判别函数;否则,将采用不基于任何分布假设的非参数方法。

一、两类总体的距离判别

设有两个总体(或称两类)G_1 和 G_2,从第一个总体中抽取 n_1 个研究对象,从第二个总体中抽取 n_2 个研究对象,每个研究对象测量 m 个指标 $x_1, x_2, \cdots, x_m$,所得数据集称为训练样本(training data set 或 calibration data set)。

任取一个研究对象 x,实测指标 $x = (x_1, x_2, \cdots, x_m)$,问该研究对象应该判归为哪一类。

计算研究对象 x 到 G_1、G_2 两类的距离,分别记为 $D(x, G_1)$ 和 $D(x, G_2)$,按距离最近准则判别归类,即研究对象距离哪一类最近,就判为那一类;如果研究对象到两类的距离相同,则暂不归类。判别准则如下:

$$如果\ D(x, G_1) < D(x, G_2), x \in G_1;$$

$$如果\ D(x, G_1) > D(x, G_2), x \in G_2;$$

$$如果\ D(x, G_1) = D(x, G_2), x\ 待判。$$

符号"$\in$"表示属于。

距离 D 定义很多,聚类分析中介绍了几种距离的计算方法,都可以选用。在判别分析中常涉及多变量的问题,且各变量间可能相关,故这里选用马氏距离。用第 $d_i(k)$ 表示第 i 个研究对象到第 k 类的马氏距离,则:

$$d_i^2(k) = (x_i - \bar{x}_k)' V_W^{-1} (x_i - \bar{x}_k) \tag{21-1}$$

式中,x_i 表示第 i 个研究对象的取值,$\bar{x}_k$ 表示第 k 类的重心,V_W 是两类协方差矩阵的(加权)合并协方差矩阵,即:

$$V_W = \frac{(n_1 - 1) V_1 + (n_2 - 1) V_2}{n_1 + n_2 - 2} \tag{21-2}$$

V_W^{-1} 是其逆矩阵。

注意,当两类协方差矩阵满足齐性时,方可使用合并的协方差矩阵,否则使用各类内协方差矩阵。此检验可用 SAS 程序实现,选项为"POOL = test"。"POOL = yes"指定用合并的协方差矩阵进行广义平方距离(等于马氏距离)的计算,得到的是线性判别函数;"POOL = no"指定用各类内协方差矩阵进行广义平方距离(不等于马氏距离)的计算,得到的是二次判别函数。

例 21-1 为研究舒张期血压(x_1)和血浆胆固醇(x_2)对 $50 \sim 59$ 岁女性患者冠心病的作用,在该患者人群中随机抽样调查了冠心病病人 15 名,同时在同龄女性健康人中调查了 16 名,数据见表 21-1。问题:(1) 试用判别分析法建立判别冠心病病人(G_1)与健康人(G_2)的判别函数(假设两类协方差矩阵相同),并分析判别效果。(2) 有 3 位就诊者的舒张期血压和血清胆固醇分别为(10.56, 4.85),(11.30, 3.12),(14.52, 3.25),试判定他们是健康人还是冠心病病人。

表 21-1　15 名冠心病病人和 16 名健康人舒张期血压与血浆胆固醇数据表

冠心病病人(G_1)			健康人(G_2)		
研究对象 ID	血压/kPa x_1	胆固醇/(mmol/L) x_2	研究对象 ID	血压/kPa x_1	胆固醇/(mmol/L) x_2
1	9.86	5.18	16	10.66	2.07
2	13.33	3.73	17	12.53	4.45
3	14.66	3.89	18	13.33	3.06
4	9.33	7.10	19	9.33	3.94
5	12.80	5.49	20	10.66	4.45
6	10.66	4.09	21	10.66	4.92

冠心病病人（G_1）			健康人（G_2）		
研究对象 ID	血压/kPa x_1	胆固醇/（mmol/L） x_2	研究对象 ID	血压/kPa x_1	胆固醇/（mmol/L） x_2
7	10.66	4.45	22	9.33	3.68
8	13.33	3.63	23	10.66	2.77
9	13.33	5.96	24	10.66	3.21
10	13.33	5.70	25	10.66	5.02
11	12.00	6.19	26	10.40	3.94
12	14.66	4.01	27	9.33	4.92
13	13.33	4.01	28	10.66	2.69
14	12.80	3.63	29	10.66	2.43
15	13.33	5.96	30	11.20	3.42
—	—	—	31	9.33	3.63

（1）计算各类均向量（均数）、协方差矩阵（方差和协方差）及合并协方差矩阵。

均向量 协方差矩阵

第一类（冠心病病人）：

$$x_1 \begin{bmatrix} 12.4940 \\ 4.8680 \end{bmatrix} \quad V_1 = \begin{bmatrix} 2.691697143 & -0.763641429 \\ -0.763641429 & 1.275717143 \end{bmatrix}$$

第二类（健康人）：

$$x_1 \begin{bmatrix} 10.6288 \\ 3.6625 \end{bmatrix} \quad V_2 = \begin{bmatrix} 1.202998333 & -0.157383333 \\ -0.157383333 & 0.855006667 \end{bmatrix}$$

合并协方差矩阵：

$$x_1 \atop x_2 \qquad V_w = \begin{bmatrix} 1.921680517 & -0.450059655 \\ -0.450059655 & 1.058108276 \end{bmatrix}$$

合并协方差矩阵之逆矩阵：

$$x_1 \atop x_2 \qquad V_w^{-1} = \begin{bmatrix} 0.5779510 & 0.2458278 \\ 0.2458278 & 1.0496442 \end{bmatrix}$$

（2）判别归类。根据公式（21-1），计算各研究对象到第一类和第二类的距离。

$$d_i^2(1) = \begin{bmatrix} x_1 - 12.4940 & x_2 - 4.8680 \end{bmatrix} \begin{bmatrix} 0.5779510 & 0.2458278 \\ 0.2458278 & 1.0496442 \end{bmatrix} \begin{bmatrix} x_1 - 12.4940 \\ x_2 - 4.8680 \end{bmatrix}$$

$$d_i^2(2) = \begin{bmatrix} x_1 - 10.6288 & x_2 - 3.6625 \end{bmatrix} \begin{bmatrix} 0.5779510 & 0.2458278 \\ 0.2458278 & 1.0496442 \end{bmatrix} \begin{bmatrix} x_1 - 10.6288 \\ x_2 - 3.6625 \end{bmatrix}$$

算得各研究对象到各类的距离见表21-2。

表21-2 两类人群的原分类与判别归类及待判对象分类

原分类 （1）	研究对象 ID （2）	$d_i^2(1)$ （3）	$d_i^2(2)$ （4）	W （5）	判别类别 （6）
冠心病（G_1）	1	3.707939	2.185135	0.761402	2
	2	1.295539	4.311435	-1.50795	1
	3	2.673985	9.897257	-3.61164	1
	4	7.542863	11.1829	-1.82002	1

原分类 (1)	研究对象 ID (2)	$d_i^2(1)$ (3)	$d_i^2(2)$ (4)	W (5)	判别类别 (6)
冠心病(G_1)	5	0.553805	8.180905	-3.81355	1
	6	3.280836	0.19895	1.540943	2
	7	2.504291	0.663586	0.920352	2
	8	1.503832	4.174956	-1.33556	1
	9	2.10445	12.80878	-5.35217	1
	10	1.47251	11.28043	-4.90396	1
	11	1.65442	9.495988	-3.92078	1
	12	2.570518	10.20752	-3.8185	1
	13	0.824	4.805261	-1.99063	1
	14	1.476614	2.69094	-0.60716	1
	15	2.10445	12.80878	-5.35217	1
健康人(G_2)	16	12.68439	2.638091	5.023149	2
	17	0.176767	3.476087	-1.64966	1
	18	3.091961	3.79788	-0.35296	1
	19	8.133348	0.878563	3.627393	2
	20	2.504291	0.663586	0.920352	2
	21	1.899934	1.679661	0.110136	2
	22	9.115276	0.964082	4.075597	2
	23	8.455861	0.822973	3.816444	2
	24	6.32443	0.208543	3.057944	2
	25	1.831177	1.955677	-0.06225	1
	26	4.39357	0.079869	2.156851	2
	27	5.707763	1.831752	1.938006	2
	28	8.887059	0.978353	3.954353	2
	29	10.38124	1.576125	4.402558	2
	30	4.089771	0.182191	1.95379	2
	31	9.320378	0.996797	4.16179	2
待判对象	32	2.179211	1.44273	0.36824	2
	33	5.057295	0.390265	2.333515	2
	34	3.508535	8.140446	-2.31596	1

根据表 21-2,按邻近原则判别归类,分类结果见最后一栏。训练样本 31 个研究对象中 25 个判对,错判率(misclassified rate)为 19.35%。错判率是衡量判别效果的一个重要指标。对训练样本(已知类别)判别归类,又称为组内回代。

(3) 对 3 位待判对象进行分类。有 2 位属于 G_2 类健康人,1 位属于 G_1 类冠心病病人。

(4) 判别函数。为应用方便,实际做判别分析时都给出一个判别式。记 W 为研究对象距两类重心距离之差。

$$W = d_i^2(1) - d_i^2(2)$$

W 称为判别函数,判别准则为:$W < 0$ 时,判为第一类;$W > 0$ 时,判为第二类;$W = 0$ 时,暂不归类。判别函数加上判别准则构成完整的判别分析。

对马氏距离有:

$$W = d^2(1) - d^2(2) = (x - \bar{x}_1)' V_W^{-1} (x - \bar{x}_1) - (x - \bar{x}_2)' V_W^{-1} (x - \bar{x}_2)$$
$$= 2(x - \bar{x}_C)' V_W^{-1} (\bar{x}_2 - \bar{x}_1) \tag{21-3}$$

式中,$\bar{x}_C = \dfrac{\bar{x}_1 + \bar{x}_2}{2}$,有时将系数"2"省略掉。

例 21-1 的判别函数为:

$$W = [\, x_1 - 11.561375 \quad x_2 - 4.26525 \,] \begin{bmatrix} 0.5779510 & 0.2458278 \\ 0.2458278 & 1.0496442 \end{bmatrix} \begin{bmatrix} -7.6260 \\ -6.96625 \end{bmatrix}$$

展开后得 $W = 23.24235 - 1.37437 x_1 - 1.72388 x_2$。

对任意一个研究对象,将其变量的取值带入上式,算出 W 值,结果见表 21-2 第(5)栏。依据判别准则做出判别,而不必计算马氏距离。这里 $W = \dfrac{d^2(1) - d^2(2)}{2}$。

特别地,对 $m = 1$ 的单变量资料,若两个总体分别来自方差相等的两个总体 $N(\mu_1, \sigma^2)$ 和 $N(\mu_2, \sigma^2)$,则判别函数为:

$$W = (x - \mu_C) \frac{1}{\sigma^2} (\mu_1 - \mu_2), \quad \mu_C = \frac{\mu_1 + \mu_2}{2} \tag{21-4}$$

设 $\mu_1 < \mu_2$,这时 W 的符号取决于 $x > \mu_C$ 或 $x < \mu_C$。当 $x < \mu_C$ 时,判定 $x \in G_1$;当 $x > \mu_C$ 时,判定 $x \in G_2$。从图 21-1 可知,用这个判别法有时也会判错。如 x 来自 G_2,但落在 D_1,被错判为 G_1,其错判概率记为 $P(1|2)$;反之,若 x 来自 G_1,但落在 D_2,被错判为 G_2,其错判概率记为 $P(2|1)$。显然,$P(2|1) = P(1|2) = \varphi\left(\dfrac{\mu_1 - \mu_2}{2\sigma}\right)$。

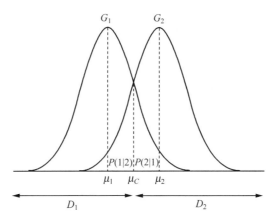

图 21-1 两个一元正态总体判别分析示意图(方差相等)

如图 21-2 所示,若两类分别来自方差不相等的两个正态总体 $N(\mu_1, \sigma_1^2)$ 和 $N(\mu_2, \sigma_2^2)$,则总判别函数为:

$$W = \frac{\sigma_1 + \sigma_2}{\sigma_1 \sigma_2} (x - \mu_C), \quad \mu_c = \frac{\sigma_2 \mu_1 + \sigma_1 \mu_2}{\sigma_1 \sigma_2} \tag{21-5}$$

判别准则同前。此时,错判概率分别为:

$$P(2|1) = 1 - \varphi\left(\frac{\mu_C - \mu_1}{\sigma_1}\right), \quad P(1|2) = 1 - \varphi\left(\frac{\mu_2 - \mu_C}{\sigma_2}\right)$$

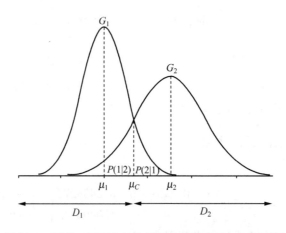

图 21-2　两个一元正态总体判别分析示意图(方差不等)

应用判别分析的基础是假设两组样本来自不同总体,即对所观察的指标来说,两个总体是不同的,判别效果的优劣在相当程度上依赖于所考虑的总体的分离程度,两总体离得越远,就越有可能建立有效的判别方法。反之,当两总体靠得很近,则无论何种方法,错判概率都会很大,这时判别分析是没有意义的。应用中虽无法得知两类总体是否相同,但可以通过比较两组样本差别是否有统计学意义,来判断两类总体是否相同。对单变量的判别用 t 检验,对多变量的判别用 Hotelling T^2 检验。

在应用距离法进行判别分析时,还存在一个问题,就是各类的协方差矩阵是否达到齐性。本例是在两类协方差矩阵相同的情况下,运用合并协方差矩阵计算马氏距离。在各类协方差矩阵不同时,则不能用合并协方差矩阵计算马氏距离。如图 21-3 所示,G_1 类的方差较大,而 G_2 类的方差较小。尽管点 A 到 G_2 类的距离较短,但点 A 更像来自 G_1 类。

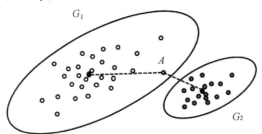

图 21-3　方差不齐时的两类距离示意图

当各类协方差矩阵不相等时,研究对象到该类间的马氏距离公式中合并协方差矩阵用各自的协方差矩阵代替。判别函数中的合并协方差矩阵也用各自的协方差矩阵代替,即:

$$d_i^2(k) = (x_i - \bar{x}_k)' V_k^{-1} (x_i - \bar{x}_k) \tag{21-6}$$

$$W = d^2(1) - d^2(2) = (x - \bar{x}_1)' V_1^{-1} (x - \bar{x}_1) - (x - \bar{x}_2)' V_2^{-1} (x - \bar{x}_2) \tag{21-7}$$

判别准则同前。

例 21-1 资料分析的 SAS 程序如下:

```
data dataset;    /*训练样本*/
input class Subject_ID x1 x2;
cards;
1   1    9.86   5.18   1    2   13.33   3.73   1    3   14.66   3.89   1    4    9.33   7.10
1   5   12.8    5.49   1    6   10.66   4.09   1    7   10.66   4.45   1    8   13.33   3.63
1   9   13.33   5.96   1   10   13.33   5.7    1   11   12.00   6.19   1   12   14.66   4.01
1  13   13.33   4.01   1   14   12.8    3.63   1   15   13.33   5.96   2   16   10.66   2.07
2  17   12.53   4.45   2   18   13.33   3.06   2   19    9.33   3.94   2   20   10.66   4.45
2  21   10.66   4.92   2   22    9.33   3.68   2   23   10.66   2.77   2   24   10.66   3.21
2  25   10.66   5.02   2   26   10.4    3.94   2   27    9.33   4.92   2   28   10.66   2.69
2  29   10.66   2.43   2   30   11.2    3.42   2   31    9.33   3.63
;
data testset;   /*待判研究对象*/
input Subject_ID x1 x2; cards;
32 10.56 4.85   33 11.30 3.12   34 14.52 3.25
;
proc discrim data = dataset pool = test;/*协方差矩阵齐性检验*/
var x1 x2; class class; id Subject_ID; run;
proc discrim data = dataset bcov tcov wcov pcov
testdata = testset testout = result testlist;
var x1 x2; class class; id Subject_ID;
testid Subject_ID; run;
```

discrim 过程可以完成距离判别、Bayes 判别和非参数判别(包括 k 个最邻近法和核密度估计法)。

第一个 discrim 过程主要为了完成协方差矩阵齐性检验。"Pool = test"进行协方差矩阵齐性检验,此选项不能与"method = npar"(非参数判别)同时使用。"Pool = yes"计算马氏距离用合并的协方差矩阵,"pool = no"计算马氏距离用各类内协方差矩阵。"data = dataset"指定训练样本的数据集为 dataset;"testdata = testset"指定待判样本的数据集为 testset;"bcov""tcov""wcov""pcov"分别表示输出类间协方差矩阵,全部样本的协方差矩阵,针对每个类别的类内协方差矩阵和合并协方差矩阵;testout = result 指定一个输出数据集,其中将包含全部检验数据集的数据,加上该数据集中各观测的判别分类后验概率及其归入的类别等信息。

SAS 运行结果如下:

The DISCRIM Procedure

Test of Homogeneity of Within Covariance Matrices

Chi-Square	DF	Pr > ChiSq
2.604266	3	0.4567

Linear Discriminant Function for class

Variable	1	2
Constant	−72.49746	−49.25511
x1	8.41761	7.04324
x2	8.18104	6.45716

Number of Observations and Percent Classified into class			
From class	1	2	Total
1	12	3	15
	80. 00	20. 00	100. 00
2	3	13	16
	18. 75	81. 25	100. 00
Total	15	16	31
	48. 39	51. 61	100. 00

Posterior Probability of Membership in class			
Subject_ID	Classified into class	1	2
32	2	0.4090	0.5910
33	2	0.0884	0.9116
34	1	0.9102	0.0898

结果有各类间协方差矩阵、合并协方差矩阵等。协方差矩阵的齐性检验结果为:$\chi^2 = 2.604266$,$P = 0.4567$。表明两类协方差矩阵齐,可用合并协方差矩阵计算马氏距离。两类的线性判别函数分别为:

$$y_1 = -72.49746 + 8.41761x_1 + 8.18104x_2$$

$$y_2 = -49.25511 + 7.04324x_1 + 6.45716x_2$$

将各个研究对象的两个变量(x_1,x_2)的值带入两个判别函数,计算判别函数值,将研究对象归为判别函数值大的那一类。

结果还输出各类中判对和判错的个数及率,以及待判研究对象的判别结果。如果需要训练样本中每个研究对象的判别结果,可以设 testdata = dataset,和待判研究对象一样给出每个训练样本中研究对象的判别结果。

二、多类总体的距离判别

多类判别是两类判别的推广,基本思想相同,仍按最邻近原则判别。

设有 K 个类 $G_1,G_2,\cdots,G_K$,从每个类中抽取 n_k 个研究对象构成训练样本。$\bar{x}_k$ 为第 k 类的重心,V_k^{-1} 为第 k 类协方差矩阵之逆$(k=1,2,\cdots,K)$,V_w^{-1} 为合并协方差矩阵之逆。

当各类协方差矩阵相等时,距离判别函数为:

$$W_{jk} = \frac{1}{2}[D^2(x,G_j) - D^2(x,G_k)] = \left[x - \frac{1}{2}(\bar{x}_j + \bar{x}_k)\right]V_W^{-1}(\bar{x}_j - \bar{x}_k) \tag{21-8}$$

$$j,k = 1,2,\cdots,K$$

相应的判别准则为:当 $j \neq k$ 时,如果 $W_{jk} > 0$,则 $x \in G_k$;如果 $W_{jk} = 0$,则 x 待判。

当各类协方差不等时,距离判别函数为:

$$W_{jk} = \frac{1}{2}[D^2(x,G_j) - D^2(x,G_k)] = (x - \bar{x}_j)'V_j^{-1}(x - \bar{x}_j) - (x - \bar{x}_k)'V_k^{-1}(x - \bar{x}_k) \tag{21-9}$$

$$j,k = 1,2,\cdots,K$$

判别准则同上。

由于向量和矩阵的计算比较烦琐,本节不再列出人工计算过程,将以 SAS 程序完成例 21-2 多类判别。

例 21-2 从经验得知,可用病人心电图的两个指标(x_1 和 x_2)来区分健康人(G_1)、主动脉硬化患者(G_2)及冠心病患者(G_3)三类人群,现有样本数据如表 21-3 所示。问题:(1)建立判别函数,并分析判别效果。(2)现 3 位患者心电图中的两个指标(x_1,x_2)分别为$(267.88,10.66)$,$(278.00,11.22)$,$(232.15,9.02)$,应归入哪一类?

表 21-3　三类人群心电图的两个指标数据

健康人（G_1）		主动脉硬化（G_2）		冠心病（G_3）	
x_1	x_2	x_1	x_2	x_1	x_2
261.01	7.36	308.90	8.49	330.34	9.61
185.39	5.99	258.69	7.16	331.47	13.72
249.58	6.11	355.54	9.43	352.50	11.00
137.13	4.35	476.69	11.32	347.31	11.19
231.34	8.79	316.12	8.17	189.56	6.94
231.38	8.53	274.57	9.67	—	—
260.25	10.02	409.42	10.49	—	—
259.51	9.79	—	—	—	—
273.84	8.79	—	—	—	—
303.59	8.53	—	—	—	—
231.03	6.15	—	—	—	—

本例 SAS 程序如下：

```
data li21_2；
data dataset；
input class Subject_ID x1 x2；
cards；
1   1   261.01   7.36   1   2   185.39   5.99   1   3   249.58   6.11   1   4   137.13   4.35
1   5   231.34   8.79   1   6   231.38   8.53   1   7   260.25   10.02  1   8   259.51   9.79
1   9   273.84   8.79   1   10  303.59   8.53   1   11  231.03   6.15   2   12  308.90   8.49
2   13  258.69   7.16   2   14  355.54   9.43   2   15  476.69   11.32  2   16  316.12   8.17
2   17  274.57   9.67   2   18  409.42   10.49  3   19  330.34   9.61
3   20  331.47   13.72  3   21  352.50   11.00  3   22  347.31   11.19  3   23  189.56   6.94
；
data testset；/＊待判研究对象＊/
input Subject_ID x1 x2；datalines；
24 267.88 10.66
25 278.00 11.22
26 232.15 9.02
；
proc discrim data = dataset testdata = testset manova method = normal
pool = test list testlist distance；/＊ 如加 crosslist,交叉验证 ＊/
class class; var x1 x2; id Subject_ID; testid Subject_ID; run;
```

SAS 输出的主要结果如下。

1. 协方差齐性检验

$$\chi^2 = 6.043405$$

$$\nu = 6$$

$$P = 0.4183$$

结果显示各类协方差齐性,可以用合并协方差计算马氏距离。

2. 三类间的马氏距离及均向量的假设检验

欲比较的两类	D^2	F	P
1 与 2	3.26953	6.64349	0.0065
1 与 3	2.29621	3.74928	0.0424
2 与 3	2.74430	3.80200	0.0408

说明三类是可分的。

3. 判别函数

按等协方差矩阵处理，得判别函数的系数（表 21-4）。

表 21-4　SAS 程序输出的判别函数的系数

系数	判别函数		
	1	2	3
常数项	9.29630	−16.44670	−16.78321
x_1	0.03075	0.06937	0.03276
x_2	1.46689	0.98527	2.23068

判别函数 1 的表达式如下：

$$y_1 = 9.29630 + 0.03075x_1 + 1.46689x_2$$

类似地可写出判别函数 2 和判别函数 3 的表达式。

4. 组内回代

根据判别函数对样本中研究对象进行回代判别，结果如表 21-5 所示。

表 21-5　对原样本中研究对象进行判别分类的结果

原来分类	判别分类			合计
	1	2	3	
1	8	1	2	11
2	1	5	1	7
3	1	1	3	5

按照判别函数对训练样本中各研究对象进行判别分类，得出错判率为 30.43%，判别效果不理想。

5. 对 3 位患者进行判别分类

SAS 结果给出了每位患者属于各类的概率，结果如表 21-6 所示。

表 21-6　对待判研究对象进行判别分类的结果

待判对象	判别分类	归属于各类的概率		
		1	2	3
24	3	0.2254	0.0324	0.7422
25	3	0.1584	0.0257	0.8160
26	1	0.5114	0.0407	0.4479

在 3 位待判对象中，有 2 位被判为冠心病患者（3 类），1 位被判为健康人（1 类）。

第二节　Bayes 判别

Bayes 判别分析的基本思想是:对于一个待归类别的研究对象,按照 Bayes 概率公式计算它归属于各类的概率(即后验概率),最后把这个待判的研究对象判归概率最大的一类。Bayes 判别要求各类近似服从多元正态分布。多类判别时亦可采用 Bayes 判别。

一、Bayes 判别方法

已知判别对象分为 g 类($i=1,2,\cdots,g$),有 m 个判别指标 $x_j(j=1,2,\cdots,m)$,要求各类的 m 个判别指标均近似服从多元正态分布。这 g 个类的先验概率分别为 $q_1,q_2,\cdots,q_g$($q_i>0,\sum q_i=1$)。各总体的密度函数分别为 $f_1(x),f_2(x),\cdots,f_g(x)$。根据 Bayes 公式可导出研究对象 x 属于第 k 类的后验概率 $P(k\mid x)$ 为:

$$P(k\mid x)=\frac{q_kf_k(x)}{\sum\limits_{i=1}^{g}q_if_i(x)} \tag{21-10}$$

$$k=1,2,\cdots,g$$

如果属于第 k 类的后验概率最大,则判研究对象 x 属于第 k 类。后验概率既反映了先前提供的经验,又反映了样本提供的信息。

由上可见,Bayes 判别法依赖于总体的分布。对于 m 维正态分布,其密度函数为:

$$f_k(x)=(2\pi)^{-\frac{p}{2}}|V_k|^{-\frac{1}{2}}\exp\left\{-\frac{1}{2}(x-\mu_k)'V_k^{-1}(x-\mu_k)\right\} \tag{21-11}$$

式中,μ_k 和 V_k 分别是第 k 类的均向量和协方差矩阵。

公式(21-10)计算各类的后验概率的分母都是相同的,因此 $P(k\mid x)$ 最大等价于 $q_kf_k(x)$。对 $q_kf_k(x)$ 取对数,并去掉与 k 无关的常数项,得:

$$z^2(k\mid x)=\ln q_k-\frac{1}{2}\ln|V_k|-\frac{1}{2}(x-\mu_k)'V_k^{-1}(x-\mu_k) \tag{21-12}$$

通常称 $D^2(k\mid x)=-2z^2(k\mid x)$ 为广义平方距离。

于是,Bayes 判别问题就化为计算 $z^2(k\mid x)$,并按其最大值判别归类。该判别函数中判别变量值为二次型,故称为二次判别函数。

当各类总体协方差矩阵相等时,上式等价于:

$$Y(k\mid x)=\ln q_k-\frac{1}{2}\mu_kV^{-1}\mu_k'+x'V^{-1}\mu_k \tag{21-13}$$

则 Bayes 判别函数就简化为线性判别函数。

在 Bayes 判别中,除用判别函数归类外,还可以计算后验概率,即某研究对象属于各类的概率大小。

$$P(k\mid x)=\frac{\exp[z^2(x,k)]}{\sum\limits_{i=1}^{g}\exp[z^2(x,i)]} \tag{21-14}$$

Bayes 判别分析法常以错判率和后验概率错误率评价判别准则的可靠性。错判率估计采用回代法,计算被错判的样本数所占比例,后验概率错误率在回代过程和判别新样本时均可以估计。要保证判别函数的判别效能较好,首先,原始数据的分类要明确可靠;其次,筛选的指标变量对判别函数贡献较大;最后,错判率和后验概率错误率要较小。

例 21-3 用 Bayes 法对例 21-2 数据进行判别分析。

Bayes 判别分析的 SAS 程序如下:

```
data li21_3; data dataset; input class Subject_ID x1 x2;
cards;
1   1   261.01    7.36    1   2   185.39    5.99    1   3   249.58    6.11
1   4   137.13    4.35    1   5   231.34    8.79    1   6   231.38    8.53
1   7   260.25   10.02    1   8   259.51    9.79    1   9   273.84    8.79
1  10   303.59    8.53    1  11   231.03    6.15    2  12   308.90    8.49
2  13   258.69    7.16    2  14   355.54    9.43    2  15   476.69   11.32
2  16   316.12    8.17    2  17   274.57    9.67    2  18   409.42   10.49
3  19   330.34    9.61    3  20   331.47   13.72    3  21   352.50   11.00
3  22   347.31   11.19    3  23   189.56    6.94
;
proc discrim data = dataset method = normal pool = test distance list;
class class; var x1 x2; id Subject_ID;
priors proportional; / * 定义各类的先验概率,这里为各类样本出现的比例 */
run;
```

SAS 结果输出如下。

1. 各类的先验概率

各类的先验概率如表 21-7 所示。

表 21-7 各类的先验概率

分类	频数	权重	频率	先验概率
1	11	11.0000	0.478261	0.478261
2	7	7.0000	0.304348	0.304348
3	5	5.0000	0.217391	0.217391

2. 广义平方距离

广义平方距离如表 21-8 所示。

表 21-8 两类配对的组间广义平方距离

原分类	判别分类		
	1	2	3
1	1.47520	5.64869	5.34832
2	4.74472	2.37917	5.79641
3	3.77141	5.12347	3.05211

记 $D^2(2|1)$ 为 x^2 到总体 G_1 的广义平方距离,由表 21-8 可知: $D^2(2|1) = 4.74472$, $D^2(2|3) = 5.79641$, $D^2(3|1) = 3.77141$,等等。

3. 由 list 要求列出的对训练样本的回判结果

回判结果如表 21-9 所示。

表 21-9 训练样本的回判结果

研究对象 ID	原分类	判别分类		回代后验概率		
				1	2	3
1	1	1		0.6839	0.2349	0.0812
2	1	1		0.9331	0.0334	0.0334
3	1	1		0.6906	0.2786	0.0308
4	1	1		0.9789	0.0120	0.0091
5	1	1		0.7203	0.0395	0.2402
6	1	1		0.7487	0.0466	0.2047
7	1	1		0.5008	0.0464	0.4527
8	1	1		0.5383	0.0541	0.4076
9	1	1		0.6075	0.1720	0.2205
10	1	2	*	0.4295	0.4348	0.1357
11	1	1		0.8079	0.1562	0.0358
12	2	2		0.3881	0.4917	0.1202
13	2	1	*	0.6909	0.2390	0.0701
14	2	2		0.1521	0.7419	0.1060
15	2	2		0.0046	0.9779	0.0174
16	2	2		0.3126	0.6105	0.0769
17	2	1	*	0.5256	0.1002	0.3742
18	2	2		0.0382	0.8952	0.0666
19	3	2	*	0.2898	0.4899	0.2204
20	3	3		0.0531	0.0129	0.9340
21	3	3		0.1874	0.3817	0.4308
22	3	3		0.1941	0.2953	0.5106
23	3	1	*	0.9080	0.0242	0.0678

注: * 为错判。

错判率结果如表 21-10 所示。

表 21-10 错判率

分类	1	2	3	合计
错判率	0.0909	0.2857	0.4000	0.2174

错判率为 21.74%,说明判别效果欠理想。

二、Bayes 判别与距离判别

距离判别法是根据研究对象到各个类的距离进行判别分类的,Bayes 判别是用后验概率的方法进行判别分类的,而后验概率的计算过程中也涉及到广义平方距离。因此,Bayes 判别与距离判别之间也存在一定的关系。

当各组协方差矩阵都相等时,广义平方距离等于马氏距离,Bayes 判别法与马氏距离判别法一致;当各组协方差矩阵不相等时,广义平方距离不等于马氏距离,Bayes 判别法与广义平方距离判别法一致。

距离判别不要求各类总体来自正态分布,如果不服从正态分布,则选用非参数判别分析的方法。当各类的协方差矩阵都相等时,则判别函数为线性函数;当协方差矩阵不等时,则判别函数为二次函数。

Bayes 判别法由于考虑了先验概率,因而优于距离判别法。然而,在实际应用中,确定先验概率是很困难的事。

第三节　Fisher 判别

Fisher 判别又称典则判别(canonical discriminant),是由著名的统计学家 Fisher 于 1936 年提出的一种线性判别(linear discrimination)分析方法。它对变量的分布没有要求,也没有规定必须是等协方差矩阵。Fisher 判别适用于两类和多类判别。本节介绍多类 Fisher 判别的分析方法。

一、Fisher 判别分析法的原理

Fisher 认为,同类的研究对象其性质特征相似,表现在类内的研究对象间的离散程度应最小;不同类的研究对象其性质特征差异大,表现在类间的离散程度应最大。

Fisher 判别准则的基本思想是投影,即把 K 类的 m 维数据投影(变换)到某个方向,使变换后的数据中同类别的点"尽可能聚在一起",不同类别的点"尽可能分离",以此达到分类的目的。

图 21-4 表示 Fisher 的两类判别问题,分别从 X、Y 两个方向上看,G_1 和 G_2 都有很多重合,无法把 G_1 和 G_2 分开。但是如果从直线 L 方向看过去,G_1 和 G_2 就基本分开了。G_1 和 G_2 在该方向上的投影就是原数据的一个线性组合。

这个线性组合是典则变量与原始变量间的线性组合。在有些问题中,仅用一个特征向量建立判别函数不能很好地区分各个总体,这时可取次大的特征根对应的特征向量,建立第二个判别函数;如果不够,可建立第三个判别函数;等等。线性判别函数个数的确定类似于主成分个数的确定,主要取决于判别效果的好坏。当然,取所有的特征向量(非 0 特征根所对应的特征向量),将包括原变量的全部判别能力。

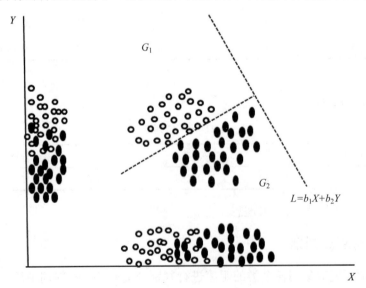

图 21-4　Fisher 判别示意图

取对应于非 0 特征根的特征向量,得到 L 个变换式如下:

$$\begin{cases} y_1 = c_{11}x_1 + c_{12}x_2 + \cdots + c_{1m}x_m \\ \cdots \\ y_L = c_{L1}x_1 + c_{L2}x_2 + \cdots + c_{Lm}x_m \end{cases} \tag{21-15}$$

变化值(判别函数值)$y_1, y_2, \cdots, y_L$ 就是原数据在不同方向的投影。其中,L 为非 0 特征根的个数。相当于将 m 维空间的数据投影到 L 维空间,即将原来 m 个变量综合成 L 个新变量。

式中,c_{Lm} 是待定参数,称为判别系数(discriminant coefficient);y 是对待判研究对象进行归类判别的综合指标,即典则变量。

各类变化值的交叉程度是不同的。其中,各类的 y_1 交叉最少,即分离程度最大,也说明判别能力最强;y_2 次之,其余类推。各判别函数的综合判别能力,可以用对应的特征值占各特征值总和之比的值表示,即:

$$P_l = \frac{\lambda_l}{\sum \lambda} \tag{21-16}$$

二、Fisher 判别的实例分析

例 21-4 对例 21-2 采用典则判别进行分析。

1. 建立 Fisher 判别函数

(1) Fisher 判别分析的 SAS 程序如下:

```
title li21_4;data dataset;
input class Subject_ID x1 x2;
cards;
1   1   261.01      7.36    1   2   185.39      5.99    1   3   249.58      6.11    1   4   137.13      4.35
1   5   231.34      8.79    1   6   231.38      8.53    1   7   260.25     10.02    1   8   259.51      9.79
1   9   273.84      8.79    1   10  303.59      8.53    1   11  231.03      6.15    2   12  308.90      8.49
2   13  258.69      7.16    2   14  355.54      9.43    2   15  476.69     11.32    2   16  316.12      8.17
2   17  274.57      9.67    2   18  409.42     10.49    3   19  330.34      9.61    3   20  331.47     13.72
3   21  352.50     11.00    3   22  347.31     11.19    3   23  189.56      6.94
;
proc candisc data = dataset out = temp distance;  /*调用 candisc 程序进行 Fisher 判别分析*/
class class; var x1 x2;
proc print data = temp; run;
proc Plot vpct = 50 hpct = 50;  /*调用作图程序 plot*/
Plot can2 * can1 = class;  /*can2 为纵轴,can1 为横轴,group = 1,2,3 是作图符号*/
注:proc discrim data = dataset out = temp1 can;  /*调用 discrim,选项 can 也进行 Fisher 判别分析*/
class class; var x1 x2;run;
```

(2) SAS 主要输出结果如下:

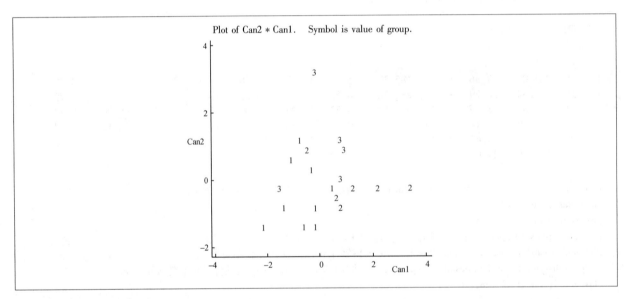

Eigenvalues of Inv(E) * H = CanRsq/(1 − CanRsq)

Test of H_0: The canonical correlations in the current row and all that follow are zero

	Eigenvalue	Difference	Proportion	Cumulative	Likelihood Ratio	Approx F	Num DF	Den DF	Pr > F
1	0.7015	0.3724	0.6806	0.6806	0.44217784	4.79	4	38	0.00322
2	0.3291		0.3194	1.0000	0.75236854	6.58	1	20	0.0184

Raw Canonical Coefficients

Variable	Can1	Can2
x1	0.0207318345	−0.0123921676
x2	−0.2266239995	0.7609128680

Class Means on Canonical Variables

group	Can1	Can2
1	−0.733787158	−0.244119862
2	1.071889612	−0.339286196
3	0.113686291	1.012064371

Total-Sample Standardized Canonical Coefficients

Variable	Can1	Can2
x1	1.564623171	−0.935231879
x2	−0.480826038	1.614421776

Plot of Can2 * Can1.　Symbol is value of group.

其中,两个特征根为：

$$\lambda_1 = 0.7015, \quad \lambda_2 = 0.3291$$

第一特征根占 68.06%,似然比检验概率为 0.0032;第二个特征根占 31.94%,似然比检验概率为 0.0184。两个典则变量(即 Fisher 线性判别综合值)分别为：

$$y_1 = \text{Can1} = 0.0207318345 x_1 - 0.2266239995 x_2$$

$$y_2 = \text{Can2} = -0.0123921676 x_1 + 0.7609128680 x_2$$

它们在 3 类的中心分别为：

健康人(G_1)中心为 $\bar{z}_1 = (-0.733787158, -0.244119862)$;

主动脉硬化患者(G_2)中心为 $\bar{z}_2 = (1.071889612, -0.339286196)$;

冠心病患者(G_3)中心为 $\bar{z}_3 = (0.1136862911, 0.012064371)$。

典则变量与 x 变量的相关系数见"Total Canonical Structure"。由典则系数可以计算每个 x 变量的判别能力,即:

$$d_1^2 = 1.564623171^2 + (-0.935231879)^2 = 3.322704335$$
$$d_2^2 = (-0.480826038)^2 + 1.614421776^2 = 2.83755135$$

可见,x_1 和 x_2 的判别能力相差不大。

23 个研究对象在(Can1,Can2)坐标平面上分布见 SAS 结果 Plot。可以看出,Can1 能将大部分健康人(G_1)与主动脉硬化患者(G_2)和冠心病患者(G_3)相区分,而 Can2 在此基础上可将主动脉硬化患者(G_2)与冠心病患者(G_3)相区分。

2. 利用 SAS Fisher 判别分析的结果对 23 个研究对象进行分类

(1) SAS 程序如下:

```
data ss;
set temp;                        /*接上面的 SAS 程序,从数据集 temp 中产生新的数据集 ss*/
d1 = (can1 + 0.733787158) ** 2 + (can2 + 0.244119862) ** 2;   /*计算各研究对象到各类中心的距离*/
d2 = (can1 - 1.071889612) ** 2 + (can2 + 0.339286196) ** 2;
d3 = (can1 - 0.113686291) ** 2 + (can2 - 1.012064371) ** 2;
newClass = 1;                                    /*newClass 为判别分析的分类号*/
if d2 < d1 then newClass = 2;
if d3 < d1 and d3 < d2 then newClass = 3; output;
proc print; var can1 can2 d1 - d3 newClass;
run;
```

(2) SAS 结果输出如下:

Subject_ID	Can1	Can2	d1	d2	d3	newClass
1	-0.19707	-0.76110	0.5553	1.7882	3.2407	1
2	-1.45434	-0.86645	0.9065	6.6597	5.9875	1
3	-0.15076	-1.57060	2.0995	3.0110	6.7401	1
4	-2.08319	-1.51630	3.4394	11.3399	11.2189	1
5	-1.13626	0.69468	1.0433	5.9450	1.6631	1
6	-1.07651	0.49635	0.6658	5.3139	1.6825	1
7	-0.81565	1.27235	2.3064	6.1602	0.9314	3
8	-0.77887	1.10651	1.8262	5.5156	0.8056	3
9	-0.25516	0.16802	0.3989	2.0184	0.8485	1
10	0.42054	-0.39849	1.3563	0.4278	2.0838	2
11	-0.54440	-1.31029	1.1726	3.5552	5.8264	1
12	0.53969	-0.49473	1.6845	0.3074	2.4519	2
13	-0.19985	-0.88453	0.6952	1.9146	3.6954	1
14	1.29360	-0.35744	4.1231	0.0495	3.2677	2
15	3.37694	-0.42063	16.9292	5.3199	12.7014	2
16	0.76189	-0.82769	2.5776	0.3346	3.8049	2
17	-0.43945	0.82857	1.2373	3.6480	0.3396	3
18	2.17041	-0.21856	8.4350	1.2213	5.7445	2
19	0.73036	0.09181	2.2566	0.3025	1.2272	2
20	-0.17764	3.20516	12.2068	14.1244	4.8945	3
21	0.87477	0.87487	3.8396	1.5130	0.5981	3
22	0.72411	1.08375	3.8887	2.1460	0.3778	3
23	-1.58318	-0.19526	0.7239	7.0701	4.3370	1

Can1 和 Can2 的值分别为各个研究对象在两个典则变量方向上的投影(坐标值)。d1、d2、d3 为各研究对象到三个类中心的距离,到哪个类的距离小,则将其分入该类。

第四节　非参数判别

非参数判别分析法对各类总体的分布无特定要求，适合任意分布的资料。它是一种不依赖统计分布类型和参数估计，根据训练样本集提供的信息并基于组概率密度的判别分类方法。每组的非参数密度估计和产生的分类准则采用核方法或 K-最邻近方法得到，因此非参数判别有两种方法：最邻近判别法（nearest neighbor method）和核密度估计判别法（kernel density estimation method）。本节仅以 SAS 程序分析过程介绍两种非参数判别的原理和方法。

一、K-最邻近判别法

K-最邻近判别法的原理是规定 K 的取值（邻近研究对象或样本点的个数）后，将待判样本点判为与待判样本点最邻近的 K 个点中属于哪个类多的那个类。如图 21-5 所示，$K=3$ 时，待判样本点最邻近的 3 个点中有 2 个点属于 G_1，1 个点属于 G_2。因此，待判样本点被判为 G_1 类。

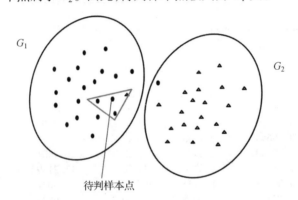

图 21-5　K-最邻近判别法示意图（$K=3$）

定义 2 个点 $x_1=(x_{11},x_{12},\cdots,x_{1m})'$ 和 $x_2=(x_{21},x_{22},\cdots,x_{2m})'$ 间的距离，一般用马氏距离，即：

$$D^2(x_1,x_2)=(x_1-x_2)'S^{-1}(x_1-x_2) \tag{21-17}$$

式中，S 为 n 个点的混合集合的样本协方差矩阵。事先指定一个正整数 K。对于欲分类的 1 个点 x_0，按上述 D^2 距离，可以找出与 x_0 点距离最近的 K 个点，记为：$m_i(k)=$ 与 x_0 邻近的 K 个点中属于 G_i 类的比例数 $i=1,2,\cdots,k$，计算后验概率为：

$$p_r(G_i|x_0)=\frac{m_i(k)q_i}{m_1(k)q_1+\cdots+m_k(k)q_k} \tag{21-18}$$

比较 $p_r(G_1|x_0),\cdots,p_r(G_k|x_0)$，如果 $p_r(G_i|x_0)$ 最大，则判 x_0 为 G_i 组。

例 21-5　对例 21-1 资料进行最邻近判别分析，$K=3$。

（1）SAS 程序如下：

```
title li21_5; data dataset;
input class Subject_ID x1 x2;
cards;
1    1    9.86    5.18    1    2    13.33    3.73    1    3    14.66    3.89
…
2    30    11.2    3.42    2    31    9.33    3.63
;
proc discrim data = dataset method = npar k = 3 list;/＊调用非参数判别分析,k = 3＊/
var x1 x2; class class; id Subject_ID; run;
```

（2）SAS 结果输出如下：

Posterior Probability of Membership in Each Class

m（X） = Proportion of obs in group k in 3
k　　nearest neighbors of X

Posterior Probability of Membership in Class

Subject_ID	From class	Classified into class	1	2
1	1	2 *	0.3478	0.6522
2	1	1	1.0000	0.0000
3	1	1	1.0000	0.0000
…				
16	2	2	0.0000	1.0000
17	2	1 *	0.6809	0.3191
…				
30	2	2	0.0000	1.0000
31	2	2	0.0000	1.0000

＊ Misclassified observation

结果显示,最右边两列对应归属于各组的后验概率,如第 2 个研究对象,按照 3 个点的最邻近判别方法,和其最近(马氏距离)的 3 个点都属于第一类。因此,得到的后验概率,归属于 G_1 为 100％,归属于 G_2 为 0。以此类推,结果中原 G_1 类中有 1 例判错,原 G_2 类中有 5 例判错。按此方法对 3 位待判对象进行判别分析,全判为 G_1 类。

二、核密度估计判别法

核密度估计判别法使用了均匀核密度估计来计算距离,如图 21-6 所示。考虑以点 x 为中心、r 为半径的封闭球,在 x 点的密度估计函数 $f(x)$ 等于球类的观察数目除以球的体积所得的比值。

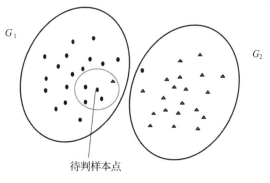

待判样本点

图 21-6　核密度估计判别法示意图($r = 0.4$)

当 $x_1, x_2, \cdots, x_m$ 全是连续性变量时,记 $f_i(x)$ 为 G_i 组中 x 的密度函数。设从 G_i 中抽取样本为 $x_1^{(i)}$, $x_2^{(i)}, \cdots, x_n^{(i)}$ 有：

$$\hat{f}i(x) = \frac{1}{n_i} \sum_{j=1}^{n} K_i(x - x_j) , j = 1, 2, \cdots, k \tag{21-19}$$

式中，$K(.)$ 称为核函数。在样本很大时，$K(.)$ 只要满足一般条件（非负、对称等），就可使公式（21-19）的右边和理论 $f_i(x)$ 很接近。当 $x_1, x_2, \cdots, x_m$ 变量彼此相关性不大时，常取 $K(.)$ 为正态核。

在核密度估计判别分析中，我们需要事先指定核 $K(.)$，然后再计算后验概率：

$$P_r\left(\frac{G_i}{x}\right) = \frac{m_i \hat{f}_i(x)}{\sum_{j=1}^{k} m_j \hat{f}_i(x)} \tag{21-20}$$

式中，m_i 为在规定半径范围内，归属于某一类的比例；$j = 1, 2, \cdots, k$。如果 $P_r\left(\frac{G_3}{x}\right)$ 是最大的，则判 x 为 G_3。

例 21-6 对例 21-1 资料进行核密度估计判别分析，$r = 0.4$。

（1）SAS 程序如下：

```
title li21_6; data dataset;
input class Subject_ID x1 x2;
cards;
1    1    9.86    5.18    1    2    13.33    3.73    1    3    14.66    3.89
...
2    30    11.2    3.42    2    31    9.33    3.63
;
proc discrim data = dataset method = npar r = 0.4 list; ／＊调用非参数判别分析，r = 0.4 ＊／
var x1 x2; class class; id Subject_ID; run;
```

（2）SAS 输出结果如下：

本例 SAS 输出结果显示是核密度估计判别法的结果（The DISCRIM procedure classification results for Calibration Data：WORK. DATASET resubstitution results using uniform kernel density），其输出的后验概率值和判别方式同 K-最邻近判别法。结果中只有原 G_2 类中有 2 例判错，按此对 3 位待判对象进行判别分析，有 2 位判为 G_2 类，1 位暂不归类。

第五节　逐步判别分析

判别函数可纳入所有指标变量，也可采用逐步法选择对判别函数贡献大的指标进入模型。判别函数判别样本归类的能力大小很大程度上依赖于指标的选取，可以结合专业知识和经验，同时借助统计方法筛选指标变量。

STEPDISC 过程通过向前选入、向后剔除或逐步选择对判别有用的定量变量来完成逐步判别分析。STEPDISC 选择有用的变量，建立一个好的判别模型。

从胃癌鉴别研究中抽取部分实际例子（表 21-11）。共有三种类型病人：胃癌患者、萎缩性胃炎患者及非胃病患者，每组 5 例，对每例化验 4 个生化指标。请对该数据进行逐步判别分析。

表 21-11 胃癌生化指标的测量值

		铜蓝蛋白 x_1	蓝色反应 x_2	吲哚乙酸 x_3	中性硫化物 x_4
胃癌	1	228	134	20	11
	2	245	134	10	40
	3	200	167	12	27
	4	170	150	7	8
	5	100	167	20	14
萎缩性胃炎	6	255	125	7	14
	7	130	100	6	12
	8	150	117	7	6
	9	120	133	10	26
	10	160	100	5	10
非胃病	11	185	115	5	19
	12	170	125	6	4
	13	165	142	5	3
	14	135	108	2	12
	15	100	117	7	2

SAS 程序如下：

```
title li21_7; data dataset;
input class subject_ID x1 – x4;
cards;
1  1   228   134  20  11   1   2   245   134  10  40   1   3   200   167  12  27
1  4   170   150   7   8   1   5   100   167  20  14   2   6   255   125   7  14
2  7   130   100   6  12   2   8   150   117   7   6   2   9   120   133  10  26
2  10  160   100   5  10   3  11   185   115   5  19   3  12   170   125   6   4
3  13  165   142   5   3   3  14   135   108   2  12   3  15   100   117   7   2
;
proc stepdisc data = dataset method = stepwise sle = 0.15 sls = 0.15;
class class; var x1 x2 x3 x4; run;
```

SAS 结果如下：

```
        The STEPDISC Procedure
          Stepwise Selection：Step 1
                                        Statistics for Entry，DF = 2，12

                      Variable      R-Square      F Value      Pr > F      Tolerance
                        x1          0.1121         0.76        0.4899       1.0000
                        x2          0.5737         8.07        0.0060       1.0000
                        x3          0.5577         7.56        0.0075       1.0000
                        x4          0.2385         1.88        0.1950       1.0000
                          Variable x2 will be entered.

                      Variable(s) That Have Been Entered

                                x2
      Stepwise Selection：Step 3
                                      Statistics for Removal，DF = 2，11
                                          Partial
                      Variable      R-Square      F Value      Pr > F
                        x2          0.3334         2.75        0.1075
                        x3          0.3083         2.45        0.1317
                        No variables can be removed.

                        Statistics for Entry，DF = 2，10
                                          Partial
                      Variable      R-Square      F Value      Pr > F      Tolerance
                        x1          0.1669         1.00        0.4013       0.5954
                        x4          0.2008         1.26        0.3260       0.5848
                        No variables can be entered.
```

　　逐步判别过程同逐步回归,这里用 stepwise 选项,对变量的筛选是双向过程。如结果中 step1 变量 x_2 进入模型,step2 中 x_3 变量进入模型,在每一步中有可能有已进入模型的变量被剔除。最后一步 step3 显示,共有 x_2 和 x_3 两个变量在模型里,并且没有被剔除的变量,剩余的 x_1 和 x_4 两个变量均不能进入模型。

　　注意:STEPDISC 过程只完成对所考察的变量的筛选工作,并没有进行判别归类。为了进一步用所选入的变量建立判别准则,并对研究对象进行判别归类,应调用 DISCRIM 过程。例如,本例可用以下 SAS 语句来对观测指标进行判别归类。

```
proc discrim data = dataset method = normal pool = yes；class class；var x2 x3；run；
```

小　结

　　(1) 判别分析是在已知研究对象的总体分类的基础上,根据样本资料,运用统计学方法,建立关于观测指标的判别函数和判别准则,以此判定研究对象类别的多元统计分析方法。

　　(2) 常用判别分析方法有距离判别法、Bayes 判别法、Fisher 判别法和逐步判别法等,不同的判别方法其判别结果不完全一样。

　　(3) 错判率是衡量判别效果的一个重要指标,有组内回代、交叉验证等。判别效果的优劣在相当程度上依赖于所考虑的总体的分离程度,总体间离得越远,越有可能建立有效的判别方法。反之,当总体间靠得很近,则无论何种方法,错判率都会很大,这时判别分析没有意义。

　　(4) 非参数判别分析法对各类总体的分布无特定要求,适合任意分布资料。常用非参数判别有最邻近(K)判别法和核(r)密度估计判别法。对于 K 和 r 的取值,没有什么规律可循,一般需要对其取不同的值,计算错判率,选择错判率小的对应的 K 和 r 的取值。

练 习 题

一、单项选择题

1. 在距离判别分析中,一般选用( )。

   A. 马氏距离　　　　B. 欧式距离　　　C. 明氏距离　　　D. 切比雪夫距离

2. 当( )时,采用判别分析。

   A. 事先已知分为哪几类　　　　　　B. 事先未知分为哪几类

   C. A + B　　　　　　　　　　　　D. 先聚类分析分为若干类

3. 下面( )不是两类总体的距离判别的判别准则。

   A. 如果 $D(x,G_1) < D(x,G_2)$, $x \in G_1$　　B. 如果 $D(x,G_1) > D(x,G_2)$, $x \in G_2$

   C. 如果 $D(x,G_1) = D(x,G_2)$, x 待判　　D. 如果 $D(x,G_1) > D(x,G_2)$, $x \in G_1$

4. Bayes 判别的判别规则是将判别对象判为( )最大的那一类。

   A. 判别函数值　　　　　　　　　　B. 先验概率

   C. $g_{1i}, g_{2i}, \cdots, g_{Ki}$　　　　　　　　D. 后验概率

5. 下面( )又称为典则判别。

   A. 距离判别　　　　　　　　　　　B. Fisher 判别

   C. Bayes 判别　　　　　　　　　　D. 以上都不是

二、简答题

1. 简述判别分析的实质。

2. 试述距离判别法、Bayes 判别法和 Fisher 判别法的异同。

三、计算分析题

1. 某研究者对全国 31 个省市农民家庭收支的分配情况的 8 个指标进行了聚类分析,将其分为 4 类,结果见表 21-12。请对该种分类结果进行判别分析。

表 21-12　全国 31 个省市农民家庭收支的分配情况聚类分析的分类结果

省市	食品	衣着	居住	家庭设备服务	医疗保健	交通及通讯	文教娱乐	其他商品与服务	分类
北京	1495.09	308.85	746.04	227.27	507.55	512.23	743.72	76.18	4
浙江	1838.57	258.58	798.88	242.09	326.12	496.86	597.96	100.05	4
上海	2191.15	279.73	1446.15	344.41	424.55	720.37	805.56	116.94	4
江苏	1317.88	163.53	467.62	141.43	163.16	293.07	373.39	72.47	3
福建	1408.54	159.60	430.14	154.44	136.40	306.06	313.09	107.32	3
山东	1000.13	139.18	365.97	110.12	155.85	221.93	298.23	97.85	3
广东	1581.68	116.83	494.89	131.17	153.17	350.27	314.34	98.44	3

省市	食品	衣着	居住	家庭设备服务	医疗保健	交通及通讯	文教娱乐	其他商品与服务	分类
天津	1017.72	181.21	508.06	108.51	177.10	230.41	376.87	42.23	2
河北	780.09	127.06	340.88	80.42	115.97	176.60	182.56	31.33	2
山西	748.90	171.69	179.22	59.27	84.20	130.00	235.01	28.17	2
内蒙古	889.05	133.54	266.43	69.91	154.51	241.90	291.98	35.25	2
辽宁	962.00	154.97	290.08	72.58	145.19	186.77	217.95	43.42	2
吉林	899.00	133.54	216.82	62.08	161.16	214.97	237.34	46.31	2
黑龙江	750.57	123.87	388.87	49.87	131.04	175.85	188.51	28.78	2
青海	813.35	121.83	233.16	65.48	126.60	176.41	108.14	31.48	2
宁夏	808.54	122.50	325.21	65.30	186.90	155.26	217.06	46.05	2
新疆	763.43	138.88	304.81	56.03	141.97	131.59	126.92	26.28	2
河南	808.27	108.08	268.72	63.68	95.22	121.17	168.04	30.91	1
湖北	1076.35	93.52	274.10	75.11	110.73	162.65	245.68	50.85	1
湖南	1338.65	112.38	293.23	92.37	124.12	174.53	279.96	57.05	1
广西	1047.58	64.42	311.48	64.87	83.64	140.13	178.83	37.65	1
海南	1027.90	58.96	134.00	83.16	86.57	133.77	164.42	56.59	1
重庆	1039.00	79.08	201.03	74.81	115.31	119.68	198.65	26.38	1
四川	1123.18	92.87	234.31	79.15	117.40	127.60	209.68	31.54	1
贵州	754.39	55.63	165.95	41.48	47.19	70.41	140.21	21.07	1
云南	848.30	61.87	239.29	61.78	87.66	105.52	143.20	23.42	1
西藏	941.08	157.87	118.55	75.55	28.93	89.16	37.84	21.72	1
陕西	686.38	91.78	237.32	65.46	118.12	126.13	258.83	34.04	1
甘肃	703.41	82.33	179.86	58.91	85.33	130.22	202.64	21.64	1
江西	1125.13	107.19	234.69	66.89	110.32	171.89	237.28	42.10	1
安徽	861.34	86.87	299.82	75.97	91.95	163.93	199.95	33.88	1

（吕大兵　张明芝）

第二十二章　主成分分析

主成分分析(principal component analysis)也称主分量分析,于 1901 年由 Pearson 首先引入。主成分分析是把原来多个变量化为少数几个综合指标的一种统计分析方法,从数学角度来看,这是一种降维处理技术,即从 n 个观察对象的 p 个变量中寻找 m($m < p$)个相互独立并具有特定结构的成分,来反映 np 个数据所包含的信息的一种多元统计分析方法。主成分分析可以简化数据结构和揭示变量间的关系。主成分分析的结果还可进一步用于回归分析、聚类分析等深入的统计学处理。本章主要介绍主成分分析的基本理论和方法,并结合实例讨论其在医学研究中的应用。

第一节　主成分分析的基本思想

为了客观、全面地分析问题,常要记录多个观察指标并考虑众多的影响因素,这样的数据虽然可以提供丰富的信息,但同时也使数据的分析工作更趋复杂化。例如,在儿童生长发育的评价中,收集到的数据包括每个儿童的身高、体重、胸围、头围、坐高、肺活量等十多个指标。怎样利用这类多指标的数据对每个儿童的生长发育水平做出正确的评价? 如果仅用其中任意指标进行评价,其结论显然是片面的,而且不能充分利用已有的数据信息。如果分别利用每一指标进行评价,然后再综合各指标评价的结论,这样做一是可能会出现各指标评价的结论不一致,甚至相互冲突,从而给最后的综合评价带来困难;二是工作量明显增大,不利于进一步的统计分析。事实上,实际工作中所涉及的众多指标之间经常是有相互联系和影响的,从这一点出发,希望通过对原始指标相互关系的研究,找出少数几个综合指标,这些综合指标是原始指标的线性组合,它既保留了原始指标的主要信息,又互不相关。

综合指标反映的信息量用其方差来表达,即综合指标的方差越大,表示其包含的信息越多。在所有的线性组合中,方差最大的线性组合称为第一主成分。如果第一主成分不足以代表原来 p 个指标的信息,再选取第二个线性组合作为第二主成分,第一主成分已有的信息就不需要再出现在第二主成分中,依次可造出 p 个主成分。这些主成分之间不仅不相关,而且它们的方差依次递减。在解决实际问题时,一般不是取 p 个主成分,而是根据累计贡献率的大小取前几个最大主成分,这样既保留了原指标大部分的信息,又达到降维的目的。这种从众多原始指标之间相互关系入手,寻找少数综合指标以概括原始指标信息的多元统计方法称为主成分分析。

一、主成分分析的数学模型

(一)主成分分析的数学模型

假设有 m 个指标 $x_1, x_2, \cdots, x_m$,欲寻找可以概括这个指标主要信息的综合指标 $Z_1, Z_2, \cdots, Z_m$。从数学角度讲,就是寻找一组常数 $a_{i1}, a_{i2}, \cdots, a_{im}$($i = 1, 2, \cdots, m$),构造这个指标的线性组合。

$$\begin{cases} Z_1 = a_{11}x_1 + a_{12}x_2 + \cdots + a_{1m}x_m \\ Z_2 = a_{21}x_1 + a_{22}x_2 + \cdots + a_{2m}x_m \\ \vdots \\ Z_m = a_{m1}x_1 + a_{m2}x_2 + \cdots + a_{mm}x_m \end{cases} \tag{22-1}$$

能够概括 m 个原始指标 $x_1, x_2, \cdots, x_m$ 的主要信息，且各 $Z_i(i = 1, 2, \cdots, m)$ 互不相关。为叙述方便，定义如下矩阵形式：

$$Z = \begin{pmatrix} Z_1 \\ Z_2 \\ \cdots \\ Z_m \end{pmatrix}, A = \begin{pmatrix} a_{11} & a_{12} & \cdots & a_{1m} \\ a_{21} & a_{22} & \cdots & a_{2m} \\ \cdots & & & \cdots \\ a_{m1} & a_{m2} & \cdots & a_{mm} \end{pmatrix} \overset{\Delta}{=} \begin{pmatrix} \mathbf{a}'_1 \\ \mathbf{a}'_2 \\ \vdots \\ \mathbf{a}'_m \end{pmatrix}, \mathbf{X} = \begin{pmatrix} X_1 \\ X_2 \\ \vdots \\ X_m \end{pmatrix}$$

则公式(22-1)可表示为：

$$Z = \mathbf{AX} \tag{22-2}$$

即：

$$\begin{cases} Z_1 = \mathbf{a}'_1\mathbf{X} \\ Z_2 = \mathbf{a}'_2\mathbf{X} \\ \vdots \\ Z_m = \mathbf{a}'_m\mathbf{X} \end{cases} \tag{22-3}$$

如果 $Z_1 = \mathbf{a}'_1\mathbf{X}$ 满足 $\mathbf{a}'_1\mathbf{a}_1 = 1$，且 $Var(Z_1) = \underset{a'a=1}{Max}\{Var(\mathbf{a}'\mathbf{X})\}$，则称 Z_1 是原始指标 $x_1, x_2, \cdots, x_m$ 的第一主成分。

一般地，如果 $Z_i = \mathbf{a}'_i\mathbf{X}$ 满足下列两个条件：

（1）$\mathbf{a}'_i\mathbf{a}_i = 1$，当 $i > 1$ 时，$\mathbf{a}'_i\mathbf{a}_j = 0(j = 1, 2, \cdots, i-1)$。

（2）$Var(Z_i) = \underset{\mathbf{a}'\mathbf{a}=1, \mathbf{a}'\mathbf{a}_j=0(j=1,2,\cdots,i-1)}{Max}\{Var(\mathbf{a}'\mathbf{X})\}$，或 $Var(Z_{i-1}) \geqslant Var(Z_i) \geqslant \cdots \geqslant Var(Z_m)$。

则称 Z_i 是原始指标的第 i 主成分($i = 2, \cdots, m$)。

由上述定义可知，当 $i \neq j$ 时，主成分 Z_i 与 Z_j 是互不相关的，并且 Z_1 是原始指标 $x_1, x_2, \cdots, x_m$ 的一切线性组合中方差最大者，Z_2 是与 Z_1 不相关的、除 Z_1 以外的 $x_1, x_2, \cdots, x_m$ 的一切线性组合中方差最大者，$\cdots$，Z_m 是与 $Z_1, Z_2, \cdots, Z_{m-1}$ 都不相关的、除 $Z_1, Z_2, \cdots, Z_{m-1}$ 以外的 $x_1, x_2, \cdots, x_m$ 的一切线性组合中方差最大者。从理论上讲，求得的主成分个数最多可有 m 个，这时 m 个主成分就反映了全部原始指标所提供的信息。鉴于主成分分析的目的主要是用较少个数的综合指标来反映全部原始指标中的重要信息，因此在实际工作中，所确定的主成分个数总是小于原始指标的个数。

（二）主成分分析的几何意义

主成分分析有其特定的几何意义。这里以 $m = 2$ 为例来讨论主成分分析的几何意义。设个体具有两个观测指标 X_1 和 X_2，它们之间具有较强的相关性。测量 n 例这样的个体值，将所得的 n 对数据在以 X_1 为横轴、X_2 为纵轴的二维坐标平面中描点，得到如图 22-1 所示的散点图。

由图 22-1 可以看出，由于 X_1 与 X_2 具有较强的相关性，这个点的分布呈现出一定的线性趋势；同时，它们沿横轴方向和纵轴方向都具有较大的变异度。个体在某方向上的变异度可用该方向上相应观测变量的方差来表示。显然，如果只考虑 X_1、X_2 中任何一个方向上的方差，将损失原始观测数据中很大一部分信息。

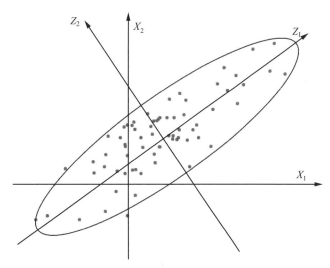

图 22-1　主成分分析示意图

如果将坐标轴 X_1、X_2 同时按逆时针方向旋转（图 22-1），得到新的坐标轴 Z_1、Z_2，使得在新的坐标平面上，这 n 个点的分布基本上不再具有相关性，且它们的变异主要集中在 Z_1 方向上，在 Z_2 方向上则变异相对较小。这时，若取 Z_1 作为第一主成分，则 Z_1 就反映了原始指标 X_1、X_2 所包含的主要信息。

由以上分析可见，主成分的求法主要涉及计算相关系数矩阵，计算特征值与特征向量，计算主成分贡献率及累计贡献率，计算主成分载荷。主要任务有以下两个。

（1）确定各主成分 $Z_i(i=1,2,\cdots,m)$ 关于原变量 $X_i(i=1,2,\cdots,m)$ 的表达式，即系数。从数学上可以证明，原变量协方差矩阵的特征根是主成分的方差，所以前 m 个较大特征根就代表前 m 个较大的主成分方差值；原变量协方差矩阵前 m 个较大的特征值 λ_i，这样选取才能保证主成分的方差依次最大，所对应的特征向量就是相应主成分 Z_i 表达式的系数 $\mathbf{a}_i$，为了加以限制，系数 $\mathbf{a}_i$ 启用的是 λ_i 对应的单位化的特征向量，即有 $\mathbf{a}_i'\mathbf{a}_i=1$。

（2）计算主成分载荷。主成分载荷是反映主成分 Z_i 与原变量 X_i 之间的相互关联程度，即 $q_{ij}=\sqrt{\lambda_i}a_{ij}$。

第二节　主成分分析的步骤

一、主成分的求法

由主成分的定义可知，各主成分互不相关，即任意两个主成分 Z_i、Z_j 的协方差为零。

$$Cov(Z_i,Z_j)=0,i\neq j \tag{22-4}$$

且各主成分的方差满足下列条件：

$$Var(Z_1)\geqslant Var(Z_2)\geqslant\cdots\geqslant Var(Z_m) \tag{22-5}$$

于是由公式（22-2）定义的随机向量 $\mathbf{Z}$ 的协方差矩阵为：

$$Cov(\mathbf{Z})=Cov(\mathbf{AX})=\mathbf{A}'Cov(\mathbf{X})\mathbf{A}=\begin{pmatrix} Var(Z_1) & & & 0 \\ & Var(Z_2) & & \\ & & \ddots & \\ 0 & & & Var(Z_m) \end{pmatrix}$$

由主成分定义中的条件（1）可知，这里的方阵 $\mathbf{A}$ 是正交阵，即 $\mathbf{A}'\mathbf{A}=\mathbf{I}$（$\mathbf{I}$ 为单位矩阵）。由此可解得：

$$Cov(\mathbf{X})\mathbf{A} = \mathbf{A}\begin{pmatrix} Var(Z_1) & & & 0 \\ & Var(Z_2) & & \\ & & \ddots & \\ 0 & & & Var(Z_m) \end{pmatrix} \qquad (22\text{-}6)$$

由公式（22-6）知，求原始数据 $x_1, x_2, \cdots, x_m$ 的主成分问题，实际上就是要求满足上述条件的正交阵 $\mathbf{A}$，即随机向量 $\mathbf{X} = (x_1, x_2, \cdots, x_m)'$ 的协方差矩阵 $Cov(\mathbf{X})$ 的特征值（eigenvalue）与特征向量（eigenvector）。

下面讨论怎样由一组 $x_1, x_2, \cdots, x_m$ 的样本观测值求出主成分。假设收集到的原始数据共有 n 例，每例测得 m 个指标的数值，并按表 22-1 的形式记录。

表 22-1　主成分分析的原始数据表格

序号	观测指标			
	x_1	x_2	$\cdots$	x_m
1	x_{11}	x_{12}	$\cdots$	x_{1m}
2	x_{21}	x_{22}	$\cdots$	x_{2m}
$\vdots$	$\vdots$	$\vdots$	$\vdots$	$\vdots$
n	x_{n1}	x_{n2}	$\cdots$	x_{nm}

（1）对各原始指标数据按下式进行标准化：

$$x'_{ij} = \frac{x_{ij} - \bar{x}_j}{s_j}, \; j = 1, 2, 3, \cdots, m$$

原始指标数据标准化后用标准化的数据 x'_{ij} 来计算主成分，为了避免和矩阵 $\mathbf{X}$ 的转置矩阵 $\mathbf{X}'$ 混淆，仍用 $\mathbf{X}$ 表示标准化后的数据矩阵，则有：

$$\mathbf{X} = \begin{bmatrix} x'_{11} & x'_{12} & \cdots & x'_{1m} \\ x'_{21} & x'_{22} & \cdots & x'_{2m} \\ \cdots & \cdots & \cdots & \cdots \\ x'_{n1} & x'_{n1} & \cdots & x'_{nm} \end{bmatrix}$$

（2）求出 $\mathbf{X}$ 的相关矩阵 $\mathbf{R}$ 标准化后，$\mathbf{X}$ 的相关矩阵即为协方差矩阵 $Cov(\mathbf{X})$。

$$\mathbf{R} = Cov(\mathbf{X}) = \begin{pmatrix} r_{11} & r_{12} & \cdots & r_{1m} \\ r_{21} & r_{22} & \cdots & r_{2m} \\ \vdots & \vdots & \ddots & \vdots \\ r_{m1} & r_{m2} & \cdots & r_{mm} \end{pmatrix} = \begin{pmatrix} 1 & r_{12} & \cdots & r_{1m} \\ r_{21} & 1 & \cdots & r_{2m} \\ \vdots & \vdots & \ddots & \vdots \\ r_{m1} & r_{m2} & \cdots & r_{mm} \end{pmatrix}$$

（3）求出相关矩阵的特征值和特征值所对应的特征向量。由公式（22-6）知，求主成分的问题，实际上就是要求出 $\mathbf{X}$ 的协方差矩阵 $Cov(\mathbf{X})$（这里即为 $\mathbf{X}$ 的相关矩阵 $\mathbf{R}$）的特征值和特征向量。由于 $\mathbf{R}$ 为半正定矩阵，故可由 $\mathbf{R}$ 的特征方程为：

$$|\mathbf{R} - \lambda\mathbf{I}| = 0$$

求得 m 个非负特征值，将这些特征值按从大到小的顺序排列为：

$$\lambda_1 \geqslant \lambda_2 \geqslant \cdots \geqslant \lambda_m \geqslant 0$$

再由

$$\begin{cases} (\mathbf{R} - \lambda_i\mathbf{I})\mathbf{a}_i = 0 \\ \mathbf{a}'_i\mathbf{a}_i = 1 \end{cases} (i = 1, 2, \cdots, m)$$

解得每一特征值 λ_i 对应的单位特征向量 $\mathbf{a}_i = (a_{i1}, a_{i2}, \cdots, a_{im})'$，从而求得各主成分为：

$$Z_i = \mathbf{a}'_i\mathbf{X} = a_{i1}x_1 + a_{i2}x_2 + \cdots + a_{im}x_m, \; i = 1, 2, \cdots, m$$

二、主成分的性质

（1）各主成分互不相关，即 Z_i 与 Z_j 的相关系数为：

$$r_{z_i,z_j} = \frac{Cov(Z_i,Z_j)}{\sqrt{Cov(Z_i,Z_i)Cov(Z_j,Z_j)}} = 0 \ (i \neq j) \tag{22-7}$$

于是，各主成分间的相关系数矩阵为单位矩阵。

（2）主成分的贡献率和累积贡献率可以证明，各原始指标 $x_1, x_2, \cdots, x_m$ 的方差和与各主成分 Z_1, $Z_2, \cdots, Z_m$ 的方差和相等：

$$\sum_{i=1}^{m} Var(X_i) = \sum_{i=1}^{m} Var(Z_i) \tag{22-8}$$

将数据标准化后，原始指标的方差和为 m，各主成分的方差和为 $\sum_{i=1}^{m} \lambda_i$，即有 $m = \sum_{i=1}^{m} \lambda_i$。

各指标所提供的信息量是用其方差来衡量的。由此可知，主成分分析是把 m 个原始指标 $x_1, x_2, \cdots,$ x_m 的总方差分解为 m 个互不相关的综合指标 $Z_1, Z_2, \cdots, Z_m$ 的方差之和，使第一主成分的方差达到最大（即变化最大的方向向量所对应的线性函数），最大方差为 λ_1。$\dfrac{\lambda_1}{\sum_{i=1}^{m} \lambda_i}$ 表明了第一主成分 Z_1 的方差在全部方差中所占的比值，称为第一主成分的贡献率，这个值越大，表明 Z_1 这个指标综合原始指标 $x_1, x_2, \cdots, x_m$ 的差异的能力越强。也可以说，由 Z_1 的差异来解释 $x_1, x_2, \cdots, x_m$ 的差异的能力越强。正是因为这一点，Z_1 被称为 $x_1, x_2, \cdots, x_m$ 的第一主成分，也就是 $x_1, x_2, \cdots, x_m$ 的主要成分。了解到这一点，就可以明白为什么主成分是按特征值 $\lambda_1, \lambda_2, \cdots, \lambda_m$ 的大小顺序排列的。

一般地，称

$$\frac{\lambda_i}{\sum_{i=1}^{m} \lambda_i} = \frac{\lambda_i}{m} \quad (i = 1, 2, \cdots m) \tag{22-9}$$

为第 i 主成分的贡献率；而称

$$\sum_{i=1}^{k} \frac{\lambda_i}{m} \quad (k \leqslant m) \tag{22-10}$$

为前 k 个主成分的累计贡献率。

（3）主成分个数的选取通常并不需要全部的主成分，只用其中的几个。一般来说，主成分的保留个数按以下原则来确定。

① 以累积贡献率来确定，当前 k 个主成分的累计贡献率达到某一特殊的值时（一般以大于70%为宜），则保留前 k 个主成分。

② 以特征值大小来确定，即若主成分 Z_i 的特征值 $\lambda_i \geqslant 1$，则保留 Z_i；否则，去掉该主成分。

当然，在实际工作中，究竟取前几个主成分，除了考虑以上两个原则之外，还要结合各主成分的实际含义来定。一般来说，保留的主成分个数要小于原始指标的个数。

（4）为了解各主成分与各原始指标之间的关系，在主成分的表达式（22-1）中，第 i 主成分 Z_i 的特征值的平方根 $\sqrt{\lambda_i}$ 与第 j 原始指标 x_j 的系数 a_{ij} 的乘积

$$q_{ij} = \sqrt{\lambda_i}a_{ij} \tag{22-11}$$

称为因子载荷（factor loading）。由因子载荷所构成的矩阵

$$\mathbf{Q} = (q_{ij})_{m \times m} = \begin{pmatrix} \sqrt{\lambda_1}a_{11} & \sqrt{\lambda_1}a_{12} & \cdots & \sqrt{\lambda_1}a_{1m} \\ \sqrt{\lambda_2}a_{21} & \sqrt{\lambda_2}a_{22} & \cdots & \sqrt{\lambda_2}a_{2m} \\ \vdots & \vdots & \ddots & \vdots \\ \sqrt{\lambda_m}a_{m1} & \sqrt{\lambda_m}a_{m2} & \cdots & \sqrt{\lambda_m}a_{mm} \end{pmatrix}$$

称为因子载荷矩阵。事实上，因子载荷 q_{ij} 就是第 i 主成分 Z_i 与第 j 原始指标 x_j 之间的相关系数，它反映了主成分 Z_i 与原始指标 x_j 之间联系的密切程度与作用的方向。

（5）对于具有原始指标测定值 $(x_1, x_2, \cdots, x_m)$ 的任一样品，可先用标准化变换式 $x'_{ij} = \dfrac{x_{ij} - \bar{x}_j}{s_j}$ $(j = 1, 2, 3, \cdots, m)$ 将原始数据标准化，然后代入各主成分的表达式

$$Z_i = a_{i1}x'_1 + a_{i2}x'_2 + \cdots + a_{im}x'_m, \quad i = 1, 2, \cdots, m$$

求出该样品的各主成分值，这样求得的主成分值称为该样品的主成分得分。利用样品的主成分得分，可以对样品的特征性进行推断和评价。

第三节　主成分分析的应用

主成分分析有着广泛的应用，概括地说，主成分分析主要有以下几方面的应用。

（1）对原始指标进行综合，即以较少个数的主成分来反映原始指标的主要信息。从方法学上讲，主成分分析的主要作用是在基本保留原始指标信息的前提下，以互不相关的较少个数的综合指标来反应原始指标所提供的信息，这就为进一步的统计分析奠定了基础。

例如，若须将多个存在多元共线性的自变量引入回归方程，由于共线性的存在，直接建立的多重线性回归方程具有不稳定性，严重时可导致正规方程组的系数矩阵为奇异矩阵，从而无法求得偏回归系数。若采用逐步回归，则不得不删除一些自变量，这亦与初衷相悖。如果将主成分分析与多元线性回归结合使用，则可解决这些问题。具体做法是先对多个自变量做主成分分析，综合出少数几个主成分，然后以这几个主成分为自变量与应变量建立回归方程。这样，既减少了回归分析中自变量的个数，而且作为自变量的各主成分互不相关，保证了回归方程的稳定性；同时，由于主成分是各原始变量的线性组合，因此通过主成分建立的回归方程实际上亦可视为应变量与各原始自变量之间的线性回归方程。这样就可把存在多元共线性的多个自变量引入回归方程。这种将主成分分析与多元线性回归分析结合使用的方法称为主成分回归，具体分析过程可参考相关文献资料。

（2）探索多个原始指标对个体特征的影响。主成分分析可以视为一种探索性方法，对于多个原始指标，求出主成分后，可以利用因子载荷矩阵的结构，进一步探索各主成分与多个原始指标之间的相互关系，弄清原始指标对各主成分的影响作用。这在医学研究中具有较为广泛的用途，如对于观察了多个原始指标（如身高、体重、胸围、头围、坐高、肺活量等）的特定人群，通过主成分分析，求出生长发育、身体素质、健康状况等方面的综合指标，然后再根据因子载荷矩阵，就可以对影响各综合指标的原始指标进行探索，找出影响各综合指标的主要影响因素（原始指标）。

（3）对研究对象个体进行综合评价。求出主成分后，选择前 p 个主成分 $Z_1, Z_2, \cdots, Z_p$，以每个主成分的贡献率 $c_i = \dfrac{\lambda_i}{m}$ 作为权数，构成综合评价函数：

$$f = c_1 Z_1 + c_2 Z_2 + \cdots + c_p Z_p \tag{22-12}$$

对研究对象进行综合评价时，先计算出每一个的主成分得分，然后将其带入式（22-12），即可求得各

研究对象的 f 值。一般来说,这个 f 值越大,则表明该研究对象的综合评价效果越好,当然这还要根据各主成分的专业意义而定。

这里,用各主成分的贡献率 $c_i = \dfrac{\lambda_i}{m}$ 作为权数是合理的,因为贡献率 c_i 是 Z_i 的方差 λ_i 占全部总方差的比例,而方差越大的变量越重要,自然应该具有较大的权数。这种方法实际上是一种客观定权法,它避免了在进行综合评价时采用主观定权的诸多弊端。

第四节 主成分分析的 SAS 软件实现

例 22-1 某研究者在儿童生长发育调查中测量了许多指标,其中关于心脏的指标有心脏横径(x_1)、心脏纵径(x_2)、心脏宽径(x_3)、胸腔横径(x_4)及心脏面积(x_5)5 个指标,这些指标在对儿童生长发育的评价中具有重要的作用。数据见表 22-2。试利用主成分分析找出几个相互独立的主成分,以便进一步对各儿童的生长发育情况进行综合评价。

表 22-2　33 名 10 岁正常女童 5 项指标的实测值

编号	心脏横径/cm x_1	心脏纵径/cm x_2	心脏宽径/cm x_3	胸腔横径/cm x_4	心脏面积/cm^2 x_5
1	7.50	8.90	7.10	19.30	38.31
2	7.80	8.90	6.70	19.10	41.30
3	8.60	9.50	8.20	20.50	49.07
4	9.50	8.80	7.40	19.10	48.45
5	9.70	9.90	7.30	20.80	48.75
6	9.10	9.80	7.80	20.50	49.57
7	9.60	10.40	7.90	20.20	50.53
8	9.40	10.30	7.80	21.50	51.85
9	10.10	10.00	7.90	19.80	52.71
10	9.90	10.40	8.10	20.40	53.30
11	9.60	10.80	9.20	20.50	54.07
12	9.80	9.40	8.40	21.90	54.62
13	9.90	10.50	7.90	20.00	54.27
14	9.50	10.40	8.30	20.50	54.98
15	9.70	10.10	7.60	20.00	54.43
16	10.10	10.20	8.10	21.30	55.48
17	10.30	10.90	7.90	20.80	54.84
18	9.50	10.20	8.60	21.30	56.81
19	10.10	11.30	8.70	21.80	57.93
20	10.40	11.00	7.80	21.10	58.35
21	10.60	11.10	8.40	22.80	61.15
22	9.60	10.60	8.60	21.50	60.38
23	10.00	10.90	7.40	22.00	62.56

编号	心脏横径/cm x_1	心脏纵径/cm x_2	心脏宽径/cm x_3	胸腔横径/cm x_4	心脏面积/cm² x_5
24	10.00	10.50	7.80	21.70	63.53
25	10.00	10.50	8.60	21.00	64.49
26	9.90	10.70	8.70	21.70	64.82
27	10.80	10.70	8.00	21.00	64.58
28	10.50	11.50	8.80	23.30	65.71
29	10.50	10.50	8.40	21.80	66.56
30	10.80	11.30	8.60	21.60	66.89
31	10.80	10.60	8.20	22.70	69.12
32	10.80	11.40	8.80	23.00	71.93
33	10.70	11.00	8.90	22.50	71.90

由于主成分分析计算过程复杂,我们通过 SAS 软件的 PRINCOMP 过程进行分析。SAS 程序如下:

```
data PCA; input x1 - x5 @@;
cards;
7.50   8.90   7.10   19.30   38.31
7.80   8.90   6.70   19.10   41.30
8.60   9.50   8.20   20.50   49.07
……
10.70   11.00   8.90   22.50   71.90
;
proc princomp data = PCA; var x1 - x5;
run;
```

程序说明:在数据集 PCA 中,有 5 个变量,依次为心脏横径(x_1)、心脏纵径(x_2)、心脏宽径(x_3)、胸腔横径(x_4)及心脏面积(x_5),采用不带任何参数和选项的 PRINCOMP 过程进行主成分分析。

运行上述程序后,可得如下结果:

(1)基本统计量描述。第一部分展示了关于数据集的基本信息,包括观测例数和变量数。此外,还包括一些简单的统计量,包括均数(mean)和标准差(std)。

	Observations	33
	Variables	5

Simple Statistics

	x1	x2	x3	x4	x5
Mean	9.851515152	10.39393939	8.118181818	21.12121212	57.37090909
std	0.773838328	0.70309112	0.565384021	1.08879451	8.15259712

以下部分展示的是 5 个变量彼此间的相关系数矩阵(correlation matrix):

Correlation Matrix

	x1	x2	x3	x4	x5
x1	1.0000	0.7880	0.5549	0.6900	0.8540
x2	0.7889	1.0000	0.6551	0.7321	0.7852
x3	0.5549	0.6551	1.0000	0.6248	0.6671
x4	0.6900	0.7321	0.6248	1.0000	0.8213
x5	0.8540	0.7852	0.6671	0.8213	1.0000

(2)主成分个数选取。以下部分展示的是上述相关系数矩阵的特征值(eigenvalues of the correlation matrix),包括特征值(eigenvalue)、前后特征值的差值(difference)、贡献率(proportion)和累计贡献率(cumulative)。从特征值来看,第一主成分的值大于1,其余主成分的值远小于1,可以考虑保留第一主成分,一般不考虑保留其余主成分。进一步考虑贡献率,第一主成分贡献率为0.7762,接近0.80,说明一个主成分能够提供77.62%的综合信息量,其余主成分提供的信息量较少,为综合信息量的22%左右。一般考虑保留几个主成分时,考察的指标首先是累计贡献率,当累计贡献率达到0.70以上时,可以保留。其次考虑特征值,大于1的特征值可以考虑保留。据此,本例考虑保留第一个主成分。

Eigenvalues of the Correlation Matrix				
	Eigenvalue	Difference	Proportion	Cumulative
1	3.88108042	3.40025873	0.7762	0.7762
2	0.48082169	0.16944042	0.0962	0.8724
3	0.31138127	0.08590692	0.0623	0.9347
4	0.22547435	0.12423209	0.0451	0.9798
5	0.10124226		0.0202	1.0000

(3)列出主成分表达式。以下部分为特征值对应的特征向量(eigenvectors)。Prin1-Prin5为产生的新变量,分别表示第一到第五主成分。特征向量表示了主成分和原来变量的关系,特征向量的绝对值越大,关系越密切。

Eigenvectors					
	Prin1	Prin2	Prin3	Prin4	Prin5
x1	0.450758	−.453779	0.411203	0.370662	0.533315
x2	0.457803	−.090697	0.338324	−.799400	−.169370
x3	0.398559	0.868133	0.194570	0.186168	0.122392
x4	0.447005	−.035408	−.816303	−.155251	0.329363
x5	0.478091	−.175927	−.110638	0.405965	−.750619

根据特征向量结果,列出第一主成分的表达式如下:

$$Z_1(Prin1) = 0.450758x_1 + 0.457803x_2 + 0.398559x_3 + 0.447005x_4 + 0.478091x_5$$

(4)求出因子载荷。下面的结果给出了主成分与原始变量间的相关系数矩阵,也即反映主成分与原始变量间相关的因子载荷矩阵。可以看出,第一主成分与各个变量均密切相关,反映了原始指标的绝大部分信息。

Pearson Correlation Coefficients, N = 33					
Prob > |r| under H0: Rho = 0					
	x1	x2	x3	x4	x5
Prin1	0.88801	0.90189	0.78518	0.88062	0.94186
	<.0001	<.0001	<.0001	<.0001	<.0001
Prin2	−0.31466	−0.06289	0.60197	−0.02455	−0.12199
	0.0745	0.7281	0.0002	0.8921	0.4989
Prin3	0.22946	0.18879	0.10857	−0.45551	−0.06174
	0.1990	0.2927	0.5475	0.0077	0.7329
Prin4	0.17601	−0.37959	0.08840	−0.07372	0.19277
	0.3272	0.0293	0.6247	0.6835	0.2825
Prin5	0.16969	−0.05389	0.03894	0.10480	−0.23884
	0.3451	0.7658	0.8296	0.5616	0.1807

由以上讨论可知,经主成分分析,在基本保留原数据信息量的前提下,将5个具有一定相关性的原始指标降为一个独立的主成分,这为利用主成分做进一步的统计分析奠定了基础。

此外,例22-1按公式(22-12)也可求得33名女童的综合评价函数值,SAS程序如下:

```
data PCA;                                              data rank(keep = NumID State Prin1 compscore);
   input NumID x1 - x5;                                set liv1;
   state = x1 + x2 + x3 + x4 + x5;                     compscore = Prin1 * 0.7762;
cards;                                                 run;
1    7.50    8.90    7.10    19.30    38.31            proc corr data = liv1;
2    7.80    8.90    6.70    19.10    41.30            var x1 - x5;
......                                                 with Prin1-Prin5;
33   10.70   11.00   8.90    22.50    71.90            run;
;                                                      proc rank data = rank descending out = newrank;
proc princomp data = PCA out = liv1 outstat = liv2 standard;   var compscore state;
var x1 - x5;                                           ranks cmprank staterank;
run;                                                   run;
```

程序说明：proc princomp 语句后加上了 out = liv1，将输出结果存放在 liv1 中，它包括原始数据以及对应的五个主成分值，因为没使用 prefix 选项，系统自动将五个主成分变量表示为 Prin1—Prin5。outstat = liv2 将统计量保存在数据集 liv2 中。standard 表示在计算过程中将数据标准化。compscore 用于计算综合评价函数值。proc corr 过程的输出，给出了主成分与原始变量间的相关系数矩阵。

proc rank 对综合评价函数值进行了排序，结果如下：

The SAS System

Num ID	state	staterank	Prin1	compscore	cmprank
1	81.11	33	−2.500313375	−1.940743242	32
2	83.80	32	−2.507416407	−1.946256615	33
3	95.87	30	−1.01278017	−0.786119968	30
4	93.25	31	−1.574503718	−1.222129786	31
5	96.45	29	−0.82438119	−0.63949748	28
− − −	− − −	− − −	− − −	− − −	− − −
31	121.42	3	1.0565786822	0.8201163732	5
32	125.93	1	1.6818514185	1.3054530711	1
33	125.00	2	1.450769449	1.1260872463	3

上述结果中，cmprank 列是对综合得分值进行排序的结果。需要说明的是，若某女童的综合评价函数值 f(compscore)为负数，这并不一定表明该女童生长发育情况差。这里的正负仅表示该女童的生长发育情况与平均水平($f = 0$)的相对位置关系，这是由于在 SAS 计算过程中采用 standard 语句将数据进行了标准化。

小　结

（1）主成分分析的目的是从众多原始变量之间相互关系入手，找出各变量之间的共享信息，简化为少数几个相互独立的能充分反映总体信息的综合变量以概括原始变量信息，从而在不损失主要信息的前提下解决多元共线性问题，以便进一步分析。

（2）主成分的计算步骤如下：

① 对各原始指标数据进行标准化。

② 求出相关矩阵 **R**。

③ 求出相关矩阵的特征值和特征值所对应的特征向量。

④ 写出主成分的表达式。

（3）确定主成分个数的原则 **R** 如下：

① 以累积贡献率来确定。当前 k 个主成分的累积贡献率达到某一特定的值时（一般以大于 70% 为宜），则保留前 k 个主成分。

② 以特征值大小来确定。即若主成分所对应的特征值大于 1，则保留该主成分，否则就去掉该主成分。

在实际工作中，究竟取前几个主成分，除了考虑以上两个原则之外，还要结合各主成分的实际含义来定。一般来说，保留的主成分个数要远小于原始指标的个数。

练 习 题

一、简答题

1. 简述主成分分析的基本思想。

2. 简述主成分分析的基本过程。

3. 主成分分析的用途有哪些？

4. 为什么主成分是按特征值的大小顺序排列的？

5. 在主成分分析中，为什么要求各主成分之间互不相关？

二、计算分析题

1. 某研究者调查了 18 名小学三年级学生的数学（X_1）、语文（X_2）、常识（X_3）、音乐（X_4）、美术（X_5）5 个学科的成绩，并测试了智商（X_6），所得数据如表 22-3 所示。试利用主成分分析找出几个相互独立的主成分，以便进一步对各名学生的学习能力进行综合评价。

表 22-3　18 名小学生 6 项指标的观测值

编号	X_1	X_2	X_3	X_4	X_5	X_6
1	92	77	80	95	99	126
2	97	75	77	80	95	125
3	95	80	70	78	89	120
4	75	75	73	88	98	110
5	92	68	72	79	88	113
6	90	85	80	70	78	103
7	72	93	75	77	80	100
8	88	70	76	72	81	102
9	64	70	69	85	93	105
10	70	73	70	87	84	100
11	78	69	75	73	89	97
12	78	72	71	68	75	96
13	75	64	63	76	73	92
14	84	66	77	55	65	76
15	70	64	51	60	67	88
16	58	72	75	62	52	75
17	82	73	40	50	48	61
18	45	65	42	47	43	60

2. 某医学院检测 30 例肝病患者的 4 项肝功能指标:SGPT(转氨酶 X_1)、肝大指数(X_2)、ZNT(硫酸锌浊度 X_3)、AFP(甲胎蛋白 X_4),数据如表 22-4 所示。试做这 4 项肝功能指标的主成分分析。

表 22-4　30 例肝病患者的 4 项肝功能指标检测结果

序号	X_1	X_2	X_3	X_4
1	40	2.0	5	20
2	10	1.5	5	30
3	120	3.0	13	50
4	250	4.5	18	0
5	120	3.5	9	50
6	10	1.5	12	50
7	40	1.0	19	40
8	270	4.0	13	60
9	280	3.5	11	60
10	170	3.0	9	60
11	180	3.5	14	40
12	130	2.0	30	50
13	220	1.5	17	20
14	160	1.5	35	60
15	220	2.5	14	30
16	140	2.0	20	20
17	220	2.0	14	10
18	40	1.0	10	0
19	20	1.0	12	60
20	120	2.0	20	0
21	100	2.0	4	50
22	200	4.0	13	20
23	130	2.5	9	50
24	30	1.0	5	40
25	50	1.5	5	0
26	90	2.0	18	0
27	150	2.5	30	60
28	210	2.0	15	30
29	250	1.5	12	50
30	190	1.5	14	20

(汤在祥)

第二十三章　Meta 分析

Meta 分析（Meta analysis）作为系统综述中使用的一种统计方法，在医学研究领域已得到广泛应用，本章概述 Meta 分析的概念、基本原则和步骤、常用统计方法、主要偏倚及其检查等，以及相关分析软件，以帮助相关需求者正确地开展 Meta 分析。

第一节　Meta 分析的概念、目的和意义

一、Meta 分析的基本概念

20 世纪 20 年代，Fisher 最早提出对若干独立研究"合并 P 值"的方法。1976 年，英国教育心理学家 Glass 进一步将其思想发展为"合并统计量"。1979 年，英国学者 Archie Cochrane 提出系统评价（systematic review，SR）这一概念，并发表了《激素治疗早产孕妇降低新生儿死亡率的随机对照试验的系统评价》。自 20 世纪 80 年代被引入到医学领域，Meta 分析在临床医学、公共卫生等方面得到越来越多的应用。1989 年，美国国立医学图书馆将"Meta analysis"作为医学文献检索的主题词（medical subject heading，Mesh）收录。目前，涉及 Meta 分析的医学文献逐年迅速增长。

Meta 为希腊词，意为"after, more comprehensive, secondary"，而关于 Meta 分析的定义也是不断演化的。1976 年，Glass 提出"Meta 分析是以综合研究结果为目的而对不同的研究结果进行收集、合并及统计分析的一种方法"。1987 年，David Sackett 将 Meta 分析定义为"a systematic review that uses quantitative methods to synthesize and summarize the results"，也就是运用定量方法去概括（总结）多个研究结果的系统评价。1988 年，Hedge 提出"Meta 分析是用以汇总众多研究结果的各种定量分析"。1991 年，Fleiss 和 Gross 提出"Meta 分析是一类统计方法，用来比较和综合针对同一科学问题所取得的研究结果，而比较和综合的结论是否有意义，取决于这些研究是否满足特定的条件"，这个定义不仅指出 Meta 分析的目的是比较和综合多个同类研究的结果，还进一步明确 Meta 分析具有一定的适用性。

Meta 分析不同于传统的文献综述。传统的文献综述通常是定性的，且依赖综述者的主观分析，在复习文献时缺乏共同遵守的原则和步骤，同类文献由不同的研究者进行综述，结果可能大相径庭；此外，传统的文献综述常常注重研究结果在统计学上是否有意义，而统计学的是否有意义取决于研究样本的大小，许多小样本的研究可能得到的是假阴性的结果。而 Meta 分析则克服了上述缺陷，具有如下特征：① 定量估计研究效应的平均水平；② 对同一问题可提供系统的、客观的综合方法；③ 通过对同一目的多个小样本研究结果的综合，提高统计效能，或解决研究结果的不一致性，获得一个效应估计值；④ 回答原各研究未提出的问题，或提出新的研究问题和研究思路。

Meta 分析有广义和狭义之分，广义上 Meta 分析是合并多个具有共同研究目的的研究结果并对其进行系统的综合评价和定量分析的一系列过程，是一种综合分析方法，体现在具有完整的 Meta 分析方案和

总结报告上；而狭义上 Meta 分析仅仅是一种单纯的定量合成的统计学方法，主要是效应值合并和一致性检验，以及有关偏倚的识别和分析。

二、Meta 分析的目的与意义

Meta 分析现已广泛应用于临床医学、预防医学、基础医学、医学教育和医疗保险等众多领域，以探索病因、评价药物或手术疗效，以及评价医学教育、卫生政策和卫生管理等效果。Meta 分析的目的主要有以下几点。

（一）提高统计学检验效能

在进行假设检验时，可能因为样本量较小，检验效能低，研究结论不一定可靠；而由于试验条件限制，研究所需的足够大的样本量在单个研究中往往不可能实现。通过 Meta 分析，对同类研究中多个小样本研究的结果进行综合，达到增大样本量、减少随机误差所致的差异从而提高检验效能的目的。

（二）定量估计研究效应的平均水平

当若干个同类研究的结果在程度和方向上不一致时，通过 Meta 分析计算研究效应的平均水平，对有争议或相互矛盾的研究结果得到一个综合而明确的结论，使效应估计的有效范围更可靠。

（三）探讨多个研究结果间的异质性

在具有相同研究目的的前提下，由于在设计、对象选择、实验条件、样本含量、指标选择、统计分析方法等方面的差别，多个同类研究的质量可能有较大差异，传统的文献综述方法很难对研究结论进行合理取舍。Meta 分析可以发现单个研究中存在的不确定性，考查研究间异质性的来源，估计可能存在的各种偏倚，并采用统计方法对各个研究结果进行定量综合评价。

（四）提出新的研究问题和研究思路

Meta 分析可以发现单个研究中未阐明或不能回答的某些问题，发现既往研究的缺陷与不足，或通过纳入新发表的研究文献，在分析的基础上提出新的研究问题，为下一步研究提供研究方向和研究思路。

第二节　Meta 分析的基本步骤

近几十年来，Meta 分析相关的文章发表量呈指数性增长，并逐渐被认为是位居金字塔顶端的最有效的循证依据。尽管如此，Meta 分析在偏倚和误差上仍面临着巨大的挑战。为了提供准确的结果并减少潜在的偏倚风险，Meta 分析需要详细的准备和组织。Meta 分析的步骤和方法的正确与否，对其结果和结论的真实性、可靠性起着决定性的作用。一些指南和教科书对 Meta 分析的方法进行了全面的叙述，Cochrane 手册就曾发布 Meta 分析的标准流程。Meta 分析的过程一般包括：提出问题并制订研究计划、检索相关文献、制定文献的纳入和剔除标准、纳入文献的质量评价、纳入文献的信息提取、数据的统计学处理、敏感性分析和结果的分析与讨论。

一、提出问题并制订研究计划

通过系统复习研究领域中大量文献或与相关专家商讨后，提出 Meta 分析的研究问题，这些问题是医学研究中不确定、有争议或目前迫切想知道的问题。根据研究问题拟定 Meta 分析的研究计划，通常包括 Meta 分析的目的，检验假设，须特殊注意的亚组，检索、确定和选择研究文献的方法和标准（即文献的纳入标准和剔除标准），评价文献质量的方法，提取和分析资料的方法和标准，数据处理，等等。Meta 分析是对已有研究结果的综合，可视为证据的观察性研究。为避免重复，在进行 Meta 分析之前，首先应进行全面、系统的检索,了解针对同一临床问题的系统综述或 Meta 分析是否已经存在或正在进行。如果现有的系统综述或 Meta 分析已过时或质量差,可考虑进行更新或重新制作一个新的系统综述。原则上,Meta 分析研究的问题必须在制订计划书和收集文献前就已确定,这样可避免作者根据原始文献的数据信息和结果临时改变研究题目及内容,导致结论的偏倚。

题目确立后,需要制订计划书,内容包括系统综述的题目、背景资料、目的、检索文献的方法及策略、选择合格文献的标准、评价文献质量的方法、收集和分析数据的方法等。Meta 分析方案可以在一些相关网站上注册发表,如 International Prospective Register of Systematic Reviews (Prospero, http://www.crd.york.ac.uk/prospero/)或 Cochrane Library (http://www.thecochranelibrary.com/view/0/index.html)。

二、检索相关文献

根据研究问题,初步用自由词或主题词相结合的形式检索文献。根据初步检索结果,修订检索策略和检索范围,原则上是多途径、多渠道、最大限度地收集与本研究问题相关的文献。常用的检索途径有医学数据库、网上检索、手工检索、临床试验登记数据的查找,或请教相关领域的专家,以获得文献信息。最佳检索应至少在三个以上的数据库中执行,以确保充分、有效地覆盖。除已经发表的文献以外,还可以在灰色文献数据库收集未发表的文献。检索最好由两人分别进行。

医学数据库分中文类与外文类。中文类有:CBMdisc、万方医学全文数据库、维普科技文献数据库、中国知网(CNKI)等。外文类有:PubMed、Medline、Embase、Springer、Ovid、Cochrane 等,其中 Cochrane 图书馆是由医师、统计学家和使用者组成的国际组织(Cochrane Collabration)建立的随机化对照试验登记系统,可提供有关临床试验研究资料(www.update-software.com/cochrane/cochrane-frame.html)。

三、制定文献的纳入和剔除标准

首先,根据研究目的确定文献纳入和剔除标准。在制定标准时,通常要考虑以下问题:研究对象的选择(如疾病的诊断是否明确)、设计类型(如仅限于随机对照临床试验还是包括观察性研究)、干预或处理因素(如有无明确定义)、结局指标、样本含量、观察时间或随访年限、出自同一研究对象的多个发表选择、信息的完整性、文献的发表时间和语种等。如果文献中提供的信息不全面或有疑问,可与作者联系,要求补充资料,获得有关信息后再决定取舍。

将两名检索员检索到的文献合并、去重。在文献选择过程中,根据检索出的文献题目和摘要进行初步筛选。对未被剔除的文献,仔细阅读其全文,根据事先制定好的文献纳入和剔除标准,纳入合格的文献;还可以通过参考文献追溯相关文献,避免遗漏。

在文献筛选的过程中,我们应该做好记录,以便在结果汇报时展示严谨的流程图。记录的内容应该包含以下信息:通过检索数据库、专家和参考文献列表确定的引文数量;基于标题和摘要搜索剔除的文献数量;筛选全文的数量;全文审查后剔除的数量以及剔除原因,并列举每种原因所对应的剔除数量;最终纳入的文献数量。

图 23-1 是文献纳入和剔除流程图。

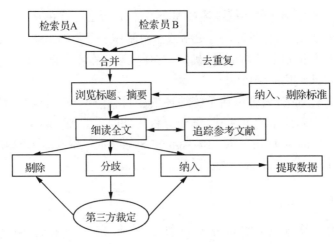

图 23-1　文献纳入和剔除流程

四、纳入文献的质量评价

Meta 分析是对原有研究结果的二次分析,合并效应值的真实性与原始各研究的本身质量高度相关,只有从高质量的独立研究中才能获得可靠的结论,Meta 分析才有价值。因此,对纳入的文献按统一体系进行质量评估是必要步骤之一。

对于入选的文献,需要应用临床流行病学及循证医学评价文献质量的原则和方法进行评价。文献的评价应包括以下三方面的内容。

(1) 方法学质量,指研究设计和实施过程中避免或减小偏倚的程度。

(2) 内在真实性,指单个研究结果接近真值的程度,即是否存在各种偏倚因素及其影响程度。

(3) 外部真实性,指研究结果外推的程度。

评价文献质量的方法较多,Cochrane 协作网评价偏倚风险工具和纽卡斯尔-渥太华量表(Newcastle-Ottawa Scale)是目前较常用的方法。此外,Jadad 评分常用于随机对照临床试验(RCT)的质量评价。为了避免选择文献和评价文献质量人员的偏倚,一般两人或两人以上单独对文献质量进行评价,有意见分歧时共同讨论或请第三个人裁决。

质量评价的结果可用作是否纳入研究的标准、解释研究结果间的差异和敏感性分析。

五、纳入文献的信息提取

拟定一个标准的资料摘录表,从每篇入选的文献中提取相关信息,如杂志名称、作者姓名及单位、研究基金的来源、文章类型(全文或摘要)等一般信息,以及研究类型、样本量、研究对象特征、暴露或干预的内容、结局指标等研究资料。进一步使用专用的 Meta 分析软件如(review manager,RevMan)或其他统计软件如 SPSS、SAS、Excel 等建立数据库。提取资料时原则上要求由两个或两个以上人员独立进行,提取出的信息不一致时,由两方或两方以上参评人员讨论后达成一致意见,或另请专家进行评议。由于一般资料可能影响信息提取者对文章质量的评价,是否对提取者"盲"这部分内容最好事先规定。如果采用盲法,可以复印原文,将文章标题页的内容覆盖,再由提取者提取研究资料。是否对提取者采用盲法值得思考。

提取数据时,需要明确缩写,仔细转换使用不同单位的数据,保持提取内容的一致性。

六、数据的统计学处理

统计学处理的过程包括:研究类型的确定、效应指标的选择、纳入研究的异质性检验(又称同质性检验)、模型的选择与统计分析、效应合并值的参数估计与假设检验和效应合并值图示等。主要涉及两个方面,即异质性检验和合并效应值。

（一）异质性检验（heterogeneity test）

在 Meta 分析中,尽管纳入的多个研究都具有相同的研究假设,但这些研究在研究设计、研究对象、干预措施、测量结果上可能存在变异,这些在不同研究间存在的各种变异称为异质性（heterogeneity）。根据来源,异质性可以分为临床异质性和统计学异质性。临床异质性的产生主要有以下几个。

（1）研究对象的差异,包括各研究间研究对象纳入和剔除标准的差异、研究对象所代表的群体差异、研究规模的大小、研究场所不同以及对照个体的选择所造成的差异等。

（2）研究设计的差异,如研究是否随机设计,研究过程中采用的是双盲、单盲还是非盲,样本大小,研究目标的不同等可能导致数据收集的倾向性出现差异。

（3）干预措施的差异,包括治疗剂量、药物的剂型、用药途径、生产厂家、生产日期和批号、辅助干预措施及患者的依从性等都可导致干预措施的差异。

（4）结局评估差异,对干预结局的定义及结果的表达方式、测量方法的不同可以导致各研究间结局评估的差异。理论上,由于抽样误差和各种偏倚的存在,任何一项研究的结局只是对真实效应的近似反映,各研究结局与真实效应之间的差值称为该研究的变异性。这种变异性如果超出了随机误差,就会导致 Meta 分析中各研究之间的统计学异质性。

异质性大体分可分为两类:一类是研究内变异,主要是随机误差所致。即使两个研究的真实效应完全相同,不同的研究因抽样误差的存在也可得到不同的结果。另一类是研究间变异。变异是由于对象来自不同的总体,即使干预的措施和其他情况都一样,其真实效应也不相同,描述了研究组间的变化。在定量研究中,我们需要把异质性拆分为研究内的随机误差与研究间的变异这两部分,并把重心放在后者。

异质性检验的方法归纳起来包括两大类:图示法和定量法。图示法包括森林图、拉贝图和星状图,可以直观地观察是否存在异质性。定量法可以准确地检验出异质性的大小,包括 Q 检验、I^2 检验和 H 检验,以前两者最为常用。

（1）Q 检验。

建立检验假设。

H_0: $\theta_1 = \theta_2 = \cdots = \theta_k$,即所有纳入研究的效应量均相同。

H_1: 所有纳入研究的效应量（$\theta_1, \theta_2, \cdots, \theta_k$）不全相同。

根据公式计算 Q 统计量。

$$Q = \sum_{i=1}^{k} w_i(\theta_i - \bar{\theta})^2 = \sum_{i=1}^{k} w_i\theta_i^2 - \frac{(\sum w_i\theta_i)^2}{\sum w_i} \tag{23-1}$$

式中,w_i 为第 i 个研究的权重值,θ_i 为第 i 个研究的效应量,$\bar{\theta}$ 为所有研究的平均效应量,k 为纳入的研究个数。Q 服从于自由度为 $k-1$ 的 χ^2 分布。若 $Q > \chi^2_{0.10,k-1}$,则 $P < 0.10$,表明纳入研究间的效应量存在异质性。

（2）I^2 检验。

I^2 统计量表示研究间异质性在总的变异中所占的比例。计算公式为:

$$I^2 = \begin{cases} \dfrac{Q-(k-1)}{Q} \times 100\% & \text{当 } Q > (k-1) \\ 0 & \text{当 } Q \leq (k-1) \end{cases} \tag{23-2}$$

I^2 的取值范围为 $0\% \sim 100\%$,取值越大,异质性越强。一般认为,$I^2 > 50\%$ 时,研究间存在异质性。

（3）H 检验。

H 统计量是对统计量 Q 进行自由度（文献量）的校正。计算公式为:

$$H = \sqrt{\frac{Q}{k-1}} \tag{23-3}$$

式中,k 为纳入的研究个数。统计量 $H = 1$,表示研究间无异质性;$H > 1.5$,表示研究间存在异质性。

（二）合并效应值

Meta 分析就是定量合并原始研究结果的方法。不同的研究样本大小不同,它们获得信息的精确度也不同,不应一视同仁。如果把 Meta 分析分解为两个步骤,第一步就是估计原始研究的效应和权重,第二步则是利用第一步的信息计算效应的加权平均值。

经过异质性检验,如果各独立研究的结果是同质的,可以采用固定效应模型(fixed effects model)计算合并后的综合效应;如果各研究的结果不同质($I^2 > 50\%$ 或者 $P < 0.10$),可以采用随机效应模型计算合并后的统计量。固定效应模型包括 Mantel-Haenszel 法(M-H 法)、倒方差法(inverse variance,IV)法、Peto 法和 General Variance-Based 法,随机效应模型则包括 DerSimonian and Laird 法(D-L 法)和 IV 法等。固定效应模型和随机效应模型在权重的计算上存在较大的不同(表 23-1)。

表 23-1　Meta 分析常用方法

数据类型	效应值	固定效应模型	随机效应模型
二分类	odds ratio（OR）	Mantel-Haenszel（M-H）	Mantel-Haenszel（M-H）
		inverse variance（IV）	inverse variance（IV）
		Peto	DerSimonian and Laird（D-L）
	risk ratio（RR）	Mantel-Haenszel（M-H）	Mantel-Haenszel（M-H）
	risk difference（RD）	inverse variance（IV）	inverse variance（IV）
连续型	mean difference（MD）,	inverse variance（IV）	inverse variance（IV）
	standardized mean difference（SMD）		

在下文中,我们将举例演示倒方差法的使用,倒方差权重特别适合突出固定效应模型和随机效应模型之间的差异。不过,倒方差法权重并不是唯一可用的加权方案,二进制数据的 M-H 法权重等也属于常用方法。

（1）固定效应模型。

在固定效应模型下,假设所有的研究都来自于同一个总体,那么它们真实效应量 θ 是相同的,也就是说 $\theta_1 = \theta_2 = \cdots = \theta_K = \theta$,观察数据来自均值为 θ、方差(V)为 σ^2 的分布。在这种模型下只有一种误差,即组内误差(随机误差)。所有的观察效应为 $\bar{x}_i = \theta + \varepsilon_i$。

图 23-2 是固定效应模型示意图。

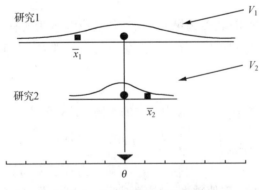

图 23-2　固定效应模型示意图

在计算权重时,我们可能会试图用样本量大小来反映权重,例如,携带 2000 个样本的研究得到的权重会是携带 100 个样本的研究的 20 倍。但是这种方法并不精确,因此 IV 法提出运用每项研究的方差的倒数来作为研究的权重,也就是说第 i 个研究的权重为:

$$W_i = \frac{1}{V_i} \tag{23-4}$$

一旦我们给每个研究分配了权重,综合效应就是所有研究的加权平均值(M),其计算公式为:

$$M = \frac{\sum\limits_{i=1}^{k} W_i \bar{x}_i}{\sum\limits_{i=1}^{k} W_i} \tag{23-5}$$

参照公式(23-4),综合效应的方差为权重和的倒数表达式为 $V_M = \dfrac{1}{\sum\limits_{i=1}^{k} W_i}$;那么综合效应的95%置信

区间为:

$$M \pm 1.96 \sqrt{V_M} = M \pm 1.96 / \sqrt{\sum\limits_{i=1}^{k} W_i} \tag{23-6}$$

例 23-1 假设我们想估算苏州大学医学部 2021 级新生的平均体育测试成绩,我们从中随机挑选出 1600 名新生。体育测试中心无法一次性容纳这些学生,所以我们将学生随机分成五组,每组都被认为是一个单独的研究。研究 A、B、D 和 E 的样本量为 200,而研究 C 的样本量为 800,我们通过测量获得了每项研究的均数($\bar{x}$)和标准差(s)。如果我们假设学生体测分组对其分数没有影响,那么五项研究有一个共同的(真实的)效应,这个时候可以采用固定效应模型。

表 23-2 是固定效应模型示意表。

表 23-2　固定效应模型示意表

	$\bar{x}$ (1)	s (2)	n (3)	V (4)	W (5)	$W\bar{x}$ (6)	$W\bar{x}^2$ (7)	W^2 (8)
研究 A	99.1	20	200	2	0.5	49.55	4910.405	0.25
研究 B	101.2	20	200	2	0.5	50.60	5120.720	0.25
研究 C	101.8	20	800	0.5	2.0	203.60	20726.480	4.00
研究 D	98.1	20	200	2	0.5	49.05	4811.805	0.25
研究 E	99.1	20	200	2	0.5	49.55	4910.405	0.25
合计	—	—	—	—	4.0	402.35	40479.815	5.00

表 23-2 第(4)列为研究内方差,因此 $V = \dfrac{s^2}{n}$。按照 IV 法,根据公式(23-4),可以计算出每项研究的权重[表 23-2 第(5)列]。根据公式(23-5),可以计算出合并效应 $M = \dfrac{402.35}{4.00} = 100.588$。合并效应的方差 $V_M = \dfrac{1}{4.00} = 0.25$。再根据公式(23-6),可知综合效应的 95% CI 为(99.608,101.568)。

(2)随机效应模型。

在随机效应模型下,我们假定纳入研究的真实效应量大小可能有所不同。例如,当参与者年龄更大、受教育程度更高,或使用的干预措施更强(如药物剂量不同)时,真实效应大小可能更高(或更低)。如果进行无限数量的研究,这些研究的真实效应大小将围绕一个平均值 μ 分布。也就是说,研究的观察效应 $\bar{x}_i$ 是由均值为 θ_i、方差为 σ^2 的分布得到的,而 θ_i 则是从均值为 μ、方差为 τ^2 的分布中抽取的。

图 23-3 是随机效应模型示意图。

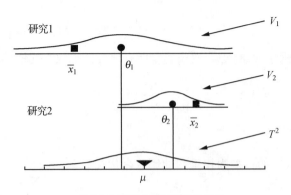

图 23-3 随机效应模型示意图

由图 23-3 可知,观测效应 $\bar{x}_1$ 是由真实效应 θ_1 加组内误差 ε_1 得到的,而 θ_1 是由真实效应的均值 μ 和组间误差 ξ_1 得到的。因此,随机效应模型的观察效应 $\bar{x}_i$ 的表达式为 $\bar{x}_i = \mu + \varepsilon_i + \xi_i$。

在随机效应模型中需要考虑两个方差,一个是与固定效应模型相同的研究内方差,另一个是不同研究之间的方差。当分配权重时,IV 法需要运用这两个部分的和来计算。

$$W_i^* = \frac{1}{V_i + T^2} \tag{23-7}$$

注意,研究内方差 V_i 是每个研究所特有的,但研究间方差 T^2 是所有研究都相同的。V_i 的计算方法和固定效应模型一致,研究间方差 T^2 可以由以下公式计算得到。

$$T^2 = \begin{cases} \dfrac{Q - df}{C} & \text{当 } Q > df \\ 0 & \text{当 } Q \leqslant df \end{cases} \tag{23-8}$$

其中,

$$C = \sum W_i - \frac{\sum W_i^2}{\sum W_i} \tag{23-9}$$

式中,Q 即总体方差,可由公式(23-1)计算得出;df 为自由度,等于纳入研究的数量减去 1;计算 Q 和 C 所用的权重均为固定效应模型下所分配的权重。

此时,随机效应模型下综合效应的计算可以参照如下公式:

$$M^* = \frac{\displaystyle\sum_{i=1}^{k} W_i^* \bar{x}_i}{\displaystyle\sum_{i=1}^{k} W_i^*} \tag{23-10}$$

例 23-2 假设要估算苏州大学所有学部 2021 级新生的平均数学成绩,我们随机挑选了 5 个学院。然后从学院 A、B、D 和 E 中分别随机挑选 200 名学生,而从学院 C 中随机挑选 800 名学生。我们把不同的学院看成不同的研究。因为每个学院学生本身的数学基础可能不同,因此我们认为这五项研究的真实效应可能不同,这个时候可以考虑采用随机效应模型。

表 23-3 是随机效应模型示意表。

表 23-3　随机效应模型示意表

	$\bar{x}$	s	n	V_{within}	T^2	V_{total}	W^*	$W^*\bar{x}$	$W^*\bar{x}^2$
	(1)	(2)	(3)	(4)	(5)	(6)	(7)	(8)	(9)
研究 A	99.1	20	200	2.0	1.6125	3.612	0.277	27.433	2718.563
研究 B	101.2	20	200	2.0	1.6125	3.612	0.277	28.014	2835.001
研究 C	101.8	20	800	0.5	1.6125	2.112	0.473	48.189	4905.676
研究 D	98.1	20	200	2.0	1.6125	3.612	0.277	27.156	2663.975
研究 E	99.1	20	200	2.0	1.6125	3.612	0.277	27.433	2718.563
合计	—	—	—	—	—	—	1.581	158.224	15841.778

随机效应模型研究的组内方差[表 23-3 第(4)列]和固定效应模型[如表 32-3 第(4)列]的相等。利用固定效应所计算出的 W_i，参照公式(23-1)、(23-8)和(23-9)，可知：

$$Q = \sum_{i=1}^{k} W_i \bar{x}_i^2 - \frac{\left(\sum W_i \bar{x}_i\right)^2}{\sum W_i} = 40479.815 - \frac{402.350^2}{4.000} = 8.434$$

$$C = \sum W_i - \frac{\sum W_i^2}{\sum W_i} = 4.00 - \frac{5.00}{4.00} = 2.75$$

$$T^2 = \frac{Q - df}{C} = \frac{8.434 - (5-1)}{2.75} = 1.6125$$

再根据公式(23-7)，计算出随机效应模型下的权重[表 23-3 第(7)列]。之后可以依次计算出综合效应和 95% 置信区间为(98.542，101.660)。

例 23-1 和例 23-2 这两个例子的数据相同，我们会发现：① 相较于随机效应模型，随机效应模型各个研究间权重的分布更均衡。在随机效应模型中，大样本的权重占比下降，而小样本的权重占比增加。例如，募集了 800 名学生的研究 C，在固定效应模型中其权重占比为 $\frac{2}{5}=40\%$，而在随机效应模型中则为 $\frac{0.473}{1.581}=30\%$。如果我们从固定效应模型转向随机效应模型，大样本研究的影响力会降低，而小样本研究的影响力会增加。② 随机效应模型计算所得的置信区间更宽。③ 经过异质性检验，我们会发现这五项研究间的异质性非常小，此时利用固定效应模型和随机效应模型计算得到的综合效应值非常接近。

七、敏感性分析

敏感性分析是检查一定假设条件下所获结果稳定性的方法，其目的是发现影响 Meta 分析研究结果的主要因素，解决不同研究结果的矛盾性，发现产生不同结论的原因。敏感性分析主要包括：① 同一组资料选择固定效应模型及随机效应模型时，观察效应合并值点估计和区间估计的变化；② 每次剔除 1 篇文献前后，观察结论的变化；③ 最常用的是分层分析，即按不同研究特征，如不同的统计方法、研究的方法学的质量高低、样本量大小、是否包括未发表的研究等，将各独立研究分为不同组后进行合并分析，再比较合并效应间有无显著性差异。若经敏感性分析未从实质上改变结果，则结果可信；若得出不同结论，在解释结果和下结论时应非常慎重。

八、结果的分析与讨论

结果中应包括异质性及其对效应合并值的影响，研究类型、研究质量和发表年份等分组后的亚组分析。从本质上讲，Meta 分析是一种观察性研究，应对 Meta 分析中可能存在的偏倚进行详细的讨论（见本章第四节)。在进行结果的解说时要小心谨慎,不能将结果绝对化。Meta 分析的报告应当详细阐述结果的真实性,以帮助临床医生对"疗效"做出正确的判断,进一步指导临床实践。好的 Meta 分析还应详细分析研究的异质性,为医学研究者提供进一步研究的方向。

第三节　Meta 分析的常用统计方法

Meta 分析对纳入研究的文献数据进行统计学处理时,首先要明确资料的类型及结局变量,对不同类型的资料要选择不同的效应变量进行分析。如分类变量资料的效应变量可以是(两对比组)*OR*、*RR* 或 *RD* 以及(单组)率等;连续型变量资料的效应变量可以是(两对比组)均数之差,以及(两变量)回归系数或相关系数等。

Meta 分析常用的统计方法主要涉及两点:一是对各研究结果进行异质性检验,以了解各独立研究结果合并的合理性,这是计算合并效应量前所必需的;二是根据异质性检验结果选用合适模型对各研究的统计量进行加权合并。当异质性检验结果无统计学意义时,纳入研究间的异质性可忽略,选用固定效应模型;当异质性检验结果有统计学意义时,选用随机效应模型。

一、数值变量资料

单个研究为两组比较时,Meta 分析中效应量为两对比组均数之差或标准化均数差。标准化均数差常用的计算方法有 Cohen、Hedges 和 Glass 法。

（一）固定效应模型

例 23-3　抑郁症是一种病因和发病机制不明的精神障碍。近年研究表明,他汀类药物能改善情绪、降低患抑郁症的风险。为了能更好地了解他汀类药物对抑郁症的临床应用,研究者检索他汀类药物对抑郁症的 RCTs 研究,以分析两种治疗方式下汉密尔顿抑郁量表(HDRS-17/21)的分数变化。

表 23-4 是他汀类药物治疗后 HDRS 分数变化情况。

表 23-4　他汀类药物治疗后 HDRS 分数变化情况

作者,年份	实验组			对照组			s_{pi}	d_i	SEM	W_i	$W_i d_i$	$W_i d_i^2$
	n_{1i}	$\bar{x}_{1i}$	s_{1i}	n_{2i}	$\bar{x}_{2i}$	s_{2i}						
Amirhossein, 2015	22	6.5	2.34	22	10.56	4.01	3.28	-1.24	0.33	9.16	-11.33	14.02
Ghanizadeh,2013	30	16.32	5.04	31	20.4	5.48	5.26	-0.77	0.27	14.15	-10.96	8.49
Mohammad,2014	30	19.63	3.16	30	22.03	3.58	3.38	-0.71	0.27	14.08	-10.01	7.11
Luo, 2017	28	19.36	3.03	28	22.13	3.74	3.40	-0.81	0.28	12.89	-10.49	8.54
Xing, 2017	34	4.81	2.01	33	6.53	4.33	3.36	-0.51	0.25	16.20	-8.30	4.25
合计	—			—			—			66.49	-51.09	42.40

（资料来源:叶芬等,2021 年)

统计分析步骤如下:

1. 根据 Cohen 法计算每项研究的标准化均数差 d_i

$$d_i = \frac{\bar{x}_{1i} - \bar{x}_{2i}}{s_{pi}} \tag{23-11}$$

$$s_{pi} = \sqrt{\frac{(n_{1i}-1)s_{1i}^2 + (n_{2i}-1)s_{2i}^2}{(n_{1i}+n_{2i}-2)}} \tag{23-12}$$

$$SEM = \sqrt{\frac{N_i}{n_{1i}n_{2i}} + \frac{d_i^2}{2(N_i-2)}} \tag{23-13}$$

式中，$\bar{x}_{1i}$、$\bar{x}_{2i}$ 分别为第 i 个研究的实验组和对照组的样本均数，n_{1i}、n_{2i} 为样本含量，N_i 为第 i 项研究的总样本量，s_{1i}、s_{2i} 分别为实验组和对照组的标准差，s_{pi} 为两样本的合并标准差，SEM 为标化均数差的标准误。

2. 同质性检验

（1）建立检验假设，确定检验水准。

H_0：$\theta_1 = \theta_2 = \theta_3 = \theta_4 = \theta_5$，即 5 项研究总体效应值相同。

H_1：各研究总体效应值 θ_i 不全相同。

$\alpha = 0.05$。

（2）计算各研究权重 (w_i) 及效应合并值。

在零假设成立的基础上，根据 IV 法，权重为研究内方差的倒数，也就是 $W = \dfrac{1}{V} = \dfrac{1}{SEM^2}$，因此我们可以计算出纳入研究的权重 W_i，而后计算出合并效应量。

$$\bar{d} = \frac{\sum W_i d_i}{\sum W_i} = \frac{-51.09}{66.49} = -0.77$$

（3）计算 Q 检验统计量。

$$Q = \sum_{i=1}^{k} W_i(d_i - \bar{d})^2 = \sum W_i d_i^2 - \frac{(\sum W_i d_i)^2}{\sum W_i} = 42.40 - \frac{(-51.09)^2}{66.49} = 3.15$$

式中，W_i 为第 i 个研究的权重值，d_i 为第 i 个研究的效应量，k 为纳入的研究个数。

（4）确定 P 值，做出统计推断。

已知 H_0 成立时，Q 服从自由度为 $v = k-1$ 的 χ^2 分布，Q 值越大，对应的 P 值越小。若 $P > \alpha$，则不拒绝 H_0，尚不能认为研究间存在异质性，应采用固定效应模型；反之，若 $P \leqslant \alpha$，则拒绝 H_0，可以认为各研究间存在异质性，应选择随机效应模型。本例 $Q < \chi^2_{0.10,4} = 7.81$，$P > 0.10$，不拒绝 H_0，故选择固定效应模型进行分析。

3. 计算合并效应值的 95% 置信区间

$$\bar{d} \pm 1.96 / \sqrt{\sum w_i} = 0.77 \pm 1.96 / \sqrt{66.49} = (-1.01, -0.53)$$

合并效应值的 95% 置信区间的范围没有包括 0，表明其与 0 的差异有统计学意义。可以认为与对照组相比，他汀药物治疗后 HDRS 分数下降明显。

（二）随机效应模型

例 23-4　目前，国内陆续有文献探讨血清 CA724 水平与胃恶性肿瘤的相关性，但研究样本量普遍较小，由此导致研究检验效能及结论可信度降低。研究者对我国近十年相关文献进行汇总分析，以期通过增大样本量，增加检验效能，得出更为可靠的结论（表 23-5）。

表 23-5　胃癌组与健康对照组血清 CA724 水平的比较

作者, 年份	胃癌组			健康对照组			s_{pi}	d_i	SEM	W_i	$W_i d_i$	$W_i d_i^2$
	n_{1i}	$\bar{x}_{1i}$	s_{1i}	n_{2i}	$\bar{x}_{2i}$	s_{2i}						
Wang, 2017	62	16.13	1.17	62	3.28	0.32	0.86	14.89	0.98	1.05	15.58	232.01
Han, 2017	72	14.33	2.34	68	3.53	1.10	1.85	5.82	0.39	6.53	38.02	221.30
Xu, 2018	40	10.50	3.20	50	3.50	2.10	2.64	2.62	0.29	11.76	30.87	81.01
Zhou, 2017	60	27.76	5.20	50	2.21	0.24	3.85	6.60	0.49	4.14	27.28	179.95
Xue, 2016	45	41.57	5.64	45	3.63	1.44	4.12	9.14	0.73	1.89	17.25	157.68
Liu, 2018	60	18.89	7.08	58	3.83	0.94	5.09	2.94	0.27	13.94	40.95	120.32
Ren, 2018	62	31.67	20.39	65	3.67	1.08	14.26	1.95	0.22	21.29	41.53	81.03
Wang, 2012	120	21.54	56.34	20	2.18	1.82	52.32	0.37	0.24	17.00	6.26	2.30
合计	—	—	—	—	—	—	—	—	—	77.58	217.74	1075.61

（资料来源：邵翠萍等，2020 年）

统计分析步骤如下。

1. 采用 Hedges 法计算每项研究的标准化均数差和标准误

$$d_i = \frac{\bar{x}_{1i} - \bar{x}_{2i}}{s_{pi}}\left(1 - \frac{3}{4N_i - 9}\right) \tag{23-14}$$

$$SEM = \sqrt{\frac{N_i}{n_{1i}n_{2i}} + \frac{d_i^2}{2(N_i - 3.94)}} \tag{23-15}$$

式中，$\bar{x}_{1i}$、$\bar{x}_{2i}$ 分别为第 i 个研究的胃癌组和健康对照组的样本均数，n_{1i}、n_{2i} 为样本含量，N_i 为第 i 项研究的总样本量，s_{pi} 为两样本的合并标准差[参照公式(23-12)]，SEM 为标化均数差的标准误。

2. 同质性检验

(1) 建立检验假设，确定检验水准。

H_0：$\theta_1 = \theta_2 = \cdots = \theta_8$，即所有纳入研究总体效应值相同。

H_1：各研究总体效应值 θ_i 不全相同。

$\alpha = 0.05$。

(2) 计算各研究权重(W_i)及效应合并值。

在零假设成立的基础上，根据 IV 法，$W = \frac{1}{V} = \frac{1}{SEM^2}$，因此我们可以计算出纳入研究的权重 w_i，而后计算出合并效应量。

$$\bar{d} = \frac{\sum W_i d_i}{\sum W_i} = \frac{217.74}{77.58} = 2.806$$

(3) 计算检验统计量。

根据公式(23-1)计算 Q 检验统计量。

$$Q = \sum_{i=1}^{k} W_i(\theta_i - \bar{\theta})^2 = \sum W_i d_i^2 - \frac{(\sum W_i d_i)^2}{\sum w_i} = 1075.61 - \frac{217.74^2}{77.58} = 464.525$$

Q 服从于自由度为 7 的 χ^2 分布。此时，$Q > \chi^2_{0.05,7} = 14.07$，则 $P < 0.05$，表明纳入研究间的效应量存在异质性。故而，我们宜采用随机效应模型。

3. 计算研究间方差和总方差

根据公式(23-9)可知，$C = \sum W_i - \frac{\sum W_i^2}{\sum W_i} = 62.903$。故而，$T^2 = \frac{Q - df}{C} = 7.2735098$。研究内方差为

SEM 的平方,故而我们计算出每项研究的总变异 $V_{i\_total} = SEM^2 + T^2$。

4. 赋予权重(随机效应模型)

表 23-6 是例 23-4 的随机效应模型下权重的计算。

表 23-6 随机效应模型下权重的计算

作者,年份	d_i	SEM	V_{i_total}	W_i^*	$d_i W_i^*$
Wang, 2017	14.89	0.98	8.23	0.12	1.81
Han, 2017	5.82	0.39	7.43	0.13	0.78
Xu, 2018	2.62	0.29	7.36	0.14	0.36
Zhou, 2017	6.60	0.49	7.52	0.13	0.88
Xue, 2016	9.14	0.73	7.80	0.13	1.17
Liu, 2018	2.94	0.27	7.35	0.14	0.40
Ren, 2018	1.95	0.22	7.32	0.14	0.27
Wang, 2012	0.37	0.24	7.33	0.14	0.05
合计	—	—	—	1.06	5.72

根据公式(23-7),我们可以计算出每项研究的权重 W_i^*。

4. 计算合并效应值和置信区间

$$\bar{d}^* = \frac{\sum W_i^* d_i}{\sum W_i^*} = \frac{5.72}{1.06} = 5.38$$

$$95\% \, CI = \bar{d}^* \pm 1.96 / \sqrt{W^*} = (3.48, 7.28)$$

效应合并值的 95% 置信区间不包含 0,因此具有统计学意义,认为胃癌组与对照组相比血清 CA724 浓度更高。

二、分类变量资料

对于二分类变量资料,单个研究为两组比较时,最常见的是四格表资料(表 23-7)。

表 23-7 二分类数据的四格表形式

	发生事件	未发生事件	合计
干预组	a_i	b_i	n_{1i}
对照组	c_i	d_i	n_{2i}
合计	m_{1i}	m_{2i}	N_i

对于每项研究,如果效应量为 OR。

$$OR_i = \frac{a_i d_i}{b_i c_i} \tag{23-16}$$

$$S_{\ln(OR_i)} = \sqrt{\frac{1}{a_i} + \frac{1}{b_i} + \frac{1}{c_i} + \frac{1}{d_i}} \tag{23-17}$$

对于每项研究,如果效应量为 RR。

$$RR_i = \frac{a_i / n_{1i}}{c_i / n_{2i}} \tag{23-18}$$

$$S_{\ln(RR_i)} = \sqrt{\frac{1}{a_i} + \frac{1}{c_i} - \frac{1}{n_{1i}} + \frac{1}{n_{2i}}} \tag{23-19}$$

对于每项研究,如果效应量为 RD。

$$RD_i = \frac{a_i}{n_{1i}} - \frac{c_i}{n_{2i}} \tag{23-20}$$

$$S_{\ln(RD_i)} = \sqrt{\frac{a_i b_i}{n_{1i}^3} + \frac{c_i d_i}{n_{2i}^3}} \tag{23-21}$$

可以采用的方法包括 M-H 法、IV 法和 Peto 法,每种方法都有其适用的条件。为演示固定效应模型和随机效应模型的区别,下文仍将选择 IV 法进行计算。

（一）固定效应模型

例 23-5 为了探讨黑皮素 4 受体（MC4R）基因 V103I 多态性（即有无 I103 等位基因）与青少年肥胖的关系,为控制肥胖提供理论依据,收集与此有关的 6 项病例对照或队列研究,数据结果如表 23-8 所示。试对该资料进行 Meta 分析。

表 23-8   V103I 多态性与肥胖关系的 6 项研究结果

| 编号 | 肥胖组 | | 非肥胖组 | | OR_i | $\ln(OR_i)$ | $S_{\ln(OR_i)}$ | W_i | $\ln(OR_i)\,W_i$ |
	有 I103 (a_i)	无 I103 (b_i)	有 I103 (c_i)	无 I103 (d_i)					
1	1	49	4	146	0.745	−0.29	1.13	0.78	−0.23
2	7	220	5	223	1.419	0.35	0.59	2.84	0.99
3	3	197	5	95	0.289	−1.24	0.74	1.82	−2.26
4	12	245	23	279	0.594	−0.52	0.37	7.44	−3.87
5	27	356	43	493	0.870	−0.14	0.26	15.35	−2.15
6	14	305	50	724	0.665	−0.41	0.31	10.41	−4.25
合计	—	—	—	—	—	—	—	38.64	−11.76

（资料来源：Wang et al, 2010）

统计分析步骤如下。

1. 计算标准误

根据公式（23-16）和（23-17）,计算每个研究的 OR_i、$\ln(OR_i)$ 和 $\ln(OR_i)$ 的标准误。

2. 同质性检验

（1）建立检验假设,确定检验水准。

H_0：$\ln(OR_1) = \ln(OR_2) = \cdots = \ln(OR_6)$,即各研究总体效应水平相同。

H_1：各研究间的 $\ln(OR)$ 值不全相同,即各研究总体效应水平不全相同。

$\alpha = 0.05$。

（2）计算各研究权重（W_i）及效应合并值。

在零假设成立的基础上,根据 IV 法的原理,$W = \dfrac{1}{V} = \dfrac{1}{S_{\ln(OR_i)}^2}$,可以计算出纳入研究的权重 W_i,而后计算出固定效应模型下的合并效应量 $\ln(OR_{IV})$。

$$\ln(OR_{IV}) = \frac{\sum W_i \ln(OR_i)}{\sum W_i} = \frac{-11.76}{38.64} = -0.30$$

本例 Q 值计算结果为：

$$Q = \sum W_i [\theta - \bar{\theta}]^2 = \sum W_i [\ln(OR_i) - \ln(OR_{IV})]^2 = 3.69$$
$$\nu = k - 1 = 6 - 1 = 5$$

（3）确定 P 值,做出统计推断。

本例 $Q < \chi_{0.10,5}^2 = 9.24$, $P > 0.05$,不拒绝 H_0,说明各研究项目总体效应值同质,故选择固定效应模型进行分析。

3. 计算合并 OR_{IV} 和 95% 置信区间

$$OR_{IV} = \exp\left[\ln(OR_{IV})\right] = 0.74 \qquad (23\text{-}22)$$

$$\exp\left[\ln(OR) \pm \frac{1.96}{\sqrt{\sum W}}\right] \qquad (23\text{-}23)$$

本例 95% 置信区间为：

$$\exp\left(\ln 0.74 \pm \frac{1.96}{\sqrt{38.64}}\right) = (0.54, 1.01)$$

由于本例 OR_{IV} 的 95% 置信区间为 (0.54, 1.01)，包含 1，因此尚不能认为携有 $I103$ 等位基因对肥胖的发生具有预防作用。

（二）随机效应模型

例 23-6　为探讨幽门螺杆菌（HP）与慢性呼吸道疾病的相关性，某研究者回顾了当前研究文献并做了 Meta 分析，以期增强对慢性呼吸道疾病与 HP 感染相关性的认识。该研究者通过文献检索，共获得 9 项 HP 感染与慢性呼吸道疾病的病例对照研究，结果见表 23-9。试对该资料进行 Meta 分析。

表 23-9　9 项幽门螺杆菌与慢性呼吸道疾病相关性的研究结果

作者, 年份	发病组		对照组		OR_i	$\ln(OR_i)$	$S_{\ln(OR_i)}$	W_i	$\ln(OR_i) W_i$
	HP^+ (a_i)	HP^- (b_i)	HP^+ (c_i)	HP^- (d_i)					
Caseil, 1999	35	30	50	45	1.05	0.05	0.32	9.60	0.47
Gencer, 2007	21	19	18	22	1.35	0.30	0.45	4.97	1.49
Minov, 2012	32	58	30	60	1.10	0.10	0.31	10.15	1.00
Nikiporos, 2004	56	124	51	59	0.52	−0.65	0.25	16.01	−10.39
Siva, 2013	57	23	35	45	3.19	1.16	0.33	8.94	10.36
He, 2016	45	10	17	18	4.76	1.56	0.49	4.23	6.60
Yang, 2012	27	53	7	33	2.40	0.88	0.48	4.37	3.82
You, 2010	64	20	29	55	6.07	1.80	0.34	8.45	15.24
Chen, 2013	51	9	25	35	7.93	2.07	0.45	5.02	10.39
合计								71.74	39.00

（资料来源：岳倩宇等，2021）

统计分析步骤如下。

1. 计算标准误

按公式 (23-16) 和 (23-17) 计算每个研究的 OR_i、$\ln(OR_i)$ 和 $\ln(OR_i)$，结果见表 (23-9)。

2. 同质性检验

（1）建立检验假设，确定检验水准。

H_0：$\ln(OR_1) = \ln(OR_2) = \cdots = \ln(OR_9)$，即各研究总体效应水平相同。

H_1：各研究间的 $\ln(OR)$ 值不全相同，即各研究总体效应水平不全相同。

$\alpha = 0.05$。

（2）计算各研究权重 (w_i) 及效应合并值。

在零假设成立的基础上，根据 IV 法，$W = \dfrac{1}{V} = \dfrac{1}{S_{\ln(OR_i)}^{2}}$，可以计算出每项纳入研究的权重 W_i，而后计

算出固定效应模型下的合并效应量 $\ln(OR_{IV})$。

$$\ln(OR_{IV}) = \frac{\sum W_i \ln(OR_i)}{\sum W_i} = \frac{39.00}{71.74} = 0.544$$

因此，$Q = \sum W_i[\theta - \bar{\theta}]^2 = \sum W_i[\ln(OR_i) - \ln(OR_{IV})]^2 = 60.79$。

（3）确定 P 值，做出统计推断。

本例 $Q > \chi^2_{0.10,8} = 13.36$，$P < 0.05$，拒绝 H_0，说明各研究项目总体效应值不同质，故选择随机效应模型进行分析。

3. 计算研究间方差和总方差

根据公式（23-9）可知，$C = \sum W_i - \frac{\sum W_i^2}{\sum W_i} = 62.123$，故而 $T^2 = \frac{Q - df}{C} = 0.850$。我们还可以计算每项研究的总变异 $V_{i\_total} = S^2_{\ln(OR_i)} + T^2$，结果见表 23-10。

表 23-10　采用随机效应模型计算幽门螺杆菌与慢性呼吸道疾病的相关性

作者，年份	OR_i	$\ln(OR_i)$	$S_{\ln(OR_i)}$	V_{i_total}	W_i^*	$\ln(OR_i)W_i^*$
Caseil，1999	1.05	0.05	0.32	0.95	1.05	0.05
Gencer，2007	1.35	0.30	0.45	1.05	0.95	0.29
Minov，2012	1.10	0.10	0.31	0.95	1.05	0.10
Nikiporos，2004	0.52	−0.65	0.25	0.91	1.10	−0.71
Siva，2013	3.19	1.16	0.33	0.96	1.04	1.21
He，2016	4.76	1.56	0.49	1.09	0.92	1.44
Yang，2012	2.40	0.88	0.48	1.08	0.93	0.81
You，2010	6.07	1.80	0.34	0.97	1.03	1.86
Chen，2013	7.93	2.07	0.45	1.05	0.95	1.97
合计	—	—	—	—	9.02	7.02

4. 计算随机效应模型下的合并 $\overline{OR}^*$ 和 95% 置信区间

$$\overline{OR_{IV}}^* = \exp[\ln(\overline{OR_{IV}}^*)] = \frac{\sum W_i^* \ln(OR_i)}{\sum W_i^*} = \exp\left(\frac{7.02}{9.02}\right) = 2.18$$

$$\exp\left[\ln(\overline{OR_{IV}}^*) \pm \frac{1.96}{\sqrt{\sum W^*}}\right] = \exp\left(\ln 2.18 \pm \frac{1.96}{\sqrt{9.02}}\right) = (1.13, 4.18)$$

由于 95% 置信区间的范围不包括 1，故认为幽门螺杆菌感染可增加慢性呼吸道疾病的发病风险。

第四节　Meta 分析的注意事项

Meta 分析本质上是一种观察性研究，是对原各研究结果的统计合成，它不仅不能排除原始研究中存在的偏倚，而且在 Meta 分析各个步骤如文献检索和选择过程中，均有可能产生和引入新的偏倚，如果处理不当可导致合并后的结果歪曲了真实的情况。

一、偏倚的识别

Meta 分析中的偏倚有多种,其中主要有发表偏倚、文献库偏倚、纳入标准偏倚、筛选者偏倚、数据提取偏倚和质量评分偏倚,对这些偏倚的识别和控制有助于提高 Meta 分析结果的真实性和可靠性。

(一) 发表偏倚(publication bias)

发表偏倚是指具有统计学意义的研究结果较无显著性意义和无效的结果被报告和发表的可能性更大。如果 Meta 分析仅基于已公开发表的研究文献,可能会因为纳入研究中有统计学意义的研究占多数,提高或夸大实验效应量或危险因素的关联强度,造成偏倚。医学文献中发表偏倚问题较为严重,例如,Egger 认为,阳性结果的研究发表的可能性是阴性结果的研究发表的 3 倍(95% 置信限为 2.3~3.9),并且发表的时间前者较后者要早平均 3~4 年,这种发表偏倚在临床试验和观察性研究中均存在。一个结论可信的 Meta 分析应包括所有与课题有关的资料,即包括已发表和未发表的文章。因此,课题文献的检索要系统、全面,以求最大限度地减少发表偏倚。部分文献如专著、会议论文及政府出版物,常规医学数据库不收录,可以通过该领域专家或研究机构提供这部分文献。在 Meta 分析之前,应对纳入文献的发表偏倚进行评价。如果发表偏倚较大,需要进一步收集相关资料信息,如与论文作者或者课题组联系,以获得可能存在的尚未发表的阴性结果研究。一些国际组织建立 RCT 登记系统,要求试验开始前登记注册完整的研究方案,随访并获得所有研究的结果,也是解决发表偏倚的根本途径。对未发表或阴性资料应给予充分的重视,尽量从中获得相关的信息。识别和评估发表偏倚的常用方法有漏斗图法、失安全系数法。

1. 漏斗图法(funnel plot)

漏斗图是以研究的效应估计值为横坐标、样本量为纵坐标画出的散点图。漏斗图法根据图形的不对称程度判断 Meta 分析中有无发表偏倚。其基本原理是:单个独立研究的效应估计值的精确度随样本量的增大而增加,样本量小的研究结果通常分散在图形底部很宽的范围内,随样本量增大,效应估计值的精确度提高,对应的点则集中在图形上部一个较窄的范围内。如果纳入的研究没有发表偏倚,则图形呈现对称的倒置漏斗形;如果图形明显不对称或不完整,表明偏倚可能存在。绘制漏斗图需要较多的研究个数,原则上需要至少 5 个研究才能进行。图 23-4 为两个漏斗图,左侧的漏斗图左右基本对称,可粗略判断该 Meta 分析发表偏倚不大;而右侧的漏斗图明显不对称,提示该 Meta 分析可能存在发表偏倚。

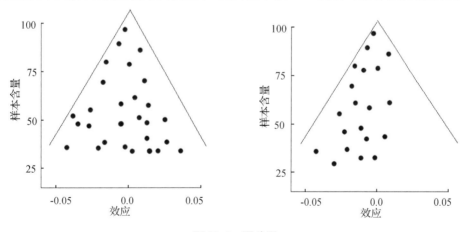

图 23-4　漏斗图

以上只是肉眼检查漏斗图是否对称的方法。1997 年,Egger 等人提出用线性回归方程测量漏斗图(图 23-5)的不对称性,定义标准正态离差(SND)等于 OR 值除以它的标准误(SE),即 $SND = OR/SE$,以 SND 做为纵坐标;效应估计的精确度(precision)等于标准误的倒数,即 $precision = 1/SE$,以此为横坐标;再以 SND 和精确度建立回归方程:$SND = a + b \times precision$。由于精确度主要取决于样本量,小样本的研究在横坐标上将靠近 0 值。小样本的试验产生的 OR 值可能与总体不同,但因为研究的标准误大,SND 还是接近 0 值。这样一来,小样本的试验在横坐标和纵坐标上均靠近 0 值(原点)。相反,大样本的研究将产生一个精确的效应估计值,如果治疗有效,也会产生一个较大的 SND。因此,如果 Meta 分析包括的研究是同质的,且无选择偏倚的影响,漏斗图上的各点将分布在通过原点的直线附近,形成一个对称的漏斗图。此时,$a = 0$,斜率 b 指示效应的大小和方向;反之,如果漏斗图不对称,即小样本的研究与大样本的研究结果不一致,回归线将不通过原点,即 $a \neq 0$。由此可见,通过方程中的截距 a 可以测量图形的不对称性。a 距离 0 越远,漏斗图不对称的可能性越大。进一步可计算 a 值的 90% 或 95% 置信区间,并检验 a 与 0 之间的差异在统计学上有无显著性,从而得出图形不对称是否具有统计学意义。

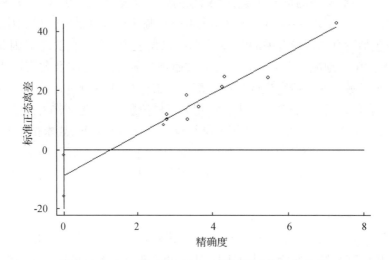

图 23-5 Egger 漏斗图(例 23-4 的发表偏倚检验结果)

2. 失安全系数法(fail-safe number,N_{fs})

当 Meta 分析的结果有统计学意义时,使结果发生逆转至少需要未发表的阴性结果的研究个数,称为失安全系数。失安全系数可用以估计发表偏倚的程度。P 值为 0.05 和 0.01 时失安全系数的计算公式为:

$$N_{fs0.05} = \left(\frac{\sum Z_i}{1.64} \right)^2 - k \qquad (23\text{-}24)$$

$$N_{fs0.01} = \left(\frac{\sum Z_i}{2.33} \right)^2 - k \qquad (23\text{-}25)$$

式中,Z_i 为各独立研究的 Z 值,通过各研究得到的 P 值查标准正态分布表即可得到;k 为研究个数。失安全系数越大,说明 Meta 分析的结果越稳定,研究结论被推翻的可能性越小。一般来说,如果新增研究个数小于 10,则在确定综合分析结论时要谨慎。

假设一个纳入 11 项研究的 Meta 分析,通过计算得各独立研究的 Z 值之和为 15.15,根据公式(23-24)和(23-25),其 P 值为 0.05 和 0.01 时的失安全系数分别为:

$$N_{fs0.05} = \left(\frac{\sum Z_i}{1.64} \right)^2 - k = (15.15/1.64)^2 - 11 = 74.3$$

$$N_{fs0.01} = \left(\frac{\sum Z_i}{2.33} \right)^2 - k = \left(\frac{15.15}{2.33} \right)^2 - 11 = 31.3$$

即在 $P = 0.05$ 水平时,需要有 75 个阴性研究结果才能使该研究结论发生逆转;在 $P = 0.01$ 水平时,需要有 32 个阴性研究结果才能使研究结果发生逆转。

（二）文献库偏倚（database bias）

目前,世界上几个主要的医学文献检索库如 Medline、Embase、Science Citation Index（SCI）,包括了数千种杂志,但绝大部分来自发达国家,发展中国家所占比例很小。虽然收录的比例小,但是发展中国家具有统计学意义结果的研究论文可能比较容易发表在这些文献检索库中。因此,仅通过这些文献库收集研究报告可能会在 Meta 分析中产生文献库偏倚。采用多渠道、多种数据库资源交叉检索等措施,详细、广泛地检索,可以在一定程度上减少文献库偏倚。

（三）纳入标准偏倚（inclusion criteria bias）

文献纳入标准通常由研究者根据研究目的自行制定,可能会受到研究者对所研究领域的熟悉程度、知识和自身水平的影响,而标准是否合适,目前还没有一个统一的评价体系来衡量。用这个标准决定备选文献的纳入与否,可能会引入纳入标准偏倚。因此,研究者应围绕研究目的制定客观、严密的纳入和剔除标准,以减少纳入标准偏倚。

（四）筛选者偏倚（selector bias）

严格的纳入标准必须被有效地执行,才能获得高质量的研究,筛选文献的过程是由人工完成的。因此,文献筛选者对纳入标准的把握和理解,以及筛选过程中筛选者主观意愿等都会影响对备选研究文献的取舍,如某些阳性结果的研究易被选择,而阴性结果的研究易被剔除,从而导致筛选者偏倚的发生。通常选两位研究者,各自独立地对文献进行筛选,二者筛选结果不一致时,可以协商或由第三者协调。严格执行纳入标准及采用盲法筛选文献可以有效地降低筛选者偏倚。

（五）数据提取偏倚（extractor bias）

数据提取偏倚是从原始文献中摘录数据不准确而发生的偏倚。虽然数据摘录偏倚的产生是随机的,但它会影响 Meta 分析结果,造成数据提取偏倚。为了最大限度地控制这种偏倚,应详细列出摘录清单及摘录规则,最好有两位人员使用同一份清单重复摘录数据以增加信度。

（六）质量评分偏倚（bias in scoring study quality）

对于 Meta 分析所综合的结果,若是使用每个研究本身的质量评分作为权重进行调整,此时因评分标准的不一致,可影响分析结果的真实性,如此造成的偏倚称为质量评分偏倚。解决这个问题的关键是制定一个具体的质量评分标准,以此对每项研究质量给予评分。

二、Meta 分析的注意问题

（一）纳入研究的质量评价

在 Meta 分析中,文献的质量评价是指评估其内在真实性,即研究本身是否存在各种偏倚因素及其影响程度。偏倚的主要来源有以下几个方面:① 选择偏倚,即研究是否真正做到了随机选择研究对象;② 实施偏倚,即比较组之间非处理因素（其他处理或暴露）在分配时是否均衡一致;③ 失访偏倚,即是否由于随访时间长而存在由病例失访所致的系统差异;④ 测量偏倚,即在暴露或疗效等研究指标的观察上是否采用避免产生误差的客观方法,如盲法等。纳入文献的质量一般采用权重大小来表示,现也多见采用量表或评分系统评价。Meta 分析是一种观察性研究,无法改变纳入的原始研究的本身质量,因此无法纠正其原有的不足。但是,可通过严格执行文献纳入标准来保证入选文献的质量,从而提高 Meta 分析的质量。文献质量的评分系统在实际中很有用,尤其是在存在异质性的情况下,但究竟用怎样的方式对纳入文献进行质量评估,其标准并不统一,因此各种评分标准的真实性和可靠性尚有待进一步验证和完善。

（二）异质性资料处理的方法

合并效应量的模型选择须依据异质性检验结果。当纳入的研究间存在异质性时可选择随机效应模型,但理论上还需要进一步探讨异质性的来源,可以采取如下措施。① 若能得到每项研究的个体资料,可以探讨异质性来源,并可对每项研究采用统一的多元回归模型进行分析,从而避免由模型不一致(不同的变量选择和定义、混杂因素的调整等)导致的异质性。② 亚组分析,即按不同设计方案、研究质量、发表年代进行分组分析。③ 敏感性分析,即在排除异常结果的研究后,重新进行 Meta 分析,并与未排除异常结果的 Meta 分析结果进行比较,以探讨该研究对合并效应的影响程度。该方法进一步可发展成为 Meta 回归分析。敏感性分析方式包括改变纳入标准(如受试对象、干预措施、结果测量类型等)、剔除未发表的研究、纳入或排除尚有争议的研究、剔除研究质量低的研究、采用不同的统计方法重新分析资料等。④ 选用随机效应模型的统计方法(如 DerSimonian-Laird 法)。⑤ Meta 回归以及混合模型,应用回归模型控制混杂因素,以消除异质性。如果各研究间异质性过于明显,则应放弃 Meta 分析,只对结果进行一般性的统计描述。

（三） Meta 分析结果的讨论

1. 讨论是否需要做亚组或回归分析

亚组分析是按不同研究特征,将各独立研究分为不同组,计算各组的合并效应值,并比较各组间有无显著性差异。如果一些因素对纳入研究的结果或效应大小有影响,则考虑做亚组分析。例如,某项 Meta 分析纳入的研究为流行病学调查研究,可能既有病例-对照研究结果,也有队列研究的结果,当研究间存在异质性时,就要考虑设计类型的不同可能产生的影响,此时应将同一设计类型的研究做汇总合并分析,使 Meta 分析的结论更具有针对性。分层分析在一定程度上可以解释异质性对合并效应的影响。然而,由于各研究所具备的特征往往多种多样,过多的分层分析或亚组分析也会使结果难以理解。因此,在实际工作中,Meta 回归分析常常用来探索 Meta 分析中各研究之间异质性的来源及大小,并进一步阐释异质性对 Meta 分析中合并效应的影响。

2. 讨论 Meta 分析的局限性

Meta 分析是对原始文献的二次加工,因此在 Meta 分析的过程中,处理不当也可能产生各种偏倚。偏倚的存在使 Meta 分析具有一定的局限性,所以在报告结果时要对 Meta 分析的局限性进行讨论。

3. 讨论 Meta 分析结果的实际意义

Meta 分析本质上是一种观察性研究,故对其结果的解释必须十分谨慎。报告 Meta 分析的结果时,应结合研究背景和实际意义进行讨论。Joseph Lau 指出,在将 Meta 分析结果与大样本单个研究比较时,可能出现不一致的情况,原因不仅有纳入研究间存在不同程度的异质性,也由于大样本单个研究内部的同质性只是一个理想情况,更具有价值的是探究异质性程度。

三、Meta 分析展望

近些年来,Meta 分析方法在医学领域尤其是临床研究方面得到了广泛应用,但在 Meta 分析中还有一些有争议或需要解决的问题,有待进一步的讨论和完善。

（一） 未发表的研究及内部报告

发表偏倚是影响 Meta 分析结果真实性的主要因素之一,纳入未发表的研究及内部报告可以避免此问题。然而,也有学者认为,未发表的资料可能设计不够严谨,质量比较差,可信性低,因而不易将其结果合并;即使合并,对发表和未发表资料给予相同的权重也似乎不妥。尽管如此,较一致的观点认为,应尽可能收集未发表的研究,并按照是否包括这部分研究进行敏感性分析。如果结论不发生变化,Meta 分析结果更可靠。

（二） 数据分析和报告的主观性

在已发表的临床研究论文中,作者报告哪些结局资料也可能受研究结果的影响,与阳性结果有关的结局可能更多地被报告,从而更有可能被纳入,这种数据分析和报告的主观性也会给 Meta 分析带来偏倚。为此,近来临床试验实施了注册登记制度,可在一定程度上提高和完善临床数据分析和报告的标准,减少作者的主观性。

（三）个体水平的数据

目前，Meta 分析主要基于文献中的总结性资料，是对文献的统计合成，如能获得研究对象个体的原始数据，在此基础上合成分析，结果更为可靠。为此，近年来，一些国际协作组织的成员已经开始分享彼此的研究数据，从而使个体对象的资料得以充分利用，由此形成了"pooling 分析"。

（四）Meta 分析结果的更新

Meta 分析的基本原理就是对同类的小样本研究结果的统计合成，以此增大样本量，提高研究的精确度，早期结论不明确的 Meta 分析，理论上随着相关新的研究的发表和纳入，结论可能更加可靠。因此，有必要及时更新 Meta 分析结果，如近年提出的累积 Meta 分析（cumulative Meta-analysis）和实时 Meta 分析（living Meta-analysis）。

（五）临床试验的 Meta 分析结果与临床治疗

Meta 分析结果是对一个假定的"平均"病人的治疗效果，其置信区间一般较窄。虽然总的效应估计值通常能够用于大部分病人，但病人之间个体差异是客观存在的，临床医生更关心这种治疗对某个指定病人的疗效如何。因此，Meta 分析者不能仅仅满足于对发表资料进行单纯的统计合成，而应当注意临床问题的各种特殊性，从而更好地指导临床实践。

（六）Cochrane 协作组织与循证医学

Cochrane 协作组织是一个以卫生服务先驱 Archie Cochrane（1909—1988）命名的国际组织，通过收集、整理和系统总结，以更新研究证据并及时公布，进一步发展和完善 Meta 分析。我国也已加入该国际组织，并成立了中国的 Cochrane 中心。由 Cochrane 协作组织提倡的循证医学（evidence-based medicine）也日益得到广泛的重视。

循证医学于 20 世纪 70 年代提出，是一种以临床治疗病人为目的，不断获得有关重要的诊断、预后、治疗、决策分析、成本效益分析及相关健康信息的自我学习实践活动。它可进一步与医师的临床经验结合，为临床决策提供真实有效的依据。循证医学可以用于临床诊断、预后和治疗的各个方面，主要有以下五个步骤：① 根据病人实际情况提出问题；② 检索文献收集相关证据；③ 批评性评价这些证据的真实性和用途；④ 综合证据，应用最佳的成果指导临床决策；⑤ 通过实践评估自我能力。循证医学直接着眼于临床医学的不确定性，通过以上过程使得医生不得不更新知识和进行实践。在医学各学科经历变革、迅猛发展的今天，Meta 分析作为循证医学的组成内容之一，也会随着循证医学的广泛传播而得到进一步的发展和应用。

（七）QUOROM、TREND 和 PRISMA 声明

Meta 分析作为一种定量综合既往研究资料的方法，无疑为从整体角度把握事物的本质提供了一个有用的工具。然而，Meta 分析在医学领域中尚处于一个新生阶段，还存在诸多问题，尤其是报告的规范性还有待完善。

1. QUOROM 声明

1999 年，加拿大渥太华大学 David Moher 领导的专家小组，针对随机对照试验的 Meta 分析的文献检索过程进行了规范（图 23-6），对报告质量进行了方法学的评价，提出了一套 Meta 分析的统一报告格式，即 QUOROM 声明（the quality of reporting of Meta-analyses），也称评价指南（表 23-11）。

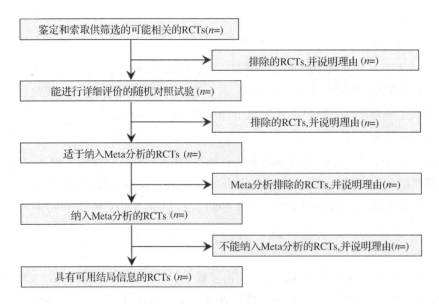

图 23-6 QUOROM 报告流程图

表 23-11 随机对照试验 Meta 分析报告 QUOROM 声明(18 项评价标准)

标题	二级标题	评价依据
题目		能鉴定出是否为随机对照试验(RCT)的 Meta 分析或系统评价
摘要		用结构式摘要
	目 的	明确描述了临床问题
	资料来源	列出了资料库和其他信息来源
	评价方法	描述了选择标准(即对象、干预、结局和研究设计);详细描述了真实性评价的方法、资料提取、研究特征资料定量综合并足以允许重复
	结 果	纳入与排除的 RCT 特征描述,定性、定量的结果(例如点估计值、置信区间)及亚组分析
	结 论	对主要结果加以描述
引言		明确地描述了临床问题,干预的生物学合理性和评价的理由
方法	检 索	详细介绍信息来源(如资料库、注册库、个人档案、专家信息、机构、手工检索),对检索的限制(年代、发表状态、发表语言等)
	选 择	有纳入、排除标准(定义了对象、干预、主要结局和研究设计)
	真实性评价	有评价标准和评价过程(例如设盲的情况、质量评价方法及评价结果)
	资料提取	提取过程和方法(例如独立完成或复式进行)
	研究特征	描述了研究设计的类型、对象特征、干预方案、结局定义、研究来源、临床异质性评估
	资料定量综合	主要效应测量指标(例如相对危险度),合并结果的方法(统计学检验与置信区间),缺失资料的处理,统计学异质性评价,敏感性分析和亚组分析,发表偏倚的评估
结果	试验流程图	提供 Meta 分析流程性的概括图示
	研究特征	描述每一试验的特征(例如年龄、样本量、干预、剂量、疗程、随访期限)
	资料定量综合	报告入选的研究的有效性评价,给出各试验的每一处理组主要结局的简单概括性结果,提供按意向性分析(ITT)原则计算效应大小和置信区间所需的数据(例如四格表资料、均数和标准差、比例数)
讨论		对关键性结果进行概括,根据内外部真实性讨论临床相关性,根据得到的证据总和讨论结果,描述潜在的偏倚(例如发表偏倚),提出将来研究的线索

2. TREND 声明

随机对照试验(RCT)是临床治疗、干预措施效果评价的最佳证据来源,而其他研究设计获得的证据相对较弱。但受实际条件和伦理学等因素的限制,在临床医学和预防医学研究的实践中,RCT 有时难以实现。非随机对照试验由于缺少了随机化分组这个临床研究最基本的特征,其研究结果可能存在某些偏倚。实际上,有很多非随机试验设计都可以为评价干预措施的效果提供重要资料。加入这些类型的设计,可以为循证公共卫生评价提供更完整的现有证据,并据此改进公共卫生实践。但前提是提高此类研究的报告质量。因此,2003 年 7 月24—25 日,美国疾病预防控制中心(CDC) HIV/AIDS 综合防治研究(PRS) 小组在亚特兰大召开了 CDC 下属期刊编辑会议,与会者达成共识,认为更清晰和标准的研究评价报告不应只包括 RCT,还要扩展到非随机对照研究,由此提出非随机对照研究报告规范——TREND(*Transparent Reporting of Evaluations with Nonrandomized Designs*,具体参阅相关书籍)。须注意的是:TREND 清单不作为发表论文的评价标准,而是为了改进同行评议出版物的数据报告质量,从而使研究的实施过程和结果报告更为清楚明了。规范将减少非随机设计干预试验中可能被遗失的关键信息,并使研究间的详细信息易于整理和转化为可归纳的数据,从而指导实践。

3. PRISMA 声明

为修订和扩充 QUOROM 清单和流程,2005 年 6 月包括评阅者、方法学家、临床医生、医学编辑和客户等 29 人,在加拿大渥太华举行为期 3 天的会议。会议明确了 QUOROM 中优劣项目,形成 PRISMA(*Preferred Reporting Items for Systematic Reviews and Meta-Analyses*)项目审核清单和评阅流程(http://www.prisma-statement. org/statement. htmt)。新的 PRISMA 清单在原有一些项目上进一步细化。因为一篇文章可以有多个研究,而一个特定的研究报告也可能刊登在多篇文章上,因此纳入文献的数量可能小于(或大于)纳入研究的数量,为了反映这些信息,流程图做了相应修改。用 PRISMA 声明替换 QUOROM 声明,进一步确保了系统评价报告的透明性。目前,PRISMA 已经更新到 PRISMA2020 版本。

第五节　Meta 分析软件及应用

Meta 分析的计算过程繁琐,一般借助于分析软件来实现,常用的 Meta 分析软件有 RevMan、Stata、MetaWin、Meta-Analyst 等专用软件,以及 SAS、SPSS 等统计软件。

一、Meta 分析的常用软件

(一) RevMan

该软件是国际 Cochrane 协作网系统评价的标准化专用软件,其中包含了 Cochrane 系统评价的各项功能,也包括该组织推荐的各种 Meta 分析功能,可以制作和保存 Cochrane 系统评价的计划书和全文,可对录入的数据进行 Meta 分析并以森林图(forest plot)的形式展示,操作简单、结果直观,可免费下载使用(http://tech. cochrane. org/revman/download)。

(二) Stata

该软件是美国计算机资源中心(Computer Resource Center)研制的统计软件。从 1985 年起,该软件连续推出了多个版本,且还在不断更新。Stata 从 4.0 版起进入 Windows 时代,可以用命令行和窗口两种方式进行操作。Stata 软件可完成二分类变量和连续性变量的 Meta 分析,RCT、诊断性试验、剂量效应资料、生存分析资料的 Meta 分析,Meta 回归分析,定性和定量的异质性评价,发表偏倚的统计学检验;还可以绘制 Meta 分析的相关图型,如森林图、漏斗图(funnel plot)和 L'Abbe 图。Stata 是目前 Meta 分析功能最强也是应用最广泛的软件。

（三）Meta-Analyst

该软件由塔夫斯循证实践中心（Tufts Evidence-based Practice Center）受美国卫生保健和质量管理局（Agency for Healthcare Research and Quality，AHRQ）委托开发编制，被后者指定为循证实践中心专用的 Meta 分析软件，可免费下载使用（http://tuftscaes.org/Meta_analyst/）。该软件除了具有常规的 Meta 分析功能外，对资料为单组率或比的 Meta 分析或累积 Meta 分析，以及与协变量的回归分析更为简单、方便。

（四）其他软件

还有一些专业 Meta 分析软件，如 Meta-Disc 软件（诊断性试验）、ITC（治理措施间比较）等。其他统计软件，如 SAS、SPSS、R 语言、WinBUGS 等，均可完成各种 Meta 分析（包括数值、分类资料及固定效应、随机效应模型）的统计工作。

二、Meta 分析软件的应用

（一）RevMan 5.4.1 对例 23-6 进行 Meta 分析

1. 创建一个新的 Meta 分析

登录 RevMan 主页面，在工具栏中选择"New"，出现新 Reviews 的对话框，选择"intervention review"，输入相应信息。例如，对例 23-6，"Title"项输入"幽门螺杆菌与慢性呼吸道疾病的 Meta 分析"，"Dates"项输入"开始"，即预计完成该系统评价的时间。

点击"Save"保存后，主页面 Reviews 下方显示新的 Meta 分析的名称（图 23-7）。窗口左侧由 8 个部分组成，包括 Title（题目）、Protocal information（系统评价信息）、Main text（主要文档）、Tables（纳入研究数据提取）、Studies and references（纳入研究信息）、Data and analyses（数据和分析）、Figures（系统评价结果的图示）、Sources of support（支持数据的文献）。如果要利用 RevMan 完成一个系统评价，则需要在每个部分输入详细的信息。如果只是完成 Meta 分析的统计计算部分，只需要直接点击"Studies and references"进入下一步。

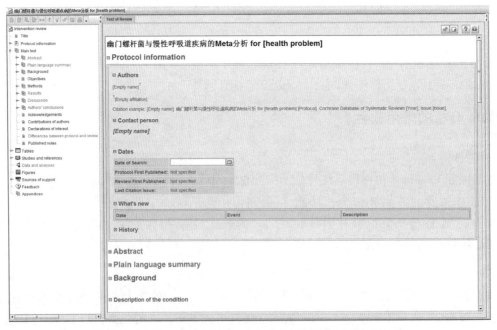

图 23-7　在 RevMan 中创建一个新的 Meta 分析（基于例 23-6）

2. 从纳入研究中提取用于 Meta 分析的数据信息

（1）在 RevMan 主页面点击左侧的"Studies and references"，右侧主窗口出现的"References to studies"项下有 Included studies、Excluded studies 等选项。右击"Included studies"，选择"Add study"，在弹出的表格中输入一个研究的 Study ID（第一作者的姓氏）和发表时间（年份），对例 23-6，输入"Caseil，1999"代表第一个纳入研究。重复上述步骤，完成另 8 个研究的信息输入。

（2）在 RevMan 主页面点击左侧的"Data and analyses"，右击并选择"Add Comparison"，在"Name"项输入"发病组与未发病"，点击"Finish"保存。再点击左侧的"Data and analyses"，其右侧会出现刚输入的"发病组与未发病"，右击并选择"Add outcome"，在弹出的对话框"Data type"中选"Dichotomous"（二分类变量），在"Next"后的"Name"项输入"幽门螺杆菌感染"，Group label 1 和 Group label 2 分别输入"发病"和"未发病"。"Next"后弹出如图 23-8 窗口，选择相应的统计方法（如 inverse variance）、效应模型（如random effects）和效应值（如 odds ratio）后，点击"Apply"。

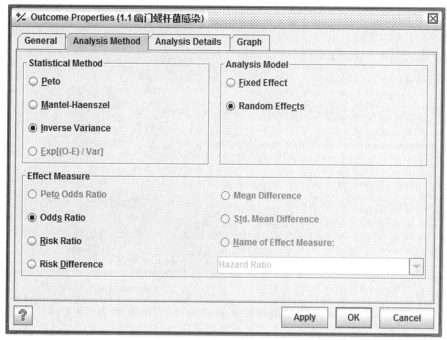

图 23-8　RevMan 中连续性数值变量的统计模型和效应值（基于例 23-6）

（3）在 RevMan 主页面点击左侧的"Data and analyses"，在右侧同名项目下双击"幽门螺杆菌感染"，在主窗口会弹出如图 23-9 所示界面。

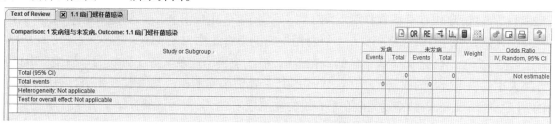

图 23-9　RevMan 中数据表格和森林图

点击右上角第一个图标 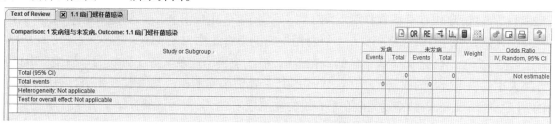，在弹出的对话框中选入纳入的 9 篇文献。然后，在数据表格中相应研究中录入数据，结果自动显示如图 23-10 所示界面，数据导入完成后注意点击"Save"。

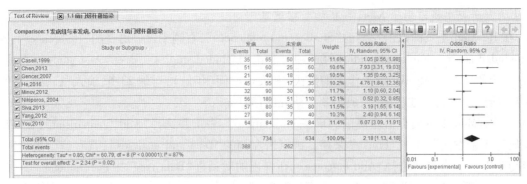

图 23-10 RevMan 中自动生成的各研究数据信息和 Meta 分析结果（基于例 23-6）

注意：如有新文献数据，可点击 [图]，选中要添加的研究，进行数据录入；点击 [OR]，在不同的效应值间切换；点击 [FE]，在固定模型和随机模型间切换；点击 [图]，显示单个研究、合并研究的效应值和森林图；点击 [图]，显示漏斗图。点击 [图]，选择不同的模型和加权方法。

3. Meta 分析结果

在图 23-10 的状态下，点击 [图]，弹出 Meta 分析的主要结果界面（图 23-11）。

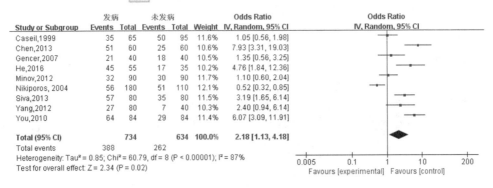

图 23-11 RevMan 中异质性检验和随机效应模型下森林图（基于例 23-6）

图 23-11 的左侧为每个研究的基本数据、效应值点估计与区间估计、计算合并效应值时的权重，以及合并效应值的点估计和区间估计。本例中，合并效应值的点估计为 2.18，95% 置信区间为（1.13，4.18）。下方是异质性检验的结果，本例中异质性检验的 Q 统计量 $\chi^2 = 60.79$，$P < 0.001$，$I^2 = 87\%$，故应采用随机效应模型。

图 23-11 的右侧为 Meta 分析森林图。森林图上方给出了 Meta 分析的一些基本信息，如本例选用随机效应模型、合并效应值 OR，计算 95% CI。森林图中间的垂直线称为无效线，其横坐标为 1，即 $OR = 1$；每条短横线表示每个独立研究 95% 置信区间所在范围，横线中央的蓝色实心小方块为该研究 SMD 值的点估计，方块大小代表该研究的权重大小。若某研究 95% 置信区间的横线与垂直线相交，可认为该研究结果没有统计学意义；反之，若该横线完全在垂直线的左侧或右侧，则认为该研究结果有统计学意义。横线最下方的菱形表示 Meta 分析效应合并值的区间估计，菱形的中心点是效应合并值的点估计。本例最下方的菱形完全在垂直线的右侧，因此可认为幽门螺杆菌感染者的慢性呼吸道疾病的发病率较高。

在图 23-10 状态下，点击 [图]，弹出漏斗图（图 23-12）。图中横轴为 SMD，纵轴为标准误，纳入的 9 个研究的散点分布呈漏斗型，并位于虚线内，故尚不能认为存在发表偏倚。

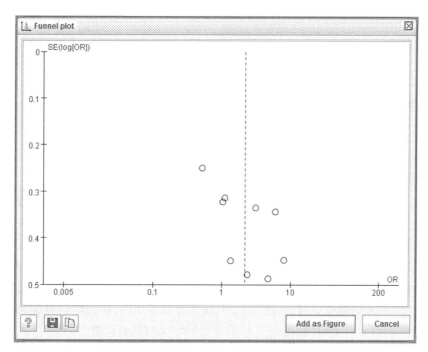

图 23-12 RevMan 中漏斗图(基于例 23-6)

（二）Stata/SE 12.0 对例 23-4 进行 Meta 分析

1. 数据录入

例 23-4 中纳入的研究为连续数据,在 Stata 界面中点击 ⬜,弹出空白表格后在其中录入数据,格式如图 23-13 所示,其中 id 为研究编码,n1、n2 分别为胃癌组和健康对照组的人数,mean1 和 s1 分别为胃癌组血清 CA724 的均数和标准差,mean2 和 s2 分别为健康对照组血清 CA724 的均数和标准差。

	id	n1	mean1	s1	n2	mean2	s2
1	Wang, 2017	62	16.13	1.17	62	3.28	.32
2	Han, 2017	72	14.33	2.34	68	3.53	1.1
3	Xu, 2018	40	10.5	3.2	50	3.5	2.1
4	Zhou, 2017	60	27.76	5.2	50	2.21	.24
5	Xue, 2016	45	41.57	5.64	45	3.63	1.44
6	Liu, 2018	60	18.89	7.08	58	3.83	.94
7	Ren, 2018	62	31.67	20.39	65	3.67	1.08
8	Wang, 2012	120	21.54	56.34	20	2.18	1.82

图 23-13 Stata 数据管理窗口

2. 异质性检验

以 SMD 为效应量,暂选用固定效应模型,计算异质性检验的统计量 Q 值和 I^2 值,判断是否存在异质性。命令如下:

metan n1 mean1 s1 n2 mean2 s2, label(namevar = id) fixed hedges

结果如下:

```
Heterogeneity chi-squared = 464.53 (d.f. = 7) p = 0.000
I-squared (variation in SMD attributable to heterogeneity) = 98.5%

Test of SMD=0 : z= 24.72 p = 0.000
```

$Q = 464.53$,$P < 0.01$,$I^2 = 98.5\%$,提示不同研究间可能存在异质性,应采用随机效应模型。

Stata 中计算 H 值及其 $95\% CI$ 的命令如下:

heterogi 464. 53 8

结果如下:

Statistic	Estimate	[95% Conf. Interval]	
H	7.6	6.6	8.8
I^2	98	98	99

Q-test = **464.53** d.f. = 8 p-value = **0.0000**

从结果中发现,$H = 7.6$,且 95% CI 不包含 1,提示研究间存在异质性,应选用随机效应模型。

值得注意的是:计算 Q 值的检验方法应用较为广泛,但其检验效能较低,检验结果不可靠,特别是采用分层分析法研究异质性时,Q 值检验结果更不稳定。影响 Q 检验功能的因素为纳入研究的数量、总体信息量(总的权重或方差的倒数)和不同研究权重的分布(效应值的离散分布)等。如果纳入研究的文献多,合并方差小,则权重大,对 Q 值贡献大,这时检验效能会太高,即使无异值性,Q 检验也可能有统计学意义(I 类错误);如果纳入研究较少时,权重也较小,即使存在异质性,Q 检验也可能无统计学意义,检验效能较低(II 类错误)。鉴于以上原因,在应用 Q 检验法的结果时需要慎重。

H 值和 I^2 统计量因校正了研究数目对 Q 值的影响,因此它们的大小不会随研究数的变化而改变,异质性检验结果更为稳定可靠。Higgins 等认为,I^2 值为 0% 到 100%,当 $I^2 = 0\%$ 时,研究间无异质性,数值越大,异质性可能性增加;当 $I^2 = 25\%$ 时,表明存在轻度异质性;当 $I^2 = 50\%$ 时,表明存在中度异质性;当 $I^2 = 75\%$ 时,表明存在高度异质性。《Cochrane 系统评价手册》上建议 $I^2 > 50\%$ 时可认为研究间存在异质性。

3. 合并效应值

选用随机效应模型进行 Meta 分析,列出每一研究的效应量、置信区间及其效应量的权重,并输出森林图(图 23-14)。其 Stata 命令如下:

metan n1 mean1 s1 n2 mean2 s2, label(namevar = id) random hedges

结果如下:

Study	SMD	[95% Conf. Interval]		% Weight
Wang, 2017	14.890	12.974	16.806	11.44
Han, 2017	5.821	5.054	6.588	12.67
Xu, 2018	2.624	2.053	3.196	12.79
Zhou, 2017	6.596	5.632	7.559	12.52
Xue, 2016	9.139	7.712	10.565	12.06
Liu, 2018	2.938	2.413	3.463	12.81
Ren, 2018	1.951	1.526	2.376	12.86
Wang, 2012	0.368	-0.107	0.843	12.84
D+L pooled SMD	5.380	3.478	7.281	100.00

Heterogeneity chi-squared = **464.53** (d.f. = 7) p = 0.000
I-squared (variation in SMD attributable to heterogeneity) = **98.5%**
Estimate of between-study variance Tau-squared = 7.2735

Test of SMD=0 : z= **5.55** p = 0.000

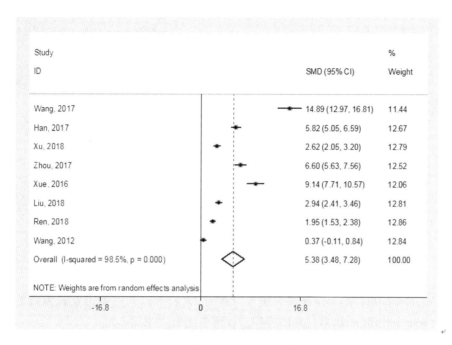

图 23-14　Meta 分析结果的森林图(基于例 23-4)

　　结果发现,合并 *SMD* 的点估计和 95% 置信区间分别为 5.38 和(3.48,7.28)。其森林图如图 23-14 所示,垂直线左侧标注研究名称,在坐标轴 $x = 0$ 处的垂直线相当于 $SMD = 1$ 的无效线,垂直虚线为合并 *SMD* 在 x 坐标轴位置。图中每条短横线为一个研究 95% 置信区间上下限的连线,其线段长短表示置信区间范围的大小,横线中央的小方块为 *OR* 值的位置,其方块大小反映该研究权重大小。若某个研究 95% 置信区间的线条横跨无效竖线,按 $\alpha = 0.05$ 水准可认为该研究无统计学意义;相反,若横线落在无效竖线的右侧或左侧,按 $\alpha = 0.05$ 水准可认为该研究有统计学意义。本例中合并 *SMD* 的 95% 置信区间不包含 0,故尚可以认为胃癌病人血清 CA724 浓度更高。

　　4. 发表偏倚检验

　　经过如上的步骤,Stata 会自动生成每项研究的效应值(_ES)和标准误(_seES)。接下来以 Egger 法进行发表偏倚检验。例 23-4 的 Egger 漏斗图如图 23-15 所示。绘制 Egger 漏斗图的 Stata 命令如下:

metabias _ES _seES, graph(egger)

结果如下:

```
Egger's test
```

Std_Eff	Coef.	Std. Err.	t	P>|t|	[95% Conf. Interval]	
slope	-2.468692	.9457482	-2.61	0.040	-4.782855	-.1545299
bias	17.88323	2.945209	6.07	0.001	10.67656	25.0899

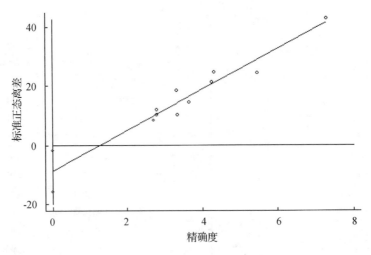

图 23-15　例 23-4 的 Egger 漏斗图

从结果中可知,$P = 0.001$,提示存在发表偏倚。此时,我们可以利用矫正发表偏倚的方法,例如基于漏斗图的剪补法(trim and fill method),具体操作步骤可参阅有关书籍。

小　结

（1）Meta 分析的基本原理:把不同研究者对相同问题进行的研究看作是从同一总体中进行抽样得到的一个随机样本,如果它们都是按照相同的设计得到的研究结果,这样就可以赋予一定的权重得到一个更为可靠的合并结果。

（2）Meta 分析的过程一般包括:提出问题并制订研究计划、检索相关文献、制定文献纳入和剔除标准、纳入文献的质量评价、纳入文献的信息提取、数据的统计学处理、敏感性分析和结果的分析与讨论。

（3）效应值合并前应先进行异质性检验,如果可以进行 Meta 分析,再考虑选择固定或随机效应模型。固定效应和随机效应模型最大的不同是假设的不同;在分配权重时,固定效应模型仅仅考虑研究内变异,随机效应模型不仅考虑研究内变异,还考虑研究间变异。

（4）亚组分析、敏感分析和 Meta 回归可以用于探讨异质性来源。

（5）常用的 Meta 分析软件有 RevMan、Stata、MetaWin、Meta-Analyst 等专用软件,以及 SAS、SPSS 等统计软件。

练 习 题

一、单项选择题

1. 关于 Meta 分析,下列说法错误的是(　　)。

　　A. Meta 分析是对具有相同目的且相互独立的多个研究结果进行系统定量分析的一种方法

　　B. Meta 分析本质上是一种观察性研究

　　C. 用固定效应模型要比用随机效应模型进行 Meta 分析更可靠

　　D. Meta 分析的敏感性分析是探讨 Meta 分析结论的稳定性和可靠性

2. 在 Meta 分析中,失安全系数小,说明( )。

    A. 研究间同质性好   B. 研究间同质性差

    C. 结果相对稳定,被推翻的可能性小   D. 结果不稳定,被推翻的可能性大

3. 漏斗图主要用来估计( )。

    A. 纳入偏倚   B. 文献库偏倚   C. 筛选者偏倚   D. 发表偏倚

4. 对若干项独立的病例-对照研究进行 Meta 分析,效应量选择( )。

    A. RR B. OR C. RR 或 OR D. Q 值

5. 敏感性分析前后结论变化不大,说明结论( )。

    A. 不可靠   B. 真实   C. 可靠   D. 不真实

6. 分类变量资料做 Meta 分析,95% CI 未包括1,说明合并的 RR 或 OR 一定( )。

    A. 不等于1   B. 等于1

    C. 不可能是负数   D. 可能介于 1 ~ 100 之间

7. 下列不能识别和控制发表偏倚的是( )。

    A. 漏斗图法   B. Meta 回归法

    C. 直线相关法   D. 失安全系数法

8. 语种偏倚属于( )。

    A. 选择偏倚   B. 抽样偏倚

    C. 纳入标准偏倚   D. 筛选者偏倚

9. 失安全系数主要用来估计( )。

    A. 文献库偏倚   B. 发表偏倚

    C. 纳入标准偏倚   D. 筛选者偏倚

10. Meta 分析中异质性检验得出各研究同质,效应值合并一般采用( )模型。

    A. 随机效应模型   B. 固定效应模型

    C. 混合效应模型   D. 线性回归模型

二、名词解释

1. Meta 分析

2. 异质性检验

3. 合并效应值

4. 发表偏倚

5. 失安全系数

三、简答题

1. 请简述 Meta 分析的目的和主要步骤。

2. 请简述 Meta 分析中各研究间存在异质性的处理原则。

3. 请简述 Meta 分析中发表偏倚的识别与控制。

4. 请简述 Meta 分析中合并效应值有哪些?

四、计算分析题

1. 某学者拟分析鼻咽癌与 EB 病毒感染的关系,经文献查找、筛选,得到 6 个病例对照研究,结果见表 23-12。

表 23-12　鼻咽癌与 EB 病毒感染的 6 项病例对照研究的 Meta 分析

研究	病例组		对照组	
	EB(+)	EB(-)	EB(+)	EB(-)
1	31	320	2	120
2	20	72	3	205
3	31	79	3	51
4	62	57	10	30
5	43	60	12	32
6	55	49	18	17

（资料来源:方积乾,《卫生统计学》第 6 版）

（1）对该资料进行同质性检验,选择适宜的统计分析模型进行 Meta 分析。

（2）计算合并效应值及其 95% CI,并解释结果的含义。

2. 某研究者为了分析三酰甘油在抑郁症患者和健康对照组外周血水平的临床证据,纳入 6 个健康对照和横断面研究文献,数据见表 23-13。试对表 23-13 的资料进行 Meta 分析,对抑郁症患者外周血中三酰甘油的水平进行系统性评价。

表 23-13　抑郁症患者三酰甘油水平的研究资料

单位: mg/dL

作者和年份	抑郁症组			健康对照组		
	n_{1i}	$\bar{x}_{1i}$	S_{1i}	n_{2i}	$\bar{x}_{2i}$	S_{2i}
Baghai，2010	86	152.0	98.4	80	99.8	49.6
Dimopoulos，2007	33	107.8	39.9	33	76.8	34.5
Hummel，2011	65	126.6	60.2	33	104.5	39.8
Lehto，2010	45	145.2	78.8	88	103.6	47.8
Sagud，2009	34	124.0	66.4	50	106.3	35.4
Yang,2010	30	147.0	68.2	34	107.2	31.9

（资料来源:陈宇等,2014 年）

（尹洁云）

附录 统计用表

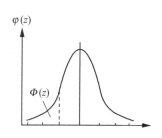

附表1　标准正态分布曲线下的面积，$\Phi(z)$值

z	0.00	0.01	0.02	0.03	0.04	0.05	0.06	0.07	0.08	0.09
−3.0	0.0013	0.0013	0.0013	0.0012	0.0012	0.0011	0.0011	0.0011	0.0010	0.0010
−2.9	0.0019	0.0018	0.0018	0.0017	0.0016	0.0016	0.0015	0.0015	0.0014	0.0014
−2.8	0.0026	0.0025	0.0024	0.0023	0.0023	0.0022	0.0021	0.0021	0.0020	0.0019
−2.7	0.0035	0.0034	0.0033	0.0032	0.0031	0.0030	0.0029	0.0028	0.0027	0.0026
−2.6	0.0047	0.0045	0.0044	0.0043	0.0041	0.0040	0.0039	0.0038	0.0037	0.0036
−2.5	0.0062	0.0060	0.0059	0.0057	0.0055	0.0054	0.0052	0.0051	0.0049	0.0048
−2.4	0.0082	0.0080	0.0078	0.0075	0.0073	0.0071	0.0069	0.0068	0.0066	0.0064
−2.3	0.0107	0.0104	0.0102	0.0099	0.0096	0.0094	0.0091	0.0089	0.0087	0.0084
−2.2	0.0139	0.0136	0.0132	0.0129	0.0125	0.0122	0.0119	0.0116	0.0113	0.0110
−2.1	0.0179	0.0174	0.0170	0.0166	0.0162	0.0158	0.0154	0.0150	0.0146	0.0143
−2.0	0.0228	0.0222	0.0217	0.0212	0.0207	0.0202	0.0197	0.0192	0.0188	0.0183
−1.9	0.0287	0.0281	0.0274	0.0268	0.0262	0.0256	0.0250	0.0244	0.0239	0.0233
−1.8	0.0359	0.0351	0.0344	0.0336	0.0329	0.0322	0.0314	0.0307	0.0301	0.0294
−1.7	0.0446	0.0436	0.0427	0.0418	0.0409	0.0401	0.0392	0.0384	0.0375	0.0367
−1.6	0.0548	0.0537	0.0526	0.0516	0.0505	0.0495	0.0485	0.0475	0.0465	0.0455
−1.5	0.0668	0.0655	0.0643	0.0630	0.0618	0.0606	0.0594	0.0582	0.0571	0.0559
−1.4	0.0808	0.0793	0.0778	0.0764	0.0749	0.0735	0.0721	0.0708	0.0694	0.0681
−1.3	0.0968	0.0951	0.0934	0.0918	0.0901	0.0885	0.0869	0.0853	0.0838	0.0823
−1.2	0.1151	0.1131	0.1112	0.1093	0.1075	0.1056	0.1038	0.1020	0.1003	0.0985
−1.1	0.1357	0.1335	0.1314	0.1292	0.1271	0.1251	0.1230	0.1210	0.1190	0.1170
−1.0	0.1587	0.1562	0.1539	0.1515	0.1492	0.1469	0.1446	0.1423	0.1401	0.1379
−0.9	0.1841	0.1814	0.1788	0.1762	0.1736	0.1711	0.1685	0.1660	0.1635	0.1611
−0.8	0.2119	0.2090	0.2061	0.2033	0.2005	0.1977	0.1949	0.1922	0.1894	0.1867
−0.7	0.2420	0.2389	0.2358	0.2327	0.2296	0.2266	0.2236	0.2206	0.2177	0.2148
−0.6	0.2743	0.2709	0.2676	0.2643	0.2611	0.2578	0.2546	0.2514	0.2483	0.2451
−0.5	0.3085	0.3050	0.3015	0.2981	0.2946	0.2912	0.2877	0.2843	0.2810	0.2776
−0.4	0.3446	0.3409	0.3372	0.3336	0.3300	0.3264	0.3228	0.3192	0.3156	0.3121
−0.3	0.3821	0.3783	0.3745	0.3707	0.3669	0.3632	0.3594	0.3557	0.3520	0.3483
−0.2	0.4207	0.4168	0.4129	0.4090	0.4052	0.4013	0.3974	0.3936	0.3897	0.3859
−0.1	0.4602	0.4562	0.4522	0.4483	0.4443	0.4404	0.4364	0.4325	0.4286	0.4247
−0.0	0.5000	0.4960	0.4920	0.4880	0.4840	0.4801	0.4761	0.4721	0.4681	0.4641

注：$\varphi(z) = 1 - \varphi(-z)$

附表 2　*t* 界值表

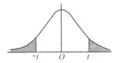

自由度		概率 *P*									
ν	单侧	0.25	0.20	0.10	0.05	0.025	0.01	0.005	0.0025	0.001	0.0005
	双侧	0.50	0.40	0.20	0.10	0.05	0.02	0.01	0.005	0.002	0.001
1		1.000	1.376	3.078	6.314	12.706	31.821	63.657	127.321	318.309	636.619
2		0.816	1.061	1.886	2.920	4.303	6.965	9.925	14.089	22.327	31.599
3		0.765	0.978	1.638	2.353	3.182	4.541	5.841	7.453	10.215	12.924
4		0.741	0.941	1.533	2.132	2.776	3.747	4.604	5.598	7.173	8.610
5		0.727	0.920	1.476	2.015	2.571	3.365	4.032	4.773	5.893	6.869
6		0.718	0.906	1.440	1.943	2.447	3.143	3.707	4.317	5.208	5.959
7		0.711	0.896	1.415	1.895	2.365	2.998	3.499	4.029	4.785	5.408
8		0.706	0.889	1.397	1.860	2.306	2.896	3.355	3.833	4.501	5.041
9		0.703	0.883	1.383	1.833	2.262	2.821	3.250	3.690	4.297	4.781
10		0.700	0.879	1.372	1.812	2.228	2.764	3.169	3.581	4.144	4.587
11		0.697	0.876	1.363	1.796	2.201	2.718	3.106	3.497	4.025	4.437
12		0.695	0.873	1.356	1.782	2.179	2.681	3.055	3.428	3.930	4.318
13		0.694	0.870	1.350	1.771	2.160	2.650	3.012	3.372	3.852	4.221
14		0.692	0.868	1.345	1.761	2.145	2.624	2.977	3.326	3.787	4.140
15		0.691	0.866	1.341	1.753	2.131	2.602	2.947	3.286	3.733	4.073
16		0.690	0.865	1.337	1.746	2.120	2.583	2.921	3.252	3.686	4.015
17		0.689	0.863	1.333	1.740	2.110	2.567	2.898	3.222	3.646	3.965
18		0.688	0.862	1.330	1.734	2.101	2.552	2.878	3.197	3.610	3.922
19		0.688	0.861	1.328	1.729	2.093	2.539	2.861	3.174	3.579	3.883
20		0.687	0.860	1.325	1.725	2.086	2.528	2.845	3.153	3.552	3.850
21		0.686	0.859	1.323	1.721	2.080	2.518	2.831	3.135	3.527	3.819
22		0.686	0.858	1.321	1.717	2.074	2.508	2.819	3.119	3.505	3.792
23		0.685	0.858	1.319	1.714	2.069	2.500	2.807	3.104	3.485	3.768
24		0.685	0.857	1.318	1.711	2.064	2.492	2.797	3.091	3.467	3.745
25		0.684	0.856	1.316	1.708	2.060	2.485	2.787	3.078	3.450	3.725
26		0.684	0.856	1.315	1.706	2.056	2.479	2.779	3.067	3.435	3.707
27		0.684	0.855	1.314	1.703	2.052	2.473	2.771	3.057	3.421	3.690
28		0.683	0.855	1.313	1.701	2.048	2.467	2.763	3.047	3.408	3.674
29		0.683	0.854	1.311	1.699	2.045	2.462	2.756	3.038	3.396	3.659
30		0.683	0.854	1.310	1.697	2.042	2.457	2.750	3.030	3.385	3.646
31		0.682	0.853	1.309	1.696	2.040	2.453	2.744	3.022	3.375	3.633
32		0.682	0.853	1.309	1.694	2.037	2.449	2.738	3.015	3.365	3.622
33		0.682	0.853	1.308	1.692	2.035	2.445	2.733	3.008	3.356	3.611
34		0.682	0.852	1.307	1.691	2.032	2.441	2.728	3.002	3.348	3.601
35		0.682	0.852	1.306	1.690	2.030	2.438	2.724	2.996	3.340	3.591
36		0.681	0.852	1.306	1.688	2.028	2.434	2.719	2.990	3.333	3.582
37		0.681	0.851	1.305	1.687	2.026	2.431	2.715	2.985	3.326	3.574
38		0.681	0.851	1.304	1.686	2.024	2.429	2.712	2.980	3.319	3.566
39		0.681	0.851	1.304	1.685	2.023	2.426	2.708	2.976	3.313	3.558
40		0.681	0.851	1.303	1.684	2.021	2.423	2.704	2.971	3.307	3.551
50		0.679	0.849	1.299	1.676	2.009	2.403	2.678	2.937	3.261	3.496
60		0.679	0.848	1.296	1.671	2.000	2.390	2.660	2.915	3.232	3.460
70		0.678	0.847	1.294	1.667	1.994	2.381	2.648	2.899	3.211	3.435
80		0.678	0.846	1.292	1.664	1.990	2.374	2.639	2.887	3.195	3.416
90		0.677	0.846	1.291	1.662	1.987	2.368	2.632	2.878	3.183	3.402
100		0.677	0.845	1.290	1.660	1.984	2.364	2.626	2.871	3.174	3.390
200		0.676	0.843	1.286	1.653	1.972	2.345	2.601	2.839	3.131	3.340
500		0.675	0.842	1.283	1.648	1.965	2.334	2.586	2.820	3.107	3.310
1000		0.675	0.842	1.282	1.646	1.962	2.330	2.581	2.813	3.098	3.300
∞		0.674	0.842	1.282	1.645	1.960	2.326	2.576	2.807	3.090	3.291

附表 3　率的置信区间
上行:$\alpha = 0.05$　下行:$\alpha = 0.01$

n	0	1	2	3	4	5	6	7	8	9	10	11	12	13
							X							
1	0—98													
	0—100													
2	0—84	1—99												
	0—93	0—100												
3	0—71	1—91	9—99											
	0—83	0—96	4—100											
4	0—60	1—81	7—93											
	0—73	0—89	3—97											
5	0—52	1—72	5—85	15—95										
	0—65	0—81	2—92	8—98										
6	0—46	0—64	4—78	12—88										
	0—59	0—75	2—86	7—93										
7	0—41	0—58	4—71	10—82	18—90									
	0—53	0—68	2—80	6—88	12—94									
8	0—37	0—53	3—65	9—76	16—84									
	0—48	0—63	1—74	5—83	10—90									
9	0—34	0—48	3—60	7—70	14—79	21—86								
	0—45	0—59	1—69	4—78	9—85	15—91								
10	0—31	0—45	3—56	7—65	12—74	19—81								
	0—41	0—54	1—65	4—74	8—81	13—87								
11	0—28	0—41	2—52	6—61	11—69	17—77	23—83							
	0—38	0—51	1—61	3—69	7—77	11—83	17—89							
12	0—26	0—38	2—48	5—57	10—65	15—72	21—79							
	0—36	0—48	1—57	3—66	6—73	10—79	15—85							
13	0—25	0—36	2—45	5—54	9—61	14—68	19—75	25—81						
	0—34	0—45	1—54	3—62	6—69	9—76	14—81	19—86						
14	0—23	0—34	2—43	5—51	8—58	13—65	18—71	23—77						
	0—32	0—42	1—51	3—59	5—66	9—72	13—78	17—83						
15	0—22	0—32	2—41	4—48	8—55	12—62	16—68	21—73	27—79					
	0—30	0—40	1—49	2—56	5—63	8—69	12—74	16—79	21—84					
16	0—21	0—30	2—38	4—46	7—52	11—59	15—65	20—70	25—75					
	0—28	0—38	1—46	2—53	5—60	8—66	11—71	15—76	19—81					
17	0—20	0—29	2—36	4—43	7—50	10—56	14—62	18—67	23—72	28—77				
	0—27	0—36	1—44	2—51	4—57	7—63	10—69	14—74	18—78	22—82				
18	0—19	0—27	1—35	4—41	6—48	10—54	13—59	17—64	22—69	26—74				
	0—26	0—35	1—42	2—49	4—55	7—61	10—66	13—71	17—75	21—79				
19	0—18	0—26	1—33	3—40	6—46	9—51	13—57	16—62	20—67	24—71	29—76			
	0—24	0—33	1—40	2—47	4—53	6—58	9—63	12—68	16—73	19—77	23—81			
20	0—17	0—25	1—32	3—38	6—44	9—49	12—54	15—59	19—64	23—69	27—73			
	0—23	0—32	1—39	2—45	4—51	6—56	9—61	11—66	15—70	18—74	22—78			
21	0—16	0—24	1—30	3—36	5—42	8—47	11—52	15—57	18—62	22—66	26—70	30—74		
	0—22	0—30	1—37	2—73	3—49	6—54	8—59	11—63	14—68	17—71	21—76	24—80		
22	0—15	0—23	1—29	3—35	5—40	8—45	11—50	14—55	17—59	21—64	24—68	28—72		
	0—21	0—29	1—36	2—42	3—47	5—42	8—57	10—61	13—66	16—70	20—73	23—77		
23	0—15	0—22	1—28	3—34	5—39	8—44	10—48	13—53	16—57	20—62	23—66	27—69	31—73	
	0—21	0—28	1—35	2—40	3—45	5—50	7—55	10—59	13—63	15—67	19—71	22—75	25—78	
24	0—14	0—21	1—27	3—32	5—37	7—42	10—47	13—51	16—55	19—59	22—63	26—67	29—71	
	0—20	0—27	0—33	2—39	3—44	5—49	7—53	9—57	12—61	15—65	18—69	21—73	24—76	
25	0—14	0—20	1—26	3—31	5—36	7—41	9—45	12—49	15—54	18—58	21—61	24—65	28—69	31—72
	0—19	0—26	0—32	1—37	3—42	5—47	7—51	9—56	11—60	14—63	17—67	20—71	23—74	26—77

n	0	1	2	3	4	5	6	7	8	9	10	11	12	13
26	0—13	0—20	1—25	2—30	4—35	7—39	9—44	12—48	14—52	17—56	20—60	23—63	27—67	30—70
	0—18	0—25	0—31	1—36	3—41	4—46	6—50	9—54	11—58	13—62	16—65	19—69	22—72	25—75
27	0—13	0—19	1—24	2—29	4—34	6—38	9—42	11—46	14—50	17—54	19—58	22—61	26—65	29—68
	0—18	0—25	0—30	1—35	3—40	4—44	6—48	8—52	10—56	13—60	15—63	18—67	21—70	24—73
28	0—12	0—18	1—24	2—28	4—33	6—37	8—41	11—45	13—49	16—52	19—56	22—59	25—63	28—66
	0—17	0—24	0—29	1—34	3—39	4—43	6—47	8—51	10—55	12—58	15—62	17—65	20—68	23—71
29	0—12	0—18	1—23	2—27	4—32	6—36	8—40	10—44	13—47	15—51	18—54	21—58	24—61	26—64
	0—17	0—23	0—28	1—33	2—37	4—42	6—46	8—49	10—53	12—57	14—60	17—63	19—66	22—70
30	0—12	0—17	1—22	2—27	4—31	6—35	8—39	10—42	12—46	15—49	17—53	20—56	23—59	26—63
	0—16	0—22	0—27	1—32	2—36	4—40	5—44	7—48	9—52	11—55	14—58	16—62	19—65	21—68
31	0—11	0—17	1—22	2—26	4—30	6—34	8—38	10—41	12—45	14—48	17—51	19—55	22—58	25—61
	0—16	0—22	0—27	1—31	2—35	4—39	5—43	7—47	9—50	11—54	13—57	16—60	18—63	20—66
32	0—11	0—16	1—21	2—25	4—29	5—33	7—36	9—40	12—43	14—47	16—50	19—53	21—56	24—59
	0—15	0—21	0—26	1—30	2—34	4—38	5—42	7—46	9—49	11—52	13—56	15—59	17—62	20—65
33	0—11	0—15	1—20	2—24	3—28	5—32	7—36	9—39	11—42	13—46	16—49	18—52	20—55	23—58
	0—15	0—20	0—25	1—30	2—34	3—37	5—41	7—44	8—48	10—51	12—54	14—57	17—60	19—63
34	0—10	0—15	1—19	2—23	3—28	5—31	7—35	9—28	1—41	13—44	15—48	17—51	20—54	22—56
	0—14	0—20	0—25	1—29	2—33	3—36	5—40	6—43	8—47	10—50	12—53	14—56	16—59	18—62
35	0—10	0—15	1—19	2—23	3—27	5—30	7—34	8—37	10—40	13—43	15—46	17—49	19—52	22—55
	0—14	0—20	0—24	1—28	2—32	3—35	5—39	6—42	8—45	10—49	12—52	14—55	16—57	18—60
36	0—10	0—15	1—18	2—22	3—26	5—29	6—33	8—36	10—39	12—42	14—45	16—48	19—51	21—54
	0—14	0—19	0—23	1—27	2—31	3—35	5—38	6—41	8—44	9—47	11—50	13—53	15—56	17—59
37	0—10	0—14	1—18	2—22	3—25	5—28	6—32	8—35	10—38	12—41	14—44	16—47	18—50	20—53
	0—13	0—18	0—23	1—27	2—30	3—34	4—37	6—40	7—43	9—46	11—49	13—52	15—55	17—58
38	0—10	0—14	1—18	2—21	3—25	5—28	6—32	8—34	10—37	11—40	13—43	15—46	18—49	20—51
	0—13	0—18	0—22	1—26	2—30	3—33	4—36	6—39	7—42	9—45	11—48	12—51	14—54	16—56
39	0—9	0—14	1—17	2—21	3—24	4—27	6—31	8—33	9—36	11—39	13—42	15—45	17—48	19—50
	0—13	0—18	0—21	1—25	2—29	3—32	4—35	6—38	7—41	9—44	10—47	12—50	14—53	16—55
40	0—9	0—13	1—17	2—21	3—24	4—27	6—30	8—33	9—35	11—38	13—41	15—44	17—47	19—49
	0—12	0—17	0—21	1—25	2—28	3—32	4—35	5—38	7—40	9—43	10—46	12—49	13—52	15—54
41	0—9	0—13	1—17	2—20	3—23	4—26	6—29	7—32	9—35	11—37	12—40	14—43	16—46	18—48
	0—12	0—17	0—21	1—24	2—28	3—31	4—34	5—37	7—40	8—42	10—45	11—48	13—50	15—53
42	0—9	0—13	1—16	2—20	3—23	4—26	6—28	7—31	9—34	10—37	12—39	14—42	16—45	18—47
	0—12	0—17	0—20	1—24	2—27	3—30	4—33	5—36	7—39	8—42	9—44	11—47	13—49	15—52
43	0—9	0—12	1—16	2—19	3—23	4—25	5—28	7—31	8—33	10—36	12—39	14—41	15—44	17—46
	0—12	0—16	0—20	1—23	2—26	3—30	4—33	5—35	6—38	8—41	9—43	11—46	13—49	14—51
44	0—9	0—12	1—15	2—19	3—22	4—25	5—28	7—30	8—33	10—35	11—38	13—40	15—43	17—45
	0—11	0—16	0—19	1—23	2—26	3—29	4—32	5—35	6—37	8—40	9—42	11—45	12—47	14—50
45	0—8	0—12	1—15	2—18	3—21	4—24	5—27	7—30	8—32	9—34	11—37	13—39	15—42	16—44
	0—11	0—15	0—19	1—22	2—25	3—28	4—31	5—34	6—37	8—39	9—42	10—44	12—47	14—49
46	0—8	0—12	1—15	2—18	3—21	4—24	5—26	7—29	8—31	9—34	11—36	13—39	14—41	16—43
	0—11	0—15	0—19	1—22	2—25	3—28	4—31	5—33	6—36	7—39	9—41	10—43	12—46	13—48
47	0—8	0—12	1—15	2—17	3—20	4—23	5—26	6—28	8—31	9—34	11—36	12—38	14—40	16—43
	0—11	0—15	0—18	1—21	2—24	2—27	3—30	5—33	6—35	7—38	9—40	10—42	11—45	13—47
48	0—8	0—11	1—14	2—17	3—20	4—22	5—25	6—28	8—30	9—33	11—35	12—37	14—39	15—42
	0—10	0—14	0—18	1—21	2—24	2—27	3—29	5—32	6—35	7—37	8—40	10—42	11—44	13—47
49	0—8	0—11	1—14	2—17	2—20	4—22	5—25	6—27	7—30	9—32	10—35	12—37	13—39	15—41
	0—10	0—14	0—17	1—20	1—24	2—26	3—29	4—32	6—34	7—36	8—39	9—41	11—44	12—46
50	0—7	0—11	1—14	2—17	2—19	3—22	5—24	6—26	7—29	9—31	10—34	11—36	13—38	15—41
	0—10	0—14	0—17	1—20	1—23	2—26	3—28	4—31	5—33	7—36	8—38	9—40	11—43	12—45

n	X											
	14	15	16	17	18	19	20	21	22	23	24	25
26												
27	32—71 27—76											
28	31—69 26—74											
29	30—68 25—72	33—71 28—75										
30	28—66 24—71	31—69 27—74										
31	27—64 23—69	30—67 26—72	33—70 28—75									
32	26—62 22—67	29—65 25—70	32—68 27—73									
33	26—61 21—66	28—64 24—69	31—67 26—71	34—69 29—74								
34	25—59 21—64	27—62 23—67	30—65 25—70	32—68 28—72								
35	24—58 20—63	26—61 22—66	29—63 24—68	31—66 27—71	34—69 29—73							
36	23—57 19—62	26—59 22—64	28—62 23—67	30—65 26—69	33—67 28—72							
37	23—55 19—60	25—58 21—63	27—61 23—65	30—63 25—68	32—66 28—70	34—68 30—73						
38	22—54 18—59	24—57 20—61	26—59 22—64	29—62 25—66	31—64 27—69	33—67 29—71						
39	21—53 18—58	23—55 20—60	26—58 22—63	28—60 24—65	30—63 26—68	32—65 28—70	35—68 30—72					
40	21—52 17—57	23—54 19—59	25—57 21—61	27—59 23—64	29—62 25—66	32—64 27—68	34—66 30—71					
41	20—51 17—55	22—53 19—58	24—56 21—60	26—58 23—63	29—60 25—65	31—63 27—67	33—65 29—69	35—67 31—71				
42	20—50 16—54	22—52 18—57	24—54 20—59	26—57 22—61	28—59 24—64	30—61 26—66	32—64 28—67	34—66 30—70				
43	19—49 16—53	21—51 18—56	23—53 19—58	25—56 21—60	27—58 23—62	29—60 25—65	31—62 27—66	33—65 29—69	36—67 31—71			
44	19—48 15—52	21—50 17—55	22—52 19—57	24—55 21—59	26—57 23—61	28—59 25—63	30—61 26—65	33—63 28—68	35—65 30—70			
45	18—47 15—51	20—49 17—54	22—51 19—56	24—54 20—58	26—56 22—60	28—58 24—62	30—60 26—64	32—62 28—66	34—64 30—68	36—66 32—70		
46	18—46 15—50	20—48 16—53	21—50 18—55	23—53 20—57	25—55 22—59	27—57 23—61	29—59 25—63	31—61 27—65	33—63 29—67	35—65 31—69		
47	18—45 14—19	19—47 16—52	21—49 18—54	23—52 19—56	25—54 21—58	26—56 23—60	28—58 25—62	30—60 26—64	32—62 28—66	34—64 30—68	36—66 32—70	
48	17—44 14—49	19—46 16—51	21—48 17—53	22—51 19—55	24—53 21—57	26—55 22—59	28—57 24—61	31—61 26—63	33—63 28—65	35—65 29—67	31—69	
49	17—43 14—48	18—45 15—50	20—47 17—52	22—50 19—54	24—52 20—56	25—54 22—58	27—56 23—60	29—58 25—62	31—60 27—64	33—62 29—66	34—64 31—68	36—66 32—70
50	16—43 14—47	18—45 15—49	20—47 17—51	21—49 18—53	23—51 20—55	25—53 21—57	26—55 23—59	28—57 25—61	30—59 26—63	32—61 28—65	34—63 30—67	36—65 32—68

附表4　Poisson 分布 λ 的置信区间

样本计数 X	95% 下限	95% 上限	99% 下限	99% 上限	样本计数 X	95% 下限	95% 上限	99% 下限	99% 上限
1	0.03	5.57	0.01	7.43	51	37.97	67.06	34.48	72.44
2	0.24	7.22	0.10	9.27	52	38.84	68.19	35.30	73.61
3	0.62	8.77	0.34	10.95	53	39.70	69.32	36.13	74.79
4	1.09	10.24	0.67	12.57	54	40.57	70.46	36.95	75.96
5	1.62	11.67	1.08	14.13	55	41.43	71.59	37.78	77.14
6	2.20	13.06	1.54	15.64	56	42.30	72.72	38.60	78.31
7	2.81	14.42	2.04	17.12	57	43.17	73.85	39.43	79.48
8	3.45	15.76	2.57	18.56	58	44.04	74.98	40.26	80.65
9	4.12	17.08	3.13	19.98	59	44.91	76.11	41.09	81.81
10	4.80	18.39	3.72	21.38	60	45.79	77.23	41.93	82.98
11	5.49	19.68	4.33	22.77	61	46.66	78.36	42.76	84.14
12	6.20	20.96	4.95	24.13	62	47.54	79.48	43.60	85.31
13	6.92	22.23	5.59	25.48	63	48.41	80.60	44.43	86.47
14	7.66	23.49	6.24	26.82	64	49.29	81.73	45.27	87.63
15	8.40	24.74	6.90	28.15	65	50.17	82.85	46.11	88.79
16	9.15	25.98	7.58	29.47	66	51.04	83.97	46.95	89.95
17	9.91	27.22	8.26	30.78	67	51.92	85.09	47.80	91.10
18	10.67	28.45	8.96	32.08	68	52.80	86.21	48.64	92.26
19	11.44	29.67	9.66	33.37	69	53.69	87.32	49.48	93.41
20	12.22	30.89	10.37	34.66	70	54.57	88.44	50.33	94.57
21	13.00	32.10	11.09	35.94	71	55.45	89.56	51.18	95.72
22	13.79	33.31	11.81	37.21	72	56.34	90.67	52.02	96.87
23	14.58	34.51	12.54	38.47	73	57.22	91.79	52.87	98.02
24	15.38	35.71	13.28	39.73	74	58.11	92.90	53.72	99.17
25	16.18	36.90	14.00	40.99	75	58.99	94.01	54.57	100.32
26	16.99	38.10	14.74	42.24	76	59.88	95.12	55.42	101.47
27	17.80	39.28	15.49	43.49	77	60.77	96.24	56.28	102.61
28	18.61	40.47	16.25	44.73	78	61.66	97.35	57.13	103.76
29	19.43	41.65	17.00	45.97	79	62.55	98.46	57.99	104.90
30	20.25	42.83	17.77	47.20	80	63.44	99.57	58.84	106.05
31	21.07	44.00	18.53	48.43	81	64.33	100.68	59.70	107.19
32	21.89	45.17	19.31	49.65	82	65.22	101.78	60.55	108.33
33	22.72	46.34	20.08	50.88	83	66.11	102.89	61.41	109.47
34	23.55	47.51	20.86	52.10	84	67.00	104.00	62.27	110.61
35	24.39	48.68	21.64	53.31	85	67.90	105.10	63.13	111.75
36	25.22	49.84	22.42	54.53	86	68.79	106.21	63.99	112.89
37	26.06	51.00	23.21	55.74	87	69.68	107.31	64.85	114.03
38	26.90	52.16	24.00	56.95	88	70.58	108.42	65.72	115.16
39	27.74	53.31	24.79	58.15	89	71.47	109.52	66.58	116.30
40	28.58	54.47	25.59	59.35	90	72.37	110.62	67.44	117.43
41	29.43	55.62	26.38	60.55	91	73.27	111.73	68.31	118.57
42	30.28	56.77	27.18	61.75	92	74.17	112.83	69.17	119.70
43	31.13	57.92	27.99	62.95	93	75.06	113.93	70.04	120.84
44	31.98	59.07	28.79	64.14	94	75.96	115.03	70.91	121.97
45	32.83	60.21	29.60	65.33	95	76.86	116.13	71.77	123.10
46	33.68	61.36	30.41	66.52	96	77.76	117.23	72.64	124.23
47	34.53	62.50	31.22	67.71	97	78.66	118.33	73.51	125.36
48	35.39	63.64	32.03	68.89	98	79.56	119.43	74.38	126.49
49	36.25	64.78	32.85	70.07	99	80.46	120.53	75.25	127.62
50	37.11	65.92	33.66	71.26	100	81.36	121.63	76.12	128.75

附表 5 **F 分布界值表（方差齐性检验用）**

$\alpha = 0.10$

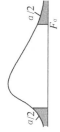

ν_2	ν_1 1	2	3	4	5	6	7	8	9	10	11	12	13	14	15	16	17	18	19	20	30	∞
1	161.5	199.5	215.7	224.9	230.2	234.0	236.8	238.9	240.5	241.9	243.0	243.9	244.7	245.4	245.9	246.5	246.9	247.3	247.7	248.0	250.10	254.31
2	18.51	19.00	19.16	19.25	19.30	19.33	19.35	19.37	19.38	19.40	19.40	19.41	19.42	19.42	19.43	19.43	19.44	19.44	19.44	19.45	19.46	19.50
3	10.13	9.55	9.28	9.12	9.01	8.94	8.89	8.85	8.81	8.79	8.76	8.74	8.73	8.71	8.70	8.69	8.68	8.67	8.67	8.66	8.62	8.53
4	7.71	6.94	6.59	6.39	6.26	6.16	6.09	6.04	6.00	5.96	5.94	5.91	5.89	5.87	5.86	5.84	5.83	5.82	5.81	5.80	5.75	5.63
5	6.61	5.79	5.41	5.19	5.05	4.95	4.88	4.82	4.77	4.74	4.70	4.68	4.66	4.64	4.62	4.60	4.59	4.58	4.57	4.56	4.50	4.37
6	5.99	5.14	4.76	4.53	4.39	4.28	4.21	4.15	4.10	4.06	4.03	4.00	3.98	3.96	3.94	3.92	3.91	3.90	3.88	3.87	3.81	3.67
7	5.59	4.74	4.35	4.12	3.97	3.87	3.79	3.73	3.68	3.64	3.60	3.57	3.55	3.53	3.51	3.49	3.48	3.47	3.46	3.44	3.38	3.23
8	5.32	4.46	4.07	3.84	3.69	3.58	3.50	3.44	3.39	3.35	3.31	3.28	3.26	3.24	3.22	3.20	3.19	3.17	3.16	3.15	3.08	2.93
9	5.12	4.26	3.86	3.63	3.48	3.37	3.29	3.23	3.18	3.14	3.10	3.07	3.05	3.03	3.01	2.99	2.97	2.96	2.95	2.94	2.86	2.71
10	4.96	4.10	3.71	3.48	3.33	3.22	3.14	3.07	3.02	2.98	2.94	2.91	2.89	2.86	2.85	2.83	2.81	2.80	2.79	2.77	2.70	2.54
11	4.84	3.98	3.59	3.36	3.20	3.09	3.01	2.95	2.90	2.85	2.82	2.79	2.76	2.74	2.72	2.70	2.69	2.67	2.66	2.65	2.57	2.40
12	4.75	3.89	3.49	3.26	3.11	3.00	2.91	2.85	2.80	2.75	2.72	2.69	2.66	2.64	2.62	2.60	2.58	2.57	2.56	2.54	2.47	2.30
13	4.67	3.81	3.41	3.18	3.03	2.92	2.83	2.77	2.71	2.67	2.63	2.60	2.58	2.55	2.53	2.51	2.50	2.48	2.47	2.46	2.38	2.21
14	4.60	3.74	3.34	3.11	2.96	2.85	2.76	2.70	2.65	2.60	2.57	2.53	2.51	2.48	2.46	2.44	2.43	2.41	2.40	2.39	2.31	2.13
15	4.54	3.68	3.29	3.06	2.90	2.79	2.71	2.64	2.59	2.54	2.51	2.48	2.45	2.42	2.40	2.38	2.37	2.35	2.34	2.33	2.25	2.07
16	4.49	3.63	3.24	3.01	2.85	2.74	2.66	2.59	2.54	2.49	2.46	2.42	2.40	2.37	2.35	2.33	2.32	2.30	2.29	2.28	2.19	2.01
17	4.45	3.59	3.20	2.96	2.81	2.70	2.61	2.55	2.49	2.45	2.41	2.38	2.35	2.33	2.31	2.29	2.27	2.26	2.24	2.23	2.15	1.96
18	4.41	3.55	3.16	2.93	2.77	2.66	2.58	2.51	2.46	2.41	2.37	2.34	2.31	2.29	2.27	2.25	2.23	2.22	2.20	2.19	2.11	1.92
19	4.38	3.52	3.13	2.90	2.74	2.63	2.54	2.48	2.42	2.38	2.34	2.31	2.28	2.26	2.23	2.21	2.20	2.18	2.17	2.16	2.07	1.88
20	4.35	3.49	3.10	2.87	2.71	2.60	2.51	2.45	2.39	2.35	2.31	2.28	2.25	2.22	2.20	2.18	2.17	2.15	2.14	2.12	2.04	1.84
21	4.32	3.47	3.07	2.84	2.68	2.57	2.49	2.42	2.37	2.32	2.28	2.25	2.22	2.20	2.18	2.16	2.14	2.12	2.11	2.10	2.01	1.81
22	4.30	3.44	3.05	2.82	2.66	2.55	2.46	2.40	2.34	2.30	2.26	2.23	2.20	2.17	2.15	2.13	2.11	2.10	2.08	2.07	1.98	1.78
23	4.28	3.42	3.03	2.80	2.64	2.53	2.44	2.37	2.32	2.27	2.24	2.20	2.18	2.15	2.13	2.11	2.09	2.08	2.06	2.05	1.96	1.76
24	4.26	3.40	3.01	2.78	2.62	2.51	2.42	2.36	2.30	2.25	2.22	2.18	2.15	2.13	2.11	2.09	2.07	2.05	2.04	2.03	1.94	1.73
25	4.24	3.39	2.99	2.76	2.60	2.49	2.40	2.34	2.28	2.24	2.20	2.16	2.14	2.11	2.09	2.07	2.05	2.04	2.02	2.01	1.92	1.71
26	4.23	3.37	2.98	2.74	2.59	2.47	2.39	2.32	2.27	2.22	2.18	2.15	2.12	2.09	2.07	2.05	2.03	2.02	2.00	1.99	1.90	1.69
27	4.21	3.35	2.96	2.73	2.57	2.46	2.37	2.31	2.25	2.20	2.17	2.13	2.10	2.08	2.06	2.04	2.02	2.00	1.99	1.97	1.88	1.67
28	4.20	3.34	2.95	2.71	2.56	2.45	2.36	2.29	2.24	2.19	2.15	2.12	2.09	2.06	2.04	2.02	2.00	1.99	1.97	1.96	1.87	1.65
29	4.18	3.33	2.93	2.70	2.55	2.43	2.35	2.28	2.22	2.18	2.14	2.10	2.08	2.05	2.03	2.01	1.99	1.97	1.96	1.94	1.85	1.64
30	4.17	3.32	2.92	2.69	2.53	2.42	2.33	2.27	2.21	2.16	2.13	2.09	2.06	2.04	2.01	1.99	1.98	1.96	1.95	1.93	1.84	1.62
40	4.08	3.23	2.84	2.61	2.45	2.34	2.25	2.18	2.12	2.08	2.04	2.00	1.97	1.95	1.92	1.90	1.89	1.87	1.85	1.84	1.74	1.51
60	4.00	3.15	2.76	2.53	2.37	2.25	2.17	2.10	2.04	1.99	1.95	1.92	1.89	1.86	1.84	1.82	1.80	1.78	1.76	1.75	1.65	1.39
100	3.94	3.09	2.70	2.46	2.31	2.19	2.10	2.03	1.97	1.93	1.89	1.85	1.82	1.79	1.77	1.75	1.73	1.71	1.69	1.68	1.57	1.28
120	3.92	3.07	2.68	2.45	2.29	2.18	2.09	2.02	1.96	1.91	1.87	1.83	1.80	1.78	1.75	1.73	1.71	1.69	1.67	1.66	1.55	1.25
∞	3.84	3.00	2.60	2.37	2.21	2.10	2.01	1.94	1.88	1.83	1.79	1.75	1.72	1.69	1.67	1.64	1.62	1.60	1.59	1.57	1.46	1.00

续表

$\alpha = 0.05$

ν_1

ν_2	1	2	3	4	5	6	7	8	9	10	11	12	13	14	15	16	17	18	19	20	30	8
1	647.8	799.5	864.2	899.6	921.9	937.1	948.2	956.7	963.3	968.6	973.0	976.7	979.8	982.5	984.9	986.9	988.7	990.4	991.8	993.1	1001.4	1018.3
2	38.51	39.00	39.17	39.25	39.30	39.33	39.36	39.37	39.39	39.40	39.41	39.41	39.42	39.43	39.43	39.44	39.44	39.44	39.45	39.45	39.46	39.50
3	17.44	16.04	15.44	15.10	14.88	14.73	14.62	14.54	14.47	14.42	14.37	14.34	14.30	14.28	14.25	14.23	14.21	14.20	14.18	14.17	14.08	13.90
4	12.22	10.65	9.98	9.60	9.36	9.20	9.07	8.98	8.90	8.84	8.79	8.75	8.71	8.68	8.66	8.63	8.61	8.59	8.58	8.56	8.46	8.26
5	10.01	8.43	7.76	7.39	7.15	6.98	6.85	6.76	6.68	6.62	6.57	6.52	6.49	6.46	6.43	6.40	6.38	6.36	6.34	6.33	6.23	6.02
6	8.81	7.26	6.60	6.23	5.99	5.82	5.70	5.60	5.52	5.46	5.41	5.37	5.33	5.30	5.27	5.24	5.22	5.20	5.18	5.17	5.07	4.85
7	8.07	6.54	5.89	5.52	5.29	5.12	4.99	4.90	4.82	4.76	4.71	4.67	4.63	4.60	4.57	4.54	4.52	4.50	4.48	4.47	4.36	4.14
8	7.57	6.06	5.42	5.05	4.82	4.65	4.53	4.43	4.36	4.30	4.24	4.20	4.16	4.13	4.10	4.08	4.05	4.03	4.02	4.00	3.89	3.67
9	7.21	5.71	5.08	4.72	4.48	4.32	4.20	4.10	4.03	3.96	3.91	3.87	3.83	3.80	3.77	3.74	3.72	3.70	3.68	3.67	3.56	3.33
10	6.94	5.46	4.83	4.47	4.24	4.07	3.95	3.85	3.78	3.72	3.66	3.62	3.58	3.55	3.52	3.50	3.47	3.45	3.44	3.42	3.31	3.08
11	6.72	5.26	4.63	4.28	4.04	3.88	3.76	3.66	3.59	3.53	3.47	3.43	3.39	3.36	3.33	3.30	3.28	3.26	3.24	3.23	3.12	2.88
12	6.55	5.10	4.47	4.12	3.89	3.73	3.61	3.51	3.44	3.37	3.32	3.28	3.24	3.21	3.18	3.15	3.13	3.11	3.09	3.07	2.96	2.72
13	6.41	4.97	4.35	4.00	3.77	3.60	3.48	3.39	3.31	3.25	3.20	3.15	3.12	3.08	3.05	3.03	3.00	2.98	2.96	2.95	2.84	2.60
14	6.30	4.86	4.24	3.89	3.66	3.50	3.38	3.29	3.21	3.15	3.09	3.05	3.01	2.98	2.95	2.92	2.90	2.88	2.86	2.84	2.73	2.49
15	6.20	4.77	4.15	3.80	3.58	3.41	3.29	3.20	3.12	3.06	3.01	2.96	2.92	2.89	2.86	2.84	2.81	2.79	2.77	2.76	2.64	2.40
16	6.12	4.69	4.08	3.73	3.50	3.34	3.22	3.12	3.05	2.99	2.93	2.89	2.85	2.82	2.79	2.76	2.74	2.72	2.70	2.68	2.57	2.32
17	6.04	4.62	4.01	3.66	3.44	3.28	3.16	3.06	2.98	2.92	2.87	2.82	2.79	2.75	2.72	2.70	2.67	2.65	2.63	2.62	2.50	2.25
18	5.98	4.56	3.95	3.61	3.38	3.22	3.10	3.01	2.93	2.87	2.81	2.77	2.73	2.70	2.67	2.64	2.62	2.60	2.58	2.56	2.44	2.19
19	5.92	4.51	3.90	3.56	3.33	3.17	3.05	2.96	2.88	2.82	2.76	2.72	2.68	2.65	2.62	2.59	2.57	2.55	2.53	2.51	2.39	2.13
20	5.87	4.46	3.86	3.51	3.29	3.13	3.01	2.91	2.84	2.77	2.72	2.68	2.64	2.60	2.57	2.55	2.52	2.50	2.48	2.46	2.35	2.09
21	5.83	4.42	3.82	3.48	3.25	3.09	2.97	2.87	2.80	2.73	2.68	2.64	2.60	2.56	2.53	2.51	2.48	2.46	2.44	2.42	2.31	2.04
22	5.79	4.38	3.78	3.44	3.22	3.05	2.93	2.84	2.76	2.70	2.65	2.60	2.56	2.53	2.50	2.47	2.45	2.43	2.41	2.39	2.27	2.00
23	5.75	4.35	3.75	3.41	3.18	3.02	2.90	2.81	2.73	2.67	2.62	2.57	2.53	2.50	2.47	2.44	2.42	2.39	2.37	2.36	2.24	1.97
24	5.72	4.32	3.72	3.38	3.15	2.99	2.87	2.78	2.70	2.64	2.59	2.54	2.50	2.47	2.44	2.41	2.39	2.36	2.35	2.33	2.21	1.94
25	5.69	4.29	3.69	3.35	3.13	2.97	2.85	2.75	2.68	2.61	2.56	2.51	2.48	2.44	2.41	2.38	2.36	2.34	2.32	2.30	2.18	1.91
26	5.66	4.27	3.67	3.33	3.10	2.94	2.82	2.73	2.65	2.59	2.54	2.49	2.45	2.42	2.39	2.36	2.34	2.31	2.29	2.28	2.16	1.88
27	5.63	4.24	3.65	3.31	3.08	2.92	2.80	2.71	2.63	2.57	2.51	2.47	2.43	2.39	2.36	2.34	2.31	2.29	2.27	2.25	2.13	1.85
28	5.61	4.22	3.63	3.29	3.06	2.90	2.78	2.69	2.61	2.55	2.49	2.45	2.41	2.37	2.34	2.32	2.29	2.27	2.25	2.23	2.11	1.83
29	5.59	4.20	3.61	3.27	3.04	2.88	2.76	2.67	2.59	2.53	2.48	2.43	2.39	2.36	2.32	2.30	2.27	2.25	2.23	2.21	2.09	1.81
30	5.57	4.18	3.59	3.25	3.03	2.87	2.75	2.65	2.57	2.51	2.46	2.41	2.37	2.34	2.31	2.28	2.26	2.23	2.21	2.20	2.07	1.79
40	5.42	4.05	3.46	3.13	2.90	2.74	2.62	2.53	2.45	2.39	2.33	2.29	2.25	2.21	2.18	2.15	2.13	2.11	2.09	2.07	1.94	1.64
60	5.29	3.93	3.34	3.01	2.79	2.63	2.51	2.41	2.33	2.27	2.22	2.17	2.13	2.09	2.06	2.03	2.01	1.98	1.96	1.94	1.82	1.48
100	5.18	3.83	3.25	2.92	2.70	2.54	2.42	2.32	2.24	2.18	2.12	2.08	2.04	2.00	1.97	1.94	1.91	1.89	1.87	1.85	1.71	1.35
120	5.15	3.80	3.23	2.89	2.67	2.52	2.39	2.30	2.22	2.16	2.10	2.05	2.01	1.98	1.94	1.92	1.89	1.87	1.84	1.82	1.69	1.31
8	5.02	3.69	3.12	2.79	2.57	2.41	2.29	2.19	2.11	2.05	1.99	1.94	1.90	1.87	1.83	1.80	1.78	1.75	1.73	1.71	1.57	1.00

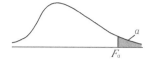

$\alpha = 0.05$　　　　　　　　　　　附表6　**F 分布界值（方差分析用）**

ν_2	ν_1														
	1	2	3	4	5	6	7	8	9	10	12	14	16	18	20
1	161.45	199.50	215.71	224.58	230.16	233.99	236.77	238.88	240.54	241.88	243.91	245.36	246.46	247.32	248.01
2	18.51	19.00	19.16	19.25	19.30	19.33	19.35	19.37	19.38	19.40	19.41	19.42	19.43	19.44	19.45
3	10.13	9.55	9.28	9.12	9.01	8.94	8.89	8.85	8.81	8.79	8.74	8.71	8.69	8.67	8.66
4	7.71	6.94	6.59	6.39	6.26	6.16	6.09	6.04	6.00	5.96	5.91	5.87	5.84	5.82	5.80
5	6.61	5.79	5.41	5.19	5.05	4.95	4.88	4.82	4.77	4.74	4.68	4.64	4.60	4.58	4.56
6	5.99	5.14	4.76	4.53	4.39	4.28	4.21	4.15	4.10	4.06	4.00	3.96	3.92	3.90	3.87
7	5.59	4.74	4.35	4.12	3.97	3.87	3.79	3.73	3.68	3.64	3.57	3.53	3.49	3.47	3.44
8	5.32	4.46	4.07	3.84	3.69	3.58	3.50	3.44	3.39	3.35	3.28	3.24	3.20	3.17	3.15
9	5.12	4.26	3.86	3.63	3.48	3.37	3.29	3.23	3.18	3.14	3.07	3.03	2.99	2.96	2.94
10	4.96	4.10	3.71	3.48	3.33	3.22	3.14	3.07	3.02	2.98	2.91	2.86	2.83	2.80	2.77
11	4.84	3.98	3.59	3.36	3.20	3.09	3.01	2.95	2.90	2.85	2.79	2.74	2.70	2.67	2.65
12	4.75	3.89	3.49	3.26	3.11	3.00	2.91	2.85	2.80	2.75	2.69	2.64	2.60	2.57	2.54
13	4.67	3.81	3.41	3.18	3.03	2.92	2.83	2.77	2.71	2.67	2.60	2.55	2.51	2.48	2.46
14	4.60	3.74	3.34	3.11	2.96	2.85	2.76	2.70	2.65	2.60	2.53	2.48	2.44	2.41	2.39
15	4.54	3.68	3.29	3.06	2.90	2.79	2.71	2.64	2.59	2.54	2.48	2.42	2.38	2.35	2.33
16	4.49	3.63	3.24	3.01	2.85	2.74	2.66	2.59	2.54	2.49	2.42	2.37	2.33	2.30	2.28
17	4.45	3.59	3.20	2.96	2.81	2.70	2.61	2.55	2.49	2.45	2.38	2.33	2.29	2.26	2.23
18	4.41	3.55	3.16	2.93	2.77	2.66	2.58	2.51	2.46	2.41	2.34	2.29	2.25	2.22	2.19
19	4.38	3.52	3.13	2.90	2.74	2.63	2.54	2.48	2.42	2.38	2.31	2.26	2.21	2.18	2.16
20	4.35	3.49	3.10	2.87	2.71	2.60	2.51	2.45	2.39	2.35	2.28	2.22	2.18	2.15	2.12
21	4.32	3.47	3.07	2.84	2.68	2.57	2.49	2.42	2.37	2.32	2.25	2.20	2.16	2.12	2.10
22	4.30	3.44	3.05	2.82	2.66	2.55	2.46	2.40	2.34	2.30	2.23	2.17	2.13	2.10	2.07
23	4.28	3.42	3.03	2.80	2.64	2.53	2.44	2.37	2.32	2.27	2.20	2.15	2.11	2.08	2.05
24	4.26	3.40	3.01	2.78	2.62	2.51	2.42	2.36	2.30	2.25	2.18	2.13	2.09	2.05	2.03
25	4.24	3.39	2.99	2.76	2.60	2.49	2.40	2.34	2.28	2.24	2.16	2.11	2.07	2.04	2.01
26	4.23	3.37	2.98	2.74	2.59	2.47	2.39	2.32	2.27	2.22	2.15	2.09	2.05	2.02	1.99
27	4.21	3.35	2.96	2.73	2.57	2.46	2.37	2.31	2.25	2.20	2.13	2.08	2.04	2.00	1.97
28	4.20	3.34	2.95	2.71	2.56	2.45	2.36	2.29	2.24	2.19	2.12	2.06	2.02	1.99	1.96
29	4.18	3.33	2.93	2.70	2.55	2.43	2.35	2.28	2.22	2.18	2.10	2.05	2.01	1.97	1.94
30	4.17	3.32	2.92	2.69	2.53	2.42	2.33	2.27	2.21	2.16	2.09	2.04	1.99	1.96	1.93
32	4.15	3.29	2.90	2.67	2.51	2.40	2.31	2.24	2.19	2.14	2.07	2.01	1.97	1.94	1.91
34	4.13	3.28	2.88	2.65	2.49	2.38	2.29	2.23	2.17	2.12	2.05	1.99	1.95	1.92	1.89
36	4.11	3.26	2.87	2.63	2.48	2.36	2.28	2.21	2.15	2.11	2.03	1.98	1.93	1.90	1.87
38	4.10	3.24	2.85	2.62	2.46	2.35	2.26	2.19	2.14	2.09	2.02	1.96	1.92	1.88	1.85
40	4.08	3.23	2.84	2.61	2.45	2.34	2.25	2.18	2.12	2.08	2.00	1.95	1.90	1.87	1.84
42	4.07	3.22	2.83	2.59	2.44	2.32	2.24	2.17	2.11	2.06	1.99	1.94	1.89	1.86	1.83
44	4.06	3.21	2.82	2.58	2.43	2.31	2.23	2.16	2.10	2.05	1.98	1.92	1.88	1.84	1.81
46	4.05	3.20	2.81	2.57	2.42	2.30	2.22	2.15	2.09	2.04	1.97	1.91	1.87	1.83	1.80
48	4.04	3.19	2.80	2.57	2.41	2.29	2.21	2.14	2.08	2.03	1.96	1.90	1.86	1.82	1.79
50	4.03	3.18	2.79	2.56	2.40	2.29	2.20	2.13	2.07	2.03	1.95	1.89	1.85	1.81	1.78
60	4.00	3.15	2.76	2.53	2.37	2.25	2.17	2.10	2.04	1.99	1.92	1.86	1.82	1.78	1.75
80	3.96	3.11	2.72	2.49	2.33	2.21	2.13	2.06	2.00	1.95	1.88	1.82	1.77	1.73	1.70
100	3.94	3.09	2.70	2.46	2.31	2.19	2.10	2.03	1.97	1.93	1.85	1.79	1.75	1.71	1.68
125	3.92	3.07	2.68	2.44	2.29	2.17	2.08	2.01	1.96	1.91	1.83	1.77	1.73	1.69	1.66
150	3.90	3.06	2.66	2.43	2.27	2.16	2.07	2.00	1.94	1.89	1.82	1.76	1.71	1.67	1.64
200	3.89	3.04	2.65	2.42	2.26	2.14	2.06	1.98	1.93	1.88	1.80	1.74	1.69	1.66	1.62
300	3.87	3.03	2.63	2.40	2.24	2.13	2.04	1.97	1.91	1.86	1.78	1.72	1.68	1.64	1.61
500	3.86	3.01	2.62	2.39	2.23	2.12	2.03	1.96	1.90	1.85	1.77	1.71	1.66	1.62	1.59
1000	3.85	3.00	2.61	2.38	2.22	2.11	2.02	1.95	1.89	1.84	1.76	1.70	1.65	1.61	1.58
∞	3.84	3.00	2.60	2.37	2.21	2.10	2.01	1.94	1.88	1.83	1.75	1.69	1.64	1.60	1.57

$\alpha = 0.05$

ν_2	ν_1														
	22	24	26	28	30	35	40	45	50	60	80	100	200	500	∞
1	248.58	249.05	249.45	249.80	250.10	250.69	251.14	251.49	251.77	252.2	252.72	253.04	253.68	254.06	254.31
2	19.45	19.45	19.46	19.46	19.46	19.47	19.47	19.47	19.48	19.48	19.48	19.49	19.49	19.49	19.5
3	8.65	8.64	8.63	8.62	8.62	8.60	8.59	8.59	8.58	8.57	8.56	8.55	8.54	8.53	8.53
4	5.79	5.77	5.76	5.75	5.75	5.73	5.72	5.71	5.7	5.69	5.67	5.66	5.65	5.64	5.63
5	4.54	4.53	4.52	4.50	4.50	4.48	4.46	4.45	4.44	4.43	4.41	4.41	4.39	4.37	4.37
6	3.86	3.84	3.83	3.82	3.81	3.79	3.77	3.76	3.75	3.74	3.72	3.71	3.69	3.68	3.67
7	3.43	3.41	3.40	3.39	3.38	3.36	3.34	3.33	3.32	3.3	3.29	3.27	3.25	3.24	3.23
8	3.13	3.12	3.10	3.09	3.08	3.06	3.04	3.03	3.02	3.01	2.99	2.97	2.95	2.94	2.93
9	2.92	2.90	2.89	2.87	2.86	2.84	2.83	2.81	2.80	2.79	2.77	2.76	2.73	2.72	2.71
10	2.75	2.74	2.72	2.71	2.70	2.68	2.66	2.65	2.64	2.62	2.6	2.59	2.56	2.55	2.54
11	2.63	2.61	2.59	2.58	2.57	2.55	2.53	2.52	2.51	2.49	2.47	2.46	2.43	2.42	2.4
12	2.52	2.51	2.49	2.48	2.47	2.44	2.43	2.41	2.4	2.38	2.36	2.35	2.32	2.31	2.3
13	2.44	2.42	2.41	2.39	2.38	2.36	2.34	2.33	2.31	2.3	2.27	2.26	2.23	2.22	2.21
14	2.37	2.35	2.33	2.32	2.31	2.28	2.27	2.25	2.24	2.22	2.2	2.19	2.16	2.14	2.13
15	2.31	2.29	2.27	2.26	2.25	2.22	2.20	2.19	2.18	2.16	2.14	2.12	2.1	2.08	2.07
16	2.25	2.24	2.22	2.21	2.19	2.17	2.15	2.14	2.12	2.11	2.08	2.07	2.04	2.02	2.01
17	2.21	2.19	2.17	2.16	2.15	2.12	2.10	2.09	2.08	2.06	2.03	2.02	1.99	1.97	1.96
18	2.17	2.15	2.13	2.12	2.11	2.08	2.06	2.05	2.04	2.02	1.99	1.98	1.95	1.93	1.92
19	2.13	2.11	2.10	2.08	2.07	2.05	2.03	2.01	2.00	1.98	1.96	1.94	1.91	1.89	1.88
20	2.10	2.08	2.07	2.05	2.04	2.01	1.99	1.98	1.97	1.95	1.92	1.91	1.88	1.86	1.84
21	2.07	2.05	2.04	2.02	2.01	1.98	1.96	1.95	1.94	1.92	1.89	1.88	1.84	1.83	1.81
22	2.05	2.03	2.01	2.00	1.98	1.96	1.94	1.92	1.91	1.89	1.86	1.85	1.82	1.8	1.78
23	2.02	2.01	1.99	1.97	1.96	1.93	1.91	1.9	1.88	1.86	1.84	1.82	1.79	1.77	1.76
24	2.00	1.98	1.97	1.95	1.94	1.91	1.89	1.88	1.86	1.84	1.82	1.8	1.77	1.75	1.73
25	1.98	1.96	1.95	1.93	1.92	1.89	1.87	1.86	1.84	1.82	1.8	1.78	1.75	1.73	1.71
26	1.97	1.95	1.93	1.91	1.90	1.87	1.85	1.84	1.82	1.8	1.78	1.76	1.73	1.71	1.69
27	1.95	1.93	1.91	1.90	1.88	1.86	1.84	1.82	1.81	1.79	1.76	1.74	1.71	1.69	1.67
28	1.93	1.91	1.90	1.88	1.87	1.84	1.82	1.8	1.79	1.77	1.74	1.73	1.69	1.67	1.65
29	1.92	1.90	1.88	1.87	1.85	1.83	1.81	1.79	1.77	1.75	1.73	1.71	1.67	1.65	1.64
30	1.91	1.89	1.87	1.85	1.84	1.81	1.79	1.77	1.76	1.74	1.71	1.7	1.66	1.64	1.62
32	1.88	1.86	1.85	1.83	1.82	1.79	1.77	1.75	1.74	1.71	1.69	1.67	1.63	1.61	1.59
34	1.86	1.84	1.82	1.81	1.80	1.77	1.75	1.73	1.71	1.69	1.66	1.65	1.61	1.59	1.57
36	1.85	1.82	1.81	1.79	1.78	1.75	1.73	1.71	1.69	1.67	1.64	1.62	1.59	1.56	1.55
38	1.83	1.81	1.79	1.77	1.76	1.73	1.71	1.69	1.68	1.65	1.62	1.61	1.57	1.54	1.53
40	1.81	1.79	1.77	1.76	1.74	1.72	1.69	1.67	1.66	1.64	1.61	1.59	1.55	1.53	1.51
42	1.80	1.78	1.76	1.75	1.73	1.70	1.68	1.66	1.65	1.62	1.59	1.57	1.53	1.51	1.49
44	1.79	1.77	1.75	1.73	1.72	1.69	1.67	1.65	1.63	1.61	1.58	1.56	1.52	1.49	1.48
46	1.78	1.76	1.74	1.72	1.71	1.68	1.65	1.64	1.62	1.6	1.57	1.55	1.51	1.48	1.46
48	1.77	1.75	1.73	1.71	1.70	1.67	1.64	1.62	1.61	1.59	1.56	1.54	1.49	1.47	1.45
50	1.76	1.74	1.72	1.70	1.69	1.66	1.63	1.61	1.6	1.58	1.54	1.52	1.48	1.46	1.44
60	1.72	1.70	1.68	1.66	1.65	1.62	1.59	1.57	1.56	1.53	1.5	1.48	1.44	1.41	1.39
80	1.68	1.65	1.63	1.62	1.60	1.57	1.54	1.52	1.51	1.48	1.45	1.43	1.38	1.35	1.32
100	1.65	1.63	1.61	1.59	1.57	1.54	1.52	1.49	1.48	1.45	1.41	1.39	1.34	1.31	1.28
125	1.63	1.60	1.58	1.57	1.55	1.52	1.49	1.47	1.45	1.42	1.39	1.36	1.31	1.27	1.25
150	1.61	1.59	1.57	1.55	1.54	1.50	1.48	1.45	1.44	1.41	1.37	1.34	1.29	1.25	1.22
200	1.60	1.57	1.55	1.53	1.52	1.48	1.46	1.43	1.41	1.39	1.35	1.32	1.26	1.22	1.19
300	1.58	1.55	1.53	1.51	1.50	1.46	1.43	1.41	1.39	1.36	1.32	1.3	1.23	1.19	1.15
500	1.56	1.54	1.52	1.50	1.48	1.45	1.42	1.4	1.38	1.35	1.3	1.28	1.21	1.16	1.11
1000	1.55	1.53	1.51	1.49	1.47	1.43	1.41	1.38	1.36	1.33	1.29	1.26	1.19	1.13	1.08
∞	1.54	1.52	1.50	1.48	1.46	1.42	1.39	1.37	1.35	1.32	1.27	1.24	1.17	1.11	1.00

$\alpha = 0.01$

ν_2	ν_1														
	1	2	3	4	5	6	7	8	9	10	12	14	16	18	20
1	4052.2	4999.5	5403.4	5624.6	5763.7	5859.0	5928.4	5981.1	6022.5	6055.9	6106.3	6142.7	6170.1	6191.5	6208.7
2	98.50	99.00	99.17	99.25	99.30	99.33	99.36	99.37	99.39	99.40	99.42	99.43	99.44	99.44	99.45
3	34.12	30.82	29.46	28.71	28.24	27.91	27.67	27.49	27.35	27.23	27.05	26.92	26.83	26.75	26.69
4	21.20	18.00	16.69	15.98	15.52	15.21	14.98	14.80	14.66	14.55	14.37	14.25	14.15	14.08	14.02
5	16.26	13.27	12.06	11.39	10.97	10.67	10.46	10.29	10.16	10.05	9.89	9.77	9.68	9.61	9.55
6	13.75	10.92	9.78	9.15	8.75	8.47	8.26	8.10	7.98	7.87	7.72	7.60	7.52	7.45	7.40
7	12.25	9.55	8.45	7.85	7.46	7.19	6.99	6.84	6.72	6.62	6.47	6.36	6.28	6.21	6.16
8	11.26	8.65	7.59	7.01	6.63	6.37	6.18	6.03	5.91	5.81	5.67	5.56	5.48	5.41	5.36
9	10.56	8.02	6.99	6.42	6.06	5.80	5.61	5.47	5.35	5.26	5.11	5.01	4.92	4.86	4.81
10	10.04	7.56	6.55	5.99	5.64	5.39	5.20	5.06	4.94	4.85	4.71	4.60	4.52	4.46	4.41
11	9.65	7.21	6.22	5.67	5.32	5.07	4.89	4.74	4.63	4.54	4.40	4.29	4.21	4.15	4.10
12	9.33	6.93	5.95	5.41	5.06	4.82	4.64	4.50	4.39	4.30	4.16	4.05	3.97	3.91	3.86
13	9.07	6.70	5.74	5.21	4.86	4.62	4.44	4.30	4.19	4.10	3.96	3.86	3.78	3.72	3.66
14	8.86	6.51	5.56	5.04	4.69	4.46	4.28	4.14	4.03	3.94	3.80	3.70	3.62	3.56	3.51
15	8.68	6.36	5.42	4.89	4.56	4.32	4.14	4.00	3.89	3.80	3.67	3.56	3.49	3.42	3.37
16	8.53	6.23	5.29	4.77	4.44	4.20	4.03	3.89	3.78	3.69	3.55	3.45	3.37	3.31	3.26
17	8.40	6.11	5.18	4.67	4.34	4.10	3.93	3.79	3.68	3.59	3.46	3.35	3.27	3.21	3.16
18	8.29	6.01	5.09	4.58	4.25	4.01	3.84	3.71	3.60	3.51	3.37	3.27	3.19	3.13	3.08
19	8.18	5.93	5.01	4.50	4.17	3.94	3.77	3.63	3.52	3.43	3.30	3.19	3.12	3.05	3.00
20	8.10	5.85	4.94	4.43	4.10	3.87	3.70	3.56	3.46	3.37	3.23	3.13	3.05	2.99	2.94
21	8.02	5.78	4.87	4.37	4.04	3.81	3.64	3.51	3.40	3.31	3.17	3.07	2.99	2.93	2.88
22	7.95	5.72	4.82	4.31	3.99	3.76	3.59	3.45	3.35	3.26	3.12	3.02	2.94	2.88	2.83
23	7.88	5.66	4.76	4.26	3.94	3.71	3.54	3.41	3.30	3.21	3.07	2.97	2.89	2.83	2.78
24	7.82	5.61	4.72	4.22	3.90	3.67	3.50	3.36	3.26	3.17	3.03	2.93	2.85	2.79	2.74
25	7.77	5.57	4.68	4.18	3.85	3.63	3.46	3.32	3.22	3.13	2.99	2.89	2.81	2.75	2.70
26	7.72	5.53	4.64	4.14	3.82	3.59	3.42	3.29	3.18	3.09	2.96	2.86	2.78	2.72	2.66
27	7.68	5.49	4.60	4.11	3.78	3.56	3.39	3.26	3.15	3.06	2.93	2.82	2.75	2.68	2.63
28	7.64	5.45	4.57	4.07	3.75	3.53	3.36	3.23	3.12	3.03	2.90	2.79	2.72	2.65	2.60
29	7.60	5.42	4.54	4.04	3.73	3.50	3.33	3.20	3.09	3.00	2.87	2.77	2.69	2.63	2.57
30	7.56	5.39	4.51	4.02	3.70	3.47	3.30	3.17	3.07	2.98	2.84	2.74	2.66	2.60	2.55
32	7.50	5.34	4.46	3.97	3.65	3.43	3.26	3.13	3.02	2.93	2.80	2.70	2.62	2.55	2.50
34	7.44	5.29	4.42	3.93	3.61	3.39	3.22	3.09	2.98	2.89	2.76	2.66	2.58	2.51	2.46
36	7.40	5.25	4.38	3.89	3.57	3.35	3.18	3.05	2.95	2.86	2.72	2.62	2.54	2.48	2.43
38	7.35	5.21	4.34	3.86	3.54	3.32	3.15	3.02	2.92	2.83	2.69	2.59	2.51	2.45	2.40
40	7.31	5.18	4.31	3.83	3.51	3.29	3.12	2.99	2.89	2.80	2.66	2.56	2.48	2.42	2.37
42	7.28	5.15	4.29	3.80	3.49	3.27	3.10	2.97	2.86	2.78	2.64	2.54	2.46	2.40	2.34
44	7.25	5.12	4.26	3.78	3.47	3.24	3.08	2.95	2.84	2.75	2.62	2.52	2.44	2.37	2.32
46	7.22	5.10	4.24	3.76	3.44	3.22	3.06	2.93	2.82	2.73	2.60	2.50	2.42	2.35	2.30
48	7.19	5.08	4.22	3.74	3.43	3.20	3.04	2.91	2.80	2.71	2.58	2.48	2.40	2.33	2.28
50	7.17	5.06	4.20	3.72	3.41	3.19	3.02	2.89	2.78	2.70	2.56	2.46	2.38	2.32	2.27
60	7.08	4.98	4.13	3.65	3.34	3.12	2.95	2.82	2.72	2.63	2.50	2.39	2.31	2.25	2.20
80	6.96	4.88	4.04	3.56	3.26	3.04	2.87	2.74	2.64	2.55	2.42	2.31	2.23	2.17	2.12
100	6.90	4.82	3.98	3.51	3.21	2.99	2.82	2.69	2.59	2.50	2.37	2.27	2.19	2.12	2.07
125	6.84	4.78	3.94	3.47	3.17	2.95	2.79	2.66	2.55	2.47	2.33	2.23	2.15	2.08	2.03
150	6.81	4.75	3.91	3.45	3.14	2.92	2.76	2.63	2.53	2.44	2.31	2.20	2.12	2.06	2.00
200	6.76	4.71	3.88	3.41	3.11	2.89	2.73	2.60	2.50	2.41	2.27	2.17	2.09	2.03	1.97
300	6.72	4.68	3.85	3.38	3.08	2.86	2.70	2.57	2.47	2.38	2.24	2.14	2.06	1.99	1.94
500	6.69	4.65	3.82	3.36	3.05	2.84	2.68	2.55	2.44	2.36	2.22	2.12	2.04	1.97	1.92
1000	6.66	4.63	3.80	3.34	3.04	2.82	2.66	2.53	2.43	2.34	2.20	2.10	2.02	1.95	1.90
∞	6.63	4.61	3.78	3.32	3.02	2.80	2.64	2.51	2.41	2.32	2.18	2.08	2.00	1.93	1.88

$\alpha = 0.01$

v_2	v_1														
	22	24	26	28	30	35	40	45	50	60	80	100	200	500	∞
1	6222.8	6234.6	6244.6	6253.2	6260.7	6275.6	6286.8	6295.5	6302.5	6313.0	6326.2	6334.1	6345.0	6359.5	6365.9
2	99.45	99.46	99.46	99.46	99.47	99.47	99.47	99.48	99.48	99.48	99.49	99.49	99.49	99.50	99.50
3	26.64	26.60	26.56	26.53	26.50	26.45	26.41	26.38	26.35	26.32	26.27	26.24	26.18	26.15	26.13
4	13.97	13.93	13.89	13.86	13.84	13.79	13.75	13.71	13.69	13.65	13.61	13.58	13.52	13.49	13.46
5	9.51	9.47	9.43	9.40	9.38	9.33	9.29	9.26	9.24	9.20	9.16	9.13	9.08	9.04	9.02
6	7.35	7.31	7.28	7.25	7.23	7.18	7.14	7.11	7.09	7.06	7.01	6.99	6.93	6.90	6.88
7	6.11	6.07	6.04	6.02	5.99	5.94	5.91	5.88	5.86	5.82	5.78	5.75	5.70	5.67	5.65
8	5.32	5.28	5.25	5.22	5.20	5.15	5.12	5.09	5.07	5.03	4.99	4.96	4.91	4.88	4.86
9	4.77	4.73	4.70	4.67	4.65	4.60	4.57	4.54	4.52	4.48	4.44	4.41	4.36	4.33	4.31
10	4.36	4.33	4.30	4.27	4.25	4.20	4.17	4.14	4.12	4.08	4.04	4.01	3.96	3.93	3.91
11	4.06	4.02	3.99	3.96	3.94	3.89	3.86	3.83	3.81	3.78	3.73	3.71	3.66	3.62	3.60
12	3.82	3.78	3.75	3.72	3.70	3.65	3.62	3.59	3.57	3.54	3.49	3.47	3.41	3.38	3.36
13	3.62	3.59	3.56	3.53	3.51	3.46	3.43	3.40	3.38	3.34	3.30	3.27	3.22	3.19	3.17
14	3.46	3.43	3.40	3.37	3.35	3.30	3.27	3.24	3.22	3.18	3.14	3.11	3.06	3.03	3.00
15	3.33	3.29	3.26	3.24	3.21	3.17	3.13	3.10	3.08	3.05	3.00	2.98	2.92	2.89	2.87
16	3.22	3.18	3.15	3.12	3.10	3.05	3.02	2.99	2.97	2.93	2.89	2.86	2.81	2.78	2.75
17	3.12	3.08	3.05	3.03	3.00	2.96	2.92	2.89	2.87	2.83	2.79	2.76	2.71	2.68	2.65
18	3.03	3.00	2.97	2.94	2.92	2.87	2.84	2.81	2.78	2.75	2.70	2.68	2.62	2.59	2.57
19	2.96	2.92	2.89	2.87	2.84	2.80	2.76	2.73	2.71	2.67	2.63	2.60	2.55	2.51	2.49
20	2.90	2.86	2.83	2.80	2.78	2.73	2.69	2.67	2.64	2.61	2.56	2.54	2.48	2.44	2.42
21	2.84	2.80	2.77	2.74	2.72	2.67	2.64	2.61	2.58	2.55	2.50	2.48	2.42	2.38	2.36
22	2.78	2.75	2.72	2.69	2.67	2.62	2.58	2.55	2.53	2.50	2.45	2.42	2.36	2.33	2.31
23	2.74	2.70	2.67	2.64	2.62	2.57	2.54	2.51	2.48	2.45	2.40	2.37	2.32	2.28	2.26
24	2.70	2.66	2.63	2.60	2.58	2.53	2.49	2.46	2.44	2.40	2.36	2.33	2.27	2.24	2.21
25	2.66	2.62	2.59	2.56	2.54	2.49	2.45	2.42	2.40	2.36	2.32	2.29	2.23	2.19	2.17
26	2.62	2.58	2.55	2.53	2.50	2.45	2.42	2.39	2.36	2.33	2.28	2.25	2.19	2.16	2.13
27	2.59	2.55	2.52	2.49	2.47	2.42	2.38	2.35	2.33	2.29	2.25	2.22	2.16	2.12	2.10
28	2.56	2.52	2.49	2.46	2.44	2.39	2.35	2.32	2.30	2.26	2.22	2.19	2.13	2.09	2.06
29	2.53	2.49	2.46	2.44	2.41	2.36	2.33	2.30	2.27	2.23	2.19	2.16	2.10	2.06	2.03
30	2.51	2.47	2.44	2.41	2.39	2.34	2.30	2.27	2.25	2.21	2.16	2.13	2.07	2.03	2.01
32	2.46	2.42	2.39	2.36	2.34	2.29	2.25	2.22	2.20	2.16	2.11	2.08	2.02	1.98	1.96
34	2.42	2.38	2.35	2.32	2.30	2.25	2.21	2.18	2.16	2.12	2.07	2.04	1.98	1.94	1.91
36	2.38	2.35	2.32	2.29	2.26	2.21	2.18	2.14	2.12	2.08	2.03	2.00	1.94	1.90	1.87
38	2.35	2.32	2.28	2.26	2.23	2.18	2.14	2.11	2.09	2.05	2.00	1.97	1.90	1.86	1.84
40	2.33	2.29	2.26	2.23	2.20	2.15	2.11	2.08	2.06	2.02	1.97	1.94	1.87	1.83	1.80
42	2.30	2.26	2.23	2.20	2.18	2.13	2.09	2.06	2.03	1.99	1.94	1.91	1.85	1.80	1.78
44	2.28	2.24	2.21	2.18	2.15	2.10	2.07	2.03	2.01	1.97	1.92	1.89	1.82	1.78	1.75
46	2.26	2.22	2.19	2.16	2.13	2.08	2.04	2.01	1.99	1.95	1.90	1.86	1.80	1.76	1.73
48	2.24	2.20	2.17	2.14	2.12	2.06	2.02	1.99	1.97	1.93	1.88	1.84	1.78	1.73	1.70
50	2.22	2.18	2.15	2.12	2.10	2.05	2.01	1.97	1.95	1.91	1.86	1.82	1.76	1.71	1.68
60	2.15	2.12	2.08	2.05	2.03	1.98	1.94	1.90	1.88	1.84	1.78	1.75	1.68	1.63	1.60
80	2.07	2.03	2.00	1.97	1.94	1.89	1.85	1.82	1.79	1.75	1.69	1.65	1.58	1.53	1.49
100	2.02	1.98	1.95	1.92	1.89	1.84	1.80	1.76	1.74	1.69	1.63	1.60	1.52	1.47	1.43
125	1.98	1.94	1.91	1.88	1.85	1.80	1.76	1.72	1.69	1.65	1.59	1.55	1.47	1.41	1.37
150	1.96	1.92	1.88	1.85	1.83	1.77	1.73	1.69	1.66	1.62	1.56	1.52	1.43	1.38	1.33
200	1.93	1.89	1.85	1.82	1.79	1.74	1.69	1.66	1.63	1.58	1.52	1.48	1.39	1.33	1.28
300	1.89	1.85	1.82	1.79	1.76	1.70	1.66	1.62	1.59	1.55	1.48	1.44	1.35	1.28	1.22
500	1.87	1.83	1.79	1.76	1.74	1.68	1.63	1.60	1.57	1.52	1.45	1.41	1.31	1.23	1.16
1000	1.85	1.81	1.77	1.74	1.72	1.66	1.61	1.58	1.54	1.50	1.43	1.38	1.28	1.19	1.11
∞	1.83	1.79	1.76	1.72	1.70	1.64	1.59	1.55	1.52	1.47	1.40	1.36	1.25	1.15	1.00

附表 7　q 界值表（Student-Newman-Keuls 法用）

上行：$P = 0.05$　　　下行：$P = 0.01$

ν	组数 a								
	2	3	4	5	6	7	8	9	10
5	3.64	4.60	5.22	5.67	6.03	6.33	6.58	6.80	6.99
	5.70	6.98	7.80	8.42	8.91	9.32	9.67	9.97	10.24
6	3.46	4.34	4.90	5.30	5.63	5.90	6.12	6.32	6.49
	5.24	6.33	7.03	7.56	7.97	8.32	8.61	8.87	9.10
7	3.34	4.16	4.68	5.06	5.36	5.61	5.82	6.00	6.16
	4.95	5.92	6.54	7.01	7.37	7.68	7.94	8.17	8.37
8	3.26	4.04	4.53	4.89	5.17	5.40	5.60	5.77	5.92
	4.75	5.64	6.20	6.62	6.96	7.24	7.77	7.68	7.86
9	3.20	3.95	4.41	4.76	5.02	5.24	5.43	5.59	5.74
	4.60	5.43	5.96	6.35	6.66	6.91	7.13	7.33	7.49
10	3.15	3.88	4.33	4.15	4.91	5.12	5.30	5.46	5.60
	4.48	5.27	5.77	6.14	6.43	6.67	6.87	7.05	7.21
12	3.08	3.77	4.20	4.51	4.75	4.95	5.12	5.27	5.39
	4.32	5.05	5.50	5.84	6.10	6.32	6.51	6.67	6.81
14	3.03	3.70	4.11	4.41	4.64	4.83	4.99	5.13	5.25
	4.21	4.89	5.32	5.63	5.88	6.08	6.26	6.41	6.54
16	3.00	3.65	4.05	4.33	4.56	4.74	4.90	5.03	5.15
	4.13	4.79	5.19	5.49	5.72	5.92	6.08	6.22	6.35
18	2.97	3.61	4.00	4.28	4.49	4.67	4.82	4.96	5.07
	4.07	4.70	5.09	5.38	5.60	5.79	5.94	6.08	6.20
20	2.95	3.58	3.96	4.23	4.45	4.62	4.77	4.90	5.01
	4.02	4.64	5.02	5.29	5.51	5.69	5.84	5.97	6.09
30	2.89	3.49	3.85	4.10	4.30	4.46	4.60	4.72	4.82
	3.89	4.45	4.80	5.05	5.24	5.40	5.54	5.65	5.76
40	2.86	3.44	3.79	4.04	4.23	4.39	4.52	4.63	4.73
	3.82	4.37	4.70	4.93	5.11	5.26	5.39	5.50	5.60
60	2.83	3.40	3.74	3.98	4.16	4.31	4.44	4.55	4.65
	3.76	4.28	4.59	4.82	4.99	5.13	5.25	5.36	5.45
120	2.80	3.36	3.68	3.92	4.10	4.24	4.36	4.47	4.56
	3.70	4.20	4.50	4.71	4.87	5.01	5.12	5.21	5.30
∞	2.77	3.31	3.63	3.86	4.03	4.17	4.29	4.39	4.47
	3.64	4.12	4.40	4.60	4.76	4.88	4.99	5.08	5.16

附表 8　q′界值表（Duncan 法用）

上行：$P=0.05$　　下行：$P=0.01$

ν	组数 a											
	2	3	4	5	6	7	8	9	10	12	14	16
1	17.97	17.97	17.97	17.97	17.97	17.97	17.97	17.97	17.97	17.97	17.97	17.97
	90.03	90.03	90.03	90.03	90.03	90.03	90.03	90.03	90.03	90.03	90.03	90.03
2	6.09	6.09	6.09	6.09	6.09	6.09	6.09	6.09	6.09	6.09	6.09	6.09
	14.04	14.04	14.04	14.04	14.04	14.04	14.04	14.04	14.04	14.04	14.04	14.04
3	4.50	4.50	4.50	4.50	4.50	4.50	4.50	4.50	4.50	4.50	4.50	4.50
	8.26	8.50	8.60	8.70	8.80	8.90	8.90	9.00	9.00	9.00	9.10	9.20
4	3.93	4.01	4.02	4.02	4.02	4.02	4.02	4.02	4.02	4.02	4.02	4.02
	6.51	6.80	6.90	7.00	7.10	7.10	7.20	7.20	7.30	7.30	7.40	7.40
5	3.64	3.74	3.79	3.83	3.83	3.83	3.83	3.83	3.83	3.83	3.83	3.83
	5.70	5.96	6.11	6.18	6.26	6.33	6.40	6.44	6.50	6.60	6.60	6.70
6	3.46	3.58	3.64	3.68	3.68	3.68	3.68	3.68	3.68	3.68	3.68	3.68
	5.24	5.51	5.65	5.73	5.81	5.88	5.95	6.00	6.00	6.10	6.20	6.20
7	3.35	3.47	3.54	3.58	3.60	3.61	3.61	3.61	3.61	3.61	3.61	3.61
	4.95	5.22	5.37	5.45	5.53	5.61	5.69	5.73	5.80	5.80	5.90	5.90
8	3.26	3.39	3.47	4.52	3.55	3.56	3.56	3.56	3.56	3.56	3.56	3.56
	4.74	5.00	5.14	5.23	5.32	5.40	5.47	5.51	5.50	5.60	5.70	5.70
9	3.20	3.34	3.41	3.47	3.50	3.52	3.52	3.52	3.52	3.52	3.52	3.52
	4.60	4.86	4.99	5.08	5.17	5.25	5.32	5.36	5.40	5.50	5.50	5.60
10	3.15	3.30	3.37	3.43	3.46	3.47	3.47	3.47	3.47	3.47	3.47	3.47
	4.48	4.73	4.88	4.96	5.06	5.13	5.20	5.24	5.28	5.36	5.42	5.48
12	3.08	3.23	3.33	3.36	3.40	3.42	3.44	3.44	3.46	3.46	3.46	3.46
	4.32	4.55	4.68	4.76	4.84	4.92	4.96	5.02	5.07	5.13	5.17	5.22
14	3.03	3.18	3.27	3.33	3.37	3.39	3.41	3.42	3.44	3.45	3.46	3.46
	4.21	4.42	4.55	4.63	4.70	4.78	4.83	4.87	4.91	4.96	5.00	5.04
16	3.00	3.15	3.23	3.30	3.34	3.37	3.39	3.41	3.43	3.44	3.45	3.46
	4.13	4.34	4.45	4.54	4.60	4.67	4.72	4.76	4.79	4.84	4.88	4.91
18	2.97	3.12	3.21	3.27	3.32	3.35	3.37	3.39	3.41	3.43	3.45	3.46
	4.07	4.27	4.38	4.46	4.53	4.59	4.64	4.68	4.71	4.76	4.79	4.82
20	2.95	3.10	3.18	3.25	3.30	3.34	3.36	3.38	3.40	3.43	3.44	3.46
	4.02	4.22	4.33	4.40	4.47	4.53	4.58	4.61	4.65	4.69	4.73	4.76
22	2.93	3.08	3.17	3.24	3.29	3.32	3.35	3.37	3.39	3.42	3.44	3.45
	3.99	4.17	4.28	4.36	4.42	4.48	4.53	4.57	4.60	4.65	4.68	4.71
24	2.92	3.07	3.15	3.22	3.28	3.31	3.34	3.37	3.38	3.41	3.44	3.45
	3.96	4.14	4.24	4.33	4.39	4.44	4.49	4.53	4.57	4.62	4.64	4.67
26	2.91	3.06	3.14	3.21	3.27	3.30	3.34	3.36	3.38	3.41	3.43	3.45
	3.63	4.11	4.21	4.30	4.36	4.41	4.46	4.50	4.53	4.58	4.62	4.65
28	2.90	3.04	3.13	3.20	3.26	3.30	3.33	3.35	3.37	3.40	3.43	3.45
	3.91	4.08	4.18	4.28	4.34	4.39	4.43	4.47	4.51	4.56	4.60	4.62
30	2.89	3.04	3.12	3.20	3.25	3.29	3.32	3.35	3.37	3.40	3.43	3.44
	3.89	4.06	4.16	4.22	4.32	4.36	4.41	4.45	4.48	4.54	4.58	4.61
40	2.86	3.01	3.10	3.17	3.22	3.27	3.30	3.33	3.35	3.39	3.42	3.44
	3.82	3.99	4.10	4.17	4.24	4.30	4.34	4.37	4.41	4.46	4.51	4.54
60	2.83	2.98	3.08	3.14	3.20	3.24	3.28	3.31	3.33	3.37	3.40	3.43
	3.76	3.92	4.03	4.12	4.17	4.23	4.27	4.31	4.34	4.39	4.44	4.47
100	2.80	2.95	3.05	3.12	3.18	3.22	3.26	3.29	3.32	3.36	3.40	3.42
	3.71	3.86	3.98	4.06	4.11	4.17	4.21	4.25	4.29	4.35	4.38	4.42
∞	2.77	2.92	3.02	3.09	3.15	3.19	3.23	3.26	3.29	3.34	3.38	3.41
	3.64	3.80	3.90	3.98	4.04	4.09	4.14	4.17	4.20	4.26	4.31	4.34

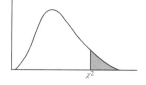

附表9 χ^2界值表

ν	概率 P												
	0.995	0.990	0.975	0.950	0.900	0.750	0.500	0.250	0.100	0.050	0.025	0.010	0.005
1	0.00	0.00	0.00	0.00	0.02	0.10	0.45	1.32	2.71	3.84	5.02	6.63	7.88
2	0.01	0.02	0.05	0.10	0.21	0.58	1.39	2.77	4.61	5.99	7.38	9.21	10.60
3	0.07	0.11	0.22	0.35	0.58	1.21	2.37	4.11	6.25	7.81	9.35	11.34	12.84
4	0.21	0.30	0.48	0.71	1.06	1.92	3.36	5.39	7.78	9.49	11.14	13.28	14.86
5	0.41	0.55	0.83	1.15	1.61	2.67	4.35	6.63	9.24	11.07	12.83	15.09	16.75
6	0.68	0.87	1.24	1.64	2.20	3.45	5.35	7.84	10.64	12.59	14.45	16.81	18.55
7	0.99	1.24	1.69	2.17	2.83	4.25	6.35	9.04	12.02	14.07	16.01	18.48	20.28
8	1.34	1.65	2.18	2.73	3.49	5.07	7.34	10.22	13.36	15.51	17.53	20.09	21.95
9	1.73	2.09	2.70	3.33	4.17	5.90	8.34	11.39	14.68	16.92	19.02	21.67	23.59
10	2.16	2.56	3.25	3.94	4.87	6.74	9.34	12.55	15.99	18.31	20.48	23.21	25.19
11	2.60	3.05	3.82	4.57	5.58	7.58	10.34	13.70	17.28	19.68	21.92	24.72	26.76
12	3.07	3.57	4.40	5.23	6.30	8.44	11.34	14.85	18.55	21.03	23.34	26.22	28.30
13	3.57	4.11	5.01	5.89	7.04	9.30	12.34	15.98	19.81	22.36	24.74	27.69	29.82
14	4.07	4.66	5.63	6.57	7.79	10.17	13.34	17.12	21.06	23.68	26.12	29.14	31.32
15	4.60	5.23	6.26	7.26	8.55	11.04	14.34	18.25	22.31	25.00	27.49	30.58	32.80
16	5.14	5.81	6.91	7.96	9.31	11.91	15.34	19.37	23.54	26.30	28.85	32.00	34.27
17	5.70	6.41	7.56	8.67	10.09	12.79	16.34	20.49	24.77	27.59	30.19	33.41	35.72
18	6.26	7.01	8.23	9.39	10.86	13.68	17.34	21.60	25.99	28.87	31.53	34.81	37.16
19	6.84	7.63	8.91	10.12	11.65	14.56	18.34	22.72	27.20	30.14	32.85	36.19	38.58
20	7.43	8.26	9.59	10.85	12.44	15.45	19.34	23.83	28.41	31.41	34.17	37.57	40.00
21	8.03	8.90	10.28	11.59	13.24	16.34	20.34	24.93	29.62	32.67	35.48	38.93	41.40
22	8.64	9.54	10.98	12.34	14.04	17.24	21.34	26.04	30.81	33.92	36.78	40.29	42.80
23	9.26	10.20	11.69	13.09	14.85	18.14	22.34	27.14	32.01	35.17	38.08	41.64	44.18
24	9.89	10.86	12.40	13.85	15.66	19.04	23.34	28.24	33.20	36.42	39.36	42.98	45.56
25	10.52	11.52	13.12	14.61	16.47	19.94	24.34	29.34	34.38	37.65	40.65	44.31	46.93
26	11.16	12.20	13.84	15.38	17.29	20.84	25.34	30.43	35.56	38.89	41.92	45.64	48.29
27	11.81	12.88	14.57	16.15	18.11	21.75	26.34	31.53	36.74	40.11	43.19	46.96	49.64
28	12.46	13.56	15.31	16.93	18.94	22.66	27.34	32.62	37.92	41.34	44.46	48.28	50.99
29	13.12	14.26	16.05	17.71	19.77	23.57	28.34	33.71	39.09	42.56	45.72	49.59	52.34
30	13.79	14.95	16.79	18.49	20.60	24.48	29.34	34.80	40.26	43.77	46.98	50.89	53.67
40	20.71	22.16	24.43	26.51	29.05	33.66	39.34	45.62	51.81	55.76	59.34	63.69	66.77
50	27.99	29.71	32.36	34.76	37.69	42.94	49.33	56.33	63.17	67.50	71.42	76.15	79.49
60	35.53	37.48	40.48	43.19	46.46	52.29	59.33	66.98	74.40	79.08	83.30	88.38	91.95
70	43.28	45.44	48.76	51.74	55.33	61.70	69.33	77.58	85.53	90.53	95.02	100.43	104.21
80	51.17	53.54	57.15	60.39	64.28	71.14	79.33	88.13	96.58	101.88	106.63	112.33	116.32
90	59.20	61.75	65.65	69.13	73.29	80.62	89.33	98.65	107.57	113.15	118.14	124.12	128.30
100	67.33	70.06	74.22	77.93	82.36	90.13	99.33	109.14	118.50	124.34	129.56	135.81	140.17

附表 10　T 界值表(配对比较的符号秩和检验用)

n	单侧 0.05 双侧 0.10	0.025 0.050	0.01 0.02	0.005 0.010
5	0—15			
6	2—19	0—21		
7	3—25	2—26	0—28	
8	5—31	3—33	1—35	0—36
9	8—37	5—40	3—42	1—44
10	10—45	8—47	5—50	3—52
11	13—53	10—56	7—59	5—61
12	17—61	13—65	9—69	7—71
13	21—70	17—74	12—79	9—82
14	25—80	21—84	15—90	12—93
15	30—90	25—95	19—101	15—105
16	35—101	29—107	23—113	19—117
17	41—112	34—119	27—126	23—130
18	47—124	40—131	32—139	27—144
19	53—137	46—144	37—153	32—158
20	60—150	52—158	43—167	37—173
21	67—164	58—173	49—182	42—189
22	75—178	65—188	55—198	48—205
23	83—193	73—203	62—214	54—222
24	91—209	81—219	69—231	61—239
25	100—225	89—236	76—249	68—257
26	110—241	98—253	84—267	75—276
27	119—259	107—271	92—286	83—295
28	130—276	116—290	101—305	91—315
29	140—295	126—309	110—325	100—335
30	151—314	137—328	120—345	109—356
31	163—333	147—349	130—366	118—378
32	175—353	159—369	140—388	128—400
33	187—374	170—391	151—410	138—423
34	200—395	182—413	162—433	148—447
35	213—417	195—435	173—457	159—471
36	227—439	208—458	185—481	171—495
37	241—462	221—482	198—505	182—521
38	256—485	235—506	211—530	194—547
39	271—509	249—531	224—556	207—573
40	286—534	264—556	238—582	220—600
41	302—559	279—582	252—609	233—628
42	319—584	294—609	266—637	247—656
43	336—610	310—636	281—665	261—685
44	353—637	327—663	296—694	276—714
45	371—664	343—692	312—723	291—744
46	389—692	361—720	328—753	307—774
47	407—721	378—750	345—783	322—806
48	426—750	396—780	362—814	339—837
49	446—779	415—810	379—846	355—870
50	466—809	434—841	397—878	373—902

附表 11 T 界值表(两组比较的秩和检验用)

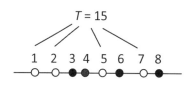

	单侧	双侧
1 行	$P = 0.050$	$P = 0.10$
2 行	$P = 0.025$	$P = 0.05$
3 行	$P = 0.010$	$P = 0.02$
4 行	$P = 0.005$	$P = 0.01$

$T = 15$

1 2 3 4 5 6 7 8

n_1（较小）	\multicolumn{11}{c}{$n_2 - n_1$}
	0	1	2	3	4	5	6	7	8	9	10
2				3—13	3—15	3—17	4—18	4—20	4—22	4—24	5—25
							3—19	3—21	3—23	3—25	4—26
3	6—15	6—18	7—20	8—22	8—25	9—27	10—29	10—32	11—34	11—37	12—39
		6—21	7—23	7—26	8—28	8—31	9—33	9—36	10—38	10—41
			6—27	6—30	7—32	7—35	7—38	8—40	8—43
					6—33	6—36	6—39	7—41	7—44
4	11—25	12—28	13—31	14—34	15—37	16—40	17—43	18—46	19—49	20—52	21—55
	10—26	11—29	12—32	13—35	14—38	14—42	15—45	16—48	17—51	18—54	19—57
		10—30	11—33	11—37	12—40	13—43	13—47	14—50	15—53	15—57	16—60
			10—34	10—38	11—41	11—45	12—48	12—52	13—55	13—59	14—62
5	19—36	20—40	21—44	23—47	24—51	26—54	27—58	28—62	30—65	31—69	33—72
	17—38	18—42	20—45	21—49	22—53	23—57	24—61	26—64	27—68	28—72	29—76
	16—39	17—43	18—47	19—51	20—55	21—59	22—63	23—67	24—71	25—75	26—79
	15—40	16—44	16—49	17—53	18—57	19—61	20—65	21—69	22—73	22—78	23—82
6	28—50	29—55	31—59	33—63	35—67	37—71	38—76	40—80	42—84	44—88	46—92
	26—52	27—57	29—61	31—65	32—70	34—74	35—79	37—83	38—88	40—92	42—96
	24—54	25—59	27—63	28—68	29—73	30—78	32—82	33—87	34—92	36—96	37—101
	23—55	24—60	25—65	26—70	27—75	28—80	30—84	31—89	32—94	33—99	34—104
7	39—66	41—71	43—76	45—81	47—86	49—91	52—95	54—100	56—105	58—110	61—114
	36—69	38—74	40—79	42—84	44—89	46—94	48—99	50—104	52—109	54—114	56—119
	34—71	35—77	37—82	39—87	40—93	42—98	44—103	45—109	47—114	49—119	51—124
	32—73	34—78	35—84	37—89	38—95	40—100	41—106	43—111	44—117	46—122	47—128
8	51—85	54—90	56—96	59—101	62—106	64—112	67—117	69—123	72—128	75—133	77—139
	49—87	51—93	53—99	55—105	58—110	60—116	62—122	65—127	67—133	70—138	72—144
	45—91	47—97	49—103	51—109	53—115	56—120	58—126	60—132	62—138	64—144	66—150
	43—93	45—99	47—105	49—111	51—117	53—123	54—130	56—136	58—142	60—148	62—154
9	66—105	69—111	72—117	75—123	78—129	81—135	84—141	87—147	90—153	93—159	96—165
	62—109	65—115	68—121	71—127	73—134	76—140	79—146	82—152	84—159	87—165	90—171
	59—112	61—119	63—126	66—132	68—139	71—145	73—152	76—158	78—165	81—171	83—178
	56—115	58—122	61—128	63—135	65—142	67—149	69—156	72—162	74—169	76—176	78—183
10	82—128	86—134	89—141	92—148	96—154	99—161	103—167	106—174	110—180	113—187	117—193
	78—132	81—139	84—146	88—152	91—159	94—166	97—173	100—180	103—187	107—193	110—200
	74—136	77—143	79—151	82—158	85—165	88—172	91—179	93—187	96—194	99—201	102—208
	71—139	73—147	76—154	79—161	81—169	84—176	86—184	89—191	92—198	94—206	97—213

附表12　*H* 界值表(三组比较的秩和检验 Kruskal-Wallis 法用)

n	n_1	n_2	n_3	0.10	0.05	0.025	0.01	0.001	n	n_1	n_2	n_3	0.10	0.05	0.025	0.01	0.001
8	5	2	1	4.200	5.000				15	8	4	3	4.529	5.623	6.562	7.585	9.742
	4	2	2	4.458	5.333	5.500				8	5	2	4.466	5.415	6.260	7.440	9.781
	4	3	1	4.056	5.208	5.833				8	6	1	4.015	5.015	5.933	7.256	9.840
	3	3	2	4.556	5.361	5.556				7	4	4	4.562	5.650	6.707	7.814	9.841
										7	5	3	4.535	5.607	6.627	7.697	9.874
9	7	1	1	4.267						7	6	2	4.500	5.357	6.223	7.490	10.060
	6	2	1	4.200	4.822	5.600				7	7	1	3.986	4.986	6.057	7.157	9.871
	5	2	2	4.373	5.160	6.000	6.533			6	5	4	4.522	5.661	6.750	7.936	9.961
	5	3	1	4.018	4.960	6.044				6	6	3	4.558	5.625	6.725	7.725	10.150
	4	3	2	4.511	5.444	6.000	6.444			5	5	5	4.560	5.780	6.740	8.000	9.920
	4	4	1	4.167	4.967	6.167	6.667										
	3	3	3	4.622	5.600	5.956	7.200		16	8	4	4	4.561	5.779	6.750	7.853	10.010
										8	5	3	4.514	5.614	6.614	7.706	10.040
10	8	1	1	4.418						8	6	2	4.463	5.404	6.294	7.522	10.110
	7	2	1	4.200	4.706	5.727				8	7	1	4.045	5.041	6.047	7.308	10.030
	6	2	2	4.545	5.345	5.745	6.655			7	5	4	4.542	5.733	6.738	7.931	10.160
	6	3	1	3.909	4.855	5.945	6.873			7	6	3	4.550	5.689	6.694	7.756	10.260
	5	3	2	4.651	5.251	6.004	6.909			7	7	2	4.491	5.398	6.328	7.491	10.240
	5	4	1	3.987	4.985	5.858	6.955			6	5	5	4.547	5.729	6.788	8.028	10.290
	4	3	3	4.709	5.791	6.155	6.745			6	6	4	4.548	5.724	6.812	8.000	10.340
	4	4	2	4.555	5.455	6.327	7.036										
									17	8	5	4	4.549	5.718	6.782	7.992	10.290
11	8	2	1	4.011	4.909	5.420				8	6	3	4.575	5.678	6.658	7.796	10.370
	7	2	2	4.526	5.143	5.818	7.000			8	7	2	4.451	5.403	6.339	7.571	10.360
	7	3	1	4.173	4.952	5.758	7.030			8	8	1	4.044	5.039	6.005	7.314	10.160
	6	3	2	4.682	5.348	6.136	6.970			7	5	5	4.571	5.708	6.835	8.108	10.450
	6	4	1	4.038	4.947	5.856	7.106			7	6	4	4.562	5.706	6.787	8.039	10.460
	5	3	3	4.533	5.648	6.315	7.079	8.727		7	7	3	4.613	5.688	6.708	7.810	10.450
	5	4	2	4.541	5.273	6.068	7.205	8.591		6	6	5	4.542	5.765	6.848	8.124	10.520
	5	5	1	4.109	5.127	6.000	7.309										
	4	4	3	4.545	5.598	6.394	7.144	8.909	18	8	5	5	4.555	5.769	6.843	8.116	10.640
										8	6	4	4.563	5.743	6.795	8.045	10.630
12	8	2	2	4.587	5.356	5.817	6.663			8	7	3	4.556	5.698	6.671	7.827	10.540
	8	3	1	4.010	4.881	6.064	6.804			8	8	2	4.509	5.408	6.351	7.654	10.460
	7	3	2	4.582	5.357	6.201	6.839	8.654		7	6	5	4.560	5.770	6.857	8.157	10.750
	7	4	1	4.121	4.986	5.791	6.986			7	7	4	4.563	5.766	6.788	8.142	10.690
	6	3	3	4.590	5.615	6.436	7.410	8.692		6	6	6	4.643	5.801	6.889	8.222	10.890
	6	4	2	4.494	5.340	6.186	7.340	8.827									
	6	5	1	4.128	4.990	5.951	7.182		19	8	6	5	4.550	5.750	6.867	8.226	10.890
	5	4	3	4.549	5.656	6.410	7.445	8.795		8	7	4	4.548	5.759	6.837	8.118	10.840
	5	5	2	4.623	5.338	6.346	7.338	8.938		8	8	3	4.555	5.734	6.682	7.889	10.690
	4	4	4	4.654	5.692	6.615	7.654	9.269		7	6	6	4.530	5.730	6.897	8.257	11.000
										7	7	5	4.546	5.746	6.886	8.257	10.920
13	8	3	2	4.451	5.316	6.195	7.022	8.791									
	8	4	1	4.038	5.044	5.885	6.973	8.901	20	8	6	6	4.599	5.770	6.932	8.313	11.100
	7	3	3	4.603	5.620	6.449	7.228	9.262		8	7	5	4.551	5.782	6.884	8.242	11.030
	7	4	2	4.549	5.376	6.184	7.321	9.198		8	8	4	4.579	5.743	6.886	8.168	10.970
	7	5	1	4.035	5.064	5.953	7.061	9.178		7	7	6	4.568	5.793	6.927	8.345	11.130
	6	4	3	4.604	5.610	6.538	7.500	9.170									
	6	5	2	4.596	5.338	6.196	7.376	9.189	21	8	7	6	4.553	5.781	6.917	8.333	11.280
	6	6	1	4.000	4.945	5.923	7.121	9.692		8	8	5	4.573	5.761	6.920	8.297	11.180
	5	4	4	4.668	5.657	6.673	7.760	9.168		7	7	7	4.594	5.818	6.954	8.378	11.320
	5	5	3	4.545	5.705	6.549	7.578	9.284									
									22	8	7	7	4.585	5.802	6.980	8.363	11.420
14	8	3	3	4.543	5.617	6.588	7.350	9.426		8	8	6	4.572	5.779	6.953	8.367	11.370
	8	4	2	4.500	5.393	6.193	7.350	9.293									
	8	5	1	3.967	4.869	5.864	7.110	9.579	23	8	8	7	4.571	5.791	6.980	8.419	11.550
	7	4	3	4.527	5.623	6.578	7.550	9.670	24	8	8	8	4.595	5.805	6.995	8.465	11.700
	7	5	2	4.485	5.393	6.221	7.450	9.640	27	9	9	9	4.582	5.845	7.041	8.564	11.950
	7	6	1	4.033	5.067	6.067	7.254	9.747									
	6	4	4	4.595	5.681	6.667	7.795	9.681		∞	∞	∞	4.605	5.991	7.378	9.210	13.820
	6	5	3	4.535	5.602	6.667	7.590	9.669									
	6	6	2	4.438	5.410	6.210	7.467	9.752									
	5	5	4	4.523	5.666	6.760	7.823	9.606									

附表 13 M 界值表(随机区组比较的秩和检验用)

($P = 0.05$)

区组数 (b)	处理数 (k)													
	2	3	4	5	6	7	8	9	10	11	12	13	14	15
2	—	—	20	38	64	96	138	192	258	336	429	538	664	808
3	—	18	37	64	104	158	225	311	416	542	691	865	1063	1292
4	—	26	52	89	144	217	311	429	574	747	950	1189	1460	1770
5	—	32	65	113	183	277	396	547	731	950	1210	1512	1859	2254
6	18	42	76	137	223	336	482	664	887	1155	1469	1831	2253	2738
7	24.5	50	92	167	272	412	591	815	1086	1410	1791	2233	2740	3316
8	32	50	105	190	310	471	676	931	1241	1612	2047	2552	3131	3790
9	24.5	56	118	214	349	529	760	1047	1396	1813	2302	2871	3523	4264
10	32	62	131	238	388	588	845	1164	1551	2014	2558	3189	3914	4737
11	40.5	66	144	261	427	647	929	1280	1706	2216	2814	3508	4305	5211
12	32	72	157	285	465	706	1013	1396	1862	2417	3070	3827	4697	5685
13	40.5	78	170	309	504	764	1098	1512	2017	2618	3326	4146	5088	6159
14	50	84	183	333	543	823	1182	1629	2172	2820	3581	4465	5479	6632
15	40.5	90	196	356	582	882	1267	1745	2327	3021	3837	4784	5871	7106

附表 14　　*D* 界值表(各样本例数相等的 Nemenyi 法用)

上行：$P = 0.05$　　下行：$P = 0.01$

n	*k*							
	3	4	5	6	7	8	9	10
1	3.3	4.7	6.1	7.5	9.0	10.5	12.0	13.5
	4.1	5.7	7.3	8.9	10.5	12.2	13.9	15.6
2	8.8	12.6	16.5	20.5	24.7	28.9	33.1	37.4
	10.9	15.3	19.7	24.3	28.9	33.6	38.3	43.1
3	15.7	22.7	29.9	37.3	44.8	52.5	60.3	68.2
	19.5	27.5	35.7	44.0	52.5	61.1	69.8	78.6
4	23.0	34.6	45.6	57.0	68.6	80.4	92.4	104.6
	29.7	41.9	54.5	67.3	80.3	93.6	107.0	120.6
5	33.1	48.1	63.5	79.3	95.5	112.0	128.8	145.8
	41.2	58.2	75.8	93.6	111.9	130.4	149.1	168.1
5	43.3	62.9	83.2	104.0	125.3	147.0	169.1	191.4
	53.9	76.3	99.3	122.8	146.7	171.0	195.7	220.6
7	54.4	79.1	104.6	130.8	157.6	184.9	212.8	240.9
	67.6	95.8	124.8	154.4	184.6	215.2	246.3	277.7
8	66.3	96.4	127.6	159.6	192.4	225.7	259.7	294.1
	82.4	116.8	152.2	188.4	225.2	262.6	300.6	339.0
9	78.9	114.8	152.0	190.2	229.3	269.1	309.6	350.6
	98.1	139.2	181.4	224.5	268.5	313.1	358.4	404.2
10	92.3	134.3	177.8	222.6	268.4	315.0	362.4	410.5
	114.7	162.8	212.2	262.7	314.2	366.5	419.5	473.1
11	106.3	154.8	205.0	256.6	309.4	363.2	417.9	473.3
	132.1	187.6	244.6	302.9	362.2	422.6	483.7	545.6
12	120.9	176.2	233.4	392.2	352.4	413.6	476.0	539.1
	150.4	213.5	278.5	344.9	412.5	481.2	551.0	621.4
13	136.2	198.5	263.0	329.3	397.1	466.2	536.5	607.7
	169.4	240.6	313.8	388.7	464.9	542.4	621.0	700.5
14	152.1	221.7	293.8	367.8	443.6	520.8	599.4	679.0
	189.1	268.7	350.5	434.2	519.4	606.0	693.8	782.6
15	168.6	245.7	325.7	407.8	491.9	577.4	664.6	752.8
	209.6	297.8	388.5	481.3	575.8	671.9	769.3	867.7
16	185.6	270.6	358.6	449.1	541.7	635.9	732.0	829.2
	230.7	327.9	427.9	530.1	634.2	740.0	847.3	955.7
17	203.1	296.2	392.6	491.7	593.1	696.3	801.5	907.9
	252.5	359.0	468.4	580.3	694.4	810.2	927.8	1046.5
18	221.2	322.6	427.6	535.5	646.1	758.5	873.1	989.0
	275.0	391.0	510.2	632.1	756.4	882.6	1010.6	1140.0
19	239.8	349.7	463.6	580.6	700.5	822.4	946.7	1072.4
	298.1	423.8	553.1	685.4	820.1	957.0	1095.8	1236.2
20	258.8	377.6	500.5	626.9	756.4	888.1	1022.3	1158.1
	321.8	457.6	597.2	740.0	885.5	1033.3	1183.3	1334.9
21	278.4	406.1	538.4	674.4	813.7	955.4	1099.8	1245.9
	346.1	492.2	642.4	796.0	952.6	1111.6	1273.0	1436.0
22	298.4	435.3	577.2	723.0	872.3	1024.3	1179.1	1335.7
	371.0	527.6	688.7	853.4	1021.3	1191.8	1364.8	1539.7
23	318.9	465.2	616.9	772.7	932.4	1094.8	1260.3	1427.7
	396.4	563.8	736.0	912.1	1091.5	1273.8	1458.8	1645.7
24	339.8	495.8	657.4	823.5	993.7	1166.8	1343.2	1521.7
	422.4	600.9	784.4	972.1	1163.4	1357.6	1554.8	1754.0
25	361.1	527.0	698.8	875.4	1056.3	1240.4	1427.9	1617.6
	449.0	638.7	833.8	1033.3	1236.7	1443.2	1652.8	1864.6

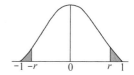

附表 15　r 界值表

| 自由度 v | 单侧 | 0.25 | 0.10 | 0.05 | 0.025 | 0.01 | 0.005 | 0.0025 | 0.001 | 0.000 |
	双侧	0.50	0.20	0.10	0.05	0.02	0.01	0.005	0.002	0.001
1		0.707	0.951	0.988	0.997	1.000	1.000	1.000	1.000	1.000
2		0.500	0.800	0.900	0.950	0.980	0.990	0.995	0.998	0.999
3		0.404	0.687	0.805	0.878	0.934	0.959	0.974	0.986	0.991
4		0.347	0.608	0.729	0.811	0.882	0.917	0.942	0.963	0.974
5		0.309	0.551	0.669	0.755	0.833	0.875	0.906	0.935	0.951
6		0.281	0.507	0.621	0.707	0.789	0.834	0.870	0.905	0.925
7		0.260	0.472	0.582	0.666	0.750	0.798	0.836	0.875	0.898
8		0.242	0.443	0.549	0.632	0.715	0.765	0.805	0.847	0.872
9		0.228	0.419	0.521	0.602	0.685	0.735	0.776	0.820	0.847
10		0.216	0.398	0.497	0.576	0.658	0.708	0.750	0.795	0.823
11		0.206	0.380	0.476	0.553	0.634	0.684	0.726	0.772	0.801
12		0.197	0.365	0.457	0.532	0.612	0.661	0.703	0.750	0.780
13		0.189	0.351	0.441	0.514	0.592	0.641	0.683	0.730	0.760
14		0.182	0.338	0.426	0.497	0.574	0.623	0.664	0.711	0.742
15		0.176	0.327	0.412	0.482	0.558	0.606	0.647	0.694	0.725
16		0.170	0.317	0.400	0.468	0.542	0.590	0.631	0.678	0.708
17		0.165	0.308	0.389	0.456	0.529	0.575	0.616	0.662	0.693
18		0.160	0.299	0.378	0.444	0.515	0.561	0.602	0.648	0.679
19		0.156	0.291	0.369	0.433	0.503	0.549	0.589	0.635	0.665
20		0.152	0.284	0.360	0.423	0.492	0.537	0.576	0.622	0.652
21		0.148	0.277	0.352	0.413	0.482	0.526	0.565	0.610	0.640
22		0.145	0.271	0.344	0.404	0.472	0.515	0.554	0.599	0.629
23		0.141	0.265	0.337	0.396	0.462	0.505	0.543	0.588	0.618
24		0.138	0.260	0.300	0.388	0.453	0.496	0.534	0.578	0.607
25		0.136	0.255	0.323	0.381	0.445	0.487	0.524	0.568	0.597
26		0.133	0.250	0.317	0.374	0.437	0.479	0.515	0.559	0.588
27		0.131	0.245	0.311	0.367	0.430	0.471	0.507	0.550	0.579
28		0.128	0.241	0.306	0.361	0.423	0.463	0.499	0.541	0.570
29		0.126	0.237	0.301	0.355	0.416	0.456	0.491	0.533	0.562
30		0.124	0.233	0.296	0.349	0.409	0.449	0.484	0.526	0.554
31		0.122	0.229	0.291	0.344	0.403	0.442	0.477	0.518	0.546
32		0.120	0.225	0.287	0.339	0.397	0.436	0.470	0.511	0.539
33		0.118	0.222	0.283	0.334	0.392	0.430	0.464	0.504	0.532
34		0.116	0.219	0.279	0.329	0.386	0.424	0.458	0.498	0.525
35		0.115	0.216	0.275	0.325	0.381	0.418	0.452	0.492	0.519
36		0.113	0.213	0.271	0.320	0.376	0.413	0.446	0.486	0.513
37		0.111	0.210	0.267	0.316	0.371	0.408	0.441	0.480	0.507
38		0.110	0.207	0.264	0.312	0.367	0.403	0.435	0.474	0.501
39		0.108	0.204	0.261	0.308	0.362	0.398	0.430	0.469	0.495
40		0.107	0.202	0.257	0.304	0.358	0.393	0.425	0.463	0.490
41		0.106	0.199	0.254	0.301	0.354	0.389	0.420	0.458	0.484
42		0.104	0.197	0.251	0.297	0.350	0.384	0.416	0.453	0.479
43		0.103	0.195	0.248	0.294	0.346	0.380	0.411	0.449	0.474
44		0.102	0.192	0.246	0.291	0.342	0.376	0.407	0.444	0.469
45		0.101	0.190	0.243	0.288	0.338	0.372	0.403	0.439	0.465
46		0.100	0.188	0.240	0.285	0.335	0.368	0.399	0.435	0.460
47		0.099	0.186	0.238	0.282	0.331	0.365	0.395	0.431	0.456
48		0.098	0.184	0.235	0.279	0.328	0.361	0.391	0.427	0.451
49		0.097	0.182	0.233	0.276	0.325	0.358	0.387	0.423	0.447
50		0.096	0.181	0.231	0.273	0.322	0.354	0.384	0.419	0.443

概率 P

附表 16　r_s 界值表

		概率 P								
	单侧	0.25	0.10	0.05	0.025	0.01	0.005	0.0025	0.001	0.0005
n	双侧	0.50	0.20	0.10	0.05	0.02	0.01	0.005	0.002	0.001
4		0.600	1.000	1.000						
5		0.500	0.800	0.900	1.000	1.000				
6		0.371	0.657	0.829	0.886	0.943	1.000	1.000		
7		0.321	0.571	0.714	0.786	0.893	0.929	0.964	1.000	1.000
8		0.310	0.524	0.643	0.738	0.833	0.881	0.905	0.952	0.976
9		0.267	0.483	0.600	0.700	0.783	0.833	0.867	0.917	0.933
10		0.248	0.455	0.564	0.648	0.745	0.794	0.830	0.879	0.903
11		0.236	0.427	0.536	0.618	0.709	0.755	0.800	0.845	0.873
12		0.217	0.406	0.503	0.587	0.678	0.727	0.769	0.818	0.846
13		0.209	0.385	0.484	0.560	0.648	0.703	0.747	0.791	0.824
14		0.200	0.367	0.464	0.538	0.626	0.679	0.723	0.771	0.802
15		0.189	0.354	0.446	0.521	0.604	0.654	0.700	0.750	0.779
16		0.182	0.341	0.429	0.503	0.582	0.635	0.679	0.729	0.762
17		0.176	0.328	0.414	0.485	0.566	0.615	0.662	0.713	0.748
18		0.170	0.317	0.401	0.472	0.550	0.600	0.643	0.695	0.728
19		0.165	0.309	0.391	0.460	0.535	0.584	0.628	0.677	0.712
20		0.161	0.299	0.380	0.447	0.520	0.570	0.612	0.662	0.696
21		0.156	0.292	0.370	0.435	0.508	0.556	0.599	0.648	0.681
22		0.152	0.284	0.361	0.425	0.496	0.544	0.586	0.634	0.667
23		0.148	0.278	0.353	0.415	0.486	0.532	0.573	0.622	0.654
24		0.144	0.271	0.344	0.406	0.476	0.521	0.562	0.610	0.642
25		0.142	0.265	0.337	0.398	0.466	0.511	0.551	0.598	0.630
26		0.138	0.259	0.331	0.390	0.457	0.501	0.541	0.587	0.619
27		0.136	0.255	0.324	0.382	0.448	0.491	0.531	0.577	0.608
28		0.133	0.250	0.317	0.375	0.440	0.483	0.522	0.567	0.598
29		0.130	0.245	0.312	0.368	0.433	0.475	0.513	0.558	0.589
30		0.128	0.240	0.306	0.362	0.425	0.467	0.504	0.549	0.580
31		0.126	0.236	0.301	0.356	0.418	0.459	0.496	0.541	0.571
32		0.124	0.232	0.296	0.350	0.412	0.452	0.489	0.533	0.563
33		0.121	0.229	0.291	0.345	0.405	0.446	0.482	0.525	0.554
34		0.120	0.225	0.287	0.340	0.399	0.439	0.475	0.517	0.547
35		0.118	0.222	0.283	0.335	0.394	0.433	0.468	0.510	0.539
36		0.116	0.219	0.279	0.330	0.388	0.427	0.462	0.504	0.533
37		0.114	0.216	0.275	0.325	0.383	0.421	0.456	0.497	0.526
38		0.113	0.212	0.271	0.321	0.378	0.415	0.450	0.491	0.519
39		0.111	0.210	0.267	0.317	0.373	0.410	0.444	0.485	0.513
40		0.110	0.207	0.264	0.313	0.368	0.405	0.439	0.479	0.507
41		0.108	0.204	0.261	0.309	0.364	0.400	0.433	0.473	0.501
42		0.107	0.202	0.257	0.305	0.359	0.395	0.428	0.468	0.495
43		0.105	0.199	0.254	0.301	0.355	0.391	0.423	0.463	0.490
44		0.104	0.197	0.251	0.298	0.351	0.386	0.419	0.458	0.484
45		0.103	0.194	0.248	0.294	0.347	0.382	0.414	0.453	0.479
46		0.102	0.192	0.246	0.291	0.343	0.378	0.410	0.448	0.474
47		0.101	0.190	0.243	0.288	0.340	0.374	0.405	0.443	0.469
48		0.100	0.188	0.240	0.285	0.336	0.370	0.401	0.439	0.465
49		0.098	0.186	0.238	0.282	0.333	0.366	0.397	0.434	0.460
50		0.097	0.184	0.235	0.279	0.329	0.363	0.393	0.430	0.456

附表 17　随机排列表（$n=20$）

编号	1	2	3	4	5	6	7	8	9	10	11	12	13	14	15	16	17	18	19	20	r_k
1	8	6	19	13	5	18	12	1	4	3	9	2	17	14	11	7	16	15	10	0	−0.0632
2	8	19	7	6	11	14	2	13	5	17	9	12	0	16	15	1	4	10	18	3	−0.0632
3	18	1	10	13	17	2	0	3	8	15	7	4	19	12	5	14	9	11	6	16	0.1053
4	6	19	1	5	18	12	4	0	13	10	16	17	7	14	11	15	8	3	9	2	−0.0842
5	1	2	7	4	18	0	15	13	5	12	19	10	9	14	16	8	6	11	3	17	0.2000
6	11	19	2	15	14	10	8	12	1	17	4	3	0	9	16	6	13	7	18	5	−0.1053
7	14	3	16	7	9	2	15	12	11	4	13	19	8	1	18	6	0	5	17	10	−0.0526
8	3	2	16	6	1	13	17	19	8	14	0	15	9	18	11	5	4	10	7	12	0.0526
9	16	9	10	3	15	0	11	2	1	5	18	8	19	13	6	12	17	4	7	14	0.0947
10	4	11	18	6	0	8	12	16	17	3	2	9	5	7	19	10	15	13	14	1	0.0947
11	5	15	18	13	7	3	10	14	16	1	8	2	17	6	9	4	0	12	19	11	−0.0526
12	0	18	10	15	11	12	3	13	14	1	17	2	6	9	16	4	7	8	19	5	−0.0105
13	10	9	14	18	12	17	15	3	5	2	11	19	8	0	1	4	7	13	6	16	−0.1579
14	11	9	13	0	14	12	18	7	2	10	4	17	19	6	5	8	3	15	1	16	−0.0526
15	17	1	0	16	9	12	2	4	5	18	14	15	7	19	6	8	11	3	10	13	0.1053
16	17	1	5	2	8	12	15	13	19	14	7	16	6	3	9	10	4	11	0	18	0.0105
17	5	16	15	7	18	10	12	9	11	6	13	17	14	1	0	4	3	2	19	8	−0.2000
18	16	19	0	8	6	10	13	17	4	3	15	18	11	1	12	9	5	7	2	14	−0.1368
19	13	9	17	12	15	4	3	1	16	2	10	18	8	6	7	19	14	11	0	5	−0.1263
20	11	12	8	16	3	19	14	7	9	7	4	1	10	0	18	15	6	5	13	2	−0.2105
21	19	12	13	8	4	15	16	7	0	11	1	5	14	18	3	6	10	9	2	17	−0.1368
22	2	18	8	14	6	11	1	9	15	0	17	10	4	7	13	3	12	5	16	19	0.1158
23	9	16	17	18	5	7	12	2	4	10	0	13	8	3	14	15	6	11	1	19	−0.0632
24	15	0	14	6	1	2	9	8	18	4	10	17	3	12	16	11	19	13	7	5	0.1789
25	14	0	9	18	19	16	10	4	5	1	6	2	12	3	11	13	7	8	17	15	0.0526

附表 18　随机数字表

	1～10					11～20					21～30					31～40					41～50			
1	03	47	43	73	86	36	96	47	36	61	46	96	63	71	62	33	26	16	80	45	60	11	14	10	95
2	97	74	24	67	62	42	81	14	57	20	42	53	32	37	32	27	07	36	07	51	24	51	79	89	73
3	16	76	62	27	66	56	50	26	71	07	32	90	79	78	53	13	55	38	58	59	88	97	54	14	10
4	12	56	85	99	26	96	96	68	27	31	05	03	72	93	15	57	12	10	14	21	88	26	49	81	76
5	55	59	56	35	64	38	54	82	46	22	31	62	43	09	90	06	18	44	32	53	23	83	01	30	30
6	16	22	77	94	39	49	54	43	54	82	17	37	93	23	78	87	35	20	96	43	84	26	34	91	64
7	84	42	17	53	31	57	24	55	06	88	77	04	74	47	67	21	76	33	50	25	83	92	12	06	76
8	63	01	63	78	59	16	95	55	67	19	98	10	50	71	75	12	86	73	58	07	44	39	52	38	79
9	33	21	12	34	29	78	64	56	07	82	52	42	07	44	38	15	51	00	13	42	99	66	02	79	54
10	57	60	86	32	44	09	47	27	96	54	49	17	46	09	62	90	52	84	77	27	08	02	73	43	28
11	18	18	07	92	46	44	17	16	58	09	79	83	86	19	62	06	76	50	03	10	55	23	64	05	05
12	26	62	38	97	75	84	16	07	44	99	83	11	46	32	24	20	14	85	88	45	10	93	72	88	71
13	23	42	40	64	74	82	97	77	77	81	07	45	32	14	08	32	98	94	07	72	93	85	79	10	75
14	52	36	28	19	95	50	92	26	11	97	00	56	76	31	38	80	22	02	53	53	86	60	42	04	53
15	37	85	94	35	12	83	39	50	08	30	42	34	07	96	88	54	42	06	87	93	35	85	29	48	39
16	70	29	17	12	13	40	33	20	38	26	13	89	51	03	74	17	76	37	13	04	07	74	21	19	30
17	56	62	18	37	35	96	83	50	87	75	97	12	25	93	47	70	33	24	03	54	97	77	46	44	80
18	99	49	57	22	77	88	42	95	45	72	16	64	26	16	00	04	43	18	66	79	94	77	24	21	90
19	16	03	15	04	72	33	27	14	34	69	45	59	34	68	49	12	72	07	34	45	99	27	72	95	14
20	31	16	93	32	43	50	27	89	87	19	20	15	37	00	49	52	85	66	60	44	38	63	88	11	80
21	68	34	30	13	70	55	74	30	77	40	44	22	78	84	26	04	33	46	09	52	68	07	97	06	57
22	74	57	25	65	76	59	29	97	68	60	71	91	38	67	54	13	58	18	24	76	15	54	55	95	52
23	27	42	37	86	53	48	55	90	65	72	96	57	69	36	10	96	46	92	42	45	97	60	49	04	91
24	00	39	68	29	61	66	37	32	20	30	77	74	57	03	29	10	45	65	04	26	11	04	96	67	24
25	29	94	98	94	24	68	49	69	10	82	53	75	91	93	30	34	25	20	57	27	40	48	73	51	92
26	16	90	82	66	59	83	62	64	11	12	67	19	00	71	74	60	47	21	29	68	02	02	37	03	31
27	11	27	94	75	06	06	09	19	74	66	02	94	37	34	02	76	70	90	30	86	38	45	94	30	38
28	35	24	10	16	20	33	32	51	26	38	79	78	45	04	91	16	92	53	56	16	02	75	50	95	98
29	38	23	16	86	38	42	38	97	01	50	87	75	66	81	41	40	01	74	91	62	48	51	84	08	32
30	31	96	25	91	47	96	44	33	49	13	34	86	82	53	91	00	52	43	48	85	27	55	26	89	62
31	66	67	40	67	14	64	05	71	95	86	11	05	65	09	68	76	83	20	37	90	57	16	00	11	66
32	14	90	84	45	11	75	73	88	05	90	52	27	41	14	86	22	98	12	22	08	01	52	74	95	80
33	68	05	51	18	00	33	96	02	75	19	07	60	62	93	55	59	33	82	43	90	49	37	38	44	59
34	20	46	78	73	90	97	51	40	14	02	04	02	33	31	08	39	54	16	49	36	47	95	93	13	30
35	64	19	58	97	79	15	06	15	93	20	01	90	10	75	06	40	78	78	89	62	02	67	74	17	33
36	05	26	93	70	60	22	35	85	15	13	92	03	51	59	77	59	56	78	06	83	52	91	05	70	74
37	07	97	10	88	23	09	98	42	99	64	61	71	62	99	15	06	51	29	16	93	58	05	77	09	51
38	68	71	86	85	85	54	87	66	47	54	73	32	08	11	12	44	95	92	63	16	29	56	24	29	48
39	26	99	61	65	53	58	37	78	80	70	42	10	50	67	42	32	17	55	85	74	94	44	67	16	94
40	14	65	52	68	75	87	59	36	22	41	26	78	63	06	55	13	08	27	01	50	15	29	39	39	43
41	17	53	77	58	71	71	41	61	50	72	12	41	94	96	26	44	95	27	36	99	02	96	74	30	83
42	90	26	59	21	19	23	52	23	33	12	96	93	02	18	39	07	02	18	36	07	25	99	32	70	23
43	41	23	52	55	99	31	04	49	69	96	10	47	48	45	88	13	41	43	89	20	97	17	14	49	17
44	60	20	50	81	69	31	99	73	68	68	35	81	33	03	76	24	30	12	48	60	18	99	10	72	34
45	91	25	38	05	90	94	58	28	41	36	45	37	59	03	09	90	35	57	29	12	82	62	54	65	60
46	34	50	57	74	37	98	80	33	00	91	09	77	93	19	82	74	94	80	04	04	45	07	31	66	49
47	85	22	04	39	43	73	81	53	94	79	33	62	46	86	28	08	31	54	46	31	53	94	13	38	47
48	09	79	13	77	48	73	82	97	22	21	05	03	27	24	83	72	89	44	05	60	35	80	39	94	88
49	88	75	80	18	14	22	95	75	42	49	39	32	82	22	49	02	48	07	70	37	16	04	61	67	87
50	90	96	23	70	00	39	00	03	06	90	55	85	78	38	36	94	37	30	69	32	90	89	00	76	33

附表 19　ψ 值表（多个样本均数比较时所需样本例数的估计用）

v_2	v_1																
	1	2	3	4	5	6	7	8	9	10	15	20	30	40	60	120	∞
2	6.80	6.71	6.68	6.67	6.66	6.65	6.65	6.65	6.64	6.64	6.64	6.63	6.63	6.63	6.63	6.63	6.62
3	5.01	4.63	4.47	4.39	4.34	4.30	4.27	4.25	4.23	4.22	4.18	4.16	4.14	4.13	4.12	4.11	4.09
4	4.40	3.90	3.69	3.58	3.50	3.45	3.41	3.38	3.36	3.34	3.28	3.25	3.22	3.20	3.19	3.17	3.15
5	4.09	3.54	3.30	3.17	3.08	3.02	2.97	2.94	2.91	2.89	2.81	2.78	2.74	2.72	2.70	2.68	2.66
6	3.91	3.32	3.07	2.92	2.83	2.76	2.71	2.67	2.64	2.61	2.53	2.49	2.44	2.42	2.40	2.37	2.35
7	3.80	3.18	2.91	2.76	2.66	2.58	2.53	2.49	2.45	2.42	2.33	2.29	2.24	2.21	2.19	2.16	2.13
8	3.71	3.08	2.81	2.64	2.54	2.46	2.40	2.35	2.32	2.29	2.19	2.14	2.09	2.06	2.03	2.00	1.97
9	3.65	3.01	2.72	2.56	2.44	2.36	2.30	2.26	2.22	2.19	2.09	2.03	1.97	1.94	1.91	1.88	1.85
10	3.60	2.95	2.66	2.49	3.37	2.29	2.23	2.18	2.14	2.11	2.00	1.94	1.88	1.85	1.82	1.78	1.75
11	3.57	2.91	2.61	2.44	2.32	2.23	2.17	2.12	2.08	2.04	1.93	1.87	1.81	1.78	1.74	1.70	1.67
12	3.54	2.87	2.57	2.39	2.27	2.19	2.12	2.07	2.02	1.99	1.88	1.81	1.75	1.71	1.68	1.64	1.60
13	3.51	2.84	2.54	2.36	2.23	2.15	2.08	2.02	1.98	1.95	1.83	1.76	1.69	1.66	1.62	1.58	1.54
14	3.49	2.81	2.51	2.33	2.20	2.11	2.04	1.99	1.94	1.91	1.79	1.72	1.65	1.61	1.57	1.53	1.49
15	3.47	2.79	2.48	2.30	2.17	2.08	2.01	1.96	1.91	1.87	1.75	1.68	1.61	1.57	1.53	1.49	1.44
16	3.46	2.77	2.46	2.28	2.15	2.06	1.99	1.93	1.88	1.85	1.72	1.65	1.58	1.54	1.49	1.45	1.40
17	3.44	2.76	2.44	2.26	2.13	2.04	1.96	1.91	1.86	1.82	1.69	1.62	1.55	1.50	1.46	1.41	1.36
18	3.43	2.74	2.43	2.24	2.11	2.02	1.94	1.89	1.84	1.80	1.67	1.60	1.52	1.48	1.43	1.38	1.33
19	3.42	2.73	2.41	2.22	2.09	2.00	1.93	1.87	1.82	1.78	1.65	1.58	1.49	1.45	1.40	1.35	1.30
20	3.41	2.72	2.40	2.21	2.08	1.98	1.91	1.85	1.80	1.76	1.63	1.55	1.47	1.43	1.38	1.33	1.27
21	3.40	2.71	2.39	2.20	2.07	1.97	1.90	1.84	1.79	1.75	1.61	1.54	1.45	1.41	1.36	1.30	1.25
22	3.39	2.70	2.38	2.19	2.05	1.96	1.88	1.82	1.77	1.73	1.60	1.52	1.43	1.39	1.34	1.28	1.22
23	3.39	2.69	2.37	2.18	2.04	1.95	1.87	1.81	1.76	1.72	1.58	1.50	1.42	1.37	1.32	1.26	1.20
24	3.38	2.68	2.36	2.17	2.03	1.94	1.86	1.80	1.75	1.71	1.57	1.49	1.40	1.35	1.30	1.24	1.18
25	3.37	2.68	2.35	2.16	2.02	1.93	1.85	1.79	1.74	1.70	1.56	1.48	1.39	1.34	1.28	1.23	1.16
26	3.37	2.67	2.35	2.15	2.02	1.92	1.84	1.78	1.73	1.69	1.54	1.46	1.37	1.32	1.27	1.21	1.15
27	3.36	2.66	2.34	2.14	2.01	1.91	1.83	1.77	1.72	1.68	1.53	1.45	1.36	1.31	1.26	1.20	1.13
28	3.36	2.66	2.33	2.14	2.00	1.90	1.82	1.76	1.71	1.67	1.52	1.44	1.35	1.30	1.24	1.18	1.11
29	3.36	2.65	2.33	2.13	1.99	1.89	1.82	1.75	1.70	1.66	1.51	1.43	1.34	1.29	1.23	1.17	1.10
30	3.35	2.65	2.32	2.12	1.99	1.89	1.81	1.75	1.70	1.65	1.51	1.42	1.33	1.28	1.22	1.16	1.08
31	3.35	2.64	2.32	2.12	1.98	1.88	1.80	1.74	1.69	1.64	1.50	1.41	1.32	1.27	1.21	1.14	1.07
32	3.34	2.64	2.31	2.11	1.98	1.88	1.80	1.73	1.68	1.64	1.49	1.41	1.31	1.26	1.20	1.13	1.06
33	3.34	2.63	2.31	2.11	1.97	1.87	1.79	1.73	1.68	1.63	1.48	1.40	1.30	1.25	1.19	1.12	1.05
34	3.34	2.63	2.30	2.10	1.97	1.87	1.79	1.72	1.67	1.63	1.48	1.39	1.29	1.24	1.18	1.11	1.04
35	3.34	2.63	2.30	2.10	1.96	1.86	1.78	1.72	1.66	1.62	1.47	1.38	1.29	1.23	1.17	1.10	1.02
36	3.33	2.62	2.30	2.10	1.96	1.86	1.78	1.71	1.66	1.62	1.47	1.38	1.28	1.22	1.16	1.09	1.01
37	3.33	2.62	2.29	2.09	7.95	1.85	1.77	1.71	1.65	1.61	1.46	1.37	1.27	1.22	1.15	1.08	1.00
38	3.33	2.62	2.29	2.09	1.95	1.85	1.77	1.70	1.65	1.61	1.45	1.37	1.27	1.21	1.15	1.08	0.99
39	3.33	2.62	2.29	2.09	1.95	1.84	1.76	1.70	1.65	1.60	1.45	1.36	1.26	1.20	1.14	1.07	0.99
40	3.32	2.61	2.28	2.08	1.94	1.84	1.76	1.70	1.64	1.60	1.44	1.36	1.25	1.20	1.13	1.06	0.98
41	3.32	2.61	2.28	2.08	1.94	1.84	1.76	1.69	1.64	1.59	1.44	1.35	1.25	1.19	1.13	1.05	0.97
42	3.32	2.61	2.28	2.08	1.94	1.83	1.75	1.69	1.63	1.59	1.44	1.35	1.24	1.18	1.12	1.05	0.96
43	3.32	2.61	2.28	2.07	1.93	1.83	1.75	1.69	1.63	1.59	1.43	1.34	1.24	1.18	1.11	1.04	0.95
44	3.32	2.60	2.27	2.07	1.93	1.83	1.75	1.68	1.63	1.58	1.43	1.34	1.23	1.17	1.11	1.03	0.94
45	3.31	2.60	2.27	2.07	1.93	1.83	1.74	1.68	1.62	1.58	1.42	1.33	1.23	1.17	1.10	1.03	0.94
46	3.31	2.60	2.27	2.07	1.93	1.82	1.74	1.68	1.62	1.58	1.42	1.33	1.22	1.16	1.10	1.02	0.93
47	3.31	2.60	2.27	2.06	1.92	1.82	1.74	1.67	1.62	1.57	1.42	1.33	1.22	1.16	1.09	1.02	0.92
48	3.31	2.60	2.26	2.06	1.92	1.82	1.74	1.67	1.62	1.57	1.41	1.32	1.22	1.15	1.09	1.01	0.92
49	3.31	2.59	2.26	2.06	1.92	1.82	1.73	1.67	1.61	1.57	1.41	1.32	1.21	1.15	1.08	1.00	0.91
50	3.31	2.59	2.26	2.06	1.92	1.81	1.73	1.67	1.61	1.56	1.41	1.31	1.21	1.15	1.08	1.00	0.90
60	3.30	2.58	2.25	2.04	1.90	1.79	1.71	1.64	1.59	1.54	1.38	1.29	1.18	1.11	1.04	0.95	0.85
80	3.28	2.56	2.23	2.02	1.88	1.77	1.69	1.62	1.56	1.51	1.35	1.25	1.14	1.07	0.99	0.90	0.77
120	3.27	2.55	2.21	2.00	1.86	1.75	1.66	1.59	1.54	1.49	1.32	1.22	1.09	1.02	0.94	0.83	0.68
240	3.26	2.53	2.19	1.98	1.84	1.73	1.64	1.57	1.51	1.46	1.29	1.18	1.05	.0.97	0.88	0.76	0.56
∞	3.24	2.52	2.17	1.96	1.81	1.70	1.62	1.54	1.48	1.43	1.25	1.14	1.01	0.92	0.82	0.65	0.00

附表 20　**λ 值表(多个样本率比较时所需样本例数的估计用)**

α = 0.05

ν	β								
	0.9	0.8	0.7	0.6	0.5	0.4	0.3	0.2	0.1
1	.43	1.24	2.06	2.91	3.84	4.90	6.17	7.85	10.51
2	.62	1.73	2.78	3.83	4.96	6.21	7.70	9.63	12.65
3	.78	2.10	3.30	4.50	5.76	7.15	8.79	10.90	14.17
4	.91	2.4	3.74	5.05	6.42	7.92	9.68	11.94	15.41
5	1.03	2.67	4.12	5.53	6.99	8.59	10.45	12.83	16.47
6	1.13	2.91	4.46	5.96	7.50	9.19	11.14	13.62	17.42
7	1.23	3.13	4.77	6.35	7.97	9.73	11.77	14.35	18.28
8	1.32	3.33	5.06	6.71	8.40	10.24	12.35	15.02	19.08
9	1.4	3.53	5.33	7.05	8.81	10.71	12.89	15.65	19.83
10	1.49	3.71	5.59	7.37	9.19	11.15	13.40	16.24	20.53
11	1.56	3.88	5.83	7.68	9.56	11.57	13.89	16.80	21.20
12	1.64	4.05	6.06	7.97	9.90	11.98	14.35	17.34	21.83
13	1.71	4.20	6.29	8.25	10.23	12.36	14.80	17.85	22.44
14	1.77	4.36	6.50	8.52	10.55	12.73	15.22	18.34	23.02
15	1.84	4.50	6.71	8.78	10.86	13.09	16.63	18.81	23.58
16	1.9	4.65	6.91	9.03	11.16	13.43	16.03	19.27	24.13
17	1.97	4.78	7.1	9.27	11.45	13.77	16.41	19.71	24.65
18	2.03	4.92	7.29	9.50	11.73	14.09	16.78	20.14	25.16
19	2.08	5.05	7.47	9.73	12.00	14.41	17.14	20.56	25.65
20	2.14	5.18	7.65	9.96	12.26	14.71	17.50	20.96	26.13
21	2.20	5.30	7.83	10.17	12.52	15.01	17.84	21.36	26.60
22	2.25	5.42	8.00	10.38	12.77	15.30	18.17	21.74	27.06
23	2.30	5.54	8.16	10.59	13.02	15.59	18.50	22.12	27.50
24	2.36	5.66	8.33	10.79	13.26	15.87	18.82	22.49	27.94
25	2.41	5.77	8.48	10.99	13.49	16.14	19.13	22.85	28.37
26	2.46	5.88	8.64	11.19	13.72	16.41	19.44	23.20	28.78
27	2.51	5.99	8.79	11.38	13.95	16.67	19.74	23.55	29.19
28	2.56	6.10	8.94	11.57	14.17	16.93	20.04	23.89	29.60
29	2.60	6.20	9.09	11.75	14.39	17.18	20.33	24.22	29.99
30	2.65	6.31	9.24	11.93	14.60	17.43	20.61	24.55	30.38
31	2.69	6.41	9.38	12.11	14.82	17.67	20.89	24.87	30.76
32	3.74	6.51	9.52	12.28	15.02	17.91	21.17	25.19	31.13
33	2.78	6.61	9.66	12.45	15.23	18.15	21.44	25.50	31.50
34	2.83	6.70	9.79	12.62	15.43	18.38	21.70	25.80	21.87
35	2.87	6.80	9.93	12.79	15.63	18.61	21.97	26.11	32.23
36	2.91	6.89	10.06	12.96	15.82	18.84	22.23	26.41	32.58
37	2.96	6.99	10.19	13.12	16.01	19.06	22.48	26.7	32.93
38	3.00	7.08	10.32	13.28	16.20	19.28	22.73	26.99	33.27
39	3.04	7.17	10.45	13.44	16.39	19.50	22.98	27.27	33.61
40	3.08	7.26	10.57	13.59	16.58	19.71	23.23	27.56	33.94
50	3.46	8.10	11.75	15.06	18.31	21.72	25.53	30.20	37.07
60	3.80	8.86	12.81	16.38	19.88	23.53	27.61	32.59	39.89
70	4.12	9.56	13.79	17.60	21.32	25.20	29.52	34.79	42.48
80	4.41	10.21	14.70	18.74	22.67	26.75	31.29	36.83	44.89
90	4.69	10.83	15.56	19.80	23.93	28.21	32.96	38.74	47.16
100	4.95	11.41	16.37	20.81	25.12	29.59	34.54	40.56	49.29
110	5.20	11.96	17.14	21.77	26.25	30.90	36.04	42.28	51.33
120	5.44	12.49	17.88	22.68	27.34	32.15	37.47	43.92	53.27

(李红美)

参考文献

[1] 郭秀花. 医学统计学与 SPSS 软件实现方法[M]. 2 版. 北京：科学出版社，2018.

[2] 张明芝，李红美，吕大兵. 实用医学统计学与 SAS 应用[M]. 苏州：苏州大学出版社，2015.

[3] 高歌，郭秀花，黄水平. 现代实用卫生统计学[M]. 苏州：苏州大学出版社，2010.

[4] 丁元林，高歌. 卫生统计学[M]. 北京：科学出版社，2008.

[5] 赵耐青，陈峰. 卫生统计学[M]. 北京：高等教育出版社，2008.

[6] 方积乾. 生物医学研究的统计方法[M]. 北京：高等教育出版社，2007.

[7] 方积乾. 卫生统计学[M]. 6 版. 北京：人民卫生出版社，2008.

[8] 童新元，王洪源，郭秀花. 医学统计与 CHISS 应用[M]. 北京：人民军医出版社，2006.

[9] 高歌，沈月平，李伟林. 现代实用卫生统计学[M]. 苏州：苏州大学出版社，2006.

[10] 郭秀花. 实用医学调查分析技术[M]. 北京：人民军医出版社，2005.

[11] 薛富波，张文彤，田晓燕. SAS 8.2 统计应用教程[M]. 北京：北京希望电子出版社，2004.

[12] 李君荣，杨江林. 医疗保险统计学[M]. 北京：人民卫生出版社，2003.

[13] 曹素华. 卫生统计学方法[M]. 上海：复旦大学出版社，2003.

[14] 倪宗瓒. 医学统计学[M]. 北京：高等教育出版社，2003.

[15] 陈启光. 医学统计学[M]. 南京：东南大学出版社，2002.

[16] 余松林. 医学统计学[M]. 北京：人民卫生出版社，2002.

[17] 陆守曾. 医学统计学[M]. 北京：中国统计出版社，2002.

[18] 金丕焕. 医用 SAS 统计分析[M]. 上海：复旦大学出版社，2002.

[19] 孙振球. 医学统计学[M]. 北京：人民卫生出版社，2002.

[20] 贺佳，陆健. 医学统计学中的 SAS 统计分析[M]. 上海：第二军医大学出版社，2002.

[21] 徐勇勇. 医学统计学[M]. 北京：高等教育出版社，2001.

[22] 陈峰. 医用多元统计分析方法[M]. 北京：中国统计出版社，2000.

[23] 苏炳华. 新药临床试验统计分析新进展[M]. 上海：上海科学技术文献出版社，2000.

[24] 倪宗瓒. 卫生统计学[M]. 4 版. 北京：人民卫生出版社，2000.

[25] 林果为，沈福民. 现代临床流行病学[M]. 上海：上海医科大学出版社，2000.

[26] 金丕焕. 医学统计方法[M]. 上海：上海医科大学出版社，2000.

[27] 胡良平. 现代统计学与 SAS 应用[M]. 北京：军事医学科学出版社，2000.

[28] 孙尚拱. 医学多变量统计与统计软件[M]. 北京：北京医科大学出版社，2000.

[29] 王炳顺. 医学统计学及 SAS 应用[M]. 上海：上海交通大学出版社，2007.

[30] 高惠璇. SAS 系统·BaseSAS 软件使用手册[M]. 北京：中国统计出版社，1997.

[31] 贺石林，陈修. 医学科研方法导论[M]. 北京：人民卫生出版社，1998.

[32] 李伟林. 辐射流行病学[M]. 北京：原子能出版社, 1996.

[33] 陈启光, 沈其君. 医学统计学[M]. 南京：江苏科学技术出版社, 1995.

[34] 孙世荃. 中国核工业辐射流行病学研究[M]. 北京：原子能出版社, 1994.

[35] 杨树勤. 卫生统计学[M]. 3 版. 北京：人民卫生出版社, 1993.

[36] 高歌. 实用卫生管理统计[M]. 合肥：中国科学技术大学出版社, 1991.